Yoga
Terapia

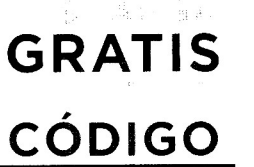

Título original: Yoga Therapy. Foundations, Methods, and Practices for Common Ailments
Traducido del inglés por Antonio Luis Gómez Molero
Diseño de portada: Nicole Hayward
Foto de portada: iStock/MotoEd
Maquetación y diseño de interior: Toñi F. Castellón

© de la edición original
2017 Mark Stephens

© de la presente edición
EDITORIAL SIRIO, S.A.
C/ Rosa de los Vientos, 64
Pol. Ind. El Viso
29006-Málaga
España

www.editorialsirio.com
sirio@editorialsirio.com

I.S.B.N.: 978-84-17399-05-4
Depósito Legal: MA-339-2019

Impreso en Imagraf Impresores, S. A.
c/ Nabucco, 14 D - Pol. Alameda
29006 - Málaga

Impreso en España

Puedes seguirnos en Facebook, Twitter, YouTube e Instagram.

Cualquier forma de reproducción, distribución, comunicación pública o transformación de esta obra solo puede ser realizada con la autorización de sus titulares, salvo excepción prevista por la ley. Diríjase a CEDRO (Centro Español de Derechos Reprográficos, www.cedro.org) si necesita fotocopiar o escanear algún fragmento de esta obra.

MARK STEPHENS

Yoga Terapia

**FUNDAMENTOS, MÉTODOS Y PRÁCTICAS
PARA LAS ENFERMEDADES COMUNES**

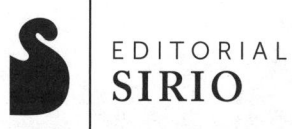

A ROYAL SARAH STEPHENS

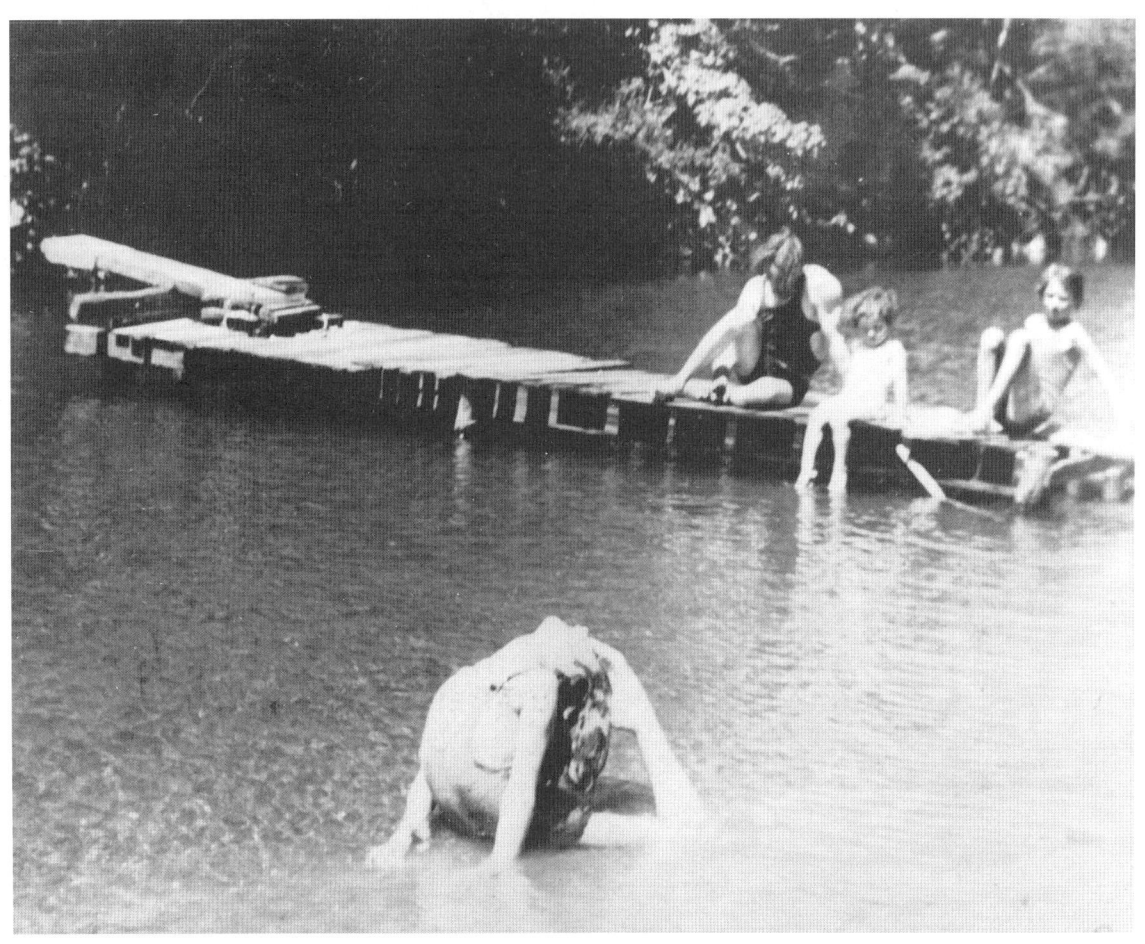

Royal Sarah Stephens en *Bhujanghasana* (postura de la cobra), Santa Cruz Mountains, 1931

Índice

Prólogo 11
Acerca de este libro 17
Agradecimientos 19
Introducción 23
Yoga para la curación y la integridad 23
Convertirnos en seres humanos sanos 25
La promesa de curación del yoga 28

PRIMERA PARTE. LOS ORÍGENES Y LAS FUENTES DE LA YOGATERAPIA ... 31
1. Las fuentes del yoga 33
   ¿Qué es el yoga? 33
   Una historia muy breve del yoga 37
   Hatha yoga 42
2. Fuentes ayurvédicas 47
   Los orígenes, fuentes y desarrollo del Ayurveda 48
   La filosofía y los principios subyacentes del Ayurveda 52
   El origen del ser humano 56
   Etiología: Las causas de la enfermedad según la teoría ayurvédica ... 67
3. La ciencia médica moderna 69
   Del misticismo al método científico 70
   Avances científicos 76
   Conclusión 78
4. Integrar las artes y las ciencias curativas 81
   La eficacia y las limitaciones de la medicina científica 82
   La eficacia y las limitaciones de la medicina holística 85
   Sanar y curar: Hacia un enfoque integrador 90
   La salud integradora en la práctica 92
   Planteamientos esenciales sobre la salud y la curación 100

SEGUNDA PARTE. LOS SISTEMAS PRINCIPALES DEL CUERPO-MENTE ... 103
5. La piel: el sistema integumentario 107
   La fascia profunda 110
   Patologías integumentarias comunes 110
   Desarrollar un sistema integumentario sano 112
6. Los huesos y las articulaciones: el sistema esquelético 115
   Los huesos 116
   Las articulaciones 118

Estabilidad y movimiento articulares 122
La descripción de la dirección anatómica 123
Los planos de movimiento 125
Patologías óseas y articulares comunes 130
Desarrollar un sistema esquelético saludable 131
7. Los músculos: el sistema muscular 133
El músculo esquelético 134
El sistema musculoesquelético 140
Patologías musculares comunes 161
Desarrollar un sistema muscular saludable 162
8. El sistema nervioso 163
El sistema nervioso central 164
El sistema nervioso periférico 164
Patologías neurológicas comunes 167
Desarrollar un sistema neurológico saludable 168
9. La kinesiología y la biomecánica del movimiento 171
Adentrarse en la quietud 171
La naturaleza del movimiento humano 172
La propiocepción y el movimiento refinado 179
10. El corazón y la sangre: el sistema cardiovascular 183
El corazón y el alma 183
El corazón y la circulación 184
Patologías cardíacas comunes 188
Desarrollar un corazón saludable 190
11. Limpiar y defender: el sistema linfático 191
Líquidos en movimiento 192
Tejidos y órganos linfoides 193
Sistemas naturales de defensa y curación 194
Patologías linfáticas comunes 196
Desarrollar un sistema linfático saludable 197
12. La respiración: el sistema respiratorio 199
El pneuma y el intercambio de energía 199
Los órganos de la respiración 201
Patologías respiratorias comunes 207
Desarrollar un sistema respiratorio saludable 209
13. Las glándulas: el sistema endocrino 211
El papel de las hormonas como comunicadoras 212
Patologías endocrinas comunes 218
Desarrollar un sistema endocrino saludable 220
14. La digestión: el sistema digestivo 221
¿Qué porcentaje de ti es lo que comes? 221
El tubo digestivo 222
La boca y la garganta 223
Los dientes 224
El estómago 225
El intestino delgado 225
El intestino grueso 226
El hígado y la vesícula biliar en la digestión 227
El páncreas 227
Patologías digestivas comunes 227
Desarrollar un sistema digestivo saludable 229
15. Soltar: el sistema urinario 231
Filtrar 232
Los riñones 232
La vejiga 233
Patologías urinarias comunes 234
Desarrollar un sistema urinario saludable 235
16. La creatividad humana fundamental: el sistema reproductor 237
La reproducción sexual 237

Índice

El sistema reproductor masculino	239
El sistema reproductor femenino	240
La fertilización y el desarrollo humanos	243
Patologías reproductivas comunes	244
Desarrollar un sistema reproductor saludable	244

TERCERA PARTE. AYUDAR A OTROS A SANAR CON EL YOGA 247

17. La integridad en la yogaterapia: Profesores, sanadores y terapeutas 249
    - La yogaterapia como práctica claramente definida 255
18. La comunicación y la interacción en la yogaterapia 263
    - Principios rectores de la relación sanadora: *Kriyas* y *Yamas* 263
    - Principios y aptitudes para tratar con estudiantes y clientes 268
    - Desarrollar aptitudes de comunicación curativas 270
    - La escucha atenta 273
    - La presencia plena 274
    - El diálogo directivo 275
    - El diálogo no directivo 277
19. Evaluar y planificar prácticas curativas 279
    - Autoevaluación y evaluación del cliente 279
    - Entrevistar y evaluar 280
    - Crear un plan de tratamiento con una práctica terapéutica de yoga 312
    - Aplicar un plan de tratamiento de una práctica terapéutica de yoga 318

CUARTA PARTE. PRÁCTICAS DE YOGATERAPIA 321

20. Prácticas de asanas 323
    - La esencia de la práctica de las asanas de yoga 324
    - El cuerpo-mente, la somática y las elecciones personales en la salud y la curación 325
    - Las cualidades fundamentales de la práctica de asana 330
    - Prácticas adaptativas 337
21. Prácticas de pranayama 339
    - El descubrimiento y desarrollo del pranayama 340
    - Cultivar una conciencia básica de la respiración 342
    - Refinar el flujo de la respiración 343
    - Prácticas de profundización y perfeccionamiento del pranayama 348
22. La práctica de la meditación 363
    - La senda del aislamiento de Patanjali: *Pratyahara, Dharana, Dhyana* 365
    - Tomar asiento 368
    - Seis técnicas de meditación guiada 369
    - Cuándo meditar 373
    - Meditar entre el flujo del cuerpo y la respiración 374

QUINTA PARTE. CURAR ENFERMEDADES HABITUALES 377

23. Curar enfermedades musculoesqueléticas 379
    - Problemas de los pies, los tobillos y las pantorrillas 379
    - Problemas de las rodillas 407
    - Afecciones de la parte superior de la pierna y la cadera 436
    - Afecciones de la columna y el cuello 494
    - Enfermedades de los hombros, los brazos y las manos 555
24. Trastornos mentales, emocionales y de la conducta 607
    - Desarrollar la salud emocional y mental 609
    - El Alzhéimer 611
    - Trastorno por déficit de atención con hiperactividad (TDAH) 614
    - Toxicomanía 616
    - Depresión y ansiedad 619
    - Insomnio 622
25. Prácticas para un sistema reproductor saludable 625
    - Prácticas para la salud del sistema reproductor femenino 628
    - Prácticas para la salud del sistema reproductor masculino 648

SEXTA PARTE. EPÍLOGO: EL FUTURO PROMETEDOR DE LA YOGATERAPIA	651
Notas	653
Bibliografía	675
Índice temático	707
Sobre el autor	717

Prólogo

En la etapa inicial de la infancia, cuando se producen las primeras enfermedades y lesiones, empezamos a hacernos preguntas sobre la salud y la curación. Yo me crié en las montañas que rodean Santa Cruz, en California, con dos hermanos mayores que, antes de que comenzara a ir a la guardería, me hacían corretear por el bosque y trepar a las secoyas. Nos sentíamos parte del esplendor de la naturaleza, aunque prácticamente no había día que no sufriéramos algún percance que nos recordara nuestra corporeidad: torceduras de tobillo, encuentros con robles venenosos, picaduras de abejas, pinchazos de espinas, cortes y magulladuras. También competíamos lúdicamente en muchas de nuestras aventuras (tanto si correteábamos al aire libre como si jugábamos al ajedrez) y la alegría de disfrutarlas eclipsaba los accidentes y las dificultades que ocasionaban a nuestro cuerpo-mente.

En ese tiempo sufrimos las enfermedades corrientes que los niños suelen contraer durante los primeros años de su desarrollo. A cada una de ellas se le aplicaban unos cuidados determinados que según nuestra madre, enfermera de profesión, eran el mejor tratamiento. En mi niñez padecí de neumonía aguda, y con ella, de una grave deshidratación que mi madre trataba, después de la asistencia hospitalaria, dándome agua a cucharaditas. Aunque conocía a fondo la medicina, solía recurrir a los remedios caseros que aprendió de su madre y de su abuela, así como de su experiencia en una reserva de los indios hoopa. Ya se tratara de la gripe, el sarampión o el llamado resfriado común, empleaba varios tratamientos naturales y médicos para combatirlos. Cuando enfermábamos nos enseñaba con su actitud que el dolor y el sufrimiento forman parte de la vida aunque puedan aliviarse o llevarse de manera que no resulten tan frustrantes, pero sus únicas recomendaciones para prevenirlos eran comer de forma sana, hacer ejercicio, descansar y adoptar una actitud positiva.

Se puede elegir un tipo de vida que reduzca radicalmente el riesgo de sufrir daños viviendo como el paranoico hipocondríaco interpretado por Woody Allen en su película *Manhattan*.

Yogaterapia

Por mi parte, yo he elegido una vida ligeramente aventurera, una vida apasionante en la que el dolor es algo natural. A los cuatro años me desgarré la palma de la mano con un clavo oxidado mientras trepaba intrépidamente por un árbol; a consecuencia de esto recibí mi primera inyección del tétano y varios puntos. La mayoría de mis lesiones deportivas fueron leves, aunque a los nueve años me fracturé el codo derecho jugando al fútbol americano. A los catorce pesaba cincuenta y siete kilos, pero en una ocasión, estando con mis amigos, levanté una barra con pesas de cincuenta y cinco kilos por encima de la cabeza y, al hacerlo, perdí el equilibrio y me caí de espaldas; me rompí una muñeca y me disloqué gravemente la otra. A los dieciséis sufrí un accidente con mi moto de carreras, chocando contra el lateral de un coche que se había cruzado delante de mí, y me disloqué el hombro izquierdo; a partir de entonces volví a dislocármelo muchas veces más. Unos cuantos años después me disloqué el otro hombro al caer de una altura de doce metros desde la cara este, tremendamente peligrosa, del monte Whitney, en las montañas de Sierra Nevada de California. A los veinte sufrí una contusión tras caer de cabeza en un accidente con una bicicleta de montaña. Todas estas lesiones me ayudaron a ser plenamente consciente de la fragilidad del ser humano (y de su insensatez y sus imprudencias).

Esta fragilidad inherente a los seres humanos también se puso de manifiesto cuando descubrí el yoga. Aunque durante mi primer año de práctica regular solía ser muy cuidadoso con las asanas, muy pronto mi ego me impulsó a realizarlas con la mayor fuerza posible, sin guardar el equilibrio apropiado entre el esfuerzo y la relajación. Mientras profundizaba en la práctica de Ashtanga Vinyasa, me dañé los tendones, las rodillas, la zona lumbar, los hombros y las muñecas más veces de las que soy capaz de recordar. Tardé muchos años en apreciar las ventajas de una práctica duradera en comparación con una centrada en alcanzar metas. A esto podríamos llamarlo un problema de *aparigraha*: tener la ambición de realizar expresiones más profundas de asanas; antes que abstenerme de hacer algo prefería renunciar a *ahimsa* (no dañar) y a *satya* (la verdad, comenzando por ser fiel a mi cuerpo-mente, que me pedía que me tomara las cosas con más calma).

El dolor y el sufrimiento que experimenté durante la infancia y en los años entusiastas de mi juventud no es nada comparado con lo que sentí a los diez años cuando a mi madre le diagnosticaron cáncer de mama. Era una sanadora y llevaba una vida muy saludable (comía alimentos naturales, estaba muy unida a sus amigos y su familia, se reía muchísimo y vivía para su trabajo, sus proyectos creativos y su labor comunitaria), todo ello inspirado y enriquecido por una fe cristiana profunda y devota. Bien formada y cualificada en la ciencia médica, quedó devastada (sobre todo por sus tres hijos y su marido) al saber que tenía lo que hoy llamamos cáncer de mama en su cuarta etapa (metastásica). En solo seis meses, a pesar de una mastectomía radical, linfadenoctomía y tratamientos de radiación, el cáncer alcanzó su cerebro y acabó con su vida.

Prólogo

La muerte de mi madre fue traumática y al mismo tiempo me hizo despertar. Yo me sentía muy unido a ella y aún hoy en día sigo preguntándome cómo habría cambiado mi vida si hubiera vivido más años. Su ausencia fue mi primera experiencia profunda de pérdida y tristeza. Su enfermedad me hizo observar por vez primera la agresividad de una infección biológica, la delicada fragilidad del organismo humano, la precariedad de la vida y cómo la pérdida de cualquier vida puede ser una pérdida para muchas personas.

Y, sin embargo, gracias a ella también aprendí acerca de la resiliencia y la fortaleza, el amor y las relaciones humanas, la esperanza y la oración. Por extraño que pueda parecer, al morir, mi madre me dio a luz por segunda vez, haciendo que apreciara con mayor intensidad la vitalidad de la existencia y que entendiera que en cada momento podemos tomar decisiones para vivir de forma más consciente, sean cuales sean nuestras circunstancias.

Creo que esta es una parte importante del trayecto que me llevó a explorar la naturaleza de la vida y la consciencia durante los primeros años de mi adolescencia y me hizo inclinarme a aprender por mi cuenta en lugar de en un centro académico; así fue como terminé encontrando el yoga a la edad de diecisiete años (inspirado en gran medida por el ejemplo de Alan Watts) mientras vivía en una aldea en la que prácticamente no había vida cultural en medio del polvoriento desierto de Mojave, al sur de California.

En el transcurso de esos primeros años de mi práctica de yoga, todo giraba en torno a la mente y la exploración espiritual, a pesar de que las prácticas consistieran en *asanas* y *pranayama*. Tenía curiosidad por entender el mecanismo del pensamiento y el sentimiento, por qué pensamos y sentimos como lo hacemos, por qué reaccionamos a las cosas de una manera determinada, el poder que tienen los hábitos mentales y emocionales y la posibilidad de desarrollar una mente más lúcida y un corazón más abierto. Leía libros en los que se hacían promesas fantásticas acerca del potencial de los seres humanos, desde los de Herbert Marcuse y Aldous Huxley hasta los Carl Rogers y Fritz Perls, pasando por los Joseph Campbell y Anaïs Nin, y me comprometí a meditar a diario utilizando la limitada información que podía encontrar en los libros y en las emisiones de radio de Alan Watts. Me sentaba, respiraba, hacía asanas, seguía sentado y respirando durante más tiempo...

Mientras realizaba esta práctica, tenía otros intereses también, especialmente la aventura al aire libre y lo que se estaba convirtiendo en un compromiso firme de dedicar mi vida entera a intentar mejorar el mundo en el aspecto social y ecológico. Durante muchos años me sumergí profundamente en la labor académica y activista, compaginándola con mis excursiones de mochilero, el esquí, el surf, el alpinismo, los triatlones, el levantamiento de pesas y la exploración de la cultura física a todos los niveles. Aunque las antiguas preguntas sobre el ser y la consciencia seguían ahí, cada vez se encuadraban más dentro de los estudios de sociología comparativa e histórica, de mi labor activista de organización de la comunidad y de otros esfuerzos por promover el cambio social progresivo.

Yogaterapia

Cuanto más profundizaba en ello, especialmente durante mis siete años de estudios universitarios y de doctorado en la UCLA,* más me apartaba de esa curiosidad innata que me había llevado a interesarme por el yoga. En cierto sentido, había perdido el rumbo. El trabajo me tenía totalmente absorbido y me había vuelto cada vez más estresado, hasta que me acordé del yoga.

En 1991 lo retomé y desde entonces no he dejado de practicarlo. Algunas de mis primeras clases fueron con Steve Ross, un maestro divertido que además era un modelo de espiritualidad y cuya alegría espontánea contagiaba sus clases haciendo que resultaran muy agradables. Poco tiempo después conocí a Erich Schiffmann y durante unos años estudié intensamente con él, aprendiendo técnicas para profundizar más en mi interior y guiar mi propia práctica de las asanas. Hoy en día recuerdo a estos dos maestros con un cariño inmenso y una profunda gratitud por lo mucho que me aportaron. Ambos son sanadores, cada uno a su manera, y, quizá inconscientemente, me ayudaron a decidirme por una senda duradera de yoga, una senda de alegría y espontaneidad, a pesar de los minuciosos detalles de la práctica que pronto exploraría de manera más profunda.

Al adentrarme más profundamente en la práctica del yoga a mediados de los años noventa, me dediqué al Ashtanga Vinyasa (y llegué a completar la tercera serie); estudié a fondo con numerosos maestros del estilo Iyengar; aprendí con Jasmine Lieb, brillante e inteligente fisioterapeuta y terapeuta de yoga; disfruté del flujo creativo con Shiva Rea, y me acerqué cada vez más a mi propia práctica personal. Durante ese tiempo establecí una conexión fortuita y formativa que cambiaría mi enfoque de la enseñanza de todas las prácticas del yoga: el yoga fuera de su espacio habitual. He trabajado muchos años en las calles, con jóvenes delincuentes, y en las instituciones penitenciarias del distrito de Los Ángeles, esto último en el momento más conflictivo de las guerras entre pandillas de la ciudad en las que morían año tras año miles de jóvenes en enfrentamientos callejeros fratricidas y otros cuarenta mil ingresaban anualmente en correccionales juveniles (en el distrito de Los Ángeles había, y sigue habiendo, diecinueve de estos centros).

En uno de estos numerosos proyectos, cuando trabajaba con la Fundación Samaya de Barry Bryant, conseguimos que el dalái lama aprobara la visita de seis monjes tibetanos de Dharamsala para enseñar meditación en los correccionales juveniles. El experimento de enseñar meditación a los jóvenes reclusos demostró ser muy eficaz para ayudarlos a adquirir una perspectiva más sana sobre sus vidas y la sensación de que podían realizar cambios para mejorar comenzando desde ya. Este proyecto, una vez terminado, me inspiró a llevar el yoga a instituciones similares, lo que a su vez me inspiró a la creación de la Yoga Inside Foundation como vehículo para llevar el yoga a más de trescientas prisiones, escuelas, centros de

---

* N. del T.: Universidad de California en Los Ángeles.

Prólogo

tratamiento de drogadicción y alcoholismo, residencias para veteranos, albergues para indigentes y otros centros excepcionales a lo largo de toda Norteamérica.

Lo que aprendimos al enseñar yoga en esos entornos fue muy revelador debido a los tremendos retos físicos, emocionales y mentales de estas personas, que se encontraban en unas condiciones muy por debajo de las de los estudiantes habituales a los que habíamos aprendido a enseñar en nuestra formación básica y avanzada de profesores de yoga. Era evidente que se necesitaban enfoques más flexibles de las prácticas de yoga, enfoques que incluyeran adaptaciones para ayudar mejor a la curación y el bienestar en los ámbitos físico, mental, emocional y espiritual. Una de las conclusiones más claras fue que estos ámbitos forman parte de la totalidad de nuestro ser, y que la curación y la autotransformación consisten en recobrar una percepción saludable de la totalidad, aunque existan perspectivas y métodos asociados a cada uno de esos ámbitos. Al explorar este enfoque, trabajamos estrechamente con una gran cantidad de profesionales voluntarios (profesores de yoga, psicoterapeutas, fisioterapeutas y guías espirituales, entre otros) para estudiar diversas formas alternativas de utilización del yoga y otras artes curativas con objeto de adaptar las prácticas a nuestros estudiantes. Desde entonces, tanto en mi enseñanza como en mis escritos, he seguido sirviéndome de estas ideas y desarrollándolas para enseñar yoga como una práctica flexible, integradora y transformadora, ya sea cuando estoy trabajando con estudiantes especiales en entornos alternativos o con estudiantes en clases normales en cualquier lugar del mundo, ya que todos ellos son especiales a su manera y merecen una orientación individualizada.

La primera serie (principiante) de Ashtanga Vinyasa se llama *yoga chikitsa*, que significa 'yoga terapia'. Ahora entiendo que esta forma de terapia yóguica consiste principalmente en una autopurificación profunda, que permite a la energía pránica fluir por el cuerpo-mente, y en adquirir una mayor serenidad, lucidez y tranquilidad, en el transcurso de la senda hacia la segunda serie. En mi experiencia, esta práctica es muy prometedora en ambos sentidos y en algunos más, pero solo para aquellos a quienes su cuerpo-mente les permite estas prácticas de asanas tan vigorosas, acrobáticas y contorsionistas. Aun el nivel, supuestamente para principiantes, de la primera serie resulta inaccesible e incluso contraindicado para la gran mayoría de las personas, exceptuando unas pocas dotadas de un físico privilegiado. Hay otras maneras de entender el *yoga chikitsa*.

Cuanto más practicas, más tiende a evolucionar tu manera de hacerlo. Mi propia forma de practicar ha cambiado durante los últimos veinticinco años. Al principio se trataba de aprender nociones básicas referentes a la fuerza física, la flexibilidad y el equilibrio; luego, poco a poco, comencé a centrarme en perfeccionar la práctica, en hacerlo todo de manera más sencilla y, por lo tanto, más profunda. Mi tendencia competitiva juvenil aparecía frecuentemente, y era sobre todo en esos momentos cuando me esforzaba tanto que terminaba causándome lesiones leves. Hace unos quince años abandoné el Ashtanga Vinyasa y otros estilos enérgicos de *yoga flow* para dedicarme a lo que, para mí, es una práctica más abierta e intuitiva. Al hacerlo, logré desprenderme más plenamente de mi ambición de alcanzar logros y descubrí que cuando me centraba en el pranayama y la meditación, las puertas de la energía y la consciencia se abrían de par en par. Hoy en día siento un mayor equilibrio en mi práctica de asanas; esto me ayuda a mantenerme sano, abriéndome a un pranayama más profundo, y a lograr con mayor facilidad una meditación más sosegada y con una consciencia más lúcida, imbuido de una sensación de *aparigraha*, sin tratar de conseguir nada, dejando sencillamente que todo venga a mí cuando practico. En cierto sentido, esta es mi propia forma de yogaterapia, y es parte de mi senda en pos de una vida lo más sana posible.

Las ideas que comparto aquí surgen del conjunto de mis experiencias vitales y de mis prácticas de yoga pasadas y actuales. Espero que puedan ayudar a otros a vivir mejor y de manera más saludable.

Acerca de este libro

Mucha gente viene a las clases de yoga con enfermedades crónicas o agudas, con problemas de salud o en otros estados naturales como el embarazo, lo que nos da una idea del valor de una práctica especializada o adaptada. En cualquier clase amplia de yoga suele haber estudiantes que experimentan, como mínimo, algún dolor o trastorno leves que hacen aconsejable la modificación de las prácticas posturales y respiratorias. ¿En qué consisten esas modificaciones? ¿Cómo podrías comunicarte mejor con los estudiantes que sufren uno (o más) de esos trastornos? ¿Cuál sería la mejor forma de evaluarlos y guiarlos? ¿Cómo puede el yoga formar parte de la curación? ¿Cómo puede ayudarnos a sentirnos plenos y aportarnos una mayor vitalidad? ¿Cómo puedes sacarle más provecho al yoga como herramienta terapéutica (*yoga chikitsa*) trabajando como terapeuta de yoga con tus alumnos?

Estas son algunas de las preguntas que han dado lugar a este libro. Para explorarlas más a fondo tendremos que indagar profundamente en la sabiduría antigua, las prácticas contemporáneas y los conocimientos más actuales del yoga y las disciplinas afines disponibles hoy en día. Uno de los desafíos con los que nos encontramos al investigar en las bibliotecas, compendios y otras fuentes de conocimiento transmitido es que gran parte del material que constituye la fuente nos llega a través de enfoques que se contradicen entre sí. En el nivel más general, debemos tener en cuenta los enfoques fundamentalmente diferentes de la medicina científica de carácter empírico y los conocimientos recibidos del yoga y el ayurveda por medio de inspiración divina, intuición u otros medios. Aunque pensamos que su integración es un progreso considerable, para algunos practicantes estos enfoques serán siempre mutuamente excluyentes, y el uno rechazará al otro tachándolo de erróneo en sus postulados y métodos básicos. Aquí trataré de disipar parte de esa tensión con el fin de elaborar métodos que sean prácticos para enseñar el yoga terapéuticamente y para ofrecer servicios como terapeuta de yoga.

En la primera parte, «Los orígenes y las fuentes de la yogaterapia», presento lo que a simple vista parecen paradigmas contradictorios de la vida y la salud humanas procedentes del yoga y el ayurveda, desde la Antigüedad hasta hoy, y de fuentes médicas en gran medida occidentales, antes de exponer los métodos de tratamiento que se nutren de ambas perspectivas con una intención integradora.

La segunda parte, «Los sistemas principales del cuerpo-mente», ofrece una introducción a la estructura, función y patologías comunes de nuestros sistemas principales, asequible al profano en la materia. Los capítulos del cinco al ocho y del diez al dieciséis tratan sobre la piel, los huesos, los músculos, los nervios, el movimiento, el corazón y la sangre, la linfa, la respiración, las hormonas, la digestión, la eliminación y la reproducción. También veremos en detalle (en el capítulo nueve) la biomecánica y la kinesiología del movimiento, prestando así una mayor atención al sistema neuromuscular y a cómo nos movemos en el espacio con relativa estabilidad y comodidad o con inestabilidad y dificultad.

La tercera parte, «Ayudar a otros a curarse con el yoga», explora en un principio el significado de la yogaterapia y trata de definir más claramente el ámbito de su práctica para diferenciarla de otras modalidades de curación y en qué consiste la labor de un terapeuta yóguico; a continuación aborda el tema de las cualidades de comunicación e interacción en las relaciones terapéuticas; y por último ofrece orientación para evaluar a los estudiantes y planificar prácticas de yoga adaptadas exclusivamente a ellos con el fin de ayudarlos a sanar.

La cuarta parte, «Prácticas de yogaterapia», expone los elementos esenciales y las herramientas básicas de la yogaterapia que consisten en asanas, pranayama y meditación, dedicando un capítulo a cada una de estas prácticas esenciales del yoga.

La quinta parte, «Curar enfermedades habituales» aplica la práctica del yoga a la curación de diversos trastornos y afecciones del ser humano. Y lo hace centrándose en las de carácter musculoesqueléticas, las enfermedades mentales y los problemas del sistema reproductor. El tema de las patologías fisiológicas sobrepasa el ámbito de este libro, ya de por sí extenso; en los casos en los que existen pruebas claras de que el yoga puede curarlas, ofrezco referencias a prácticas bien conocidas.

La sexta parte, «Epílogo: el futuro prometedor de la yogaterapia», ofrece algunas reflexiones sobre el futuro de la terapia basada en el yoga.

Agradecimientos

Como sucede en todos los ámbitos de la escritura, el escritor debería estar agradecido a las experiencias vitales que han dado forma a su cuerpo-mente. Al escribir este libro, me siento particularmente agradecido a todas las personas que he conocido en la senda del yoga, especialmente a mis estudiantes, que son mis mejores maestros. Ellos me enseñaron a escuchar, a respetar el hecho de que se conocen a sí mismos mejor de lo que nadie podrá hacerlo nunca y a ofrecerles orientación con la actitud de compartir con ellos las perlas de sabiduría que he tenido la suerte de encontrar a lo largo de mi práctica de yoga y mis estudios. Los estudiantes de mis clases abiertas de yoga me permitieron explorar con ellos las diversas afecciones que sufrían, desde lesiones leves de estrés continuado y ataques de melancolía hasta depresión crónica y cáncer terminal. Los alumnos de la Yoga Inside Foundation (en prisiones, centros de desintoxicación, albergues y escuelas) me dieron la oportunidad de compartir el yoga con ellos de formas que me permitieron ver que esta disciplina puede mejorar la vida de cualquiera siempre que abramos nuestro corazón a esta verdad. Los estudiantes de mis talleres y entrenamientos para profesores me ayudaron a profundizar en la comprensión de las prácticas de asana, pranayama y meditación, gracias en parte a que supieron tolerar mi pasión por el aprendizaje y la intensidad con la que me esfuerzo en darles todo lo que puedo.

Al realizar la investigación para este libro, traté por todos los medios de encontrar las fuentes mas relevantes y lúcidas sobre cada tema. Muchas de estas fuentes quizá te sorprendan, entre ellas las de una nueva generación de pensadores y actores de las esferas del yoga y las artes curativas cuyos nombres tal vez no figuren entre los de los prestigiosos docentes de las conferencias e instituciones profesionales de yoga. Mis únicos criterios para su inclusión son la relevancia y la lucidez, ambas consideradas a través de los prismas de la exactitud y la veracidad, en lugar de confiar en la afirmación de una sola fuente con una aparente autoridad en el tema. Pido disculpas a aquellos que puedan sentirse menospreciados y los invito a hacer comentarios sustanciales y a mantenernos en contacto para las ediciones futuras.

Mi más profunda gratitud para Tim McKee, Emily Boyd y Vanessa Ta, de North Atlantic Books, por afirmar que este libro era el que había que escribir y por su paciencia infinita durante la investigación y la composición necesarias para darle forma. Louis Swin dirigió con amabilidad y destreza el proceso de convertir el borrador y las ilustraciones en la obra terminada que tienes en las manos. Rebecca Rider leyó, editó y perfeccionó todo el borrador. El atractivo diseño de portada de Suzanne Albertson y el diseño interior limpio y elegante de Maureen Forys, de Happenstance Type-O-Rama (que transformó el manuscrito en un libro), hablan por sí mismos.

Melinda Stephens-Bukey, mi maestra de toda una vida (y la mejor hermana con la que nadie podría soñar), me animó a realizar la profunda investigación que implicó este proyecto. Mi hermano, Michael Stephens, me ofreció un apoyo vital en los asuntos del hogar y el corazón y aligeró los rigores de la escritura y los viajes. Numerosos alumnos de mis programas de Entrenamiento Avanzado de Yoga realizaron conmigo estudios independientes relacionados con el yoga y la curación que me ayudaron a desenvolverme mejor con la ingente cantidad de fuentes sobre cada enfermedad. Michael Lerner dedicó su valioso tiempo a caminar por los acantilados que rodean Commonweal para conversar conmigo sobre las fuentes esenciales de curación que residen en el corazón. Janice Gates me acompañó en mi ascenso al monte Tamalpais para exponerme sus conocimientos sobre el yoga y la curación basados en años de práctica de yogaterapia y liderazgo en la Asociación Internacional de Terapeutas de Yoga (IAYT por sus siglas en inglés), de la que ha sido directora. Nischala Joy Devi me recordó que la curación más profunda surge de una comunicación amorosa. Con Anne Tharpe mantuve innumerables conversaciones sobre muchos de los temas tratados en este libro y me ayudó a recopilar y crear las imágenes que lo ilustran. La doctora Jennifer Stanley, una exploradora enormemente receptiva de todo lo humano, espiritual y misterioso, fue incansable en su labor de someter mis ideas a escrutinio, sin dejar nunca de prestarme el apoyo de su amistad; además se sentó y posó pacientemente para muchas de las fotografías de asanas. Reema Prasad me proporcionó una ayuda inestimable en la investigación, y tanto ella como J. K. Hopper posaron también para las fotografías de asanas. Kyla Roessler me ayudó con la bibliografía. Mike Rotkin, sin dejar nunca de apoyarme como amigo, continuó orientándome durante más de treinta años sobre la noción de que lo único que puede convertir al mundo en un lugar

Agradecimientos

mejor es actuar de forma consciente en nuestras vidas. A lo largo de este proyecto, Dagmar Stuhr nutrió mi espíritu y me animó a equilibrar la disciplina del trabajo intelectual con un ritmo cotidiano saludable repleto de risas y a vivir y trabajar más conscientemente, a hablar desde la verdad, la sabiduría y el amor que surgen del corazón.

En mis anteriores publicaciones sobre yoga he resaltado que el mejor maestro que uno puede tener es el que lleva dentro, y que gran parte de la práctica consiste en aprender a escuchar y a honrar a nuestro maestro interno. En el caso de la yogaterapia esto es aún más cierto. El sanador externo desempeña una función. Sin embargo, en la práctica del yoga, en la que en ocasiones ayudamos a otros a sanar, el sanador fundamental es el estudiante. Nuestro papel como profesores y terapeutas de yoga consiste en guiar y apoyar a nuestros alumnos con lo mejor de nuestros conocimientos y aptitudes y ofrecerles nuestra comprensión.

Introducción
Yoga para la curación y la integridad

El yoga ofrece un rico abanico de recursos para vivir una vida más sana y mejor. Las prácticas de asana, pranayama y meditación que nos ofrece son herramientas perfectamente indicadas para cultivar una sensación permanente de plenitud en nuestro día a día y para abrirnos a una apreciación más amplia de la vida en sí como parte de la naturaleza sublime de la existencia humana. También pueden aplicarse en prácticas adaptadas exclusivamente para ayudarnos a curar lesiones y afecciones comunes, entre ellas las que podrían surgir al practicar el propio yoga.

Desde los primeros tiempos de la exploración yóguica en el periodo védico (alrededor del 1.500 a. C.), los visionarios, los *sadhus* y diversos buscadores han tratado de mejorar su vida reduciendo o eliminando el sufrimiento. Este es el objetivo principal del yoga. Para algunos yoguis el sufrimiento es una parte inherente de la condición humana que se aborda en última instancia en la senda de las prácticas ritualísticas autotrascendentes, mientras que para otros, el yoga ofrece una senda para vivir una vida más sana y más gozosa en el momento presente independientemente de nuestras condiciones o circunstancias. Yo soy más partidario de esta última senda, en la que se explora la mejor manera de sanar y de experimentar una mayor dicha en el aquí y ahora.

A lo largo de los siglos y hasta el presente, podemos ver un progreso extraordinario en la comprensión de la salud humana, y muchos avances nos llevan a desprendernos de lo que en épocas anteriores se consideraba más eficaz o beneficioso. Muchos antiguos yoguis y sus compañeros de las artes curativas, especialmente los pioneros del ayurveda, hicieron todo lo que estaba en su mano utilizando la especulación (o, como muchos aseguran, la transmisión divina) y la experimentación para entender el carácter de la naturaleza humana y aprender a vivir de la manera más saludable. Pese a que podemos encontrar algunas prácticas de yoga saludables entre las brumas de los orígenes de la civilización india, el conocimiento más profundo del organismo humano en el mundo actual está generando herramientas más refinadas y eficaces para curar, aunque algunos adelantos modernos ocasionan enfermedades graves. A la luz de nuestro mayor conocimiento podemos reconocer algunas de las prácticas más antiguas como beneficiosas mientras que otras son ineficaces o hasta perjudiciales, y al mismo tiempo tener en cuenta los métodos y técnicas innovadores que se están desarrollando en el presente.

El yoga, como práctica en continua evolución para el cultivo y el despertar de nuestro ser, nos invita a ir más allá de las enseñanzas que nos brindaron los antiguos. Es así, con el espíritu del yoga como una tradición viviente y evolutiva, como este libro pretende recoger conocimientos derivados del yoga antiguo y moderno, del ayurveda y de la llamada medicina científica moderna, al abordar las prácticas para curar nuestras afecciones dentro y fuera del yoga.

Según la encuesta más reciente realizada entre estudiantes de yoga a lo largo de los Estados Unidos,[1] practicar esta disciplina de forma habitual hace que la gente se sienta mejor, más calmada en medio de situaciones estresantes, con una visión más positiva y con una mayor autoaceptación. Con estos beneficios, el yoga suele conducir a un mejor cuidado de uno mismo, que incluye una mejor alimentación, un sueño de mayor calidad y ejercicio equilibrado. La mejora de uno mismo también produce beneficios sociales, con una comunicación más clara, una apreciación más profunda de la diversidad humana y un mejor cuidado de los demás y del planeta.

El yoga afecta a todos los sistemas fisiológicos. Existe un creciente conjunto de evidencias que demuestra que la práctica del yoga puede tener efectos específicos en estos sistemas, entre ellos la curación de varias enfermedades cada vez más corrientes y la posibilidad de sanación de algunos males que siguen siendo un misterio para la ciencia médica moderna. También se desconoce en gran medida cómo funciona el yoga en el organismo humano, especialmente porque hay una gran cantidad de prácticas diferentes a las que llamamos yoga y una diversidad incluso mayor de enfermedades e intenciones en quienes llevan a cabo estas prácticas.[2] A medida que avanzamos en el siglo XXI, nos encontramos con un conjunto cada vez mayor de investigaciones que revelan cómo las diversas prácticas de yoga perjudican o favorecen a la salud, y en ocasiones ambas cosas a la vez.[3]

También en los anales de la ciencia médica moderna podemos encontrar aportaciones significativas, aunque muchas prácticas médicas generales son inaceptables para algunos practicantes del yoga y la medicina alternativa, y a veces pueden causar daños. Aquí seremos receptivos a los conocimientos curativos sea cual sea su origen (oriental, occidental, alopático, ayurvédico, integrador o complementario), lo que nos permitirá recurrir al yoga, el ayurveda y la medicina científica, y a todo lo que ofrecen estas disciplinas, para sanar nuestras afecciones.

Introducción

CONVERTIRNOS EN SERES HUMANOS SANOS

Actualmente el yoga forma parte del espíritu de la mayoría de las sociedades occidentales justo cuando estas se enfrentan a tremendos desafíos en la salud, el bienestar y la esperanza de vida. En medio de las vidas ajetreadas y la creciente presión socioeconómica, el estrés es una de las mayores causas de enfermedad y uno de los principales factores que motivan a la gente a practicar yoga. Además, vivimos en un entorno global asediado por un rápido cambio climático, organismos infecciosos resistentes y una desarticulación y alienación social que refleja esa misma globalización en la que la mayoría de nosotros participa activamente y agrava sus consecuencias. Pero aun así, los seres humanos somos naturalmente sanos. Según la Organización Mundial de la Salud (OMS), estar sano es «un estado absoluto de bienestar físico, mental y social, y no solo la ausencia de enfermedad o debilidad».[4] La definición alternativa dada por el doctor Andrew Weil, de «un equilibrio dinámico y armonioso de todos los elementos y fuerzas que forman y rodean al ser humano», resalta igualmente la integridad, que es la idea básica de la raíz etimológica del término *salud*.[5]

Tenemos una tendencia natural a vivir con toda la fuerza y la vitalidad de las que nos ha dotado la naturaleza. Favorecemos y mantenemos nuestra salud cuidándonos a nosotros mismos y a los demás con comida, ejercicio, sueño, amor, rituales y optimismo. Y vivimos de una forma todavía más sana al asegurarnos un techo, una educación y unos servicios de atención sanitaria adecuados; al compartir relaciones y espacios sociales seguros que nos permitan expresar todo nuestro potencial; al luchar por un planeta sano que pueda sustentar vidas sanas, y al abrirnos al poder superior que se manifiesta en el universo de manera que le aporte un significado más profundo a nuestra vida.

Aun así, nuestra salud puede verse amenazada por la herencia genética, el modo de vida y el entorno. Los rasgos que heredamos de nuestros padres juegan un papel significativo en nuestras vidas, predisponiéndonos a ciertas enfermedades, trastornos y hábitos de comportamiento; todo esto se asemeja a lo que los antiguos yoguis llamaban *samskaras*. Las condiciones físicas y sociales de nuestro entorno natural y artificial pueden producir una toxicidad que se manifiesta en forma de enfermedad. Nuestra manera de vivir, con sus valores, creencias, relaciones, higiene, actividades físicas y alimentación, puede provocar estrés, ansiedad, depresión y una mayor susceptibilidad a las lesiones o enfermedades. En conjunto, estos factores afectan a nuestra homeostasis, la regulación y la estabilización equilibradas de la totalidad de nuestro ser. Podemos hacernos una idea de las condiciones de la salud global con estos datos anuales de las estadísticas mundiales de salud de la OMS correspondientes al 2016:[6]

- Mil cien millones de personas fuman.
- Ciento cincuenta y seis millones de niños menores de cinco años sufren de raquitismo, y cuarenta y dos millones de niños tienen sobrepeso.

- Mil ochocientos millones de personas beben agua contaminada, y novecientos cuarenta y seis millones hacen sus necesidades al aire libre.
- Trescientas tres mil mujeres mueren debido a complicaciones durante el embarazo o el parto.
- Cinco millones novecientos mil niños mueren antes de cumplir cinco años.
- Dos millones de personas contraen la infección del VIH, y se producen nueve millones seiscientos mil nuevos casos de tuberculosis y doscientos catorce millones (oscila entre los cientos cuarenta y ocho y los trescientos cuatro millones) de casos de malaria.
- Mil setecientos millones de personas necesitan tratamiento para enfermedades tropicales desatendidas.
- Más de diez millones de personas muere antes de cumplir los setenta años debido a enfermedades cardiovasculares y cáncer.
- Ochocientas mil personas se suicidan.
- Un millón doscientas cincuenta mil de personas mueren en accidentes de tráfico.
- Cuatro millones trescientas mil personas mueren debido a la contaminación del aire causada por combustibles empleados para la preparación de alimentos.
- Tres millones de personas mueren debido a la contaminación ambiental.
- Cuatrocientas setenta mil personas son asesinadas, el 80 % de ellas hombres.

Las condiciones de la salud y el bienestar en el mundo de hoy día deberían hacernos reflexionar sobre cómo vivimos y compartir esas reflexiones unos con otros como ciudadanos del planeta. Los datos acerca de la salud mundial nos aclaran las relaciones establecidas entre el nivel de desarrollo económico, el acceso a los servicios sanitarios y la calidad de salud y vida. Aunque desde el 2000 hasta el 2015 la esperanza de vida global se ha incrementado en cinco años, existe una vasta discrepancia en la esperanza de vida relacionada con las condiciones económicas.

Tabla 1. Esperanza de vida. Cinco países con la esperanza de vida más alta y más baja, 2015

LOS CINCO CON LA ESPERANZA MÁS ALTA	LOS CINCO CON LA ESPERANZA MÁS BAJA
Japón 83,7	Costa de Marfil 53,3
Suiza 83,4	Chad 53,1
Singapur 83,1	República Central Africana 52,5
Australia 82,8	Angola 52,4
Islandia 82,7	Sierra Leona 50,1

Introducción

Cuando la calidad de vida está en juego, tenemos toda una serie de defensas para protegernos de ataques al cuerpo-mente provenientes del interior o el exterior y así mejorar al máximo nuestra salud.[7] Si somos atacados desde el exterior por microorganismos, toxinas o sustancias químicas, la piel, la membrana mucosa, los cilios y la saliva nos proporcionan barreras y filtros imprescindibles. Si los agentes patógenos nocivos penetran en nuestro interior, nuestro sistema inmunitario, finamente calibrado, distingue perfectamente entre amigos y enemigos y genera más de cien millones de tipos de anticuerpos que pueden asegurar eficazmente nuestra supervivencia. Si a esto le añadimos nuestra tendencia natural a toser y estornudar para expulsar inmediatamente los agentes irritantes, a producir interferones para evitar tumores y a provocar inflamación para destruir a las bacterias o curar los tejidos afectados, podemos considerar que estamos bastante bien protegidos.

El cuerpo-mente en su funcionamiento interno sabe todo esto, aunque tengamos tendencia a olvidarlo con nuestra costumbre de preguntarnos, divagar y preocuparnos. Al olvidar (dejando de ser conscientes de que somos seres naturalmente sanos) tendemos a disminuir la fuerza de nuestros mecanismos de defensa. Cuando sufrimos una infección o una herida, normalmente nos decimos a nosotros mismos: «Estoy enfermo» o «Estoy herido», definiéndonos en términos que nos subestiman, en lugar de: «Soy una persona sana que vivo con (o me estoy recuperando de) esta afección que me hace sentirme enfermo». Si pensamos habitualmente que estamos enfermos, tenderemos a enfermar, y de este modo perjudicaremos nuestra capacidad curativa natural cuando esta manera de pensar nos conduzca a neurosis irracionales y actividades nocivas para la salud.

Esas neurosis pueden volverse más palpables cuando pensamos en nuestra mortalidad. Al comprender que nuestra salud en este cuerpo-mente es efímera, tendemos a sentir miedo, a no admitir la realidad y a aferrarnos a creencias reconfortantes, tengan o no una base real. En cada cultura existe, como mínimo, un sistema de creencias, por lo general una religión, que ofrece una explicación de la totalidad de la vida, desde el nacimiento hasta la muerte (y en muchas religiones la reencarnación, la trascendencia o incluso la transmutación). Si aceptamos seguir ciertas reglas (cree en esto, no en eso; haz esto, no aquello), se nos garantiza la liberación final del sufrimiento y posiblemente incluso la vida eterna en lo que a menudo parece una especie de pacto con el diablo.

Esto se ha dado en todas y cada una de las culturas y civilizaciones que han existido a lo largo de la historia humana, y todos estos sistemas de creencias han empleado cualquier medio a su alcance para tratar de mejorar nuestra vida. Este afán de mejora de la humanidad se manifiesta por medio de rituales, oración, meditación y la experimentación y aplicación científicas. El resultado es que hoy en día disponemos de un enorme número de técnicas que o bien se supone o bien se ha demostrado que promueven y mantienen la salud. Una de ellas es el yoga, que constituye la fuente principal de conocimientos sobre la curación que te ofrezco en este libro, mientras que en el ayurveda y en la medicina científica encontramos algunas prácticas complementarias excelentes.

LA PROMESA DE CURACIÓN DEL YOGA

El yoga mejora la vida. Esto lo sabemos por experiencia propia y es el motivo por el que la mayoría de la gente lo practica. Al nivel más superficial, hace que nuestros cuerpos se vuelvan más sanos: más fuertes, flexibles y ágiles, con todos nuestros sistemas más integrados y con un mejor funcionamiento. Nos ayuda a equilibrar nuestra energía y a que esta sea más duradera. Puede ayudarnos a calmar la mente y las emociones, y a abrirnos a una consciencia más clara de nosotros mismos y a una mejor interacción con los demás. Para muchos es también una práctica espiritual, que nos da una perspectiva más amplia del mundo interior y del que se encuentra mucho más allá de nosotros, brindando un significado más profundo a nuestra vida cotidiana.

En todos estos aspectos, y en algunos más, el yoga ofrece una promesa de crecimiento y transformación personales a cualquier ser humano, independientemente de su edad o circunstancias. Sin embargo, para que los beneficios que nos aporta se manifiesten mejor en nuestra vida, es importante que cada uno encuentre la senda de yoga que le resulte adecuada. Y con esto me refiero a que el yoga que practicamos debería tener sentido teniendo en cuenta nuestras circunstancias, y que deberían ser estas las que dictaran nuestra intención.

La gran diversidad de circunstancias e intenciones que vemos en el conjunto de la humanidad invita a los profesores de yoga a recomendar y dirigir prácticas yóguicas acordes a la realidad particular de cada uno. Aunque muchos estilos y gurús anuncien que su enfoque es el adecuado para todos, lo cierto es que somos seres humanos únicos y esa originalidad es la que nos sugiere realizar prácticas de yoga diferentes, en diversos grados, para cada uno, o bien realizar prácticas parecidas de diferentes formas.[8] Los diversos aspectos de nuestra singularidad nos indicarán qué prácticas son apropiadas para nosotros y cuáles no. Un deportista sano, un niño, una embarazada, un anciano con osteoporosis avanzada, un veterano de guerra con trastorno de estrés postraumático y un paciente que está recibiendo quimioterapia seguramente necesitarán prácticas diferentes. Sin embargo, la mayor parte de la enseñanza del yoga actual se lleva a cabo en el entorno de una clase en la que a cada estudiante se les dan prácticamente las mismas directrices, entre ellas sugerencias de modificaciones, uso de ayudas y exploración de las variaciones. En algunos estilos las asanas, el ritmo y la orientación general son iguales para todos, con secuencias y explicaciones establecidas, lo que quizá tendría sentido si todos los alumnos de la clase se encontraran en la misma circunstancia y la clase estuviera diseñada y dirigida de tal forma que fuera la apropiada para dicha circunstancia, lo cual es altamente improbable.

Introducción

El yoga en general es una práctica curativa cuando se aborda de forma razonable, es decir, adecuada a las circunstancias personales de cada uno. Con el yoga como terapia curativa, pretendemos adaptar completamente la práctica para que sustente la curación y la integridad de individuos únicos, ya se trate de estudiantes en una clase o de alumnos privados, y para abordar los problemas de salud de una manera mucho más específica que en las prácticas de yoga generales. Este enfoque, llamado a veces «yogaterapia» (basado en el antiguo concepto de *yoga chikitsa,* que asimismo es el nombre que se le da a la primera serie de *ashtanga vinyasa yoga,* extremadamente enérgica y a menudo lesiva) ha sido definido por la IAYT como «el proceso de capacitar a las personas para que avancen en su camino hacia una mayor salud y bienestar por medio de la aplicación de las enseñanzas y prácticas del yoga».[9] Sus numerosas aplicaciones son útiles en muchas situaciones, entre ellas instruir a estudiantes que tienen lesiones, están embarazadas, sufren alguna enfermedad (física o mental, que están siempre relacionadas) o experimentan algunas de las innumerables afecciones debilitantes o problemáticas en cualquier otro sentido.

Así, la naturaleza adaptativa del yoga como modalidad curativa nos invita a hacer de las circunstancias de la vida de un estudiante el punto de partida para ofrecerle una práctica guiada. Partiendo de que casi todo el yoga se enseña en clases y los profesores suelen encontrarse con estudiantes con lesiones y otras afecciones especiales, es importante que tengan el conocimiento y las aptitudes para guiarlos con las adaptaciones apropiadas e igualmente importante que los estudiantes desarrollen esta base de conocimientos al usar el yoga para curarse a sí mismos. Con objeto de hacerlo bien, los profesores y los estudiantes deben utilizar las fuentes más profundas de aprendizaje y experiencia, explorar las asanas, pranayamas, meditaciones y otras prácticas que nos permiten sanar, sentirnos mejor y vivir de la mejor manera posible. Este libro ofrece los recursos para hacerlo: para aprender más sobre cómo funciona el cuerpo-mente y sobre sus disfunciones y cómo pueden curarse por medio del yoga adaptativo.

Yogaterapia

LOS SIETE OBJETIVOS DE LA YOGATERAPIA

1. Eliminar, reducir o controlar los síntomas que causan sufrimiento.
2. Mejorar el funcionamiento.
3. Ayudar a prevenir las causas subyacentes de la enfermedad.
4. Avanzar hacia una mayor salud y bienestar.
5. Transformar nuestra relación e identificación con las enfermedades.
6. Capacitar a las personas para que ellas mismas sean sus mejores maestros y sanadores.
7. Enseñar, compartir y guiar el yoga de una manera que ayude y aliente a los demás a permanecer despiertos, llenos de vida y capacidad de asombro en cada momento de su existencia.

Adaptado de la Asociación Internacional de Terapeutas de Yoga

Primera parte
LOS ORÍGENES Y LAS FUENTES DE LA YOGATERAPIA

El contexto yóguico de la salud se basa en las nociones filosóficas del ser espiritual que contempla el estado de cualquier ser humano como una manifestación de las fuerzas superiores del universo. En qué consisten exactamente estas fuerzas y cómo se manifiestan es algo que tiene interpretaciones muy diversas en los textos y las prácticas del yoga, con literalmente miles de conceptos y términos filosóficos, psicológicos y espirituales. Con frecuencia encontramos numerosos términos para lo que básicamente es una misma cosa; las diferencias se corresponden más con divergencias en el énfasis o en el ánimo que a una verdadera discrepancia o desacuerdo. También encontramos enormes diferencias en ideas fundamentales, entre ellas las que se refieren al yoga en sí y al concepto mismo de la vida. Parte de la dificultad para exponer claramente las prácticas de yoga terapéutico surge de las diferencias en la filosofía subyacente e incluso en el lenguaje en que se expresan estas ideas. Lo que intento hacer aquí es una síntesis y un resumen de los conceptos principales y más significativos que nos permiten articular una visión coherente y práctica de la vida humana, la salud y la curación desde el punto de vista del yoga.

En la escena contemporánea de esta disciplina en la que, prácticamente a diario, surgen nuevas marcas y estilos, podría parecer que la yogaterapia es otra de esas innovaciones recientes. Si a esto le añadimos los recientes estudios definitivos que demuestran que no fue hasta el siglo pasado cuando se desarrollaron por completo las prácticas del yoga postural moderno (lo que contradice las afirmaciones de muchos estilos de yoga que aseguran proceder de un linaje entroncado directamente con formas y métodos supuestamente ancestrales), es lógico cuestionarse los fundamentos históricos y filosóficos del yoga.[1] Aunque ahora podemos afirmar con certeza que los últimos cien años son quizá el momento más decisivo en el desarrollo de las prácticas y técnicas del yoga, entre ellas la yogaterapia, existe un pozo profundo de sabiduría curativa que se encuentra en las fuentes ancestrales, clásicas y modernas de las que, de diversas formas, se nutre el yoga contemporáneo.

En la cultura contemporánea del yoga, cuando alguien comienza a exponer los temas de historia y filosofía, es muy fácil que el mito y el misterio se entremezclen con los hechos y la racionalidad. Estos extremos de la línea filosófica siguen manifestándose hoy en día al considerar cualquier aspecto del yoga. Como sucede con el yoga en general, algunos aseguran que existe una fuente original de la que procede todo el yoga y que este ha llegado hasta el presente sin interrupción, aunque se haya diluido al introducir cambios en algunos de sus elementos. Otros afirman que hay una fuente original, que el yoga ha evolucionado a partir de esta fuente durante milenios pasando por diversas innovaciones, y que la verdadera esencia del yoga original permanece en el núcleo de ciertas prácticas (que suelen coincidir con el estilo o marca de quien hace esta afirmación). En una cultura del yoga en la que la verdad se presenta como valor moral central, la persistencia de esas afirmaciones pese a la abrumadora evidencia de lo contrario resulta paradójica, cuando no preocupante.

En el mundo de la yogaterapia estas tensiones son evidentes y fácilmente pueden oscurecer y complicar la historia (como sucede con todo el yoga, sería más acertado decir las «historias»), así como cualquier principio o técnica que se plantee. Mientras tanto, los casos de curación con yoga suelen estar entremezclados con los del ayurveda y la medicina científica. Aquí intentaré revelar estas relaciones analizando el yoga, el ayurveda y la medicina científica desde sus primeras manifestaciones en la antigüedad hasta el presente, antes de explicar y explorar la sabiduría, los conceptos y las prácticas recibidos que podrían orientar mejor la yogaterapia del siglo XXI.

1

Las fuentes del yoga

El yoga es el arte y la ciencia de vivir.

INDRA DEVI

¿QUÉ ES EL YOGA?

Comenzamos con una pregunta sencilla, para la que puede haber un sinfín de respuestas: ¿qué es el yoga? Mientras la exploramos, llegaremos poco a poco a otra pregunta sugerida por el título de este libro: ¿qué es la curación? Empezamos de este modo en aras de la claridad, que es la esencia del yoga: uno de los fines primordiales de practicar yoga es aliviar el sufrimiento a través de una consciencia más clara y unas acciones saludables, una intención que encontramos en la literatura yóguica desde la Antigüedad hasta nuestros días y que es también la que actualmente puede surgir de forma natural en nosotros al realizar las prácticas de asana, pranayama y meditación.[1]

Además, algunos sostienen que al escribir sobre cualquier tema es importante ser claros en el uso de las palabras. Los diccionarios ofrecen definiciones que nos permiten compartir palabras unos con otros de un modo que resulte mutuamente comprensible. Y aunque dependiendo de los diccionarios las definiciones de unas mismas palabras pueden variar ligeramente, en líneas generales están de acuerdo. Imagínate la confusión si hubiera cincuenta definiciones diferentes del término *vocabulario*, que por suerte no es el caso: normalmente significa «las palabras que forman una lengua».[2]

Sin embargo, con el yoga las definiciones no son en absoluto claras ni coherentes, lo que crea problemas al intentar presentar con claridad sus postulados esenciales como práctica curativa. El yoga tiene un significado diferente para cada persona. Por lo que podemos deducir al investigar desde las fuentes ancestrales hasta las modernas, siempre ha sido así, y da toda la impresión de que se está volviendo cada vez más diverso. Como veremos, esta diversidad y esta ambigüedad tienen su belleza a pesar de que compliquen más la exposición de algunos temas como los que estamos tratando aquí. De hecho, comenzaremos viendo numerosas áreas en las que existe confusión y trataremos de avanzar progresivamente hacia una mayor comprensión, reflejando en nuestra andadura lo que para muchos es la senda de la práctica del yoga en sí.

Una «filosofía del yoga» es un enfoque relativamente coherente, sistemático y general de las prácticas a las que nos referimos como yoga. Del mismo modo en que parece que siempre ha habido muchas prácticas diferentes de yoga, al parecer también ha habido numerosas filosofías del yoga. Por lo tanto, la expresión *filosofía yóguica tradicional* lógicamente debería entenderse en plural. Al contrario de lo que se suele creer, parece que el término *tradicional* también se presta a confusiones, ya que para algunos denota un periodo de tiempo relativamente determinado, mientras que para otros se refiere a una tradición particular de yoga (y en algunos casos a ambas cosas). En la primera de las acepciones encontramos referencias al «periodo prevédico», o al «periodo del yoga clásico», etc., mientras que en la segunda hallamos «vedanta», «tántrico», «*hatha*» y una serie aparentemente interminable de tradiciones.[3]

Al tratar de descubrir el significado del yoga durante su desarrollo a través de los milenios, descubrimos primero conceptos que tienen poco que ver con lo que uno podría reconocer hoy día como yoga,[4] como el sánscrito *yuj*. El uso más antiguo de este término aparece en el *Rigveda*, probablemente alrededor del 1500 a. C., con el significado de 'yugo o unir, sujetar o uncir caballos o un carro', así como el carro mismo. En el *Ramayana* (aproximadamente entre el 200 a. C y el 200 d. C.), el término se usa de varias formas para significar preparar, organizar, disponer, aplicar o equipar un ejército. Se utiliza con una gran variedad de significados en el *Mahabharata*, cuyos versos más antiguos (hay más de doscientos mil, escritos desde el 300 a. C hasta el 300 d. C) datan del periodo védico: colocar flechas en un arco, unirse en matrimonio, colocar trampas, abrazar y desear nombrar o instituir, entre muchísimos más significados.[5]

Un denominador común en muchos de estos y otros textos iniciales sobre yoga es el carro como vehículo para transportarse uno mismo al cielo. En la gran guerra Mahabharata, se había producido una tremenda injusticia en el reino ya que a los líderes legítimos les arrebataron el poder y huyeron a la selva. Le correspondía al príncipe Arjuna encabezar una revuelta para restaurar la justicia y la armonía. Entró en la batalla montado en un carro en Kurukshetra. Krishna lo conducía, mientras conversaba con el príncipe sobre *maya* (la ilusión), la percepción correcta y *dharma* (la senda intencional, incluso obligatoria de uno en la vida). El propósito práctico y profundamente espiritual es no confundir el *maya* de la experiencia inmediata con la verdad de nuestro ser y nuestro vivir divinos e incluso con la trascendencia.

Del mismo modo en que los dioses de las alturas montan en carros, simbolizando estar en la consciencia divina o ser transportados a ella, también el yogui monta en el carro de las prácticas para trascender la ilusión y por lo tanto obtener la salvación del sufrimiento en este mundo. Krishna señala asimismo que no hay una sola senda de yoga, sino al menos tres; de ese modo, nos da los primeros estilos de yoga: *bhakti yoga* (el yoga de la devoción), *jnana yoga* (el yoga del conocimiento) y *karma yoga* (el yoga del servicio).[6]

Poco a poco los usos védicos ampliamente variados del término *yuj* dan paso a conceptos más conocidos en la cultura yóguica actual, comenzando por el *Kathaka Upanishad* del siglo III a. C., que nos proporciona algunos de los elementos claves que aparecerán en gran parte del desarrollo posterior de las prácticas de yoga y yogaterapia durante varios siglos: una fisiología yóguica, identificación del ser individual o el alma con el ser universal (*brahman*) y un sistema dualista cuerpo-mente que refleja la filosofía Samkhya (una de las seis ramas principales de la filosofía india).[7] Todo esto implica alcanzar estados más elevados de consciencia, muchos llegan a prescribir mantras como una práctica esencial (especialmente cantar *Om*, el sonido del brahmán) y la mayoría están cada vez más sistematizados con *kriyas* (acciones) específicos que se supone que nos conducen a *moksha* (la liberación de la ilusión y por lo tanto del sufrimiento).

La asana prácticamente no se mencionaba nunca en estos primeros años del yoga; de hecho, solo aparece en dos de los ciento noventa y cinco aforismos que componen los *Yoga Sutras de Patanjali* de comienzos del siglo IV d. C., y no aparecen en absoluto en el *Bhagavad Gita*, los dos libros más citados en la era moderna. Lo que encontramos en lugar de esto es el yoga como medio de salvación que uno alcanza al reorientar sus facultades cognitivas para percibir con precisión la realidad, principalmente a través de la meditación autodisciplinada, acompañada en ocasiones de pranayamas (técnicas específicas de respiración). En los *Yoga Sutras*, se nos ofrece lo que a finales del siglo XIX Swami Vivekananda llamaría *raja yoga* (yoga 'real' o 'rey'), una síntesis de ciertas ramas del yoga que existían en aquel momento (a las que Vivekananda añadió con generosidad y creatividad otras de varias fuentes, especialmente elementos tomados de la teosofía).[8]

El propósito del yoga se expone en el segundo aforismo como *chitta vritti nirodha*, que podemos traducir como 'calmar las fluctuaciones de la mente'. Desde este punto de partida, Patanjali presenta una intrincada psicología yóguica —parte de ella son los *samskaras* (tendencias y hábitos mentales heredados), *kleshas* (aflicciones mentales) y *avidya* (ignorancia, el *klesha* primordial)— junto a métodos contemplativos disciplinados que uno puede adoptar para reducir o superar estos trastornos. Todo esto se recoge en el capítulo uno, donde presenta su senda metódica. En el capítulo dos ofrece una alternativa a este difícil enfoque: la práctica perseverante pero desapegada de *ashtanga yoga* (yoga de ocho ramas o pasos), a lo que volveremos más adelante. Yendo aún más lejos, uno puede adquirir poderes sobrenaturales, ganar omnisciencia (capítulo tres) e incluso obtener una consciencia tan elevada y expandida que trascienda por completo el ámbito mortal (capítulo cuatro).[9]

Aunque otras muchas ideas acerca del yoga se mantendrían hasta el presente, a los pocos siglos de los *Yoga Sutra de Patanjali*, encontramos un amplio reconocimiento de que el yoga consiste principalmente en la salvación por medio de una percepción corregida y de la claridad del funcionamiento mental, siendo la meditación y el mantra las principales formas de práctica. Como señala David G. White: «La gnosis (el conocimiento trascendente, inmediato, no convencional, de la realidad definitiva, de la realidad más allá de las apariencias) es la clave de la salvación en estas soteriologías,* así como en las principales escuelas filosóficas de la India, muchas de las cuales se desarrollaron en los primeros siglos antes y después del nacimiento de nuestra era».[10] También se da una expansión del pranayama, que cada vez se ve más como una parte indispensable de la práctica. Esto lo veremos más tarde desarrollado en los textos tántricos, con el cultivo del *prana*, un elemento esencial de la sutil fisiología energética que nos brinda la sensación de ser parte de la totalidad del universo y alcanzar la inmortalidad. Algunos van mucho más lejos, hasta la omnisciencia y los poderes sobrenaturales.

Anteriormente señalé que también se han realizado muchas afirmaciones de diversa índole sobre la historia del yoga, incluso se han creado auténticos mitos que persisten pese a las evidencias abrumadoras de su carácter ficticio. Una tendencia habitual es asegurar que el estilo actual de yoga de uno es de algún modo el más puro, verdadero u original que existe; algunos llegan al extremo de afirmar que todos los demás enfoques se apartan de la verdadera senda del yoga. Creo que, dentro del mundo del yoga, pensar que existe un solo yoga, entendiendo por ello que todas las prácticas son en esencia parte de una misma acción, impulso o pensamiento originales, es para algunos una noción reconfortante aunque no por ello menos romántica y mítica. Hay quienes afirman que este yoga es hoy en día como ha sido siempre, y que cualquier cosa que se aparte de este yoga original y supuestamente auténtico, no es yoga.[11] Sobre el yoga en sí, innumerables escritores y maestros hacen la típica aseveración de que la práctica se remonta a más de cinco mil años, y aún más, de que es una de las pocas tradiciones espirituales que han mantenido una línea continua de desarrollo a través de la historia, afirmaciones que son desmentidas por un conjunto considerable de estudios que revelan las discontinuidades históricas, así como las innovaciones desde los tiempos iniciales hasta el momento actual. Esa idea, falsa y pintoresca, de un solo yoga se ha repetido *mutatis mutandis, ad infinitum* durante muchos años, convirtiéndose quizá en el mayor mito moderno del yoga que suele aceptarse como sabiduría popular (o para decirlo de otro modo, un típico caso de hegemonía ideológica en el yoga).[12] A pesar de ello, no deja de ser un mito.

---

* N. del T.: doctrinas referentes a la salvación.

Otros afirman que existe un solo yoga original pero que se ha desarrollado (en lugar de permanecer inalterable) durante miles de años y sigue evolucionando hoy día [13]; a menudo, a esta afirmación le sigue la aseveración audaz pero carente de fundamento de que su enfoque está enraizado de manera única en esa fuente original ancestral, o que ha evolucionado a partir de ella. Esto es lo que aseguran las escuelas Ashtanga Vinyasa, Bikram, Sivananda y otros muchos estilos.[14] Encontramos esta afirmación en muchos de los linajes Krishnamacharya, empezando por el mismo Krishnamacharya, que aseguraba que los métodos de yoga que enseñaba le llegaron directamente por transmisión divina del sabio Nathamuni, del siglo IX d. C., y que fueron adaptados para satisfacer las necesidades modernas.[15]

Esta compleja red de aseveraciones, reivindicaciones y críticas puede confundirnos. En aras de la claridad, tomaré distancia y haré una pregunta engañosamente sencilla: ¿qué es el yoga? Como anticipo, responder a esta pregunta apunta a la inmensidad del yoga, a la diversidad de enfoques, a la originalidad de muchas técnicas y a los beneficios de algunos elementos de cada enfoque para las afecciones de muchos estudiantes y las intenciones de su práctica. Con respecto a la yogaterapia, esta inmensidad es hermosa ya que sugiere que hay un abanico de posibilidades igualmente inmenso entre las que puedes elegir la mejor manera de trabajar con cada estudiante en tus clases o en sesiones individuales de tratamiento para ayudarlos a sanar.

UNA HISTORIA MUY BREVE DEL YOGA

El yoga emerge de un río amplio y profundo de tradiciones ancestrales.[16] Sus numerosas corrientes fluyen a partir de una historia compleja de exploración espiritual, reflexión filosófica, experimentación científica y expresión creativa espontánea. Surge originariamente entre las diversas culturas de la India en continua evolución, a menudo ligado y condicionado al hinduismo, el budismo, el jainismo y otras religiones. Las filosofías, enseñanzas y prácticas del yoga son tan ricamente variadas como los innumerables afluentes que contribuyen a la inmensidad de esta disciplina en todas sus manifestaciones. Lo que sabemos de los orígenes y el desarrollo del yoga nos ha llegado de varias fuentes, entre ellas los textos sagrados ancestrales, la transmisión oral a través de ciertos linajes yóguicos o espirituales, la iconografía, los bailes y las canciones.

Aunque la historia del yoga puede tener varios miles de años, como señalé anteriormente, los textos más antiguos que se conocen sobre esta disciplina aparecen en las escrituras ancestrales hindúes de carácter espiritual conocidas como Vedas, el más antiguo de los cuales es el *Rigveda*.[17] Los eruditos no se ponen de acuerdo en la fecha y los orígenes exactos de los Vedas (1700-1100 a. C.); sin embargo, la mayoría coincide en que entre los mil doscientos ocho himnos que componen el *Rigveda*, considerado por muchos de origen divino, se encuentra la fuente escrita original del yoga.[18] Compuestos en forma de poemas por los líderes espirituales (visionarios), en una cultura en la que la mayoría de las prácticas espirituales se conectaban directa e inmediatamente con la naturaleza en la búsqueda de significado y bienestar, estos himnos reflejan la exploración mística de la consciencia, el ser y la conexión con lo divino. Aquí es donde, por primera vez, se menciona el yoga por escrito y se le da uno de sus muchos significados: 'uncir'. La unción a la que se refiere este principio espiritual es la de la mente individual con lo divino, una cualidad que transciende a nuestro ser y crea un estado puro de consciencia en el que la percepción del «yo» se disuelve en la esencia divina, y uno se libera del sufrimiento existencial de la vida humana.

Hacia el final del periodo védico, apareció en la India otro conjunto de textos antiguos. Algunos los consideran parte de los Vedas, y son trece Upanishads originales escritos en el primer milenio antes de Cristo como parte de un movimiento espiritual en el que la dependencia de rituales secretos elaborados dio paso a prácticas más puramente internas en las que actúa un individuo, esto en contraste con la participación en rituales en los que los sacerdotes eran los actores principales. Aquí encontramos por vez primera explicaciones detalladas de la práctica del yoga, aunque siguen estando centradas en la meditación. Considerados como la esencia y la última palabra de los Vedas, se los conoció como la filosofía del *Vedanta* («el final de los Vedas»).[19]

Como expresión de la filosofía religiosa hindú, estos Upanishads clásicos hablan sobre la creencia en un espíritu universal, *brahman*, y un alma individual, *atman*. *Brahman* es el infinito absoluto, todo lo que alguna vez fue y todo lo que será. *Atman*, o el ser interno, es el yo que experimentamos desde nuestra consciencia limitada, desde el que nos percibimos como alienados de nuestro verdadero ser: el absoluto, o *brahman*. Las prácticas ritualísticas y contemplativas descritas en los Upanishads tienen como objetivo unir (uncir) el *atman* y el *brahman* superando las restricciones mundanas y la consciencia limitada que no nos dejan ser conscientes de nuestro verdadero estado de unidad. Como señala Georg Feuerstein: «El tejido trascendental del mundo es idéntico a la esencia del ser humano. No hay manera de describir o definir adecuadamente esa Realidad suprema, que es Consciencia pura. Lo único que se puede hacer es experimentarla».[20] La senda hacia esta autorrealización consiste en una reflexión sobre la mente que nos lleva a la sabiduría pura.

Los Upanishads también son la fuente escrita más antigua que describe aquello a lo que actualmente nos referimos como la anatomía yóguica tradicional del cuerpo sutil.[21] El concepto de un cuerpo formado por tres partes (causal, sutil y físico) y de *koshas* (o 'cinco fundas') aparece en los Upanishads más antiguos, como el *Taittiriya Upanishad* (2.1, 9) y a lo largo de todo el *Kathaka Upanishad*, y es también un concepto integral en ayurveda. El *prana*, o 'fuerza vital', aparece en varios Upanishads. Un pasaje del *Kaushitaki Upanishad* (3.2) ofrece una de las descripciones del *prana* más conocidas hoy en día: «La vida es *prana*, *prana* es vida.

Mientras quede *prana* en el cuerpo, habrá vida. A través del *prana* uno obtiene la inmortalidad, incluso en este mundo».

En los Upanishads posteriores, escritos durante el siglo XV, empezamos a encontrar evidencias de experimentación en varias prácticas yóguicas utilizando la respiración y el sonido como herramientas de curación y de transformación física. Gran parte de esta exploración se asoció al auge del tantra y creó las bases para el futuro desarrollo del *hatha yoga*. Esto culmina en el siglo XV con la descripción en el *Darshana Upanishad* de asanas específicas, que excepto una son posturas sentadas en las que la práctica esencial es el pranayama.[22]

El *Bhagavad Gita*, o Canción de Dios, considerado parte del movimiento inicial upanishádico, explora el misterio de la mente y proporciona un conjunto de principios orientadores para una vida de acción consciente.[23] Aunque podría estar basado en un acontecimiento histórico, el simbolismo del *Bhagavad Gita* es una guía para la liberación espiritual. La llama del deseo y las manifestaciones del ego crean conflictos internos que nos mantienen en un estado de confusión y sufrimiento. Las prácticas descritas en él ofrecen diferentes sendas hacia la autorrealización y la liberación mediante la conexión con lo divino: las tres sendas yóguicas corresponden a los *dharmas* asociados con las distintas naturalezas de las personas: *karma yoga*, el yoga del servicio; *jnana yoga*, el yoga del conocimiento, y *bhakti yoga*, el yoga de la devoción.

La mayoría de los estudiosos de la filosofía del yoga han leído pasajes de los *Yoga Sutras* de Patanjali. Compuesto alrededor del año 325 de nuestra era, consisten en una presentación sistemática y sucinta de lo que Vivekananda llamaría más tarde el *raja yoga*,[24] o yoga 'real', y contiene una de las primeras referencias a una práctica que incluye las asanas y el pranayama como parte de la senda yóguica. Patanjali comienza con una pregunta sencilla: «¿Qué es el yoga?». Su respuesta evidencia que la práctica descrita aquí se centra en la experiencia mental: «*chitta vritti nirodha*», escribe, que significa 'calmar las fluctuaciones de la mente' o 'sosegar la mente'.[25]

Los *Yoga Sutras*, considerados por muchos el texto filosófico básico del yoga, explica cómo cultivar nuestra senda hacia el *samadhi*, un estado de dicha en el que el practicante es absorbido por la unidad con lo divino al desprenderse del ego. Con la actividad constante de la mente centrada en el ego operando en todo momento, nuestros prejuicios, deseos y pasiones nos arrastran a un abismo de confusión, dolor y sufrimiento. El yoga ofrece la liberación de este sufrimiento. Patanjali nos proporciona una explicación detallada de las prácticas para calmar la mente y erradicar las afecciones mentales que causan sufrimiento en el mundo, entre ellas la senda de las ocho ramas, o *ashtanga yoga*: *yama*, *niyama*, *asana*, *pranayama*, *pratyahara*, *dharana*, *dhyana* y *samadhi*. En el capítulo cuatro veremos cómo aplicar estos principios de la filosofía y la práctica del yoga como herramientas para la curación.

Aunque los orígenes históricos y las bases filosóficas del *hatha yoga* marcan un alejamiento de muchos de los postulados del yoga meditativo de Patanjali, muchos de los estilos y linajes de yoga actuales todavía rinden un homenaje considerable o predominante a los *Yoga Sutras*. Esto es especialmente notable en el linaje Krishnamacharya.

Las sendas que van desde los Vedas, los Upanishads y los *Yoga Sutras* hasta las prácticas contemporáneas conocidas del *hatha yoga* suelen describirse como una serie de líneas evolutivas rectas. Esto no es cierto. En realidad, el *hatha yoga* surge de la influencia formativa del tantra. Numerosos partidarios del *hatha* han ocultado este hecho bajo velos de ilusión ya que rechazan con vehemencia el tantra, al considerarlo radicalmente contrario a su visión espiritual y social del mundo. El movimiento tantra de la India, que nace de la influencia del budismo mahayana en los primeros siglos del primer milenio, fue en parte una reacción a las prácticas dualistas y de renunciación enseñadas en los Vedas y los Upanishads y codificadas más extensamente en los *Yoga Sutras*. La idea esencial del tantra (que todo en el universo es una expresión de lo divino y por lo tanto puede aprovecharse como fuente del ser y la consciencia divinos) marca un cambio con respecto a las enseñanzas tradicionales védicas y upanishádicas, que relegaban al yogui devoto a una cueva aislada e insistían en que las experiencias humanas normales como el deseo o la sexualidad impiden o al menos limitan la verdadera felicidad o la iluminación del ser. En algunos de los Upanishads (especialmente el *Svetasvatara Upanishad* no dual) podemos encontrar una apertura a la idea de vivir plenamente en el aquí y ahora en un estado de autorrealización y liberación (*jiyan mukti*) pero todavía está largamente situada dentro de una perspectiva dualista que separa al individuo y sus experiencias de la totalidad de orden natural y el ser espiritual.[26]

Desde la raíz *tan* del término, que significa 'expandir' o 'entero', el tantra reconoce la totalidad del tejido de la existencia como expresión de lo divino femenino, o energía *Shakti*. La idea es abrirse a sentir lo divino en cualquier experiencia. Para la filosofía del tantra la senda de la libertad no radica en renunciar al deseo y la experiencia humanos, sino que en gran medida se obtiene a través de esto:

> El tantra es el conjunto de creencias y prácticas orientales que, trabajando a partir del principio de que el universo que experimentamos no es más que la manifestación concreta de la energía divina de la mente de Dios, que crea y mantiene el universo, busca adecuar y canalizar esa energía de una manera creativa y liberadora dentro del microcosmos humano.[27]

El tantra ofrece un enfoque integrativo del yoga en el que se aprovecha cada aspecto de la experiencia interna y externa como fuente de despertar consciente a la energía divina. Esta energía es la fuerza creativa del universo y se caracteriza por ser omnipotente, omnisciente y omnipresente. Esto tiene un impacto profundo en nuestra manera de entender el cuerpo y la práctica del yoga. Como todo es una manifestación de lo divino, aunque su expresión energética sea diferente, existen infinidad de posibilidades para entrar en lo divino o para sentirse parte de él, incluso en medio de lo que podría parecer una actividad enteramente mundana. En su afán por experimentar la consciencia más pura de vivir su propia divinidad plenamente despiertos, los practicantes del tantra buscarán la intensidad energética de lo que podrían parecernos situaciones límites.

Existen un sinfín de formas, llamadas tradicionales, de práctica tántrica, a las que a veces nos referimos como iniciaciones, y normalmente se dice que para llevarlas a cabo se requiere la orientación personal de un gurú. Tres de estas prácticas comunes son:

Mantra: esta práctica introduce al practicante en la divina energía vibratoria del sonido por medio del cántico repetido de himnos o palabras, muchos de los cuales aparecen en los Vedas (como el Gayatri Mantra). Se lleva a cabo en medio de un rico conjunto de rituales que consisten en la meditación, la purificación del espacio sagrado y la visualización de una barrera protectora de fuego.

Yantra: a medida que aumenta la intimidad entre el practicante y la energía mántrica, la práctica se extiende a una meditación sobre un *yantra*, una expresión de lo divino femenino representada por medio de una forma geométrica. Como un mapa del mundo mántrico, esta forma encarna las fuerzas de la energía *Shakti*: intensidad, brillo, deleite, placer, deseo, ritmo *yantra*, iluminación, ser y *vighna vinashini*, el poder que destruye la resistencia. La práctica *yantra* conlleva una serie de rituales, visualización, meditación, cánticos y ofrendas.

Puja: al contrario que la senda tántrica de la «mano derecha» consistente en mantra y *yantra*, la senda de la «mano izquierda» se aleja de las prácticas internas esotéricas para hacernos vivir plenamente en el mundo, concentrándonos en abrazar la expresión más poderosa de la energía *Shakti* en las experiencias sensuales más intensas. En la práctica *puja*, uno cultiva el autodominio, la unión del placer sensual y el éxtasis divino, en el más intenso de los actos, teniendo como objetivo «brindar la espiritualidad a la existencia cotidiana y viceversa».[28] La esencia del tantra es la idea, fruto de la experiencia más que de una especulación filosófica elevada, de que existe una continuidad entre lo que aparentemente es la esfera cotidiana de la vida humana y el infinito. En lugar de trascender la realidad material que experimentamos, la senda a la iluminación y la felicidad consiste en adentrarnos más intensamente en ella. Este enfoque, que surgió de la gente corriente de las castas inferiores de la sociedad altamente jerarquizada de la India, hizo accesible a todos la riqueza de la práctica espiritual.[29] Como resalta Georg Feuerstein, esta gente «respondía a la necesidad acuciante de una orientación más práctica que integrara los elevados ideales metafísicos de no dualismo con métodos realistas para vivir una vida piadosa sin necesidad de renunciar a las creencias en las deidades locales y a los rituales ancestrales para adorarlas».[30]

A medida que crecía la influencia del tantra, su esencia se distorsionó debido a las reacciones a algunos de sus rituales, especialmente aquellos en los que estaba presente el sexo. Hablar de tantra en Occidente suele evocar nociones de «sexo sagrado», lo que convierte el tantra en poco más que «sexualidad espiritual». Aunque la relación sexual forma parte de él, la filosofía y las prácticas espirituales del tantra son más profundas y más sutiles. Quizá esto se expresa con más elocuencia en la modalidad de tantra que arraigó en Cachemira en el siglo IX, conocida como *Kashmir Shaivism*, y que se expresa poéticamente en el *Spanda Karika*.[31] La idea principal del *Spanda Karika* es aceptar toda la existencia como una y no dividirla en pura o impura. Esta es la idea central del tantra, cuyas simientes se encontraban en los Vedas y las Upanishadas más antiguos aunque en su gran mayoría se perdieron o fueron descartados en el *Bhagavad Gita* y en el yoga como lo describía Patanjali.

La idea del yoga en la perspectiva tántrica consiste en ser sin separación, entender el cuerpo, la respiración, la mente y la emoción como una sola cosa, sin distinción, sin que nada se considere impuro o profano. La mayoría de los textos tántricos afirman que Shiva y Shakti, o las energías divinas masculina y femenina, son una: una en el cuerpo, una en la mente, una en el corazón del ser emocional. En esta expresión del ser estamos aceptando la totalidad de toda nuestra energía, ser uno, no establecer distinciones, no ser nada más que el espacio en el que todo está vivo. Conforme nos adentramos en esta práctica, descubrimos la liberación del ego, del pensamiento dualista, experimentando y comprendiendo visceralmente que somos este bello espacio, esta extraordinaria totalidad.[32]

HATHA YOGA

El primer texto sustancial sobre el *hatha yoga*, el conocido *Hatha Yoga Pradipika*, fue escrito en el siglo XV por el sabio indio Swami Swatmarama. Se trata de una obra muy amplia que trata detalladamente de *asana*, *shatkarma*, *pranayama*, *mudra*, *bandha* y *samadhi*, dando una orientación muy específica para cada una de estas prácticas interrelacionadas (examinaremos enseguida estos elementos). El *Shiva Samhita*, escrito en algún momento entre los siglos XV y XVII, muestra más claramente que el *Pradipika* la influencia del budismo y el tantra en el desarrollo del *hatha yoga*. Aunque en él solo se describen detalladamente cuatro asanas, el *Shiva Samhita* proporciona una explicación elaborada de los *nadis* (los canales de energía a través de los cuales fluye el *prana*), la naturaleza del *prana* o 'fuerza vital', los muchos obstáculos que nos encontramos en la práctica y cómo superarlos mediante diversas técnicas. Entre estas técnicas figuran *dristana* (mirada consciente), el mantra silencioso y las prácticas tántricas para el despertar y para mover la energía *kundalini*. El *Gheranda Samhita*, escrito a finales del siglo XVII, refleja cómo va disminuyendo la influencia del tantra, especialmente cualquier cosa que tuviera relación con la interacción sexual. Siete capítulos describen las siete maneras de perfeccionarse uno mismo en la senda yóguica: *shatkarmas* para la purificación, asanas para la fuerza, *mudras* para la firmeza, *pratyahara* para la calma, *pranayama* para la luz, *dhyana* para la realización y *samadhi* para la dicha.

Según los textos originales, el *hatha yoga* tiene tres objetivos: en primer lugar, la purificación total del cuerpo; en segundo lugar, el equilibrio completo de los campos físico, mental y energético, y por último, el despertar de una conciencia más pura mediante la cual uno termina conectando con lo divino mediante la realización de prácticas basadas en el cuerpo físico. El *hatha yoga* utiliza todo lo que somos (nuestra naturaleza física, mental, emocional y la más sutil y escurridiza naturaleza interna) como materia prima para aprender, ver e integrar todo nuestro ser, haciéndonos receptivos a la totalidad de nuestra imaginación, inteligencia, entusiasmo, energía y consciencia de la vida espiritual. El *hatha yoga* ofrece una manera de experimentar esta integración a lo largo de una senda que conlleva prácticas muy específicas para purificar el cuerpo, calmar la mente y abrir el corazón.

Shatkarma: prácticas de purificación

Shatkarma, de *shat*, 'seis', y *karma*, 'acción', se establece como prácticas fundamentales del *hatha yoga*. Su objetivo es purificar el cuerpo de manera que permita los mayores beneficios de la asana, el pranayama y otras prácticas *hatha*. Como sucede con muchas otras prácticas aparentemente esotéricas de yoga, los textos antiguos las describen como técnicas secretas que pueden aprenderse únicamente a través de un maestro experimentado y cualificado. Cada una de las seis técnicas de limpieza —*dhauti* (limpieza interna), *basti* (enema yóguico), *neti* (limpieza nasal), *trataka* (mirada concentrada), *nauli* (masaje abdominal) y *kapalabhati* (limpieza cerebral)— tiene una variedad de prácticas, descritas más extensamente en el *Gheranda Samhita* y el *Hatha Yoga Pradipika*.[33]

Asana: sentarse una vez y luego varias

Al principio de la mayoría de las clases de yoga, suele haber un momento en el que nos sentamos y sentimos una sensación inicial de calma, y normalmente un saludo de *namaste* seguido por una breve inclinación de cabeza. Encontramos las raíces de este ritual en el *Pradipika*, en donde Swami Swatmarama ofrece exactamente esos mismos saludos y postración a su gurú, Adinath. Se trata de un acto de humildad, que simboliza la liberación del ego y la apertura a algo mucho más grande, a una fuerza superior. Luego el *Pradipika* se aparta del *raja yoga* para prescribir una práctica que comienza con *shatkarmas* y asanas, y en la que ahora la asana conlleva una variedad de posiciones corporales específicas que ayudan a abrir los *nadis* (canales de energía) y los chakras (centros psíquicos) del cuerpo sutil. El objetivo final es el mismo que en el *raja yoga*: llegar a un estado de *samadhi*. De manera que, ¿por qué comenzar con las asanas?

Los yoguis de *hatha* descubrieron que mediante la práctica de asanas, uno alcanza un delicado equilibrio de cuerpo, mente y espíritu. Siguiendo las prácticas de purificación de *shatkarma*, las asanas purifican aún más el cuerpo creando el fuego interno que quema las impurezas. Estimulan el incremento de la circulación, revitalizan todos los órganos, tonifican los músculos y ligamentos, estabilizan las articulaciones, relajan los nervios y promueven el funcionamiento mejorado de todos los sistemas corporales. En el primer verso del *Pradipika* sobre la asana se dice que «al practicar asanas uno consigue firmeza en el cuerpo y en la mente, se eliminan las enfermedades y se aligeran los miembros».[34] Al purificar profundamente el cuerpo y cultivar la firmeza, el *prana* se mueve con más libertad, nutriendo, sanando e integrando el cuerpo y la mente. Como en los *Yoga Sutras*, el *Pradipika* nos enseña a abrir y estabilizar por medio de la práctica de asanas antes de comenzar con el pranayama. B. K. S Iyengar se hace eco de esta actitud, diciendo: «Si un principiante está pendiente de la perfección de las posturas, no podrá concentrarse en la respiración. Perderá el equilibrio y la profundidad de las asanas. Consigue estabilidad y calma en las asanas antes de introducir técnicas respiratorias rítmicas».[35]

En el verso 33 del *Pradipika*, Swatmarama nos indica que «el Señor Shiva nos enseñó ochenta y cuatro asanas». En el *Pradipika* solo se describen quince. Según el *Gheranda Samhita*, Shiva enseñó ocho millones cuatrocientas mil asanas, «tantas asanas como especies de seres vivientes existen». La cuestión es que las asanas son infinitas, y esto apunta a una práctica en la que lo importante es el proceso más que la obtención de alguna forma preconcebida perfecta. El *Gheranda Samhita* describe diecisiete asanas, además de las quince que aparecen en el *Pradipika*. Algunas son variaciones muy ligeras de otras (como el cambio de posición de la mano o de la mirada). Aunque las asanas tengan los mismos nombres que algunas que aparecen en el *Pradipika*, varias presentan ligeras variaciones en el *Gheranda Samhita*. A través del desarrollo continuo del *hatha yoga*, cambió la descripción y la forma específica de las asanas, con lo que se daba el mismo nombre a posturas físicas muy diferentes.

Ninguno de estos textos ofrece unas instrucciones detalladas de las técnicas de asana. En el *Pradipika* se mencionan cuatro asanas consideradas «las importantes». De estas, Padmasana (postura del loto) recibe lo que es, con mucho, la explicación más detallada, que para lo que estamos acostumbrados hoy en día, resulta sorprendentemente breve: «Coloca el pie derecho sobre el muslo izquierdo y el pie izquierdo sobre el muslo derecho, cruza las manos tras la espalda y sujeta firmemente los dedos de los pies. Aprieta la barbilla contra el pecho y mira a la punta de la nariz». Unos cuantos versos después se nos dice que la «gente normal no puede alcanzar esta postura, solo unos pocos sabios de esta tierra pueden hacerlo».[36] Aunque probablemente la sabiduría no sea el mayor determinante para decidir quién puede o no realizar ciertas asanas, la complejidad de la técnica de asana y la claridad de las instrucciones en el desarrollo más reciente del *hatha yoga* han hecho que esta postura y otras sean ciertamente accesibles a un mundo de practicantes que está continuamente expandiéndose, ya sean sabios o no. Aun así, no sería hasta mediados del siglo XX cuando el proceso de practicar asanas se describiría de forma algo más detallada que durante el siglo XV. En el capítulo veinte hablaremos en profundidad sobre la práctica de la asana.

Pranayama: desarrollar y equilibrar la energía

En contraste con sus escasas explicaciones sobre la asana, tanto el *Gheranda Samhita* como el *Pradipika* ofrecen unas instrucciones muy detalladas sobre la práctica del pranayama, empezando por afirmaciones sobre cómo el *prana* y la mente están estrechamente unidos: «Cuando *prana* se mueve, *chitta* (la facultad mental) se mueve. Cuando *prana* está quieto, *chitta* está quieto. Con esto el yogui obtiene la calma, y por eso debería restringir *vayu* (el aire)».[37] Se exponen técnicas específicas y se explican el entorno, la época del año, la ubicación, el ritmo, la cadencia, la retención, varios métodos de respiración alternando las fosas nasales y el uso de *bandhas* y mudras. Veremos estas prácticas en el capítulo veintiuno, donde ofreceré métodos seguros y eficaces para enseñar pranayama en clases de yoga en diversos entornos y con niveles diferentes de estudiantes.

Mudra y *bandha*: prácticas de despertar consciente

Del mismo modo en que la serpiente sostiene la tierra y sus montañas, la *kundalini* es el fundamento de todas las prácticas de yoga. Esta *kundalini* dormida se despierta por mediación del gurú y a continuación se abren todos los lotos (chakras) y nudos (*nadis*). Entonces *sushumna* (el canal energético central a lo largo de la columna) se convierte en la senda de *prana*, la mente queda inactiva y se vence a la muerte.

Así comienza la explicación del *Pradipika* sobre *mudra* y *bandha*. La energía que fue liberada en la creación, *kundalini*, permanece enroscada y dormida en la base de la columna. El propósito del *hatha yoga* es despertar esta energía cósmica, con la ayuda de las prácticas tántricas descritas cientos de años antes en el *Kankamalinitantra* y otras fuentes, haciendo que vuelva a elevarse a través de los chakras cada vez más sutiles hasta que se alcance la unión con Dios en el *sahasrara chakra*, situado en la coronilla. Los *mudras* son las posturas corporales específicas, entre ellas la posición precisa de los dedos y la mirada, que dirigen la energía pránica generada en la práctica de asana y pranayama para que fluya de forma equilibrada por todo el cuerpo sutil. Los *bandhas* son «bloqueos de energía» que generan y acumulan todavía más *prana* en los cuerpos físico y sutil. En el capítulo veintiuno trataremos sobre los *mudras* y los *bandhas* en conjunto con otros elementos de la energía sutil.

En estos escritos iniciales sobre yoga comenzamos a ver al menos dos sendas claramente divergentes y a menudo contrapuestas de la práctica: una renunciante y aparentemente basada en la filosofía de Samkhya y los *Yoga Sutras* de Patanjali y la otra influenciada por el movimiento tántrico. El desarrollo del *hatha yoga* en los siglos posteriores a la aparición del *Hatha Yoga Pradipika* reflejaron estas polaridades de orientación filosófica, práctica y espiritual. Las distinciones entre estas tendencias con frecuencia se desdibujaron a medida que los linajes, escuelas y maestros de yoga aportaban su propia expresión creativa a la evolución de la filosofía y la práctica del yoga. Sin embargo, como sucede con todas las formas de evolución, incluso en estos casos de grandes avances, los antiguos y coloridos hilos de la sabiduría y la práctica pueden verse aún en la tela moderna del yoga y la yogaterapia: aun las enseñanzas contemporáneas más innovadoras hunden sus raíces en la sabiduría que los yoguis de la India expusieron por vez primera hace miles de años.

2
Fuentes ayurvédicas

Cuando se pierde la vida, se pierde todo.

Caraka

La ciencia de la medicina tradicional india se llama *ayurveda*, término derivado de las raíces *ayur*, 'vida', y *veda*, 'conocimiento'. Este término apareció por primera vez en el poema épico *Mahabharata*. El objetivo principal del ayurveda es la integración equilibrada del cuerpo, la mente y la consciencia, en armonía con el equilibrio superior de cualidades que constituye el universo. Se suele ofrecer como una alternativa a la medicina científica, de la que se dice que concede una mayor importancia al diagnóstico sintomático y a las intervenciones costosas. Por el contrario, la medicina ayurveda se centra en la totalidad de la persona y en el cultivo de un estilo de vida saludable en armonía con la naturaleza única de cada uno. Lo que nos ofrece esta medicina es como una bella flor repleta de fragancia en contraste con la severidad de las luces, los rayos X, los fármacos y la cirugía de la medicina occidental. A uno le encantaría terminar la explicación aquí, inspirar y compartir la luz de la dulce promesa del ayurveda, si no fuera porque cuando examinamos las fibras y células de la flor con mayor atención y detenimiento, vemos que su belleza y su dulzura pueden adoptar otras características.

Como sucede con el yoga, el holismo, la belleza y el poder de las prácticas ayurvédicas inspiran la sensación de que esto debe de ser de origen divino o ha surgido de entre las brumas primigenias de la existencia. Es algo que lleva consigo la promesa de una vida más saludable aquí, ahora y más adelante. De hecho, de forma muy parecida a las historias de yoga en las que encontramos afirmaciones gratuitas de pertenencia a un linaje o una fuente india ancestrales, muchos escritores y practicantes de ayurveda aseguran, de forma imaginativa o directamente falsa, que los métodos indios de curación y bienestar, y en especial el ayurveda, ya se habían desarrollado en las antiguas escrituras y prácticas de hace «más de cinco mil años». Y a continuación lo presentan de formas que a veces son bastante contrarias a las fuentes más antiguas conocidas de medicina india y ayurveda de las que disponemos.[1]

LOS ORÍGENES, FUENTES Y DESARROLLO DEL AYURVEDA

Aunque el término *veda* pueda tentarnos a asignar el ayurveda al periodo védico, no hay ningún texto tradicional de ayurveda con tres mil quinientos años de antigüedad, es decir, que se remonte a la era védica. Hay cuatro Vedas: *Rigveda*, *Yajuveda*, *Samaveda* y *Atharvaveda*. De estos, solo el *Atharvaveda*, de alrededor del 1200 a. C, presenta la medicina de la antigua India, aunque en términos claramente preayurvédicos ya que no ofrece una ciencia de la salud y el bienestar.[2]

Resulta tentador interpretar los conceptos clásicos y pseudocientíficos del ayurveda, entre ellos los *doshas* que aparecen en la delimitación de las enfermedades del *Atharvaveda*, como producidos por las cualidades del aire, el viento y la sequedad, pero esto es un error. En realidad, lo que encontramos en el *Atharvaveda* es la medicina mística de la India prehistórica en la que la enfermedad tiene una causa religiosa, no natural, que surge de la posesión de los espíritus malignos, las deidades malévolas o la hechicería de los enemigos, lo mismo que vemos en la concepción ancestral de la medicina en Egipto, Grecia, Europa y China. Sin distinguir la enfermedad natural de las fuerzas diabólicas, las recetas para varios trastornos del periodo védico consisten principalmente en sacrificios, hechizos, encantamientos y oraciones, que en parte prefiguran ciertos aspectos del ayurveda.[3] Desde luego, muchas de estas nociones se presentan hoy en día como si formaran parte de las prácticas ayurvédicas más antiguas, pero como veremos, esa afirmación no se ajusta en absoluto a la verdadera evolución del ayurveda que dio lugar a sus teorías y prácticas definitivas.

Probablemente, algunos lectores se opondrán a la sugestión implícita en estas líneas de que el ayurveda y el yoga son prácticas inherentemente distintas, aunque sus destinos se hayan cruzado brevemente, como revela una lectura más atenta de la historia. Aun así, los principales exponentes del movimiento popular ayurveda actual afirman (sin referencias ni citas) que «el yoga y el ayurveda son ciencias hermanas que se desarrollaron juntas y se influyeron mutuamente una y otra vez a lo largo de la historia».[4] Como señala D. Wujastyk, «el cuerpo que vemos en el ayurveda tradicional difiere sorprendentemente del cuerpo que contemplan los adeptos al tantra o de los practicantes de yoga. Su cuerpo mágico y religioso es el universo en miniatura, y un conducto para las energías místicas que despiertan la consciencia en los chakras. Ninguno de estos conceptos está presente o tiene relevancia en la visión ayurveda del cuerpo».[5]

¿Se desarrollaron juntas y se influyeron mutuamente una y otra vez? Vamos a verlo. Mientras seguimos investigando el desarrollo del yoga y de la curación, quiero aclarar que para intentar explicar sus líneas de desarrollo introduzco en este libro el contexto que luego nos permitirá identificar con mayor claridad los conceptos y principios esenciales de la medicina india inicial en los que se basa actualmente una parte significativa del yoga como modalidad curativa. Esta exploración se lleva a cabo con una finalidad práctica, más que como un ejercicio académico.

Finalmente, en los siglos siguientes empezamos a encontrar las fuentes de la medicina racional cuya base guarda como mínimo algunas semejanzas con el método científico ayurvédico de observación, identificación y tratamiento de la enfermedad. Una vez más, hay términos y conceptos en las antiguas escrituras, entre ellas los Brahmanas y los primeros Upanishads escritos entre los años 800 y 600 a. C, que aparecen en la literatura ayurvédica posterior, frecuentemente con referencia al *Atharvaveda*, aunque aún siguen caracterizados por la demonología preayurvédica.[6] Desde luego, encontramos que muchos de los tratamientos más antiguos, como el sangrado y el uso de metales pesados, persisten no solo en el ayurveda inicial, sino en las prácticas modernas, a menudo clamando su legitimidad sobre la base de alguna referencia a las fuentes ancestrales, como si esas afirmaciones les confirieran automáticamente autenticidad, validez o eficacia.

En los *Samhitas* (que significa 'compilación de conocimiento') posvédicos, nos encontramos finalmente con dos fuentes históricas primordiales de ayurveda: el *Caraka Samhitá* y el *Sushruta Samhitá* (es decir, los Samhitas escritos por Caraka y Sushruta, respectivamente, aunque debe tenerse en cuenta que, en realidad, es probable que intervinieran muchos autores).[7] Ciertamente, estos escritos son compendios de los conocimientos que existían en aquellos tiempos y de las técnicas que fueron desarrolladas, revisadas y expandidas aproximadamente a partir del siglo III a. C. y hasta el siglo V de nuestra era.[8] También parecen basarse en la referencia más antigua a las prácticas que prefiguran el ayurveda, aparecida en las enseñanzas de Buda alrededor del 250 a. C. Al explicar los factores de la enfermedad se dice que el Buda enumeró «la bilis, la flema, el viento y su combinación patológica, los cambios de las estaciones, el estrés de las actividades inusuales, los agentes externos, así como la maduración del mal karma», ocho causas que aparecen de varias formas en textos ayurvédicos posteriores.[9]

Es Caraka quien desarrolla y explica inicialmente el ayurveda como tal en *Caraka Samhita* (1.30.23), en el que aparece esta definición:

Se lo llama «ayurveda» porque nos dice qué sustancias,
cualidades y acciones mejoran la vida y cuáles no.

A continuación Caraka desarrolla esta práctica en ciento veinte capítulos presentados en ocho secciones de su Samhita dedicados a los principios generales (*sutra*), patología (*nidana*), diagnósticos (*vimana*), anatomía (*sarira*), diagnosis y pronóstico sensorial (*indriya*), terapia (*chikitsa*), farmacología (*kalpa*) y tratamientos de purificación (*siddhi*). En este capítulo sobre la naturaleza del ser humano, describe prácticas que reflejan principalmente la filosofía budista en lugar de la Samkhya, resaltando la meditación de atención plena *satipatthana* (a la que hoy en día llamamos *vipassana*).

En contraste con el amplio alcance del *Caraka Samhit*, el *Sushruta Samhit* (escrito probablemente alrededor del siglo V de nuestra era) es un compendio enciclopédico extraordinariamente detallado de técnicas médicas. Coincide en gran parte con el *Caraka Samhit*, y en sus secciones principales incluye conceptos y principios (*sutra*), patología (*nidana*), anatomía (*sarira*), terapia (*chikitsa*), farmacología (*kalpa*) y un último conjunto de capítulos que cubren numerosos temas (*uttara*). Al contrario que el *Caraka Samhit*, todos están mucho más desarrollados y ofrecen lo que entonces era la obra definitiva sobre las prácticas médicas profesionalizadas de la India. Sin embargo, como nos muestra Wujastyk, las prácticas quirúrgicas específicas dadas por Sushruta fueron en gran medida reemplazadas por desarrollos más avanzados del conocimiento y el método médicos.[10] Aun así, Sushruta introduce varios conceptos que siguen formando parte de la esencia de los enfoques del ayurveda respecto a la salud y el bienestar, entre ellos la importancia fundamental del alimento (*rasa*), el viento/respiración (*vata*) y las cinco divisiones de viento (*prana, udana, samana, vyana, apana*, que en yoga reciben la denominación *prana-vayus*).

Una tercera fuente, fundamental, sobre el ayurveda aparece en los escritos de Vagbhata, en el siglo VI de nuestra era, de manera más clara y concisa en su sincrético *Ashtangahrdayasamhita* ('Corazón de la medicina'), que sobrepasa el *Caraka Samhit* y el *Sushruta Samhit* en profundidad y precisión.[11] Aquí se nos dan las ocho áreas principales del ayurveda: medicina interna, cirugía, obstetricia y pediatría, terapia restaurativa, terapia afrodisíaca, toxicología, psiquiatría y otorrinonaringología. Con Vagbhata, que fue profundamente influenciado por el estudio exhaustivo de los compendios de Caraka y Sushruta, y que los sintetizó críticamente, recibimos una presentación coherente de las técnicas de diagnóstico y terapéuticas esenciales de la medicina india, comenzando por la teoría ayurvédica (en el capítulo uno, «Reconocimiento médico»), las adaptaciones estacionales, las categorías de sustancias, la ciencia de los humores (*doshas*), que nos orientan a cultivar el equilibrio óptimo de energía (*ojas*), el papel de los puntos mortales (*marmans*), y muchísimo más, como veremos en las páginas siguientes. Esta obra clásica pronto sería traducida a numerosas lenguas asiáticas e influenciaría la práctica médica en todo Asia y Oriente Medio.[12]

El *Compendio de Sarngadhara*, de alrededor del siglo XIII de nuestra era, muy probablemente una obra derivada de otros textos, nos ofrece una presentación mucho más sucinta del ayurveda que encontramos en la literatura más antigua, «diseñada», en palabras del autor, «para aportar a personas apocadas y poco inteligentes, los beneficios de leer el canon completo».[13] Proporciona al médico medieval un manual práctico y accesible de referencia, con unas instrucciones específicas sobre cómo realizar varios diagnósticos y tratamientos. Adelantándose al interés contemporáneo por los usos médicos de la marihuana, recomienda el cannabis por su efecto narcótico (así como el opio y otros «venenos»). La obra de Sarngadhara también nos muestra cómo durante la Edad Media se produce un sincretismo cada vez mayor entre las diferentes escuelas de pensamiento médico de todo el mundo.

Sin embargo, pese a que las obras sobre el ayurveda incorporaran cada vez más conocimientos provenientes de fuera de su dominio inmediato de estudio y servicio, en ninguna de las enseñanzas ayurvédicas de esa época se pueden encontrar las visiones mágico-religiosas yóguicas y tántricas del cuerpo, con sus conceptos de la energía *Shakti kundalini* durmiente, los *nadis* y los chakras, aunque estas enseñanzas todavía dejen entrever que están ligadas a otras nociones esotéricas ancestrales. También encontramos una mayor curiosidad (que probablemente surge de las advertencias contra la disección), una ignorancia profunda de la importancia de los órganos principales, especialmente el cerebro, el corazón y los pulmones, que aunque no es única en el mundo por aquellos años, es más pronunciada que en otros tratados médicos de la época (así como en los textos yóguicos, desde los más antiguos hasta los modernos).[14] El cerebro no aparece en la obra, el corazón se considera la ubicación inmediata del pensamiento y la emoción y los pulmones (*kloman*), pese a la importancia fundamental del pensamiento, solo llaman la atención por su casi total ausencia (no hay pulmón izquierdo ni siquiera para Sarngadhara en el siglo XIII).

Aquí hemos de tener en cuenta que la sabiduría y los conocimientos recibidos hasta esta fase del desarrollo de las prácticas yóguicas y ayurvédicas proceden principalmente de la intuición (que algunos consideran transmisión divina), la introspección y la especulación, no de la disección, los análisis químicos u otros métodos básicos de la investigación médica moderna. Por lo tanto, no debería sorprendernos que persistan concepciones arcaicas de la estructura y el funcionamiento del cuerpo humano, excepto en la medida en que vemos estas tendencias manifestarse hoy en día en aseveraciones basadas en ideas curiosas pero anticuadas, trasnochadas e invalidadas. Es decir, encontramos en la obra de Sarngadhara un mayor conocimiento de los componentes físicos del cuerpo; sin embargo, aún hay una ignorancia profunda, como revela este pasaje que repite las antiguas ideas de Caraka, que suele repetirse de esta manera en la mayoría de los textos contemporáneos de ayurveda: «La sangre procede del *chyle* [el alimento digerido], y de ahí viene la carne; a partir de la carne se genera la grasa; de la grasa, el hueso; del hueso, el tuétano; y a partir del tuétano se crea el semen».[15]

Si aun en las teorías y descripciones más avanzadas ofrecidas por el ayurveda encontramos una ignorancia tan profunda de la estructura y el funcionamiento básicos de los tejidos y órganos humanos, y de sus interrelaciones, ¿qué confianza podemos tener en la eficacia de los tratamientos que prescribe? La pregunta más relevante a la que deberíamos contestar ahora mismo es: ¿cómo ha cambiado esto desde el siglo XIII?

Aquí debo señalar que algunas de las prácticas de ayurveda prescritas no solamente son arcaicas sino que carecen de eficacia o podrían incluso ser peligrosas debido a su toxicidad. La práctica más tóxica es el uso de metales pesados como el arsénico, el plomo y el mercurio, ingredientes de muchas tintura de tratamiento. Aunque algunos de los textos fundamentales del ayurveda adviertan de la naturaleza tóxica de algunas sustancias y fórmulas, estas fuentes e incluso otras contemporáneas que hablan sobre la toxicidad suelen ignorarse con el riesgo que esto representa para el paciente. Muchos médicos de ayurveda siguen recetando sangrías (una práctica que ahora está ampliamente considerada como curanderismo basado en la pseudociencia) para una gran variedad de afecciones (no hay que confundir esta práctica con la de usar la flebotomía para tratar dos trastornos sanguíneos específicos: la hemocromatosis y la policitemia).

Encontramos muy poco desarrollo en el ayurveda en los siglos inmediatamente anteriores a que las autoridades del Imperio británico llegaran a la India y prácticamente lo anularan al introducir la medicina occidental (sin embargo, es indudable que muchos indios siguieron recurriendo a las prácticas ayurvédicas para mantener la salud y para curarse durante ese periodo y, de hecho, lo siguen haciendo en la actualidad). De modo muy similar a lo que sucede con el desarrollo del yoga, vemos un resurgimiento del ayurveda en la India, solo como parte de los movimientos sociales, culturales y políticos de finales del siglo XIX y principios del XX contra el dominio británico, y el consiguiente aumento del orgullo nacional indio en el que resurgieron muchas prácticas culturales tradicionales. Con la independencia, se introdujo el ayurveda en el sistema sanitario indio, que en la actualidad es uno de los modelos principales de medicina complementaria e integrada.[16]

LA FILOSOFÍA Y LOS PRINCIPIOS SUBYACENTES DEL AYURVEDA

El marco de referencia ayurvédico para la salud se basa en nociones filosóficas del ser espiritual en las que el estado físico de cualquier ser humano se contempla como una manifestación de unas fuerzas superiores del universo. Qué son esas fuerzas y cómo se manifiestan recibe diversas respuestas a lo largo del conjunto de los textos ayurvédicos, con literalmente miles de conceptos y términos filosóficos, psicológicos y espirituales que a menudo se usan de diversas formas. Con frecuencia encontramos numerosos términos básicamente para una misma realidad; las diferencias suelen consistir más en variaciones del tono o el énfasis que en un auténtico desacuerdo, aunque hay importantes desacuerdos incluso sobre conceptos básicos (como la relación entre *agni* [el principio de fuego y calor] y *pitta* [el elemento abrasador fundamental del cuerpo], uno de los tres *doshas*). También hallamos diferencias enormes en ideas fundamentales sobre el yoga y el mismo concepto de la vida. Parte de nuestra dificultad para dar una explicación clara sobre este marco de referencia surge de las diferencias de la filosofía subyacente, que con frecuencia se pasa por alto al presentar el yoga y el ayurveda como si existiera un amplio consenso en sus principios y conceptos respectivos. Lo que trato de hacer aquí es una síntesis y un resumen inclusivos pero cuidadosamente críticos de los conceptos más sobresalientes y significativos que nos permitan articular una visión yóguica coherente y práctica de la vida, la salud y la curación humanas.

La filosofía *Samkhya* de la consciencia y la constitución

La teoría y la práctica ayurvédicas se basan en la filosofía racional y dualista *Samkhya* (que significa 'enumeración'), el más antiguo de los seis sistemas de la filosofía india. A partir de esta filosofía el ayurveda elabora una serie de principios que lo explican todo acerca de la naturaleza humana, la salud y la enfermedad. El objetivo general de *Samkhya* es una salvación en la que uno se libera de lo que se considera la naturaleza sufriente de la existencia mediante el aislamiento de la consciencia de todos los demás aspectos del ser, llamado *kaivalya* en sánscrito.[17] Este concepto lo presentan al mismo tiempo Isvarakrisha en el *Samkhyakarika* y Patanjali, quien ofrece el yoga como la práctica para su consecución, en su *Yoga Sutras*.[18] *Samkhya* presenta la teoría subyacente como un conjunto de veinticuatro principios centrales (*tattvas*) que, de forma muy parecida a la física moderna, consiste en una corriente de propiedades desde los elementos más sutiles hasta la materialidad grosera de nuestra existencia; todas estas distinciones son fruto de la percepción interior directa de los sabios ya que no hay otra manera de alcanzar ese conocimiento.[19]

El *Samkhya* comienza con la percepción de que el universo que experimentamos consiste en dos principios separados e irreductibles que son omnipresentes y eternos: la consciencia pura, trascendental o espíritu, llamada *purusha*, y la materia primordial inconsciente, llamada *prakriti*. También podemos entender *purusha* como el que ve, el testigo de todo lo que es visto, mientras que todo lo que es visto sería *prakriti*. Su conexión, como veremos, es la fuente de todas las manifestaciones posteriores, entre ellas los componentes interrelacionados de la anatomía ayurvédica al nivel denso del funcionamiento de las formas activas de vida, como los seres humanos.

El concepto de *purusha* ha evolucionado con el tiempo y sigue siendo objeto de un abanico de definiciones basadas en diversas transcripciones del *Rigveda* en oposición a las últimas escrituras upanishádicas. La visión védica inicial de *purusha* era la de un ser («hombre cósmico») que es sacrificado por los dioses para la creación del universo y de todas las formas de vida. En los Upanishads, *purusha* es el espíritu o el principio universal, una esencia eterna, omnipresente e inalterable (*aksara*). Es la fuente de toda la consciencia, entre ella la consciencia humana, y es el principio causal al que a veces no se cuenta como uno de los principios (realidades materiales) del universo (*tattvas*). *Purusha* es una «presencia sin contenido ni intención», incapaz de realizar ninguna actividad» y «acompaña a todas las formas particulares de vida».[20] Así que, en lugar de un solo espíritu o consciencia, *purusha* es infinitamente plural en su manifestación potencial de consciencia en cada ser vivo.[21]

Los *tattvas*

Prakriti es la realidad material primordial y la causa de todo excepto de *purusha*, el primer principio del universo. En otras palabras, todo en el universo físico, incluso la mente, es una manifestación de *prakriti*, el segundo principio. Sin embargo, por sí mismo (es decir, no conectado a *purusha* y por lo tanto inconsciente) no se manifiesta, igual que *purusha* no se manifiesta cuando no está conectado a *prakriti*. Así, *purusha* y *prakriti* dependen el uno del otro para la manifestación de la vida tal y como la experimentamos; de hecho, se unen para proporcionarnos la mayor creación de todo.

Por lo tanto, *prakriti*, como materia prima y fuerza motriz del universo, es el primer *tattva* (principio) material. Consiste en tres cualidades esenciales y universales, o *gunatraya*, que cuando se encuentran en su estado de no manifestación descansan en un equilibrio dinámico. Ten en cuenta que los *gunas* no son *tattvas*, sino que más bien crean *tattvas* en sus diversas interacciones y equilibrios.

- *Sattva*: La cualidad de la bondad, la luz, el equilibrio y el ser esencial.[22] *Sattva* también describe un estado mental sereno y lúcido, una sensación de plenitud y satisfacción. Cuando sentimos esta ligereza, claridad y tranquilidad, somos más amables y respetuosos con los demás y con nosotros mismos. De esa manera podemos actuar con una mayor soltura porque nuestro equilibrio mental nos proporciona una sensación de bienestar natural sin necesidad de nada externo.
- *Rajas*: la cualidad de la pasión, la actividad, el movimiento y la variación.[23] *Rajas* conlleva una sensación intensa de dinamismo y nos estimula para actuar con entusiasmo y pasión, con la mente siempre presa de la ansiedad o de las expectativas sobre cómo resultarán las cosas. Así, impulsado por el deseo, *rajas* gira en torno a la sensación de necesitar o perder algo, incluso hasta el punto de obsesionarnos con ello. Si no actuamos, tememos perder lo que creemos que necesitamos. Si tenemos éxito al conseguir el objeto de nuestro deseo, la mente regresará a un estado equilibrado de consciencia (o también podría pasar a tener miedo de perder lo conseguido).

Tamas: la cualidad de la pesadez, el embotamiento, la resistencia y la oscuridad.[24] *Tamas* refleja un estado mental de confusión que lleva a la indecisión, el letargo y la inacción. Es la sensación de no saber lo que estamos sintiendo ni lo que queremos o necesitamos. Atrapados en esta tendencia, nuestro comportamiento puede volverse autodestructivo o perjudicial para los demás. Sin embargo, *tamas* nos permite calmarnos, relajarnos o restaurar nuestra energía por medio del descanso y el sueño.

Hay una tendencia a sentirse atraído a *sattva* o a creerse que está uno compuesto solo de esa cualidad. No obstante, todos los *gunas* dependen los unos de los otros. En el *Mandukya Upanishad* se nos ofrece la metáfora de una lámpara en la que la estructura pesada de la base (*tamas*) contiene el combustible inflamable (*rajas*) que puede manifestar una llama mediante la mecha blanca (*sattva*). Solo cuando están juntos nos dan la llama de la experiencia vital. Como veremos, parte de la senda del yoga consiste en entrar en la claridad y la pureza de la consciencia sáttvica; sin embargo, es un periplo que requiere la energía de *rajas* y la estabilidad de *tamas*, aunque esas cualidades nos causen dificultades a lo largo del camino.

Al conectarse con la consciencia, *prakriti* se desequilibra y se manifiesta, creando el universo manifestado. En esta manifestación encontramos las interacciones de los *gunas* que nos dan las expresiones únicas y específicas de las formas de vida materiales. El desequilibrio de los *gunas* nos proporciona la evolución posterior del universo, y más específicamente los nuevos *tattvas* de nuestra experiencia y existencia materiales (el tercer, cuarto y quinto *tattvas*) que están formados por los *gunas* cuando dejan de estar en simetría. El dominio o presencia relativos de los tres *gunas* nos da no solo *parinamavada* (la constancia del cambio) sino también la secuencia emergente de principios, comenzando por *mahat*:

Mahat: literalmente, 'el grande' (llamado también *buddhi*), que consiste principalmente en *sattva* con alguna presencia de *rajas*; este es el principio del intelecto, del saber, que dota de inteligencia a todas las formas de vida (no pienses en la inteligencia de la mente pensante, sino en la inteligencia creativa que se manifiesta incluso en las interacciones de las células del cuerpo físico). Tiene una cualidad predominantemente sáttvica y por lo tanto es un reflector de la consciencia pura de *purusha*. Sin embargo, no es *purusha*, y este error común de confundir *mahat* con *purusha* crea el *tattva* de *ahamkara*.

Ahamkara: la emotiva identificación errónea de *mahat* con *purusha* brinda una cualidad rajástica más fuerte que lo que de otro modo sería la cualidad sáttvica de la consciencia, dándonos el principio de la identidad del ego que crea para nosotros una sensación de individualidad y voluntad, la autoidentificación de lo que «yo» creo que soy basándome en la suma de mis experiencias.

Manas: la dimensión sáttvica de *ahamkara* genera la mente, *manas*, la facultad de cognición volitiva, deliberada y emocional, aunque no carezca de claridad. Al llegar aquí hago una pausa para ofrecer un extracto del *Compendio* de Sarngadhara como un colorido mapa de lo que he presentado hasta aquí acerca de los *tattvas* y de los *tattvas* que se manifiestan a partir de ellos.

EL ORIGEN DEL SER HUMANO

La fuente del mundo carece de motivación y tiene la apariencia única de la consciencia y la dicha. Su Naturaleza eterna [*prakriti*] es como la sombra que arroja el sol. Y aunque en sí misma es inerte, empleó la consciencia del Yo supremo [*purusha*] para crear todo lo que es transitorio, como una obra de teatro. Al principio, la Naturaleza, la madre de todo, dio a luz al intelecto [*mahat*], compuesto de deseo [*rajas*] e inmenso en apariencia [*sattva*]. De ahí surgió la identidad personal [*ahamkara*]. Nació en tres divisiones [*gunas*], según las cualidades de la pureza [*sattva*], la pasión [*rajas*] y la oscuridad [*tamas*]. De la unidad de la pureza y la pasión surgieron los diez órganos [*indriyas*] y también la mente [*manas*]. Los órganos son: el oído, la piel, los ojos, la lengua, la nariz, la voz, las manos, los pies, los órganos sexuales y el recto. Quienes poseen un conocimiento profundo afirman que los primeros son los órganos del intelecto, mientras que los siguientes son los órganos de la acción.

De la identidad personal, dominada por las cualidades de la pasión y la pureza, surge el conjunto de los cinco elementos sutiles [*tanmatras*]. Los sabios recitan así los nombres de estos elementos sutiles: sonido, tacto, forma visible, gusto y olor. El sonido, el tacto, la forma visible y el olor, las características de los elementos sutiles respectivos, alcanzaron un estado denso. De estos elementos sutiles surgieron los elementos densos [*mahabhutas*], que son espacio, viento, fuego, agua y tierra.

Estos cinco, del sonido en adelante, son considerados los órganos del intelecto. Igualmente, las características de los órganos de acción son hablar, agarrar, caminar, el orgasmo y la excreción. A la Naturaleza se la conoce también por los nombres «Principio», «Poder», «Eternidad» e «Inalterable». Está en Shiva. Los sabios saben que los siguientes siete elementos son la Naturaleza y sus modificaciones: intelecto, identidad personal y cada uno de los cinco elementos. Habiéndolo impregnado todo, moran en el mundo.[25]

La anatomía fisiológica del ayurveda describe por último tres *doshas*, o constituciones corporales (*vata*, *pitta* y *kapha*), que son expresiones de los *tattvas* y la base para entender los estados específicos de salud y enfermedad. Los veremos detalladamente en las siguientes páginas. El conjunto de los principios presenciales, autoidentificadores y cognitivos de *mahat*, *ahamkara* y *manas* se considera el órgano interno, o *antahkarana*, que a su vez manifiesta diez *indriyas* (órganos del sentido de la acción), cinco *tanmatras* (elementos sutiles de percepción), y cinco *mahabhutas* (los elementos densos, cuya combinación define los *doshas*). Esto finalmente nos da veinticinco *tattvas* que están detrás de toda la vida y del ayurveda (una vez más, la ciencia de la vida).

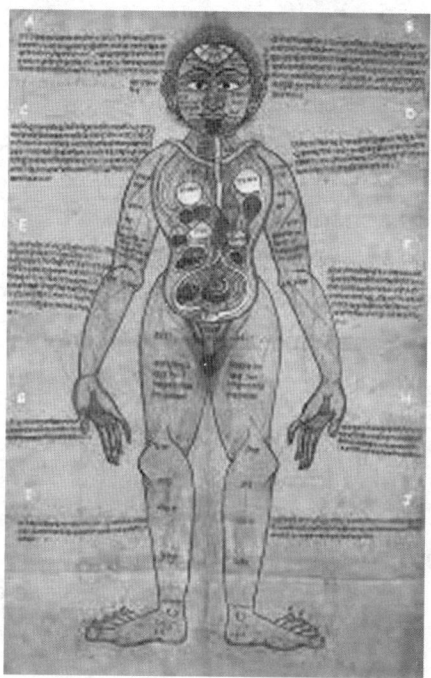

Figura 2.1. Hombre ayurvédico

La perspectiva ayurvédica explica el proceso dinámico de transformación desde la conexión inicial de *purusha* y *prakriti* por medio de las manifestaciones subsecuentes de las *gunas* que constituyen *prakriti*, dándonos la totalidad del universo material hasta llegar al nivel de los seres humanos vivos. En palabras de G. I. Larson y Ram Shankar Bhattacharya: «El cuerpo sutil genera y luego, por así decirlo, anida en un cuerpo denso [*sthulasarira*] hecho con los cinco elementos densos [...]. La totalidad del mundo manifestado, "de Brahma a una hoja de hierba" [ver *Samkhyakarika* LIV] está formada a base de un mismo material».[26]

Del mismo modo que la creación y las interacciones de los cinco grandes elementos ocurren por medio de las cualidades de los *gunas*, estos llegan a manifestar la mayor especificidad de nuestra existencia física a través de los elementos que han creado. La constitución de los elementos densos tal y como se manifiestan en una determinada persona nos lleva a los humores (*doshas*), los tejidos corporales (*dhatus*) y los productos de desecho (*malas*), cuyos elementos e interacciones constituyen la base de las prácticas ayurvédicas de salud. Cuando los cinco elementos se aglutinan para formar los tejidos corporales y todo el organismo viviente,

> ## LOS *INDRIYAS*: LOS DIEZ ÓRGANOS SENSORIALES Y DE ACCIÓN
>
> El término *indriya* aparece por primera vez en la era védica *Atharvaveda* con el significado de 'facultad de sentir', 'sentido' y 'órgano y sentido'. Creados mediante la interacción de *sattva* y *rajas*, los *indriyas* consisten en *jnanendriya* (algunas fuentes lo llaman *buddhindriyani*), órganos de los sentidos, y *karmendriya*, órganos de la acción.
>
> ### *Jnanendriya* (los órganos sensoriales)
> - Ojos para ver
> - Oídos para oír
> - Nariz para oler
> - Lengua para percibir sabores
> - Piel para sentir
>
> En la filosofía *Nyaya*, otra de las seis ramas principales de la filosofía india, encontramos cada uno de estos órganos conectado a un elemento: nariz y tierra, lengua y agua, ojos y fuego (o luz), piel y aire, y los oídos y el éter.
>
> ### *Karmendriya* (los órganos de la acción)
> - Laringe para hablar
> - Manos para agarrar
> - Pies para moverse
> - Ano para excretar
> - Genitales para procrear

sus proporciones apropiadas, que están constantemente fluctuando, le permiten al cuerpo funcionar saludablemente.

Tridosha: las tres constituciones

La teoría o doctrina de *tridosha* afirma que los tres humores esenciales —viento (*vata*), bilis (*pitta*) y flema (*kapha*)— vienen determinados por las interacciones de los elementos densos:

- Éter + aire = *vata*
- Fuego + agua = *pitta*
- Agua + tierra = *kapha*

LOS *TANMATRAS*: LOS CINCO ELEMENTOS SUTILES COMO OBJETOS DE PERCEPCIÓN

La interacción de *tamas* y *rajas* nos da los *tanmatras*, objetos de percepción cuyos nombres surgen de las percepciones sensoriales con las que se corresponden. Son elementos sutiles, de los cuales se generan los elementos densos:

- *Shabda* (sonido)
- *Sparsha* (tacto)
- *Rupa* (vista)
- *Rasa* (gusto)
- *Gandha* (olfato)

LOS *MAHABHUTA*: LOS CINCO ELEMENTOS DENSOS

La interacción continua de *tamas* y *rajas* genera los elementos densos:

- *Akash* (éter) surge de *shabda* (sonido).
- *Vayu* (aire) surge de *shabda* y *sparsha* (sonido y tacto).
- *Agni* (fuego) surge de *shabda*, *sparsha* y *rupa* (sonido, tacto y vista).
- *Apas* (agua) surge de *shabda*, *sparsha*, *rupa* y *rasa* (sonido, tacto, vista y gusto).
- *Prithvi* (tierra) surge de *shabda*, *sparsha*, *rupa*, *rasa* y *gandha* (sonido, tacto, vista, gusto y olfato).

El ayurveda nos enseña que el equilibrio relativo de los humores, que finalmente se expresan en forma de sustancias semilíquidas, constituye la naturaleza física de cualquier persona y afecta directamente a su temperamento y salud. El equilibrio relativo de los *doshas* —cómo interactúa cada *dosha* con los siete tejidos constituyentes del cuerpo (*dhatus*, que comentaré más adelante) y los productos de desecho (*malas*, de los que hablaré en seguida)— determina la constitución única de cada individuo. Los *doshas* «son considerados como las unidades funcionales básicas del cuerpo».[28] Así, *tridosha* es el fundamento del diagnóstico, la patología

LOS SIETE DHATUS

Los *dhatus* (nuestros tejidos), que se tratarán más detalladamente en un momento, están formados por los alimentos. Con el calor de la digestión, el alimento ingerido se convierte en primer lugar en *rasa* (jugo alimenticio), *raksa* (sangre), *mamsa* (carne), *medas* (grasa), *asthi* (hueso) y *sukra* (semen), aunque estas son solo unas traducciones muy generales y provisionales; más adelante veremos las expresiones más refinadas. Según la descripción de Caraka, los productos de desecho *dhatu* digestivos mayores (*mala*) consisten en orina, sudor, heces, *vata*, *pitta* y *kapha*, siendo *vata*, *pitta* y *kapha* responsables de todas las patologías y afecciones.[27] Aunque los *malas* producen los *doshas* de *vata*, *pitta* y *kapha*, los *doshas* también vician los tejidos, lo que lleva a Sushruta a declarar que los *doshas* son el factor constituyente principal y más esencial del organismo humano. El alimento, como veremos, es así la misma base del tratamiento ayurvédico.

y la curación ayurvédicos. Sarngadhara escribe que los humores en sí mismos «además de impurezas se consideran también tejidos corporales [*dhatu*] porque cada uno sostiene al cuerpo [*dharana*]. En ese sentido están divididos en cinco tipos (viento, bilis y flema son conocidos como humores [*dosha*] porque corrompen [*dusana*] el cuerpo, como tejidos corporales [*dhatu*] porque sostienen al cuerpo y como impurezas [*mala*] porque lo estropean [*malinakara*].)»[29] Es precisamente el equilibrio de los *doshas* lo que da lugar a nuestras afecciones generales y específicas, ya que «unen los cinco elementos en la carne de los seres vivos».[30] Sin embargo, solo el aire, el fuego y el agua como elementos activos y cambiantes son primordiales en el principio de *tridosha*, mientras que el éter y la tierra, respectivamente, sirven como espacio y base de apoyo para la totalidad tridóshica.

Antes de seguir explorando los *doshas*, *dhatus* y *malas*, pensemos en esa afirmación que decía que los *doshas* corrompen el cuerpo. Recuerda que todo lo que existe en el universo manifiesto está formado por los elementos constituyentes de *prakriti* (los *gunas* de *sattva*, *rajas* y *tamas*) en el proceso que va desde la expresión sutil de una persona viva hasta su expresión densa. La forma específica en que se produce esta manifestación al nivel de cada individuo viene determinada por el equilibrio de los *doshas*, que se puede considerar como «algo que rápidamente se desequilibra».[31] Esto implica la fragilidad de la salud y de la vida y al mismo tiempo nos proporciona unos medios para evaluar la salud, que entendemos aquí como un proceso constante de cultivo del equilibrio de energías que nos conforma en un momento determinado y que se expresa en el equilibrio de nuestros tejidos vivos, que mantenemos o perdemos de acuerdo con la influencia de los *doshas*: el trastorno de los *doshas* causa el trastorno de los tejidos, mientras que el estado normal de los *doshas* se consigue a través de la alimentación, la medicina y el modo de vida.

Para apreciar mejor cómo funciona esto, a continuación examinaremos atentamente los tres *doshas* y cada uno de sus cinco subtipos; ofreceré diversas perspectivas para arrojar luz sobre los innumerables aspectos de sus manifestaciones, interacciones y efectos.

Los vientos de vata

Formado por los elementos aparentemente etéreos de aire y éter (este último ya sea de naturaleza etérea o mitológica, dependiendo de tus creencias), Sushruta nos dice que *vata* (o aliento, *prana*, *vayu*) es «libre, eterno y omnipresente, y por eso es reverenciado en todo el mundo como el Ser de todas las criaturas.[32] Esta primacía de *vata* se debe que es «el viento sagrado de Dios», que cuando «no está irritado mantiene el equilibrio de los humores, los tejidos corporales y el fuego digestivo».[33] Su función en su estado normal es proporcionar energía para los movimientos, entre ellos el movimiento interno de los tejidos. En palabras de Vagbhata, es inherentemente seco, luminoso, frío, duro, fino y móvil. La movilidad (*rajas*) de *vata* hace de él la fuerza que gobierna el movimiento y la comunicación y que permite el fuego de *pita* en nuestros procesos de asimilación, lo que a su vez sirve para equilibrar *vata* y *kapha*.[34] Para Sarngadhara la primacía del viento está muy clara: «La cólera [*pitta*] es débil, la flema [*kapha*] es débil, las impurezas [*malas*] y los tejidos [*dhatus*] son débiles. Se dejan arrastrar a donde el viento los lleva, como las nubes».[35]

Mientras cada *dosha* está presente en todo el cuerpo, se dice también que cada uno domina un área específica o *subdosha*.[36] De *vata* se dice tradicionalmente (en las enseñanzas antiguas) que está presente sobre todo en el colon, el tórax, el estómago y el corazón, mientras que las fuentes contemporáneas de ayurveda aseguran que es dominante en otras partes del cuerpo: según Vasant Lad, *vata* domina en «la cabeza, la garganta, el diafragma, el intestino delgado, el ombligo, la faja pélvica, los muslos, el colon y el corazón».[37] Para Maya Tiwari, domina en «la parte inferior del cuerpo, la región pélvica, el colon, la vejiga, el tracto urinario, los muslos, las piernas, los brazos, los huesos y el sistema nervioso»,[38] y Sebastian Pole asegura que está «por debajo del ombligo, especialmente en el colon», aunque también en la «vejiga, los muslos, los oídos, los huesos y el sentido del tacto».[39]

La manifestación más específica de la fuerza vital de la energía pránica de *vata* en el cuerpo ocurre de cinco maneras, lo que Caraka describe como los cinco *vayus*, y esto da lugar a los *pranavayus*, o *subdoshas* de *vata*:[40]

Prana-vayu: aquí el término general *prana* se aplica en su expresión específica como viento que entra en el cuerpo por medio de la respiración, moviéndose hacia abajo o hacia dentro para brindarle energía vital. Regula la respiración, hace que el corazón lata, mantiene el flujo sanguíneo y los impulsos neurológicos, transporta el alimento por el esófago hasta el estómago y está asociado con la función cognitiva. Así, como viento, *prana-vayu* consiste principalmente en movimiento: del cuerpo entero, pensamiento, sentimientos, emociones, sensaciones y percepciones. Cuando está quieto, se convierte en una especie de espejo, un testigo silencioso de la totalidad de la existencia, de la consciencia. Cuando está agitado, se dice que causa ansiedad, miedo e ira además de afecciones respiratorias y cardiovasculares, problemas de articulaciones y enfermedades digestivas. Aunque tradicionalmente se afirmaba que estaba centrado en el corazón, algunos de los pensadores ayurvédicos más recientes[41] lo sitúan en el cerebro (lo cual es curioso dado que el ayurveda tradicional no reconocía el cerebro como fuente de funciones cognitivas o neurológicas importantes).[42]

Udana-vayu: esta es la manifestación ascendente de la energía *vata*, que incluye el flujo ascendente de energía responsable de la exhalación, el habla, la acción de vomitar y la memoria. Asimismo está asociado con sentirse elevado emocionalmente, más fuerte físicamente y con mayor claridad mental. Cuando se perturba, impide hablar con claridad (y puede causar tartamudeo), inhibe la memoria y socava la sensación de tener un propósito en la vida. Como algo opuesto a *prana-vayu*, *udana-vayu* sugiere ir más despacio, estar más tranquilo y tener calma interior, manteniendo así mejor el mayor flujo de *prana* y el despertar prolongado de una conciencia lúcida.

Samana-vayu: como movimiento del *prana* hacia dentro, *samana-vayu* aviva el calor digestivo mientras su energía pasa al centro del cuerpo, gobernando la digestión al estimular la secreción de jugos gástricos y enzimas digestivas. Lad afirma de manera muy detallada que *samana-vayu* en el intestino delgado y en el ombligo acumula bilis en la vesícula biliar, abre la válvula pilórica y empuja la bilis hasta el duodeno (el segmento del conducto gastrointestinal que recibe los alimentos desde el estómago).[43] Cuando se perturba, causa indigestión, absorción insuficiente de nutrientes y diarrea. A un nivel sutil, se dice que *samana-vayu* está relacionado con la resiliencia emocional y el discernimiento, también con respecto a los hábitos nutricionales.

Vyana-vayu: la circulación total del *prana* se consigue con el *vyana-vayu*, que difunde la energía del viento a través de todo el cuerpo. Se dice que está en el corazón y que mantiene el sistema cardiovascular y el sistema mayor circulatorio, transportando los nutrientes a los tejidos por todo el organismo y gobernando el movimiento de los músculos. Cuando se perturba, causa piel seca, enfermedad cardiaca, edema y otros trastornos circulatorios. A un nivel sutil, cuando está equilibrado, nos hace criaturas sociales más sanas ya que compartimos y hacemos circular más fácilmente la energía con los demás.

Apana-vayu: tiene un movimiento descendente y está más presente en la pelvis; se dice que *apana-vayu* es responsable de la eliminación así como de la concepción ya que regula los sistemas urinario y reproductivo. Cuando está afectado causa diarrea o estreñimiento, interrumpe la orina y la menstruación, causa dolor durante las relaciones sexuales y provoca eyaculación prematura y otros problemas, entre ellos osteoporosis y diabetes. Cuando está equilibrado, nos permite desprendernos más fácilmente de los pensamientos y las cosas a los que nos aferramos innecesariamente, permitiéndonos nutrirnos y purificarnos.

Los fuegos de pitta

Pitta (o la cólera) surge al mezclar fuego con agua. Vagbhata describe la cólera como «algo untuoso, punzante y caliente, a la vez que ligero, maloliente, difuso y líquido».[44] Por supuesto, pensamos que el agua apaga el fuego y que el fuego hace que el agua se evapore. Pero aquí ambos elementos funcionan juntos como los fieros jugos de la pasión y el metabolismo y su calidad acuosa protege a los tejidos para evitar que se quemen con el calor de la transformación, su función principal. (Piensa en cómo el elemento agua templa los fieros jugos digestivos lo suficiente para impedir que su fuego traspase el revestimiento intestinal). Se dice que controla la frecuencia cardiaca, las hormonas y la temperatura corporal, junto con el hígado y la digestión. También juega un papel vital en la inmunidad, destruyendo las bacterias del bazo, en la regulación de la temperatura y en la vista, ya que ciertas estructuras del ojo están asociadas con *pitta* (lentes, córnea y conos).[45] Yendo más lejos, como el proceso digestivo lleva a la nutrición de todas las células, se dice que *pitta* despierta la inteligencia y nos abre a la consciencia pura. Aunque Caraka le atribuye varios efectos, como las capacidades de visión, digestión e inteligencia, no hace una clasificación más avanzada, como hace Sushruta; este último ofrece estas cinco expresiones de *pitta*:

Pachaka pitta: se dice que se encuentra en el hígado, la vesícula biliar, el páncreas, el duodeno y el intestino delgado, así como en la saliva y el estómago; *pachaka pitta* es en primer lugar fuego.[46] Se lo llama también el guardián de la llama ya que mantiene las otras expresiones de *pitta* al tiempo que guarda relación con una mente alerta y discriminatoria. Las acciones de *pachaka pitta* gobiernan la digestión en el estómago, el duodeno y el intestino delgado. Una vez que el alimento es digerido, *pachaka pitta* separa los nutrientes de los productos de desecho. Cuando está desequilibrado, causa indigestión y absorción deficiente de nutrientes.

Ranjaka pitta: la segunda expresión de *pitta*, *ranjaka pitta*, es responsable de la formación y mantenimiento de la sangre ya que actúa principalmente a través del hígado (que el ayurveda ha considerado tradicionalmente y de forma errónea la fuente de la producción sanguínea) y el bazo. *Ranjaka pitta*, término cuya raíz significa 'enrojecer' o 'color', nos da el color del pelo, la piel y los ojos. Algunos van más allá de los conocimientos de la teoría ayurvédica tradicional para sugerir que actúa en la médula ósea para producir las células sanguíneas rojas (lo que tiene sentido dado que ahora sabemos que el hígado no produce sangre). *Ranjaka pitta* también tiene relación con las emociones fieras de la ira y el odio; nos ayuda a metabolizar sus expresiones ya que también ellas se cuecen en el fuego de la consciencia.

Sadhaka pitta: *sadhaka pitta* guarda relación con la memoria, la consciencia de uno mismo y el funcionamiento mental general, que hasta hace poco la teoría ayurvédica situaba en el corazón. Ahora que el ayurveda reconoce que el cerebro tiene una función neurológica, se dice que *sadhaka pitta* lo controla y además está a cargo de todos los cambios neuroquímicos. Cuando sufre un deterioro, es la fuente de trastornos mentales y de varias neurosis, entre ellas las adicciones.

Alochaka pitta: *alochaka pitta*, que controla y da vida a los ojos, regula la percepción visual. Sus perturbaciones, que pueden surgir de no permitir que las lágrimas fluyan, interfieren en la visión, opacan el blanco de los ojos y son un obstáculo para comprender la Verdad definitiva.

Bhrajaka pitta: el fuego de *bhrajaka pitta* le proporciona a la piel su calor, su lustre y su brillo. Brindándonos una piel saludable, *bhrajaka pitta* nos ayuda a proteger el cuerpo de los agentes patógenos al tiempo que nos permite disfrutar del sentido del tacto y sentir la temperatura y el dolor. Cuando se perturba, causa diversas enfermedades de la piel así como la pérdida de la sensación táctil. Que tiene conexión con la emoción nos lo demuestra el hecho de que enrojecemos o palidecemos como reacción a determinados sentimientos.

Las aguas de kapha

Kapha, formada por tierra y agua, nos proporciona estructura y estabilidad ya que la humedad del agua hace que la tierra seca se vuelva compacta y adquiera forma. Es la flema que Vagbhata describe como «untuosa, fría, pesada, lenta, suave, resbaladiza y sólida».[47] *Kapha* causa la formación de la mucosidad y está presente en la linfa, el plasma, los músculos, el semen, el tejido conectivo y la materia blanca del cerebro, donde se dice que le da la estructura a este órgano.[48] De esta manera, está presente por todo el cuerpo, sus cualidades cohesivas nos dan forma y sus cualidades líquidas nos proporcionan la capacidad de gustar y oler, de nutrir las articulaciones y proteger el revestimiento del estómago. Cuando está equilibrado, es la fuente de la estabilidad, la fuerza y la resistencia.[49] Una vez más, Caraka no clasifica específicamente los *subdohas* de *kapha*, mientras que Sushruta nos da cinco expresiones más refinadas:

Kledaka kapha: considerada como la principal de las aguas, *kledaka kapha* se origina en el estómago y crea su revestimiento protector, forma mucosidad y ayuda a la digestión. Cuando está irritada, causa náuseas e indigestión y puede hacernos comer en exceso. Su desequilibrio también aumenta la ansiedad, la inseguridad y la soledad, lo que, del mismo modo, puede conducirnos a comer excesivamente en un intento de llenar el vacío emocional. También se dice que se encarga de la lubricación de nuestra naturaleza, permitiéndonos estar en nuestros tejidos y relacionarnos con los demás de una manera más fácil y fluida.

Avalambaka kapha: a veces denominado «el guardián del amor», esta cualidad acuosa se encuentra en el pecho y más específicamente en el corazón.[50] *Avalambaka kapha* proporciona apoyo vital a las demás expresiones de *kapha*, le da a la sangre su elemento plasmático, protege los pulmones y asegura el flujo de energía a los miembros. Cuando está irritada, causa pereza, trastornos respiratorios y molestias relacionadas con el corazón.

Bodhaka kapha: asociada con la boca, y más específicamente con la lengua, *bodhaka kapha* le envía agua para crear la saliva y la sensación del gusto y para preparar la comida para la digestión. Las cualidades observables de la lengua (color, textura) así como el gusto percibido son herramientas ayurvédicas para valorar ciertas cualidades de la salud, como veremos más adelante. Cuando está irritada, *bodhaka kapha* interfiere en la capacidad natural para distinguir los alimentos tóxicos y contribuye a los trastornos digestivos. De este modo, sus cualidades nos enseñan la limpieza, la moderación y el autocuidado.

Tarpaka kapha: *tarpaka kapha*, considerada ahora sustentadora de la masa blanca cerebral y específicamente del líquido cerebroespinal, se dice que nutre el cerebro y calma los órganos de los sentidos. Cuando está desequilibrada distorsiona la percepción, causa problemas psicológicos y perturba la memoria. Asimismo nos enseña acerca de la ligereza del ser y nos invita a llevar una vida más sosegada.

Slesaka kapha: con una cualidad más acentuada de *kapha*, *slesaka kapha* se encuentra en todas las articulaciones del cuerpo, proporcionándoles lubricación para que los movimientos sean más fáciles. Cuando está irritada ocasiona enfermedades de las articulaciones como la artritis. Nos enseña la paciencia, invitándonos a tener una mayor claridad al crear articulaciones (relaciones) con los demás a lo largo de sus distintas sendas.

Los cinco elementos (*mahabhutas*) se combinan de estas diversas formas para componer los *doshas*, llevando los principios organizadores de *prakriti* más cerca de su realización final en los tejidos corporales. El equilibrio de los elementos en cada *dosha* le aporta su carácter y sus funciones principales, mientras que los diversos *subdoshas* se encargan de funciones más específicas en apoyo de la integración general de los tejidos en cada individuo. En las páginas precedentes he presentado estas interrelaciones, funciones y efectos de una forma muy básica y general, pasando por alto el hecho de que desde la Antigüedad hasta el presente ha habido teorías y conocimientos significativamente diferentes que no obstante comparten los mismos principios generales de la filosofía Samkhya y los veinticinco *tattvas*. Por ejemplo, entre los sabios antiguos encontramos que Caraka y Sushruta ofrecen visiones diferentes e incluso contradictorias de los *doshas*; así, Sushruta considera «el principio de la sangre» en combinación con *vata*, *pitta* y *kapha* (suele ser más específico que Caraka, probablemente debido a que era cirujano). Entre las fuentes ayurvédicas contemporáneas, las diferencias son enormes, como hemos visto incluso con ideas básicas como por ejemplo en qué parte del cuerpo se manifiestan los *doshas* y los *subdoshas*. Esas diferencias persisten en los conocimientos sobre los tejidos constituyentes del cuerpo, los *dhatus*: algunos nos dan los cinco elementos, otros cuatro (tierra, aire, agua, fuego), mientras que otros (como Sushruta) nos dan solo los tres *doshas* como elementos constituyentes del cuerpo.[51]

Los *dhatus*: los siete tejidos constituyentes del cuerpo

Para la manifestación total de *prakriti* se requieren los *dhatus*, los siete tejidos que se convierten en forma y función creando el organismo corporal vivo completo e integrado. Dicho organismo se nutre y mantiene con la danza aparentemente mágica de la respiración y el alimento cuando estos elementos impregnan la totalidad de nuestro cuerpo-mente. Estos son los tejidos gracias a los cuales vivimos y morimos, tejidos que, como los *doshas*, están formados por la interacción de éter, aire, fuego, agua y tierra, con la energía transformacional de *agni*, la fuerza esencial de transmutación. Estos tejidos se generan siguiendo un orden natural; cada uno de ellos es un factor en la creación del siguiente. Como cité anteriormente, Sarngadhara resume así el proceso: «Se generan el uno a partir del otro, al ser cocidos en el calor de la cólera. La sangre procede del *chyle* [el alimento digerido], y de ahí viene la carne; a partir de la carne se genera la grasa; de la grasa, el hueso; del hueso, el tuétano; y a partir del tuétano se crea el semen».[52] En cada nivel de manifestación hay dos fases de transformación, desde *asthayi* (sin procesar o inmadura) hasta *sthayi* (madura o procesada), cuando está plenamente nutrida y estable en forma y sustancia, con cada *dhatu* presente en la cristalización de los *dhatus* sucesivos creados a partir de él. Las características de cada una de las sucesivas manifestaciones vienen determinadas por la naturaleza de los *doshas* y *subdoshas* de cada persona.

Rasa dhatu: al producto del alimento digerido se lo llama *ahara rasa*, la esencia del alimento, a lo que Caraka y los antiguos se referían como *chyle*. Esta sustancia lechosa, pegajosa, parecida al *kapha*, es transformada por *agni* en *rasa dhatu*, lo que hoy en día entendemos por plasma y que en ayurveda es el primero de los siete tejidos y el precursor de los seis restantes. Se dice que la transformación de *ahara rasa* en *rasa dhatu* precisa cinco días (como sucede con todas las manifestaciones de *dhatu*, de manera que la manifestación plena de los *dhatus* conlleva treinta y cinco días). Esta y cada una de las manifestaciones siguientes requieren una alimentación apropiada y una mente y un *prana* sanos. Cuando no se dan estos requisitos, se producen trastornos de *rasa dhatu*, que uno experimenta como mal gusto en la boca, falta de fe y lucidez y náuseas.

- *Rakta dhatu*: mientras *agni* sigue con su efecto transformador (madurador) sobre el *rasa*, este se convierte en tejido sanguíneo *asthayi rakta*, o *rakta dhutu* inmaduro. Este tejido sanguíneo se considera hoy en día simplemente células sanguíneas rojas (separadas del plasma) que son ricas en *ranjaka pitta* fiero. Si el *rakta dhatu* es deficiente, produce un exceso de bilis. Cuando está sano, hace que *sasthayi rakta* madure para transformarse en *sthayi mamsa dhatu*.
- *Mamsa dhatu*: cuando *rakta dhatu* se refina aún más, manifiesta *asthayimamsa dhatu*, un tejido muscular que surge de la fuerza fiera de *ranjaka pitta* al actuar en el *rakta dhatu*. *Mamsa*, que deriva del *dosha kapha*, adquiere forma y proporciona estabilidad al cuerpo al tiempo que le permite moverse. Cuando *mamsa* se nutre hasta alcanzar su madurez como *sthayi mamsa dhatu*, se manifiesta como *asthayi medas dhatu*.
- *Medas dhatu*: este es el tejido graso, dominado por el elemento agua y *kledaka kapha*, que le da al cuerpo energía, resistencia y una sensación de estar enraizado. Al madurar dando lugar a *sthayi medas dhatu*, causa la formación del *asthayi ashti dhatu*.
- *Ashti dhatu*: dominado por el aire y el espacio, el *ashti dhatu* es nuestro tejido óseo y los cartílagos, así como la fuente de los dientes, cabellos y uñas. Madura dando lugar a *asthayi majja dhatu*.
- *Majja dhatu*: en la maduración de los tejidos óseos y cartilaginosos, los nutrientes refinados transforman el hueso y el cartílago para producir médula ósea, que al madurar se convierte en *sthayi majja dhatu* y el precursor de los tejidos finales, *asthayi shukra dhatu* o *asthayi artava dhatu*.
- *Shukra y artava dhatu*: los nutrientes más refinados están formados a partir del *majja dhatu* maduro, que nos da nuestros tejidos reproductivos: en los hombres es *shukra dhatu*, el semen, y en las mujeres *artava dhatu*, el óvulo. Los refinamientos previos se manifiestan ahora en su forma más avanzada, proporcionándonos sus esencias colectivas en las sustancias para la procreación.

ETIOLOGÍA: LAS CAUSAS DE LA ENFERMEDAD SEGÚN LA TEORÍA AYURVÉDICA

He presentado el proceso general del desarrollo de los tejidos sin hablar sobre las fuerzas extraordinariamente precisas que, para bien o para mal, se encargan de generar los tipos específicos de tejidos que se crean sucesivamente. En el proceso de manifestación, existen muchos factores que pueden causar deterioro y falta de armonía (*dhatuvaisamya*) en los *doshas* y, por lo tanto, en los tejidos. Esta disonancia o desequilibrio en los *dhatus* es lo que según Caraka define la enfermedad. A continuación expondré las causas generales de la falta de armonía.

Sushruta nos dice que la enfermedad se produce porque los *doshas* desequilibrados se extienden por el cuerpo, mientras que a la enfermedad en sí la describe como los efectos de los *dhatus*.[53] En un escrito anterior, Caraka nos señala las tres causas generales de enfermedad: en primer lugar, un uso excesivo, deficiente o inapropiado de los objetos sensoriales, como por ejemplo ingerir sustancias perjudiciales; en segundo lugar, entornos calientes y fríos según la estación, y por último, el uso inadecuado de la inteligencia, es decir, no hacer las cosas apropiadas en el momento adecuado con los objetos de los sentidos (por ejemplo, seguir comiendo cuando uno está saciado, o escuchar sonidos desagradables). Sin embargo, estas son causas que predisponen a la enfermedad (*nidanas*), pero que por sí mismas no la ocasionan. Más bien actúan sobre los *doshas*, que a su vez actúan sobre los tejidos constituyentes del cuerpo, debilitándolos y, en última instancia, causando enfermedades clasificadas como *nija*, que significa que se generan debido a un estado anormal del cuerpo. Según Caraka, la enfermedad también puede ser causada por accidente (*agantu*) —como por ejemplo, la acción de los espíritus, la ingestión de veneno o la violencia— o por enfermedades mentales (*manasa*) que surgen de aflicciones del ego. En una clasificación aún más refinada, Sushruta añade otra clasificación de enfermedades, comenzando por *adhyatmika* (físicas, entre ellas hereditarias, congénitas y trastorno del *dosha*), *adhibhautika* (causadas por armas o animales salvajes) y *adhidaivika* (actos de Dios o de la naturaleza, ya sean estacionales, providenciales o procesos naturales como el envejecimiento).

Los *nidanas* actúan de determinadas formas sobre los *doshas*, y es posible (aunque no tiene por qué ser así necesariamente) que su efecto los vuelva deficientes o excesivos, lo cual, si se agrava, debilita los *dhatus*, provocando varios síntomas. Podemos examinar más detenidamente cómo esta deficiencia o expansión relativas de cada *dosha* afecta a los otros dos, y cómo los *doshas* (y *subdoshas*) desequilibrados afectan específicamente a cada *dhatu*. Cada *dhatu* afectado, en su estado nutricional, influye en los otros dos, creando un efecto dominó de causa y efecto por todo el cuerpo-mente. Esto le permite a uno determinar la causa y el efecto de los *nidanas* en cada enfermedad específica que aparece en el cuerpo. Aquí es donde encontramos las prácticas esenciales del diagnóstico, prognosis y prescripción ayurvédicos.

3
La ciencia médica moderna

> *La ciencia puede ofrecernos las maneras más eficientes de organizar datos empíricos y reproducibles, pero su poder para hacerlo radica en su incapacidad para comprender los aspectos esenciales de la vida humana: la esperanza, el miedo, el amor, el odio, la belleza, la envidia, el honor, la debilidad, el esfuerzo, el sufrimiento y la virtud.*
>
> PAUL KALANITHI

El método científico asegura abordar la salud y la sanación basándose en pruebas empíricas y en la comprensión racional del cuerpo mente humano. La medicina moderna, al contrario que los métodos mágico-religiosos basados en la fe y en la sabiduría popular y que apenas han evolucionado, trata de desarrollar y organizar los conocimientos médicos en forma de explicaciones y predicciones repetibles y verificables. Es decir, persigue una comprensión basada más en los datos que en las creencias. Este método emplea ciencias como la anatomía, la bioquímica, la epidemiología, la inmunología, la neurociencia, la patología y la toxicología para entender la enfermedad, el trauma y la curación. Al hacerlo, la comprensión científica del cuerpo humano recurre a la investigación sistemática siguiendo los principios lógicos del razonamiento y desarrollando gradualmente un conjunto de métodos y técnicas fiables para la aplicación práctica.

Todo esto puede sonar desolador para quienes creen en el poder y la eficacia de enfoques como la naturopatía y la curación basadas en la fe que, por lo general, rechazan la ciencia metodológica en favor de la congruencia con la fe espiritual o de creencias filosóficas como el vitalismo.[1] Tal y como nos muestra la antropología médica, la medicina antigua (y dentro de ella los objetos mágicos y la invocación a las deidades del mundo de los espíritus) no solo tiene cierto sentido en varios contextos sociales, culturales e históricos, sino que puede ofrecernos una información muy útil sobre la integración de los enfoques tradicionales y científicos.[2]

Yogaterapia

Incluso con los extraordinarios avances de la ciencia médica, la curación sigue siendo un arte por, al menos, dos motivos. El primero es que siempre hay un elemento de sensibilidad o intuición en cada aspecto de la experiencia y la comunicación humanas; y el segundo, que el desarrollo histórico de la ciencia médica surgió de las artes médicas tradicionales e intuitivas y conserva muchos elementos de ellas. En otras palabras, es importante la dimensión subjetiva o personal de la experiencia y el conocimiento tanto del curandero o el médico como del paciente, por lo que la habilidad de quienes imparten la atención médica o terapéutica o de quienes la reciben tiene una gran relevancia.

DEL MISTICISMO AL MÉTODO CIENTÍFICO

Esta idea gana aceptación al entender la etimología de la palabra *medicina* y el desarrollo histórico de las ciencias médicas. El término *medicina* llega al castellano procedente del latín *medeor*, que significa 'sanar' o 'curar'; su adjetivo *medicus*, que se traduce como 'sanador' o 'curativo', aparece posteriormente en la expresión *ars medicina*, con el significado de 'el arte de curar'. En el tratado médico egipcio de Imhotep, del siglo III a. C., que probablemente es la fuente del *Papiro de Edwin Smith*,[3] encontramos una dedicación a la observación sistemática anatómica, fisiológica y patológica, junto a advertencias e instrucciones hieráticas (sacerdotales). Como vimos anteriormente, el cirujano ayurvédico Sushruta nos ofreció procedimientos quirúrgicos detallados sin por ello renunciar a una perspectiva mítica de la vida y conservar muchos aspectos de la técnica mágico-religiosa. Incluso en Hipócrates, quizá el primero de los llamados padres de la medicina, encontramos un enfoque racional, aunque su juramento, que en la actualidad es ampliamente conocido, se proclamaba ante varios dioses. El mismo Galeno, renombrado investigador y médico griego, pese a oponerse a la teoría estoica de la unidad del cuerpo-mente, entró en la medicina y no en la política siguiendo las directrices de un sueño de su padre en el que el

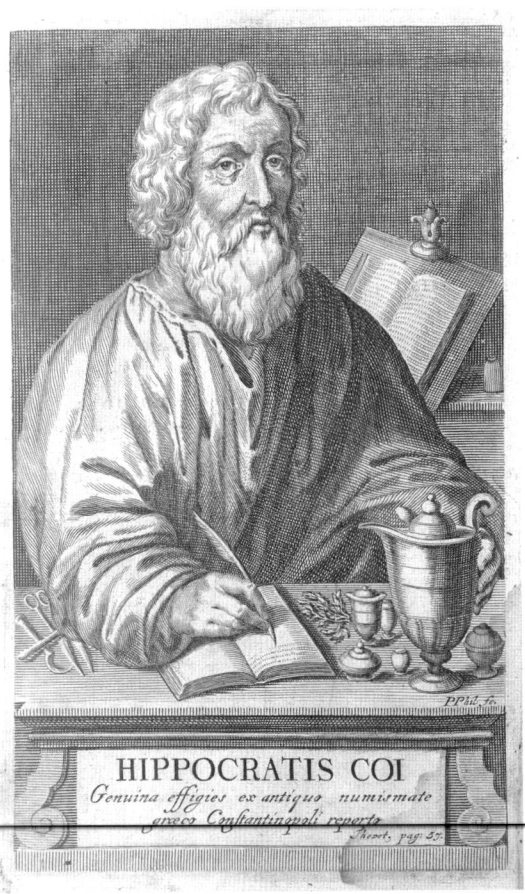

Figura 3.1. Hipócrates

La ciencia médica moderna

dios Escolapio le ordenaba hacerlo. Como podemos ver, el aspecto místico subsiste, a veces con razón.

El desarrollo de gran parte de la medicina científica occidental desde los egipcios y los griegos en adelante refleja movimientos más amplios de carácter sociocultural, religioso y filosófico. Bebiendo de las enseñanzas materialistas de Demócrito, Hipócrates (460-370 a. C.) buscó alinear la filosofía y la medicina, planteando que la enfermedad surge del entorno y del modo de vida, no de los dioses ni de otras fuerzas místicas. Más específicamente, propuso una teoría humoral en la que el equilibrio de los cuatro líquidos corporales esenciales (sangre, bilis amarilla, bilis negra y flema) influye más directamente en la naturaleza de las personas.[4] Las curas debían consistir en volver a equilibrar los humores mediante tratamientos sencillos a base de dieta, ejercicio y sueño, una de las formas iniciales de naturopatía formal. Sin duda, Hipócrates fue más lejos: desarrolló potentes fármacos, técnicas quirúrgicas y aparatos médicos con objeto de mejorar la prognosis del paciente. Su teoría humoral, aplicada a la salud y a la medicina, disfrutó de una amplia aceptación durante los dos milenios siguientes.

Sin embargo, al poco tiempo de aparecer la obra empírica de Hipócrates, surgió Aristóteles, cuyos escritos biológicos ciertamente revelan interés en las evidencias empíricas y que tendía a ser mucho más especulativo, argumentando que las causas se encontraban en sus efectos, una formulación teológica que sigue siendo habitual en la biología evolucionaria contemporánea.[5] Mientras intentaba llevar a cabo una investigación racional, conservó un espacio para el alma, pero eso sí, un «alma racional» que se expresa a través del corazón (no del cerebro) humano, un alma que aunque tiene una existencia independiente del cuerpo sigue siendo ni más ni menos que el principio inspirador de la vida humana. Por lo tanto, tiene sentido que Aristóteles mantuviera la existencia de un quinto elemento, el éter, en el que hay espacio para cualquier cosa que uno pueda imaginar o decida creer.

La aplicación de la teoría humoral depende del conocimiento de las interacciones

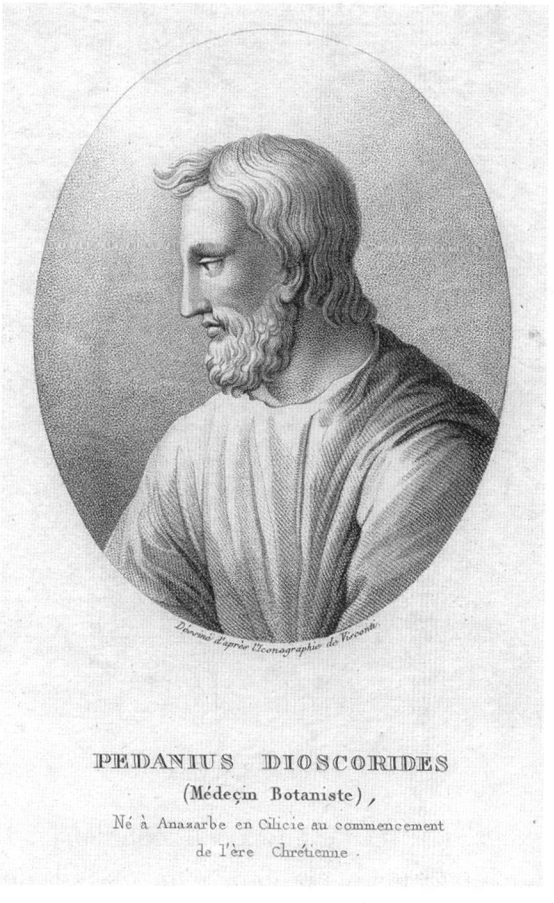

Figura 3.2. Pedanio Dioscórides

médicas al recetar fármacos. Lo mismo que en el ayurveda, los medicamentos de la época se extraían principalmente de la naturaleza, no de los laboratorios, y tenían una base fundamentalmente botánica; se empleaban unas u otras plantas dependiendo de su distribución geográfica. El médico y botánico griego Pedanio Dioscórides (40-90 d. C.) investigó sistemáticamente esta forma primitiva de farmacología y elaboró una farmacopea en cinco volúmenes, *De Materia Medica*. Esta obra se tradujo al latín y al árabe y fue la base de la farmacología europea hasta el siglo XIX;[6] eclipsó a los tratados hipocráticos en los inicios del periodo moderno de la ciencia médica.

A continuación Galeno (129-216 d. C.), de origen griego pero ciudadano romano, se basó en la obra de Hipócrates (entre otras cosas en el concepto de los cuatro humores) para realizar contribuciones extraordinarias a la ciencia médica inicial, con un conocimiento significativo de la anatomía, la fisiología, la patología, la farmacología y la neurología.[7] Su fama, según Guido Majno, «se debe a una monumental obra de dos millones y medio de palabras: veintidós volúmenes [...] aproximadamente dos terceras partes de lo que escribió; el resto se ha perdido».[8] Esta aportación a la ciencia médica «dominó el pensamiento médico durante más de mil años».[9]

Se oponía al paradigma estoico dominante que mantenía la separación del cuerpo y la mente; insistía en que los órganos del pensamiento se encuentran en los tejidos corporales, anticipándose así a la teoría somática y a la neurociencia del siglo XX. También aplicaba esto como una teoría de la experiencia corporeizada, aplicando lo que llamó «terapia conversacional» para hacer salir a la superficie tendencias mentales profundas como método curativo; de

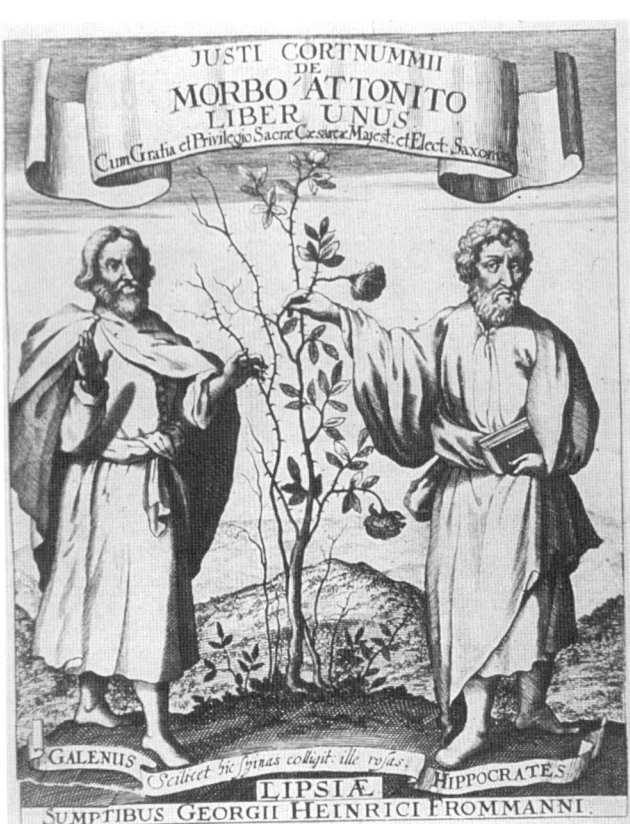

Figura 3.3. Galeno

este modo, se adelantó a la psicoterapia del siglo XX.[10] El trabajo de Galeno en la fisiología fue especialmente profundo: fue más allá de los conocimientos de Hipócrates acerca de los humores para ofrecer un modelo detallado de las funciones corporales normales que basó

La ciencia médica moderna

en tres cualidades específicas del *pneuma* (aire, aliento) en las interacciones de los pulmones, el corazón, el hígado y el cerebro. También se inspiró en gran medida en *De Materia Medica* tanto en sus escritos sobre medicina como en su práctica médica. Sin embargo, pese a ser tan perspicaz, su investigación, como gran parte de la de sus contemporáneos indios, se vio restringida por la prohibición de origen religioso contra la disección humana. Imagina tratar de entender la anatomía y la fisiología internas sin haber visto nunca el interior de un cuerpo, excepto a través de las heridas y de los orificios naturales.

Los griegos hicieron tres contribuciones fundamentales a la medicina, comenzando por la idea de que la enfermedad es un fenómeno natural que puede ser entendido como tal, incluso aunque la religión y la superstición siguieran dando alguna explicación (y mucho consuelo) a los misterios y miserias de la enfermedad y las heridas. En segundo lugar, nos dieron la teoría de los humores y con ella una serie de principios para cultivar una vida saludable, basados en el ejercicio, la alimentación y el sueño. Por último, nos proporcionaron herramientas botánicas para elaborar sustancias medicinales que podían causar sueño, inducir vómitos, calentar o enfriar el cuerpo e incluso controlar el dolor. Afortunadamente, gran parte de la teoría y la investigación médicas griegas fue traducida a las lenguas árabe y persa, porque las tradiciones médicas islámicas fueron la fuente principal de su transmisión tras la caída de los imperios griego y romano. La obra sincrética del erudito persa Avicena (980-1037 d. C.) durante la edad dorada islámica marca una de las contribuciones más significativas al desarrollo inicial de la ciencia médica. Basándose en el conocimiento y la sabiduría recibidos de los textos médicos griegos, indios, persas y romanos, los catorce volúmenes de su *Canon de medicina* aplican la razón y la lógica a la medicina y a la farmacología sin desviarse de la fe islámica. Pero son sus contribuciones médicas prácticas las que tuvieron una mayor influencia. Avicena (la latinización del persa Ibn Sina) trató la anatomía y la fisiología, las enfermedades y los síntomas, la

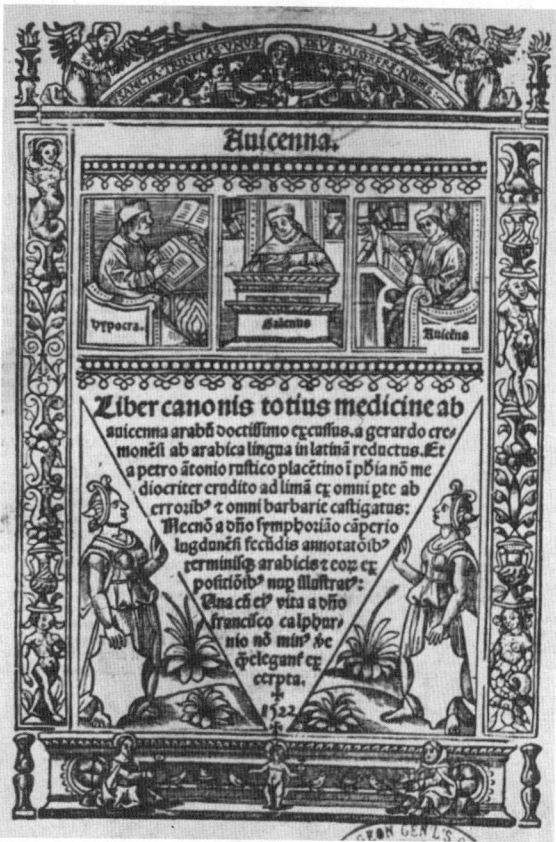

Figura 3.4. Avicena

naturaleza de la respiración y la psicología. Expuso los beneficios preventivos del ejercicio y resaltó el automasaje, el ejercicio y el sueño como los tres pilares de la salud. Su obra marca claramente un progreso significativo en el desarrollo del conocimiento médico, y el *Canon de medicina* se convertiría en la principal obra médica de referencia en Europa hasta finales del siglo XVI (fue utilizada en las universidades europeas que surgieron a comienzos del siglo XII).

Sin embargo, durante la Edad Media se produce un profundo estancamiento del conocimiento médico en Europa, ya que las autoridades religiosas imponen dogmas y doctrinas que explican las enfermedades en términos puramente metafísicos y espirituales. Solo cuando llega la peste negra al continente, a finales del siglo XIV, y gracias al surgimiento del Renacimiento, renace la exploración científica médica; su contrapartida es el rechazo gradual de la medicina basada en la autoridad, las creencias y las tradiciones religiosas cuando se descubre que no son ciertas.

La segunda peste, una epidemia que se originó en Asia central alrededor del 1345 y que acabó con la vida de la mitad de la población europea en solo unos cuantos años, atacó Italia con una dureza especial.[11] Las prescripciones típicas de la época se basaban en la idea de que la peste era la voluntad de Dios, por lo que los actos de arrepentimiento eran la cura principal. Otras prescripciones consistían en atar pollos vivos a los nódulos linfáticos, tomar pociones en las que se usaban arsénico y mercurio y llevar guirnaldas de hierbas para defenderse de los espíritus diabólicos. La historiadora Barbara Tuchman afirma que los horrores de la epidemia provocaron que la gente se centrara más en vivir la vida aquí y ahora. A esta actitud se debe la creciente apertura a cuestionar las verdades tradicionales sobre la naturaleza y la vida, especialmente porque las herramientas y las ideas de los pensadores libres ofrecían explicaciones sobre la naturaleza de las cosas que eran más consistentes que las de las fuentes

LOS DESCUBRIMIENTOS CIENTÍFICOS DURANTE EL DESARROLLO INICIAL DE LA MEDICINA MODERNA

- Andreas Vesalius publica los siete volúmenes de *De Humani Corporis Fabrica*, 1543.
- Miguel Servet describe correctamente la circulación pulmonar en *Christianismi Restitutio*, 1553.
- Zacharias Janssen inventa el microscopio, 1590.
- William Harvey ofrece una descripción completa y detallada del sistema circulatorio en *Exercitatio Anatomica de Motu Cordis et Sanguinis in Animalibus*, 1628.
- Antonie van Leeuwenhoek, descubre las células sanguíneas microscópicas y los microorganismos, 1670.

La ciencia médica moderna

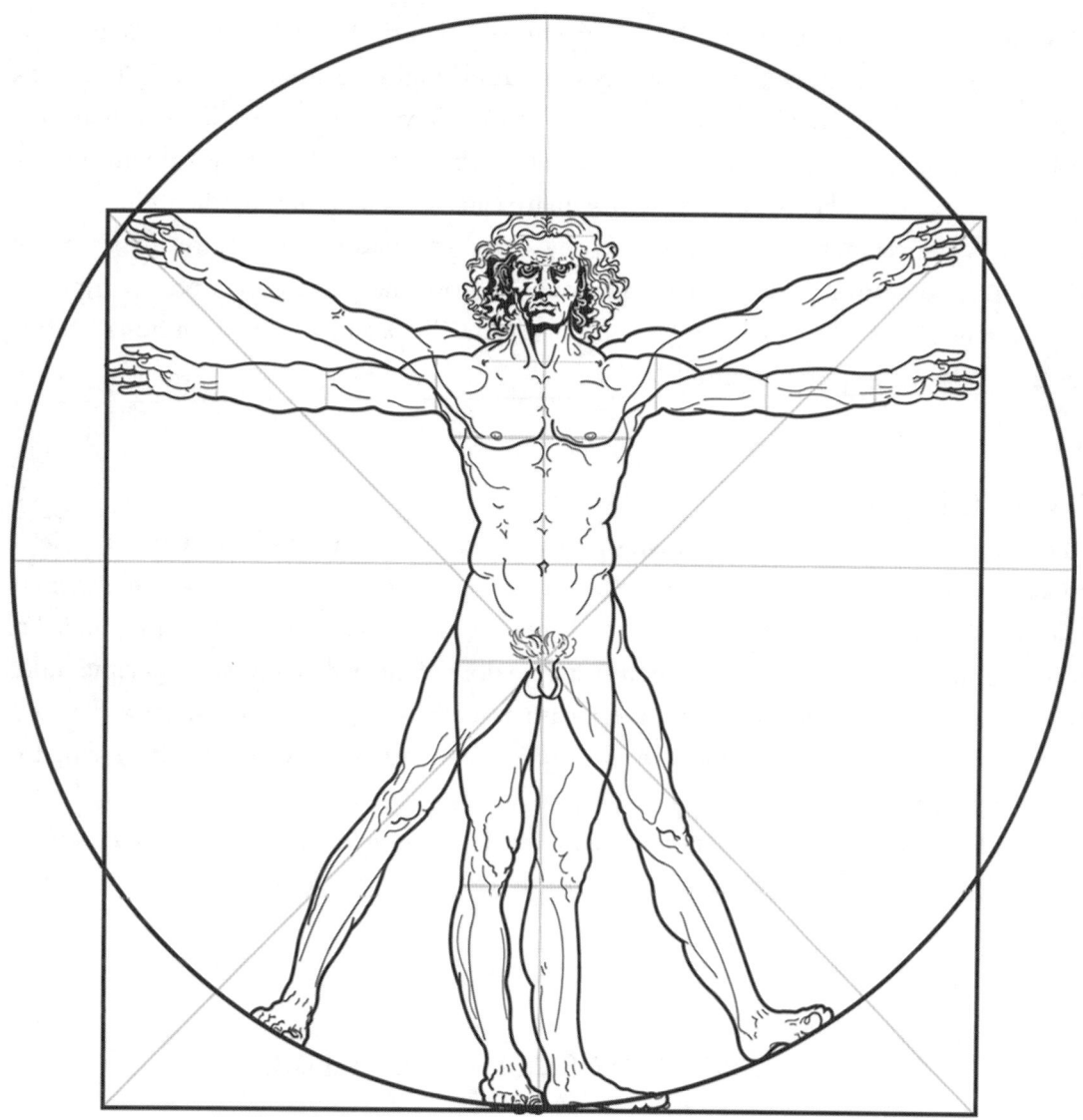

Figura 3.5. *El hombre de Vitruvio*, de Leonardo Da Vinci

tradicionales autorizadas.[12] El modelo heliocéntrico (la Tierra no es el centro del universo, y nuestro planeta gira alrededor del Sol, no al revés) de la revolución copernicana y otros muchos más descubrimientos (entre ellos la medicina en sí misma) condujeron a un estudio científico cada vez más profundo de la anatomía y la fisiología humanas, la naturaleza de la enfermedad y los métodos de curación. Hacia el siglo XVI, el *Canon* de Avicena se convirtió en la obra de referencia estándar de las facultades de medicina europeas, a pesar de que esos centros de enseñanza rendían homenaje, si no vasallaje, a la Iglesia.

Yogaterapia

Quizá el avance más importante que se produjo en el periodo inicial de la medicina moderna fue la aceptación gradual de la práctica de la disección. La primera disección conocida fue dirigida por Mondino de Liuzzi (1270-1326) en 1315, y dio lugar a su libro de anatomía de 1316, el primero que se escribió basándose en la observación del interior de un ser humano.[13] Para el siglo XVI, la disección se había vuelto cada vez más generalizada, y con este conocimiento la ciencia médica se beneficiaría de los dibujos anatómicos extraordinariamente detallados de Leonardo da Vinci y otros. El mayor anatomista de estos primeros tiempos es Andreas Vesalius (1514-1564), cuyo *De Humani Corporis Fabrica* (1543) proporciona ilustraciones detalladas y explicaciones médicas.

AVANCES CIENTÍFICOS

Los conocimientos de los anatomistas perturbaron y revolucionaron las teorías y prácticas médicas existentes al revelar las estructuras reales (en contraste con las meramente imaginadas o deducidas) del organismo humano. Este proceso de descubrimiento, que añade luz a nuestra comprensión aunque arroja una sombra sobre algunas de las ideas experimentales y especulativas pero reconfortantes de las épocas pasadas, ha seguido hasta nuestros días con un número creciente de tecnologías cada vez más refinadas para observar el interior de los seres humanos vivos.

Así, la humanidad aprendió enormemente en los tres siglos de exploración científica desde los comienzos del Renacimiento en adelante. Parte de estos conocimientos cambiaron

---

LOS DESCUBRIMIENTOS CIENTÍFICOS MÉDICOS DURANTE EL SIGLO DE LAS LUCES Y EL SIGLO XIX

- Louis Pasteur demuestra la relación entre los gérmenes y la enfermedad, 1860-1864.
- Charles Darwin desacredita la teoría de la transmutación y describe los principios de la selección natural en la evolución biológica, 1859.
- Joseph Lister publica *Antiseptic Principle of the Practice of Surgery* [Principio antiséptico de la práctica de la cirugía], 1867.
- Robert Koch desarrolla cuatro postulados para aislar los organismos causantes de enfermedades, 1880.
- Wilhelm Röntgen descubre los rayos X, 1895.
- Alexander Fleming descubre la penicilina, 1928.

La ciencia médica moderna

radicalmente nuestra perspectiva de la enfermedad y la curación. Sin embargo, pese a todo lo que habíamos aprendido, aún sabíamos muy poco, por lo que seguíamos recurriendo a métodos basados en la superstición y en la fe y experimentando (con mayor o menor éxito), poniendo en práctica el famoso dicho atribuido a Aristóteles: «Cuanto más sabes, más sabes que no sabes».

En el siglo de las Luces (siglo XVIII) encontramos una amplia aplicación de los métodos científicos al desarrollo del conocimiento médico. Utilizando instrumentos tecnológicos cada vez más potentes como el microscopio, realizando pruebas empíricas, evaluando los resultados y reproduciendo estudios para verificar esos resultados, los científicos hicieron descubrimientos que nos cambiaron la vida. La teoría de los gérmenes y el campo emergente más amplio de la bioquímica nos ayudaron a entender que muchas enfermedades surgen de los patógenos y entran en el cuerpo desde el exterior. La viruela había matado a millones y millones de personas durante siglos debido a la falta de conocimiento médico, también en la India, donde alcanzó niveles epidémicos (y donde la respuesta era adorar a Sitala Mata, la diosa que se creía que era tanto la causa como la curación de la enfermedad).[14] A partir de este momento gracias a las vacunas se podía adquirir inmunidad a la enfermedad.

Tras las primeras vacunas para la viruela hubo avances constantes en la teoría de los gérmenes, la bacteriología y pronto la inmunología, entre ellos el descubrimiento de Theodor Schwann del papel de los microbios en la putrefacción (1837), la teoría de los gérmenes como causa de la enfermedad de Friedrich Henle (1840), el concepto de vacunación terapéutica de Louis y Marie Pasteur (1885), la demostración de la sensibilidad cutánea de Heinrich Koch (1891), la teoría de la formación de anticuerpos de Paul Ehrlich (1900) y la identificación de

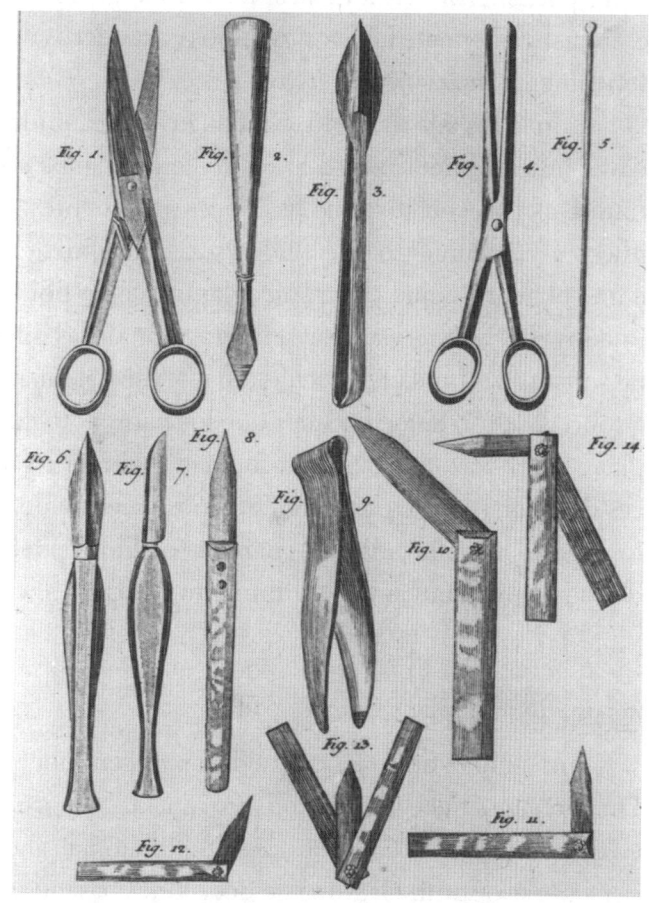

Figura 3.6. Instrumentos del siglo XIX para practicar sangrías

los grupos sanguíneos de Karl Landsteiner (1901). En la anatomía humana, había ya conocimientos considerables anteriores a la época de la Ilustración, procedentes de la obra de los egipcios (que se remonta al 1600 a. C., con una escuela de anatomía en Alejandría en el siglo III a. C.); los griegos (el *Corpus hipocrático* revela un conocimiento detallado del sistema musculoesquelético, seguido por la investigación de Galeno sobre anatomía realizada en el siglo II d. C.), y el científico belga Andreas Vesalius (en el siglo XVI sus disecciones y dibujos llenos de realismo revolucionaron la anatomía humana). Sin embargo, esto palidece al compararlo con la comprensión detallada y precisa que la tecnología hizo posible. Encontramos avances igualmente monumentales en cada área de la medicina científica a raíz de la Ilustración, muchos de ellos la base de otros producidos dentro de las subdisciplinas de la medicina (por ejemplo, los avances en biología molecular contribuyeron a la comprensión de la estructura y el funcionamiento de las glándulas).

A pesar de estos avances en la ciencia médica, los métodos pseudocientíficos, basados en creencias, como las sangrías (para equilibrar apropiadamente los humores) y la trepanación, persistieron hasta finales del siglo XIX, pese a que en la época resultaba evidente que eran principalmente nocivos. Algunos curanderos defienden estas y otras técnicas sin ningún fundamento incluso en nuestros días.

Con la llegada del siglo XX, habíamos alcanzado avances relativamente profundos en el conocimiento médico basado en la ciencia, si los comparamos con los conocimientos más intuitivos y especulativos de las épocas precedentes. En el transcurso de los últimos cien años nuestro conocimiento ha crecido exponencialmente, sobre todo gracias al uso de tecnologías como el microscopio electrónico, las imágenes por resonancia magnética y métodos más refinados para aislar y estudiar la interacción de las diferentes células. Hoy en día, disponemos de sofisticadas unidades de cuidado intensivo neonatal para ayudar a los bebés recién nacidos a sobrevivir con enfermedades que los habrían matado hace solo dos generaciones, los trasplantes de corazón se llevan a cabo habitualmente y los estudiantes de yoga que no son capaces de dejarse el ego en su casa y a consecuencia de esto se rompen las rodillas con posturas forzadas o mal alineadas del guerrero o el loto pueden, si lo desean, optar por un implante de rodilla mediante un procedimiento ortopédico corriente.

CONCLUSIÓN

Los avances de la ciencia médica parecen generar casi tantas preguntas como respuestas. Una pregunta tiene que ver con qué cantidad de pruebas (y de qué calidad) debería uno tener en cuenta al tomar decisiones de salud. En lo que ahora llamamos «medicina basada en la evidencia», se optimiza la toma de decisiones basándose en el uso de pruebas que indican cuáles son las mejores prácticas. Aunque esto podría sonar perfectamente racional en el mundo

La ciencia médica moderna

actual de racionalidad, como hemos visto, no siempre ha sido así, y tampoco ahora tiene por qué serlo forzosamente. Pese a los avances en la ciencia biomédica, los enfoques tradicionales y sus conjeturas siguen estando muy presentes hoy en día, a veces en forma de superstición irracional, a veces como teorías exhaustivamente estudiadas y prácticas que en apariencia son beneficiosas. Cuando veamos el capítulo cuatro, podría resultar revelador combinar los métodos llamados alternativos o no científicos (terapia de chakras, cristales, ventosas, homeopatía, etc.) con una investigación bien diseñada y dirigida con pruebas controladas aleatorias.[15]

Sabemos que hay un sistema endocrino; *creemos* que existen los *nadis*. *Sabemos* que hay un cerebro con funciones cognitivas influidas por nuestra herencia genética; *creemos* que hay chakras que encarnan las tendencias mentales heredadas. *Sabemos* que el sistema nervioso parasimpático regula las acciones corporales inconscientes; *creemos* que el desequilibrio dóshico afecta al ritmo cardiaco.[16] Mientras tanto, gran parte de lo que sabemos se ve afectado por lo que creemos: podríamos «saber» que sufrimos un dolor de muelas y creer que lo ha causado una deidad enfadada, lo que nos permite elegir entre ir al dentista o rezar a la deidad (o ambas cosas). Asimismo, podríamos creer con tanta fe en el poder de algo, digamos en el poder fortalecedor del sistema inmune que tienen la equinácea y el sello de oro, que obtengamos el beneficio esperado (esto es un ejemplo del efecto placebo). O podríamos saber que el cartílago de nuestra cadera prácticamente ha desaparecido basándonos en los rayos X y en las pruebas de resonancia magnética, pero creer que es preferible vivir de una forma más natural y armónica a sufrir una intervención invasiva de reemplazo de cadera, y a consecuencia de esto vivir más feliz (a pesar del dolor) con los cartílagos de la cadera deteriorados.

En otras palabras, nos conviene esforzarnos para saber todo lo que podamos, honrar nuestras creencias y las de los demás en los asuntos de la vida, la salud y la muerte y estar abiertos a la interacción del conocimiento y la creencia en los cuidados que damos y recibimos. Esta actitud está bien representada en gran parte de la medicina complementaria, alternativa e integradora. En el siguiente capítulo veremos cómo podemos integrar mejor estas perspectivas, con frecuencia antagónicas, acerca de la salud y la curación.

4

Integrar las artes y las ciencias curativas

La incertidumbre es una posición incómoda.
Pero la certidumbre es una posición absurda.

Voltaire

Habitamos en un mundo en el que conviven diversas ideas acerca de la salud, el bienestar y las prácticas que mejor podrían ayudarnos a vivir de la manera más sana. En lo relativo a los tratamientos de las enfermedades existe una diversidad parecida, e incluso ideas y prácticas en conflicto. Para los propósitos de una exploración inicial, puede ser útil tener en cuenta que algunos tratamos los asuntos de la salud y el bienestar desde una perspectiva médica occidental que insiste en prácticas basadas en evidencias científicas, mientras que otros tenemos un enfoque más holístico de la salud basado en una amplia variedad de lo que hemos dado en llamar prácticas de medicina alternativa y de bienestar. La medicina occidental se está volviendo cada vez más especializada y se centra principalmente, a menudo de forma eficaz, en hallar curas y en reducir los síntomas específicos; por otro lado, las prácticas de bienestar se focalizan más en la totalidad del ser y en las transformaciones personales que pueden reducir el sufrimiento y promover una sensación permanente de bienestar, y este objetivo suelen cumplirlo también con mucha eficacia. Esto representa una amplia gama de ideas y prácticas por lo general divergentes, con una considerable innovación entre sus extremos, que suelen ser contrarios. Aquí surge una pregunta fundamental: ¿cuál es la mejor manera de integrar enfoques diversos al cultivar la salud y el bienestar? Con objeto de responderla, examinaremos las posturas extremas antes de plantearnos la mejor forma de integrarlas en nuestro objetivo principal de curar en el yoga y con el yoga.

LA EFICACIA Y LAS LIMITACIONES DE LA MEDICINA CIENTÍFICA

Desde principios del siglo XX hemos sido testigos de descubrimientos biomédicos extraordinarios que revolucionaron el cuidado de la salud y que nos han llevado a un incremento de la esperanza de vida a nivel global. Hemos adquirido nuevos conocimientos, más exactos, de las enfermedades, las lesiones y otras fuentes de trastornos del bienestar y de cómo tratarlos mejor, con los últimos descubrimientos y tecnologías que prometen una mayor erradicación de las patologías y mejores tratamientos. Puede que este florecimiento del desarrollo de los conocimientos, la tecnología y las técnicas de la medicina nos parezca una nimiedad, aunque solo sea porque lo vemos como algo cada vez más corriente en el mundo de la atención sanitaria actual. Pero imagínate que no supiéramos que los gérmenes existen, ni mucho menos cómo y por qué pueden ser patogénicos. Imagina que no existieran la anestesia, las vacunas, los antibióticos, los rayos X, la insulina, los sonogramas o las imágenes por resonancia magnética. Ese era el estado de la medicina hace solamente un siglo (y todavía sigue siendo así en muchos lugares sumidos en la pobreza).

Teniendo en cuenta esto, observa que la esperanza de vida en los Estados Unidos, Alemania e Inglaterra en 1900 era de alrededor de cuarenta y tres años (en la India era de veinticuatro años y en China, de treinta y dos),[1] con la neumonía y la gripe como causas principales de muerte (antes de la epidemia de gripe española de 1919), seguidas por la tuberculosis, las infecciones gastrointestinales, la enfermedad cardiaca y el derrame cerebral. En 2010 la esperanza de vida en los Estados Unidos, Inglaterra y Alemania estaba cerca de los ochenta años, con la enfermedad cardíaca y el cáncer como causas principales de muerte (en la India era de sesenta y cinco años y en China, de setenta y seis).[2] Prácticamente hemos doblado la esperanza de vida a nivel global, y los mayores avances han consistido en sociedades con acceso a agua limpia, saneamiento y servicios modernos de atención médica. Hoy en día, la muerte por todo tipo de causas por cada cien mil personas es alrededor de la mitad de lo que era en 1900. Las causas más frecuentes de muerte en ese año raramente son causas de muerte hoy en día, excepto en lugares sin acceso a la medicina científica moderna y al agua limpia, el saneamiento y los alimentos nutritivos.

Es progresos que la humanidad ha hecho un progreso importante en la calidad y longevidad de la vida con los avances de la educación médica, la investigación científica y las técnicas de tratamiento.

Los avances de la ciencia médica y las condiciones sociales y medioambientales (especialmente una sociedad más igualitaria, agua limpia y saneamiento)[3] son los primeros responsables de la mejora de las condiciones sanitarias globales en el siglo pasado.[4] Sin duda, el optimismo que había al principio del siglo XX cuando se creía que a estas alturas se habrían erradicado todas las enfermedades se equivocaba por completo, especialmente dada la epidemia actual de obesidad, la prevalencia de la diabetes, y los misterios aún sin resolver del cáncer más frecuente que nunca en nuestra avanzada sociedad industrial y tecnológica. Aun así, con el conocimiento cada vez mayor sobre la biología humana y la base patofisiológica de la enfermedad, hemos desarrollado tratamientos que combaten y alivian directamente los síntomas y afecciones subyacentes de muchas dolencias, a menudo consiguiendo resultados aparentemente milagrosos. Piensa que en la Europa del siglo XIX una de cada cuatro muertes se debía a la tuberculosis, que en la época se atribuía a los vampiros, los espíritus malignos y otras fuerzas misteriosas. En 1906 Albert Calmette y Camille Guérin lograron desarrollar con éxito la vacuna BCG; esto y el posterior desarrollo de la estreptomicina proporcionaron finalmente un tratamiento y una cura efectivos, que en su tiempo parecían milagrosos.[5] Probablemente, los avances médicos con respecto a la viruela, la sífilis y la tuberculosis cambiaron el mundo, permitiendo que la gente viviera mejor cuando de otra manera habría sufrido enormemente hasta morir. En 2015 la rubéola (que había acabado con la vida de millones de niños o los había dejado permanentemente dañados) fue erradicada del continente americano.[6]

El enfoque racional científico de la medicina (sinónimo, a veces con un sentido irónico, de la llamada medicina convencional, científica, occidental o alopática) nos aporta este tipo de conocimiento cada vez más especializado de la enfermedad y la salud, con áreas muy prometedoras para su investigación y desarrollo futuros dentro de la biología, la química, la fisiología, la farmacología, la neurología y la tecnología, que avanzan a mayor velocidad que nunca. Gran parte de este desarrollo de la ciencia médica surgió a raíz del informe Flexner de 1910 sobre la educación médica en los Estados Unidos y Canadá.[7] El informe resaltaba la importancia de unos estándares elevados de educación médica basados en la adherencia al método científico. Esto condujo a descubrimientos científicos en el campo de la medicina crecientemente especializados, con frecuencia a expensas de la enseñanza médica y el cuidado de los pacientes.[8] Una ciencia médica cada vez más especializada nos ofrece un diagnóstico y un tratamiento médicos cada vez más especializados, y esto hace que aumente la especialización de los profesionales médicos con un extraordinario conocimiento y capacidad en sus restringidas áreas de especialización. Lo razonable, si tenemos una enfermedad especial, como por ejemplo el aleteo auricular, es acudir a un especialista en arritmia cardíaca en lugar de a un médico general, un acupunturista o un chamán local, aunque este último podría transmitirnos un mayor sentimiento de esperanza que, como veremos, tiene una gran importancia para la curación y la calidad de vida, sobre todo cuando estamos tratando con una enfermedad posiblemente mortal.

Sin embargo, pese a lo que podrían parecer avances de ciencia ficción en la ciencia médica y el método clínico, las cosas no van tan bien en el mundo, tampoco en el campo de la medicina ni en la salud en general. El coste de la atención sanitaria aumenta sin cesar y los cuidados médicos más avanzados están fuera del alcance de la mayoría. Incluso cuando se tiene acceso a la atención más especializada, la experiencia no suele ser la de una atención humana empática y compasiva, y *sentir que nos están cuidando es importante para la salud y la curación*. A pesar de que hay excepciones individuales significativas, cuanto más especializado está el médico menos es capaz de apreciar, y mucho menos tratar, las afecciones y necesidades más generales de sus pacientes. Desgraciadamente, esto significa que con el aumento de la especialización, suele disminuir la calidad de la relación entre médico y paciente, lo que aleja más a este de las primeras consideraciones de la medicina expresadas por el juramento hipocrático y el menos conocido juramento de Maimónides.

El juramento de Maimónides

La eterna providencia me ha elegido para cuidar de la vida y la salud de Tus criaturas. Que siempre me inspire el amor a mi arte; que en mi afán no se mezclen la codicia ni el anhelo de gloria o fama, pues estos son enemigos de la verdad y la filantropía que podrían llevarme a errar en mi tarea de hacer el bien a Tus hijos.

Que no vea jamás en el paciente otra cosa que no sea un semejante que sufre.

Que me sean concedidos fuerza, tiempo y oportunidad para corregir siempre los conocimientos adquiridos, con objeto de ir extendiendo siempre sus dominios; porque el conocimiento es inmenso y el espíritu del hombre puede expandirse infinitamente para enriquecerse a diario con nuevas adquisiciones. Hoy pueda descubrir sus errores del ayer y que mañana pueda arrojar una nueva luz sobre aquello de lo que hoy se cree seguro.

Oh Dios, Tú me has escogido para velar por la vida y la salud de Tus criaturas: heme aquí dispuesto a seguir mi vocación.

Muchos, por no decir la mayoría, de los médicos tienen una motivación genuina y desinteresada para estudiar y practicar la medicina: quieren mejorar la vida de las personas por medio de la ciencia médica y el servicio al prójimo, y normalmente lo hacen. Pero desde sus primeros días en la facultad de medicina hasta bien adentrados en la carrera médica hay muchos intereses en juego que pueden perjudicar o desvirtuar por completo este compromiso ético y personal. Podríamos empezar por hablar de las condiciones extremadamente estresantes en las que se desarrollan el estudio y las prácticas de esta materia, que suelen compararse con el entrenamiento militar básico cuyo objeto es endurecer a los reclutas como preparación para las batallas en las que intervendrán.[9] Añadamos a esto la falta de autonomía de los profesionales en el mundo de la asistencia médica, en el que las compañías de seguros y las grandes corporaciones pueden vetar las recomendaciones de tratamiento de un médico, y nos estaremos apartando cada vez más de las cualidades del cuidado humano que promueven la salud y la curación. El juramento de Maimónides se está desvirtuando ante las potentes fuerzas que consideran la medicina como un negocio.

Podríamos definir esto como una crisis de la asistencia médica, con costes que aumentan continuamente, una labor médica alienada y unos pacientes que se decantan por posibles charlatanes u otras alternativas, que sencillamente no funcionan, debido a la necesidad, la confusión o la frustración. Y sin embargo, aunque todo fuera bien en estas áreas, seguiríamos enfrentándonos a la realidad de que pese a los avances en la ciencia y la técnica médicas, mucha gente empeora, en lugar de mejorar, como resultado directo de algunos procedimientos médicos, los fármacos recetados y la naturaleza impersonal de la asistencia.[10] Esto podría explicar en gran parte por qué cada vez más gente está dando la espalda a las instituciones de la medicina convencional y recurriendo a formas alternativas de medicina. También nos invita a apreciar el término *crisis*, cuyo ideograma chino está formado por los caracteres de *peligro* y *oportunidad*. Como verás más detalladamente a continuación, no pretendo denunciar al conjunto de la medicina sino únicamente a los efectos negativos de numerosas prácticas médicas, salvando la atención racional efectiva; lo que sí quiero hacer es dotar a la medicina de una atención basada en los extraordinarios avances de la ciencia y volver a orientarla hacia la salud y la curación de la totalidad del ser humano abandonando esa perspectiva estrecha que se limita a curar enfermedades o heridas.

LA EFICACIA Y LAS LIMITACIONES DE LA MEDICINA HOLÍSTICA

Todo el mundo quiere estar sano, vivir cada momento de su existencia con la mayor sensación de entereza, equilibrio y bienestar posibles. Cuando pensamos en la salud tal y como la define Andrew Weil, es decir, como «un equilibrio dinámico y armónico de todos los elementos y fuerzas que forman y rodean al ser humano»,[11] nos abrimos a apreciar una perspectiva mucho más amplia del bienestar. En lugar de ver la salud únicamente como la ausencia de la enfermedad y aplicar protocolos de tratamiento especializado a los pacientes de forma deshumanizada, precisamente la tendencia que encontramos en la medicina convencional, la perspectiva holística de la salud tiene en cuenta la totalidad de las circunstancias vitales del paciente y desarrolla unas estrategias de atención y curación (especialmente autocuidados y autocuración) exclusivas para cada individuo.

Al tener en cuenta a la totalidad de la persona (como mencioné antes, el mismo término *salud* tiene raíces etimológicas que significan «entero»), la medicina holística toma en consideración todo lo que afecta a la salud y el bienestar del paciente, como el estrés, la nutrición, las relaciones, el sentido y el propósito de la vida y el entorno natural y social. Con esta visión más amplia de la salud humana, el paradigma holístico nos invita a considerar la salud como un proceso dinámico y continuo de autocuidado en el que también cuentan la calidad de la experiencia personal y la de las relaciones sociales. Al hacer esto nos abrimos a la comprensión de que las diversas enfermedades que podamos sufrir tienen muchísimo que ver con nuestra herencia genética y con lo que hayamos experimentado en nuestra vida individual. Esta experiencia vital abarca todo lo que hemos hecho, pensado, sentido e ingerido con mayor o menor sentido común hasta el momento presente. Creemos que la forma en que vivimos, con sus estados emocionales, nutrición, sueño, relaciones y su significado, se refleja en el equilibrio (o desequilibrio) de nuestros sentidos y en nuestro bienestar (o malestar). Esta es una sabiduría ancestral.

Los recientes mantras del holismo y la salud holística no son más que ecos de sus antiguas raíces y de su larga historia. El holismo es la esencia de la mayoría de los sistemas médicos de la Antigüedad, ya sea el hipocrático, el ayurveda o la medicina china tradicional. La totalidad de los tratados hipocráticos (y gran parte del ayurveda y la medicina china tradicional) tiene como base considerar al ser humano como un todo y tratarlo del mismo modo teniendo en cuenta todos los aspectos posibles de su vida: sus circunstancias sociales y familiares, la situación de su entorno, su modo de vida, los lugares a los que ha viajado y cualquier otro factor que podría afectar al estado actual del paciente.

La base de esta perspectiva es un naturalismo que considera la enfermedad como el resultado de causas naturales y entiende que para curarla lo mejor son los tratamientos naturales, aunque en último término esto se entienda dentro de una filosofía espiritual en la que hay lugar para las fuerzas sobrenaturales; si uno no consigue curar la enfermedad, siempre puede recurrir a la oración, los sacrificios u otros rituales. Las filosofías humorales (tanto las indias como las griegas) ofrecen explicaciones detalladas de cómo la salud humana se apoya en el poder curativo de la naturaleza (*vix mediatrix naturae*)* y en el espíritu. Como la idea es que la enfermedad surge del desequilibrio de la constitución humoral de la persona y que la recuperación de ese equilibrio se consigue principalmente a través de fuerzas naturales, el propósito de la medicina, los tratamientos o los rituales es utilizar las capacidades curativas innatas (o invocar las de una deidad) que permiten sanar el cuerpo-mente.

Aunque este individualismo holístico se centra en las necesidades únicas de cada persona, existe un reconocimiento de que las situaciones del entorno y las relaciones sociales forman parte de la totalidad de la salud humana (una perspectiva que, desde la Antigüedad hasta nuestros días, subyace en las iniciativas de salud pública). Al conectar el bienestar y la curación del ser humano con su entorno más amplio, los enfoques holísticos de todas las épocas han puesto también sus ojos en la inmensa diversidad botánica para la elaboración de medicamentos. Esto ha dado lugar a varias ediciones de *materia medica*: compendios de plantas y hierbas y de sus beneficios curativos o paliativos. También encontramos dentro de todos estos naturalismos un sentido permanente de lo espiritual, una apertura a los misterios de la vida, la enfermedad y la curación que a veces se consideran totalmente mágicos, metafísicos o milagrosos.

---

* N. del T.: expresión latina que significa 'el poder curativo de la naturaleza'.

¿Por qué esta perspectiva holística, tan profundamente enraizada en la vida y en la cultura del ser humano, no se mantuvo hasta nuestros días? El crecimiento continuo de la medicina científica a partir del Renacimiento, especialmente tras el siglo XVIII, desplazó gradualmente al holismo. El frío análisis molecular de los mecanismos de la enfermedad y los campos de especialización relacionados con esta terminaron imponiéndose y reduciendo al ser humano a múltiples partes aparentemente desconectadas y a las interacciones entre ellas. Seguramente, los primeros científicos modernos se esforzaron por encontrar las mejores explicaciones naturales para la enfermedad en un mundo que tenía una visión tradicional y supersticiosa de esta.

Conforme los investigadores científicos avanzaban en sus descubrimientos médicos, fueron deshaciéndose los estrechos lazos que existían entre la magia, la religión y la medicina a pesar de la resistencia de las poderosas fuerzas de la tradición, la superstición y las instituciones. Para mediados del siglo XIX existían fuertes movimientos políticos a favor de la ciencia médica y en contra de lo que muchos científicos de la época (y de hoy en día) consideraban medicina no científica. Parte de esta medicina era charlatanería tremendamente peligrosa y parte de ella se considera eficaz en la actualidad, o al menos parece prometedora para curar la enfermedad, promover la salud u ofrecer esperanza.

Es en el periodo inicial de conflicto social y político entre la medicina científica y la holística donde encontramos las primeras alternativas a la medicina convencional, lo que en conjunto se ha dado en llamar medicina alternativa y cubre un abanico amplio y diverso de prácticas de eficacia variable. La hegemonía ideológica de la medicina alopática, como «medicina» alcanzada por la todopoderosa Asociación Médica de los Estados Unidos (AMA, por sus siglas en inglés), formada en 1846, provoca que todos los enfoques que no sean alopáticos (es decir, que no se incluyan en los parámetros de la AMA) ingresen automáticamente en la categoría de «alternativos». Desde que la AMA alcanzó la hegemonía, la mayoría de los desarrollos producidos en la medicina alternativa han tenido lugar principalmente fuera de las instituciones médicas generales. Esta es una consecuencia directa de la campaña sin cuartel que AMA realizó a mediados del siglo XIX para desacreditar y marginar lo que consideraba medicina no científica (especialmente las cada vez más populares homeopatía, quiropráctica y osteopatía). Así, mientras que la mayoría de los enfoques médicos desde la Antigüedad hasta nuestros días parecían resaltar la importancia del holismo y la conexión (con la naturaleza, los seres queridos, la comunidad y el mundo espiritual), una paradoja de la moderna medicina científica que se ha mantenido hasta la actualidad es la tendencia a minimizar, malinterpretar y rechazar la relevancia de ambos conceptos.

Esto comenzó a cambiar en 1991 cuando los Institutos Nacionales de Salud (NIH por sus siglas en inglés) crearon la Oficina de Medicina Alternativa (OAM por sus siglas en inglés) con una misión «dedicada a explorar las prácticas curativas complementarias y alternativas en el contexto de la ciencia rigurosa». El elemento «ciencia rigurosa» encontró rápidamente resistencia, como la del senador Tom Harkin, un decidido defensor de la medicina alternativa, que declaró que «no es necesario que la comunidad científica entienda el proceso para que el público pueda beneficiarse de estas terapias».[12] La OAM llegó a estudiar prácticamente la totalidad del abanico de alternativas a la medicina convencional. Barrie Cassileth, un miembro de su junta, reaccionó a lo que algunos consideraban la medicina alternativa libre para todos de OAM declarando que «es increíble el grado en el que la irracionalidad se ha impuesto en todos los aspectos de esta oficina [...] Este es el único lugar en el que las opiniones cuentan tanto como los hechos».[13] Paul Berg, premio Nobel de Química, escribió al Congreso: «La charlatanería siempre se aprovechará de los crédulos y los mal informados, pero nosotros no deberíamos ampararla con los Institutos Nacionales de Salud».[14]

El presidente de la Sociedad de Física Estadounidense también le escribió al Congreso, quejándose de que la OAM es «un ciego defensor de la medicina no convencional [...] parte de la cual viola las leyes básicas de la física y se parece más a la brujería que a otra cosa».[15]

Pese a esta notable oposición, se incrementó el presupuesto de la OAM para apoyar pruebas clínicas y en 1988 pasó a llamarse Centro Nacional para la Medicina Alternativa y Complementaria (NCCAM por sus siglas en inglés). La medicina alternativa y complementaria se definió como «aquellos tratamientos y prácticas sanitarias que no se enseñan habitualmente en las facultades médicas, ni se usan generalmente en hospitales, ni suelen cubrir las compañías de seguros médicos».[16] Así, la medicina alternativa ha florecido enormemente a pesar de la oposición directa de la AMA y otras organizaciones políticas, científicas y religiosas y de que hayan logrado excluir los enfoques alternativos de la educación médica y los hospitales y hayan impedido que sean cubiertos por los seguros.

En el 2014 la NCCAM volvió a cambiar de nombre: ahora se llama Centro Nacional de Salud Complementaria e Integradora (NCCIH por sus siglas en inglés). La sustitución de la expresión *medicina alternativa* por *salud integradora* puede disminuir la impresión de que la investigación, la formación y el alcance de la NCCIH incluye la superchería, aunque apoya la investigación y la educación sobre muchos tipos de alternativas como las asanas y el pranayama de yoga o la meditación.

La declaración de la nueva misión y objetivo de la NCCIH simboliza esta apertura a una medicina más inclusiva y que sea verdaderamente complementaria:

> La misión de la NCCIH es determinar, mediante investigaciones científicas rigurosas, la utilidad y la seguridad de las intervenciones sanitarias complementarias e integradoras y su papel en la mejora de la salud y la atención sanitaria. El objetivo de la NCCIH es que los profesionales de la atención sanitaria y los legisladores de la política sanitaria se basen en las pruebas

Integrar las artes y las ciencias curativas

científicas para tomar decisiones sobre el uso y la integración de los enfoques complementario e integrador de la salud.[17]

Además, define sus términos, ofreciendo lo que probablemente se convertirá en distinciones aceptadas ampliamente. «Complementaria» significa que una práctica que no forma parte de la medicina convencional se usa conjuntamente con esta; «alternativa» implica que la práctica no convencional se usa en lugar de la medicina convencional, e «integradora» se utiliza para expresar que hay coordinación entre el enfoque convencional y el complementario. La NCCIH distingue dos enfoques de la salud complementaria: los «productos naturales», entre ellos los botánicos, las vitaminas, los minerales y los probióticos, y las «prácticas mentales y corporales, como el yoga, la manipulación quiropráctica y osteopática, la meditación, la terapia de masaje, la acupuntura, las técnicas de relajación, el taichí, el *chi gong*, el toque para la salud, la hipnoterapia y las terapias de movimiento como Feldenkrais, la técnica Alexander, el pilates, la integración estructural Rolfing y la integración psicofísica Trager».[18]

Aunque la NCCIH es la agencia principal del gobierno federal estadounidense para la investigación científica sobre enfoques complementarios e integradores, no es la única que tiene este objetivo. Por ejemplo, The Bravewell Collaborative, una fundación privada, elige y dirige sus propias iniciativas integradoras sanitarias, entre ellas las que lleva a cabo en colaboración con el Consorcio de Centros Académicos Sanitarios para la Medicina Integradora (CAHCIH por sus siglas en inglés). En 2015, el CAHCIH informó de más de sesenta facultades médicas, centros médicos y centros de investigación de los Estados Unidos que participaron como miembros del consorcio en investigaciones y prácticas significativas de medicina alternativa. Entre ellas, las facultades de medicina de Johns Hopkins, Stanford y Harvard; los campus médicos de las cuatro universidades de California, Yale, Duke, Universidad de Toronto y Universidad Autónoma de Guadalajara. El Centro Kripalu para el Yoga y la Salud y el Instituto Kripalu para una Vida Extraordinaria, estrechamente relacionados, están colaborando con los NIH y las universidades más importantes para investigar los efectos específicos del yoga en los niños en las escuelas y en otras áreas como la obesidad y la diabetes.

¿Qué efectos tendrá esta aceptación de los enfoques alternativos por un amplio sector de la sociedad? Teniendo en cuenta la gran cantidad de compromisos institucionales, uno puede concluir razonablemente que la medicina alternativa está aquí para quedarse. Y esto atañe también a los enfoques que incluyen varios elementos del yoga, pese a la oposición constante de la comunidad médica y de muchas autoridades gubernamentales y legislativas a cualquier técnica que se encuentre fuera de las prácticas basadas en pruebas científicas.

Pese a la falta de implicación de la medicina general, otras dos fuerzas siguen impulsando el movimiento hacia una mayor integración de la medicina convencional y la alternativa: diariamente decenas de millones de personas deciden probar soluciones alternativas con una perspectiva más integral e innumerables profesionales ofrecen servicios alternativos que, al ser cada vez más solicitados, se están haciendo un hueco en la corriente principal de la sociedad.[19] En conjunto, estos movimientos muestran muchas posibilidades de incrementar el número de opciones sanitarias con una base más sólida, así como de conectar las diversas prácticas de yoga con otras formas de atención y terapia con objeto de ofrecer servicios terapéuticos.

Sin embargo, no todo va sobre ruedas en el mundo de la medicina alternativa. Las múltiples opciones de métodos alternativos para sanar, curar y vivir de forma más saludable van desde algunos que tienen eficacia probada o aparente hasta otros que claramente carecen de ella, incluso hasta el punto de resultar perjudiciales. Existe una preocupación fundada por parte de los críticos acerca de determinadas formas de medicina alternativa, comenzando por algunas personas que rechazan tratamientos eficaces en favor de otros sin ningún fundamento y como consecuencia de esto empeora su estado (y su economía). Todos los enfoques se merecen una consideración a la hora de evaluar su eficacia, no solo a través del prisma de las teorías sobre la salud y el bienestar sino a través del prisma práctico de promocionar la salud y el bienestar.

SANAR Y CURAR: HACIA UN ENFOQUE INTEGRADOR

Existen muchos adjetivos que modifican el concepto de medicina: científica, alternativa, alopática, intuitiva, herbal, convencional, etc. Según Snyderman y Weil, el éxito de las iniciativas integradoras llevará a que se dejen a un lado los adjetivos en favor del término único *medicina*.[20] Aún falta mucho para que esto suceda, debido sobre todo al gran poder de los intereses, ideologías e instituciones comprometidos con uno u otro enfoque; sin embargo, quizá estemos más cerca de lograrlo de lo que creemos. Este optimismo se puede comprender con mayor claridad si reconocemos lo que la gente le pide a la vida, especialmente en lo que respecta a los problemas inevitables de salud y equilibrio que surgen de manera natural en nuestra existencia, y mucho más en medio del ajetreo y la complejidad de la vida moderna.

Lo que quiere la mayoría de la gente es sentirse bien, sufrir lo menos posible, curarse las enfermedades, sanar de la manera más natural, sentir una plenitud y una conexión significativas y duraderas y que su vida entera tenga sentido, incluso estando enfermos o en el lecho de muerte. El resultado de estas tendencias es que algunos de los científicos y médicos convencionales más serios y comprometidos asisten a clases de yoga, toman suplementos herbales no aprobados por la Administración de Alimentos y Medicamentos Estadounidense (FDA) y exploran la meditación *mindfulness*.[21] Otro resultado es que incluso los defensores más fervientes de los métodos alternativos de curación se apresuran a acudir a un hospital convencional cuando están gravemente enfermos o heridos. Todos buscamos diversas formas de medicina, calidad de curación y fuentes de significado. Hay infinidad de formas en las que podemos aprovechar los diversos recursos para vivir mejor; la principal limitación es la falta de imaginación (y de acceso a los recursos), y este es uno de los motivos por los que la experiencia y las pruebas pueden ayudarnos a tomar las mejores decisiones con respecto a las artes y las ciencias curativas.

Lo ideal sería que adoptáramos las decisiones sobre el tratamiento de nuestra enfermedad basándonos en el mejor conocimiento posible de esta. Michael Lerner, cuando escribe o da clases sobre las opciones de tratamiento y la utilidad de la esperanza en el cáncer, habla entre otros temas de cómo equilibrar la duda científica con la esperanza clínica y nos ofrece conocimientos importantes que se pueden aplicar a cualquier enfermedad. Explica que el término *sobrevivir* deriva del latín *supervivire*, que significa literalmente 'vivir por encima de' las experiencias pasadas.[22] Todos estamos, por definición, sobreviviendo (o prosperando). Cómo lo hacemos y las decisiones, a menudo fatídicas, que tomamos para tratar nuestras enfermedades son el núcleo de los enfoques integradores. Por ejemplo, si tu enfermedad es incurable o terminal, esto apunta a los cuidados paliativos y la amplia gama de opciones de tratamiento entre las prácticas de apoyo sanitario que pueden mejorar tu vida (aportarle más integridad, plenitud y significado) dentro de esa enfermedad, reduciendo síntomas y ofreciendo la mayor esperanza posible de supervivencia.[23]

Cuando nuestra enfermedad carece de una diagnosis o prognosis claras, esto apunta también a los cuidados paliativos, pero además a tratamientos curativos, que ofrecen esperanza, porque la esperanza es en sí misma una herramienta terapéutica, especialmente, como resalta Bernie Siegel, en la ausencia de certidumbre.[24] Incluso si alguien sufre una enfermedad aparentemente incurable, puede incrementar al máximo sus posibilidades de sobrevivir cultivando su resonancia curativa intrínseca, que puede influir o no en la enfermedad pero que sin duda tendrá profundos efectos en otros aspectos de su vida. De esta forma, es precisamente el cultivo de la integridad lo que crea la mayor capacidad para sanar y curar, porque en la ausencia de integridad disminuye la fuerza innata del cuerpo-mente para sanar.[25] En otras palabras, nuestro estado emocional y mental (cómo nos «sentimos») está imbricado con nuestro estado físico (como la evolución de una enfermedad). ¿Cómo no iba a ser así, teniendo en cuenta que la emoción y el pensamiento surgen de la totalidad de ese mismo organismo que podría sufrir una afección «física»? Aunque el objetivo de la medicina científica tienda a ser curarnos a nivel fisiológico, podemos mejorar nuestra prognosis curativa si equilibramos nuestra atención atendiendo a nuestra dimensión superior de seres humanos integrales. La medicina alternativa, además de desempeñar una función directa en la curación fisiológica, puede jugar también un poderoso papel directo y decisivo en la sanación y en las medidas sanitarias preventivas.

Si nuestra intención es vivir de la manera más equilibrada, energética y dichosa posible, debemos ir más allá de curar las enfermedades y centrarnos en cultivar al máximo nuestra salud. Incluso en el caso de afecciones totalmente curables es muy recomendable complementar los tratamientos puramente curativos con un tratamiento holístico. Aquí he de advertir sobre tratamientos potencialmente perjudiciales, ya sean alopáticos o alternativos, y sobre los daños que pueden causar los charlatanes o los practicantes incompetentes o con una preparación deficiente. También podemos plantearnos cualquier problema de salud que tengamos como una oportunidad para aprender más sobre nosotros mismos y sobre cómo vivir de una manera que se adapte mejor a nuestra enfermedad y que nos permita estar lo más saludables posible sean cuales sean las circunstancias. Yendo un poco más lejos, incluso estando completamente sanos y sintiéndonos bien, podemos ayudar a prevenir la enfermedad y mantener el bienestar utilizando los conocimientos de la salud holística en la vida cotidiana, sobre todo mejorando el autocuidado en todas las facetas de nuestra vida.

LA SALUD INTEGRADORA EN LA PRÁCTICA

La yogaterapia, como la medicina integradora, aparece siempre en un determinado contexto temporal, espacial y cultural. El momento en el que uno se encuentra en su vida y en el mundo determina y condiciona las opciones de curación disponibles y lo que puede estar dispuesto a explorar dentro de ellas. Lo ideal sería que todas las opciones estuvieran al alcance de todo el mundo y que todos estuvieran dispuestos a tomar las decisiones de tratamiento más razonables para ellos y dispusieran de los recursos para hacerlo. Pero sencillamente las cosas no son así en el mundo actual; al contrario, vivimos en sociedades estratificadas a nivel social y económico en las que se superponen fuerzas sociales, culturales y políticas que ocasionan que el acceso a los recursos sanitarios sea desigual. Las relaciones sociales de clase, sexo, raza y religión son los primeros sospechosos de perpetuar esta desigualdad. Gran parte de la humanidad no tiene acceso a la medicina general, mientras que muchos enfoques alternativos son igualmente inaccesibles excepto para unos pocos privilegiados.[26]

En el contexto de la elección de tratamientos de curación, tanto la yogaterapia como la esfera más amplia de la salud integradora pueden utilizar varias prácticas complementarias de salud que se ajustan a las necesidades individuales y son accesibles en términos de recursos disponibles. Más adelante veremos los procesos y protocolos con los que los profesores de yoga pueden trabajar mejor, entre ellos o con sus estudiantes, para elegir las prácticas de yoga apropiadas. Esto incluye remitir a los estudiantes a un médico o a otro profesional sanitario o terapéutico.

Parte del problema con el que nos enfrentamos aquí es que en cada uno de los extremos del pensamiento científico existe una gran predisposición y sesgo. Algunos nunca se plantearán seguir un tratamiento que no cumpla los requisitos más exigentes de la medicina convencional científicamente comprobada y por lo tanto rechazarán la mayoría de los enfoques alternativos. Esto tiene el efecto de predisponer contra la medicina convencional a los partidarios de las prácticas alternativas de salud, impidiendo que se beneficien de su eficacia. Otros no descartarán jamás lo que ni siquiera la imaginación más desatada podría concebir que posee un poder curativo, y aquí se incluyen técnicas con efectos perjudiciales demostrados o que pertenecen por completo a la esfera sobrenatural (como la comunicación con los espíritus o emplear telekinesis, psicokinesia u otros métodos paranormales). Esto predispone negativamente a los partidarios de la medicina alopática que de otro modo podrían aprovechar la eficacia de muchos enfoques alternativos, entre ellos las prácticas de yoga.

Cuanto más atentamente examinamos este posible o aparente dilema, más se desvanece cuando contemplamos nuestra elección a través de los prismas de la curación y la sanación. Este planteamiento nos lleva a apreciar mejor lo que funciona («funciona» en este caso puede referirse a la eficacia en la prevención, la cura, la salud integral o sencillamente la esperanza). Para encuadrar mejor este análisis y establecer claramente las elecciones integradoras y las directrices de tratamiento, podemos utilizar las distinciones del modelo de asistencia sanitaria que distingue tres niveles de atención: primaria, secundaria y terciaria. A continuación, dentro de cada nivel, podemos formular preguntas sobre la eficacia, los valores del paciente, las enfermedades y las intenciones que pueden aportarnos más claridad y conocimiento a la hora de elegir entre los tratamientos disponibles.

Atención primaria

Aunque podríamos asociar la atención primaria con el primer punto de consulta con un profesional de la salud, aquí he ampliado este concepto a fin de incluir los pasos iniciales para cultivar una mejor salud y bienestar a través del autocuidado. De esta forma la atención primaria se refiere al ámbito más general de las prácticas para la prevención sanitaria y para tratar problemas agudos o crónicos de salud. Abarca también las cuestiones referidas al acceso a los servicios sanitarios, los factores medioambientales y el modo de vida. Normalmente, al enfocar así la atención primaria, las enfermedades se clasifican en los llamados *sistemas nosológicos*, es decir, clasificaciones de patologías y trastornos con sus correspondientes directrices de tratamiento.

La *Clasificación internacional de atención primaria* (ICPC por sus siglas en inglés) de la Organización Mundial de la Salud, que contiene diecisiete categorías, puede ayudarnos a centrar más la evaluación de las afecciones y sus opciones de tratamiento. Evidentemente, la categoría A, general y sin especificar, es la que ofrece un mayor espacio para los tratamientos holísticos, pero estos pueden desempeñar un papel fundamental en todas las categorías. Asimismo, la quinta edición del *Manual de diagnóstico y estadística para los trastornos mentales*, publicado por la Asociación Estadounidense de Psiquiatría, identifica los trastornos mentales de salud y sus correspondientes directrices de tratamiento. Aunque estas clasificaciones y recomendaciones que trasladan el conocimiento a la práctica pueden ser una profunda fuente de conocimiento, esa misma ventaja puede convertirse en un inconveniente: la orientación hacia los trastornos y la reducida clasificación de las enfermedades no suelen indicar ni tener en cuenta que en muchas enfermedades se produce una interacción entre las diversas clasificaciones o líneas de diagnóstico. Esto es frecuente en los casos de diagnóstico dual o comorbilidad. De ahí su limitación a la hora de identificar los niveles apropiados de atención, especialmente cuando las directrices del tratamiento exigen intervenciones específicas sin tratar a la persona en su totalidad ni ocuparse de las relaciones terapéuticas más amplias que implica dar y recibir el tratamiento. Lo ideal sería que las directrices del tratamiento identificaran el mayor ámbito posible de tratamientos eficaces, permitiendo así que uno pudiera elegir con conocimiento de causa y flexibilidad.

Deseo, por lo tanto, abrir un espacio para toda una serie de opciones de atención primaria, desde el autocuidado hasta la atención sanitaria profesional que pueda ofrecerse sobre la base de lo que primero nos hace acudir a un proveedor de servicios. Dependiendo de la enfermedad en sí, de la ubicación del enfermo y de la disponibilidad de servicios, el proveedor de servicios podría ser un profesor de yoga, un profesional clínico, un médico de cabecera o el equipo médico de una UCI, y cualquiera de ellos podría ofrecer diversos grados de enfoques alopáticos, alternativos o integradores.

En la medicina alopática la mayoría de los médicos de atención primaria están formados y capacitados en la práctica familiar, la pediatría o la medicina interna, mientras que en los servicios alternativos de salud existe una amplia gama de profesionales que pueden ofrecer atención primaria.

La continuidad es un elemento fundamental de la asistencia primaria que facilita la provisión de una orientación, atención preventiva y conexión humana constantes que son esenciales para la salud holística. Mientras que las enfermedades agudas suelen remitirse a la atención secundaria o terciaria, muchas afecciones crónicas, como la hipertensión, la depresión, la ansiedad, la diabetes, el asma, la enfermedad pulmonar obstructiva crónica (EPOC), el dolor de espalda y la artritis se tratan bien con la atención primaria; todas ellas pueden aliviarse, al menos parcialmente, con técnicas de yoga.[27] La atención primaria, combinada con la secundaria o terciaria, juega un papel primordial incluso en las enfermedades graves.

Atención secundaria

Muchas enfermedades necesitan una atención más especializada que, dependiendo de la ubicación, la naturaleza del sistema sanitario y los recursos disponibles, podría ofrecerse en diversos entornos, desde el hogar hasta una clínica o un hospital. Los tratamientos, más especializados y técnicos, de la atención secundaria suelen emplearse en problemas más graves así como en la atención cualificada durante el parto, los cuidados intensivos y los servicios auxiliares de tratamiento. Normalmente, en el mundo moderno, donde las corporaciones administran la mayoría de los sistemas sanitarios, la atención sanitaria secundaria requiere una derivación por parte del médico de atención primaria. Esto impide a los pacientes acceder directamente a la atención secundaria. Aun así, mediante autoderivación se puede acceder directamente a muchas formas de atención secundaria, como los servicios de profesores de yoga, terapeutas físicos, terapeutas respiratorios y dietistas.

Cuando uno accede a la atención secundaria, las opciones de tratamiento son muy amplias, lo mismo que las oportunidades de integración entre los campos del enfoque general (holístico, alopático, curativo o paliativo) y los tratamientos específicos. Así, la atención secundaria es más especializada que la primaria aunque también puede incluir los elementos de la atención primaria que favorecen la prevención y el mantenimiento de la salud.

Atención terciaria

Cuando los proveedores de asistencia primaria y secundaria no logran tratar adecuadamente un problema de salud, lo indicado es recurrir a la asistencia terciaria, donde uno puede recibir una evaluación y un tratamiento más avanzados. La atención terciaria se encarga de la mayoría de los tratamientos de cáncer, procedimientos cardíacos, neurocirugía, tratamiento de quemaduras y otras intervenciones complejas. Como sucede con la atención secundaria, la medicina holística juega un importante papel complementario de apoyo a los tratamientos terciarios, aunque en esencia la atención terciaria sigue siendo patrimonio de los profesionales de la medicina licenciados y especializados.

Pese a que el modelo de niveles de atención nos proporciona una referencia inicial para plantearnos las diferentes opciones de sanación, podemos ir más lejos y tratar explícitamente sobre las opciones que tienen en cuenta al conjunto de la persona, es decir, sus circunstancias internas y externas, su conducta y sus relaciones con los demás. En su contribución a la teoría del cuidado integral, Barbara Dossey y Lynn Keegan utilizan el concepto del «gran nido del ser» de la filosofía integral de Ken Wilber para ofrecer un marco coherente en el que entender y abordar el cuidado holístico complementario e integrador.[28] Dossey aplica este modelo a los fundamentos holísticos filosóficos de la obra de Florence Nightingale, la enfermera del ejército británico y teórica de la enfermería, que integraba la asistencia sanitaria tal y como se describe en el modelo de Wilber.

Aquí podemos aplicar esta perspectiva como un paso más para perfeccionar la toma de decisiones sobre la curación:

Interna: la esfera de la experiencia personal, del «yo»; este es el espacio del autocuidado, el miedo, la esperanza y la consciencia. Es subjetiva, interpretativa y cualitativa. Aquí las decisiones sobre la curación se toman sobre la base de la intención, los valores y la madurez del individuo.

Interpersonal: la esfera de la experiencia compartida, del «nosotros»; este es un espacio en el que los valores culturales que compartimos, entre ellos los de los cuidadores, forman la base para tomar las decisiones sobre nuestra curación.

Conductiva: la esfera de nuestro ser biológico, del «ello»; este es el espacio de nuestra manifestación individual en el mundo, donde las decisiones sobre nuestra curación se basan en cualidades objetivas y observables.

Externa: la esfera de los sistemas mayores en los que habitamos, del «su»; este es el espacio social y ambiental que da forma y delimita nuestra experiencia de la asistencia sanitaria organizada, incluidas las políticas y las prácticas de las instituciones y el gobierno. Aquí las decisiones sobre la curación están condicionadas por las leyes, las políticas y el acceso a los recursos.

Aunque la realidad que aquí tomamos como un todo puede contener numerosos dualismos filosóficos, es posible evitar las trampas y limitaciones dualistas (e igualmente el reduccionismo materialista o idealista) siendo conscientes de que en la praxis, es decir, al poner en práctica la teoría, estas esferas separadas son abstracciones muy útiles extraídas de la experiencia y la toma de decisiones. Cuando se trata de escoger una opción específica entre las diferentes opciones de sanación y curación, se producirá siempre algún grado de tensión entre las cualidades de los cuatro cuadrantes del modelo Wilber/Dossey que surgen de los valores, circunstancias, lugar, relaciones y recursos de cada uno. También habrá siempre algún grado de tensión entre la duda científica y la esperanza clínica. La mejor forma de dilucidar esta tensión es a través de la práctica (praxis) con conocimiento de causa. Como veremos, las cuestiones sobre la evidencia o la eficacia no se reducen de manera simplista a las categorías opuestas de la medicina llamada científica o la llamada alternativa sino que deben aplicarse por igual a ambas.

Como sugiere James Dalen, la diferencia principal entre las terapias convencionales y no convencionales no tiene que ver con que estén basadas en la ciencia o en la fe, sino con el origen de su introducción: cuando surgen de los círculos de la medicina convencional occidental, quienes están más influenciados por esos círculos las consideran válidas aunque se presenten sin el apoyo de un estudio científico (como sucede con la warfarina, la heparina y la aspirina en la terapia antitrombosis).[29] Del mismo modo, cuando proceden de fuera de los círculos de la medicina occidental convencional, quienes están más influidos por estos círculos las consideran menos válidas, aunque se presenten apoyadas por estudios científicos. En cuanto a los círculos de la medicina alternativa, para algunos de sus miembros los descubrimientos y prácticas de la medicina alopática son automáticamente objeto de sospecha, mientras que suelen aceptar las afirmaciones de los demás practicantes de la medicina alternativa, independientemente de que haya pruebas válidas que demuestren su eficacia.

En la medida en que queramos ofrecer nuestros servicios como complemento o alternativa a los enfoques convencionales, será necesario demostrar la eficacia específica de las prácticas de yoga consideradas válidas en los círculos convencionales. Tal y como señalan A. G. Mohan e Indra Mohan con respecto al conocimiento tradicional y a darle prioridad a los métodos eficaces del yoga: «El hecho de que el conocimiento haya perdurado o se haya conservado no significa que sea valioso ni eficaz. Numerosas supersticiones y creencias erróneas han pasado de generación en generación a lo largo de la historia».[30]

Para tomar decisiones con más conocimiento de causa en cada nivel de asistencia, nos será útil volver a las consideraciones que plantea Lerner sobre las opciones en materia de sanación. A esto le podríamos añadir los recientes refinamientos sobre la evaluación de opciones para promover la salud, la sanación y la integridad. Uno de estos refinamientos es el compromiso emergente en los principales círculos de la medicina integradora de exigir para los tratamientos alternativos los mismos estándares de evidencia de eficacia que los que se aplican a los tratamientos convencionales.[31] Al hacer esto queremos preservar la apertura a las prácticas y cualidades de asistencia que ofrecen esperanza y experiencia paliativa cuando la enfermedad parece incurable o terminal; en estos casos hay que evaluar la seguridad (asegurarse de que no hace daño) y desprenderse de la insistencia en la eficacia curativa. Con objeto de integrar estas evaluaciones de prácticas o intervenciones, podemos proceder planteándonos sucesivamente las siguientes preguntas basadas en las «Directrices del criterio para evaluar los tratamientos»[32] de la Asociación Estadounidense de Psicología.

¿QUÉ PRUEBAS CIENTÍFICAS HAY DE LA EFICACIA DE LA PRÁCTICA? La pregunta básica que cabe hacerse aquí es si la práctica cumple su objetivo (es decir, si proporciona algún tipo de curación o sanación): ¿hay un efecto beneficioso que pueda demostrarse científicamente? Lo ideal es que el objetivo de la práctica se sustente sobre un gran conocimiento de la causa de la enfermedad y su prognosis. Para responder más detalladamente a esta pregunta básica sobre la eficacia hay que contestar una serie de preguntas más:

- ¿Qué indica la documentación empírica relevante acerca de la práctica? Al examinar amplia y atentamente diversos estudios, es importante evaluar la calidad de estos, especialmente la integridad de su diseño experimental y la consideración de explicaciones alternativas.

- ¿Cuál es el rigor metodológico y la calidad clínica de la investigación que apoya la práctica? Aquí podemos identificar tres niveles de validez científica, desde el más fuerte hasta el más débil:

  1. Experimentos controlados aleatorios, con pruebas clínicas que descartan explicaciones alternativas plausibles.
  2. Observación clínica sistemática, con estudios sistematizados de casos clínicos y replicación clínica de resultados con diversos sujetos aquejados de una determinada enfermedad.
  3. Opinión clínica, observación y consenso entre cuidadores y sanadores cualificados.

- ¿Cuáles son las condiciones de la práctica con la que se han comparado las intervenciones específicas? De nuevo podemos identificar tres niveles de validez, desde el más fuerte hasta el más débil:

  1. ¿Existen pruebas (basadas en demostraciones) de que la práctica sea más eficaz que otras prácticas conocidas?
  2. ¿Existen pruebas de que la práctica sea eficaz para el paciente no solo por el hecho en sí de ser una práctica? En otras palabras, ¿es algo más que un placebo?
  3. ¿Existen pruebas de que la práctica es más eficaz que no hacer nada (que no haya tratamiento)? Y en caso afirmativo, ¿también resulta inofensiva?

- ¿La práctica, y el nivel de atención, y el tipo de espacio necesario para realizarla encajan bien con las necesidades especiales del individuo en particular? ¿Cómo han considerado las necesidades especiales de este individuo los estudios de eficacia sobre esa práctica?
- ¿Qué pruebas existen de resultados específicos en los estudios relevantes de la práctica?:

Muestra de población: ¿hasta qué punto el método y el criterio seguidos para seleccionar a los participantes del estudio reflejan a la población real aquejada de esa enfermedad?

Objetivos de la práctica: ¿cuáles son los valores y objetivos del estudiante, los practicantes, los científicos y demás sujetos que participan en la evaluación de la práctica?

Calidad de vida: ¿cómo afecta la práctica a la capacidad del paciente para desenvolverse en la vida, entre otras cosas a sus sentimientos, su liberación de los síntomas, sus relaciones con los demás y, a un nivel más general, su interacción social, ocupacional y con el entorno?

Consecuencias a largo plazo: ¿qué sucede al terminar la aplicación de la práctica? ¿Cuáles de sus efectos perduran?

Consecuencias indirectas: ¿cuáles son los efectos de la práctica aparte de la reducción de síntomas o la prevención de la enfermedad o trastorno? ¿Mejora la calidad de la sensación subjetiva del paciente o tiene otros beneficios inesperados?

Efectos secundarios: ¿la práctica causa otros tipos de malestar, afección o trastorno?

Satisfacción: ¿cómo se siente la persona independientemente de la mejoría constatada?

¿QUÉ CREDIBILIDAD TIENE EL PROVEEDOR? Aunque la cuestión básica es la competencia, deseo ir más allá e insistir en las cualidades de la atención sanitaria que encajan con los valores sobre la sanación que tiene el estudiante y que reflejan fielmente la cualificación del profesor. Es importante señalar que en la mayoría de los espacios médicos convencionales existen controles muy severos de la formación, la competencia y el rendimiento reales; sin embargo, pese a estos controles, nos encontramos frecuentemente con errores importantes. En la esfera del tratamiento alternativo existen menos cualificaciones y controles y estos son mucho más débiles, lo que hace que algunos practicantes creen la impresión de poseer unas cualificaciones superiores a las reales (por ejemplo, vemos a algunos autoproclamados terapeutas de yoga con un máster en economía o en psicología espiritual de universidades no acreditadas, que se presentan vistiendo una bata blanca con el título «Dr. Fulanito de Tal» y con el estetoscopio alrededor del cuello, la marca distintiva de los médicos, como si fueran médicos u otro tipo de profesionales cualificados de la salud, impartir cursos universitarios sobre terapias relacionadas con enfermedades o lesiones). Puedes plantearte las siguientes preguntas:

- ¿Qué formación tiene el practicante? ¿Cuenta con licencia y credenciales profesionales en el ámbito en el que asegura ser experto?
- ¿Cuáles son los estándares de competencia del campo del practicante? ¿Da la impresión de haberse formado en una escuela o en algún otro centro que cumpla esos estándares?
- ¿Qué aptitudes y logros declara haber conseguido el practicante en relación con el tratamiento específico que estamos buscando? ¿Tiene alguna prueba que esté dispuesto a compartir abiertamente sobre la eficacia de esos tratamientos en otros con la misma enfermedad?

- ¿Qué opinión tienen sobre el practicante sus colegas de profesión? ¿Puede mostrarte opiniones acerca de su trabajo?
- ¿Qué experiencia han tenido otros que hayan realizado el mismo tratamiento con el practicante para alguna enfermedad similar?
- ¿El practicante está dispuesto a informarte del valor de otros enfoques y referirte a otros profesionales de tratamientos alternativos? ¿Tiende a despreciar o rechazar la eficacia de otros tratamientos respaldados por pruebas contundentes de eficacia?
- ¿El practicante parece honesto, fiable y equilibrado psicológicamente? ¿Te sientes cómodo y seguro con su trato personal?

¿QUÉ CALIDAD TIENE EL TRATAMIENTO? La mayoría de las personas elige uno u otro tratamiento de curación en el contexto de unos recursos económicos limitados además de la presión física, mental y emocional que pueda conllevar su enfermedad. Puedes plantearte las siguientes preguntas:

- ¿El precio del tratamiento es razonable y está a tu alcance? En el caso de que sea significativamente más elevado que el de otros tratamientos, ¿cómo justifica la diferencia el practicante? ¿La diferencia parece razonable?
- ¿Da la impresión de que el tratamiento se ofrece en un entorno curativo o sanador? ¿Es un entorno cómodo para ti?
- ¿Qué experiencia han tenido otros con la cualidad del tratamiento proporcionado por el practicante?
- ¿El practicante parece dispuesto a comentar todas las opciones de tratamiento?
- ¿El practicante es accesible mientras dirige el tratamiento y después de que haya finalizado?

PLANTEAMIENTOS ESENCIALES SOBRE LA SALUD Y LA CURACIÓN

Desde la Antigüedad hasta nuestros días y guiándose por la fe, la experiencia o la ciencia, el ser humano ha tratado de encontrar una mayor sensación de plenitud y bienestar mediante los cuatro pilares interrelacionados de la espiritualidad, la higiene mental, la nutrición y las actividades físicas (entre ellas las prácticas dirigidas al cuerpo-mente, como el yoga). El primer pilar, la espiritualidad, se refiere a lo que nos da una sensación de formar parte de la realidad superior de la naturaleza, el universo o el espíritu, ya sea entendiéndolo o experimentándolo a través de los términos teológicos que nos aporta la religión, o descubriéndolo en la inmediatez de nuestra propia experiencia al fluir con la corriente y los misterios de la vida. Las cuestiones de higiene mental, resaltadas en el primer capítulo de los *Yoga Sutras* de

Patanjali y expresadas actualmente en gran parte en el campo de la psicología, nos invitan a apreciar y explorar la relación entre la actividad de la mente y la experiencia de enfermedades o lesiones, en particular cómo la actividad mental puede afectar a nuestra curación. Innumerables perspectivas dietéticas y nutricionales de la salud y de la curación reconocen que lo que comemos afecta profundamente a nuestros tejidos y que los enfoques dietéticos especiales ofrecidos en conjunción con varias formas de tratamiento tienen un potencial sinérgico enorme. Los enfoques físicos y psicofisiológicos reconocen el papel de las formas especiales de ejercicio, movimiento y respiración tanto en la curación como en la sanación.

El yoga y el ayurveda tratan de funcionar con todos estos elementos de maneras integradoras, entre ellas maneras que pueden incluirse en otras modalidades de tratamiento. Aquí me centraré principalmente en el yoga, aunque me referiré al ayurveda y a otras modalidades potencialmente curativas cuando haya pruebas de su eficacia complementaria. Examinaremos atentamente los métodos generales de la yogaterapia así como las prácticas específicas de yoga. Al pensar en la salud y la sanación, es razonable apreciar siempre las realidades del envejecimiento, el proceso vital natural que conduce a la muerte y las limitaciones de la medicina y los tratamientos. Sean cuales sean nuestras creencias, todo el que nace está destinado a morir, aunque lo que sucede después de la muerte sea un misterio absoluto o una cuestión de fe. Vivir más conscientemente puede llevarnos a envejecer de manera más armoniosa y a que la muerte nos resulte más leve. Nuestra aceptación de estas realidades determina en gran medida nuestro carácter y la calidad de nuestra experiencia a lo largo de todo el camino.

Segunda parte

LOS SISTEMAS PRINCIPALES DEL CUERPO-MENTE

Desde la perspectiva del modelo científico del cuerpo-mente somos, si no enteramente, en parte al menos, sistemas biológicos fruto del proceso evolutivo de la naturaleza que nos ha llevado hasta el punto en el que nos encontramos y desde el cual seguimos evolucionando. Consecuencia de este proceso evolutivo es el hecho de que tengamos consciencia del hecho de estar vivos. En esta vida podemos volvernos más conscientes de la totalidad de nuestro ser, incluso despertar la consciencia de la totalidad de nuestro yo somático, y vivir conscientemente de una manera que se corresponda con nuestro propio desarrollo y experiencia vital.[1] La forma en que lo hagamos, los prismas a través de los cuales tratemos de entendernos a nosotros mismos y de volvernos más conscientes de nuestro propio destino, determinará en gran medida la calidad de nuestra vida.

Al pensar en sistemas biológicos la mayoría de la gente piensa en las plantas y los animales de la naturaleza, una naturaleza que algunos consideran distinta de los seres humanos. Nos vienen a la cabeza las abejas libando el dulce néctar de las flores y obteniendo así la energía necesaria para aletear rápidamente mientras ayudan a repartir el polen de flor en flor. Pensamos en peces nadando entre los arrecifes y manteniendo una relación simbiótica con las algas y otras formas de vida. Traemos a la mente los bosques ancestrales, con sus árboles profundamente enraizados en la tierra que sostiene a miles de formas de vida relacionadas entre sí. Y a veces podríamos incluso pensar en nosotros mismos, especialmente cuando sentimos que algo va mal. Sin embargo, lo que no solemos recordar o sencillamente no reconocemos es que también nosotros somos sistemas biológicos enraizados profundamente en la tierra, el agua, el aire y la energía del sol, y que todo eso constituye nuestro entorno natural.

Nuestros propios sistemas biológicos son múltiples y complejos. Como sucede con todas las criaturas vivas, estamos formados por moléculas que se organizan para ciertas funciones, lo que a su vez nos proporciona las interacciones celulares que forman nuestros diversos tejidos, como los músculos, los huesos y los nervios. Nuestros tejidos se combinan para llevar a cabo ciertas funciones por medio de órganos como el corazón, los pulmones y los riñones, dispuestos de una manera determinada que hace posibles y sostenibles esas funciones. Por ejemplo, el corazón es un conjunto de cámaras musculares que laten para bombear sangre a través de los vasos sanguíneos del sistema circulatorio. En todos los casos encontramos que los sistemas orgánicos humanos están interrelacionados integralmente aunque mantienen sus rasgos diferenciales. No funcionan ni independientemente ni con autonomía unos de otros. Por el contrario, en un principio todo sistema corporal humano adquiere su funcionalidad (y nosotros adquirimos la vida como organismos humanos totalmente integrados) a través del sistema reproductivo, donde dos células interconectadas se desarrollan para generar más células que se apoyan unas a otras mutuamente y dan lugar a la totalidad del cuerpomente. Esta cualidad de interdependencia de las células y los sistemas es esencial, no solo para nuestra existencia sino para la existencia de todas las formas de vida (con la excepción de los organismos unicelulares como las bacterias y las algas), por muy sencilla o compleja que pueda ser. Piensa en los siguientes ejemplos de interdependencia del sistema humano:

- Sin el sistema reproductor no habría sistemas. Es la fuente de todo, y permite que nuestra especie sobreviva.
- Sin el sistema endocrino no habría hormonas para regular y mantener la reproducción, la digestión, la circulación o la inmunidad.
- Sin los sistemas digestivo, urinario y musculoesquelético no podríamos obtener nutrientes, adquirir energía o deshacernos de las sustancias de desecho.
- El sistema circulatorio ayuda a algunas de estas mismas funciones, comenzando por llevar oxígeno y nutrientes a todas las células del cuerpo, además de transportar las células sanguíneas blancas a todas las infecciones y heridas, por lo que es un elemento vital para el sistema inmunitario.
- El sistema circulatorio necesita el sistema respiratorio para realizar el intercambio de gases; los músculos hacen uso del oxígeno que se absorbe a través de los pulmones para poder moverse y, el cerebro, para pensar.
- El sistema esquelético mueve el esqueleto, el músculo cardíaco permite que el corazón bombee y el músculo liso es la materia prima de nuestros órganos internos, entre ellos los diferentes conductos que forman parte del organismo.

Los sistemas principales del cuerpo-mente

- Sin esqueleto, el cuerpo humano no tendría forma, no habría producción de células sanguíneas rojas y el cerebro, el corazón, la médula espinal y otros órganos internos estarían expuestos a traumas físicos.
- Sin piel, perderíamos nuestra primera línea de defensa contra la invasión patogénica y nos resultaría muy difícil mantener el calor y la homeostasis. Además, nos secaríamos.
- Sin el sistema nervioso, el corazón no sabría cuándo latir, el sistema digestivo no sabría cuándo añadir enzimas y el cuerpo no sabría cuándo moverse.

Esta interdependencia es evidente en la enfermedad y en las lesiones, como veremos más detalladamente al estudiar cada sistema y también al tratar de las enfermedades específicas. Por ahora, plantéate los siguientes ejemplos de interdependencia e interrelación:

- Fumar no solo perjudica a los pulmones; también destruye los macrófagos del sistema inmunitario.
- Si contraes el sida, el sistema inmunitario se ve gravemente afectado, por lo que aumentan las posibilidades de que contraigas neumonía (una afección respiratoria), una infección por levaduras (por lo general una enfermedad del sistema reproductivo) o el sarcoma de Kaposi (una dolencia del sistema integumentario).
- Una infección intestinal que cause diarrea puede provocar deshidratación debido a la pérdida de líquidos, y aunque no es nada frecuente, edema cerebral (inflamación del cerebro) e incluso coma y muerte.

En conjunto, nuestro sistema de órganos (once en total) nos proporciona nuestra existencia biológica como organismos humanos integrados y vivos, es decir, como seres humanos. Las interacciones complejas de estos sistemas persiguen la homeostasis, que significa la autorregulación interna de la temperatura, la acidez y la alcalinidad (pH), los niveles de glucosa en la sangre, los ritmos circadianos y otros equilibrios que mantienen la estabilidad de la totalidad de nuestro organismo en constante interacción con el entorno natural. Esta realidad, incluso si se describe con conceptos abstractos y prosa redundante, tiene una belleza profunda y sublime. Esta es la perspectiva científica a través de la cual entendemos el cuerpo-mente, cuyos sistemas estudiaremos a partir de ahora.

5

La piel: el sistema integumentario

La ropa más exquisita es la misma piel de una persona, pero, por supuesto, la sociedad no se conforma con ella.

Mark Twain

Desde el punto de vista anatómico, la piel (en términos médicos el integumento) es literalmente superficial: lo más cercano a la superficie del cuerpo-mente. La expresión metafórica *a flor de piel* se refiere a esta superficialidad. Pero la piel juega un papel profundamente significativo en nuestras relaciones internas y externas. Sirve como barrera porosa contra el entorno exterior que nos protege de agentes infecciosos, ayuda a mantener la homeostasis a través de las glándulas sudoríparas y los vasos sanguíneos y nos sensibiliza con lo que sucede en nuestro entorno a través de las terminaciones nerviosas. De hecho, decimos que alguien tiene la «piel muy dura»* cuando no se inmuta por nada. Sin embargo, deberías tener cuidado de no «dejarte la piel» en algo, especialmente si estás expuesto al sol. Esto se debe al papel protector de la piel, combinado con la bioquímica interna; el sol también la somete a fuerzas potencialmente perjudiciales que pueden causar abrasión, laceración e infección, como el melanoma y otras formas de cáncer de piel potencialmente mortales.[1]

La piel, superficial y vital, es también un organismo complejo que constituye cerca del 15 % del peso corporal y que envuelve los tejidos y órganos más profundos del cuerpo. Es la capa más externa del sistema integumentario mayor, que está formado por la piel en sí, la capa subcutánea, la fascia profunda y los derivativos integumentarios como el pelo y las glándulas sudoríparas. Este nivel superficial (integumento) se compone de tres capas: la epidermis, la dermis y la hipodermis, esta última también llamada tejido subcutáneo o fascia superficial.

---

* N. del T.: Dando a entender que nada puede atravesar su piel.

La epidermis, la dermis y la hipodermis

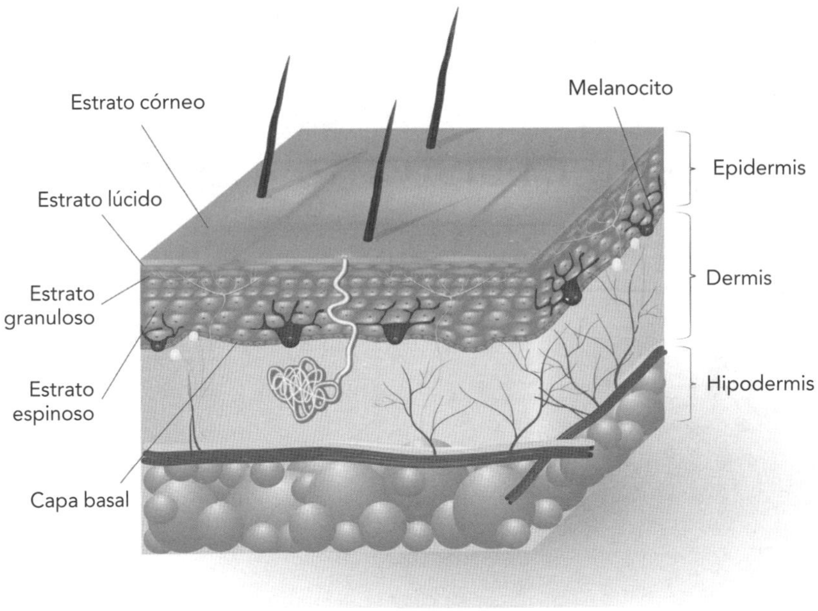

Labels: Estrato córneo, Estrato lúcido, Estrato granuloso, Estrato espinoso, Capa basal, Melanocito, Epidermis, Dermis, Hipodermis

Figura 5.1. El integumento: epidermis, dermis, hipodermis.

La epidermis, la capa más superficial de células de la piel, está formada en un 90 % por queratinocitos, que producen queratina, una sustancia fibrosa estructural que convierte a la piel en una capa protectora. Conocida con el nombre técnico de epitelio escamoso estratificado,[2] es una estructura avascular (es decir, carece de vasos sanguíneos y linfáticos) que está continuamente desprendiéndose de sus células más superficiales mientras se abastece de células nuevas desde abajo (desde su capa más baja, la capa basal). Su nutrición procede de la dermis vascular que tiene debajo y del oxígeno del aire que la rodea. La misma epidermis tiene una estructura de capas que va desde la capa superficial cornificada* hasta la capa basal (o germinal), que libera células de queratina hacia la superficie, creando constantemente nueva piel al mismo tiempo que se va desprendiendo la piel vieja. En otras palabras, la capa basal es la fuente del resto de la epidermis. Las terminaciones nerviosas que surgen de la capa subcutánea y a través de la dermis llegan a la epidermis nos proporcionan sensibilidad a nivel superficial para tocar y para sentir la temperatura.

La dermis está justo debajo de la epidermis, separada de ella por una fina membrana basal; juntas forman el cutis, bajo el cual se encuentran los tejidos subcutáneos. Filas paralelas

---

* N. del T.: la cornificación es un engrosamiento de la piel producido por un aumento de células epiteliales queratinizadas y muertas.

de fibras elásticas y de colágeno entrelazadas forman la capa de la dermis, que le da a la piel su fuerza, tono y arrugas (en las pieles de los animales esta capa se usa para fabricar el cuero). Tiene proyecciones en forma de dedo que penetran en la epidermis para impedir que las dos capas se deslicen la una sobre la otra. Dentro de la dermis encontramos terminaciones nerviosas sensoriales así como folículos capilares, glándulas sudoríparas y subcutáneas y conductos que transportan la linfa y la sangre.

Bajo la dermis encontramos la hipodermis, llamada también tejido subcutáneo o fascia superficial. Está compuesta de tejidos conectivos grasos aunque la distribución y la densidad de la grasa varían, con muy poca en algunas zonas del cuerpo (como la barbilla) y, por lo general, con más o menos de la que uno desearía en otras (como alrededor del vientre o en la cara). La densidad y la distribución del tejido graso subcutáneo vienen determinadas por la herencia genética, que incluye aspectos como el sexo, además de por el estilo de vida, especialmente la alimentación y el ejercicio. Dentro de este tejido graso encontramos raíces foliculares pilosas (con pelo que crece en dirección a la superficie), vasos sanguíneos (en dirección a la dermis), vasos linfáticos (en dirección a la dermis), nervios cutáneos (en dirección a la dermis y con terminaciones libres dentro de la hipodermis) y glándulas sudoríparas (en dirección a la superficie). Estos derivativos integumentarios (llamados a veces apéndices) son componentes esenciales del sistema integumentario mayor que están compuestos por elementos del mismo sistema.

- **Pelo**: el pelo (en realidad, los folículos pilosos) está formado por la extensión de la piel (células de la epidermis y la dermis) que se encuentra a mayor profundidad dentro del cuerpo, a veces en la hipodermis. El tallo de pelo surge de la raíz pilosa localizada en la base del folículo piloso. Mientras que el pelo del cuero capilar y el vello facial pueden alcanzar una longitud ilimitada, la mayor parte del resto del pelo lo hace hasta una extensión determinada.
- **Glándulas**: hay tres tipos de glándulas en el sistema integumentario. Las glándulas sudoríparas (especialmente las glándulas sudoríparas ecrinas) se encuentran en la piel a lo largo de casi toda la extensión del cuerpo y sirven principalmente para regular su temperatura secretando sudor (es decir, agua) a su superficie. También sirven para proteger el cuerpo de la colonización de bacterias. Las glándulas sudoríparas apocrinas están localizadas únicamente en las áreas axilares y en el área perianal y producen un olor que puede contener feromonas y desempeñar una función importante en la interacción social (especialmente en la atracción o repulsión). Las glándulas sebáceas, que producen una sustancia oleaginosa que lubrica la piel y el pelo, y les aporta flexibilidad, se encuentran en todas las áreas de la piel excepto en las palmas de las manos y las plantas de los pies. Proliferan más alrededor de las paredes de los folículos pilosos, pero también se encuentran

en áreas sin pelo, en las que llegan hasta la superficie. De estas glándulas proceden el acné, los quistes sebáceos y el adenoma, un tumor de crecimiento lento que indica que hay posibilidades de desarrollar un cáncer de piel. Las glándulas mamarias se encuentran en los adultos de sexo femenino delante de los músculos pectorales en la capa subcutánea, y su función es la de proporcionar una fuente de leche para los recién nacidos. Las glándulas mamarias maduras segregan leche no por la acción en sí de mamar de los niños sino por la estimulación inducida por la oxitocina de las células mioepiteliales. El cáncer de mama normalmente se desarrolla en estas células y en los lóbulos que surten de leche a los conductos.

Uñas: las uñas, que crecen continuamente, son generadas por la epidermis y sirven para proteger los extremos de los dedos de pies y manos. En ellas se pueden ver fácilmente los desequilibrios fisiológicos recientes, como los efectos de la nutrición, y se han usado desde la más remota antigüedad (tanto en la medicina occidental como en la oriental) como indicador de ciertas enfermedades. Aunque las uñas nos parecen duras y sólidas, de hecho son más permeables que la piel y por eso pueden permitir la introducción de bacterias, aunque la paroniquia, relativamente frecuente, comienza como una infección del tejido blando, no porque las bacterias hayan penetrado a través de la uña.

LA FASCIA PROFUNDA

Profundizando aún más, llegamos a una capa fina que recubre la fascia profunda, y que algunos consideran la verdadera fascia, en lugar de la superficial que se encuentra en el subcutis del integumento. La fascia profunda es un tejido conectivo denso, organizado y fibroso que rodea y penetra (se «vierte» en) estructuras profundas como los músculos, los huesos, los nervios y los vasos sanguíneos (la fascia visceral, o parietal, sujeta los órganos dentro de sus cavidades). Como los ligamentos, las aponeurosis y los tendones (todos ellos formados por bandas de fibras de colágeno estrechamente agrupadas), la fascia profunda es una estructura relativamente flexible; pese a su flexibilidad, forma compartimentos capaces de resistir la tensión muscular, limitando la expansión hacia fuera de los músculos cuando estos se contraen y ayudando por tanto a extraer sangre de los músculos y enviarla al corazón (de este modo, realiza una labor de bomba musculovenosa).

PATOLOGÍAS INTEGUMENTARIAS COMUNES

La piel, además de ser nuestra primera línea de defensa y un factor crucial en la homeostasis, es la fuente de información sobre varios desequilibrios o patologías ocultos en la zona más profunda de los tejidos corporales. Gran parte de esta información surge de conocer la apariencia externa y la sensación, ya que aquí es donde podemos apreciar síntomas a nivel superficial que nos proporcionan claves de afecciones subyacentes. Hay literalmente miles de enfermedades de la piel.

Erupciones: las erupciones cutáneas tienen infinidad de causas: reacciones alérgicas a los alimentos, medicinas, picaduras y plantas como el roble venenoso o zumaque; una exposición excesiva al sol, el calor o la sequedad; emociones como la ansiedad; rozaduras externas y enfermedades como el eccema y el acné provocadas por afecciones que se encuentran a mayor profundidad dentro del mismo integumento. Causas menos frecuentes son los trastornos autoinmunes, como la psoriasis, y afecciones como la enfermedad de Lyme, el sarampión, la varicela, la sarna y la fiebre escarlata.

Ampollas: las ampollas se forman cuando una cantidad importante de líquido (pus) se acumula entre la epidermis y la dermis. Al igual que las erupciones, las ampollas tienen varias causas; principalmente se deben a fuentes externas como fricción, pellizcos, aplastamientos, temperaturas extremas o agentes químicos. También hay afecciones internas como la varicela y el sarampión que pueden causarlas.

Pie de atleta: esta enfermedad contagiosa de la piel forma parte de un grupo más amplio de afecciones producidas por infecciones fúngicas (micosis) llamado *tinea* (conocido más comúnmente como tiña). La *tinea pedis* (pie de atleta) se manifiesta específicamente entre los dedos de los pies pero a través del contacto puede expandirse a otras partes del cuerpo.

Quemaduras solares: al igual que otras quemaduras por radiación, la quemadura solar daña la piel. La radiación ultravioleta (UV) provoca una inflamación protectora (de ahí el enrojecimiento de la piel), daña directamente al ADN y causa la segregación de melanina como agente protector, que le da a la piel un tono bronceado. Las quemaduras solares pueden incrementar el riesgo de desarrollar melanoma, una forma de cáncer de piel.

Cáncer de piel: el carcinoma de las células basales (raramente se produce metástasis), el carcinoma de células escamosas (se metastatiza más frecuentemente) y el melanoma son los principales tipos de cáncer de piel. Sus causas son sobre todo la exposición excesiva a los rayos UV, el tabaquismo, las lesiones crónicas que no sanan y los papilomas.[3]

Acné: llamado técnicamente *acne vulgaris*. El 80 % del acné se debe a herencia genética y la mayor parte del resto está causado por la actividad hormonal o por infecciones bacterianas. Los bloqueos de los folículos debidos a la grasa y a las células muertas de la piel pueden impedir que las secreciones glandulares lleguen a la superficie de la piel. Esto crea un tapón en los poros en donde pueden florecer las bacterias, lo cual da lugar a diversos grados de acné.

Herpes: el virus del herpes simple causa esta enfermedad viral. Hay dos virus: el HSV-1, que se manifiesta alrededor de la boca, y el HSV-2, conocido comúnmente como herpes genital; ambos causan ampollas o pequeñas úlceras. Una vez infectado, uno porta siempre el virus, que es altamente transmisible. Estos virus pueden disminuir la función inmunitaria y a veces se asocian con varios trastornos cognitivos. También aparecen junto al virus del papiloma humano.

- **Psoriasis**: procedente de un término griego que significa 'afección que provoca picor', la *psoriasis vulgaris* es una enfermedad sistémica crónica del sistema inmunitario que tiene influencias genéticas y medioambientales. Se la asocia a un incremento del riesgo de cáncer, enfermedad cardiovascular y trastornos inmunitarios como la enfermedad de Crohn.

DESARROLLAR UN SISTEMA INTEGUMENTARIO SANO

Los siete resultados principales de una búsqueda realizada con Google de los términos *piel* y *yoga* tienen relación con los aspectos más superficiales de la piel: no con la salud de la capa más superficial de la dermis, sino con su aspecto. Estos resultados ofrecen «yoga para una piel naturalmente resplandeciente» (artofliving.org), «6 asanas poderosas de yoga para una piel brillante» (stylecraze.com), «asanas y pranayamas de yoga para hacer que tu piel resplandezca de manera natural» (healthnbodytips.com), «cómo conseguir ese brillo que proporciona el yoga: 5 posturas de yoga para una piel preciosa» (yoga.com), «cómo 30 días de yoga me proporcionaron la mejor piel que he tenido nunca» (self.com), «las 15 mejores asanas y pranayamas de yoga para una piel naturalmente brillante» (thetindian.com) y «9 posturas de yoga que prometen una piel bella y reluciente» (indiatimes.com). Los resultados son prácticamente los mismos cuando sustituimos el término *yoga* por *ayurveda*. En El *yoga cura*,* de Tara Stiles, encontramos prácticas para cuatro afecciones de la piel (acné, celulitis, ojeras y arrugas), comenzando por una explicación sobre el acné en la que se elogia «el brillo del yoga».[4] A continuación, Tara nos ofrece unas cuantas asanas para cada afección. «¿Tienes acné? —nos dice—. Prueba la plancha, *Chaturanga Dandasana*, la plancha lateral y el arco». Al parecer se basa en la teoría de que los aspectos químicos del estrés causan acné y que estas asanas estresantes son una manera de practicar la calma en medio de circunstancias que provocan estrés, con lo cual pueden reducir el acné. Aprecio la idea y desde luego reconozco que este es un beneficio general que proporciona la práctica de numerosas asanas de yoga; no obstante, en el desarrollo del acné intervienen otros muchos matices.

Deseo resaltar que una piel sana depende principalmente de una alimentación igualmente sana y de una exposición mínima al sol, lo que implica el uso habitual de protección solar siempre que pasemos tiempo al aire libre. Asimismo, cabe señalar que una piel sana va

---

* Publicado por Editorial Sirio.

La piel: el sistema integumentario

mucho más allá de su capa más superficial; la apariencia de esta capa revela afecciones más profundas que las mencionadas en las recomendaciones triviales de las anteriores páginas web de yoga.

La mayoría de los estudios sobre el ejercicio y la salud de la piel se centran en los efectos del sudor sobre los tejidos de esta, que suelen ser beneficiosos a menos que el sudor acumulado se deje durante demasiado tiempo en la superficie de la piel (esto podría provocar afecciones como la miliaria, en la que las glándulas sudoríparas quedan obturadas y causan una ligera erupción). Frecuentemente encontramos promociones de «yoga *detox*», clases en las que sudar se presenta como un medio para lograr que el cuerpo se desprenda de toxinas (lo que sencillamente no es cierto, excepto en el caso de las glándulas sudoríparas de las axilas y la entrepierna) y embellecer la piel. En otras palabras, sudar no es una manera significativa de lograr la desintoxicación.

La apariencia de la piel refleja el funcionamiento de todo el sistema fisiológico humano. Por lo tanto, nuestra piel revela la enfermedad o la disfunción en la mayoría de nuestros sistemas. Cuando estamos sanos en general, cuando todos nuestros sistemas están funcionando adecuadamente, y nos exponemos poco al sol, tendemos a tener una piel sana. De manera que, en lugar de hacer un conjunto específico de asanas o pranayamas que se dice que influye en la piel, el enfoque básico del yoga para obtener una piel sana consiste en seguir una práctica bien equilibrada y habitual de yoga que ayude a conseguir la salud general.

En ayurveda, las prescripciones sobre la piel se basan en el equilibrio de los *doshas*. El individuo *vata* tiende a tener una piel seca y fina; la persona *pitta*, una piel rojiza y cálida, y el individuo *kapha*, una piel gruesa y grasa. Se suelen dar tratamientos calmantes para cada constitución dóshica: si eres *vata*, bebe agua caliente, come fruta dulce, añade aceites a tu alimentación y recibe *abhyanga* (masaje con aceite caliente); si eres *pitta*, evita la comida picante, come frutas dulces, recibe un masaje de aceite de rosas (refrescante) y usa especias refrescantes como el hinojo al cocinar; si eres *kapha*, evita la comida dulce y frita, recibe diariamente *abhyanga*, cocina con especias que provoquen calor, como el jengibre, y haz ejercicio para estimular la circulación.

¿Quieres tener una piel saludable? Cultiva la salud general. Y en lugar de practicar yoga en la playa, intenta hacerlo bajo un árbol o en una sala de yoga. Mantente en la sombra y disfrutarás de un sistema integumentario más sano.

6

Los huesos y las articulaciones: el sistema esquelético

Para vivir en este mundo debes ser capaz de hacer tres cosas: amar lo que es mortal; abrazarlo contra tus huesos sabiendo que tu vida depende de ello; y, cuando llegue el momento de soltarlo, soltarlo.

MARY OLIVER

La ciencia médica occidental tiene cuatro disciplinas principales para estudiar y entender la estabilidad y el movimiento humanos. La osteología estudia los huesos y el sistema esquelético; la artrología, las juntas y las articulaciones; la miología, los músculos, y la neurología, el sistema nervioso. La estabilidad y el movimiento surgen de la interacción entre estos sistemas, que en conjunto constituyen los ejes de nuestro funcionamiento neuromuscular. Aquí veremos en primer lugar el sistema esquelético, y dentro de él la artrología, antes de examinar el sistema muscular, que actúa sobre el esquelético para crear estabilidad y movimiento. Todo esto lo examinaremos desde la perspectiva de la kinesiología para contemplar las interacciones de las fuerzas neuromusculares y biomecánicas.

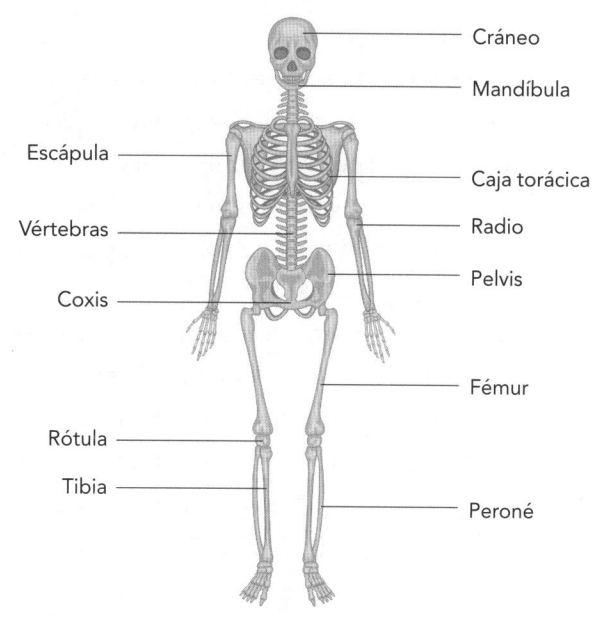

Figura 6.1. El esqueleto humano (mostrando las partes axial y apendicular)

LOS HUESOS

El sistema esquelético humano adulto consiste en doscientos seis huesos, la mayoría con su cartílago correspondiente, que le permite moverse con soltura. Como veremos a continuación, los huesos tienen diversos tamaños y formas, y abundan más en las áreas que requieren de un mayor apoyo y movilidad. Más de la mitad de los huesos del cuerpo humano está en las manos (veintisiete huesos en cada una) y en los pies (veintiséis en cada uno); otros veinticuatro forman las doce pares de costillas, veintiséis están en la columna vertebral y veintinueve en la cabeza, lo que deja solo veintiún huesos en el resto del cuerpo (técnicamente los cincuenta y dos dientes son parte del sistema esquelético, pero por lo general no se cuentan como huesos).

Este marco estructural interno del organismo humano tiene seis funciones principales:

Sostener el cuerpo: la estructura básica del esqueleto proporciona un apoyo general a la forma y las posturas corporales.

Proteger los órganos vitales: diversas estructuras óseas protegen los distintos órganos internos vitales. Por ejemplo, la caja torácica protege al corazón y a los pulmones (con la ayuda de la columna y el esternón); el cráneo, al cerebro; las vértebras, a la médula espinal, y la pelvis, a los órganos pélvicos de la parte inferior del cuerpo.

La base mecánica del movimiento: los huesos proporcionan puntos de fijación para los músculos que, al ser estimulados por impulsos neurológicos, hacen que los huesos se muevan. Este movimiento se produce en la intersección (articulaciones) de distintos huesos.

La formación de la sangre: la hematopoyesis, el proceso continuo de producción de células sanguíneas a partir de las células madre, ocurre en la médula de los fémures, los húmeros, los cuerpos vertebrales y el esternón (si es necesario, la hematopoyesis extramedular, es decir, la generación de células sanguíneas fuera de los huesos, puede producirse en el hígado, el timo y el bazo, como sucede durante el desarrollo fetal cuando los huesos no están aún desarrollados).

La producción y almacenamiento de los minerales: los huesos producen y almacenan varios minerales que son elementos esenciales para el desarrollo óseo y para la fisiología del sistema más amplio, entre ellos el calcio y el fósforo.

La regulación del sistema endocrino: las células óseas segregan una proteína llamada osteocalcina, que regula la producción de insulina y la sensibilidad a ella, un descubrimiento relativamente reciente que resuelve el misterio de la función de esta proteína.[1]

El esqueleto puede dividirse en dos partes: el esqueleto axial y el esqueleto apendicular. El primero consiste en el cráneo, el hioides, la columna vertebral, el tórax y la pelvis. Sirve

Los huesos y las articulaciones: el sistema esquelético

de revestimiento protector al sistema nervioso y a muchos órganos vitales. El segundo está formado por las extremidades inferiores y superiores, entre ellas la cintura escapular y la cintura pélvica. Es un medio para permitirnos el movimiento en el espacio (como al caminar) y la expresión creativa (como en cualquier cosa que hagamos con nuestros brazos y manos). Algunos anatomistas clasifican la pelvis como parte del esqueleto axial debido a su importante articulación de la columna con las extremidades inferiores.

    Los huesos tardan muchos años en crecer. En un recién nacido el esqueleto tiene más de doscientas setenta y cinco estructuras diferentes de hueso y cartílago. Poco a poco el cartílago va osificándose en hueso y algunos huesos se fusionan para formar otros más grandes. Como veremos en este capítulo y también más adelante, el hecho de que los huesos y las estructuras estrechamente relacionadas con ellos (tendones, cartílagos y ligamentos) no se formen por completo hasta la edad adulta tiene consecuencias importantes para los niños y los jóvenes en la práctica de las asanas.[2] Los huesos totalmente desarrollados se clasifican en cinco categorías:

Huesos largos: Los huesos largos, en forma de tubo, poseen un eje cilíndrico llamado diáfisis en el que hay una cavidad medular que contiene la médula ósea. La diáfisis está cubierta por una membrana fibrosa llamada periostio (esto sucede con todos los huesos, excepto en las superficies articulares de los huesos largos), por donde las arterias entran en los huesos para proporcionarles vasculatura sanguínea. En cada extremo del eje, los huesos largos tienen cabezas redondeadas protuberantes llamadas epífisis, que normalmente son alargadas y con una forma que permite su integración con el hueso (o huesos) al que están ligadas. La epífisis está cubierta de cartílago articular (hialina) para permitir un movimiento sin dificultades en las áreas donde los huesos se unen a través de las articulaciones. La mayor parte de las extremidades son huesos largos (muslo, pantorrilla, brazo, antebrazo, dedos de los pies y de las manos).

Huesos cortos: los huesos cortos, con forma de cubo, relativamente pequeños y sólidos (solo

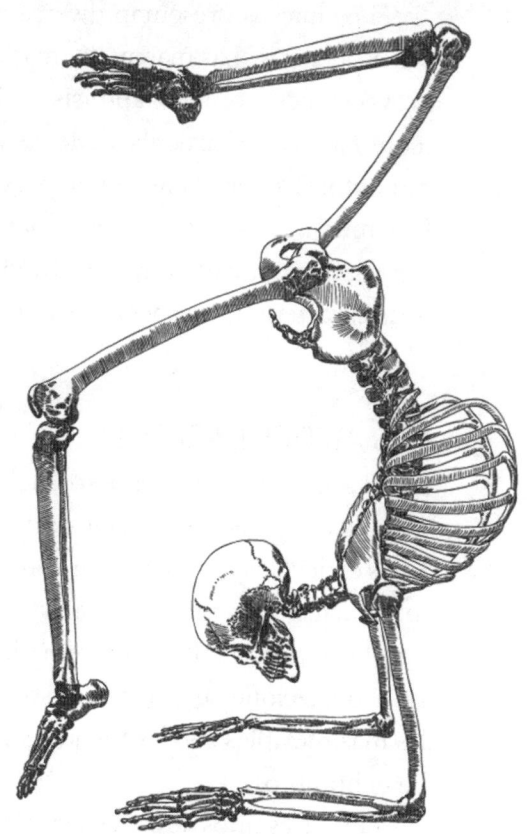

Figura 6.2: Diversas formas de huesos

tienen una capa fina de hueso compacto y un interior esponjoso), se encuentran principalmente en las estructuras carpiana (muñeca) y tarsiana (pie y tobillo), una de cuyas funciones es amortiguar los impactos.

- **Huesos planos**: los huesos planos, que por lo general son finos y curvos, pueden variar en grosor y tienen dos capas de hueso compacto entre las que se encuentra una fina capa de hueso esponjoso. Normalmente, son estructuras protectoras, y comprenden la mayor parte de los huesos del cráneo (que protegen al cerebro) así como el ilion, el esternón y la escápula.
- **Huesos irregulares**: de formas irregulares y complicadas, que no entran en la clasificación de largos, cortos o planos, su irregularidad proviene de los numerosos centros de osificación o senos óseos. Las vértebras, el isquión y los huesos esfenoides son irregulares.
- **Huesos sesamoideos**: estos huesos pequeños se desarrollan en ciertos tendones para proporcionar protección (en el caso de la rótula) o facilitar el movimiento (la rótula en la rodilla, el pisiforme en la muñeca).

Los huesos presentan diversas marcas y otros rasgos externos que sirven para funciones específicas. Las marcas se dividen en apófisis y cavidades. Las apófisis son elevaciones o proyecciones (como las apófisis espinosas de las vértebras) que o bien forman articulaciones (como las facetas articulares de las vértebras) o bien sirven para la fijación de tendones o ligamentos. Las cavidades son depresiones que permiten el paso de tendones, vasos y nervios. Hay muchas más marcas y formaciones específicas, como cóndilos, crestas, agujeros, fosas, surcos, líneas, escotaduras, protuberancias, espinas, trocánteres y tubérculos. Cada una tiene unas características específicas que le dan una función única dentro del sistema esquelético.

LAS ARTICULACIONES

La mayoría de los huesos del esqueleto humano se unen a otros huesos para formar enlaces o segmentos llamados articulaciones,[3] que examinaremos en las siguientes páginas. Estas articulaciones permiten el movimiento excepto en aquellas áreas en las que su función más exclusiva es garantizar la estabilidad y la protección (el cráneo, el esternón y la pelvis, donde el movimiento es extremadamente reducido o inexistente). Como principio general, las articulaciones más estables son las menos movibles (piensa en el cráneo), mientras que las más movibles son las menos estables y por lo tanto son proclives a la dislocación (piensa en el hombro).

Hay tres tipos de articulaciones: cartilaginosas, fibrosas y sinoviales. Estas clasificaciones reflejan cómo se unen los huesos de las articulaciones y con qué sustancia lo hacen.[4]

Articulaciones cartilaginosas

Las articulaciones cartilaginosas solo son ligeramente movibles. Se trata o bien de articulaciones cartilaginosas primarias conectadas por medio del cartígalo hialino, o de articulaciones secundarias unidas por el fibrocartílago. Las primarias son uniones temporales en los primeros años de vida que dejan espacio para el crecimiento y que con el tiempo se convierten en hueso. Las secundarias, o sínfisis, están cubiertas de cartílago hialino y tienen fibrocartílago entre ellas. Ejemplos de estas articulaciones son la sínfisis púbica y los discos intervertebrales. Examinaremos atentamente los discos intervertebrales al tratar sobre la columna y la sínfisis púbica cuando se hable de embarazo (en relación con los efectos de la hormona relaxina, como se expondrá en el capítulo veinticinco).

Articulaciones fibrosas

Las articulaciones fibrosas están suturadas con tejido fibroso. Las del cráneo (llamadas también articulaciones de sutura) y las de los dientes (gonfosis) son rígidas. Otro tipo de articulación fibrosa: la sindesmosis, que permite un ligero movimiento. La sindesmosis se encuentra en la parte inferior de la pierna en la articulación de la tibia distal y el peroné, y entre los huesos cúbito y radio del antebrazo con una conexión por medio de la membrana interósea.

Articulaciones sinoviales

Las articulaciones sinoviales son el tipo más común de articulación. Pueden moverse libremente (son diartrodiales) y se unen por medio de un tejido ligamentoso llamado cápsula articular o cápsula de articulación, que envuelve una cavidad articular. Un cartílago hialino elástico cubre las superficies de las articulaciones, protegiendo los huesos del desgaste. La edad y el uso frecuente pueden causar un desgaste prematuro o excesivo al cartílago y a los extremos de los huesos, provocando dolor y limitando la amplitud de movimientos. La cápsula articular fibrosa está cubierta por una membrana sinovial que contiene un líquido sinovial viscoso. Este líquido lubrica la superficie de las articulaciones cartilaginosas y por lo tanto reduce la fricción y el desgaste. La mayoría de las articulaciones sinoviales con superficies articulares incongruentes tienen discos fibrocartilaginosos entre sus superficies articulares que mejoran la amortiguación de los impactos. Algunos ejemplos son los meniscos de las rodillas y el labrum glenoideo de la articulación glenohumeral (hombro).

Las articulaciones sinoviales obtienen una mayor estabilidad con el apoyo de los ligamentos, que conectan unos huesos con otros (no hay que confundirlos con los tendones, que conectan el músculo con el hueso). Los ligamentos pueden ser extrínsecos o intrínsecos: los primeros son independientes de la articulación (pero aun así mantienen unidos los huesos envolviendo la articulación); los segundos son la parte gruesa de la cápsula articular y la rodean. En la mayoría de las personas, los ligamentos son firmes por naturaleza, lo que ayuda a estabilizar la articulación dentro de un rango seguro de movimiento. En los casos de laxitud de ligamentos (una afección hereditaria) o cuando se estiran de manera forzada (provocando su laxitud), la articulación permanece menos estable y por consiguiente es más propensa a la hipermovilidad (moverse más allá del rango seguro de movimiento) o a una luxación perjudicial.

Los seis tipos principales de articulaciones sinoviales son:

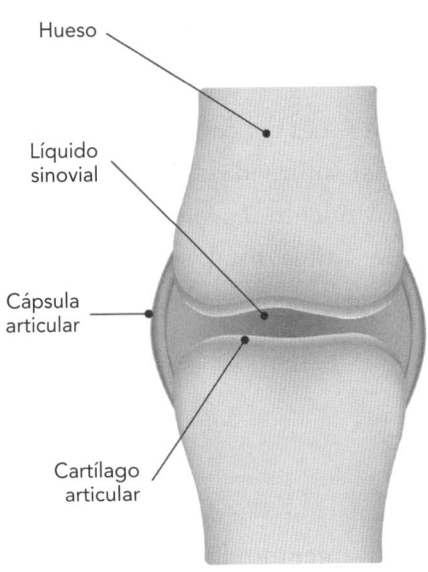

Figura 6.3. Articulación sinovial

Articulaciones en forma de esfera encajada en un hueco: llamadas también articulaciones esferoidales o enartrosis, son estructuras multiaxiales sumamente móviles que permiten moverse en cada plano de movimiento (frontal, sagital y transversal): flexión y extensión, abducción y aducción, rotación medial y lateral y circunducción. Aquí la superficie redondeada de un hueso se integra en la cavidad de otro hueso (como la cabeza femoral en el acetábulo y la cabeza humeral en la cavidad glenoidea).

Articulaciones biaxiales de esfera encajada en un hueco: también llamadas articulaciones condiloides (en forma de nudillo) o articulaciones elipsoidales, permiten el movimiento en dos planos (frontal y sagital) pero no la rotación. Ejemplos son las articulaciones radiocarpianas (muñeca) y las articulaciones metacarpofalángicas (nudillos).

Articulaciones en bisagra: denominadas también articulaciones en gozne, suelen tener una gran amplitud de movimiento pero se mueven solo en un plano, permitiendo únicamente la flexión y la extensión. Estas articulaciones tienen fuertes ligamentos a los lados que le proporcionan estabilidad mientras que su cara anterior y posterior carecen de esa limitación ligamentosa de movimiento. Ejemplos son las rodillas y los codos.

Articulaciones en pivote: llamadas también articulaciones trocoides o articulaciones rotativas, permiten los movimientos de rotación en un eje. En el antebrazo, la rotación del hueso radio proximal crea supinación y pronación; la rotación del atlas (la vértebra C1) alrededor del «diente» (apófisis odontoides) del eje (la vértebra C2) rota la cabeza en la articulación atlantoaxial.

Los huesos y las articulaciones: el sistema esquelético

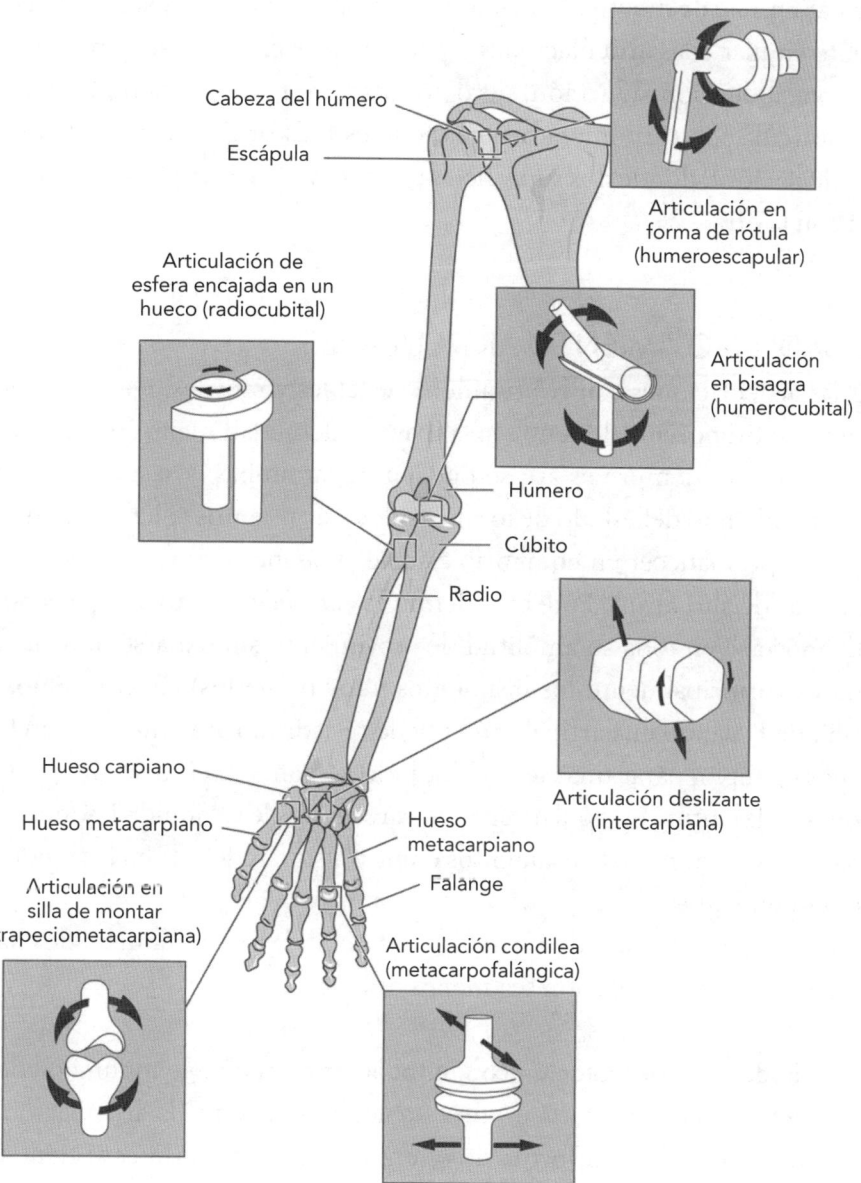

Figura 6.4. Tipos de articulaciones sinoviales

Articulaciones planas: conocidas también como articulaciones artrodias, tienen superficies opuestas relativamente planas que permiten movimientos de deslizamiento entre los huesos, con una amplitud de movimiento limitada por unas cápsulas articulares tensas. Ejemplos son los huesos carpianos de las muñecas y la articulación acromioclavicular, entre el acromion de la escápula y la clavícula de la cintura escapular.

Articulaciones en silla de montar: llamadas también articulaciones sellares, permiten un movimiento similar a las articulaciones biaxiales de esfera encajada en un hueco (flexión, extensión, abducción, aducción) pero no rotación. El mejor ejemplo es la base del pulgar (la articulación carpometacarpiana, que es más propensa a la artritis que ninguna otra articulación), donde dos superficies convexa y cóncava opuestas entre sí se articulan la una con la otra.

ESTABILIDAD Y MOVIMIENTO ARTICULARES

Todas las articulaciones son relativamente estables y móviles, y estas cualidades suelen ser inversamente proporcionales entre sí: a mayor estabilidad menos movilidad, y viceversa. Sin embargo, esto no siempre es así; se pueden lograr ambas cosas: una gran estabilidad y movilidad dependiendo del estado de los músculos y ligamentos (piensa en un yogui experto que es capaz de permanecer en equilibrio estable en asanas extraordinariamente abiertas o en los gimnastas de alto nivel). Podemos definir la *estabilidad* como la capacidad de una articulación de moverse en toda su amplitud de movimiento sin dañarse ni dañar a sus tejidos estabilizadores (principalmente los ligamentos y los músculos). Encontramos incluso una mayor estabilidad cuando una articulación puede resistir movimientos con un fuerte impacto, como, por ejemplo, parar una caída colocando la mano en el suelo sin que se separen las articulaciones de la cintura escapular. Cuando carecemos de estabilidad, somos más proclives a sufrir luxaciones, esguinces de ligamentos o una presión indebida en los tejidos musculares y nerviosos circundantes.

Hay tres fuentes de estabilidad articular, y la debilidad de cualquiera de ellas afecta a las demás haciendo que la articulación sea menos estable:

Un encaje cómodo en la articulación conjunta: la articulación glenohumeral del hombro es relativamente plana y por lo tanto no estable, mientras que la articulación de la cadera (ambas son estructuras en forma de esfera encajada en un hueco) tiene una recesión profunda en el acetábulo recibidor y por lo tanto es más estable.

Un conjunto de ligamentos robustos y bien estructurados: la cualidad y la cantidad de los ligamentos que rodean la articulación de la cadera ayudan a impedir su posible dislocación, mientras que los ligamentos que rodean la articulación del hombro no son lo bastante fuertes para impedirla.

Un fuerte apoyo muscular: la clave de la estabilidad muscular de una articulación consiste, más que en contar con unos músculos fuertes, en las fuerzas opuestas que el músculo puede crear para mantener la proximidad de los huesos de la articulación. Por ejemplo, hay cuatro músculos en la articulación del hombro que proporcionan direcciones opuestas de fuerza, lo que ayuda a mantener su estabilidad (en conjunto forman el manguito rotador del hombro, del que hablaré más adelante).

La movilidad es la capacidad de mover una articulación por completo y de forma natural sin molestias ni limitaciones ocasionadas por los tejidos circundantes. Como vimos anteriormente, muchas articulaciones pueden realizar múltiples movimientos, que definimos como el ámbito o rango de movimiento, una medida habitual de flexibilidad. El ámbito de movimiento de la articulación va desde la hipomovilidad, en la que diversas estructuras limitan la amplitud completa de movimiento, hasta la hipermovilidad, en la que uno puede crear movimiento más allá de la máxima extensión natural de la articulación. Sea cual sea nuestro ámbito de movimiento en cualquier articulación, en último término estará limitada por las estructuras óseas (un hueso choca con otro), los ligamentos (que tienen muy poca elasticidad) y la tensión muscular.

Aunque el rango de movimiento de cualquier articulación varía según los individuos, los kinesiólogos nos ofrecen promedios generales que podemos tomar como puntos de partida para considerarlos seguros.[5] Podría parecer que una mayor flexibilidad está asociada con la debilidad (y, como vimos antes, se suele vincular flexibilidad con inestabilidad); sin embargo, la fuerza se puede desarrollar junto a la flexibilidad para permitir un rango más amplio de movimiento. Aun así, sobrepasar el rango normal y llegar a la hipermovilidad, especialmente cuando una articulación está aguantando peso o alguna otra tensión, puede desestabilizar la articulación y causar una lesión a los ligamentos, músculos y otros tejidos que la soportan, como el cartílago.

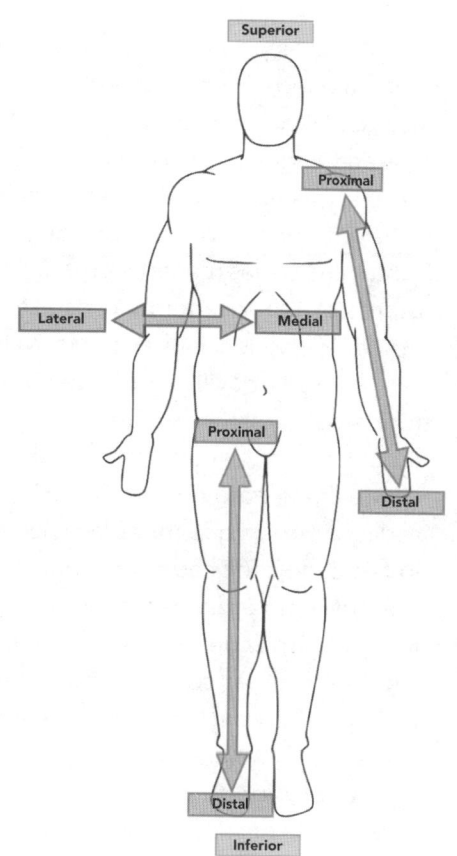

Figura 6.5. Dirección anatómica

LA DESCRIPCIÓN DE LA DIRECCIÓN ANATÓMICA

Los diversos términos que usamos para describir el cuerpo humano son como las indicaciones de un mapa que señalan el norte, el sur, el este y el oeste: términos específicos que

HIPERMOVILIDAD E INESTABILIDAD

Muchas personas con músculos tensos y un ámbito limitado de movimiento creen que no pueden practicar yoga, mientras que en las clases de yoga muchos contemplan con asombro y envidia al estudiante que es capaz de agarrarse los tobillos con las manos en *Urdhva Dhanurasana* (postura del arco mirando hacia arriba o postura de la rueda) o al que es capaz de acercar sin esfuerzo el esternón a la espinilla en *Hanumanasana* (postura del mono, apertura de piernas o *spagat*) antes de la clase de yoga. No obstante, una de las mayores preocupaciones del profesor al enseñar prácticas seguras de asanas son precisamente esos estudiantes con hipermovilidad, mientras que a los más rígidos les beneficiará estirarse. Vamos a examinar esto con mayor atención.

La hipermovilidad puede ser consecuencia de diversas afecciones, entre ellas la forma del hueso en su articulación; defectos del tejido conectivo (como el síndrome de Ehlers-Danlos) que hacen que los ligamentos estén laxos; una propiocepción* deficiente (imagínate no sentir, y por lo tanto no ser consciente de la hiperextensión de la rodilla a menos que mires la articulación), o músculos extremadamente flexibles (y, por lo tanto, no tonificados apropiadamente). En los individuos cuya causa principal de hipermovilidad es un defecto del tejido conectivo, una enfermedad hereditaria en la que las mutaciones genéticas no codifican correctamente el colágeno, la elastina y la tenascina, las posibles consecuencias perjudiciales se extienden más allá del sistema musculoesquelético para afectar a los sistemas circulatorio y linfático debido a la laxitud de los vasos. También existe una asociación muy elevada entre hipermovilidad y ansiedad.

En el yoga, el problema principal de la hipermovilidad es la inestabilidad articular, que puede producir afecciones prolongadas y debilitadoras, como dolor de las articulaciones, esguinces, bursitis, subluxaciones o dislocaciones, compresión nerviosa y artritis. La presencia de la hormona relaxina (que trataremos con mayor atención en el capítulo veinticinco), segregada durante el embarazo para permitir la mayor movilidad de la pelvis que se necesita para el parto natural, puede llevar también a una hipermovilidad prolongada. Esta hipermovilidad prolongada es mucho más probable, durante el embarazo o tras él, entre mujeres con hipermovilidad antes de quedar embarazadas.

Dados los riesgos asociados con la hipermovilidad y la relación inversa entre movilidad y estabilidad, el estudiante hipermóvil de yoga sufre un gran riesgo de inestabilidad. Por eso animo a quienes sufren este trastorno a dejar de estirar sus músculos, ya de por sí fácilmente estirables, y a que en lugar de eso se centren en fortalecerlos con movimientos lentos de contracción concéntrica (no contracción excéntrica, que alarga más los músculos).

* N. del T.: capacidad del cuerpo de detectar el movimiento y la posición de las articulaciones.

permiten una orientación y una dirección claras. Estos son los términos básicos de la dirección anatómica en parejas de opuestos:

Superior-inferior: relativamente encima o debajo. *Ejemplo:* la cabeza está en una posición superior a la pelvis (sobre ella) y las rodillas, en una inferior a las caderas (por debajo de ellas).

Anterior-posterior: relativamente por delante o por detrás. *Ejemplo:* el esternón está en una posición anterior a la columna (delante de ella) y la columna, en una posición posterior al ombligo (detrás de él).

Medial-lateral: relativamente cerca o lejos de la línea central del cuerpo (el plano sagital medio). *Ejemplo:* el esternón es medial con respecto a la articulación del hombro (cerca de la línea central del cuerpo) y las caderas son laterales con respecto al pubis (alejadas hacia los lados del cuerpo).

Proximal-distal: relativamente cerca o lejos del esqueleto axial. *Ejemplo:* la muñeca está en posición distal con respecto al codo y el hombro (más lejos del esqueleto axial) y las caderas, en una postura proximal con respecto a las rodillas y los tobillos (cerca del esqueleto axial).

Superficial-profundo: relativamente cerca o lejos de la superficie exterior del cuerpo. *Ejemplo:* la piel es superficial con respecto a los huesos (está lejos de ellos) y el corazón es profundo con respecto a la caja torácica (está más hacia dentro).

Supino-prono: yacer bocabajo (supino) o yacer bocarriba (prono).

Ipsilateral-contralateral: en el mismo lado o en el lado opuesto.

LOS PLANOS DE MOVIMIENTO

El movimiento y la posición articulares se describen de forma más clara y consistente a través de una perspectiva de planos imaginarios de movimiento que atraviesan el cuerpo de diversas formas dividiéndolo en dos partes iguales. Al tratar los planos comenzamos con el cuerpo en la posición anatómica, que básicamente es la misma que *Tadasana* (postura de la montaña), que se muestra en la figura 6.6. Existen tres planos del cuerpo: frontal (llamado también coronal), sagital (llamado también medial) y transversal (llamado también horizontal). Aunque normalmente describiré los movimientos como si se produjeran en un plano, el movimiento natural se produce en los tres planos, aunque se dé principalmente en uno.

Plano frontal: el plano frontal atraviesa el cuerpo de lado a lado, dividiéndolo en una mitad anterior y otra posterior. El movimiento en este plano se describe como abducción o aducción (enseguida definiré estos términos). Por ejemplo, al pasar de *Tadasana* a la

Yogaterapia

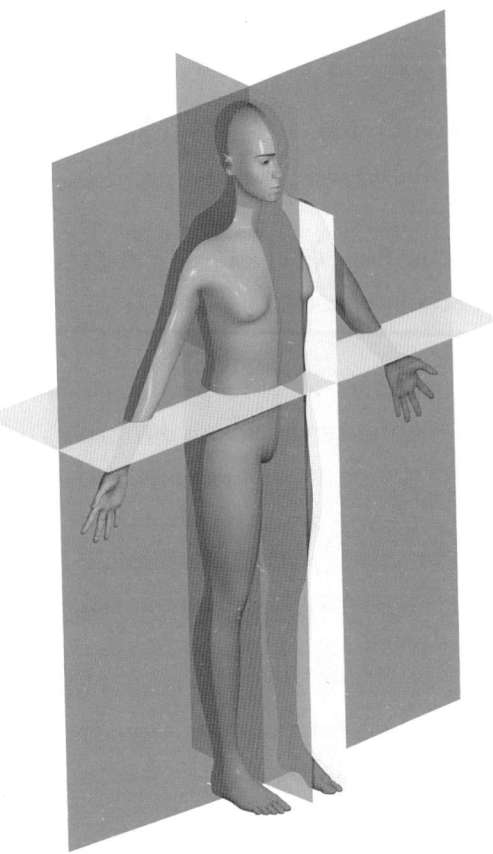

Figura 6.6: Planos de movimiento

postura preparatoria de *Prasarita Padottanasana* (postura de flexión anterior en ángulo amplio), colocamos los pies en una apertura lateral más amplia (abduciendo las piernas) mientras extendemos los brazos en paralelo con el suelo (abduciendo los brazos). Los saltos de tijera se producen en este plano. En él creamos también la flexión espinal lateral, arqueando el torso lateralmente.

Plano sagital: el plano sagital atraviesa el cuerpo desde delante hacia atrás, dividiéndolo en la mitad izquierda y la mitad derecha. El movimiento en este plano se describe como flexión o extensión (puedes ver las definiciones a continuación). Por ejemplo, doblar el cuerpo hacia delante de *Tadasana* a *Uttanasana* (postura de flexión anterior de pie) es una flexión, mientras que arquearse en *Urdhva Dhanurasana* (o postura de la rueda) es una extensión. Los movimientos de caminar o correr se dan principalmente en este plano.

Plano transversal: el plano transversal divide el cuerpo en mitad superior e inferior. El movimiento en este plano se denomina rotación. Todas las torsiones espinales se producen en el plano transversal, al igual que la rotación externa e interna de los miembros.

Tipos de movimiento

A continuación describo los movimientos en los diferentes planos usando los siguientes términos específicos. Hay seis tipos generales de movimiento:

Abducción: movimientos que se alejan de la línea central del cuerpo. *Ejemplo:* abducimos los brazos para extenderlos, colocándolos en paralelo con el suelo en preparación para *Utthita Trikonasana* (postura del triángulo extendido).

Aducción: movimientos hacia la línea central del cuerpo. *Ejemplo:* aducimos los brazos cuando cruzamos los codos en *Garudasana* (postura del águila).

Los huesos y las articulaciones: el sistema esquelético

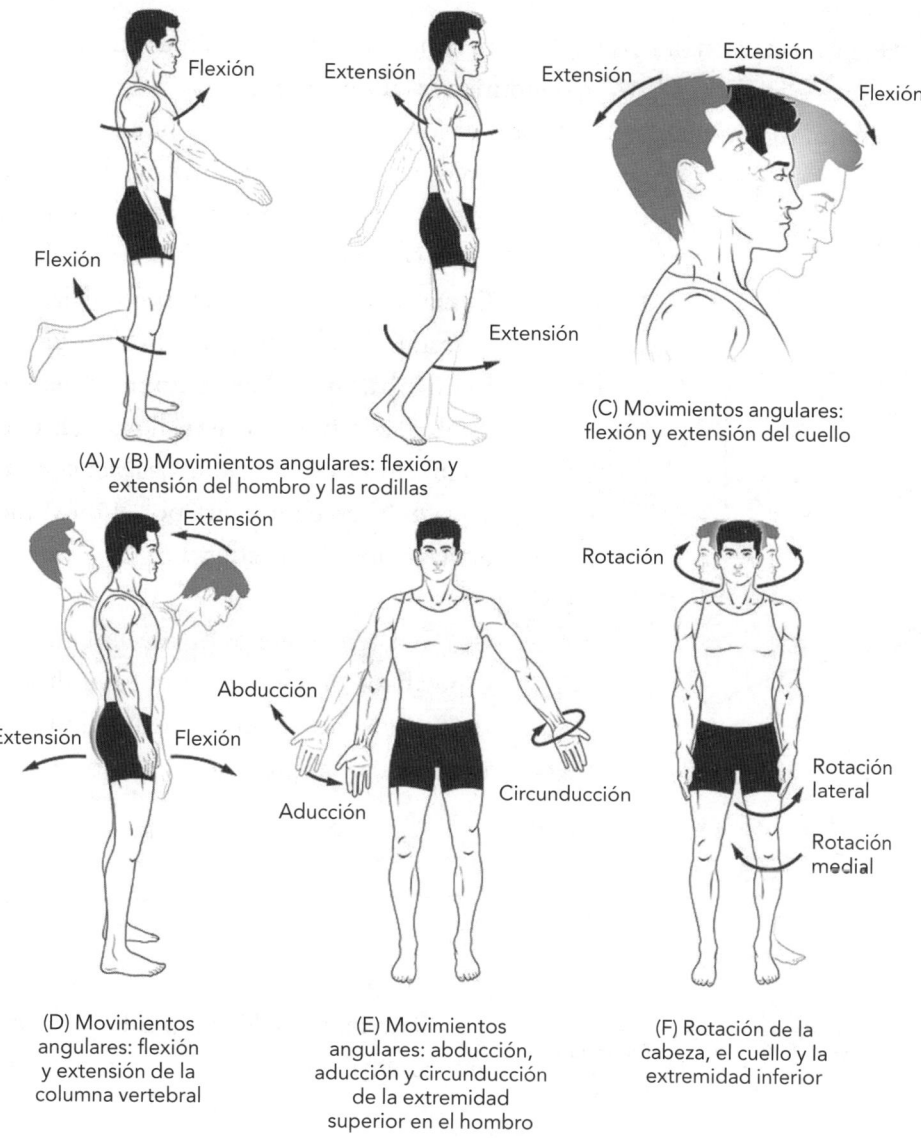

Figura 6.7. Tipos de movimiento

Flexión: movimientos que disminuyen el ángulo de una articulación. *Ejemplos:* doblar el codo para acercar la mano al hombro o doblar la rodilla para acercar el talón a la cadera. Además, plegarse hacia delante, que disminuye el ángulo de la columna.

Extensión: movimientos que estiran los músculos e incrementan el ángulo de una articulación. *Ejemplos*: estirar las piernas o los brazos; también arquear la espalda en una flexión posterior, que incrementa el ángulo de la columna.

Yogaterapia

Rotación externa: movimientos de rotación de los miembros que los alejan de la línea central. *Ejemplo*: rotar los brazos hacia fuera de manera que las palmas giren hacia delante y los pulgares hacia atrás. Esto se denomina rotación lateral.

Rotación interna: movimientos de rotación de los miembros que los giran hacia la línea central. *Ejemplo*: rotar las piernas de manera que los pies apunten hacia la línea central. Esto también recibe el nombre de rotación medial.

Circunducción: movimiento circular en el que el extremo distal de un miembro se mueve en círculo mientras que el extremo proximal permanece estable, combinando así la flexión, la extensión, la abducción y la aducción. *Ejemplo*: la parte inferior de la pierna cuando gira por el movimiento de la articulación de la cadera.

Existen al menos otros veinticinco tipos más específicos de movimiento. Aquí destacamos los doce tipos más comunes de movimientos específicos de ciertas partes del cuerpo:

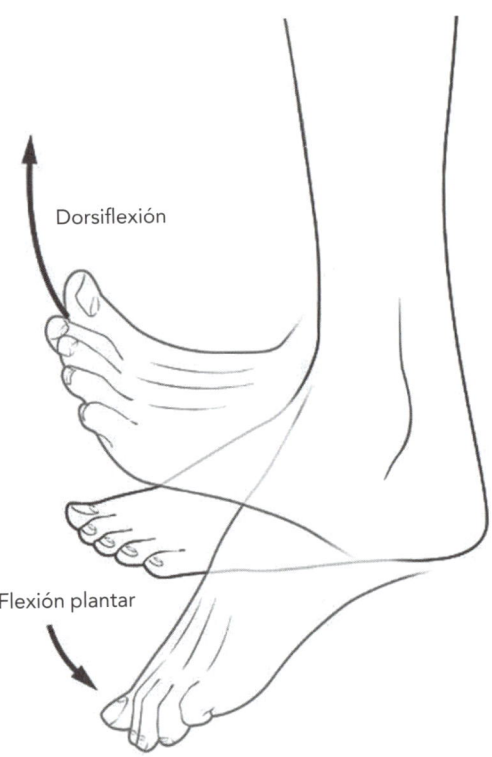

Figura 6.8. Dorsiflexión y flexión plantar

Pies/Tobillos

Dorsiflexión: flexión del tobillo, acercando el pie a la espinilla.

Flexión plantar: extensión del tobillo, alejando la punta de los pies de la espinilla. Sí, parece extraño llamar flexión a esto, pero recuerda: ¡estamos incrementando el ángulo de la articulación en el plano sagital!

Inversión: girar la planta del pie hacia dentro como en *Baddha Konasana* (postura de la mariposa).

Eversión: girar la planta del pie hacia fuera.

Manos/Antebrazos

Supinación: rotar de dentro hacia fuera el antebrazo para girar la palma hacia arriba (imagínate que estás sosteniendo cuencos de sopa en las palmas de las manos).

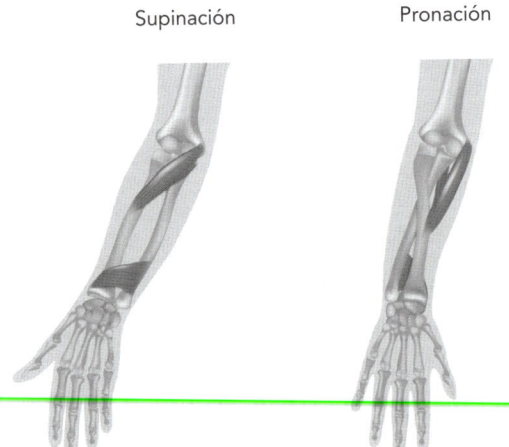

Figura 6.9. Supinación y pronación

Los huesos y las articulaciones: el sistema esquelético

Pronación: rotar de fuera hacia dentro el antebrazo para girar la palma de la mano hacia abajo (imagínate que derramas los cuencos de sopa).

Cintura escapular

Elevación: movimiento superior de los hombros, como al encoger los hombros hacia las orejas.

Depresión: movimiento inferior de los hombros, como al dejarlos caer tras haberlos encogido.

Protracción: movimiento hacia delante de los hombros que hace que los omóplatos se alejen de la columna. Llamado también abducción.

Retracción: movimiento hacia atrás de los hombros que tira de los omóplatos hacia la columna. También llamado aducción.

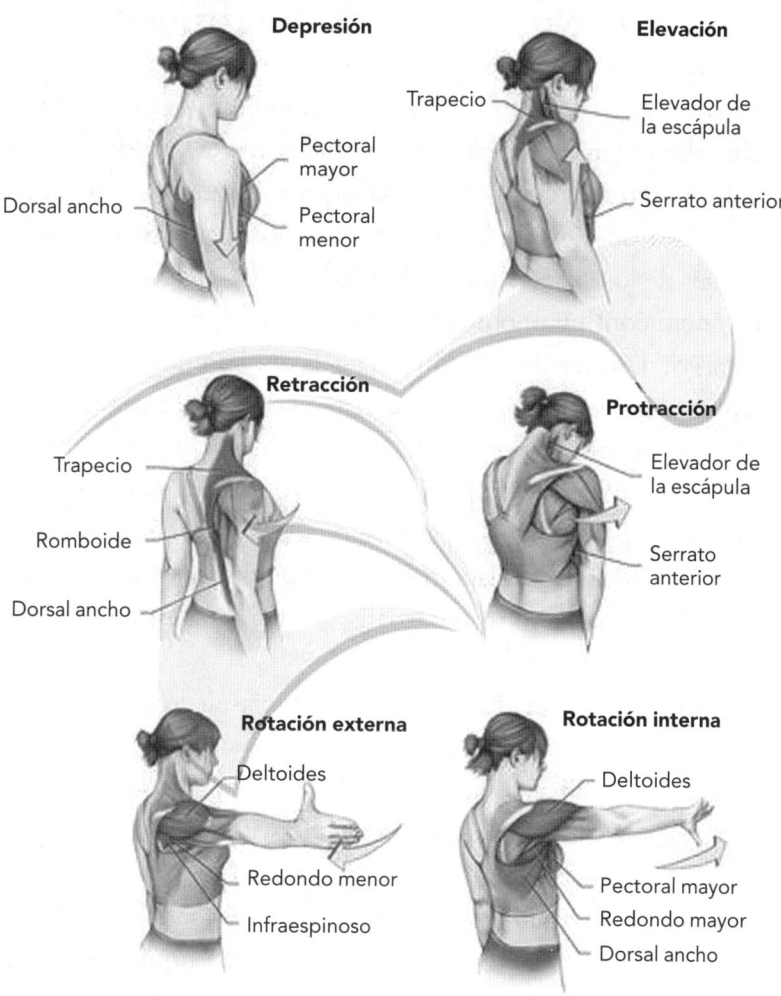

Figura 6.10. Movimientos del hombro

Yogaterapia

Articulación sacroilíaca

Nutación: movimiento del sacro hacia delante y hacia abajo, que causa que el coxis se desplace hacia atrás, ampliando así la apertura inferior de la pelvis. Generalmente se produce solo durante el parto o con la hipermovilidad.

Contranutación: movimiento del sacro hacia atrás y hacia arriba que causa que el coxis se desplace hacia delante, ampliando así la apertura posterior de la pelvis. Generalmente se produce solo durante el parto o con la hipermovilidad.

PATOLOGÍAS ÓSEAS Y ARTICULARES COMUNES

A lo largo de la vida la salud ósea es acumulativa: cuanto más sanos estén los huesos cuando están creciendo, más sanos estarán cuando seamos mayores. La masa ósea (una medida del tamaño y la resistencia del hueso) viene determinada en gran medida por la herencia genética, la alimentación y el ejercicio, especialmente cuando estamos en pleno crecimiento y hasta aproximadamente los veinticinco años, momento en que alcanzamos la máxima densidad ósea. Una alimentación deficiente (especialmente la falta de un consumo adecuado de calcio), no realizar ejercicio con pesas, el tabaquismo y el consumo excesivo de alcohol disminuyen la masa ósea, sobre todo cuando empezamos a perder densidad ósea de manera natural, poco después de los cuarenta años de edad.

El cuerpo regenera continuamente el tejido óseo en un proceso natural llamado remodelación. Sin embargo, después de cumplir los cuarenta la remodelación disminuye poco a poco, lo que provoca una disminución de la densidad ósea y una mayor fragilidad del hueso en una enfermedad llamada osteoporosis. La osteoporosis se da más entre mujeres que entre hombres, especialmente con la aparición de la menopausia, debido a los niveles más bajos de estrógenos. Además, la diabetes, la colitis, la gota y otras enfermedades pueden causar artropatía (enfermedad de las articulaciones). La principal patología articular, la artritis, es bien una enfermedad degenerativa (osteoartritis), o bien una enfermedad autoinmunitaria (artritis reumatoide).

Los siguientes términos están asociados con dolencias de los huesos y las articulaciones:

Artritis: existen numerosas formas de artritis con inflamación de una o más articulaciones. La más común, la osteoartritis, producida por el desgaste, causa una fractura del cartílago articular y posiblemente del hueso.

Bursitis: un movimiento continuado y una presión indebida sobre las articulaciones pueden inflamar las pequeñas bursas (las bolsas que contienen líquido sinovial), y eso dolor y sensibilidad en las áreas afectadas, especialmente al moverse. La bursitis también puede ser causada por un trauma, trastornos autoinmunes e infecciones.

Los huesos y las articulaciones: el sistema esquelético

Juanete: aunque aún no está claro si esta deformidad del primer metatarso y del dedo gordo del pie está causada por unos zapatos ajustados o por factores genéticos, hay evidencias convincentes de que se debe principalmente a lo primero.[6] La presión sobre los tendones y los ligamentos causa la deformación, provocando una inflamación de la bursa, dolor y una mayor propensión a desarrollar artritis en las articulaciones del dedo del pie.

Roturas, esguinces y fracturas: los huesos pueden fracturarse debido a un golpe fuerte o a una debilidad patológica, como ocurre con la osteoporosis. La mayor parte son fracturas incompletas en las que hay una grieta en el tejido óseo, a diferencia de las fracturas completas en las que los fragmentos de hueso están totalmente separados.

Laxitud de los ligamentos e hipermovilidad de las articulaciones: la inestabilidad articular, ya sea causada por trastornos hereditarios del tejido conectivo, lesiones o estiramientos continuados más allá de nuestro ámbito de movimiento seguro, puede ocasionar movimiento doloroso, subluxación (dislocación parcial) o dislocación completa.

Osteoporosis: la osteoporosis, una enfermedad degenerativa de los huesos en la que se reduce la densidad ósea, surge debido a diversas causas, la más común la disminución de estrógenos que se produce tras la menopausia. Los huesos se vuelven más frágiles y susceptibles a las fracturas.

Cifosis: aunque este término se refiere a la curvatura normal del segmento torácico de la columna, también hace mención a su curvatura patológica (llamada asimismo hipercifosis). Su causa principal es una postura incorrecta (el encorvamiento). La cifosis de Scheuermann es idiopática (es decir, su causa es desconocida o no está clara) y no puede corregirse. La cifosis congénita surge en el vientre materno y puede manifestarse posteriormente durante la niñez. En el capítulo veintitrés encontrarás una explicación más detallada.

Escoliosis: esta deformación idiopática de la columna con efectos potencialmente devastadores puede empeorar debido a factores secundarios como la espina bífida o la parálisis cerebral. No solo se desconoce casi por completo su causa sino que su grado de progresión es totalmente impredecible.

Defectos de la columna: muchos defectos de la columna vertebral están relacionados entre sí, de manera que una afección causa o agrava otra. La estenosis raquídea, en la que se produce un estrechamiento del canal raquídeo, puede estar causada por osteoartritis, espondilolistesis (inestabilidad intervertebral), fracturas, tumores y edad.

DESARROLLAR UN SISTEMA ESQUELÉTICO SALUDABLE

Un sistema esquelético saludable requiere alimentos ricos en calcio, vitamina D (que aumenta la absorción intestinal de calcio, hierro, magnesio, fosfato y cinc), ejercicio moderado con pesas (el ejercicio excesivo de levantamiento de peso causa pérdida prematura de cartílago articular) y moderación en el consumo del alcohol. Una práctica general de yoga adecuada a nuestra edad y estado físico, que no cause estrés continuado a las articulaciones, proporciona un equilibrio entre el ejercicio con pesas y el uso articular que puede potenciar al máximo la salud esquelética.

En ayurveda, a los huesos y los cartílagos se los considera *asthi dhatu*, es decir, repletos de aire y espacio, por lo que es en ellos donde se asienta el *vata*. Se cree que un *vata* excesivo es la causa de la mayoría de los problemas óseos y articulares.[7] La terapia estacional *snehana* (cuidar el cuerpo interna y externamente con hierbas y sustancias que expulsan de él las sustancias perjudiciales) se ofrece para muchas patologías de huesos y articulaciones, entre ellas fracturas y artritis. En la práctica *Nadi Sveda* se aplica vapor de forma localizada a las áreas afectadas por articulaciones doloridas, esguinces y molestias. También se ofrecen recomendaciones dietéticas para reducir el *vata*. Aunque esta práctica promete aliviar los problemas óseos y articulares, no hay pruebas de la eficacia de estos tratamientos para lograrlo.

7

Los músculos: el sistema muscular

El pintor familiarizado con la naturaleza de los nervios, músculos y tendones sabrá muy bien, al darle movimiento a una extremidad, cuántos y qué nervios lo causan; y qué músculos, al hincharse, provocan la contracción de ese nervio; y qué nervios, extendidos en el cartílago más fino, rodean y apoyan a dicho músculo.

Leonardo da vinci

Al contrario de lo que se ve en las representaciones de Halloween, los esqueletos no se ponen de pie ni se mueven por su cuenta, ni el corazón late solo, ni los vasos sanguíneos permiten que la sangre fluya por sí misma. Más bien, el hecho de que cada uno tenga movimiento y, por lo tanto, funcionalidad se debe en gran parte a los músculos, que pueden dividirse en tres tipos:

Músculo esquelético: se contrae y relaja voluntariamente para estabilizar y movilizar el esqueleto. Asimismo, mueve otras estructuras, como el ojo. Más adelante lo veremos con mayor atención.

Músculo cardíaco: se trata de un tejido cardíaco (forma el corazón, es decir, el miocardio) que también se encuentra en los tejidos de la aorta, la vena pulmonar y la vena cava superior. El músculo cardíaco se contrae involuntariamente bajo la estimulación del sistema nervioso autónomo (SNA) para bombear sangre a través del sistema pulmonar y el sistema circulatorio sistémico. Lo veremos más a fondo en la sección titulada «El sistema cardiovascular».

Músculo liso: el músculo liso, que aparece en todos los conductos, ayuda a dar forma y, mediante la contracción involuntaria producida por el estímulo del SNA, a facilitar el movimiento a través de vasos y órganos huecos, como en los sistemas digestivo y reproductivo. La contracción rítmica de los músculos lisos en las paredes de los vasos crea la peristalsis en forma de olas que mueven los contenidos por los conductos. Los examinaremos más detenidamente en las próximas secciones sobre el sistema digestivo, reproductivo y linfático.

Las tres clases de músculos son excitables (responden a la estimulación nerviosa), contráctiles (tienen la capacidad de contraerse) y elásticos (pueden recuperar la forma que tenían antes de contraerse). Además de estas capacidades y funciones, el sistema muscular da forma general al cuerpo y contribuye a mantener su temperatura, y de este modo ayuda a aislarlo de su entorno externo. A continuación, nos centraremos en el músculo esquelético.

EL MÚSCULO ESQUELÉTICO

El músculo esquelético está cubierto por una capa protectora de tejido conectivo cuyos extremos tendinosos adhieren el músculo al hueso. Su funcionalidad comienza a nivel celular, con células musculares alargadas organizadas en fibras en forma de hilos con propiedades contráctiles. La fibra muscular consiste en miofibrillas superpuestas formadas por proteínas (del griego *myo*, que significa 'músculo'), específicamente de filamentos de actina y miosina con filamentos conectores de titina entre ellos; estas miofibrillas se organizan en grupos llamados sarcómeros (de *sark*, 'carne' y *meros*, 'unidad') que se extienden a lo largo de la fibra.

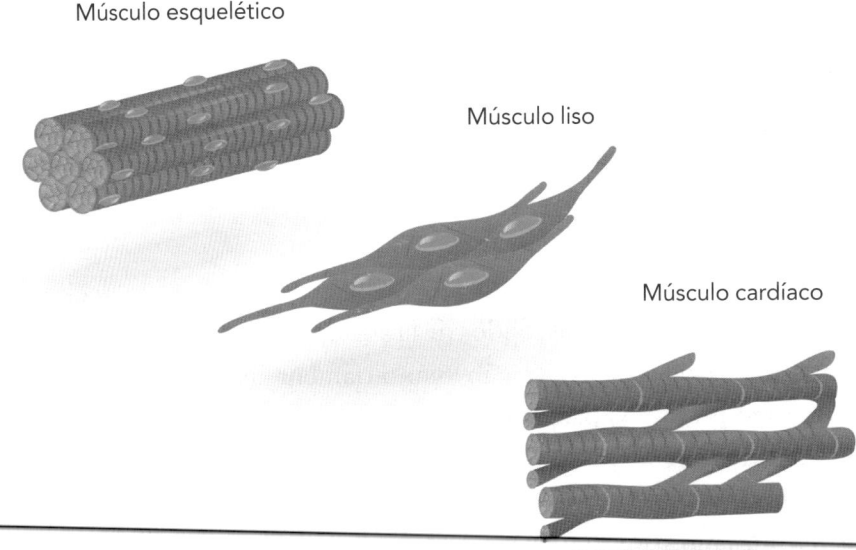

Figura 7.1. Clases de músculos

Los músculos: el sistema muscular

La apariencia estriada de las fibras musculares esqueléticas (y cardíacas) se debe a la alternancia de capas de filamentos de actina y miosina. Los iones de calcio de las fibras musculares, al ser estimulados por los neurotransmisores, provocan la contracción con la ayuda de los filamentos de titina que provoca que los filamentos de miosina se unan a los de actina. De esta manera, las fibras musculares se activan por completo, causando la contracción; cuando no están activadas, permanecen completamente inactivas, por eso decimos que la contracción muscular se rige por el principio de «todo o nada».

La mayor parte del músculo esquelético está unido a huesos, cartílagos o ligamentos mediante tendones en forma de cordel creados por la convergencia del tejido conectivo en los extremos de los músculos. Algunos de ellos están adheridos directamente a los órganos (como los ojos y la piel). Con la contracción muscular los tendones tiran de los huesos. Imagina el músculo cruzado sobre una articulación de un hueso a otro (por ejemplo, un grupo de músculos cuádriceps que cruzan desde el muslo, por encima de la rodilla, y unidos a la parte inferior de la pierna). Imagínate ahora sentado frente a una mesa con las rodillas en el

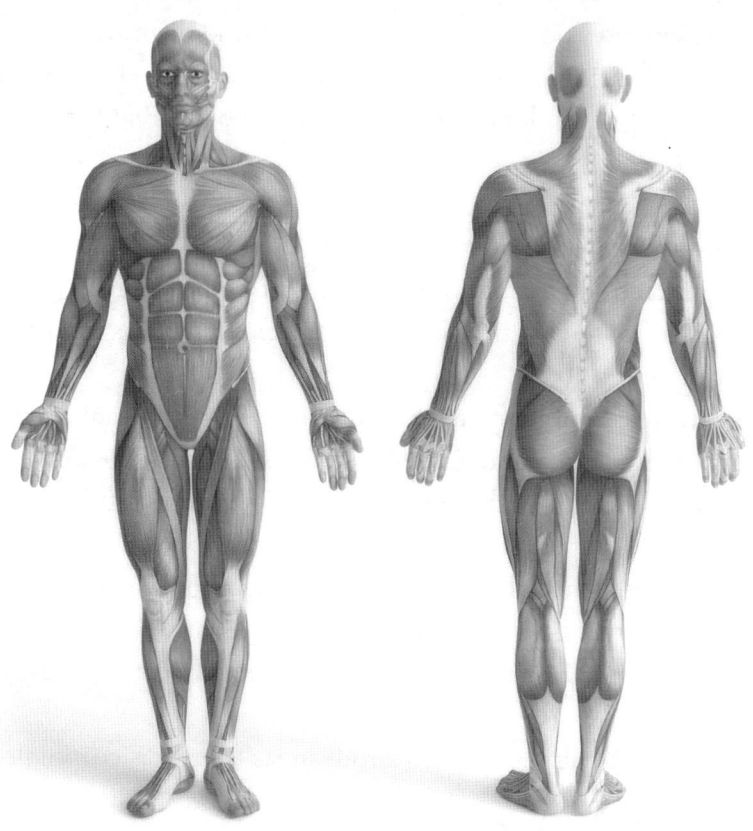

Figura 7.2. Formas de músculos esqueléticos

borde de la silla y las piernas colgando. Como los cuádriceps se originan en el muslo (tienen un origen tendinoso), cruzan la rodilla y se insertan en la parte inferior de la pierna (inserción tendinosa), cuando este grupo muscular se contrae hace que el músculo se acorte y se acerquen entre sí los dos extremos tendinosos. En otras palabras, los cuádriceps hacen que se eleve la parte inferior de la pierna, extendiendo así la articulación de la rodilla. Normalmente, los orígenes de los músculos son proximales y las inserciones son distales, por lo que empujan hacia el origen proximal y siguiendo la dirección de las líneas de las fibras. Sin embargo, como las fibras crean tensión en ambas direcciones, los movimientos se producirán en una u otra dirección o en ambas dependiendo de que uno o ambos huesos sean móviles (en lugar de estar unidos de una manera que no permita el movimiento).

Los músculos esqueléticos presentan diferentes formas (la llamada arquitectura muscular), aunque la mayoría posee tendones y todos tienen un vientre carnoso. Definimos la longitud del músculo como la distancia entre sus inserciones musculares. La disposición estructural macroscópica de las fibras musculares dentro de la envoltura de tejido conectivo es lo que le proporciona a cada músculo su forma específica, que determina en gran medida la función del músculo. Hay dos formas básicas: la longitudinal, en la que las fibras recorren el músculo en toda su longitud y permiten una mayor amplitud de movimiento, y la peniforme (del latín *pinnatus*, que significa 'en forma de pluma'), en la que las fibras recorren el músculo en dirección oblicua a sus tendones y generan una mayor fuerza. Estas formas a su vez se clasifican en:

Formas musculares longitudinales
- **Fusiformes**: estos músculos de forma cilíndrica con un vientre central y extremos tendinosos más estrechos crean una línea directa de tracción entre las inserciones. *Ejemplos*: el bíceps y el cuádriceps.
- **Planas**: relativamente finas, amplias y en forma de lámina, cada músculo tiene fibras paralelas que se extienden desde una aponeurosis tendinosa. *Ejemplos*: los músculos principales de la envoltura abdominal: el abdominal recto, el abdominal transverso y los oblicuos internos y externos
- **Radiales**: llamados también músculos en forma de abanico, combinan elementos de los músculos planos y fusiformes, se originan en una aponeurosis y se adhieren mediante un tendón a un solo punto. *Ejemplos*: el trapecio mayor y el pectoral mayor son excelentes ejemplos.
- **Esfínteres**: los músculos circulares esfínteres rodean las aperturas corporales, y se contraen para cerrarlas.

Formas musculares peniformes

Unipennada: todas las fibras están a un lado de la aponeurosis o tendón. *Ejemplo*: el bíceps femoral.

Bipennada: las fibras están en ambos lados del tendón central. *Ejemplo:* el recto femoral.

Multipennada: donde el tendón central se ramifica en un músculo pennado, con fibras en cada lado de cada rama. *Ejemplo:* el deltoides.

Como vimos anteriormente, el movimiento se produce cuando se estimula un músculo. Esta estimulación hace que el músculo actúe, dando lugar a lo que solemos llamar contracción muscular. El término *contracción* indica un acortamiento de la longitud. Sin embargo, a veces las acciones musculares conllevan un alargamiento del músculo, incluso mientras se crea tensión. Se puede aclarar mejor el significado de estos términos haciendo hincapié en que las acciones musculares pueden causar, controlar o impedir el movimiento. Lo hacen de tres maneras:

Contracción isométrica: imagínate sacar a un recién nacido de una cuna y sostenerlo en las manos con los antebrazos paralelos al suelo. Para mantener los brazos firmemente en esa posición, debe haber acción muscular. La contracción isométrica de los músculos del brazo es lo que mantiene la articulación del codo doblada de manera estable.

Contracción concéntrica: ¿cómo sacas al bebé de la cuna? Empiezas por extender los brazos hacia abajo para tomarlo en tus manos, y luego alzas las muñecas hacia los hombros, lo que en levantamiento de pesas se conoce como media flexión. Esta acción muscular se produce principalmente en los bíceps: su contracción concéntrica hace que se acorten, flexionando así la articulación del codo noventa grados. En otras palabras, la fuerza de la contracción concéntrica es lo suficientemente grande para vencer la gravedad (u otra resistencia), causando así el movimiento.

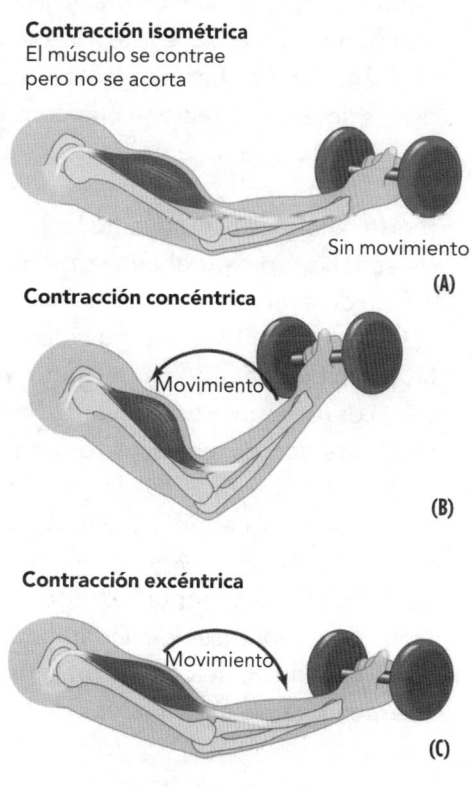

Figura 7.3. Tipos de contracción muscular y movimiento

EL REFLEJO DE ESTIRAMIENTO (REFLEJO MIOTÁTICO)

Algunos movimientos que conllevan una contracción voluntaria del músculo se producen automáticamente como reacción refleja a movimientos previstos o a la estimulación externa. Para expresarlo de una forma dualista, el cuerpo actúa de manera involuntaria antes de que puedas pensar en ello (sin dirección cortical). Una de esas reacciones reflejas, llamada el *reflejo miotático* (o reflejo de estiramiento), se produce cuando los nervios reaccionan en respuesta a un estiramiento del músculo excesivo o demasiado rápido. Cuando el músculo se está estirando, se genera una respuesta nerviosa automática (y subconsciente) de carácter protector como reacción a la acción prevista, que la inhibe e incluso llega a detenerla.

Si observamos con mayor atención, los receptores sensoriales llamados husos musculares y órganos tendinosos de Golgi «leen» las cualidades de estiramiento de las fibras musculares (en concreto la velocidad del estiramiento) y transmiten esta información sensorial a la médula espinal. Esto puede provocar que las neuronas motrices de la médula espinal envíen un mensaje al músculo para «decirle» (con una fuerza potencialmente superior a la prevista) que se contraiga para oponerse al estiramiento.

Al inclinarse hacia delante en *Uttanasana* (flexión de pie hacia delante), los tendones de la corva realizan una contracción excéntrica (se alargan al actuar). Lo ideal al realizar este estiramiento de los tendones sería movernos lentamente y de manera estable, permitiendo así que las fibras musculares se alarguen sin el impedimento de un fuerte reflejo de estiramiento, que por lo general trata de mantener el músculo dentro de su longitud natural en estado de reposo. Al movernos rápidamente, la fuerza del reflejo de estiramiento puede imponerse al alargamiento del músculo; sin embargo, el esfuerzo realizado para seguir moviéndose y la fuerza de la gravedad pueden aumentar las probabilidades de un desgarro muscular.

Los reflejos de estiramiento limitan el desarrollo de la flexibilidad y deben evitarse mediante acciones musculares compensatorias para cultivar la plena flexibilidad (que no hay que confundir con la hipermovilidad, en la que uno excede el rango seguro de movimiento). Cuando los estudiantes entran y salen muy rápidamente de las asanas, es probable que activen reflejos de estiramiento que no solo limitan la flexibilidad sino que además incrementan el riesgo de distender los músculos (y torcer los ligamentos). Como veremos más detalladamente cuando examinemos cómo «explorar el límite», la clave para moverse con soltura y estabilidad es escuchar la información natural que el cuerpo nos transmite a través de los mensajes de la respiración, la frecuencia cardíaca y el sistema nervioso, y todo esto se produce de manera más fácil y natural cuando nos movemos más despacio.

Contracción excéntrica: ahora imagina que vuelves a soltar al bebé en la cuna con un movimiento firmemente controlado. Empezando con los antebrazos paralelos al suelo en contracción isométrica, vas enderezando lentamente los brazos (extendiendo los codos). ¿Qué es lo que impide que los brazos se desplomen repentinamente y el bebé caiga en la cuna? Esos mismos músculos bíceps, solo que ahora su acción muscular es excéntrica: el músculo se alarga mientras que va disminuyendo gradualmente la tensión. De esta manera los bíceps siguen actuando, trabajando incluso cuando estiras y alargas los músculos, permitiendo un movimiento controlado que resiste la gravedad (u otra fuerza).

Cuando la acción muscular concéntrica o excéntrica crea movimiento, recibe el apoyo y la cooperación de los demás músculos, que realizan diversas funciones:

Músculos impulsores: también llamados agonistas, son los músculos encargados de crear el movimiento corporal en cualquier ámbito de movimiento. Cuando los impulsores se contraen, ya sea concéntrica o excéntricamente, generan la fuerza que mueve los huesos. Por ejemplo, los tendones de la corva son los músculos impulsores al flexionar la articulación de la rodilla para llevar el talón hacia atrás y levantarlo hacia la cadera.

Antagonistas: todos los músculos agonistas están emparejados con músculos antagonistas que deben relajar para generar el movimiento corporal previsto. Volviendo al ejemplo anterior de la flexión de rodilla, para que los tendones logren flexionarla, los cuádriceps

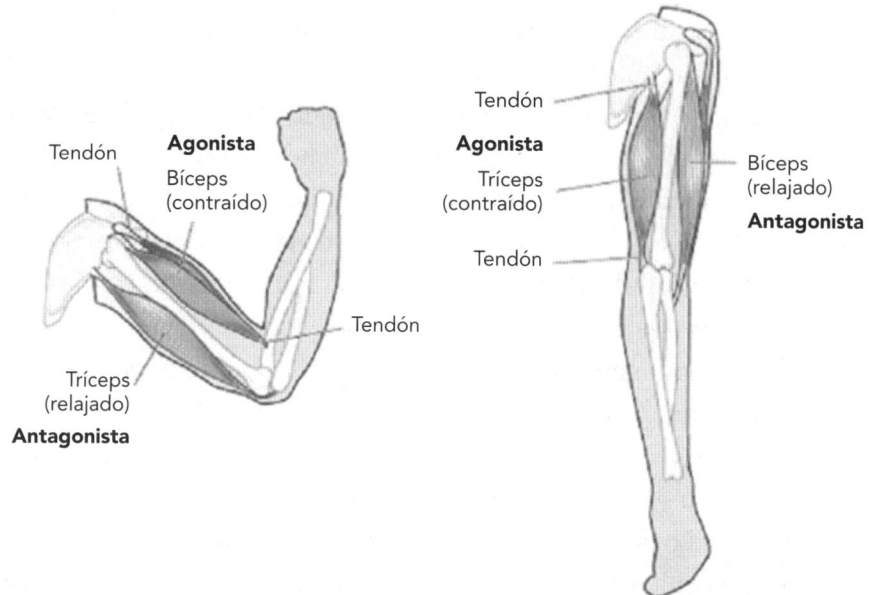

Figura 7.4. Músculos agonistas y antagonistas

deben relajarse; si los cuádriceps (que son extensores de la rodilla y se oponen a los flexores de esta) se contrajeran mientras los tendones trataban de flexionar la rodilla, la fuerza opuesta paralizaría, inhibiría o anularía la fuerza de los tendones.

Sinergistas: denominados a veces ayudantes o neutralizadores, complementan a los músculos impulsores para ayudar a asegurar que el movimiento deseado ocurre e impedir acciones no intencionadas. Por ejemplo, al flexionar el codo, los bíceps son los músculos impulsores, con ayuda de los sinergistas braquiorradiales y braquiales.

Estabilizadores: llamados también fijadores, flexionan una parte de un miembro en su posición adecuada para que el movimiento pueda producirse en las articulaciones distales. Por ejemplo, al rasguear una guitarra, los extensores y los flexores de la muñeca llevan a cabo una contracción isométrica para estabilizar la articulación (mantenerla en su sitio) mientras los flexores y los extensores del dedo actúan para rasguear las cuerdas de la guitarra.

EL SISTEMA MUSCULOESQUELÉTICO

Teniendo en cuenta la nomenclatura y los conceptos esqueléticos y musculares, ahora podemos ver cómo sus acciones integradas aportan funcionalidad (estabilidad y movimiento) a las estructuras esqueléticas y musculares. Iremos de abajo hacia arriba.

Los pies y los tobillos

Sin duda, los pies son complejos:[1] constan de veintiséis huesos que forman veinticinco articulaciones, veinte músculos y varios tendones y ligamentos. Esta complejidad está relacionada con su función, que consiste en sostener a todo el cuerpo como una base dinámica que nos permite ponernos de pie, caminar, correr y tener estabilidad y movilidad. En el yoga los pies son el asentamiento principal para todas las posturas de pie y parte activa de todas las inversiones y equilibrios sobre brazos, de la mayoría de las flexiones posteriores y anteriores y de muchas torsiones y aperturas de cadera. Aunque aparte de esto están sujetos a una tensión casi continua, paradójicamente una de las mayores fuentes de tensión que soportan hoy en día viene de una herramienta sencilla creada en sus orígenes para protegerlos: los zapatos. Prestarles mucha atención a nuestros pies (haciéndolos fuertes, flexibles, equilibrados, alineados, enraizados y resilientes) es un punto de arranque esencial para realizar o dirigir prácticamente cualquier ejercicio de yoga, incluida la meditación sentada.

Para soportar el peso del cuerpo, los huesos tarso y metatarso están estructurados en una serie de arcos. El conocido como arco medial es uno de los dos arcos longitudinales (el otro es el llamado arco lateral) y, debido a su altura y al gran número de pequeñas articulaciones entre las partes que lo componen es relativamente más elástico que los demás arcos, ya que disfruta de un apoyo suplementario desde arriba gracias a los músculos tibial posterior y peroneo largo. El arco lateral posee un mecanismo de cierre especial, lo que permite un movimiento mucho más limitado. Además de los arcos longitudinales, hay una serie de arcos transversos. En la parte posterior del metatarso y la parte anterior del tarso estos arcos están completos, pero en medio del tarso presentan más las características de media cúpula, cuyas concavidades están dirigidas hacia las zonas inferior y media para que cuando los bordes internos de los pies estén colocados juntos y los pies firmemente enraizados, se forme una cúpula tarsiana completa. Cuando esta acción se combina con la activación de los arcos longitudinales, creamos *pada bandha*, fundamental para la estabilidad en todas las posturas de pie (y una fuente clave para el descubrimiento y la activación de *mula bandha*).

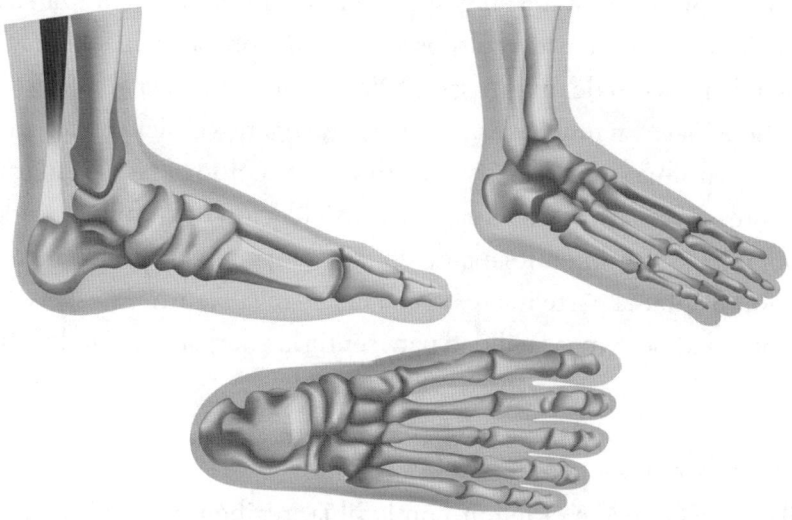

Figura 7.5. Los pies y los tobillos

Sin embargo, los pies no se sostienen solos, ni siquiera en *Tadasana*, ni colaboran en el movimiento independientemente. Su activación comienza por las piernas cuando enviamos corrientes de energía desde la parte superior de los fémures y hacemos que atraviesen los pies. Esto crea un «efecto rebote». Imagina la sensación de sentirte más pesado cuando el ascensor sube, o más ligero cuando baja. La presión del suelo del ascensor contra tus pies no solo provoca que estos se sientan más pesados, tiene el efecto de hacer que los músculos de las piernas se tensen con más fuerza. Del mismo modo, cuando te enraízas conscientemente desde la parte superior del fémur en tus pies, los músculos de las pantorrillas y de los muslos se tensan. Esto no solo crea un tirón hacia arriba sobre los arcos en *pada bandha* (principalmente por el efecto como de tirar de un estribo que se produce al activar los músculos tibial posterior y peroneo largo) sino que causa una expansión a través de las articulaciones y una sensación de estar más firmemente arraigado en tus pies y al mismo tiempo resiliente, mientras todo tu cuerpo se alarga y se vuelve más ligero.

Resulta útil dividir el pie en «pie talón» y «pie tobillo». El «pie talón» surge del arco lateral, que está conectado al peroné en la parte inferior de la pierna, un distribuidor de la fuerza que no aguanta peso. Situado en relación con los huesos calcáneo y cuboides, y desde ahí hasta el cuarto y quinto metatarsos y falanges, crea un enraizamiento y una estabilidad más directos. El «pie tobillo», que relaciona la tibia con el talus astrágalo, el navicular, los cuneiformes y los tres primeros metatarsos y falanges, es más resiliente y constituye una fuente de movimiento refinado. Así, en las asanas de equilibrios de pie como *Vrksasana* (postura del árbol) o *Virabhadrasana* III (postura del guerrero III), puedes llevar a los estudiantes a un equilibrio más estable si les pides que presten una mayor atención a enraizarse a través de la parte interna del talón de la pierna apoyada en el suelo. Al mismo tiempo, enraizarse a través de las cuatro esquinas de cada pie mientras cultivas *pada bandha* proporciona un mayor equilibrio y estabilidad general en medio de una sensación de mayor resiliencia.

¿Alargar o flexionar? En muchas asanas o bien alargamos o bien flexionamos el pie, movimientos que en anatomía se describen respectivamente como flexión plantar y dorsiflexión. La dorsiflexión crea una mayor estabilidad en la articulación del tobillo cuando la parte más amplia (anterior) del astrágalo en forma de cuña se aloja en el espacio entre el peroné y la tibia. En la flexión plantar la parte más estrecha del astrágalo entra en este espacio, y eso genera menos estabilidad pero más facilidad para sentir la energía irradiando a través del pie.

Las articulaciones de las piernas y las rodillas

Las rodillas, que conectan el fémur con la tibia, reciben un estrés considerable desde arriba y desde abajo. Por eso sus músculos estabilizadores, y especialmente los ligamentos, se encuentran entre los que más a menudo sufren esguinces durante las prácticas físicas de yoga. Los atletas, los corredores e incluso los meditadores diligentes en posición sentada descubren que la tensión creada en las rodillas como consecuencia de su vocación atlética o espiritual puede provocarles una lesión debilitadora, sobre todo cuando carecen de los efectos positivos de una práctica equilibrada y adecuada de asanas. Incluso en una práctica equilibrada de yoga, la rodilla tiene que resistir fuerzas considerables, principalmente porque soporta un peso, pero también debido a fuerzas de torsión ejercidas desde arriba y desde abajo. En prácticas más vigorosas de yoga, la rodilla se ve obligada a aguantar fuerzas físicas muy poderosas. Aunque en principio es una articulación ginglimoide capaz de extensión y flexión, con menor capacidad para rotar cuando se flexiona a unos noventa grados, realizar cualquiera de estos movimientos de manera brusca o excesiva puede rasgar alguno de los ligamentos o cartílagos que la sostienen. Conocer y respetar las rodillas es una de las claves para dirigir una práctica prolongada de yoga. Examinándolas más atentamente, observamos que consta de dos articulaciones:

- La articulación femorotibial, que conecta el fémur y la tibia.
- La articulación patelofemoral, en la que la rótula, o patela, que está situada en el músculo anterior del muslo, se desliza frente al fémur por un canal.

El fémur distal y la tibia proximal se expanden en cóndilos, que incrementan su capacidad para aguantar peso y ofrecen puntos más amplios de sujeción para dar soporte a los ligamentos. La forma convexa de los cóndilos femorales se integra con la cóncava de los cóndilos tibiales. La articulación está amortiguada por un cartílago articular que cubre los extremos de la tibia y el fémur así como la parte oculta de la rótula. El menisco medial y lateral son almohadillas intraarticulares en forma de C compuestas de fibrocartílago que amortiguan aún más la articulación, y absorben los impactos entre los huesos e impiden que se rocen entre sí. Los desgarros del menisco medial son frecuentes en el yoga, ya se trate de lesiones originadas durante la realización de una asana o agravadas al adoptar una como *Padmasana* u otras en las que la rotación forzada de la articulación de la cadera puede transferir tensión a la rodilla

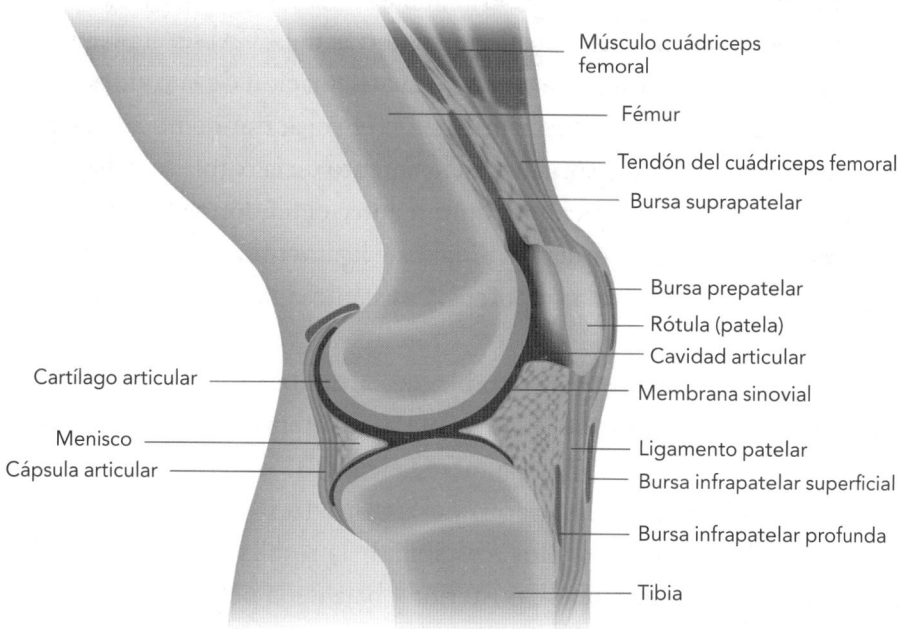

Figura 7.6. Las rodillas

cuando se mantiene el pie en una posición apoyándolo en el suelo o en alguna parte del cuerpo. Debido a la escasa o nula irrigación sanguínea, tardan en curarse, si es que llegan a hacerlo. Un conjunto de ligamentos, que se encuentran en una posición en la que permanecen totalmente estirados cuando se extiende la rodilla (la pierna recta), ayudan a estabilizar la rodilla. Cuando esta está flexionada, los ligamentos se ablandan (contrayéndose) y permiten la rotación en posturas como *Padmasana*.

Los ligamentos colaterales medial y lateral (LCM y LCL) se extienden a los lados de la rodilla y limitan el movimiento lateral. El LCM, que se extiende verticalmente desde el fémur hasta la tibia, protege el lado medial de la rodilla para que no se tuerza abriéndose por la fuerza aplicada a la parte exterior de la articulación, como cuando un estudiante presiona hacia abajo la parte exterior de la rodilla de la pierna atrasada en *Parsva Dhanurasana* (postura del arco lateral). El LCL protege el lado lateral de una fuerza interna de flexión, como cuando un estudiante apoya inapropiadamente el talón del pie derecho contra el lado interno de la rodilla izquierda en *Vrksasana*. Ambos ligamentos están sostenidos por músculos situados fuera de ellos.

Dentro de la rodilla hay dos ligamentos cruzados. El ligamento crucial anterior o LCA conecta la tibia con el fémur en el centro de la rodilla. Su función es limitar la rotación y el desplazamiento hacia delante de la tibia al separarse del fémur; sin este ligamento el fémur se saldría de la rodilla. Volveremos a esto cuando miremos varias posturas, especialmente estocadas como el guerrero I o II, en las que el LCA es una fuente de estabilidad crucial y al mismo tiempo un riesgo considerable si la rodilla no está alineada apropiadamente. El ligamento cruzado posterior o LCP (situado justo detrás del LCA) limita la extensión excesiva o hiperextensión (movimiento hacia atrás) de la articulación de la rodilla. Las lesiones en el LCP son muy poco frecuentes, especialmente en el yoga, donde no hay asanas que ejerzan una fuerza excesiva sobre este ligamento. Al ligamento de la rótula se lo llama a veces tendón rotular porque no hay una separación definitiva entre el tendón del cuádriceps, que rodea la rótula, y el área que conecta la rótula a la tibia. Este ligamento, que tiene una gran resistencia, ayuda a proporcionarle a la rótula su potencia mecánica y funciona como una cubierta para los cóndilos de los fémures.

Los músculos que actúan sobre la rodilla desde arriba, es decir, los abductores (principalmente los glúteos y el tensor de la fascia lata, que intervienen a través de su sujeción a la banda iliotibial), los aductores (principalmente el grácil), los cuádriceps (para la extensión), los tendones de las corvas (para la flexión) y el sartorio (un sinergista en la flexión y en la rotación lateral) ayudan a los ligamentos a estabilizar la rodilla cuando se contraen desde sus diversos orígenes en las artes frontal, posterior y baja de la pelvis. El glúteo y el tensor de la fascia lata se adhieren a la banda iliotibial, que a su vez está sujeta al cóndilo tibial lateral bajo la rodilla, contribuyendo así a la estabilidad lateral. El lado medial de la rodilla obtiene más estabilidad equilibrada por medio de las acciones del músculo grácil, el sartorio y el semitendinoso (uno de los tendones de la corva) cuando tiran hacia arriba y hacia dentro desde sus inserciones en la tibia medial justo bajo la rodilla: el grácil desde la rama púbica en el fondo de la pelvis, el sartorio (el músculo más largo del cuerpo) desde su origen en la espina ilíaca anterosuperior y el semitendinoso, que se extiende por la parte posterior de la pierna hasta sus orígenes en la tuberosidad isquiática (más comúnmente conocida como los isquiones). Estos estabilizadores medial y lateral también juegan un pequeño papel en la rotación de la tibia sobre el fémur cuando la rodilla está flexionada y el pie encogido hacia la cadera en posturas como *Vrksasana* o *Padmasana*. Los cuádriceps y los tendones de la corva, además de darle estabilidad a la rodilla, son los músculos más poderosos que intervienen en la extensión y la flexión de esta articulación. El conjunto de músculos más poderoso del cuerpo, el cuádriceps (llamado así en latín porque originalmente significa 'cuatro cabezas') tiene solo un «pie» ya que las cuatro partes se ajustan para formar el tendón cuadricipital, que se extiende a lo largo de la parte frontal de la rodilla para formar el tendón rotular y se inserta en el borde proximal de la rótula, que luego transfiere su acción por medio del tendón rotular a la tibia. Tres de las cuatro partes del cuádriceps (vasto medial, vasto lateral y vasto intermedio) surgen del eje femoral, mientras que el recto femoral emerge de la parte frontal superior de la pelvis, lo que proporciona a este músculo un papel muy importante en la flexión de la cadera así como en la extensión de la rodilla. Esta acción combinada se da en *Utthita Hasta Padangusthasana* (postura extendida de mano a pie). Su poder conjunto en la extensión de la rodilla se incrementa a través de la estructura en forma de fulcro de la rótula. Su contracción concéntrica o isométrica extiende o mantiene la rodilla en extensión para alargar los tendones de la corva en diferentes posturas de pie y sentadas y ayuda a levantar el cuerpo por medio de la contracción excéntrica en flexiones posteriores como *Setu Bandha Sarvangasana* (postura del puente) y *Urdhva Dhanurasana*.

Los tres tendones y medio de la corva son los principales flexores de la rodilla. El semimembranoso y el semitendinoso se originan en la tuberosidad isquiática y se extienden hasta la cara medial de la rodilla, lo que aporta apoyo medial y al mismo tiempo ayuda a la rotación medial. Los bíceps femorales surgen de la parte posterior de la tuberosidad isquiática y de la parte posterior del eje femoral, se unen antes de cruzar la cara lateral de la rodilla (contribuyendo así a la estabilidad lateral) y se insertan en la cabeza del peroné a través de un tendón común. El origen parcial del bíceps femoral (su «cabeza corta») en la parte posterior del eje femoral también lleva a la adhesión del aductor mayor, dándole a este la función de «medio tendón» que, al tensarse, limita aún más las flexiones anteriores en ángulo amplio como *Upavista Konasana* (flexión anterior sentada en ángulo amplio).

Las articulaciones de la pelvis y la cadera

La pelvis, al estar entre la parte superior del cuerpo y las piernas, es el eje del organismo. En ella se encuentran los órganos abdominales profundos y es el lugar en el que reposa la energía *kundalini-shakti* reverenciada por los yoguis en tiempos ancestrales. Al ser el centro principal de la estabilidad y la comodidad, aquí se originan los movimientos fundamentales, y a la vez se amortigua el impacto de esos movimientos, a través de los huesos, los músculos, los ligamentos y las acciones energéticas que surgen del interior de esta estructura vital y de su entorno. Como la pelvis es una estructura fuertemente estabilizadora, los desequilibrios posturales pélvicos, los traumas y las lesiones que sufre tienden a manifestarse por debajo de las rodillas, o por encima de la columna y la parte superior del cuerpo, aunque el desgaste de la cadera en sí puede ocasionar un dolor debilitador que en algunos casos solo es posible aliviar mediante el reemplazo de esta articulación. Cuando está fuerte, equilibrada y flexible, extiende estas mismas cualidades por encima y por debajo. Con alrededor de treinta músculos que apoyan el movimiento y la estabilidad de la cadera, hay mucho aquí con lo que trabajar en prácticamente todas las familias de asanas.

En la cara frontal inferior de la pelvis está el acetábulo, la oquedad de la cadera en la que encaja la esfera de la cabeza femoral, creando la articulación de la cadera, que une los fémures a la pelvis y aguanta el peso del cuerpo al tiempo que le permite movilidad a través de su

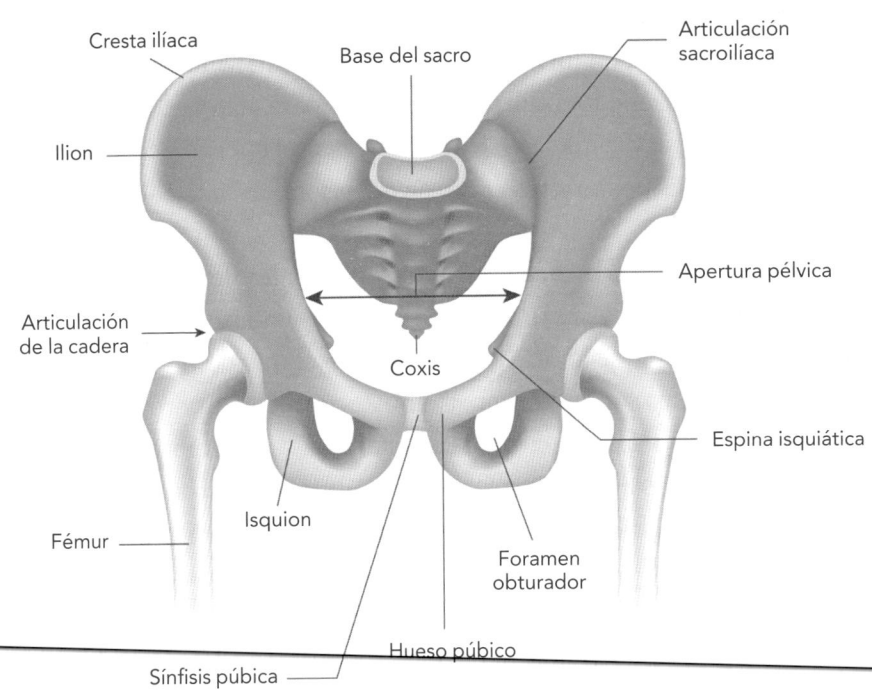

Figura 7.7. La pelvis y las articulaciones de la cadera

estructura de esfera encajada en un hueco. Está formado en la intersección de tres huesos que en la infancia están fundidos en uno: el ilion, el isquion y el pubis. Las porciones articulares del acetábulo y de la cabeza femoral están cubiertas de cartílago, que permite que esta se mueva libremente. El borde exterior del acetábulo tiene un fuerte anillo fibrocartilaginoso, el rodete o labrum, que incrementa la profundidad del hueco y brinda una mayor estabilidad a la articulación. Esta cápsula está reforzada por cuatro ligamentos que se extienden alrededor de la cabeza del fémur, que se enrollan y desenrollan cuando movemos el fémur y creando así una estabilidad que además limita el ámbito de movimientos. En *Virabhadrasana* I (postura del guerrero I) y *Ashta Chandrasana* (postura de la octava luna creciente) la tensión creada por estos ligamentos, especialmente el iliofemoral, limita la profundidad de la estocada y hace que la pelvis se salga hacia delante, creando lordosis además de presionar posiblemente en exceso los discos intervertebrales de la región lumbar de la columna. Estos mismos ligamentos son también los que impiden que el fémur se salga de la cavidad de la cadera (acetábulo) en *Virabhadrasana* II (postura del guerrero II) cuando la pierna atrasada está extendida por completo y rotada externamente. La longitud y la circunferencia de la cabeza y el cuello del femoral varían en cada individuo, por lo que en algunos se limitan aún más los movimientos permisibles del fémur que aparecen en varias posturas, especialmente cuando este hueso está totalmente abducido* en asanas como *Upavista Konasana*. El acetábulo de las mujeres tiene por lo general más amplitud que el de los hombres, otro factor que afecta al ámbito de movimiento y a la estabilidad. La cadera izquierda y la derecha están unidas en la sínfisis púbica por un disco de fibrocartílago y al sacro por la articulación sacroilíaca.

Las caderas obtienen una mayor estabilidad para aguantar el peso del cuerpo además de precisión en los movimientos gracias a un complejo conjunto de músculos que se extienden en todas las direcciones. Seis rotadores laterales profundos con diversos orígenes en el interior de la pelvis se insertan en diversas partes del gran trocánter de la cabeza femoral, y son imprescindibles para varios movimientos refinados del fémur: el piriforme y el cuadrado femoral crean la rotación lateral cuando el sacro está fijo y el muslo estirado o causan aducción cuando el muslo está flexionado (como en *Vrksasana*); el obturador interno y externo junto con el gemelo superior e inferior proporcionan movimientos más refinados de rotación lateral dependiendo de la posición del fémur. Los músculos cuyo estiramiento sientes en *Upavista Konasana* y *Baddha Konasana* son principalmente los cinco aductores de la cadera: el aductor mayor, el más grande y potente del grupo de los aductores; el aductor largo y el aductor breve, que se extienden desde el pubis medial hasta la línea áspera; el pectíneo, desde el pubis lateral hasta una línea que conecta el trocánter menor con la línea áspera, y el grácil, un músculo largo y fino que va del pubis medial a la tibia justo bajo el cóndilo medial. La fuerza de

---

* N. del T.: separado con respecto al eje del cuerpo.

los aductores es crucial en varias posturas, desde los equilibrios sobre brazos como *Bakasana* (postura de la grulla) hasta *Salamba Sirsasana* (postura sobre la cabeza con ayuda), donde su capacidad de llevar energía a la línea medial del cuerpo es esencial.

El psoas, como expresa Mabel Todd en *The Thinking Body* [El cuerpo pensante], es el músculo más importante para determinar la postura erguida.[2] Asciende de los cuerpos vertebrales de T12 a través de L5, y sus fibras se extienden en sentido descendente por la pelvis anterior, donde se unen formando un tendón común con el músculo ilíaco, que surge del interior del ilion. Luego el ilipsoas baja hasta el trocánter menor de la cabeza femoral, creando el flexor principal de la articulación de la cadera (lo sientes en *Navasana*, la postura de la barca) y uno de los principales limitadores en las asanas de extensión de cadera como las flexiones posteriores y estocadas como *Anjaneyasana* (postura de estocada baja). Cuando el fémur está fijo, como cuando nos sentamos en *Dandasana* (postura del bastón), el psoas y el ilíaco crean diversos movimientos (flexión lumbar y aducción de cadera más rotación pélvica anterior, respectivamente). Al crear la flexión lumbar, el psoas actúa sobre la articulación sacroilíaca de manera relativamente independiente de la posición de las caderas.

Cuando es corto y rígido, puede llegar a causar una lordosis lumbar grave y compresión de los discos intervertebrales de la región lumbar. Cuando está débil, puede contribuir a una espalda plana. Como veremos más adelante, el iliopsoas también juega un papel importante en la estabilidad profunda de la zona abdominal así como en la integridad de la respiración y el movimiento de la parte superior del cuerpo, en parte debido a su conexión compartida en T12 con el pilar diafragmático y las fibras inferiores del trapecio.

El músculo piriforme (en forma de pirámide) se origina en el área anterior del sacro, pasa bajo la escotadura ciática (cuando hay inflamación, se puede causar una presión dolorosa en el nervio ciático) y se inserta en la parte superior del trocánter mayor. Con el sacro fijo, el piriforme rota lateralmente la pierna estirada o abduce el muslo flexionado, y de este modo ayuda a abrir las caderas en posturas como *Padmasana*. Si el fémur está fijo, su contracción inclina hacia atrás la pelvis, oponiéndose a la acción del psoas y creando una estabilidad y un movimiento más equilibrados en la articulación sacroilíaca.

Anteriormente vimos el papel de los tendones de la corva y los músculos glúteos con relación a la rodilla; además de eso tienen una gran importancia para la pelvis, principalmente como extensores. La contracción de los tendones de la corva provoca una inclinación posterior de la pelvis cuando los fémures están fijos o hace que las piernas se estiren cuando la pelvis está fija. Los tendones de la corva rígidos limitan la flexión hacia delante, llevando los isquiones (las tuberosidades isquiáticas, donde se originan los tendones) más cerca de la parte posterior de las rodillas en posturas como *Uttanasana* o *Paschimottanasana* (postura de flexión anterior sentada). Los tendones débiles contribuyen a la lordosis lumbar cuando los flexores de la cadera están tensos.

Los músculos: el sistema muscular

El músculo más grande del cuerpo, el glúteo máximo, es a la vez un extensor de la cadera y un rotador lateral; crea diversos movimientos dependiendo de cuál de sus fibras esté activada. Sus fibras superiores son rotadores laterales, que le ayudan a abrir las caderas en posturas como *Virabhadrasana* II. Sus fibras inferiores actúan como impulsores en la extensión de la cadera, junto con los tendones, para ayudar al movimiento en flexiones posteriores como *Salabhasana* (postura de la langosta) o *Urdhva Dhanurasana*, donde es mejor rotar los fémures internamente para así suavizar la presión en la articulación sacroilíaca. Normalmente, los estudiantes presionan todo el glúteo mayor en las flexiones posteriores al crear la extensión de cadera, provocando así de forma inintencionada el efecto de rotar internamente los muslos, lo que como terapeuta verás con claridad cuando sus pies se giren hacia fuera en posturas como *Setu Bandha Sarvangasana*. El glúteo mayor, con inserciones en el tracto iliotibial, es un importante estabilizador de la cadera en las posturas de pie. El glúteo medio, menos conocido, es uno de los principales músculos estabilizadores en las posturas de pie sobre una pierna como *Vrksasana* y *Ardha Chandrasana* (postura de la media luna). Como abductor es también el impulsor en la abducción de la cadera en *Ardha Chandrasana*. Incluso el glúteo mínimo, un pequeño músculo menos conocido aún, que se extiende sobre la superficie del glúteo medio, ayuda a este en la abducción, en la flexión y en la rotación medial de la cadera.

El núcleo abdominal

Podría resultarnos útil iniciar nuestro recorrido por el núcleo abdominal tratando el ombligo. El ombligo es un punto de referencia importante del abdomen en parte porque su posición es relativamente uniforme, el centro inamovible de la gravedad humana, como se representa en la obra de Leonardo da Vinci *El hombre de Vitruvio*. Quizá aún más importante es la psicofisiología de este centro del abdomen, el pórtico de la nutrición y el desarrollo durante los nueve meses de nuestra vida embrionaria. Durante toda la existencia es un pozo poderoso de emoción, y para muchos, un centro de atención obsesiva a partir del cual esculpir el cuerpo, que se encuentra conectado a sensaciones o proyecciones de sexualidad y poder. También es el seno del *manipura chakra*, la fuente energética sutil de la voluntad en el mundo.

Al mirar en profundidad descubrimos los órganos vitales: el hígado, el bazo, el páncreas, el estómago, el intestino grueso y el intestino delgado, la vesícula y el apéndice. Cuatro grupos de músculos abdominales se combinan para cubrirlos por completo: el abdominal recto, el abdominal transverso, el interno oblicuo y el externo oblicuo. Examinando la parte inferior del «bol de la pelvis», encontramos los órganos reproductivos y una estructura de soporte formada por músculos y ligamentos que son la fuente física de *mula bandha* y *uddiyana bandha*, dos de los cierres energéticos esenciales que se describieron por vez primera hace cientos de años en los escritos iniciales sobre *hatha yoga*. En la parte superior tenemos el diafragma,

Yogaterapia

el principal músculo respiratorio. Los largos músculos erectores de la columna, en la parte posterior del torso, corren paralelos a la columna vertebral, y profundamente con respecto a estos músculos (es decir, por debajo de ellos) está el multífido, cerca de la apófisis espinosa. El psoas, el ilíaco, el piriforme y el cuadrado lumbar también desempeñan un papel crucial en el núcleo del cuerpo. Cuando este grupo de músculos está equilibrado, nos ayuda a mantenernos de pie con estabilidad y comodidad, permite un rango de movimiento completo y seguro en la zona lumbar de la columna, sostiene a los órganos internos sin comprimirlos y permite que la respiración fluya fuerte y libremente.

El abdominal transverso (AT) es el más profundo de los cuatro músculos abdominales principales. Su fascia envuelve toda la extensión alrededor de la cintura para adherirse a la apófisis transversa de las vértebras lumbares, mientras que por delante se le une una lámina fascial en la línea alba, dándole así a sus fibras horizontales el efecto de que lo circuncan, como si fuera un solo músculo. Se adhiere por abajo al ligamento inguinal, que se extiende desde la cresta ilíaca hasta el tubérculo púbico. Cuando ríes hasta que te duele la barriga, estás sintiendo el AT. Es también el foco muscular de *kapalabhati pranayama*, que se tratará en el capítulo veintiuno. Cuando está tonificado adecuadamente, este músculo mantiene los órganos en su

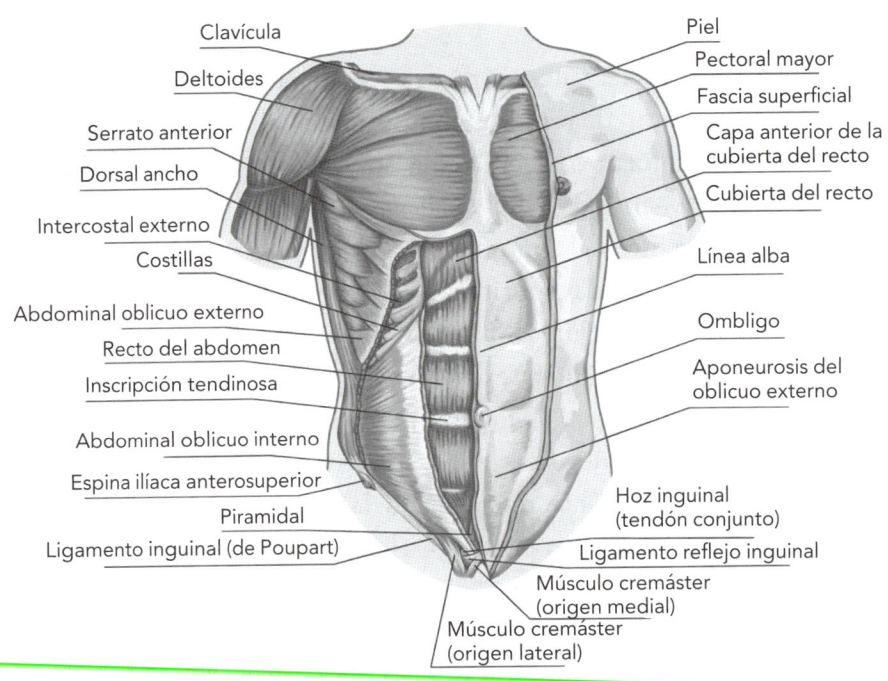

Figura 7.8. Los músculos del abdomen

lugar mientras sostiene la región lumbar de la columna. Cuando normalmente está tenso, comprime los órganos y causa hernias abdominales y problemas digestivos.

Los músculos oblicuos interno y externo (OI y OE, respectivamente) rotan la caja torácica sobre la pelvis o la pelvis bajo la caja torácica. Los OI están justo fuera del AT, y la mayoría de sus fibras se extienden por la parte delantera y, en la parte superior, desde las costillas inferiores hasta las caderas. Cuando se contraen juntos (el lado derecho e izquierdo), los OI flexionan la columna y comprimen el vientre. Contraer un lado causa una flexión lateral, como en *Parivrtta Janu Sirsasana* (postura de cabeza a la rodilla en inversión), y ayuda al OE del lado contrario en la rotación del área inferior del tronco al mismo lado del OI contraído. Los OE se extienden anterior e inferiormente a las superficies exteriores de las costillas 5-12, superficial y casi perpendicularmente a los OI, con las fibras dirigidas a la línea alba, el ligamento inguinal o el hueso púbico.

El músculo abdominal más superficial es el recto del abdomen (RA). Ligado a la sínfisis púbica y a la apófisis xifoides, y localizado dentro de una funda formada por el AT, el OI y el OE, el RA se contrae para acortar la distancia entre estos puntos de adhesión, tirando igualmente de ambos extremos para flexionar la columna. Cuando está bien tonificado, sus estrías transversales en tres intersecciones tendinosas crean lo que popularmente se conoce como «tableta de chocolate». El énfasis exagerado en fortalecer este músculo lo vuelve hipertónico, por lo que aplasta a otros músculos al tirar de las costillas para acercarlas al hueso púbico; esto provoca una deformidad de las costillas, una restricción de la respiración, cifosis y problemas de cervicales. A medida que el RA se acerca al hueso púbico, se vuelve menos superficial, no solo anatómica sino también funcionalmente, para los *bandhas*. A unos pocos centímetros por debajo del ombligo los oblicuos y el AT pasan frente al RA, y este se convierte de repente en el músculo abdominal más profundo, que además juega un papel importante en *uddiyana bandha*. Al mirar la anatomía y las acciones de *uddiyana bandha*, debemos primero volver a los pies y a la pelvis profunda para explorar la relación entre las acciones inferiores del cuerpo y las del núcleo abdominal.

La columna vertebral

La columna está en el centro del yoga. En los textos yóguicos tradicionales se la menciona como el canal *sushumna*, que lleva la energía pránica de la fuerza vital y la eleva hasta el cuerpo sutil. Su relativa estabilidad, su movilidad y su funcionamiento general son una de las mayores fuentes de motivación de la gente a la hora de comenzar a practicar el yoga. La columna participa directamente, más que ninguna otra parte del esqueleto, en todas las asanas. Al sentarnos a meditar una fuente principal de distracción es la debilidad de la columna vertebral como soporte. Con un ámbito de movimiento mayor y más estable en ella, experimentamos más comodidad y activación sensorial por todo el cuerpo. En palabras de Susi Aldous Hately: «En realidad la columna es en esencia un sistema esquelético, neurológico, eléctrico, vascular y químico de entrada que cuando está equilibrado y conectado crea un movimiento que fluye de manera mágica, muy parecida a la forma en que una orquesta bien equilibrada y unida crea una música impresionante».[3] Cuando hay un desequilibrio por causa de unos músculos débiles o excesivamente desarrollados, estrés continuado, tensión orgánica o un sobrecogimiento emocional, empezamos a ver diversos problemas: lordosis, cifosis, discos vertebrales protuberantes o herniados y otras afecciones dolorosas que afectan al delicado equilibrio, estabilidad y movilidad de la columna.

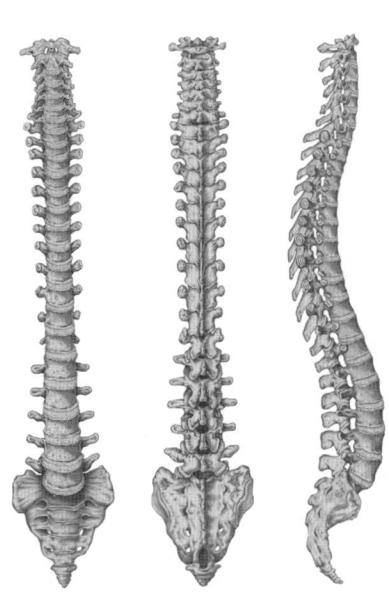

Figura 7.9. La columna vertebral

La columna vertebral, formada por veintitrés vértebras, se curva desde el coxis hasta la base del cráneo. Vista lateralmente, presenta cuatro curvas que se corresponden con sus diferentes regiones: sacrocoxígea, lumbar, torácica y cervical. La curva sacrocoxígea consiste en cuatro vértebras coxígeas separadas y cinco vértebras sacras fusionadas, estas últimas forman el sacro.

Veintitrés articulaciones intervertebrales le permiten doblarse y rotar en varias direcciones mientras que su columna central protege la delicada médula espinal, que se ramifica en nervios que envían y reciben información prácticamente por todo el cuerpo. Vista desde la espalda, la columna parece como dos pirámides, una corta e invertida en la parte inferior (el coxis y el sacro), la otra alta y progresivamente más esbelta con cada vértebra sucesivamente más alta en los segmentos lumbar, torácico y cervical. Esta estructura en forma de pirámide le da a la columna su estabilidad estructural inherente.

Las vértebras de cada segmento están numeradas desde arriba hacia abajo: C1-C7 (región cervical), T1-T12 (región torácica), L1-L5 (región lumbar) y S1-S5 (región sacra). Las vértebras de cada segmento de la columna tienen ciertos rasgos distintivos únicos, comenzando por la parte de abajo con el segmento sacrocoxígeo. Cuatro remanentes vertebrales de la cola de la columna forman el coxis, vulgarmente conocido como rabadilla. Aunque la mayoría de los textos de anatomía describen los segmentos óseos como fusionados (y, ciertamente, en algunos casos están osificados), varios estudios muestran que un coxis normal tiene dos o tres partes movibles que se curvan suave y ligeramente si nos dejamos caer hacia atrás en posturas como *Dandasana* o *Navasana*. Proporciona una inserción para nueve músculos, entre ellos el

Los músculos: el sistema muscular

glúteo mayor y el elevador del ano. La parte superior del coxis se articula con el sacro (del latín *sacer*, que significa 'sagrado'), un gran conjunto triangular invertido de cinco vértebras fundidas encajadas entre los huesos de la cadera (el hueso ilíaco) para completar el anillo pélvico. Es posible que los cuerpos de la primera y segunda vértebras sacras no estén fusionados. En la mayoría de la gente los puntos sacroilíacos están fuertemente ligados e inmóviles, aunque algunos tienen la capacidad de girar el sacro unos cuantos grados adelante o atrás (nutación y contranutación, respectivamente). En las mujeres el sacro es más corto, más amplio, y presenta una curvatura y una inclinación ligeramente diferentes que en los hombres.

La quinta vértebra lumbar se apoya sobre la parte superior en diagonal del sacro, creando fuerzas naturales transversales en el área más baja de la región lumbar de la columna que

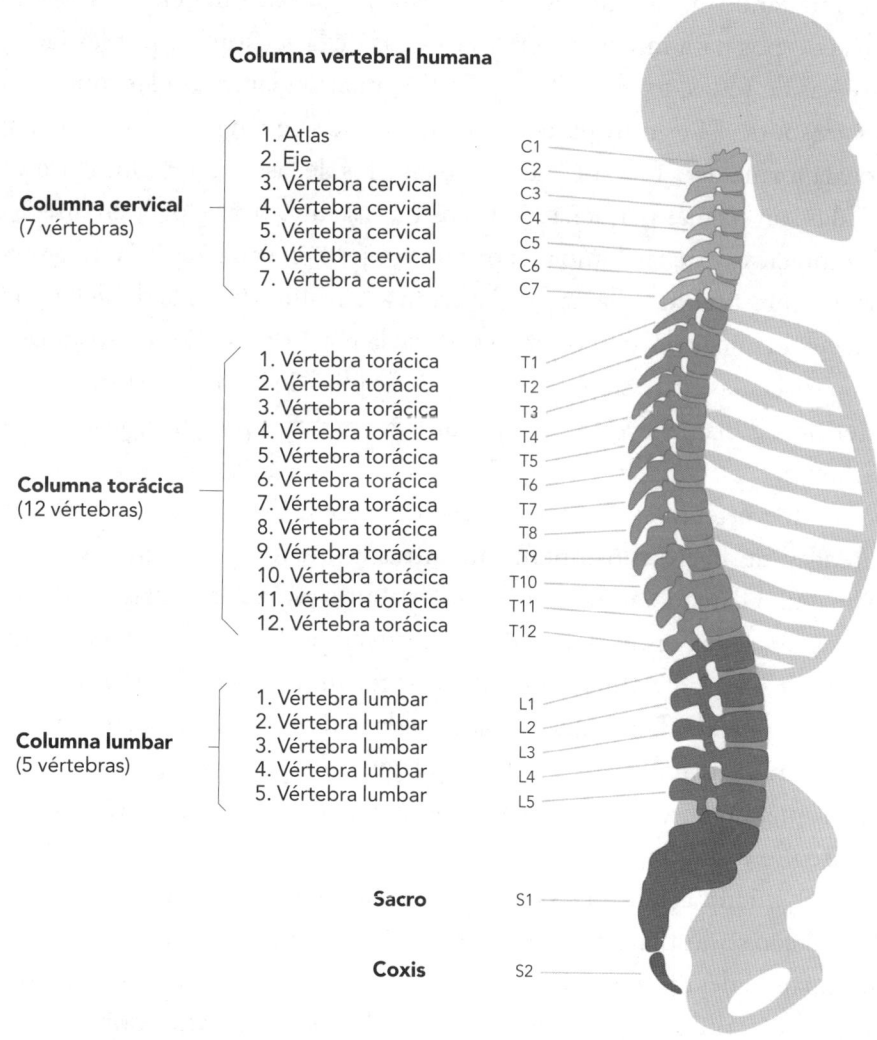

Figura 7.10. Segmentos vertebrales

idealmente se verían equilibradas por los músculos y ligamentos de la parte baja de la espalda y del área abdominal. Las lumbares son las más grandes y fuertes de las vértebras movibles y soportan más peso que las vértebras que hay por encima de ellas, además de tener la mayor flexibilidad, un papel doble que hace de este segmento el más propenso a las lesiones y el desgaste. La médula espinal llega a su fin entre L1 y L2, donde se divide en raíces nerviosas que salen entre cada una de las vértebras lumbares, para unirse más abajo y formar el nervio ciático. Los discos intervertebrales de la región lumbar de la columna comprimidos o herniados, a menudo causados por una curva lordótica excesiva (¿recuerdas ese músculo psoas tenso?), pueden afectar a las raíces de estos nervios y contribuir a la ciática, que se siente como un dolor que baja por la parte posterior de las piernas hasta los pies.

Las doce vértebras torácicas tienen una forma única de integrarse en los doce pares de costillas. Van aumentando en anchura desde T1 hasta T12, se distinguen por tener facetas en los lados de sus cuerpos para insertarse en las cabezas de las costillas y por las facetas en las apófisis transversas de todas, excepto T11 y T12, para articularse con las tuberosidades de las costillas. El grosor de T1 es muy parecido al de C7 que se encuentra más arriba, mientras que el tamaño y la forma de T11 y T12 se asemejan a los de las vértebras lumbares.

Las cervicales son las más pequeñas de las vértebras auténticas y pueden distinguirse fácilmente de las torácicas y de las lumbares por un agujero en cada apófisis transversa por el que pasa la arteria vertebral. C1, llamada atlas, rota a la izquierda y a la derecha por encima de C2, llamada eje, lo que le da a la columna vertical la mayor parte de su capacidad de rotación. C3-C6 son parecidas entre sí, pequeñas y más amplias de lado a lado que desde el frente a la parte posterior. C7, llamada vértebra prominente, es única por su apófisis espinosa más larga y sobresaliente.

Los discos intervertebrales amortiguan cada vértebra, formando una articulación que permite que tengan un ligero movimiento mientras las mantiene separadas. El disco está formado por un anillo llamado anillo fibroso, constituido por varias capas de fibrocartílago, cada una de las cuales se extiende en una dirección distinta. Este anillo rodea el núcleo pulposo interior, una sustancia gelatinosa que absorbe los impactos en la columna. Los discos intervertebrales permiten la flexibilidad de la espalda al tiempo que absorben el impacto de caminar, correr y otras actividades físicas. En el pliegue anterior profundo (flexión) de la columna la parte frontal del disco se comprime y empuja el núcleo hacia atrás cuando el lado posterior del disco se expande; exactamente lo contrario de lo que sucede en la extensión (pliegue posterior), mientras que en las posturas de pliegue lateral como *Parighasana* (postura de la puerta) el núcleo se desplaza al lado contrario. Las lesiones y la edad pueden causar que el lado que se expande del disco se hinche y, posiblemente, se hernie. Esto ocurre normalmente en la parte posterior del disco, precisamente donde los nervios espinales principales se extienden hacia diversos tejidos y extremidades. Aunque la formación de una hernia tiende a producirse más comúnmente en las asanas de flexiones anteriores, el dolor resultante suele sentirse al estar de pie o en las flexiones posteriores.

Junto a los discos intervertebrales maleables, un sistema complejo y finamente integrado de ligamentos y músculos aporta una mayor estabilidad y movilidad a la espalda. Tres ligamentos se extienden por toda la longitud de la columna vertebral: los ligamentos longitudinales anterior y posterior y el ligamento supraespinoso. En la flexión vertebral (piensa en doblarte hacia delante) los ligamentos longitudinales posteriores absorben parte de la presión del núcleo del disco empujando hacia atrás, aunque con una presión excesiva se provoca la protuberancia de la parte exterior del ligamento (lateralmente). Los ligamentos longitudinales anterior y posterior limitan la extensión y la flexión, respectivamente. Otros ligamentos vertebrales conectan las vértebras adyacentes. Todos crean estabilidad limitando al mismo tiempo el grado de rotación, flexión, extensión y flexión lateral.

Los dos psoas y los dos músculos posteriores transversoespinosos forman cuatro bandas musculares distribuidas alrededor de la región lumbar de la columna que pueden contraerse juntos para crear un alargamiento equilibrado de la parte baja de la espalda. Algunos han sugerido que los segmentos superior e inferior del psoas ayudan a este equilibrio porque las fibras inferiores tiran de L5 y L4 por delante provocando una hiperextensión lumbar mientras que las fibras del psoas superior tiran de T12 y L1 hacia el escroto en la flexión lumbar. Sin embargo, el psoas en su totalidad tira de las vértebras lumbares inferiores hacia delante, llevando consigo el sacro al inclinar la pelvis hacia el frente. Si recordamos que el psoas es un potente flexor de cadera (que lleva la rodilla hacia el pecho), podemos apreciar cómo la hipertensión de este poderoso músculo no solo comprime potencialmente los discos lumbares sino que crea una limitación importante en todas las asanas de flexiones posteriores. Hay que tener en cuenta además que cuando el psoas en un lado se contrae solo, se crea una torsión hacia un lado o rotación de la coluna. Si está relativamente más tenso en un lado, surgen varias asimetrías que causan desequilibrio o desgaste en la articulación sacroilíaca y en sentido ascendente por la columna, muchas de las cuales pueden observarse fácilmente cuando un estudiante está de pie en *Tadasana* o en posición invertida en *Salamba Sirsasana*. Un psoas fuerte y a la vez flexible y equilibrado es una de las fuentes más importantes de estabilidad y movilidad generales para la columna y el resto del cuerpo. Asanas como *Anjaneyasana*, *Virabhadrasana* I y *Supta Virasana* (postura del héroe reclinado) lo estiran, mientras que *Navasana* y *Utthita Hasta Padangusthasana* lo fortalecen.

Un vecino cercano del psoas, el cuadrado lumbar, se origina en la cresta ilíaca posterior y se inserta en la apófisis transversa de L1-L5 y de la costilla 12. Con la contracción ipsilateral (o hipertonicidad en un lado), acerca la pelvis y las costillas de un mismo lado; con la contracción bilateral crea una extensión vertebral a la que se contraponen el psoas y los músculos abdominales.

A lo largo de la parte posterior de la columna se extienden varias capas de músculos profundos; algunos conectan una apófisis transversa a la siguiente (músculos intertransversos), otros conectan la apófisis espinosa (interespinosos) y otros conectan la apófisis transversa con la apófisis espinosa (transversoespinosos). En el cuello, un conjunto de músculos muy parecidos a los transversoespinosos, el recto de la cabeza y el oblicuo de la cabeza, conectan la columna con la parte baja posterior del cráneo en el occipucio. Dependiendo de cómo se contraigan esos músculos, pueden ayudar a la extensión, a la flexión lateral y a la rotación de la columna.

Por encima de los músculos profundos de la columna hay un conjunto de músculos erectores de la columna y de tendones relacionados que se extienden por el canal que corre a los lados de esta. En la región lumbar surgen de la masa tendinosa, gruesa y carnosa de la aponeurosis lumbar, y a continuación se dividen en tres columnas paralelas de músculo que se levantan a lo largo de la espalda. La acción principal de estos músculos es la extensión de la columna en posturas como *Salabhasana* y *Pursvottanasana* (postura de la plancha hacia arriba). En la flexión, estos músculos controlan los movimientos más que producirlos; luego mientras los estiramos por completo en posturas de flexiones anteriores como *Paschimottanasana* o *Uttanasana* permanecen pasivos. En torsiones y flexiones laterales están activos en ambos lados, produciendo y controlando el movimiento. Como cada músculo cruza varios segmentos de la columna, su contracción o relajación tiene un efecto en numerosas vértebras. Cuando se contraen y alargan más es en flexiones anteriores bocabajo como *Salabhasana*.

En el cuello, los músculos erectores de la columna están complementados por varios músculos que estabilizan y movilizan la cabeza sobre la parte superior de la columna como líneas de sujeción, entre ellos el esplenio de la cabeza, el elevador de la escápula, el largo del cuello, el recto de la cabeza, el escaleno, el esternocleidomastoideo y las fibras superiores del trapecio. Aquí encontramos un mundo fascinante de nervios, músculos y movimientos que para muchos estudiantes de yoga suele ser un área de tensión y desgaste. Normalmente sobrecargado de trabajo debido a desequilibrios posturales en otras partes del cuerpo (y con frecuencia excesivamente utilizado al respirar), el «dolor en el cuello» se origina muy fácilmente en algunas de las asanas más sencillas.

Más adelante comentaré detalladamente otros tres músculos de la espalda: los dorsales anchos, el romboides y el trapecio. Por ahora resumiré cómo actúan en la columna. Los dorsales son los músculos más expansivos del cuerpo; cubren casi toda la espalda y le dan una mayor integridad estructural al tronco. El romboides atrae las vértebras hacia los omóplatos o se relaja para permitir un movimiento más fácil al hombro en flexiones posteriores como *Urdhva Dhanurasana*. El trapecio, con fibras que se extienden en tres direcciones, puede producir la extensión de la columna así como la flexión lateral.

La cintura escapular

Gran parte de la vida y la conciencia humanas se basa en nuestra capacidad no solo de crear estructuras o acciones complicadas en nuestra mente compleja, sino también de manifestar esas ideas en una realidad material en el mundo. Para esa expresión creativa dependemos en gran medida de las capacidades manipuladoras de nuestros brazos y manos, cuyo movimiento relativamente libre se apoya en la movilidad de nuestros hombros. Aunque es la articulación con mayor movilidad del cuerpo humano, debe ser también lo bastante fuerte como para permitirnos elevar, empujar, tirar, torcer y mover a favor o en contra de una fuerza en múltiples direcciones. De hecho, la conciencia humana en sí y el tejido mismo del pensamiento humano están inextricablemente entrelazados con esta facultad únicamente humana de interaccionar creativamente con el mundo físico, a menudo con la delicadeza y la complejidad que nos permiten los hombros, los brazos y las manos. Los humildes hombros, sobre los que cargamos mucha de nuestra responsabilidad (y donde el dios hindú Shiva lleva una cobra adormecida), determinan en gran parte la postura y el movimiento que adoptamos en el mundo, dentro y fuera de la esterilla.

Anatómicamente, el hombro no es una articulación sino una estructura compleja compuesta por tres huesos: el húmero (hueso de la parte superior del brazo), la clavícula y la escápula (omóplato), unidos por músculos, tendones y ligamentos. Las articulaciones entre los tres huesos se corresponden con las tres articulaciones del hombro: glenohumeral, acromioclavicular y esternoclavicular. Funcionando en conjunto, les proporcionan a los brazos una tremenda amplitud de movimiento y una gran estabilidad; es un malabarismo que cuando se descuadra crea varios problemas que normalmente solo se producen en esta parte del cuerpo.

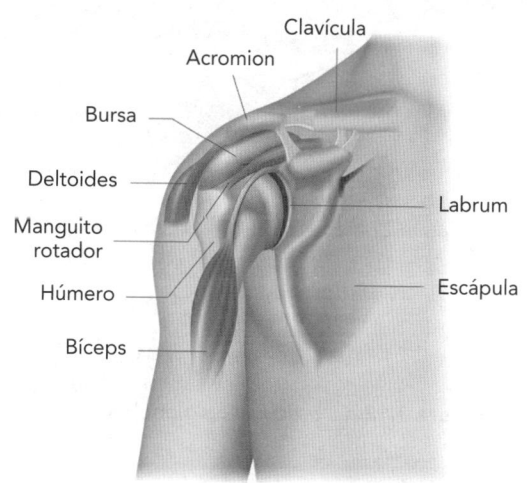

Figura 7.11. La cintura escapular

La articulación glenohumeral es la primera articulación del hombro, donde la cabeza del húmero se apoya en la fosa glenoidea de la escápula, de un modo muy parecido a una pelota de golf sobre su soporte. Se trata de una articulación esférica* que permite al brazo rotar circularmente o alejarse del cuerpo. Cuatro músculos forman el manguito rotador alrededor de la cabeza humeral para mantenerla asegurada a la fosa glenoidea: supraespinoso, infraespinoso, subescapular y redondo menor. Los

---

* N. del T.: también llamada de esfera en hueco o en cavidad.

tendones de estos músculos conectan con la cápsula de la articulación glenohumeral, prestándole una mayor estabilidad. Aun así, la poca profundidad de la fosa glenoidea hace que esta sea una de las articulaciones que más suelen dislocarse, y ajustes inapropiados durante la práctica en posturas como *Urdhva Dhanurasana* han llegado a provocar que esta articulación se disloque. Los suaves movimientos de la parte superior del brazo en la fosa glenoidea dependen del equilibrio en la fuerza, la flexibilidad y el funcionamiento neurológico de los músculos del manguito rotador junto con la cápsula de tejido blando que rodea la articulación y la sujeta a la escápula, el húmero y la cabeza del bíceps. La cápsula, revestida de una delgada membrana sinovial, está reforzada por el ligamento coracoclavicular.

La articulación acromioclavicular se encuentra en la parte superior del hombro, situada entre la apófisis del acromion de la escápula y el extremo distal de la clavícula, y está estabilizada por tres ligamentos: el ligamento acromioclavicular sujeta la clavícula al acromion de la escápula, el ligamento coracoacromial se extiende desde la apófisis coracoides hasta el acromion y el ligamento coracoclavicular se prolonga desde la escápula hasta la clavícula. El movimiento de esta articulación deslizante sinovial permite que el brazo se eleve sobre la cabeza; ayuda al movimiento de la escápula y le da al brazo una mayor rotación para asanas como *Urdhva Hastasana* y *Adho Mukha Svanasana*. En el extremo medial de la clavícula está la articulación esternoclavicular, en la que la forma convexa del manubrium encaja en el extremo redondeado de la clavícula. La escápula es un hueso plano y de forma más o menos triangular emplazado detrás de la caja torácica, que forma la parte posterior de la cintura escapular. El borde lateral de la escápula, relativamente más grueso, contiene la fosa glenoidea, donde se aloja el extremo proximal del hueso de la parte superior del brazo. Las distintas caras de la escápula permiten que se acoplen a este hueso diecisiete músculos que le dan su estabilidad y los movimientos básicos que permiten una mayor amplitud de movimiento del brazo.

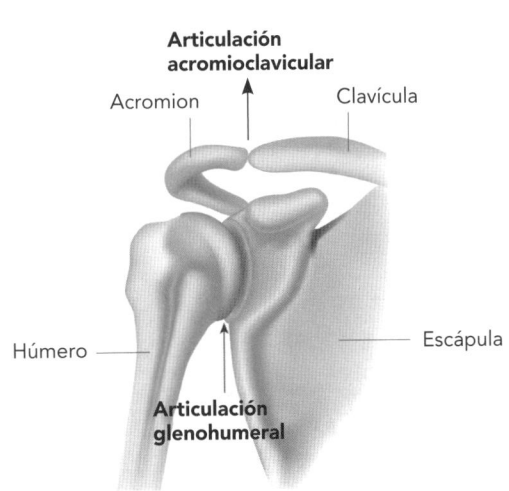

Figura 7.12. La articulación glenohumeral

Los músculos que sujetan el húmero a otras partes del hombro crean el movimiento del hueso del brazo. El infraespinoso, ayudado por el redondo menor, rota externamente el brazo, como cuando estamos de pie en *Tadasana* y giramos las palmas de las manos hacia fuera o cuando sujetamos el brazo por el lado del tríceps para acercarlo a la oreja en *Utthita Parsvakonasana*. El subescapular aduce y rota el brazo medianamente, un movimiento poco usual en *hatha yoga* (hay alguna rotación interna en *Parsvottanasana*, postura de estiramiento lateral

Los músculos: el sistema muscular

intenso). El supraespinoso abduce el brazo, como cuando extendemos hacia fuera los brazos y los levantamos en *Virabhadrasana* II. De nuevo, estos cuatro músculos funcionan conjuntamente como el manguito rotador para estabilizar la articulación glenohumeral, manteniendo la cabeza del húmero en la gosa glenoidea.

Los brazos y los codos

Dos huesos forman la articulación del codo: el distal del húmero, en el brazo, y el cúbito proximal, en el antebrazo. Un segundo hueso del antebrazo, el radio, se extiende cerca de la escotadura radial del cúbito y alejado de los huesos carpianos de la muñeca. El antebrazo puede moverse en flexión y extensión (a través de un movimiento parecido al deslizamiento en la articulación entre el húmero y el cúbito) y en pronación o supinación, como cuando giramos la palma de la mano alternativamente bocarriba o bocabajo mientras el húmero está fijo. La sencilla articulación en bisagra del codo se vuelve más compleja por la articulación del cúbito y el radio y la manera en que estos tres huesos comparten las cavidades y ligamentos sinoviales. Como la articulación de la rodilla (que también es una articulación de tipo bisagra), el codo es muy propenso a la hiperextensión, una causa de desalineación y lesiones especialmente en asanas de equilibrios sobre brazos en las que hay que aguantar un peso.

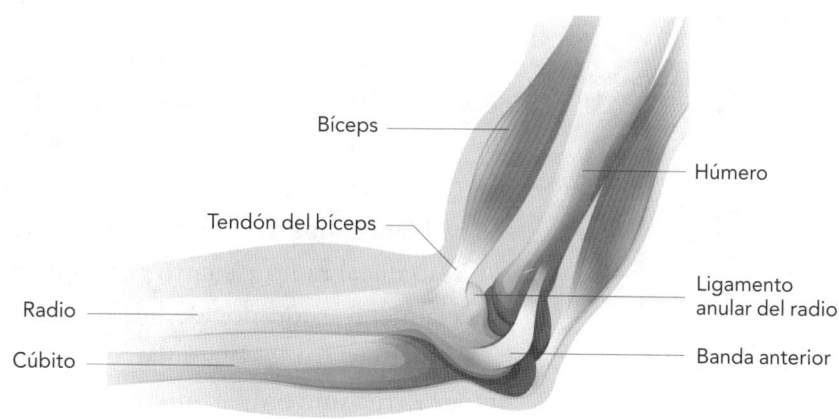

Figura 7.13. La articulación del codo

La flexión y la extensión de la articulación del codo surge de la contracción de los músculos desde arriba: los bíceps, los braquiales y los braquiorradiales crean la flexión mientras que el tríceps es el principal extensor. En los movimientos de pronación y supinación, el cúbito y el radio se cruzan el uno sobre el otro para girar la palma de la mano hacia arriba y hacia abajo. Los músculos pronador redondo y pronador cuadrado (ayudados por el braquiorradial desde una posición supina) son los pronadores principales, mientras que los bíceps y los supinadores crean la supinación. La dificultad de pronación es evidente al intentar mantener las palmas completamente enraizadas en *Pincha Mayurasana* (postura de equilibrio sobre el antebrazo), que es más difícil cuando los bíceps están tensos.

Las manos y las muñecas

La evolución humana se debe en gran medida a nuestra capacidad de sostener y manipular objetos, una capacidad que debemos principalmente a nuestro pulgar oponible. Junto con las cualidades de espíritu, instrucciones verbales y demostración de asanas, la mano es quizá nuestra herramienta más importante para enseñar, ya que nos permite comunicar con precisión táctil, sutileza y sensibilidad. En la práctica de la asana, nos proporciona uno de los apoyos de base más importantes que se incluyen en todos los equilibrios de brazos, muchas flexiones posteriores, incluso aperturas de cadera con palanca, torsiones y flexiones anteriores. Dada la considerable mobilidad de la articulación de la muñeca, esta valiosa herramienta es también una de las partes más vulnerables del cuerpo humano, y esta articulación es una de las que con más frecuencia se lesionan en la práctica de la asana.

La mano consiste en cinco huesos metacarpianos y catorce falanges conectados por ligamentos y rodeados de músculos, nervios, vasos sanguíneos, fascia y piel. La muñeca está formada por ocho pequeños huesos carpianos, dos de los cuales están articulados con el hueso distal radio y cuatro con el metatarso, todos esencialmente rodeados de ligamentos transversales. La estructura, parecida a un arco, de los huesos de la muñeca crea un compartimento central, que contiene tendones flexores, sus fundas y fascia, que apoya la ubicación de los tendones. Los movimientos de la articulación de la muñeca se ven en la mano: la flexión lleva la mano hacia la cara anterior del antebrazo (que tiende a estirar los dedos); la extensión lleva la mano hacia la parte superior de la muñeca (haciendo que los dedos tiendan a tensarse, como sucede con la tendencia de los dedos y los nudillos a levantarse del suelo en *Adho Mukha Svanasana*); la abducción hace que el pulgar se gire hacia fuera cuando la palma de la mano está bocarriba y la aducción hace lo contrario. El pulgar tiene una movilidad considerable en extensión, flexión, abducción y aducción.

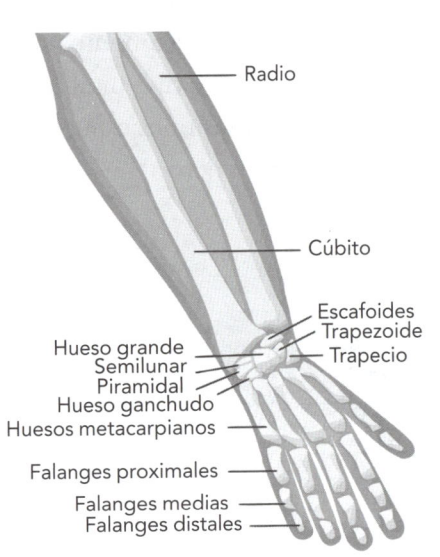

Figura 7.14. La articulación de la muñeca

Los músculos principales que actúan en la muñeca y en la mano surgen a lo largo de los huesos del antebrazo (radio y cúbito), con tendones largos que se insertan en los huesos más distantes de la muñeca, los metatarsos y las falanges. Varios músculos pequeños intrínsecos a la mano (cuatro dorsales, tres palmares) se originan en los metatarsos o tendones flexores y se insertan en las falanges, permitiendo así la flexión y la extensión de la palma y los dedos. Varios otros músculos pequeños cruzan desde la base de un dedo hasta la primera articulación del dedo más cercano, lo que permite a los dedos abducir y aducir. Para nuestros objetivos tienen especial relevancia entre estos los músculos tenares, que mueven el pulgar y su metacarpiano; aunque necesitamos extender los dedos ampliamente al cultivar *hasta bandha* en asanas como *Adho Mukha Svanasana* y *Adho Mukha Vrksasana* (postura invertida sobre las manos), abducir el pulgar hacia fuera con toda la amplitud posible desgasta fácilmente los ligamentos tenares y posiblemente la rama palmar del nervio medio.

PATOLOGÍAS MUSCULARES COMUNES

Existen varios tipos de patología muscular, entre ellas las siguientes:

Calambre muscular: los calambres son una expresión de tensión muscular que surge porque en la relajación normal de las fibras musculares las fibras de miosina no se separan de los filamentos de actina. Esto puede deberse a un estiramiento inadecuado de los músculos antes del ejercicio, una hiperflexión de las articulaciones, una deshidratación, una enfermedad renal, una enfermedad tiroidea o un desequilibrio electrolítico.

Miositis: tanto si es causada por un trauma (una causa común o miositis osificante) como por razones idiopáticas menos frecuentes (es decir, miopatías inflamatorias idiopáticas), aquí los músculos se debilitan y se inflaman. Las enfermedades autoinmunitarias pueden tener relación con las expresiones idiopáticas.

Hipertonía: aunque se expresa como un incremento anormal de la tonificación muscular, se trata de una enfermedad del sisteman nervioso central en la que las neuronas motrices dañadas incrementan la excitación de los husos musculares mientras disminuyen la inhibición sináptica. Dicho en términos coloquiales: uno no puede relajar ciertos músculos. Su manifestación extrema es la rigidez.

Atrofia: esta disminución de la masa muscular surge con más frecuencia por la falta de uso de los músculos (como sucede cuando el músculo está inmovilizado debido a una lesión o enfermedad) y con menos frecuencia por una deficiencia neurológica. Suele asociarse con el sida, la enfermedad pulmonar obstructiva crónica (EPOC) y otras patologías debilitadoras que conducen a la inactividad.

Yogaterapia

Esguince muscular: llamado frecuentemente tirón o distensión muscular, el esguince es el desgarro de la fibra muscular debido a un estiramiento excesivo. Veremos diversas formas de esguince muscular en la cuarta parte.

Debilidad muscular: ya sea verdadera (un síntoma de una enfermedad neuromuscular que puede ser central o periférica) o percibida (donde uno tiene una sensación de que se requiere un mayor esfuerzo de lo habitual, con frecuencia como resultado de la fatiga muscular), la debilidad muscular afecta a la integridad postural, el movimiento y la estabilidad. Está relacionada con el síndrome de fatiga crónica.

DESARROLLAR UN SISTEMA MUSCULAR SALUDABLE

Como sucede con el sistema esquelético, el sistema muscular requiere un uso equilibrado. Establecer una rutina de práctica de asanas de yoga que caliente lentamente los músculos, equilibre la fuerza y la flexibilidad del tejido muscular de todo el cuerpo y restablezca los músculos tras su uso particularmente fuerte es una buena manera de desarrollar o mantener este equilibrio. En el capítulo veinte daré una orientación específica sobre cómo practicar las asanas de este modo, con ideas y herramientas apropiadas para todas las edades y enfermedades. Además, ofreceré prácticas para varias afecciones musculares específicas, como los esguinces de tendones y la fuerza y la flexibilidad desequilibradas en los músculos que actúan directamente en las articulaciones principales.

También es importante nutrir apropiadamente los músculos con oxígeno, agua y alimento. Las prácticas de pranayama del capítulo veintiuno pueden contribuir a una respiración saludable, fundamental para la salud de las células que componen el tejido muscular. Beber agua para mantener la hidratación (estar incluso ligeramente sediento es señal de una hidratación inadecuada) contribuye a la fuerza y la resistencia muscular al tiempo que disminuye la incidencia de calambres musculares. Seguir una alimentación bien equilibrada (las proteínas saludables suministran los recursos necesarios para la masa muscular, los hidratos de carbono de la fruta aportan energía inmediata, las verduras y los cereales integrales proveen de combustible y las grasas saludables surten de energía almacenada) es esencial para una función muscular óptima.

En ayurveda, el tejido muscular es *mamsa dhatu*, que cuando es excesivo (*mamsa vruddhi*) causa hipertrofia muscular y acidez y cuando está disminuido (*mamsa kshaya*) causa atrofia y fatiga. El *srota* (canal) muscular, cuyo deterioro se ocasiona por el consumo de «alimentos pesados y grasos, dormir excesivamente, dormir tras las comidas y llevar una vida sedentaria», sirve al *mamsa dhatu*.[4] Se puede apoyar la salud del *srota* muscular con un tratamiento de aceite *samvahana*, que puede ayudar a aliviar los «bloqueos neuromusculares» que surgen porque las emociones se quedan «atascadas» en los músculos.[5] La meditación sin expectativas, realizada «sin motivos», se contempla como el paso más decisivo para disolver en última instancia esta tensión del *mamsa dhatu*.

8
El sistema nervioso

Cuando hablamos de comprensión, sin duda esta solo se da cuando la mente escucha completamente (la mente entendida como tu corazón, tus nervios, tus oídos) cuando prestas toda tu atención.

Jiddu Krishnamurti

La sensibilidad al tacto y a la temperatura que comenté anteriormente en el capítulo cinco cuando estábamos analizando el sistema integumentario depende de los nervios sensoriales. La contracción de los músculos y su correspondiente movilidad y estabilidad esquelética dependen de los nervios motores. Estos nervios son parte del sistema nervioso, que controla e integra todos los sistemas de los seres humanos. Es, con diferencia, el más complejo y al mismo tiempo el más pequeño (en cuanto a peso) de todos los sistemas orgánicos del cuerpo. Por su complejidad, proporciona reacciones inmediatas a las condiciones cambiantes del entorno (interno y externo), recibiendo y enviando señales electroquímicas para influir en las actividades corporales.

Esta comunicación nerviosa inmediata ocurre a través de células especializadas llamadas neuronas (también denominadas células nerviosas), que son la unidad básica del sistema nervioso. Estas células excitables eléctricamente están compuestas de un cuerpo celular (*soma*, término griego que significa 'cuerpo', no hay que confundirlo con la bebida védica ritual del mismo nombre que aparece en el antiguo *Rigveda*) y dos prolongaciones: axón y dendritas. Los impulsos entran en el cuerpo celular a través de las dendritas que surgen de este, mientras que el axón envía impulsos desde el cuerpo celular. La mayoría de los axones están cubiertos de una vaina de mielina que incrementa la velocidad de las señales neuronales. Cuando la energía eléctrica viaja a lo largo del axón, estimula la liberación de agentes químicos llamados neurotransmisores en las conexiones nerviosas llamadas sinapsis. Aunque algunas neuronas establecen conexiones directas por medio de sinapsis eléctricas, la mayoría de las conexiones se llevan a cabo por medio de sinapsis químicas de los neurotransmisores, que pueden bien excitar o bien inhibir otra neurona. Esto ocurre en una fracción de un milisegundo, incluso aunque el efecto de la neurona estimulada dure más. ¿Cuánto más? La señal sináptica puede dejar restos de memoria almacenados en engramas (que se especula que podrían ser la base neuronal de la memoria), lo que les da una activación indefinida a las células afectadas.

Podemos describir la estructura del sistema nervioso diciendo que consta de dos partes que forman una unidad integrada: el sistema nervioso central (SNC) y el sistema nervioso periférico (SNP).

EL SISTEMA NERVIOSO CENTRAL

El SNC está formada por el cerebro y la médula espinal, los centros de control que integran y dominan la totalidad del sistema nervioso. Reacciona a las entradas sensoriales y transmite órdenes motrices. El cerebro recibe y procesa la información sensorial, almacena recuerdos y genera pensamientos; la médula espinal intercambia señales con él y además controla las actividades reflejas. Las funciones cognitivas superiores (el pensamiento inteligente, la memoria y las emociones) tienen su base en el cerebro, aunque, como veremos luego en la somática, parece que la función inteligente, la memoria y la emoción están encarnadas en todo el organismo humano. Aunque solemos seguir a los antiguos observadores al describir a la ligera el cerebro como materia gris, tanto este órgano como la médula espinal tienen materia gris y materia blanca: las células nerviosas son la materia gris, mientras que las fibras de interconexión (axones mielinizados) son la materia blanca. Las capas membranosas llamadas meninges y el líquido cerebroespinal rodean el SNC, cuya totalidad está encajada dentro de las estructuras óseas del cráneo y la columna.

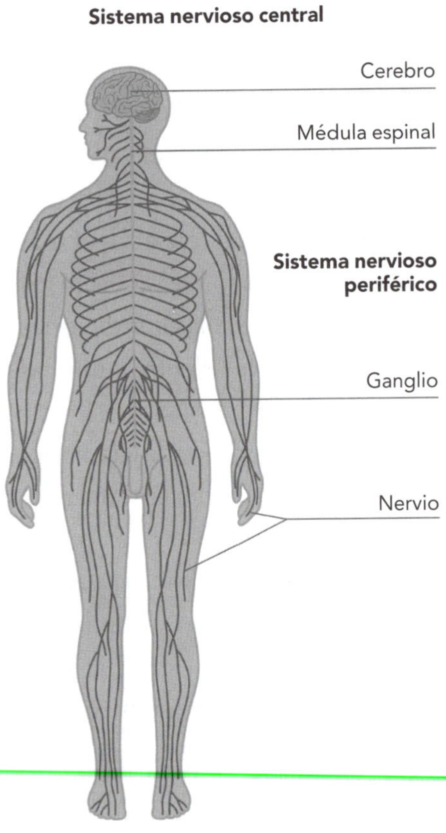

EL SISTEMA NERVIOSO PERIFÉRICO

El SNP está totalmente conectado e integrado funcionalmente con el SNC, formando parte de un todo indivisible que es el sistema nervioso general.

Figura 8.1. El sistema nervioso

El sistema nervioso

Consiste en doce pares de nervios craneales (que salen a través de los forámenes craneales) y treinta y un pares de nervios espinales* (que salen a través de los forámenes intervertebrales). Estos nervios transmiten y reciben impulsos del SNC, proporcionando así líneas de comunicación que conectan este con el resto del cuerpo. (El nervio olfativo [nervio craneal I] y el nervio óptico [nervio craneal II] surgen del cerebro, no del tronco del encéfalo, y el nervio craneal II no se considera parte del SNP). Las dos direcciones en las que los impulsos nerviosos viajan nos dan la división del SNP en nervios sensoriales (llamados también aferentes, que significa «llevar hacia») y nervios motores (denominados también eferentes, que significa «llevar desde»). Los nervios sensoriales envían información de los nervios receptores al SNC, mientras que los nervios motores envían información del SNC a los músculos y a las glándulas del cuerpo.

En la división sensorial del SNP, las neuronas aferentes transmiten los impulsos nerviosos de los receptores (quimiorreceptores, mecanorreceptores, fotorreceptores y termorreceptores) de nuestros órganos sensoriales al SNC (especialmente a la corteza somatosensorial del lóbulo parietal), dándonos nuestras experiencias comúnmente conocidas del olfato, el gusto, el tacto, la vista y el oído. Los neurólogos debaten sobre si hay también otros sentidos así como sobre en qué consiste un sentido; algunos establecen las características singulares de la nocicepción (la percepción de estímulos perjudiciales), la equilibriocepción (el sentido del equilibrio) y la propiocepción (el sentido de la posición relativa y la acción energética en movimiento).[1] Volveremos a examinar estas cuestiones al hablar de la kinesiología del movimiento así como de la percepción del dolor y el equilibrio en los capítulos nueve y veintitrés respectivamente.

En la división motora del SNP, los nervios motores envían impulsos del SNC a los músculos y las glándulas de dos maneras: los nervios motores somáticos transmiten voluntariamente los impulsos directamente a los músculos esqueléticos (libres de conexiones sinápticas) y los nervios motores viscerales transmiten involuntariamente los impulsos del SNC a los músculos cardiacos, los músculos lisos y las glándulas. Estas divisiones nos dan el sistema nervioso somático (SNS) y el sistema nervioso autónomo (SNA), respectivamente. Volveremos al SNS en el capítulo nueve cuando hablemos de las acciones neuromusculares en la kinesiología del movimiento.

Al SNA se lo suele llamar sistema nervioso involuntario, lo que podría molestar a esos yoguis que aseguran que son capaces de controlar conscientemente (a voluntad) la totalidad de sus actividades corporales (entre ellas la frecuencia cardiaca, la reacción pupilar, la digestión y las acciones reflejas como toser y estornudar). Sin duda, en el SNA, las fibras aferentes viscerales están presentes junto con las fibras eferentes viscerales que generan la estimulación

---

* N. del T.: conocidos también como nervios raquídeos.

involuntaria, permitiendo la percepción de la respuesta refleja y de dolor, y la respuesta consciente. Regulado por la glándula del hipotálamo justo por encima del tronco del encéfalo, el SNA tiene dos ramas: el sistema nervioso simpático, excitador, y el sistema nervioso parasimpático, inhibidor, que en algunas circunstancias excepcionales como la excitación sexual y el orgasmo se activan simultáneamente.

El sistema nervioso simpático (el concepto de *simpatía* adquirió por primera vez significado médico en la referencia de Galeno a cómo el SNC se comunica con las vísceras)[2] moviliza las reacciones de lucha o huida a través de su inervación extensiva de los órganos en todo el cuerpo. Sin embargo, esta lucha o huida puede malinterpretarse al sugerir que el sistema reacciona solo ante situaciones extremas. El sistema nervioso simpático está constantemente activo, estimulando el metabolismo de los tejidos y manteniendo la homeostasis. Estas funciones generalizadas se ven en numerosos órganos, desde la dilatación de las pupilas, los bronquiolos y el músculo esquelético hasta los cambios de la frecuencia cardiaca, la peristalsis digestiva y la secreción de renina en los riñones. Se llevan a cabo por medio de las neuronas preganglionares ubicadas entre las vértebras T1 y L2, los ganglios situados cerca de la columna y la médula suprarrenal de cada glándula suprarrenal.

Al sistema nervioso parasimpático se lo denomina a veces el sistema de «descanso y digestión» o de «alimentación y reproducción».[3] Este sistema distribuye los impulsos únicamente a la cabeza, las cavidades viscerales del tronco y el clítoris y el pene. Las neuronas nerviosas parasimpáticas del SNC entran en este y salen de él a través de la salida parasimpática craneal o sacral (la craneal a través de los nervios III, VII, IX y X y la sacral por las raíces ventrales de S2 a través de S4). Aunque la salida creaneal da inervación parasimpática a la cabeza, su salida más dominante a través del nervio craneal X (el nervio vago) aporta esta inervación al conducto gastrointestinal desde el esófago hasta el intestino grueso.[4] Al interactuar con el nervio vago, la inervación parasimpática se transmite a todos los órganos desde el cuello hasta el colon transverso (excepto las glándulas suprarrenales), afectando así a la frecuencia cardiaca, la digestión, el sudor y otras funciones orgánicas. Las neuronas ganglionares del sistema nervioso parasimpático se encuentran en diversos órganos o cerca de ellos, y dan una estimulación parasimpática específica y local a los ojos, las glándulas lacrimales, el corazón, los pulmones, el hígado, los riñones, la vejiga urinaria y las partes eréctiles de los órganos reproductores. En conjunto, generalmente estas funciones del sistema parasimpático nos permiten relajarnos, digerir y absorber energía.

Aunque presento estas divisiones del SNA como si estuvieran separadas (ciertamente, las diferentes estructuras y funciones que acabo de describir se hallan en gran medida separadas), hay muchos casos de inervación dual en los que los órganos más vitales reciben direcciones de ambas. Los efectos opuestos de la inervación simpática y parasimpática son elementos claves para la homeostasis, ya que permiten nuestro equilibrio funcional como organismos humanos completos. Además, volveremos a examinar el SNP más ampliamente en el capítulo nueve, cuando explique la bases neuromusculares del movimiento.

PATOLOGÍAS NEUROLÓGICAS COMUNES

Hay varias patologías neurológicas comunes:

Neuropraxia: en este trastorno temporal del sistema nervioso periférico tiene lugar una pérdida de inervación tanto motora como sensorial debido a un fallo de la conducción nerviosa. Este trastorno se produce más frecuentemente por la lesión de las fibras nerviosas esqueléticas causada por un golpe brusco y la presión sobre los nervios y las lesiones neuronales como consecuencia de esto. La mayoría de los casos se solucionan con descanso y terapia física.

Axonotmesis: como la neuropraxia pero normalmente conlleva una contusión más grave. La axonotmesis daña la vaina de mielina del nervio y puede ser de ligera a grave. La recuperación depende principalmente del espacio y el tiempo, con una regeneración del nervio que se produce a un ritmo de aproximadamente 1 a 3 mm al día.

Neurotmesis: otra forma de lesión del nervio periférico, la neurotmesis es mucho más grave que la neuropraxia y la axonotmesis: su curación completa es poco frecuente, incluso con cirujía. Se produce sobre todo en la extremidad superior y específicamente con el nervio cubital, y normalmente puede ser causada por el estiramiento excesivo o la dislocación de la articulación.

Derrame: ya sea isquémico (falta de flujo sanguíneo) o hemorrágico (debido a una hemorragia), el derrame (llamado técnicamente accidente cerebrovascular) destruye las células cerebrales y puede tener consecuencias graves a largo plazo determinadas por las áreas del cerebro que están dañadas e incluso ser mortal. La presión arterial elevada, el tabaquismo, la obesidad y la diabetes son causas frecuentes de derrame.

Tumores cerebrales: canceroso o benigno, el desarrollo de células anormales en el cerebro puede causar dolor de cabeza (debido al incremento de la presión intracraneal), convulsiones, coma y muerte. Los tumores pueden manifestarse en las meninges, dentro del tejido cerebral mismo o en la médula espinal. Más de la mitad son gliomas que surgen de las células gliales del cerebro y pueden extenderse a través del líquido cerebroespinal a lo largo de todo el cerebro y la médula espinal.

Lesión de la médula espinal (LME): el trauma o la enfermedad pueden dañar las funciones motoras, sensoriales o autónomas de la médula espinal. La LME se clasifica según las respuestas neurológicas y las medidas de fuerza muscular bilateral de cada dermátomo.

Las lesiones incompletas muestran diversos grados de recuperación, mientras que las completas no muestran ninguno.

Lesión cerebral traumática (LCT): la violencia, los accidentes de coche o de moto, los accidentes en el ámbito de la construcción y las lesiones deportivas son las causas más frecuentes de LCT que, dependiendo de la gravedad, puede provocar diversas afecciones físicas, cognitivas y emocionales, o incluso la muerte. Una LCT ligera normalmente se cura en unas pocas semanas, mientras que los casos más graves podrían no tener cura.

Neuropatía periférica (NP): enfermedades sistémicas como la diabetes, ciertos medicamentos, lesiones traumáticas y algunas infecciones pueden causar NP, que afecta a la sensación, el movimiento y el funcionamiento de los órganos. Se clasifica basándose en el número y la distribución de los nervios afectados así como en el tipo de nervio.

Enfermedades metabólicas: la neuropatía metabólica consiste en transtornos nerviosos periféricos asociados con enfermedades sistémicas con base metabólica como la diabetes, la hipoglucemia, la insuficiencia hepática y las deficiencias nutricionales. Aquí la deficiencia metabólica causa desmielinación (pérdida de la vaina del nervio, que enlentece la conducción) o degeneración axonal (el cuerpo celular del nervio queda destruido, como en la esclerosis múltiple).

Enfermedades inflamatorias: las infecciones del conducto gastrointestinal y las respiratorias pueden causar una disfunción nerviosa en una afección llamada síndrome de Guillain-Barré, en la que el sistema inmunitario ataca a las células nerviosas en el SNP, lo que provoca la rápida aparición de entumecimiento, hormigueo, debilidad y dolor, que pueden ser síntomas del desarrollo de la parálisis muscular. Aunque el promedio de recuperación es de un 80 %, incluso con una atención óptima hay un índice de mortalidad del 5 %.

Herpes: causado por el mismo virus que provoca la varicela (virus varicela-zóster), aunque esta suele considerarse un trastorno del sistema integumentario debido a sus dolorosas erupciones o a una franja de ampollas a lo largo del lateral del torso. Puede permanecer en estado latente cerca del tejido nervioso durante muchos años y provocar neuralgia posherpética, en la que las fibras nerviosas dañadas envían mensajes confusos y exagerados de la piel al cerebro.

DESARROLLAR UN SISTEMA NEUROLÓGICO SALUDABLE

Como sucede con todos los sistemas, la dieta, el ejercicio y el descanso son las claves esenciales para el funcionamiento saludable y la longevidad. El tejido nervioso depende de una ingesta saludable de vitaminas, minerales, grasas monoinsaturadas y grasas poliinsaturadas; las cantidades apropiadas de glucosa son particularmente importantes para unas neuronas saludables. Hay cada vez más pruebas de que unos factores dietéticos selectos son vitales para la plasticidad cerebral y el funcionamiento saludable de la plasticidad sináptica del sistema nervioso central.[5] Usar el cerebro de formas nuevas y distintas cada día también contribuye a una neuroplasticidad saludable, y cada vez es más evidente en el campo emergente de la psiconeuroinmunología que pensar activamente puede contribuir a unas reacciones más fuertes del sistema inmunitario.[6] Estas ideas son especialmente importantes a una edad más avanzada, con el uso activo del cerebro y el ejercicio físico correlacionados positivamente con índices más bajos de disminución del funcionamiento cerebral y una propiocepción y un equilibrio físico neurológicamente deficientes. Además encontramos un creciente número de datos que apoyan los efectos positivos de la meditación sobre el funcionamiento cerebral.[7]

Aunque los antiguos pioneros del ayurveda no entendieron la importancia del cerebro, los practicantes ayurvédicos actuales prescriben diversos métodos para la salud cerebral, la médula espinal y la salud neurológica general. Se dice que *tarpaka*, una de las aguas de *kapha*, penetra en el cerebro como líquido cerebroespinal y para relajar el sistema nervioso, y que el masaje específico de la cabeza, el cuello y los hombros (*shirobhyanga*) en conjunción con terapias *nasya*, en concreto *navana nasya*, alivia los dolores de cabeza y oído, así como los trastornos faciales, y hay incluso mayores aseveraciones de que esto significa que la insuflación nasal crea «una conmoción saludable al sistema craneal» que puede aliviar «la parálisis, la neuralgia, la espondilitis cervical, la tortícolis, etc.».[8] Recomiendo explorar tratamientos más convencionales para esas afecciones bajo la orientación de un neurólogo antes de plantearse estos tratamientos para los que no hay pruebas de eficacia. Aunque la evidencia es puramente anecdótica, puedo dar fe del beneficio de *shirobhyanga* y *navana nasya* para el alivio de los dolores de cabeza ligeros y la tensión en el cuello.

/ 9

La kinesiología y la biomecánica del movimiento

El problema de la vía rápida es que todo el movimiento es horizontal. Y a veces me gusta ponerme en vertical.

TOM ROBBINS

Normalmente, las asanas de yoga se describen en los textos de anatomía del yoga en la misma forma estática que encontramos en las presentaciones más generales de anatomía humana. Se nos ofrecen formas idealizadas y perfectas que muestran la posición exacta de los huesos (y en ocasiones de los ligamentos) en varias asanas, y se añaden músculos para mostrar cómo se mantiene el esqueleto en esa posición. Estas imágenes nos ayudan a entender la forma básica de la asana y qué están haciendo determinados músculos para mantenerla; a veces se incluye la identificación del papel que desempeña cada músculo. Muchas de las mejores obras publicadas sobre anatomía del yoga están escritas por maestros cuya principal formación es el estilo Iyengar de yoga, que subraya, en palabras de B. K. S. Iyengar, la «postura perfecta».

ADENTRARSE EN LA QUIETUD

El maestro estadounidense de yoga Erich Schiffmann, cuyas raíces yóguicas iniciales se desarrollaron durante cinco años de estudio con Iyengar en la India, le dio a su libro de 1996, *Yoga*, el subtítulo de *The Spirit and Practice of Moving into Stillness* [Yoga. El espíritu y la práctica de adentrarse en la quietud]. En el prólogo afirma que el yoga «te hará sensible a la quietud, la presencia, el silencio, la paz divina. Esta profunda quietud interna está en el núcleo de tu ser».[1] Pero cuando habla de *cómo* realizamos las asanas, se basa sobre todo en el maestro que él reconoce «especialmente», Joel Kramer, cuyo concepto de «explorar el límite» implica una escucha interna y un perfeccionamiento dinámico continuos. Pese a que Schiffmann es fiel a sus raíces en la escuela de Iyengar y a la sensibilidad yóguica general al explicar asanas estables y alineadas con precisión, su subtítulo es particularmente sugestivo al usar la expresión *adentrarse en*, lo que implica pasar de un lugar o posición a otro: estamos *trasladándonos a* la quietud, no es que de alguna manera dispongamos ya de esa quietud (*adentrarse en* implica acción, movimiento, ir hacia delante, un proceso, etc).

Esto señala una profunda limitación de las obras existentes sobre anatomía yóguica: vemos la forma final o idealizada de la asana; sin embargo, muy rara vez vemos cómo llegar ahí. Por ejemplo, vemos *Urdva Mukha Svanasana* (perro mirando hacia arriba) y *Adho Mukha Svanasana*, junto con los músculos asociados que participan principalmente en mantener estas asanas, pero no cómo pasar de la una a la otra. Como los movimientos de transición se ignoran, normalmente no se habla de la biomecánica o la kinesiología del movimiento, por ejemplo de cómo funciona el sistema neuromuscular para crear movimiento y estabilidad; por lo tanto nos faltan los elementos esenciales de lo que está sucediendo.[2]

La kinesiología considera el movimiento humano a través de la aplicación integrada de la anatomía, la fisiología, la biomecánica, la psicología y la neurología.[3] Procedente del término griego *kinesis*, que significa 'movimiento', uno de los intereses principales de la kinesiología es cómo el cuerpo-mente es un organismo adaptativo que cambia fisiológicamente (y psicológicamente) al ejercitarlo.[4] Estos cambios, entre ellos muchos que conllevan neuroplasticidad (adaptación cerebral), se encuentran en muchas áreas, como el ámbito de movimiento, la fuerza muscular, la resistencia cardiovascular, el control neuromuscular, la depresión emocional, el funcionamiento del sistema inmunitario, los hábitos de sueño y la enfermedad metabólica.[5] En consecuencia, podría proporcionarnos una perspectiva sobre el yoga y otras prácticas basadas en él con el fin de adaptarlas a las enfermedades y necesidades especiales e intenciones únicas de muchos estudiantes de yoga y clientes de yogaterapia. Aunque la kinesiología puede centrarse en cualquiera de diversos aspectos del movimiento humano, aquí nos centraremos en la biomecánica del movimiento, incluida su dimensión neuromuscular.[6]

LA NATURALEZA DEL MOVIMIENTO HUMANO

Somos cualquier cosa menos seres estáticos. Caminamos, nos ponemos de pie, nos sentamos, corremos, bailamos y nos movemos de muchas otras formas. Y como indiqué anteriormente, entramos en asanas. Durante estas transiciones y una vez que estamos en la asana, por mucho que busquemos la quietud, sigue habiendo movimiento: el corazón late, la sangre corre por los vasos sanguíneos, el diafragma y los pulmones se expanden y contraen

La kinesiología y la biomecánica del movimiento

y se transmiten mensajes electroquímicos a través de todo el sistema neurológico. Aunque muchos de estos movimientos son puramente involuntarios, incluso cuando buscamos una mayor quietud solemos encontrar la manera más eficiente y eficaz de perfeccionar movimientos que nos permitan crear e introducir más fácilmente las características de tensión que nos dan estabilidad y comodidad a lo largo del camino. Y estamos siempre «en el camino» en la vida o en prácticas específicas como el yoga que no tienen fin: el movimiento es la esencia tanto de la vida como de los refinamientos que desarrollamos en el yoga.[7] Al seguir este camino con el concepto de Kramer de explorar el límite, nos abrimos más libremente, sentimos más conscientemente y tendemos a experimentar una autotransformación más profunda.

La biomecánica, afín a la idea de explorar el límite de Kramer, nos da los conceptos cualitativos de eficiencia, eficacia y optimación del movimiento. El movimiento eficiente reduce al mínimo la energía requerida para crearlo. Cuanto más eficientes somos en nuestras actividades, durante más tiempo podemos mantenerlas. Si nos movemos de la forma apropiada, adecuándola a la manera en que el cuerpo funciona mejor, aportamos una cualidad de eficacia al movimiento que hará más factible que se cumpla nuestro propósito al realizar el movimiento. El movimiento ineficiente gasta energía innecesariamente, lo que provoca antes la fatiga o el desgaste y disminuye las probabilidades de que seamos eficaces en nuestro propósito. Cuando somos eficientes y efectivos, permitimos que resulten más llevaderas nuestras acciones (entre ellas las prácticas que queremos realizar con regularidad durante el resto de nuestras vidas), y nos beneficiamos más de ellas.

Sin embargo, al realizar una práctica en la que una de nuestras intenciones podría ser la transformación personal, es posible que si siempre llevamos a cabo nuestras acciones con el mínimo esfuerzo, no alcancemos totalmente este propósito. Por otro lado, aumentar el esfuerzo puede causar fatiga. Sí, queremos sentirnos cómodos, pero también queremos explorar con la suficiente intensidad como para generar y encarnar los cambios que buscamos. Para esto hace falta resistencia. El movimiento plenamente eficaz suele optimizar la eficiencia, pero el movimiento plenamente eficiente podría resultar biomecánicamente ineficaz, incluso perjudicial. Para explorar esto con mayor claridad y profundidad, volveremos a tratar sobre los huesos, las articulaciones y los nervios, pero esta vez contemplándolos desde el prisma de la biomecánica.

Aunque se podría pensar que los huesos son duros (normalmente lo son en los adultos sanos) y que no cambian, la ley de Wolff nos dice que el tejido óseo se remodela por sí mismo en respuesta a cómo se estimula (es decir, a la mayor o menor carga de estrés recibida).[8] En esta remodelación, llamada mecanotransducción, las señales de carga mecánica causadas por el estrés físico en los huesos se convierten en señales bioquímicas que ordenan una respuesta celular a los osteocitos (las células más abundantes del hueso) y provocan un desarrollo óseo refinado que permite aguantar la actividad que promueve el estrés. Esta remodelación es continua, incluso al incrementarse la osificación ósea durante el desarrollo humano normal, ya que producimos cuatro tipos de estrés en el tejido óseo:

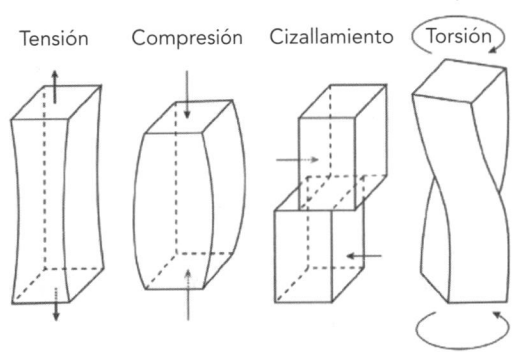

Figura 9.1. Tensión, compresión, cizallamiento y torsión

Tensión: esta es la carga principal que se produce cuando los músculos tiran de los huesos. Acuérdate de nuestro ejemplo de levantar a un bebé de una cuna: el peso del bebé crea una fuerza en sentido descendente sobre la mano mientras que la fuerza de los bíceps al contraerse tira de los huesos del antebrazo. La tensión, llamada también esfuerzo de tensión, se produce cuando dos fuerzas tiran en direcciones opuestas.

Compresión: la fuerza de la gravedad hace que todo lo que esté arriba presione a todo lo que está debajo. El peso total del cuerpo ejerce presión sobre los pies, comprimiendo las plantas cuando estamos de pie o caminamos. El peso de todo lo que hay sobre la vértebra L3 hace presión sobre esta, añadiendo una fuerza de compresión a los discos (y facetas) intervertebrales que hay justo debajo de ella; cada disco intervertebral está comprimido por todo lo que hay encima de él.

Cizallamiento: implica un deslizamiento de una estructura sobre otra. Piensa en la articulación de la rodilla, donde se unen el fémur distal y la tibia proximal, creando una fuerza de cizalla* en la articulación.

Torsión: la fuerza torsional se produce a través de acciones giratorias a lo largo de un eje longitudinal como la columna o una extremidad. También creamos torsión con una carga lateral, como cuando levantamos un objeto pesado con una mano, causando una flexión lateral de la columna. Se crea más torsión combinando la tensión, la compresión y el cizallamiento en ciertos movimientos dinámicos.

Cada uno de estos tipos de fuerza tira de una manera distinta del hueso, estresándolo. La elasticidad del hueso es su capacidad para reformarse en respuesta a este estrés. Durante la etapa del crecimiento, cuando los huesos están aún osificándose, el exceso de estrés puede interrumpir su desarrollo normal y la integridad de los tendones, y crear incluso una afección dolorosa llamada Osgood-Schlatter, en la que el ligamento rotular se inflama al unirse a

---

* N. del T.: también llamada fuerza de corte o esfuerzo cortante.

La kinesiología y la biomecánica del movimiento

la tuberosidad tibial (casi siempre durante el estirón de crecimiento de la adolescencia). Otro efecto frecuente son las fracturas por estrés debidas a actividades continuadas, especialmente en las articulaciones más vulnerables, como las muñecas, los codos, la zona lumbar y los pies. Los huesos siguen cambiando incluso después de estar completamente osificados, y el estrés continuo (o su ausencia) afecta a la densidad, mineralización y fuerza óseas. Las hormonas desempeñan un papel significativo en esto, y los niveles reducidos de estrógeno durante la menopausia constituyen un factor fundamental para hacer a las mujeres más propensas a la osteoporosis.

Al movernos, estamos activando músculos que tiran de los huesos. Al hacerlo tensamos los tejidos conectivos articulares –principalmente los tendones y los ligamentos–, que tienen diversos grados de elasticidad (definida esta como la capacidad de un tejido de volver a su forma original). Tensar no significa producir una torcedura o un esguince; estos efectos se ocasionan cuando el estrés es excesivo. Cuando estiramos un tejido conectivo más allá de su potencial elástico normal (o límite elástico), no recuperará su forma original, sino que esto conducirá a un estado deformado llamado plasticidad. Aunque hay pruebas de que la elasticidad puede incrementarse con unos estiramientos adecuados –y explorar el límite es una parte clave de cómo hacer esto dentro de un rango seguro de movimiento en las prácticas yóguicas de asanas–, con la plasticidad también podemos causar una inestabilidad articular a largo plazo. Aquí volvemos a la relación entre estabilidad y movilidad.

Las articulaciones adquieren la capacidad de amortiguar los impactos y aguantar el movimiento con seguridad por medio de los tejidos musculoesqueléticos que las rodean, principalmente músculos, tendones y ligamentos. Cuando estas estructuras estabilizadoras están débiles, la articulación es más propensa a las lesiones, entre ellas esguince de ligamentos, músculos contracturados y dislocación articular.[9] Cuando las estructuras estabilizadoras son fuertes, hacen que la articulación sea más estable y por lo tanto menos movible. Como señalé anteriormente, es posible tener una fuerza tremenda y también movilidad dependiendo de las cualidades generales de la articulación y sus estructuras de apoyo. Hasta qué punto podemos mover una articulación (es decir, cuál es su rango de movimiento) viene definido por el ámbito total por el que pueden moverse los huesos antes de ser detenidos por músculos o ligamentos tensos, o por el contacto de un hueso con otro. Al exceder el ámbito seguro de movimiento podemos causar lesiones.

En cierto modo, todos nos movemos de una manera diferente dependiendo de las características únicas de nuestros cuerpos. La altura, el peso, la robustez y las proporciones relativas son factores que afectan tanto al ámbito como a la facilidad del movimiento. Ciertas proporciones hacen que resulte difícil ejecutar determinados movimientos, en gran parte porque las proporciones confieren diversos grados de ventaja biomecánica. Por ejemplo, cuanto más largos son los brazos con relación a la longitud del torso, más potencia tenemos en acciones como arrojar (como en el béisbol) o empujar con fuerza sobre el suelo (como al usar los bastones al esquiar). Sentado en *Dandasana* (postura del bastón), un estudiante con brazos muy largos con relación a su torso goza de una mayor ventaja mecánica al presionar las manos contra el suelo para alzar los isquiones. Así, si todos los demás factores son iguales, a este estudiante le resultará más fácil que a otro con los brazos más cortos con relación a su torso elevarse desde *Dandasana*, llevar las piernas a *Lolasana* (postura del columpio) y luego extenderlas en *Chaturanga Dandasana* (postura del bastón con cuatro miembros).

Es normal encontrar estas y otras diferencias de constitución física entre los seres humanos. Aunque son importantes, existen otras variables que pueden compensar las relativas desventajas mecánicas de uno. La eficiencia del movimiento, la capacidad motriz para realizarlo, la fuerza, la flexibilidad y la resistencia muscular influyen en la efectividad y en el uso óptimo de la energía al movernos.

En la anterior explicación sobre los músculos y el movimiento de las articulaciones se distinguía entre músculos agonistas (los impulsores que causan el movimiento) y antagonistas (esos músculos capaces de crear el movimiento contrario). Al contraer los músculos agonistas para crear movimiento, los antagonistas deben relajarse, permitiendo así cualquier ámbito de movimiento del que uno sea capaz en una articulación. Activar de manera consciente el músculo agonista provoca que el antagonista se relaje y se estire naturalmente en un proceso llamado inervación recíproca: activar el agonista inhibe al antagonista. Exploremos con más atención esto y las consiguientes relaciones músculo-tendón y sensomotoras.

La tensión muscular (contracción) es la fuerza principal que crea movimiento (y una posición estable) en el cuerpo. Cuando tensamos un músculo, este tira del tendón que está unido a un hueso, y hace que el hueso se mueva (si el tirón tiene suficiente fuerza y si el antagonista se relaja, el resultado es una contracción isotónica) o no se mueva (si la fuerza es insuficiente o si el antagonista está tenso, el resultado es una contracción isométrica). Estas acciones musculoesqueléticas están controladas por el sistema neuromuscular.

En una explicación anterior sobre el sistema neurológico se distinguía entre el SNC y el SNP; este último consiste en ramas nerviosas del SNC distribuidas en pares a cada lado del cuerpo, con doce pares de nervios craneales y treinta y un pares de nervios espinales o raquídeos. Los nervios espinales irradian de la columna en cuatro grupos de plexos nerviosos (una red ramificada de nervios entrecruzados) que están agrupados por función, de la siguiente forma:

Plexo cervical: sus nervios musculares (distintos de sus cuatro ramas nerviosas cutáneas) inervan varios músculos del cuello (principalmente los escalenos) así como los músculos hioides, el diafragma y el pericardio.

La kinesiología y la biomecánica del movimiento

Plexo braquial: hunde sus raíces en C5-C8 y T1, que se funden para formar sus troncos superior, medio e inferior, que luego se separan en seis divisiones a su vez combinadas en tres cuerdas que inervan los músculos de los brazos y la cintura escapular (excepto el trapecio, que recibe inervación del nervio cervical XI).

Plexo lumbar: los cuatro primeros nervios lumbares (con raíces en L1-L4) y el nervio subcostal (enraizado en T12, por lo tanto el último nervio torácico) forman un plexo que

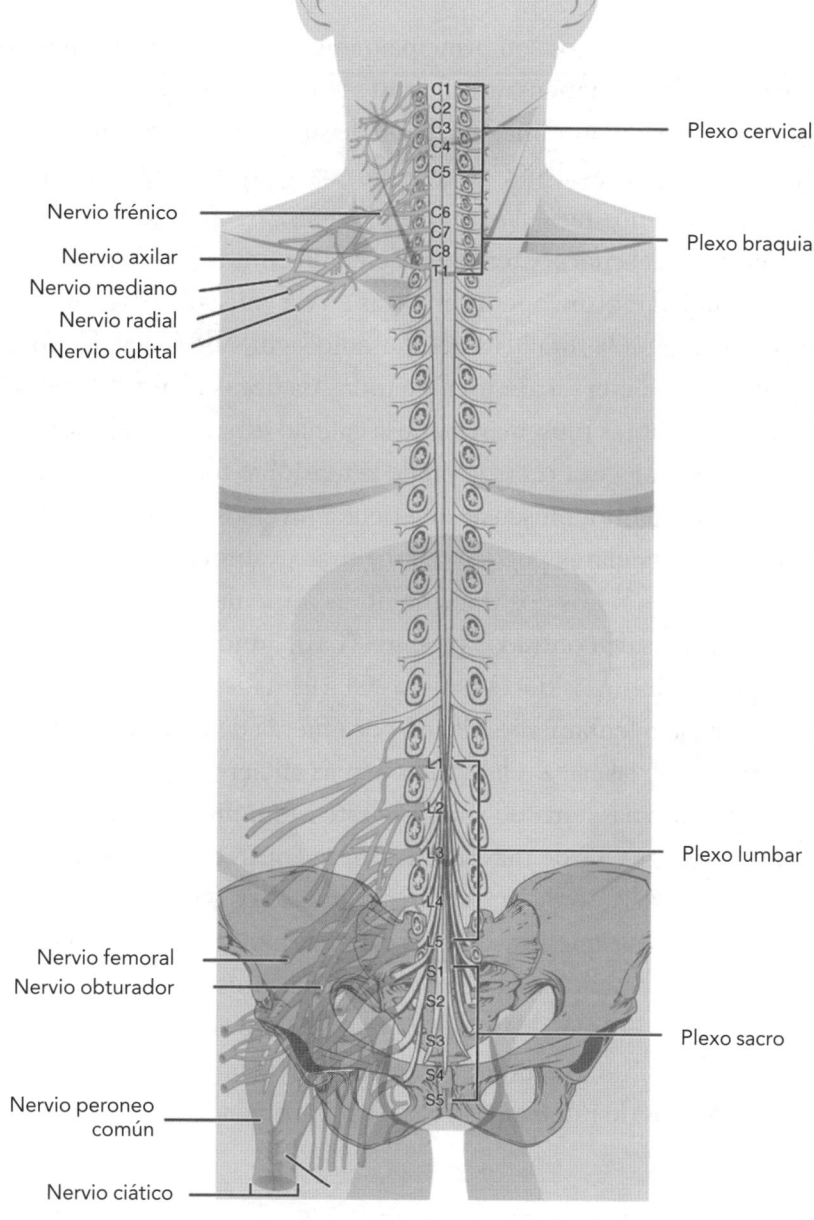

Figura 9.2. Plexos nerviosos

atraviesa los músculos psoas antes de ramificarse en segmentos que inervan el abdominal transverso y los oblicuos internos, parte de los genitales y varios músculos que actúan en las articulaciones de la cadera y en la cara anterior de los muslos.

Plexo sacro: situado en la parte posterior de la pelvis entre el piriforme y el sacro anterior, el plexo sacro inerva el glúteo y los músculos tensores de la fascia, los músculos posteriores de los muslos, casi toda la parte inferior de las piernas y los pies y los músculos del suelo pélvico. Forma parte del plexo lumbosacro.

Aunque estos plexos nerviosos son principalmente conductos de los nervios motores a través de los cuales se transmiten mensajes eferentes para decirles a los músculos esqueléticos que se contraigan, también encontramos a lo largo de sus diversos circuitos nervios sensoriales que envían mensajes aferentes al SNC, que como enseguida veremos son importantes para refinar nuestras acciones neuromusculares. Cuando nuestros circuitos neurales se extienden a los puntos más alejados del cuerpo, terminando en una unidad motora dentro de una sola célula muscular, esa unidad motora opera con otras en ese músculo para formar un grupo de unidades motoras que inerva la totalidad del músculo siguiendo la ley de «todo o nada» de la inervación. Que haya una inervación total de todas las fibras en un determinado músculo depende del estado de las fibras musculares y de la calidad de su estimulación neurológica (si la hubiera).[10] Esto a su vez afecta a la creación de la tensión o fuerza musculares.

Existen varios tipos de fibra muscular que tienen diversos efectos en la tensión muscular. Sus características particulares pueden distinguirse examinando la actividad de la miosina bajo varias condiciones.[11] Los dos tipos de fibras musculares más frecuentes son las de contracción lenta (CL) y las de contracción rápida (CR), aunque en cualquier músculo aparecen diversas proporciones de las dos. Las fibras CL (llamadas también tipo I) presentan un menor tamaño, se contraen lentamente, tienen poca fuerza de contracción y liberan energía de forma progresiva, lo que las hace relativamente más eficientes que las fibras CR para usar el oxígeno. Esta liberación más lenta de energía y este rendimiento más eficiente incrementan su resistencia. Las fibras CR, de mayor tamaño, se contraen rápidamente pero también liberan su energía con rapidez, por lo que se fatigan antes. Los corredores de maratón rinden mejor con fibras CL mientras que los velocistas rinden mejor con fibras CR. No podemos elegir directamente cuáles activar; lo que sí podemos hacer es cambiar cómo nos movemos para influir en qué fibras se utilizan, lo que a su vez afecta a su adaptación y futuro desarrollo. Así, aunque la proporción CL-CR está condicionada genéticamente, con esfuerzo se pueden llegar a refinar los procesos de intercambio gaseoso (capacidades metabólicas) de ambos tipos de fibras.

LA PROPIOCEPCIÓN Y EL MOVIMIENTO REFINADO

Podemos refinar aún más nuestra tensión (y relajación) muscular a través de movimientos más firmes que influyen en la frecuencia y la sincronización con las que se activan las unidades motoras. Donde pretendemos crear un movimiento específico de la manera más eficiente y efectiva, lo ideal sería iniciarlo y mantenerlo con la contracción sincronizada de las fibras nerviosas. Al aprender a iniciar y controlar el movimiento solo con los músculos que necesitamos, en lugar de recabar innecesariamente la participación de otros o de activar músculos de forma errática, podemos conseguir que la unidad motora concentre la activación muscular de una manera más apropiada. Nuestra capacidad para hacer esto requiere práctica y además se ve afectada por el calor del músculo, que es mucho más eficaz para crear una contracción y una relajación más rápidas cuando se genera a través de la actividad en lugar de por una fuente externa.[12]

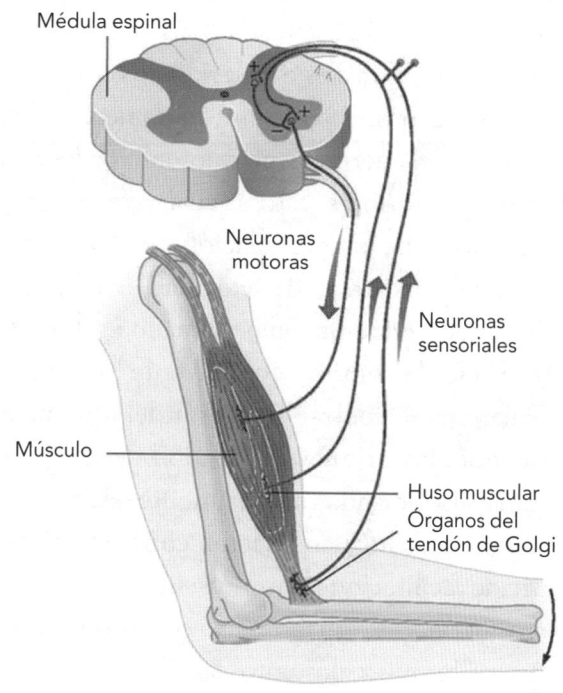

Figura 9.3. Propioceptores

Cómo nos movemos, incluida la rapidez con que lo hacemos, lo lejos que llegamos, lo conscientes que somos de este movimiento y las condiciones del entorno en el que este se lleva a cabo, forma parte de los complejos procesos neuromusculares y de los mecanismos sensomotores en juego en el yoga y el movimiento a un nivel más amplio en nuestra vida. Afortunadamente, disponemos de un conjunto de recursos sensoriales naturales que nos proporciona orientación y control. Como hemos visto, nos movemos voluntariamente cuando la estimulación neural (de los nervios eferentes) contrae los músculos esqueléticos que tiran de los tendones que a su vez tiran de los huesos para movilizarlos (o estabilizarlos) en el espacio. Mientras tanto, los nervios aferentes (sensoriales) están sintonizados a donde se encuentran en el espacio (sentido de la posición articular) así como a lo lejos, rápido y tensamente que se contraen los músculos. Los receptores nerviosos sensoriales bien se conectan sinápticamente con un nervio motor para provocar un movimiento reflejo en reacción a lo que estos receptores están percibiendo o bien el impulso sensorial sigue su recorrido hasta el cerebro, donde se envían nuevos impulsos a través del SNP para realizar una acción neuromuscular más refinada, basándose en una elección consciente. A los receptores de los nervios sensoriales involucrados en este refinamiento neuromuscular y sensomotor se los llama propioceptores, porque facilitan la propiocepción (del latín *proprius*, que significa 'de uno'), un mecanismo que nos ayuda a controlar y perfeccionar la postura y el movimiento.[13]

Receptores cutáneos: en la piel hay diversos receptores sensoriales que perciben las cualidades del tacto, la presión, la vibración, la temperatura y el dolor: los corpúsculos de Meissner, los discos de Merkel, los corpúsculos de Pacinian y el órgano final de Ruffini. Estos receptores contribuyen a nuestra capacidad para detectar la posición y el movimiento del cuerpo, especialmente de las extremidades.[14]

Receptores articulares: estos mecanorreceptores especializados se encuentran en los tejidos capsulares de una articulación y los ligamentos que los rodean, donde «leen» la velocidad relativa y el cambio de velocidad de la articulación.

Órganos del tendón de Golgi: situado en los tendones, este receptor musculotendinoso es sensible al estiramiento pasivo de los tendones y al estiramiento activo del tejido muscular que se contrae para tirar del tendón. Si hay una sensación de tirón excesivo en el tendón, los órganos del tendón de Golgi inhiben automáticamente la contracción del músculo asociado (normalmente, el antagonista). Volveré a hablar sobre los órganos del tendón de Golgi en relación con un método de curación y mejora de la flexibilidad llamado facilitación neuromuscular propioceptiva.

Husos musculares: son también receptores musculotendinosos y están localizados en el vientre de los músculos entre las fibras musculares y a lo largo de ellas, donde se extienden junto con el músculo. Cuando los husos musculares detectan cambios en la longitud y la velocidad del músculo, sus fibras sensoras se lo comunican al SNC, que puede cambiar la velocidad de la estimulación motora del músculo para asegurar que uno se mueve de manera segura. Esto está relacionado con el reflejo inhibitorio de estiramiento.

Nuestras facultades propioceptivas cambian constantemente durante nuestra vida. Cuando usamos inadecuadamente parte de nuestro cuerpo, cuando nos lesionamos o sentimos dolor, estamos afectando a la calidad de la comunicación propioceptiva, y eso genera una sensación ambigua o confusa de nuestro cuerpo en el espacio y entre el movimiento. La inflamación puede ser suficiente por sí misma para trastornar la conciencia propioceptiva normal. A continuación la conciencia propioceptiva distorsionada llevará a un mal uso aún mayor de nuestro cuerpo y aumentará la probabilidad de más dolor o lesiones, y eso creará un ciclo de uso y propiocepción disfuncionales. Sin embargo, también podemos participar conscientemente en el desarrollo de una propiocepción saludable, comenzando por usar las cualidades de autoconciencia que tengamos en estos momentos para posicionarnos y movernos

La kinesiología y la biomecánica del movimiento

de manera más consciente, sin dolor ni acciones enérgicas que puedan lesionarnos. En las prácticas de asanas de yoga, al movernos con la respiración, dejémonos guiar por su carácter de barómetro, movámonos con la suficiente lentitud para respetar cada sensación que sentimos y luego utilicemos esas experiencias sensoriales para refinar cómo hacemos cualquier cosa que estemos haciendo; de ese modo ya estamos refinando nuestra propiocepción.

Es normal pensar que los movimientos enérgicos son contrarios al yoga; si alguien tratara de realizar por la fuerza una determinada asana, podríamos apelar a los *yamas* y aconsejar un enfoque diferente que implicara *aparigraha* (desapego) y *ahimsa* (no hacer daño). Replanteándonos esto, es importante apreciar que todo movimiento humano requiere fuerza. De hecho, uno de los libros más importantes de la historia del yoga se titula *Hatha Yoga Pradipika*, un título que se traduce como *Luz sobre el yoga forzado* o *El camino de la luz perfecta*.[15] De manera que la cuestión no es si usamos o no la fuerza, sino las características de esta y cómo las aplicamos a la práctica.

En física, una fuerza es cualquier acción que tienda a cambiar el movimiento de un objeto, incluido iniciar el movimiento desde un espacio de quietud. Todo movimiento posee propiedades distintas de fuerza, entre ellas cuánta se aplica (su magnitud); su dirección (adelante, atrás, arriba, etc.); su punto de aplicación (qué parte específica del cuerpo la recibe), y su línea de acción (similar a las líneas de energía de Kramer, pero siempre una línea recta desde el punto de aplicación hasta un punto indefinido). El movimiento humano ocurre en un campo gravitacional (a no ser en el espacio exterior), en el que la Tierra ejerce su fuerza sobre el cuerpo (y sus segmentos) en proporción a la masa corporal. El efecto es como si la fuerza de gravedad estuviera centrada en el cuerpo, dándonos nuestro centro de gravedad, que desplazamos de un lado a otro.

Para moverse se requiere una fuerza externa contra la que hay resistencia a la gravedad. Al presionar desde *Chaturanga Dandasana* para elevarse a *Phalakasana* (postura de la plancha), presionamos las manos contra el suelo, generando así una fuerza reactiva que expresa en la práctica la tercera ley del movimiento de Isaac Newton, la ley de la fuerza resultante. Esta ley afirma: «Cuando un cuerpo ejerce una fuerza sobre otro, el segundo cuerpo ejerce simultáneamente sobre el primero una fuerza de igual magnitud y de dirección opuesta». Para aclarar mejor este punto, «fuerza externa» no significa forzosamente externa al cuerpo, sino externa al segmento que estamos intentando mover (digamos, el brazo, la pierna o el cuerpo entero). Así, los músculos tiran externamente de los huesos para moverlos, y nosotros presionamos externamente contra las cosas para mover el segmento mayor de nuestro cuerpo entero.

Donde las fuerzas externas causan un incremento en velocidad o cambio de dirección, llamamos a esto fuerza propulsora, mientras que otra fuerza externa que resista ese movimiento es denominada fuerza resistiva. Al mover cualquier segmento de nuestro cuerpo, creamos la mayor fuerza externa a través de la contracción de los músculos esqueléticos que tiran externamente de las inserciones tendinosas de los huesos. Cuando movemos todo nuestro cuerpo es cuando mayor es la fuerza gravitacional. Las fuerzas resistivas, entre ellas las contracciones musculares opuestas, la resistencia del tejido conectivo, la fricción y la viscosidad de los líquidos en los músculos y las articulaciones, restringen estos movimientos. El equilibrio de fuerzas propulsoras y resistivas contribuye a un movimiento estable dentro de los ámbitos normales de movimiento.

Hay muchos otros conceptos específicos en biomecánica (como las relaciones entre fuerza y movimiento, fuerza y poder, estabilidad y equilibrio) que pueden aportarnos conocimientos para entender y abordar las asanas de yoga y otras prácticas físicas. Los veremos cuando examinemos las enfermedades en las que tienen una mayor aplicación. Lo que aquí desearía resaltar por encima de todo es que en las prácticas de asanas de yoga debemos ir más allá de los conceptos estáticos de la anatomía yóguica y apreciar la importancia de la biomecánica y la kinesiología, sin las cuales no hay funcionalidad en la anatomía funcional.

10

El corazón y la sangre: el sistema cardiovascular

Solo se puede ver bien con el corazón; lo esencial es invisible a los ojos.

Antoine de Saint-Exupéry

EL CORAZÓN Y EL ALMA

Aunque encontramos conocimientos científicos sobre el sistema cardiovascular que datan de la época de los antiguos egipcios, que vieron la conexión del corazón con las arterias y pensaron que el aire circulaba desde los pulmones y el corazón a través de ellas, vemos que hay considerablemente más mistificación que conocimiento de este sistema en la larga historia del aprendizaje sobre el cuerpo humano. En el *Rigveda*, el término para corazón (*hridya*) se usaba también con el significado de 'mente' o 'alma'. La palabra china *xin* aparece en los textos antiguos con el significado de 'corazón', 'inteligencia' o 'alma'. Y Aristóteles, con un entendimiento sofisticado de la mayor parte de la anatomía humana, consideraba el corazón, no el cerebro, el asiento de la razón. Incluso hoy en día usamos la expresión *tener una corazonada* con el significado de un conocimiento instintivo y profundo de algo.

A lo largo del tiempo vemos un desarrollo constante de la comprensión científica del sistema cardiovascular y del sistema circulatorio más amplio del que (junto con el sistema linfático) forma parte, que viene unida a concepciones mistificadas que reflejan la intención de la humanidad de captar el significado a través de símbolos poderosos. Aunque la mayoría de estas perspectivas mistificadas se desvanecieron ante el avance del conocimiento científico, la ciencia no lo explica todo, sino que deja el suficiente espacio para que persistan la especulación y la convicción, con una mentalidad abierta, de que el corazón es mucho más que una bomba. Aunque es cierto que bombea.

Yogaterapia

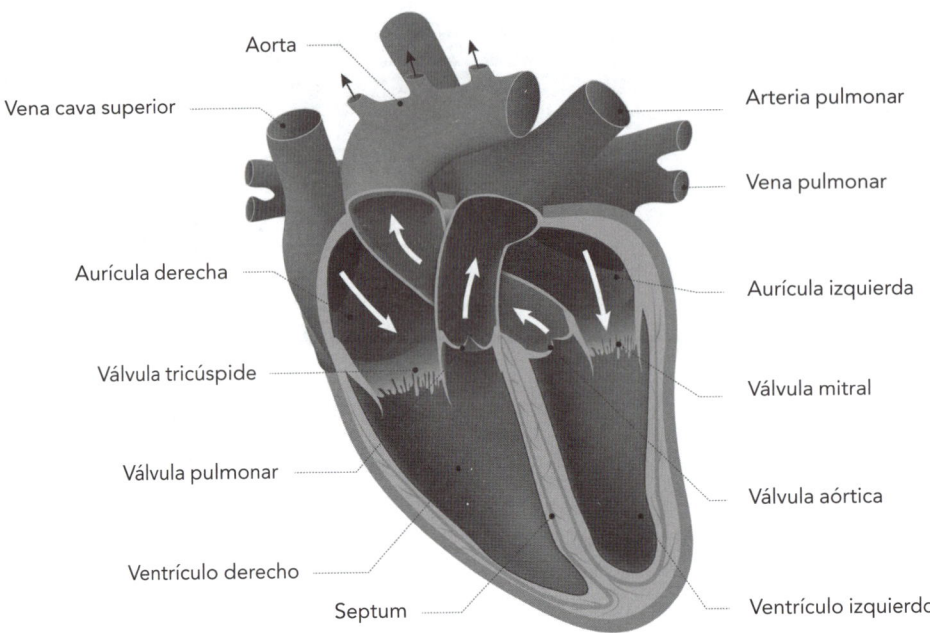

Figura 10.1. El corazón humano

El sistema cardiovascular, que está formado por el corazón, la sangre y los vasos sanguíneos, transporta la sangre a través de todo el cuerpo por medio de dos sistemas circulatorios diferentes: el sistema circulatorio pulmonar y el sistema circulatorio sistémico.[1] En la circulación pulmonar el corazón bombea sangre desoxigenada por los pulmones para oxigenarla, mientras que en la circulación sistémica el corazón bombea sangre oxigenada a los tejidos corporales. Aunque la sangre nunca abandona la red cerrada de vasos sanguíneos que se extiende desde el corazón, absorbe y libera oxígeno y otros nutrientes mientras absorbe dióxido de carbono y otras sustancias de desecho, ya que circula constantemente por los pulmones y los tejidos. Veremos con mayor atención esta circulación en las páginas siguientes.

EL CORAZÓN Y LA CIRCULACIÓN

El corazón es el núcleo de este sistema; late alrededor de cien mil veces al día, treinta millones de veces al año, aproximadamente dos mil quinientos millones de veces en el transcurso de setenta años de vida, bombeando continuamente unos cinco litros de sangre por todo el cuerpo. Del tamaño de un puño y en forma de cono, está situado directamente detrás del esternón, en la cavidad pericardial, rodeado por una membrana serosa llamada pericardio. El pericardio, junto con el líquido pericardial, en el espacio entre el pericardio y el corazón, le proporciona a este una amortiguación que reduce la fricción. El corazón está dividido por diafragmas en cuatro cámaras, con un atrio y un ventrículo cada una para la circulación pulmonar y la sistémica. La sangre venosa desoxigenada regresa al cuerpo a través de la vena cava superior e inferior al atrio derecho, donde es bombeada hacia abajo mediante la válvula tricúspide (llamada también válvula atrioventricular derecha) hasta el ventrículo derecho. Una vez en el ventrículo derecho, la sangre fluye hasta el tronco pulmonar y desde allí se bombea a través de las arterias pulmonares a los pulmones, donde el intercambio gaseoso la reoxigena (en el capítulo doce sobre el sistema respiratorio, se explica lo que ocurre en los pulmones). Esta sangre refrescada es transportada al atrio izquierdo, y luego impulsada a través de la válvula bicúspide (llamada también válvula mitral o atrioventricular) hasta el ventrículo izquierdo. La pared extremadamente gruesa del ventrículo izquierdo le da la potencia necesaria para bombear la sangre oxigenada a través de la aorta y desde ahí a todas las partes del cuerpo.

Podría parecer que al tejido muscular que forma el corazón le sería posible absorber directamente la sangre nutritiva que necesita de toda la que fluye a través de sus cámaras. En realidad, el corazón tiene un sistema circulatorio coronario especializado que empieza con dos arterias coronarias que surgen de la raíz de la aorta, en el lado izquierdo. Estas arterias transportan la sangre rica en oxígeno de vuelta al corazón a través de un laberinto de ramificaciones de pequeñas arterias interconectadas llamadas anastomosis, asegurando de este modo un suministro relativamente constante a pesar de los cambios de presión arterial. Las venas cardiacas se llevan la sangre carente de oxígeno de los capilares cardiacos, la desvían a los senos coronarios y desde estos se bombea al atrio derecho.

El corazón es una bomba muy potente, capaz de bombear todo el suministro de sangre (alrededor de cinco litros) en un minuto de actividad normal, y cinco veces esa cantidad durante una actividad vigorosa. Cada latido (que es un ciclo cardiaco) dura un segundo. En el latido se alterna la contracción (sístole) y la relajación (diástole), y cada cámara se contrae y se relaja en el momento apropiado para bombear o recibir adecuadamente la sangre. Mientras que una propiedad llamada autorritmicidad permite a las células musculares cardiacas contraerse sin estimulación nerviosa, la frecuencia cardiaca está controlada fundamentalmente por células marcapasos en el nódulo sinoauricular (o nódulo SA, que está incrustado en la pared del atrio derecho junto a la vena cava superior). Estos impulsos eléctricos causan el ritmo cardiaco constante que tenemos cuando estamos en reposo.

Nuestra frecuencia cardiaca se incrementa o disminuye a partir del estado de reposo cuando los impulsos eléctricos viajan desde el nódulo sinusal a través de los tejidos atriales hasta el nódulo atrioventricular (o nódulo AV, localizado entre las aurículas y los ventrículos), que distribuye los impulsos eléctricos a través de los ventrículos en un patrón específico que hace que de esta manera los tejidos se contraigan y se relajen. La frecuencia cardiaca se incrementa o disminuye basándose en la demanda de oxígeno del cuerpo, con impulsos del sistema nervioso autónomo que se desplazan hasta el nódulo SA, el nódulo AV y los tejidos mayores del corazón para refinar el ritmo de los latidos.

Aunque estos son los mecanismos elementales de la frecuencia cardiaca, existen otros factores que influyen en la frecuencia y la fuerza de las contracciones cardiacas en relación con la actividad. La frecuencia cardiaca y la fuerza de contracción se incrementan ante una subida de la temperatura corporal, la anticipación de una intensa experiencia física o emocional (activada a través del sistema límbico), el aumento de la activación muscular (detectada por los propioceptores), la introducción de estimulantes como la cafeína, así como los cambios en la composición química del organismo relacionados con la nutrición. La disminución se debe a tipos opuestos de actividad, la relajación, la temperatura corporal más baja, la actividad muscular reducida y varios cambios químicos (entre ellos menos calcio o sodio, o más potasio). Así, la combinación de autorritmicidad, inervación y actividad y composición química corporales crea una regulación relativamente precisa de la frecuencia cardiaca en respuesta a las necesidades del organismo.

Con el bombeo del corazón, la sangre fluye hacia los tejidos corporales y regresa al corazón a través de una red de tres tipos de vasos sanguíneos: arterias, capilares y venas.[2] En la circulación sistémica las arterias se llevan la sangre oxigenada del corazón (excepto la arteria pulmonar, que transporta sangre venosa a los pulmones), ramificándose en arterias cada vez más pequeñas, que al final llegan a disminuir tanto de tamaño que se convierten en arteriolas, las más diminutas de las arterias. Empezando en el ventrículo izquierdo y terminando en la aurícula derecha, la sangre oxigenada fluye primero a través de la aorta ascendente hasta llegar al arco aórtico, que conecta con la aorta descendente. La aorta ascendente irriga las arterias que suministran sangre a la cabeza, el cuello, los hombros y los brazos, mientras que la descendente alimenta al resto del cuerpo. La sangre fluye desde estas arterias hasta las arteriolas y finalmente hasta los capilares, los vasos sanguíneos más pequeños, que están interconectados para formar lechos capilares que impregnan los tejidos locales mediante la difusión para nutrirlos de oxígeno. Para que la sangre pueda impregnar nuestros tejidos debe haber la presión adecuada para bombearla a lo largo de todo su recorrido hasta los lechos capilares y para volver a traerla al corazón a través del sistema venoso. Aunque la presión arterial suele medirse como la presión contra las paredes arteriales en la circulación sistémica, la presión en sí depende principalmente del rendimiento cardiaco, la cantidad de sangre presente en el cuerpo (que afecta directamente al rendimiento cardiaco) y la resistencia creada en gran parte por el diámetro arterial y la viscosidad de la sangre al fluir a través del sistema sistémico; cuando estos dos últimos factores disminuyen, la sangre llega más lejos del corazón.[3] Cada uno de ellos está a su vez influenciado por el consumo de sal dietética (que incrementa el volumen de la sangre), el ejercicio (que aumenta la frecuencia cardiaca y por tanto el rendimiento cardiaco), la enfermedad (sus diversos efectos dependen del carácter de la afección),

El corazón y la sangre: el sistema cardiovascular

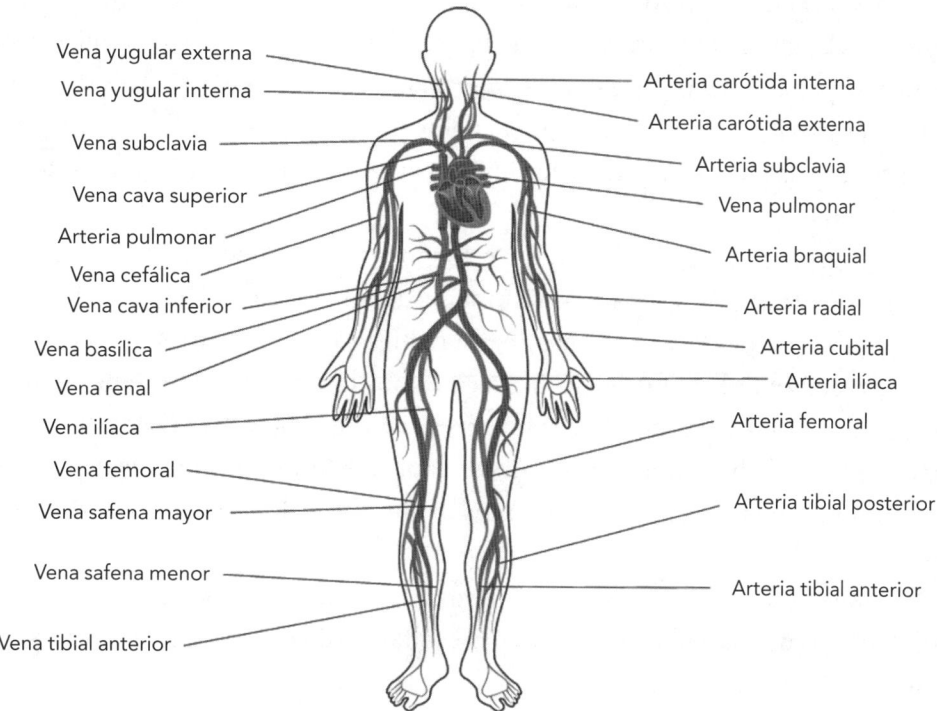

Figura 10.2. El sistema circulatorio

el estrés (incrementa el rendimiento cardiaco), la obesidad (eleva el rendimiento cardiaco y disminuye el diámetro arterial) y otros factores. En última instancia, el sistema nervioso autónomo regula estas variables, permitiendo así cambios momento a momento en la presión arterial para mantener la homeostasis entre las actividades que uno está realizando.

La circulación sistémica continúa con el retorno venoso, el flujo de sangre de vuelta al corazón (no hay que confundir esto con «Mercurio está en retroceso»).[4] Los vasos sanguíneos venosos están compuestos de venas superficiales, venas profundas y senos venosos, estos últimos únicos en la duramadre (la capa más exterior) del cerebro. El drenaje dual proporcionado a través de las venas superficiales y profundas sustenta la regulación de la temperatura corporal: cuando la temperatura del cuerpo es excesivamente elevada, las venas profundas empujan la sangre hacia las superficiales para ayudar a enfriarla. (Las venas superficiales son visibles a través de la piel y más accesibles para obtener muestras sanguíneas o colocar una sonda por vía venosa, normalmente en la vena cubital media, en el pliegue de flexión del codo). Las venas profundas por lo general están emparejadas con las arterias (y los nervios) del mismo nombre (es decir, vena axilar, arteria axilar, nervio axilar), con las venas y las arterias envueltas por una funda común. Al desempeñar su función, la acción de bombeo del atrio derecho gana un apoyo complementario vital de la bomba musculovenosa (contracción rítmica y relajación de los músculos de los brazos y las piernas) y la bomba respiratoria (dirigiendo la presión hacia la vena cava inferior). La sangre fluye a través de las venas hasta la vena cava superior (desde la cabeza, el cuello, el pecho, los hombros y los brazos) y la vena cava inferior (desde los órganos y los tejidos situados bajo el diafragma) antes de alcanzar la aurícula derecha.

Un aspecto más especializado del retorno venoso se encuentra en la circulación portal hepática, que transporta la sangre venosa desde los órganos digestivos (junto con nutrientes, sustancias de desecho y toxinas) hasta el hígado para su almacenamiento y excreción o para ser metabolizada para su uso. Por eso es por lo que algunos medicamentos pierden su potencia cuando se absorben por el tracto gastrointestinal en lugar de a través de la piel o de forma sublingual. Tras pasar a través de los capilares filtradores del hígado, esta sangre venosa se acumula en las venas hepáticas antes de fluir hasta la vena cava inferior en ruta hacia la aurícula derecha.

Cuando la sangre desoxigenada vuelve al corazón, la circulación pulmonar la transporta desde este órgano hasta los pulmones para soltar el dióxido de carbono y recoger el oxígeno durante la respiración antes de volver a entrar en el corazón. (Explicaré este intercambio gaseoso en el capítulo doce sobre el sistema respiratorio). Desde la aurícula derecha, la sangre fluye a través de la válvula tricúspide y baja hasta el ventrículo derecho, que a su vez la bombea a través de la válvula pulmonar y las arterias pulmonares hasta los pulmones. Una vez en ellos, las arterias pulmonares se ramifican en arterias cada vez más pequeñas antes de llegar a las redes capilares de los pulmones, que rodean los pequeños sacos de aire (llamados alveolos) donde se intercambian los gases. A continuación la sangre oxigenada fluye a través de las venas pulmonares hasta la aurícula derecha, desde donde baja por la válvula bicúspide hasta el ventrículo izquierdo. Así tenemos un ciclo completo y continuo, desde la circulación sistémica hasta la circulación pulmonar y de ahí a la sistémica, *mutatis mutandis, ad infinnitum* (o hasta que el sistema falla o desaparece el organismo humano del que forma parte).

PATOLOGÍAS CARDÍACAS COMUNES

Hay varias patologías cardiacas comunes, entre ellas las siguientes:

Ateroesclerosis: conocida comúnmente como endurecimiento de las arterias, la ateroesclerosis es una enfermedad en la que se forma una placa en las paredes arteriales debido a la acumulación de lípidos. Los lípidos causan inflamación crónica y rigidez de las paredes. Esta afección puede permanecer asintomática durante muchos años antes de manifestarse como oclusión coronaria, tromboembolia y ataque cardíaco (infarto de miocardio).

El corazón y la sangre: el sistema cardiovascular

Arritmia cardíaca: ya se trate de latidos muy rápidos (taquicardia) o demasiado lentos (bradicardia), las arritmias cardiacas son casi totalmente asintomáticas y bastante frecuentes, aunque potencialmente mortales. A pesar de que algunas arritmias surgen de una miopatía cardiaca (por lo general en los ancianos), fundamentalmente se trata de un problema eléctrico en el que los impulsos nerviosos causantes de los latidos no se manifiestan en una sincronicidad precisa desde el nódulo sinusal hasta el nódulo atrioventricular y luego abajo en los ventrículos.

Enfermedad cardíaca coronaria: es la forma más frecuente de enfermedad cardiovascular e incluye la angina estable e inestable así como el infarto de miocardio y laq muerte cardíaca súbita. El suministro sanguíneo limitado priva de oxígeno a los tejidos cardíacos, lo que causa la muerte de las células del tejido, induce arritmia y con frecuencia provoca la fibrilación ventricular y la muerte. Las causas más comunes son el tabaquismo, el estrés, la obesidad y la diabetes.

Enfermedad cardíaca hipertensiva: esta categoría amplia de afecciones surgidas de complicaciones de la presión arterial alta puede causar otras dolencias, como la enfermedad cardíaca coronaria, las arritmias cardíacas y la hipertrofia ventricular. Casi totalmente asintomática con excepción de la insuficiencia cardíaca, frecuentemente viene anticipada por fatiga, dificultad respiratoria, palpitaciones y náuseas.

Aneurisma aórtico: casi totalmente asintomático hasta que se agrandan y posiblemente causan dolor, los aneurismas aórticos se encuentran más frecuentemente en la aorta abdominal (y en segundo lugar en la aorta torácica). Debilitan la pared aórtica, incrementando el riesgo de ruptura y hemorragia potencialmente mortal. Su causa más común son los niveles anormales de elastina y colágeno en la pared aórtica, que pueden estar causados por trauma o infección.

Cardiomiopatía: literalmente «enfermedad del músculo cardíaco», la cardiomiopatía es el deterioro de la capacidad de contracción del músculo cardíaco. Aunque hay muchos tipos de cardiomiopatía, normalmente se refiere a enfermedades graves que pueden provocar arritmia y muerte súbita cardíaca.

Enfermedad cardíaca congénita: causada principalmente por factores genéticos asociados con las condiciones del entorno, la enfermedad cardíaca congénita toma diversas formas, la mayoría de las cuales obstruyen el flujo de la sangre. Hay también un amplio ámbito de gravedad, y algunas requieren cirujía mientras que para otras no es necesario ningún tratamiento. La obesidad maternal puede ser un factor contribuyente importante.

Endocarditis infecciosa: esta infección del revestimiento interno del corazón está causada por bacterias de otra parte del cuerpo que se extienden a través de la corriente sanguínea y se adhieren a las áreas dañadas del corazón, por lo general las válvulas. Esto causa inflamación del tejido cardíaco afectado e inhibe la respuesta del sistema inmunitario. Normalmente se trata con antibióticos.

Enfermedad arterial periférica: este frecuente problema circulatorio, una forma de ateroesclerosis, causa el estrechamiento de las arterias debido a la acumulación de placa (depósitos de grasa) en ellas. Puede ser un precursor de la ateroesclerosis. Con un flujo limitado de sangre a las extremidades, se incrementan las posibilidades de calambres, fatiga, impotencia e incluso lesiones nerviosas.

DESARROLLAR UN CORAZÓN SALUDABLE

Amar y ser amado (incluso por uno mismo) podría ser la clave de un corazón sano, aunque solo fuera porque esto llevaría a diversos comportamientos más saludables. El estrés mental y emocional se consideran ampliamente la causa principal de enfermedades cardíacas, en parte porque está asociado con falta de sueño, presión arterial elevada, falta de ejercicio saludable y otros comportamientos nocivos para la salud. Por lo tanto, disfrutar de actividades agradables, alegres y divertidas cada día, seguir una alimentación sana y dormir como mínimo siete horas cada noche es importante para cultivar un corazón saludable.

Practicar regularmente asanas de yoga, pranayama y meditación puede contribuir a estas prácticas de vida sana. Sin embargo, el yoga influye muy poco en el estado cardiovascular, una afirmación que seguramente provocará la ira de muchos puristas del yoga que creen que cualquier enfermedad puede tratarse perfectamente solo con esta disciplina. A menudo escuchamos referencias ocasionales a la investigación pionera de Dean Ornish sobre los beneficios del yoga para pacientes de enfermedades cardiovasculares. Es importante señalar que el método de Ornish incluye introducir cambios significativos en la alimentación y el modo de vida, lo que significa que la práctica postural de yoga es una parte relativamente pequeña de este enfoque.

11
Limpiar y defender: el sistema linfático

Como una deseada lluvia de verano, el humor puede limpiar y refrescar de repente la tierra, el aire y a ti mismo.

LANGSTON HUGHES

Aunque fueron mencionados por primera vez brevemente por Hipócrates en el siglo v a. C. en su obra *Sobre las articulaciones*, no fue hasta el siglo III a. C. cuando Herófilo identificó los vasos linfáticos; poco después Galeno describió los nódulos linfáticos, pero pasarían mil quinientos años hasta que, durante el Renacimiento, aprendiéramos más

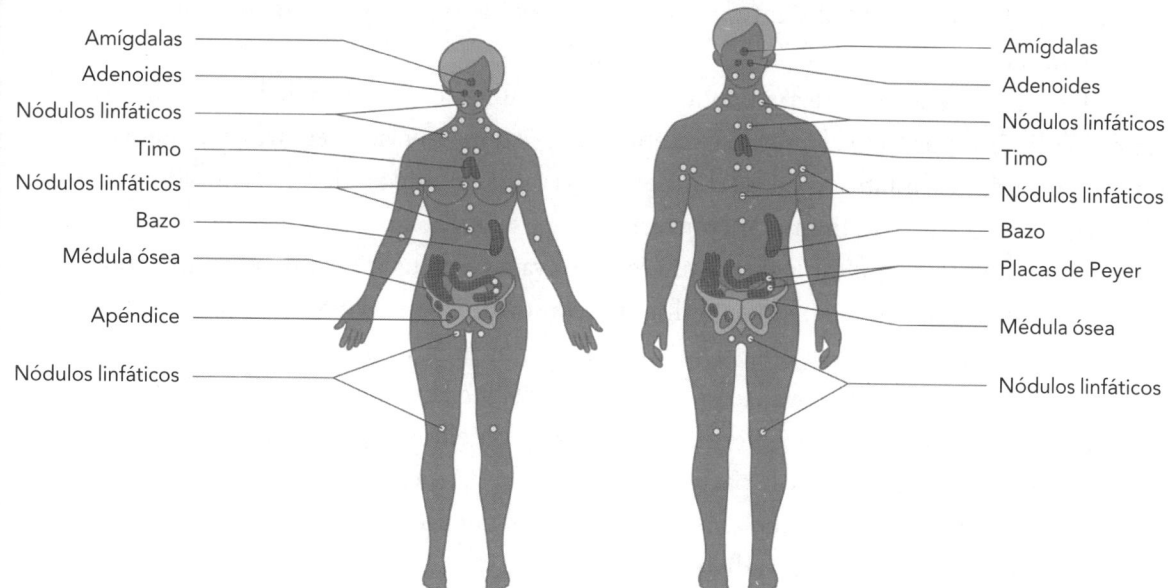

Figura 11.1. El sistema linfático

sobre el sistema linfático.[1] Confundido durante mucho tiempo con elementos del sistema cardiovascular, ambos son compañeros cercanos dentro del sistema circulatorio más amplio del cuerpo-mente humano. El sistema linfático, que funciona estrechamente unido al cardiovascular, es un sistema circulatorio abierto compuesto de vasos linfáticos, un líquido llamado linfa (del latín *lympha*, 'agua') y los órganos correspondientes formados de tejido linfoide (compuesto de tejido conectivo y linfocitos). Este sistema desempeña dos funciones: filtrar y devolver a la corriente sanguínea la sangre de los tejidos corporales y defender al cuerpo de infecciones y enfermedades capturando organismos perjudiciales como las bacterias y los virus.

LÍQUIDOS EN MOVIMIENTO

Hemos visto como el sistema venoso elimina el dióxido de carbono de los tejidos y los órganos y lo transporta a los pulmones para expulsarlo del cuerpo. El sistema linfático complementa este sistema de drenaje venoso e intercambio de gases devolviendo el líquido intersticial a la sangre. Este líquido (llamado también líquido tisular) rodea y baña las células que componen nuestros diversos tejidos, alimentándolas con nutrientes al tiempo que les proporciona un modo de eliminar los desperdicios. Así, el líquido intersticial se encuentra en los espacios extracelulares, lo que le da su nombre (de intersticio, que significa «espacio intermedio»). El individuo medio tiene alrededor de diez litros de líquido intersticial, lo que constituye aproximadamente el 15 % del peso corporal, y junto con el plasma (la sustancia más abundante de la sangre) es el componente principal de nuestro líquido extracelular.

La fuerza sistólica del corazón expulsa el líquido intersticial acuoso de los capilares vasculares localizados por todo el cuerpo (excepto en el sistema nervioso central) y lo lleva a los minúsculos capilares linfáticos, desde donde va a los vasos linfáticos (donde el líquido intersticial pasa ahora a llamarse linfa). Al contrario que el sistema cardiovascular, el linfático no tiene una bomba para impulsar la linfa a través de los vasos. En lugar de eso, las contracciones esqueleticomusculares que se producen durante el movimiento normal aprietan las glándulas linfáticas, impulsando así la linfa a través de los vasos linfáticos hacia el sistema venoso. Durante este trayecto la linfa se vierte en dos conductos que la recogen: el conducto torácico (que recoge la linfa de la mitad izquierda de la cabeza, el cuello y el pecho así como de las extremidades inferiores, la pelvis y la parte baja del abdomen) y el conducto linfático derecho (que recoge la linfa de la parte derecha de la cabeza, el cuello y el pecho así como del lado derecho superior del tórax hasta el diafragma).

TEJIDOS Y ÓRGANOS LINFOIDES

Hay dos formas de tejido linfoide: los nódulos y los órganos linfoides. Los nódulos linfoides están integrados en tejidos de revestimiento (epitelios) a lo largo de los conductos digestivos, respiratorios y urinarios, entre ellos en las cinco amígdalas, que ayudan a proteger las aberturas a los conductos digestivo y respiratorio. Si no hay suficientes linfocitos en un nódulo linfoide para destruir los patógenos invasores, surgen infecciones como la tonsilitis y la apendicitis. Los órganos linfoides no están integrados en tejidos de revestimiento sino separados de los tejidos que los rodean por una cápsula fibrosa. Hay tres órganos linfoides principales:

Nódulos linfáticos: son estructuras en forma de óvalo que varían en diámetro desde alrededor de 1 a 25 mm; hay más de quinientos nódulos linfáticos (llamados también glándulas linfáticas) distribuidos ampliamente a través de todo el cuerpo y unidos por vasos linfáticos. Purifican la linfa en su recorrido hasta el sistema venoso filtrando los antígenos y los patógenos, entre ellos las células cancerosas.

Timo: compuesto de dos lóbulos y localizado en el mediastino (entre el esternón y el corazón). El timo es el mayor órgano linfático y desempeña su función más importante como sitio de maduración de las células T durante el desarrollo neonatal y preadolescente, antes de atrofiarse tras la pubertad.

Bazo: situado entre el diafragma, el riñón izquierdo y el estómago en el cuadrante superior izquierdo del abdomen, el bazo filtra las células sanguíneas rojas viejas mientras mantiene una reserva de células sanguíneas rojas recicladas ricas en hierro y responde a los antígenos y a los patógenos de la sangre circulante. En el proceso de digerir células sanguíneas rojas, este órgano produce bilirrubina, que el hígado usa para crear la bilis que segrega la vesícula (y así el hígado juega un papel fundamental en el sistema digestivo, y más allá de este).

Los tejidos linfoides producen linfocitos, subtipos de células sanguíneas blancas que son un componente vital del sistema inmunitario.[2] Los tres tipos principales de linfocitos son las células T (T de timo), que suponen el 75 % de los linfocitos circulantes; células B (de bursa), y células NK (de asesinos naturales).* Esta población de linfocitos circula continuamente por el cuerpo. Tanto las células T como las B identifican a los invasores perjudiciales y reaccionan eliminándolos. Las células T atacan a las células que están infectadas por virus, lo que nos proporciona inmunidad mediada por células. Las células B maduran en células plasma que segregan anticuerpos, y esto nos asegura inmunidad humoral. Las células NK supervisan

---

* N. del T.: *natural killers*.

continuamente los tejidos corporales buscando células infectadas y tumores, sin requerir ninguna activación metabólica previa para llevar a cabo su función (de ahí la expresión *asesinos naturales*).

SISTEMAS NATURALES DE DEFENSA Y CURACIÓN

El cuerpo humano ofrece otras defensas que pueden responder con buenos resultados a los patógenos mucho antes de que lleguen a penetrar profundamente en nuestro interior y entren en contacto con el sistema linfático. Disponemos de una serie de defensas innatas no específicas que pueden impedir la entrada de sustancias extrañas en nuestros cuerpos. Presentes al nacer, nuestras defensas innatas comprenden barreras mecánicas como la piel y otras membranas epitélicas, la inflamación, los fagocitos, la fiebre y el interferón.

Barreras anatómicas: la piel (con sudor, descamación y la presencia de ácidos); el tracto gastrointestinal (con peristalsis, ácido gástrico, bilis, flora y enzimas digestivas); las vías respiratorias y los pulmones (con surfactantes); la nasofaringe (con mucosidad y saliva), y los ojos (con lágrimas) proporcionan un conjunto de barreras físicas, químicas y biológicas a los patógenos que cruzan un epitelio (entre ellos los delicados epitelios que revisten los tractos digestivo, respiratorio, urinario y reproductivo).

Inflamación: entre las primeras respuestas del sistema inmunitario al ataque, la inflamación proporciona una respuesta localizada en un tejido a la lesión, irritación o infección que además aísla el área atacada del tejido sano circundante. El síntoma inmediato de la inflamación es la hinchazón, el enrojecimiento, el calor y el dolor localizados causados por el incremento del flujo sanguíneo a los tejidos. Cuando el tejido es atacado, un cambio en el líquido intersticial pone en movimiento una reacción química en las células mástil* que causa una dilatación de los vasos sanguíneos (y así un incremento del flujo sanguíneo al área) y la correspondiente hinchazón, al tiempo que atrae también a los fagocitos para que se ocupen de la reparación del tejido.

Fagocitos: los fagocitos (del griego *phagein*, 'devorar'), de los cuales hay seis mil millones en un solo litro de sangre, eliminan a los patógenos comiéndoselos literalmente. Presentes como micrófagos (pequeños devoradores) en la sangre circulante, donde están constantemente buscando partículas y patógenos invasores, dejan la corriente sanguínea para entrar en los tejidos lesionados o infectados, envuelven al patógeno con su membrana de plasma, lo matan y lo digieren. También se manifiestan como macrófagos (grandes

---

* N. del T.: llamadas también mastocitos.

devoradores, derivados de las células sanguíneas blancas llamadas monocitos), que salen del sistema vascular para perseguir patógenos.

Fiebre: definida como una temperatura corporal superior a los 37,2 °C, la fiebre puede ser un mecanismo de defensa útil al acelerar las reacciones del sistema inmunitario, especialmente incrementando la movilidad de los leucocitos, potenciando la fagocitosis y aumentando la distribución de células T. Sin embargo, existe un considerable desacuerdo sobre la eficacia de la temperatura superior en la curación.

Interferón y suplementos: se trata de proteínas que desempeñan papeles importantes en la defensa no específica; el interferón ayuda a producir componentes antivíricos y a estimular las células NK, y los suplementos potencian y promueven la inflamación.

Al contrario que las defensas no específicas, la defensa específica proporciona resistencia a las lesiones y las enfermedades causadas por determinados patógenos. Aunque algunos aspectos de esta resistencia están presentes al nacer y por lo tanto no tienen relación con una exposición previa a los antígenos, es precisamente a través de esa exposición como desarrollamos la inmunidad adquirida. Llamada también inmunidad adaptativa, logramos (adoptamos) la inmunidad tanto activamente (cuando se producen anticuerpos como reacción a los antígenos) como pasivamente (cuando se transfieren los anticuerpos de otra persona). La inmunidad adaptativa es altamente específica para el patógeno atacante; destruye los patógenos y sus aliados tóxicos mientras establece una inmunidad duradera. Sin embargo, la inmunización pasiva es a corto plazo ya que los anticuerpos se eliminan gradualmente de la circulación.

En la reacción específica, el sistema inmunitario primero reconoce una molécula de antígeno que puede ser identificada como «propia» o «ajena» (extraña). El antígeno podría ser una toxina de una picadura de abeja o de una comida echada a perder, la cubierta protectora de proteína de un virus o una molécula específica de la membrana del polen u otra célula extraña. Cuando se reconoce el antígeno y se une a un linfocito, se activa una reacción inmunitaria que varía dependiendo de si el linfocito es una célula T o una célula B. La célula T ataca directamente a las células ajenas en el proceso de la inmunidad celular (o mediada por células). Cuando las células B se activan por una reacción antígena y posteriormente se dividen, se crean las células de plasma y se segregan millones de anticuerpos que circulan en el plasma y en la linfa, unen a los patógenos con los antígenos originales y los neutralizan. Tanto en la inmunidad de las células T como en la de las células B, se generan células de memoria que hacen más rápidas y eficaces las futuras reacciones a los patógenos en un proceso llamado reacción secundaria.

PATOLOGÍAS LINFÁTICAS COMUNES

Hay diversas patologías linfáticas comunes, entre ellas las siguientes:

Linfoma: el cáncer del sistema linfático es llamado linfoma, un grupo de tumores de células sanguíneas blancas que son conocidos como «cánceres sanguíneos» y representan alrededor del 5 % de todos los cánceres. Los linfomas no hodgkinianos pueden causar nódulos linfáticos hinchados en el cuello, las axilas o las ingles, pérdida repentina de peso, sudores nocturnos, fatiga crónica y dificultades para respirar. Hay una buena prognosis en la mayoría de los linfomas no hodgkinianos si se detectan y se tratan en sus inicios.

Linfoma de Hodgkin: llamadas también enfermedad de Hodgkin, este es un tipo de linfoma en el que un tumor canceroso se desarrolla en un nódulo linfático. Cuando es sintomático, causa dolor en el área del nódulo (normalmente la axila o el cuello), picor en la piel, sudores nocturnos, pérdida de peso y agrandamiento del hígado o del bazo. Su desarrollo puede debilitar el sistema inmunitario, especialmente cuando se propaga al hígado, el bazo y la médula ósea.

Linfadenitis: esta infección de los nódulos linfáticos es una complicación bastante común de ciertas infecciones bacterianas como las causadas por el estreptococo o el estafilococo; además surge de las enfermedades del sistema inmunitario. El síntoma más común son las glándulas linfáticas hinchadas, blandas o duras. Por lo general se trata con antibióticos y antiinflamatorios. Con complicaciones puede causar formación de abscesos, celulitis y sepsis (una infección de la corriente sanguínea).

Linfangitis: se trata de una inflamación de los vasos y canales linfáticos causada más frecuentemente por una infección estreptocócica aguda de la piel. El empeoramiento de la afección indica que la infección bacteriana causante está incrementándose, lo que puede ser mortal. Los síntomas son escalofríos, nódulos linfáticos agrandados, fiebre, dolor de cabeza, pérdida de apetito y dolores musculares.

Linfedema: cuando la linfa se acumula en los tejidos blandos en lugar de volver al conducto torácico y de ahí a la corriente sanguínea, causa un tipo de hinchazón llamada linfedema (también denominada obstrucción linfática). Es una afección diferente al edema, que surge por insuficiencia venosa, aunque ambos suelen confundirse. Es principalmente una enfermedad hereditaria; sin embargo, la causa secundaria es la lesión de los vasos linfáticos, normalmente tras la extirpación de un nódulo linfático o una terapia de radiación. Puede causar desfiguración y para combatirlo el ejercicio, los dispositivos de compresión, el cuidado de la piel y los masajes son tratamientos fundamentales.

Linfocitosis: los linfocitos comprenden una porción significativa de las células sanguíneas blancas circulantes y constituyen una parte importante del sistema inmunitario. Aunque la linfocitosis no se considera una patología, los linfocitos se elevan temporalmente como reacción a una infección, proporcionando así una posible indicación de una enfermedad más grave como un cáncer de sangre, una infección crónica o un trastorno autoinmune. Causas más específicas incluyen la leucemia, la mononucleosis, el mieloma, la tuberculosis o la vasculitis.

DESARROLLAR UN SISTEMA LINFÁTICO SALUDABLE

El cuerpo contiene tres veces más linfa que sangre pero no cuenta con una bomba como el corazón para moverla. Un sistema linfático saludable depende del movimiento regular, porque el movimiento es el principal responsable de bombear la linfa por todo el cuerpo. Esto sugiere el valor de prácticas relativamente dinámicas de yoga que sean apropiadas para la edad y el estado general del practicante. Llevarlas a cabo con una postura saludable y espaciosa y una respiración expansiva hace que la linfa se mueva más fácilmente a través de sus conductos especiales. Una alimentación rica en sustancias antiinflamatorias (antioxidantes) y grasas sanas puede ayudar a asegurar que los vasos linfáticos a la salida de los intestinos funcionen adecuadamente. Como la linfa está compuesta principalmente por agua, hidratarse saludablemente tiene una importancia vital. Beber agua que contenga antioxidantes como el zumo de limón puede mejorar la efectividad de la hidratación para la salud linfática. Técnicas específicas de masaje también pueden ayudar al drenaje linfático. Las técnicas de masaje general podrían estar contraindicadas para algunas enfermedades, entre ellas el cáncer.

12

La respiración: el sistema respiratorio

Respira profundamente, como si tu vida dependiera de ello.

Anónimo

EL PNEUMA Y EL INTERCAMBIO DE ENERGÍA

Mientras los yoguis de la antigua India eran los pioneros del pranayama como práctica espiritual somática, ya en el siglo VII a. C. los griegos se dedicaban a buscar el conocimiento sobre la respiración y los sabios egipcios y babilonios estaban desarrollando un conocimiento práctico de la fisiología general del ser humano.[1] El filósofo y científico Anaxímenes de Mileto (nacido alrededor del 570 a. C.) se aproximaba a los indios

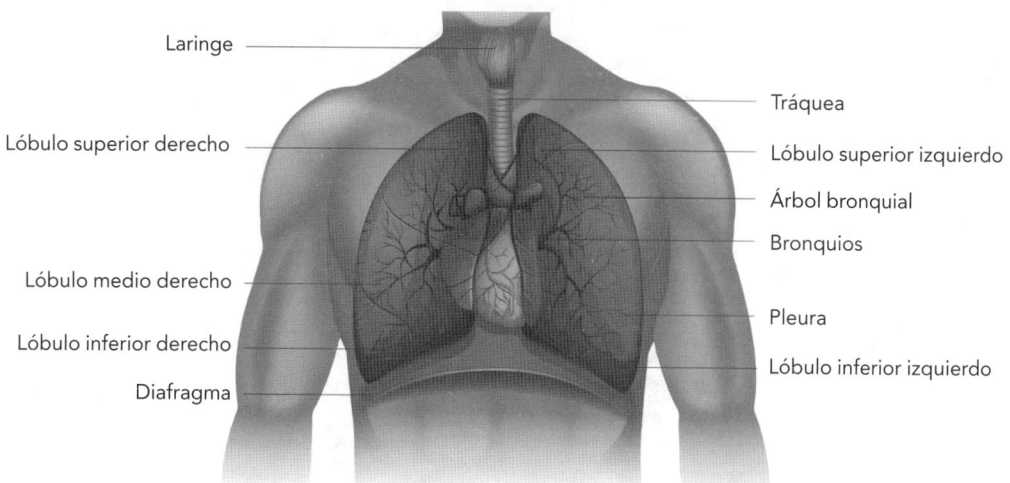

Figura 12.1. Los pulmones

y a los chinos en su creencia de que la esencia de todas las cosas era el aire, o *pneuma* (literalmente, «aliento»). Decía: «Lo mismo que nuestra alma, al ser aire, nos sustenta, así el pneuma y el aire impregnan la totalidad del mundo».[2] Sin embargo, las tradiciones alquímicas y espirituales que reverenciaban el aliento como algo sagrado impidieron que los científicos cruzaran el umbral de los descubrimientos sobre la naturaleza de la respiración. Hubo que esperar a finales del siglo XVIII de nuestra era para que Antoine Lavoisier, el padre de la química moderna, desarrollase el concepto de oxidación, que forma parte del núcleo científico de la respiración. Con este descubrimiento, Lavoisier y otros sentaron las bases para el estudio detallado del intercambio respiratorio natural de oxígeno y dióxido de carbono esencial para la vida.

La respiración sustenta una realidad fisiológica básica: nuestras células necesitan generar constantemente trifosfato de adenosina para desempeñar su función metabólica (el mantenimiento de la respiración), crecer y replicarse.[3] Esto requiere oxígeno. Una vez oxigenadas, nuestras células tienen que desprenderse del dióxido de carbono resultante. En la fisiología respiratoria el oxígeno se transporta a las células por medio de la sangre arterial de los pulmones y del corazón, mientras que el dióxido de carbono regresa a estos órganos como sangre venosa desoxigenada. Las membranas capilares de los pulmones, llamadas alveolos,

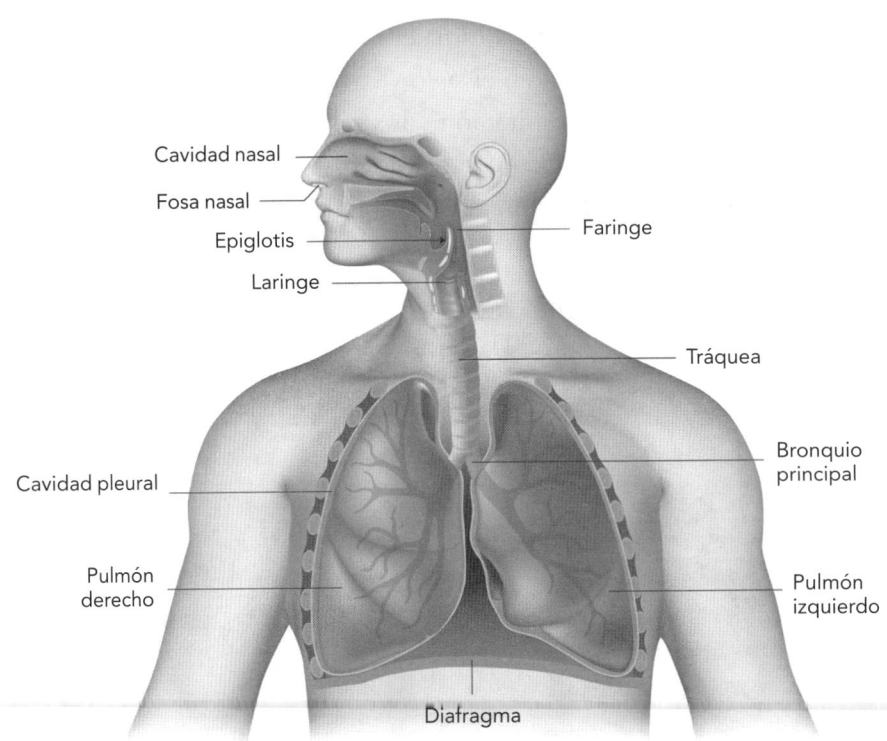

Figura 12.2: Visión general del sistema respiratorio

intercambian estos gases. Este intercambio, que experimentamos como respiración, se produce de doce a quince veces por minuto, o alrededor de veinte mil veces al día, con variaciones en la frecuencia que dependen de la vitalidad del sistema de la persona, la actividad y los niveles emocionales, así como de otros factores.

Durante mucho tiempo se creyó erróneamente que el mecanismo de este intercambio era el resultado de las acciones de bombeo del corazón y los pulmones. Aunque estos son esenciales en el proceso respiratorio, prestan un servicio fisiológico a la respiración, pero no son su causa. El mecanismo de la respiración fue explicado correctamente por primera vez por Galeno alrededor del 170 a. C., y de manera mucho más detallada solo en el siglo XVI por Leonardo da Vinci, que entendió que cuando hay más espacio disponible en los pulmones por la expansión del tórax, el peso de la atmósfera fuerza al aire a entrar por la tráquea para llenar el espacio ampliado, un descubrimiento que tiene una enorme importancia en la forma en que practicamos el pranayama.[4]

La ciencia moderna reconoce las mismas fases de respiración destacadas por los antiguos yoguis: inspiración, espiración y el cese de la respiración, llamado apnea, que ocurre naturalmente tras cada inspiración y espiración. El volumen, frecuencia, sonido, intensidad, áreas de movimiento físico relativo o contención y grado de pasividad o actividad pueden variar; la combinación original de estas cualidades nos proporciona nuestra experiencia de la respiración. También se puede influir voluntariamente en cada una de estas cualidades; esto nos da la base para el pranayama y las demás prácticas respiratorias.

LOS ÓRGANOS DE LA RESPIRACIÓN

Aunque podemos sentir y desarrollar una sensación de todo el cuerpo respirando (o, dependiendo de tu perspectiva, siendo respirado), en la medicina científica el sistema respiratorio consiste en un conjunto específico de órganos interconectados: la nariz (con la cavidad y los senos nasales), la faringe (garganta), la tráquea, los bronquios y los bronquiolos (vías respiratorias que se ramifican en cada pulmón), los pulmones con sus paredes de alveolos (las células de intercambio de gas) y el diafragma (que incrementa el volumen torácico para favorecer la inspiración). Examinemos estos órganos y sus funciones más atentamente.[5]

El aire se mueve hacia dentro y hacia fuera de los pulmones a través de un sistema de vías respiratorias empezando por la nariz o la boca. La nariz es el órgano más adecuado para filtrar el aire que entra en el cuerpo y acondicionarlo, purificarlo y humidificarlo. Esto comienza en las fosas nasales, donde pelos gruesos ayudan a filtrar las partículas que vienen por el aire. Las fosas se abren creando una cavidad nasal, que está formada por huesos faciales, entre ellos el tabique nasal que bifurca la cavidad en una cámara izquierda y otra derecha constituidas por cornetes apilados. La forma de los cornetes frena el movimiento del aire y hace que gire alrededor de ellos; esto nos da una forma natural de lo que podríamos llamar aire acondicionado. El aire adquiere calor y humedad, y los nervios olfatorios y otros nervios de los cornetes permiten una sensibilidad sutil al flujo de la respiración, considerablemente mayor que cuando el aire fluye a través de la boca.[6] La cavidad nasal está recubierta por una membrana mucosa y regada por mucosidad que reaccionan a las condiciones del entorno como cambios de temperatura, alérgenos y patógenos, filtrando aún más el aire que entra en el cuerpo.

Bien acondicionado o no (esto depende del estado de la nariz y de la cavidad nasal), el aire fluye desde la cavidad nasal hasta la zona superior de la garganta, llamada faringe, un conducto compartido con el sistema digestivo. La faringe tiene tres partes, cada una con componentes vitales. En la parte de arriba (la nasofaringe), que se extiende desde la base del cráneo hasta la superficie superior del paladar blando, encontramos las amígdalas faríngeas y las entradas al conducto auditivo (trompa de Eustaquio). La parte media (la orofaringe) se extiende desde el paladar blando hasta la base de la lengua (a la altura del hueso hioides), con amígdalas palatinas en sus paredes naturales y una apertura anterior para la boca. Aquí encontramos la epiglotis, una membrana de tejido conectivo que cierra la glotis cuando tragamos comida (impidiendo así que la aspiremos cuando el flujo de aire cede el paso a la comida al tragar). La

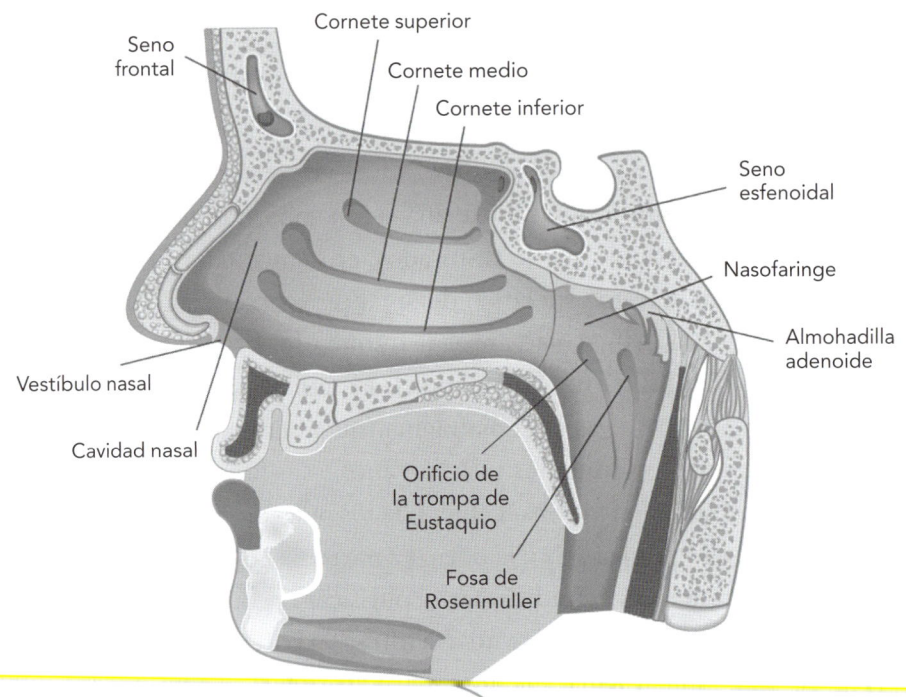

Figura 12.3. La nariz

parte inferior (la laringofaringe) se extiende hacia abajo hasta donde esta vía común digestiva y respiratoria se divide en la laringe (para respirar) y el esófago (para digerir).

Conocida comúnmente como la caja de voz, la laringe recibe aire a través de la estrecha apertura de la glotis, donde cultivamos la sensación de *ujjayi pranayama* en la garganta, el mismo punto que sentimos al toser o hacer gárgaras. La laringe contiene los pliegues vocales (conocidos popularmente como cuerdas vocales), que vibran durante la espiración para crear sonido y moderan el flujo del aire al salir del cuerpo. La longitud y el grosor de las cuerdas vocales determinan el timbre de tu voz; así, una mayor longitud y grosor causan tonos más graves (refinados aún más por la lengua, las mejillas y los labios).

La tráquea, cuyas paredes tubulares están formadas por quince a veinte anillos de hialina y cartílago cricoide en forma de C, conecta la laringe con los pulmones. La apertura posterior de los anillos de cartílago deja una membrana resiliente que permite que la tráquea se expanda y contraiga bajo el control del sistema nervioso autónomo (SNA) para adaptarse al paso de la comida a lo largo del esófago contiguo. Las ramas inferiores de la tráquea a la altura del esternón se convierten en los bronquios principales izquierdo y derecho, que entran en los pulmones y se dividen aún más en bronquios secundarios (llamados también bronquios lobulares), que suministran aire a los tres lóbulos de los pulmones. La ramificación continúa

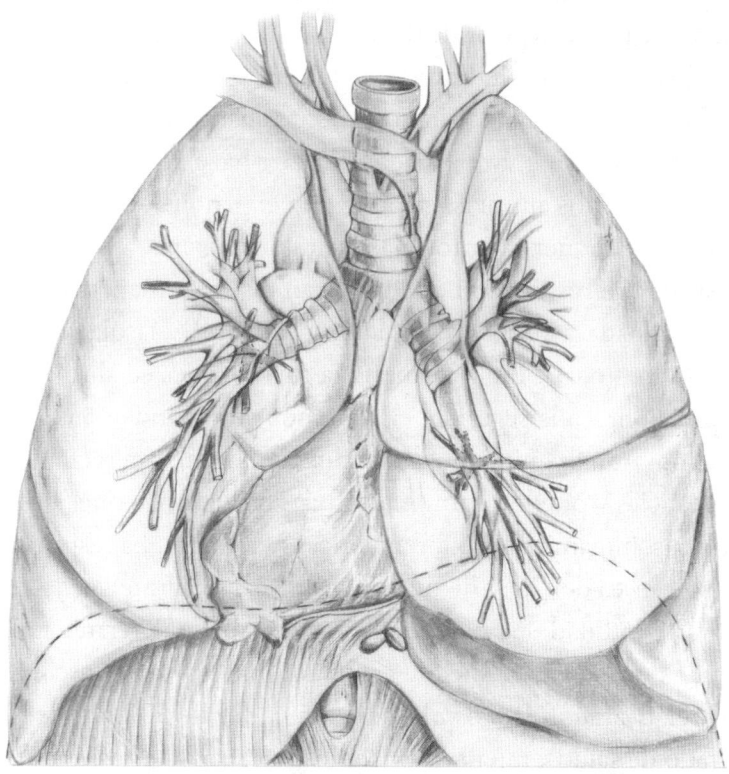

Figura 12.4. El árbol bronquial

a medida que cada bronquio secundario se divide en diez bronquios terciarios, que a su vez se ramifican extensamente para dar forma completa al árbol bronquial. Al ramificarse, los bronquios se estrechan y pierden su cartílago, por lo que se convierten en bronquiolos, que se dividen en bronquiolos terminales que extienden sus ramificaciones para pasar a ser conductos alveolares. Los impulsos del SNA hacen que los bronquiolos se contraigan y se relajen; el estado del funcionamiento neurológico y las características de los músculos lisos que forman estos tubos afectan a su capacidad para permitir que el aire fluya. Cada pulmón tiene aproximadamente dos mil cuatrocientos kilómetros de vías respiratorias y entre doscientos setenta y cinco millones y setecientos noventa millones de alveolos, los sacos celulares donde se produce el intercambio de oxígeno y dióxido de carbono.[7] Aquí es donde los pulmones reciben la sangre deoxigenada de las arterias pulmonares. Cada alveolo contiene una capa epiletial porosa (muy parecida a las paredes de los capilares) que está rodeada por una red de capilares; además poseen fibras elásticas que les permiten expandirse con la inspiración y comprimirse con la espiración (vuelven a hincharse con la ayuda de un surfactante pulmonar que reduce la tensión de la superficie). Esta membrana respiratoria muy fina (alrededor de una milésima de milímetro) permite que el intercambio de gases respiratorios ocurra de forma muy rápida y eficaz.

Cada pulmón está envuelto en una membrana pleural de dos capas que se adhiere a las costillas y al diafragma en cavidades pleurales separadas situadas a cada lado del corazón, sosteniendo a los pulmones en su sitio. El líquido pleural lubrica y reduce la fricción entre las capas de la membrana pleural, facilitando su movimiento cuando los pulmones se expanden y contraen. Las vías respiratorias y los alveolos llenos de aire hacen que los pulmones sean muy ligeros y las fibras elásticas de los alveolos les permiten expandirse tremendamente, mucho más de lo necesario para los requerimientos habituales de oxígeno.

Hay dos tipos básicos de respiración que implican distintas maneras de mover los pulmones: la costal (denominada a veces «respiración costillar») y la diafragmática (también llamada «respiración abdominal»). En la primera, la caja torácica se abre con la inspiración y se cierra con la espiración. En la segunda, el abdomen se expande con la inspiración y se contrae con la espiración. Aunque ninguno de los dos tipos es el «correcto», son apropiados para distintas circunstancias y pueden combinarse para crear variaciones que apoyen más o menos ciertas actividades, movimientos o intenciones energéticas. La respiración diafragmática se corresponde con cerca del 75 % de nuestro esfuerzo respiratorio.

La plenitud y la profundidad de nuestra respiración vienen determinados por la forma en que respiramos, que por lo general suele ser más automática que consciente. En la respiración «normal» hay relativamente poco volumen, alrededor de 500 ml (dependiendo de la forma física y del estado de salud), mientras que nuestra capacidad respiratoria es de cuatro a siete veces esa cantidad. La capacidad de respirar más profunda, estable y tranquilamente (y de movilizar de forma más consciente la energía a través del cuerpo) puede desarrollarse mediante prácticas que fortalecen y flexibilizan más los componentes esqueléticos y musculares de la respiración (y estabilizan más los impulsos neurológicos). El movimiento de la respiración en sí mantiene la flexibilidad y la elasticidad de las costillas, el cartílago costal y los músculos que sostienen y movilizan la columna, aunque la forma de vida, la edad y la genética pueden disminuir estas cualidades. La tendencia de la caja torácica es a expandirse ya sea de delante hacia atrás o lateralmente, en lugar de movilizar las costillas en ambas direcciones y de esta forma expandir la capacidad de respiración. La práctica de la asana es una herramienta eficaz para desarrollar la movilidad de la caja torácica y fomentar así una respiración más expansiva, tranquila y equilibrada.

Los movimientos de la caja torácica están combinados con la posición y el movimiento de la pelvis, las piernas y los hombros. La pelvis y la caja torácica están conectadas a través de la región lumbar de la columna, a la que se sujetan varios músculos respiratorios. El movimiento de la pelvis afecta al movimiento de la caja torácica (y viceversa) además de al de los órganos contenidos en la pelvis y en el tórax. El movimiento de las piernas en extensión estira los músculos iliopsoas desde sus inserciones en el trocánter menor de las cabezas femorales ascendiendo por la pelvis y hasta su origen en las apófisis transversas anteriores de las vértebras lumbares y la duodécima vértebra torácica. Este es el mismo lugar (T12) en el que el diafragma se sujeta en el tendón central. La cintura escapular, que consiste en esternón, clavículas y escápula, participa en la respiración por medio de sus articulaciones óseas y sus inserciones musculares en la caja torácica. Los brazos y los hombros enriquecerán o limitarán las inspiraciones y las espiraciones dependiendo de su posición.

El diafragma y los músculos que actúan en la caja torácica realizan el trabajo principal de la respiración. El diafragma es responsable de alrededor del 75 % de la inspiración. Es una pared fibrosa y muscular en forma de cúpula doble, situada en medio del pecho, justo bajo los pulmones y el corazón, que cuelga como un paracaídas sobre el estómago y el hígado.[8] Su base está formada por fibras vertebrales asimétricas que se sujetan a la tercera vértebra lumbar. Tiene un tendón central fibroso del que surgen fibras musculares para sujetarse a la circunferencia total de la caja torácica, el esternón y la superficie profunda de las ocho costillas inferiores. El diafragma se aplana y cae hacia abajo al contraerse; varía de forma dependiendo de la presión de las costillas, los pulmones y los músculos y los órganos del abdomen. Como el corazón, funciona incesantemente. Cuando se contrae y baja, desplazando los contenidos blandos del abdomen, se incrementa el volumen del pulmón, se reduce la presión del aire en él y se absorbe aire del exterior debido al cambio relativo de presión interna y externa. Cuando el diafragma se relaja, se eleva cuando la elasticidad natural del pulmón expulsa el aire, completando un círculo de respiración.

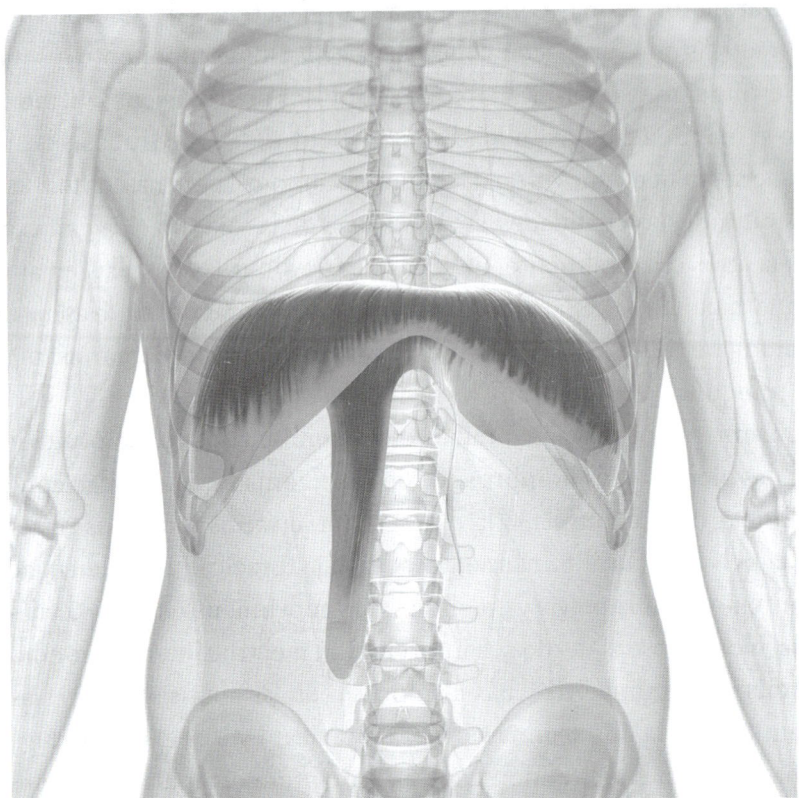

Figura 12.5. El diafragma

Los músculos que actúan en la caja torácica, especialmente los intercostales, ayudan al diafragma. Los músculos intercostales externos se contraen para elevar las costillas. El pectoral menor las eleva hacia delante, abriendo espacio en la parte superior del pecho y permitiendo que la respiración sea más fácil para llenar la parte superior de los pulmones. El esternocleidomastoideo y el escaleno también elevan la parte superior de la caja torácica, ayudando a que la respiración penetre en las regiones superiores de los pulmones. El pectoral mayor extiende las costillas inferiores y eleva el esternón, creando una inspiración más espaciosa que es más profunda en los pulmones. Varios músculos con inserciones en las áreas laterales y posterior de las costillas desempeñan además otras funciones: el serrato anterior contribuye a mantener la postura de la caja torácica (y ayuda en la espiración), los transversoespinosos extienden la columna y por tanto ayudan a elevar la caja torácica y el serrato posterior expande la parte posterior de las costillas y facilita la respiración en la parte posterior de los pulmones. Los músculos intercostales también ayudan a completar la espiración juntando más las costillas y comprimiendo los pulmones. El volumen del pulmón se reduce más al contraer los músculos abdominales: el transverso abdominal ciñe la cintura, los oblicuos bajan las costillas y comprimen el abdomen y el recto abdominal cierra más la parte anterior del abdomen, acercando entre sí el pubis y el esternón. Unos músculos del suelo pélvico saludables ofrecen una base adaptable que resiste la presión expansiva que viene desde arriba mientras inician el levantamiento activo de los músculos abdominales profundos con espiraciones completas,[9] acciones que están relacionadas con *mula bandha* y *uddiyana bandha*.

PATOLOGÍAS RESPIRATORIAS COMUNES

Bronquitis: se trata de una inflamación de las membranas mucosas de los bronquios, que puede ser aguda o crónica. La bronquitis aguda está asociada con el resfriado común o con la gripe (en el 99 % de los casos es vírica) y por lo general desaparece cuando desaparece el virus. La bronquitis crónica, una forma de enfermedad pulmonar obstructiva crónica (EPOC), por lo general causada por el consumo de tabaco, es una dolencia mucho más grave que se caracteriza por una tos productiva que dura varios meses en ausencia de otra enfermedad subyacente.

Asma: esta afección inflamatoria crónica inflama y estrecha las vías respiratorias obstruyendo el flujo del aire y causando episodios recurrentes de respiración sibilante, opresión en el pecho, dificultad para respirar y tos.

Enfisema: fumar tabaco e inhalar otros contaminantes daña gradualmente los alvéolos e inflama los pulmones, provocando la degeneración del tejido pulmonar y la reducción del suministro de oxígeno a las células en todo el cuerpo. Esta enfermedad respiratoria es una forma de EPOC, que a menudo se presenta con la bronquitis. Aunque es progresiva, dejar de fumar es la manera más eficaz de frenar su progresión, aliviar los síntomas y tratar las complicaciones.

Neumonía: esta es una infección inflamatoria común de los pulmones causada por bacterias, virus u hongos. Alrededor de quinientos millones de personas se ven afectadas por la neumonía cada año, con un resultado de cuatro millones de muertes. Su tratamiento depende de la fuente de infección, y en la mayoría de los casos se cura en unas pocas semanas. Sin tratamiento y sin un cuidado apropiado la neumonía puede causar fallos respiratorios y otras complicaciones.

Tuberculosis: se remonta a la Antigüedad y en el folclore se la asocia con los vampiros. Es una enfermedad microbacteriana infecciosa y altamente contagiosa que ataca los pulmones, causando una tos crónica, fiebre e infección potencial de otros órganos. Las esperanzas recientes de erradicar por completo la tuberculosis por medio de antibióticos disminuyeron cuando, en la pasada década de los años ochenta, emergieron cepas resistentes a los fármacos.

Asbestosis: aunque el amianto es un mineral de silicato presente de forma natural, la inhalación de sus fibras microscópicas puede causar una enfermedad inflamatoria crónica y la formación de cicatrices alrededor de los conductos y paredes alveolares. La cicatrización hace que las paredes se vuelvan gruesas, lo que afecta al proceso de intercambio gaseoso, reduciendo así el suministro de oxígeno al cuerpo y la eliminación del dióxido de carbono. Es incurable, aunque es posible mitigar los síntomas, como la dificultad para respirar y la hipoxia.

Partículas contaminantes: la materia de partículas atmosféricas es una mezcla compleja de ácidos, sustancias orgánicas químicas, metales y partículas de polvo que cuando se inhalan causan problemas respiratorios potencialmente graves. Mientras que normalmente las partículas más grandes son atrapadas en la nariz y la garganta, las más pequeñas pueden entrar en los pulmones (y causar cáncer de pulmón) y en el sistema circulatorio (y provocar enfermedad cardiovascular, defectos de nacimiento y muerte prematura).

Sarcoidosis: más frecuente entre adultos jóvenes, esta enfermedad se caracteriza por la acumulación de células inflamatorias llamadas granulomas en los pulmones o sus nódulos linfáticos correspondientes debido a infecciones respiratorias, que conllevan dificultad para respirar, fatiga, pérdida de apetito, adelgazamiento, tos, opresión en el pecho y potencialmente hemorragia en los pulmones. Aunque puede seguir su curso y curarse por sí misma, los casos que no se curan pueden afectar a la piel (causando lesiones), el sistema nervioso (neurosarcoidosis), el sistema endocrino (incrementando las prolactinas) y el corazón (afectando a la circulación). Si no se trata, puede curarse por sí misma o convertirse en fibrosis pulmonar.

Derrame pleural: una cavidad llena de líquido pleural rodea los pulmones. La acumulación del exceso de líquido inhibe la expansión completa de los pulmones, causando dolor de pecho, dificultad para respirar, tos, fiebre y respiración acelerada. Esto se debe más frecuentemente a una insuficiencia cardíaca congestiva y por lo general se trata mediante un drenaje intercostal.

Edema pulmonar: esta enfermedad vascular es una acumulación anormal de líquido en los espacios de aire del tejido pulmonar causado en la mayoría de los casos por insuficiencia cardíaca congestiva, filtración en las válvulas cardíacas o hipertensión repentina y grave. Este líquido reduce el movimiento normal del aire a través de los pulmones, causando dificultad para respirar (especialmente al yacer bocabajo), expectoración de sangre, jadeo y ansiedad.

Embolismo pulmonar: se trata de una enfermedad vascular que consiste en un bloqueo repentino de una arteria pulmonar (normalmente una trombosis venosa profunda, un coágulo de sangre en las piernas o la pelvis). Los síntomas son dificultad para respirar, respiración acelerada, dolor de pecho y expectoración de sangre. Si se deja sin tratar, la mortalidad es de alrededor del 25 %; aproximadamente el 15 % de todos los casos de muerte súbita están originados por esta enfermedad.

Hipertensión pulmonar: una enfermedad vascular irreversible, la hipertensión pulmonar es presión sanguínea alta en la arteria o en la vena pulmonar, o en sus capilares (la vasculatura del pulmón); causa dificultad para respirar durante una actividad normal, fatiga, dolor de pecho y dolor en la parte derecha superior del abdomen. Aunque los tratamientos pueden controlar estos síntomas, no existe una cura conocida.

DESARROLLAR UN SISTEMA RESPIRATORIO SALUDABLE

La salud respiratoria depende en primer lugar de lo que uno inhala. Si se fuma tabaco, dejarlo es el primer paso para mejorar la salud respiratoria. También es importante evitar la exposición a patógenos domésticos y medioambientales comunes y especialmente a patógenos más gravemente tóxicos encontrados en muchos centros de trabajo, en los que están presentes partículas de polvo y disolventes químicos. Determinados productos lácteos pueden contribuir a dificultades respiratorias en algunas personas, especialmente en niños con asma.[10] La limpieza es importante, incluida la de las vías nasales, que pueden limpiarse eficazmente usando un *neti pot** para irrigación nasal salina.

Incluso llevando a cabo con dedicación la práctica del pranayama, es posible encontrarse a menudo con que los senos nasales no cooperan lo suficiente en la respiración. Las vías nasales pueden estar obturadas por las mismas impurezas que se encargan de filtrar, como suciedad, polvo y polen, y esto causa congestión, reacciones alérgicas, resfriados y otros problemas respiratorios. Si eres un entusiasta del surf, ya estarás beneficiándote de una vieja práctica de medicina tradicional que en la India se lleva a cabo ritualmente con el uso de un *neti pot*: la irrigación nasal salina. El *neti pot* hace que la irrigación nasal diaria con una solución salina ligera y caliente sea tan fácil como decir *namaste*.

Para usar un *neti pot*, sigue estos pasos sencillos:

1. Compra un *neti pot* y sal refinada.
2. Coloca la cantidad recomendada de sal en el recipiente, llénalo hasta la mitad de agua caliente y agítalo.
3. Inclinado sobre el lavabo, gira la cabeza hacia un lado, coloca el pico del irrigador en la fosa nasal que esté más elevada y poco a poco inclina el *neti pot* para verter la solución salina en esa fosa.
4. Sigue vertiendo la solución mientras sale por la fosa opuesta.
5. Cambia de lado y repite los pasos 3 y 4.

---

* N. del T.: recipiente diseñado para enjuagar las partículas o la mucosidad de la cavidad nasal.

Yogaterapia

Lo ideal es realizar esta irrigación nasal cada mañana como parte de las prácticas matutinas de aseo. Los beneficios son inmediatos, comenzando por la respiración, que fluye más fácilmente a través de las fosas y los senos nasales.

Aunque una práctica general de yoga es beneficiosa para toda la salud, varias prácticas específicas de yoga pueden favorecer la salud respiratoria. En primer lugar, podemos empezar con las prácticas posturales básicas que apoyan la posición espaciosa y recta de la columna que ayuda a facilitar la respiración. En segundo lugar, podemos realizar diversos ejercicios yóguicos de respiración para desarrollar o rehabilitar los mecanismos neuromusculares de la respiración, como se describe detalladamente en el capítulo veintiuno. Por último, podemos realizar prácticas de meditación utilizando la respiración como mantra tal y como se describe en el capítulo veintidós, con visualizaciones mentales que resaltan una sensación de tranquilidad y comodidad en una respiración más espaciosa y energizante.

13

Las glándulas: el sistema endocrino

Hay algo que va más allá de los hechos: el espíritu que alienta en ellos, todo lo que representan, el estado de ánimo, la inmensidad, la naturaleza.

EMILY CARR

Del griego *endo*, 'dentro' y *krinein*, 'separar', el sistema endocrino consiste en la especialización diferenciada que tiene como objeto apoyar y orientar nuestra adaptación a las condiciones en constante cambio de nuestro cuerpo-mente. Aunque los antiguos griegos y otros pioneros médicos ya conocían las glándulas endocrinas (los alejandrinos estaban familiarizados con la glándula timo en el siglo III d. C., Galeno hablaba de la glándula pineal y de la glándula pituitaria y Avicena trataba sobre los síntomas de la diabetes),[1] todos los conocimientos estuvieron enraizados en los mitos y las brumas de la teoría humoral hasta el siglo XIX, cuando finalmente se entendió que la función endocrina era sistémica. La química y la función básica de las hormonas individuales fueron identificadas y explicadas a principios del siglo XX.

Al contrario que el ritmo trepidante de las reacciones y los efectos inmediatos del sistema nervioso, que se activa tan rápidamente como se desactiva, el sistema endocrino responde a los estímulos más lentamente, pero con efectos más duraderos. Jugando un papel vital en el crecimiento, el desarrollo y la homeostasis, este sistema de glándulas vasculares sin conductos colabora estrechamente con el sistema nervioso para desempeñar sus numerosas funciones, segregando hormonas directamente en el sistema circulatorio para su transporte destinado a diversos órganos.[2] A finales del siglo XX y comienzos del XXI los investigadores desarrollaron una comprensión mucho más profunda de la interacción entre el sistema endocrino y el sistema nervioso que ha llevado a conocimientos como los descritos como psiconeuroinmunología, que tienen una gran relevancia para la eficacia de las prácticas de yoga en el desarrollo de una resonancia curativa.

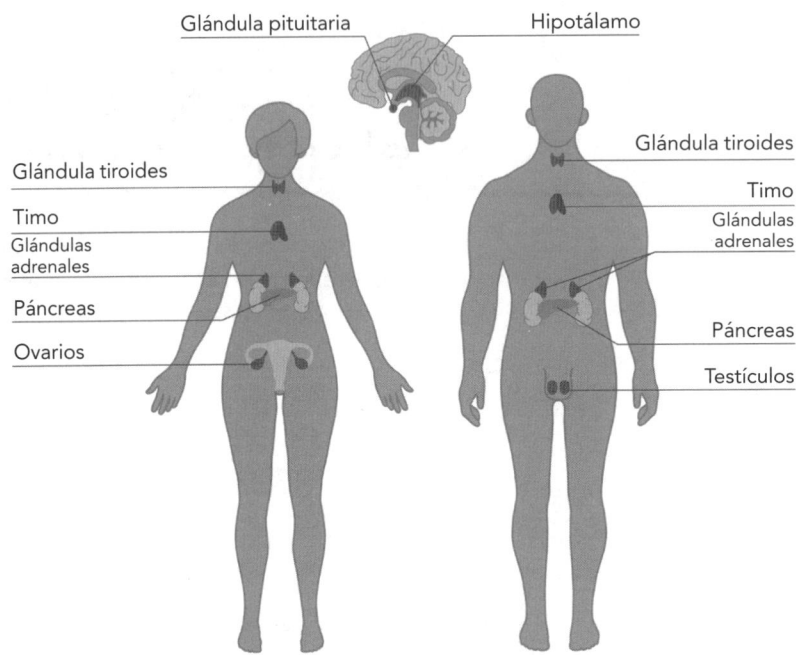

Figura 13.1. El sistema endocrino

EL PAPEL DE LAS HORMONAS COMO COMUNICADORAS

Como el sistema nervioso, el sistema endocrino proporciona información enviando señales para la comunicación entre los órganos y los tejidos, ayudando a regular actividades fisiológicas y conductuales tan diversas como la digestión, el metabolismo, la respiración, la activación del sistema inmunitario, el sueño, el estrés, la excitación sexual y el estado de ánimo. Pero al contrario que el sistema nervioso, donde las señales se transmiten solo a través de conductos nerviosos preexistentes, las señales hormonales del sistema endocrino pueden viajar extensamente por el sistema circulatorio con un efecto relativamente constante aunque variado, dependiendo de la concentración de hormonas (en lugar de estar únicamente activadas o desactivadas).

Como las neuronas del sistema nervioso, las hormonas son el agente de comunicación del sistema endocrino.[3] Estos componentes químicos están producidos (biosintetizados) en tejidos especializados en las glándulas endocrinas y en otras células especializadas para la secreción por las glándulas dentro del sistema circulatorio. Están compuestos de aminoácidos o de lípidos. Entre las hormonas formadas por aminoácidos solubles en agua figuran las de la mayoría de los órganos endocrinos (excepto los órganos suprarrenales y reproductores). Hay dos tipos de hormonas constituidas por lípidos: las esteroides, secretadas por los órganos suprarrenales y reproductores, y las prostaglandinas, producidas localmente a partir de ácidos grasos para coordinar el metabolismo del tejido celular local. En cada hormona hay células diana que le permiten ser reconocida por membranas celulares asociadas o por receptores intracelulares de todo el organismo; de esta manera una hormona específica puede afectar simultáneamente a diferentes tejidos receptivos y órganos de la totalidad del cuerpo.

La frecuencia de la biosíntesis hormonal y la secreción varía basándose en la retroalimentación negativa, en la que el sistema endocrino reacciona para reducir o eliminar estímulos que supongan un desafío a la homeostasis. Encontramos una reacción endocrina directa en las glándulas tiroides y paratiroides, que constantemente leen y reaccionan (a través de la liberación de la hormona calcitonina y paratiroides, respectivamene) a los niveles de iones de calcio del cuerpo, que son de vital importancia para muchos procesos fisiológicos. Sin embargo, las actividades de la mayoría de las glándulas endocrinas son reguladas por neuronas en el hipotálamo, ofreciendo reacciones indirectas a los cambios en la bioquímica del cuerpo.

El hipotálamo es una porción del cerebro del tamaño de una almendra que conecta el sistema nervioso al sistema endocrino y regula ambos de tres maneras:

Control directo (liberación de la médula suprarrenal): la estimulación simpática directa del sistema nervioso autónomo de células endocrinas de la médula suprarrenal ocasiona que las glándulas suprarrenales liberen los neurotransmisores epinefrina (denominada también adrenalina) y norepinefrina (llamada también noradrenalina) en la corriente sanguínea, donde incrementan la frecuencia cardíaca y la presión arterial y pone en marcha el mecanismo de lucha o huida del cuerpo.

Secreción de la hormona antidiurética directa y oxitocina: aquí el hipotálamo funciona como una glándula endocrina, liberando la hormona antidiurética directa, también conocida como vasopresina, que incrementa la retención de agua en los riñones, y oxitocina, que como mínimo estimula contracciones suaves en el útero, las glándulas mamarias y la glándula prostática. Un número creciente de investigaciones muestra el papel de la oxitocina en otras muchas actividades y comportamientos, entre ellas el reconocimiento social, la confianza, el orgasmo, la ansiedad y el instinto maternal, así como en conductas sociales inadaptadas como la violencia.

Control indirecto (liberación hormonal reguladora): aquí el hipotálamo tiene una función neuroendocrina central; segrega dos clases de hormonas reguladoras (hormona liberadora y hormona inhibidora) que regulan la secreción de las células endocrinas en la glándula pituitaria anterior. La hormona liberadora controla la liberación de hormonas pituitarias mientras que la hormona inhibidora frena su liberación.

LA OTRORA MISTERIOSA GLÁNDULA PINEAL Y LA PSEUDOCIENCIA

En ausencia de conocimiento solemos inventarnos cosas, lo que hoy podríamos llamar «verdades alternativas». Ten en cuenta que no hace tanto que se creía que la Tierra era plana y se desconocía la existencia de los gérmenes; cada mañana nos inclinábamos ante el este y rezábamos para que el sol volviera, ofrecíamos sacrificios a los dioses o una oración a Dios, siguiendo las explicaciones mágicas y religiosas de infecciones comunes. Cuando Galeno planteó la presencia de un «pneuma psíquico» en los ventrículos junto a la glándula pineal, muchos lo aceptaron y proclamaron que la glándula o los tejidos circundantes eran el punto donde se localizaba la conciencia, algo que el mismo Galeno rechazó rotundamente tachándolo de especulación infundada. Para Descartes, que escribió extensamente y con una gran complejidad acerca de la glándula pineal, esta era «el asiento del alma» en un cuerpo mecánico que de otro modo carecería de capacidad cognitiva o consciente, mientras que para Bataille se trataba del «ojo pineal». Aunque la mayor parte de la ciencia moderna consideraba que la glándula pineal era vestigial, quienes tenían tendencia a la especulación para ofrecer explicaciones convincentes de cualquier cosa hicieron lo que acostumbraban a hacer. Así, por ejemplo, la siempre imaginativa Madame Blavatsky atribuyó la glándula pineal, desconocida y por consiguiente ni siquiera mencionada en los textos tántricos originales, al *ajna* chakra del tantra, dirigiendo la imaginación de muchos seguidores de la Nueva Era moderna y también de la contemporánea a sostener con seguridad que se trataba del «tercer ojo». Hoy en día numerosos pseudocientíficos intentan conseguir una mayor validación de esta teoría haciendo referencia a la presencia de dimetriltriptamina (DMT) alucinógena encontrada en las glándulas pineales de las ratas, mientras que otros advierten de lo que describen como «calcificación» de la glándula debido al flúor, las vacunas o las «estelas químicas» como una fuente de amnesia o confusión colectivas, que por lo general se soluciona con una hierba o suplemento, o con una dieta de desintoxicación.

La ciencia está lejos de poder explicarlo todo. Siempre quedarán misterios. Puede que algún día tengamos una tecnología que revele que la glándula pineal hace más de lo que sabemos que hace de una manera aparentemente milagrosa: traducir los efectos de la luz en una sustancia química que afecta al sueño. Por ahora, podemos descansar tranquilos por haber alcanzado ese conocimiento.

Las glándulas endocrinas

Las glándulas principales del sistema endocrino son la glándula pineal, la glándula pituitaria, la glándula tiroides, la glándula paratiroides, el páncreas, los ovarios, los testículos, el hipotálamo y las glándulas suprarrenales. Aquí veremos brevemente cada una comenzando por la que algunos llaman la misteriosa glándula pineal, que por lo general recibe poca atención en la comunidad de la fisiología científica.

Glándula pineal

Aproximadamente del tamaño de un grano de arroz, esta glándula en forma de piña está situada en la raíz del diencéfalo, en el centro aproximado del cerebro, justo detrás de lo que coloquialmente llamamos el tercer ojo. Reaccionando a la información visual sobre la luz y la oscuridad, produce la melatonina, que afecta a nuestros patrones de sueño en los ritmos estacionales y circadianos. Hay teorías pseudocientíficas de lo más dispares sobre su mayor relevancia (como he explicado anteriormente), que van desde su asociación con el *ajna* chakra del tantra hasta el «asiento del alma» de Descartes o el «ojo pineal» de Bataille.

Glándula pituitaria

Del tamaño de un guisante y situada en el fondo del hipotálamo, en la base del cerebro, la glándula pituitaria (llamada también hipófisis) segrega ocho hormonas diferentes que participan en múltiples procesos fisiológicos, entre ellos los que afectan al estrés, el crecimiento, la reproducción, la presión arterial, la glándula tiroides y el metabolismo. Sus regiones anterior y posterior son estructuras funcionalmente diferenciadas. La pituitaria anterior surge del ectodermo, con sus células endocrinas rodeadas por dos redes de capilares que proporcionan a las hormonas un circuito directo por el que fluir desde el hipotálamo y entrar en la circulación general. Bajo el control regulador de las hormonas liberadoras e inhibidoras del hipotálamo (con GABA, es decir, ácido gamma-aminobutírico por sus siglas en inglés, que también interviene en la regulación), la glándula pituitaria anterior produce y segrega las siguientes hormonas (entre otras):

Corticotropina: la hormona adrenocorticotropa (ACTH por sus siglas en inglés) estimula la liberación de hormonas esteroidales por las células de la corteza suprarrenal en las glándulas suprarrenales como reacción al estrés biológico.
Tirotropina: la hormona estimuladora de la tiroides (TSH por sus siglas en inglés) mueve a la glándula tiroides para activar la liberación de las hormonas tiroideas tiroxina y triiodotironina, que participan en el metabolismo celular en la mayor parte del cuerpo.
Somatropina: la hormona del crecimiento (GH por sus siglas en inglés, también llamada hormona del crecimiento humano) es una hormona peptídica que estimula el crecimiento, así como la reproducción y la regeneración de las células. La edad, el sexo, la alimentación, el estrés y otras hormonas afectan a su producción y secreción, y su forma sintética se anuncia como fuente de juventud en los suplementos dietéticos.

Prolactina: la prolactina participa principalmente en la estimulación de las glándulas mamarias para la producción de leche. También juega un papel importante en literalmente cientos de otras funciones, desde la satisfacción sexual posorgásmica hasta la formación de capas de mielina en los axones en el sistema nervioso central.

Gonadótropos: estas células endocrinas producen la hormona gonadotropina luteinizante (LH por sus siglas en inglés) y la hormona estimuladora del folículo (FSH por sus siglas en inglés), que desempeñan papeles vitales en la regulación del sistema reproductor. La LH induce la ovulación y estimula la liberación de estrógeno y progesterona como parte del ciclo menstrual de la mujer fértil, preparando el cuerpo para el embarazo. En los hombres regula la producción de testosterona. La FSH contribuye a la producción de testosterona en los hombres y a regular mejor los órganos sexuales femeninos.

La pituitaria posterior (llamada también neurohipófisis) es más una amalgama de axones que crecen hacia abajo desde el hipotálamo que una estructura glandular. Estos axones almacenan y liberan la hormona antidiurética directa y la oxitocina, de las que se habló anteriormente.

Glándula tiroides

Situada en el cuello, justo bajo la nuez (que es el cartílago tiroides, conocido también como prominencia laríngea), es una pequeña glándula en forma de mariposa que pesa menos de treinta gramos y, sin embargo, controla la frecuencia en la que funciona cada una de las células, tejidos y órganos. El ritmo de absorción y producción de proteínas del que depende el proceso metabólico y la sensibilidad del cuerpo a otras hormonas se encuentran todos bajo el control de la tiroides. Sus secreciones están reguladas por la hormona estimuladora de la tiroides (TSH por sus siglas en inglés) en la pituitaria anterior, como vimos previamente, mientras que la TSH está a su vez regulada por el hipotálamo.

La glándula tiroides tiene grandes cantidades de folículos en forma de nódulos que liberan y ponen en circulación diversas hormonas, la más importante de ellas la tiroxina, que estimula la producción de energía en las células causando un incremento del metabolismo celular y el consumo de oxígeno. También produce calcitonina, que ayuda a regular las concentraciones de iones de calcio en los intestinos (inhibiendo la absorción de calcio), los huesos (inhibiendo la actividad osteoclástica y estimulando la actividad osteoblástica) y los riñones (inhibiendo la reabsorción de calcio para que pueda eliminarse por medio de la orina).

Glándula paratiroides

Las glándulas paratiroides, parecidas a las lentejas en tamaño y en forma, por lo general consisten en dos pares de glándulas minúsculas ubicadas en las superficies posteriores de la glándula tiroides que comparten un mismo suministro de sangre arterial, drenaje venoso y drenaje linfático que la glándula tiroides mayor. Producen la hormona paratiroides (PTH por sus siglas en inglés), que funciona en combinación con la glándula tiroides para regular el calcio y la homeostasis pero con efectos que se oponen a los de la tiroides. La PTH estimula las células que disuelven el hueso (osteoclastos), incrementa la absorción de calcio en los intestinos y reduce la eliminación de calcio a través de la orina.

Timo

Ya vimos el timo anteriormente como parte del sistema inmunitario (ver el capítulo once sobre el sistema linfático y la inmunidad). Produce diversas hormonas llamadas timosinas, que ayudan al desarrollo de los linfocitos. Es el sitio de maduración de las células T durante la infancia y a través de la pubertad, después de la cual el timo comienza a atrofiarse y solo queda una generación residual de linfocitos.

Páncreas

El páncreas es una glándula con una función dual, que tiene tanto células endocrinas como células exocrinas, y que se encuentra situado en el abdomen entre el estómago y el intestino delgado, con su cabeza rodeada por el duodeno, su cuerpo tras la base del estómago y su cola extendiéndose hasta el bazo. Cerca de un millón de células con función endocrina se concentran en él formando los islotes de Langerhans (también llamados islotes pancreáticos), que están repartidos entre las células segregadoras exocrinas.[4] Las células de los islotes juegan un papel esencial en el metabolismo de la glucosa y en la regulación de los niveles de azúcar en la sangre. Hay cuatro tipos de células en los islotes; cada una de ellas produce y segrega diferentes hormonas:

Células alfa: segregan glucagón, que incrementa los niveles de azúcar en la sangre.
Células beta: segregan insulina, que disminuye los niveles de glucosa en la sangre.
Células delta: segregan somatostatina, que regula las células alfa y beta.
Células gamma: segregan polipéptidos pancreáticos, que regulan las secreciones pancreáticas.

Glándulas suprarrenales

Las dos glándulas suprarrenales en forma de triángulo (la glándula suprarrenal derecha tiene una forma más piramidal; la izquierda, más semilunar) se encuentran situadas encima de cada riñón, rodeadas por una cápsula y contenidas dentro de la fascia renal, que también reviste los riñones. Cada una tiene una corteza suprarrenal externa y una médula suprarrenal interna que producen diferentes hormonas (llamadas comúnmente hormonas del estrés) para ayudar al cuerpo a responder al estrés.

Corteza suprarrenal: produce glucocorticoides (el más importante de los cuales es el cortisol) y acelera la síntesis de la glucosa y la formación del glucógeno, causando que haya más glucosa (la fuente de energía del cerebro) disponible para las neuronas. Este esteroide es un antiinflamatorio que suele usarse para controlar las erupciones alérgicas. La corteza suprarrenal produce asimismo mineralocorticoides destinados a las células renales, que regulan los niveles de sodio y potasio que a su vez afectan a la retención de agua, así como hormonas sexuales llamadas andrógenos (que también se producen en los testículos).

Médula suprarrenal: rodeada por la corteza suprarrenal, la médula suprarrenal produce adrenalina y noradrenalina y la libera directamente a la corriente sanguínea, preparando al cuerpo para su reacción de lucha o huida ante las situaciones estresantes del entorno.

Ovarios

Parte del sistema endocrino y del sistema reproductor de la mujer (este último se explicará en detalle en el capítulo dieciséis), el par de ovarios está localizado a ambos lados del útero y produce óvulos y hormonas que intervienen en la reproducción sexual. Cuando son estimulados por la hormona FSH, los óvulos se desarrollan en un nido de folículos que producen estrógeno, que junto con la FSH nutre el crecimiento de la cubierta uterina en el periodo que lleva a la ovulación. Estas hormonas determinan las características sexuales femeninas secundarias, como el desarrollo del pecho y de la masa corporal. Tras la ovulación las células foliculares producen progesterona, que prepara el útero para el embarazo y, junto con el estrógeno, fomenta cambios menstruales en el endometrio.

Testículos

Los testículos, parte de los sistemas endocrino y reproductor masculinos (este último lo veremos a fondo en el capítulo dieciséis), producen andrógenos (esteroides masculinos), el más importante de los cuales es la testosterona. Esta hormona es la responsable del desarrollo de los órganos sexuales masculinos, estimula la producción de esperma y ayuda a determinar las características sexuales secundarias, como el impulso sexual, la distribución capilar y la masa corporal.

PATOLOGÍAS ENDOCRINAS COMUNES

Hay diversas patologías comunes del sistema endocrino, entre ellas las siguientes:

Trastornos suprarrenales: los trastornos de las glándulas suprarrenales se caracterizan por la producción excesiva o insuficiente de hormonas, que causa hiperfunción o hipofunción respectivamente. Los diversos trastornos suprarrenales surgen de diversas afecciones, como mutaciones genéticas, tumores, infecciones o problemas de la pituitaria, o como reacción a ciertos medicamentos. Los trastornos consiguientes son bastante amplios, entre ellos la enfermedad de Addison, la hiperplasia y la enfermedad de Cushing, con síntomas como debilidad, cansancio, mareos al ponerse de pie, náuseas, dolor articular y antojos de sal.

Diabetes: si el páncreas no produce la suficiente insulina (diabetes tipo I) o las células del cuerpo no responden apropiadamente a ella (diabetes tipo II, que representa el 90 % de los casos de diabetes), los niveles de azúcar se elevan, lo que puede dañar los ojos, los riñones y los nervios. Más del 8 % de la población mundial adulta tiene diabetes, lo que se traduce de dos a cinco millones de muertes anuales. El tratamiento y la prevención comienzan con la dieta y el ejercicio.

Trastornos de la tiroides: como la glándula tiroides influye en casi todos los procesos metabólicos, su trastorno puede causar diversos problemas que van desde el bocio (una hinchazón inofensiva de la glándula) hasta el coma mixedematoso. Si hay un exceso de hormona tiroidea (hipertiroidismo), todas las funciones corporales tienden a acelerarse. Con el hipotiroidismo todo tiende a ir más despacio. El trastorno más grave es el cáncer de tiroides, tres veces más frecuente en las mujeres que en los hombres. A menos que el cáncer sea anaplástico, hay una prognosis excelente, especialmente si se trata en la fase I o II (el índice de supervivencia es de un 90 % a un 100 % en las formas papilar, folicular y medular).

Trastornos de las hormonas sexuales: la actividad reducida de las gónadas (hipogonadismo) afecta a la biosíntesis de la hormona sexual y al consiguiente desarrollo y función sexuales. En los hombres el efecto es una testosterona más baja (que reduce la masa muscular, la energía, la libido, la función eréctil y la agudeza mental), mientras que en las mujeres el efecto es parecido al que experimentan al aproximarse a la menopausia (retraso en el inicio de los periodos[*] e infertilidad). Hay muchos otros trastornos de las hormonas sexuales, entre ellos la amenorrea, el hermafroditismo y el síndrome de insensibilidad a los andrógenos.

Neoplasia endocrina múltiple (NEM): las glándulas endocrinas pueden desarrollar distintos tratornos con tumores asociados que están clasificados como neoplasia endocrina múltiple. Estas afecciones poco corrientes, que parecen tener una base en gran parte genética, pueden causar tumores benignos o malignos en las glándulas pituitaria, tiroides, paratiroides y suprarrenales, así como en el páncreas, los paraganglios o los órganos no endocrinos.

---

* N. del T.: menarquía.

Obesidad: aunque principalmente es una cuestión de alimentación, ejercicio y genética, los trastornos endocrinos pueden contribuir a la obesidad aun cuando esta cause algunas anomalías endocrinas.

DESARROLLAR UN SISTEMA ENDOCRINO SALUDABLE

La clave para mantener o desarrollar un sistema endocrino saludable consiste en mantener una buena salud general por medio de la alimentación, el sueño y el ejercicio. La edad tiene efectos inevitables en nuestras glándulas. La pituitaria normalmente se vuelve más pequeña, tenemos una menor producción de hormonas del crecimiento y en las mujeres los ovarios dejan de generar estrógeno y progesterona. Los desequilibrios hormonales también pueden surgir de la enfermedad, el estrés físico o mental y factores del medioambiente que introducen sustancias que provocan alteraciones endocrinas.

Comer alimentos sanos y reducir al mínimo el consumo de azúcar, alcohol y cafeína ayuda a mantener un sistema endocrino saludable. Una alimentación equilibrada hace que resulte más fácil enfrentarse a circunstancias estresantes, lo que a su vez facilita el sueño. Realizar una práctica regular de yoga y hacer otros ejercicios sencillos como caminar, ciclismo o senderismo también contribuye a una mejor digestión, menos estrés, mejor sueño y una mejor salud general. Hay muchas pruebas que apoyan la eficacia de prácticas dietéticas específicas, entre ellas el uso de hierbas y suplementos alimenticios, para tratar problemas glandulares y hormonales.

14

La digestión: el sistema digestivo

> *Que el alimento sea tu medicina y la medicina tu alimento.*
>
> **HIPÓCRATES**

¿QUÉ PORCENTAJE DE TI ES LO QUE COMES?

El dicho popular «somos lo que comemos» tiene mucho de verdad, pero la historia de cómo nuestros tejidos llegan a ser nuestros tejidos es mucho más complicada que eso. Empezamos con lo que heredamos, es decir, la combinación única de características recibidas de nuestros padres biológicos, que inmediatamente se ven afectadas por las circunstancias en las que se desarrollan. Esto comienza *in utero* (expresión latina con significado literal en español, en el útero) y se ve profundamente afectado por el entorno interno y externo de la madre, entre otras cosas cómo se nutre con alimentos que influyen en sus tejidos. Continúa a través de nuestras vidas ya que nuestros propios entornos internos y externos afectan continuamente a nuestros propios tejidos, quizá de manera más significativa a través de los alimentos con los que nos nutrimos y de los sistemas entrelazados que integran esos alimentos en cada célula de nuestro ser.

Aunque aquí nos centramos en lo que sucede en el interior, es importante tener en cuenta dos factores externos que pueden tener un efecto incalculablemente poderoso en ello: el entorno natural y el entorno socionatural, cada uno de los cuales influye en lo que comemos y en cómo comemos. Hoy en día la mayor parte de la comida se produce en un modelo industrial de cultivo y distribución que implica el uso extensivo de fertilizantes y pesticidas químicos, el tratamiento exhaustivo (llamado a veces «refinamiento»), el empaquetado y el envío que pueden convertir a los alimentos que comemos en una causa de toxicidad más que

Yogaterapia

de nutrición.[1] Nuestros patrones de consumo de alimentos y nuestra manera de comer (desde nuestro estado mental hasta la masticación y otros aspectos) están influenciados por los mensajes culturales dominantes acerca de la apariencia física y el atractivo, que hacen que mucha gente sacrifique su nutrición por la promesa de algo mejor. Mientras tanto, cuando nuestros cuerpos reaccionan ante la falta de nutrición, nos vemos inundados de publicidad de productos que solucionan rápidamente cualquier problema digestivo concebible, como halitosis, sobrealimentación, dispepsia y estreñimiento, y cada vez hay más mensajes y productos de ese tipo que proceden de fuentes de «salud alternativa». Entendiendo mejor lo que sucede en el interior, podemos apreciar y utilizar óptimamente las opciones de las que disponemos para enfrentarnos a lo que nos viene del exterior.

EL TUBO DIGESTIVO

Cuando comemos, el alimento viaja alrededor de nueve metros desde la boca hasta el ano a lo largo de una vía llamada el tubo digestivo. El tubo digestivo (también llamado aparato digestivo) está formado por la boca, la garganta y el tracto gastrointestinal (GI); el tracto GI está apoyado en sus actividades de digestión de los alimentos por el hígado, la vesícula biliar, el bazo y el páncreas. A lo largo del recorrido el alimento se descompone en productos solubles cada vez más pequeños que pueden ser absorbidos en el torrente sanguíneo y asimilados en el resto del cuerpo, mientras que los productos de desecho terminan siendo eliminados por la defecación a través del recto y el ano. Sin embargo, antes de que el alimento llegue siquiera a la boca, otros sistemas están ya influyendo en nuestra experiencia digestiva, comenzando por nuestros sentidos visuales y olfatorios, que mandan mensajes al cerebro que pueden afectar en gran medida a si comeremos lo que tenemos delante o a cómo lo haremos. Una vez que iniciamos el procesamiento nutricional del alimento en la boca, seguimos mezclándolo y descomponiéndolo en el tracto GI, donde sustancias químicas reducen la comida a pequeñas moléculas que pueden absorberse fácilmente por el revestimiento digestivo. Los órganos del sistema digestivo proporcionan ácidos y enzimas para facilitar este procesamiento, permitiendo así una absorción más completa de nutrientes y eliminación de desechos. Veamos esto más atentamente.

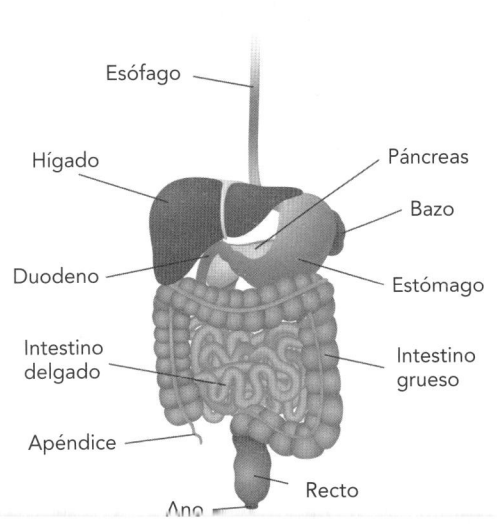

Figura 14.1. El tubo digestivo

LA BOCA Y LA GARGANTA

La digestión comienza en el momento en que la comida entra en la boca, la primera parte del tubo digestivo. La boca nos permite gustar, masticar, lubricar y comenzar a digerir químicamente la comida. Esta cavidad oral está formada por diversas estructuras: las mejillas recubiertas de membrana mucosa, que por delante dan paso a los labios, las encías y los dientes; el paladar duro y el paladar blando, que forman el techo de la boca, separan la cavidad oral de la cavidad nasal que hay por encima y proporcionan una superficie lo suficientemente dura para soportar la presión de la masticación, y la lengua muscular que se extiende hacia abajo en la faringe y forma el suelo de la boca. Las amígdalas linguales, situadas en la base de la lengua, son nódulos linfoides con glándulas mucosas asociadas que drenan en depresiones llamadas criptas tonsilares, ayudando a resistir la infección.

En cuanto la comida llega a la boca, los quimiorreceptores (las papilas gustativas, el corazón del sistema gustativo), principalmente en la superficie de la lengua, envían información sobre el alimento al cerebro por medio de los nervios craneales, que detectan su calidad. Si es lo bastante buena o tolerable, la masticamos; si no, podríamos escupirla. Las cualidades gustativas específicas como lo amargo, lo salado, lo sabroso (o *umami*) y lo dulce activan diferentes reacciones. Lo amargo puede ser un aviso de veneno, aunque también puede activar la liberación de calcio. Lo agrio (una señal de acidez relativamente elevada) puede indicar que la comida está en mal estado o ser una señal del equilibrio ácido. Lo salado interactúa con lo agrio para controlar el equilibrio ácido y el equilibrio de sodio. Lo dulce promete energía. Mientras tanto, la nariz cree saber: los receptores olfativos detectan olores que combinan con sensaciones gustativas para crear la experiencia plena del sabor.

Una vez que hemos decidido masticar, la lengua desarrolla una mayor actividad moviendo la comida alrededor de la boca en un movimiento coordinado con los dientes, las encías, la mandíbula, los labios y las mejillas, estimulando la secreción de saliva en los tres pares de glándulas salivares principales (además de cerca de un millar de glándulas salivares menores). Las glándulas salivares producen alrededor de un cuarto de litro de saliva diariamente, que a pesar de estar compuesta principalmente de agua (99,4 %), segrega suficientes suministros de enzimas digestivas para iniciar la descomposición química de la comida en la boca. La mayor glándula salivar, la parotídea, segrega sobre todo saliva puramente serosa (no mucosa) que contiene la enzima amilasa, que juega un papel vital en la digestión de los hidratos de carbono. Otras glándulas liberan amilasa y otras enzimas, entre ellas la enzima digestiva lipasa (que descompone las grasas). Cuando no estamos comiendo, las glándulas salivares segregan continuamente saliva en la boca para mantenerla libre de bacterias nocivas.

LOS DIENTES

Al masticar, las superficies opuestas de los dientes ayudan a descomponer diversas sustancias alimenticias en partículas lo suficientemente pequeñas para tragarlas. Comenzando alrededor de los siete años, nuestros veinte dientes primarios (dientes deciduos, conocidos comúnmente como dientes de leche) dan paso gradualmente a los treinta y dos dientes adultos permanentes, todos con raíces arraigadas en las mandíbulas y cubiertas por encías. Cada diente tiene una de las cuatro estructuras dentales especializadas que desempeñan diferentes funciones en la reducción mecánica de la comida a un tamaño más digerible: ocho incisivos como cuchillas en la parte central delantera de la boca con bordes afilados útiles para cortar; cuatro colmillos puntiagudos más grandes y más fuertes (llamados también caninos), eficaces para desgarrar, incluso los duros tejidos conectivos de los animales y las fibras de las plantas; los veinte dientes restantes son premolares (llamados también bicúspides) y molares, con superficies amplias y planas y numerosas crestas que muelen y trituran eficazmente la comida, y las llamadas muelas del juicio, un tercer grupo de molares, pueden surgir en la edad adulta (cuando uno podría ser más sabio), causando normalmente una redistribución disfuncional de los demás dientes; por lo general este problema se evita extrayéndolas.

Las raíces de los dientes encajan en cavidades en el hueso alveolar en forma de cresta que bordea la mandíbula superior (maxilar) y la inferior (mandíbula) y sostenidas por ligamentos periodontales, un tejido conectivo especializado que conecta el hueso alveolar con la capa de hueso blanda pero fuerte como el cemento que cubre la raíz del diente. La sustancia principal de todos los dientes es la dentina, un tejido conectivo mineralizado situado entre el esmalte o cemento y la cámara pulpar que recibe sangre y nervios a través de un orificio (conducto radicular) en su base. Una capa de esmalte, la sustancia más dura y más altamente mineralizada del cuerpo, cubre la corona del diente.

Tras masticar, el alimento triturado, que ahora es llamado bolo alimenticio (*bolus* en latín) se traga; esto suena, y normalmente es, bastante sencillo pero aun así implica un conjunto complejo de actividades neuromusculares, cada una controlada por un mecanismo neurológico diferente. La primera de las tres fases ocurre en las actividades de la boca y de los dientes que acabo de describir, con el sistema nervioso parasimpático indicándoles a las glándulas salivares que segreguen saliva, el nervio lingual detectando la consistencia de la comida en la lengua, el nervio milohioideo estimulando el movimiento de la lengua, el nervio laríngeo superior iniciando el reflejo de tragar y un conjunto de nervios craneales activándose para comenzar el acto voluntario de tragar. A continuación, cuando el bolo alimenticio se mueve y penetra en la faringe (la garganta), acciones involuntarias hacen que la nasofaringe y la epiglotis se cierren y el hioides se levante (elevando así a la vez la faringe y la laringe), asegurando que las acciones peristálticas de la garganta empujan el bolo hacia abajo hasta el esófago. Entrando en la tercera fase, ahora tragar está completamente bajo control neuromuscular involuntario, la faringe y la laringe se relajan elásticamente desde el hioides y la peristalsis causa el tránsito posterior a través del esófago, un conducto muscular elástico que se contrae en ondas y tiene válvulas (esfínteres en cada extremo). Por último, el esfínter esofágico inferior se relaja para dejar que el bolo entre en el estómago, y posteriormente se cierra para impedir el reflujo (regurgitación).

EL ESTÓMAGO

Tras la fase de masticación de la digestión tiene lugar la segunda fase en el estómago (palabra derivada del griego *stoma*, 'boca'). Este depósito de almacenamiento orgánico, muscular y enormemente distensible es capaz de almacenar cualquier cosa, desde un aperitivo ligero hasta una comida entera, lo que nos permite ingerir comidas sustanciosas y beber grandes cantidades de agua, o bien comer o beber en pequeñas cantidades. El estómago se expande gracias a la composición de sus paredes, que consiste en tres capas de músculo liso recubierto de mucosa. Cuando se relajan, las paredes se pliegan sobre sí mismas, creando pliegues llamados *rugae* que desaparecen cuando el estómago se expande. La estructura externa del estómago se asemeja a un feto o a una J aumentada, con un gran lado convexo llamado curvatura mayor y una superficie cóncava más pequeña llamada curvatura menor. Su superficie externa está cubierta por una estructura en forma de delantal llamada gran epiplón, un gran pliegue peritoneal que se extiende bajo la curvatura mayor, sobre el intestino delgado, y que hacia abajo llega hasta la pelvis. El esfínter intestinal inferior divide el estómago en la parte superior, separándolo del esófago, y el esfínter pilórico lo separa del intestino delgado, que está debajo; el cierre de ambos esfínteres mantiene los contenidos dentro del estómago.

El estómago recibe cada bolo alimenticio con jugos gástricos, entre ellos proteasas (como la pepsina, que descompone las proteínas) y ácido hidroclórico (que reacciona a las bacterias y facilita el trabajo de las enzimas que digieren las proteínas). La composición exacta de los jugos gástricos viene determinada por el sistema nervioso central y las glándulas que se encuentran en las capas estomacales. Mientras el estómago revuelve los alimentos gracias a su acción peristáltica y los jugos gástricos giran a su alrededor, los bolos alimenticios agitados se convierten en una mezcla líquida llamada quimo. El esfínter pilórico se abre para dejar que el quimo pase lentamente al intestino delgado.

EL INTESTINO DELGADO

El intestino delgado tiene seis metros de longitud y es aproximadamente cuatro veces más largo que el intestino grueso, pero su variado diámetro (entre dos y medio y cuatro centímetros) es aproximadamente la mitad del que tiene el intestino grueso (siete centímetros). Su función digestiva es significativa porque en él es donde se producen la mayoría de los procesos digestivos importantes (especialmente alrededor del 80 % de la absorción de nutrientes y minerales que se realiza en el tracto GI). Se compone de tres regiones, cada una con un papel distinto en la digestión:

Duodeno: el esfínter pilórico conecta el estómago con el duodeno, que recibe el quimo del estómago junto con las secreciones de enzimas digestivas del páncreas y la bilis del hígado a través de la vesícula biliar. Estos jugos digestivos descomponen las proteínas y emulsionan las grasas.

Yeyuno: situado en la sección media del intestino delgado, esta es la región en la que ocurre la mayor parte de la digestión y la absorción de nutrientes. Sus pliegues circulares están cubiertos de enterocitos y vellosidades (que incrementan el área de la superficie de absorción) que dejan pasar solo las partículas nutrientes muy pequeñas (excepto con las grasas, que pasan por el sistema linfático) hasta el hígado en la circulación enterohepática.

Íleon: la sección más larga del intestino delgado (alrededor de la mitad de su longitud total), el íleon también contiene vellosidades y absorbe principalmente vitamina B_{12} y bilis. Da paso al intestino grueso a través de la válvula ileocecal, que controla la entrada del quimo en el intestino grueso.

EL INTESTINO GRUESO

Tras la digestión en el intestino delgado, todo el alimento que quede pasa al intestino grueso para aproximadamente dieciséis horas de actividad digestiva final, que comienza en el íleon y termina en el ano. El lento movimiento permite la máxima retención de agua y otros componentes. Este último segmento del tracto GI rodea en gran medida al intestino delgado y consta de tres partes principales: el intestino ciego, el colon y el recto. La función general del intestino grueso es el almacenamiento de los desechos, la recuperación del agua y la absorción de vitamina K (el hígado la necesita para sintetizar sustancias anticoagulantes), biotina (esencial para el metabolismo de la glucosa) y vitamina B_5 (esencial en la producción de hormonas esteroides y algunos neurotransmisores). Las fuertes acciones peristálticas del colon transverso a través del colon descendente empujan hasta el recto cualquier material fecal restante. La dilatación de las paredes rectales activa el reflejo de defecación y causa la excreción de los desechos a través del ano.

EL HÍGADO Y LA VESÍCULA BILIAR EN LA DIGESTIÓN

El hígado, el mayor órgano de la cavidad abdominal, se encuentra en el cuadrante superior derecho del abdomen, directamente bajo el diafragma, íntimamente relacionado con la vesícula biliar, que está situada en un hueco de su lóbulo derecho. Tiene más de doscientas funciones que apoyan prácticamente a todos los órganos del cuerpo, entre ellas su papel central en la sintetización y secreción de la bilis y la regulación del metabolismo, así como en proporcionar un depósito de almacenamiento de sangre. Su papel principal en la digestión es la producción de la bilis.

La bilis, que consiste principalmente en agua (97 %), sales y colesterol, ayuda a emulsionar lípidos y a neutralizar los ácidos del quimo para ayudar a la digestión de las grasas. Pasa a través de los conductos hepáticos del hígado y atraviesa el conducto hepático común para llegar a la vesícula biliar, un órgano muscular en forma de pera que está situado justo debajo del lóbulo derecho del hígado y que la almacena. Mientras está almacenada, la bilis se vuelve cada vez más concentrada, ya que el agua se va absorbiendo, y sus sales pueden formar cálculos biliares perjudiciales. Cuando los alimentos grasos entran en el duodeno, se estimula la liberación de la hormona intestinal colecistoquinina en la sangre circulante, lo que activa la liberación de bilis de la vesícula, con secreción de mayores cantidades si el quimo contiene mucha grasa.

EL PÁNCREAS

Anteriormente resumí las funciones endocrinas del páncreas, que es principalmente una glándula exocrina (solo alrededor del 1 % de sus células son células endocrinas, que producen insulina y glucagón). Situado detrás del estómago (entre el duodeno y el bazo), segrega jugos pancreáticos (enzimas digestivas y defensas) que son transportados al duodeno para ayudar a descomponer los hidratos de carbono, las proteínas y los lípidos. Diferentes enzimas pancreáticas (lipasas, carbohidrasas y proteinasas) descomponen específicamente lípidos, azúcares y almidones y proteínas, respectivamente, basándose en la información de las hormonas del duodeno que son liberadas en respuesta a las diferentes composiciones del quimo.

PATOLOGÍAS DIGESTIVAS COMUNES

Hay varias patologías digestivas comunes, entre ellas las siguientes:

Enfermedades orales: esta categoría amplia de trastornos digestivos incluye las infecciones dentales y periodontales, los trastornos de la mucosa, los cánceres orales y faríngeos y los trastornos del desarrollo, entre otros. La gingivitis provocada por la placa es una enfermedad periodontal común que causa periodontitis, debido a la cual las encías se deterioran y exponen los dientes a una mayor infección. El herpes simple es la infección viral oral más común; causa ampollas recurrentes alrededor de la boca y los labios. La candidiasis oral es la infección fúngica oral más común.

Enfermedades esofágicas: una amplia variedad de patologías y afecciones, algunas derivadas de enfermedades congénitas y otras adquiridas en una etapa posterior de la vida, afectan al esófago. La más frecuente es la enfermedad por reflujo gastroesofágico (conocida también como enfermedad del reflujo ácido), en la que el esfínter esofágico inferior no se cierra apropiadamente. La disfagia (dificultad para tragar debida a causas mecánicas o a problemas de motilidad) y los dolores de pecho o espalda (a veces asociados con cáncer esofágico) también son comunes.

Enfermedades gástricas: a todas las afecciones en las que el estómago está inflamado debido a una infección se las llama gastritis, que si es crónica puede indicar otras enfermedades como la estenosis pilórica o el cáncer gástrico. La ulceración gástrica es una dolencia común que erosiona la mucosa gástrica, causando úlceras pépticas. Los síntomas comunes de una enfermedad gástrica son la indigestión y los vómitos.

Enfermedad intestinal: las numerosas enfermedades del intestino delgado y el intestino grueso pueden estar causadas por infección, insuficiencia autoinmunitaria o enfermedades de otros órganos. Entre los problemas comunes del intestino delgado están la obstrucción intestinal, el síndrome del colon irritable, las úlceras pépticas, la enfermedad celíaca, la enfermedad de Crohn y el cáncer intestinal. El síndrome del colon irritable es uno de los problemas más frecuentes del intestino grueso. La apendicitis (causada por la inflamación del apéndice), la colitis (inflamación generalizada del intestino grueso) y las hemorroides son otras enfermedades comunes.

Enfermedad hepática: las enfermedades hepáticas son las que afectan al hígado. Hay muchas clases de enfermedades hepáticas, como las que se caracterizan por una inflamación causada por los virus de la hepatitis A, B y C. El color amarillento de la piel, llamado ictericia, puede ser una señal de enfermedad hepática. El alcohol es la causa principal de enfermedad hepática y puede llevar a la cirrosis, una patología crónica en la que el tejido enfermo del hígado se reemplaza por tejido cicatricial que puede causar deficiencias hepáticas. El hígado también puede desarrollar tumores cancerosos.

Enfermedad pancreática: hay varias enfermedades pancreáticas, entre ellas la pancreatitis, en las que el páncreas se inflama cuando las enzimas digestivas empiezan a digerir al mismo páncreas (con un inicio rápido en las formas agudas, que por lo general están asociadas al abuso del alcohol). La producción inhibida de insulina por el páncreas provoca diabetes mellitus. Además hay enfermedades hereditarias como la fibrosis quística, en la que se forman quistes en el páncreas que causan daños irreversibles, inflamación y muerte

La digestión: el sistema digestivo

prematura. Los tumores pancreáticos se encuentran entre los cánceres más mortales, con un promedio general de supervivencia de cinco años de alrededor del 5 %.

Vesícula biliar: normalmente la vesícula biliar almacena bilis y la segrega a través del conducto común de la bilis para ayudar a la digestión de las grasas. Los cálculos biliares, cuya creación es objeto de un amplio debate (potencialmente implica la química del organismo, el peso y las dietas bajas en calorías), puede bloquear los conductos y provocar una inflamación dolorosa. Muchos problemas de la vesícula biliar se resuelven con la extracción quirúrgica del órgano.

DESARROLLAR UN SISTEMA DIGESTIVO SALUDABLE

Cuando el sistema digestivo está sano, descompone y absorbe en el organismo los alimentos nutritivos. Hemos estudiado las formas básicas en las que esto se lleva a cabo a través de la ingestión, la descomposición mecánica, la descomposición química, la absorción y la excreción. La finalidad última de la digestión es el mantenimiento de nuestros tejidos y el abastecimiento de la energía que requerimos para vivir. Tomamos alimentos que contienen grandes moléculas orgánicas, muchas de las cuales son insolubles e indigeribles. Si podemos descomponer estas moléculas en un tamaño digerible y absorberlas a través de nuestros tejidos, nos darán el ATP (trifosfato de adenosina) que se requiere para el metabolismo celular; nos permitirán sintetizar proteínas complejas, hidratos de carbono y grasas, y nos ayudarán a asegurarnos una hidratación saludable. También nos darán un suministro vital de aquello a lo que solemos referirnos como micronutrientes: minerales, microminerales, oligoelementos, vitaminas, fitoquímicos, antioxidantes y flora intestinal sana.

Así, un sistema digestivo sano comienza por comer de manera apropiada alimentos nutritivos, es decir, alimentos enteros orgánicos, que no hayan sido altamente procesados y refinados, enriquecidos o fortalecidos. Como el estrés afecta a la digestión (puede restringir el flujo sanguíneo hacia el tracto GI, inhibir la peristalsis, causar espasmos de esófago, disminuir la secreción de enzimas digestivas y contribuir a las úlceras y al mal funcionamiento de los intestinos),[2] lo primero y lo más importante de todo es estar relajado mientras se come. Esto puede alcanzarse reservando un tiempo para cada comida, sentándose y señalando el intercambio sagrado de energía que se alcanza al comer con un momento de silencio, oración u otro acto consciente. Una de las cosas más importantes de la vida es comer despacio, permanecer relajado y ser consciente del acto de comer; todo esto contribuye a una nutrición eficaz.

En segundo lugar, comer apropiadamente implica masticar bien; la falta de masticación puede entorpecer los procesos que se llevan a cabo más abajo en el sistema digestivo.[3] La masticación apropiada es bilateral, prepara la comida a fondo para que pueda ser tragada, la expone a la saliva para que se inicie el proceso de absorción de hidratos de carbono e incrementa la absorción general de nutrientes.

Por último, estamos inundados de dietas de moda (tipo de sangre, *detox*, macrobiótica, paleolítica, sin gluten, sin hidratos de carbono, alta en hidratos de carbono, líquida, combinación de alimentos, cruda, vegetariana, vegana, *pescetariana*...) que nos dicen exactamente cómo, qué, cuándo y cuánto comer. Aunque aprecio la importancia de una ingesta dietética especial en afecciones como la enfermedad celíaca y la intolerancia a la lactosa, una dieta saludable es una dieta nutritiva que contiene abundantes frutas y verduras frescas, cereales integrales, legumbres, frutos secos, semillas, carnes magras y pescado.[4] En lugar de estresarnos siguiendo una dieta muy específica, es más importante sencillamente comer de manera consciente, beber agua y disfrutar de lo que uno está comiendo.

15
Soltar: el sistema urinario

Algunos creen que lo que los hace fuertes es aferrarse a algo; pero a veces es saber soltar.

Herman Hesse

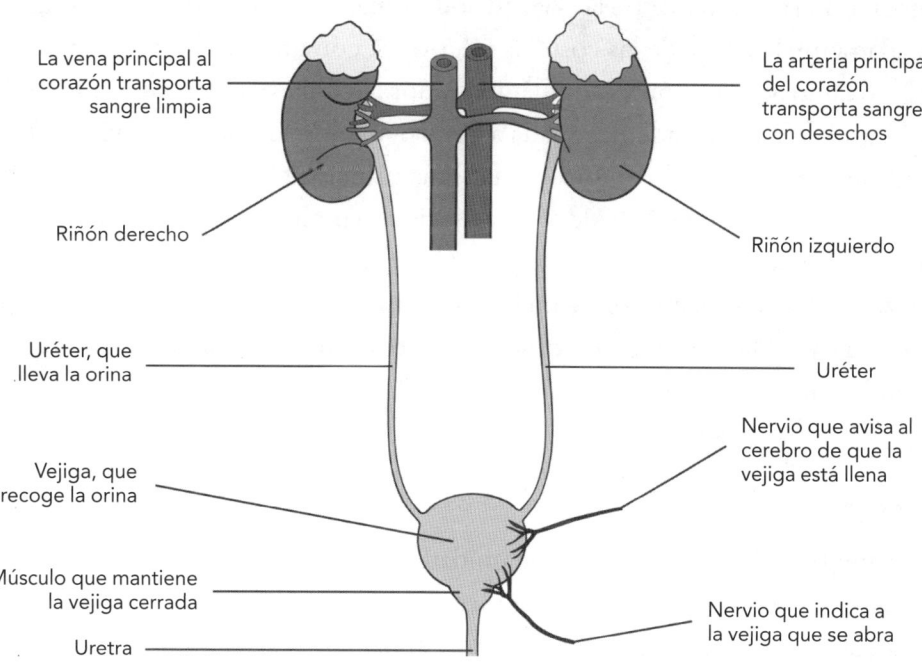

Figura 15.1. El sistema urinario

FILTRAR

Aunque normalmente no asociamos orina con sangre, la función principal del sistema urinario es filtrar los desperdicios que se acumulan en la sangre y deshacerse de ellos por medio de la orina en un proceso que ayuda a mantener normal el volumen y la composición de la sangre. Esto lo consigue trabajando en conjunción con los sistemas cardiovascular, respiratorio y digestivo: el sistema cardiovascular transporta nutrientes a los tejidos y además recoge los desperdicios, el dióxido de carbono es eliminado por medio del sistema respiratorio y el sistema digestivo separa los nutrientes de los desechos, trabaja con el hígado para equilibrar la concentración de nutrientes en la sangre y excreta directamente los desechos sólidos del cuerpo. Cualquier sustancia de desecho soluble en agua que quede en la sangre es filtrada por los riñones en el proceso que crea la orina, que se almacena en la vejiga para su posterior excreción. Además el sistema urinario ayuda a regular la presión y el volumen de la sangre, los electrolitos y los metabolitos, así como el pH sanguíneo.

El sistema urinario consiste en dos riñones en forma de alubias que producen orina; los uréteres, que transportan la orina a la vejiga; la vejiga, que cumple su función para el almacenamiento temporal de la orina, y la uretra, para excretar la orina del cuerpo. Los riñones están localizados en la parte posterior de la cavidad abdominal a cada lado de la columna vertebral, a aproximadamente la altura de las costillas inferiores, con una glándula suprarrenal situada encima de cada uno. Cada riñón y cada glándula suprarrenal están sujetos por la cubierta peritoneal y la fascia renal, que además ayuda a amortiguar los riñones para evitar que resulten dañados. El riñón está dividido en dos estructuras principales: una corteza renal exterior y una médula renal interior que tiene de ocho a dieciocho pirámides (o lóbulos) renales en forma de cono donde tiene lugar la producción de la orina. El extremo de cada pirámide tiene pequeños conductos que vierten orina en los cálices menores (creando un desagüe en forma de copa), que a su vez la vierten en los cálices mayores antes de pasar a la pelvis renal en forma de embudo conectada con el uréter.

LOS RIÑONES

Cada riñón tiene más de un millón de unidades productoras de orina llamadas nefrones (del griego *nephros*, 'riñón'), las unidades funcionales clave que regulan la concentración de agua y filtran la sangre. Cada nefrón cuenta con un túbulo renal con un filtro llamado corpúsculo renal. La sangre llega por medio de las arteriolas eferentes y aferentes por filtración en el corpúsculo renal, que produce un líquido sin proteína llamado filtrado. El filtrado atraviesa sucesivos segmentos del nefrón para someterse a una filtración más elaborada, tras lo que se convierte en un líquido tubular al filtrarse a través del túbulo contorneado proximal (donde reabsorbe nutrientes como glucosa, ácidos e iones); luego en el asa de Henle, donde su recorrido se bifurca en una rama ascendente, en la que se eliminan los iones, y una rama descendente que baja hasta entrar en la médula y extrae el agua por osmosis. La rama ascendente da paso al túbulo contorneado distal, donde tiene lugar el transporte de iones regulado por el sistema endocrino, antes de entregar el filtrado refinado (orina) al último segmento de nefrón, el conducto de recolección. Múltiples nefrones transportan la orina a cada conducto de recolección, y una absorción posterior de agua o secreción de sodio y otros iones le dan su composición final. La orina deja los riñones a través de un par de uréteres musculares que comienzan en la pelvis renal y terminan en la vejiga urinaria. Una capa de músculos lisos involuntarios crea ondas peristálticas a través de los uréteres alrededor de dos veces por minuto, empujando en sentido descendente la orina hacia la vejiga.

LA VEJIGA

La vejiga, hueca y altamente distensible, recoge la orina y la almacena temporalmente antes de contraerse para empujarla hacia la uretra, que se extiende hasta el exterior del cuerpo. La uretra masculina transporta orina y células espermáticas hasta la punta del pene, mientras que la uretra femenina, mucho más corta, transporta únicamente orina. La urgencia de orinar surge cuando la vejiga está relativamente llena y hay suficiente presión en los receptores de dilatación de sus paredes para activar una contracción refleja que nos hace sentir ganas de orinar y provoca contracciones involuntarias de la vejiga. Estas contracciones incrementan la presión en la vejiga, que puede aliviarse relajando el esfínter externo (liberando así la orina) o no relajándolo, es decir, reteniendo la orina y ocasionando que su mecanismo reflejo se reajuste y por tanto se llene más. Cuando la vejiga se llena hasta el límite de su capacidad, llega un momento en el que el esfínter externo se relaja, ya sea voluntaria o involuntariamente. Cuando orinamos saludablemente, eliminamos alrededor de 1.200 ml de agua al día y aproximadamente la misma cantidad a través del sudor, las heces y la respiración. Obtenemos agua extrayéndola de la que contienen los alimentos, de los líquidos directamente y a través del proceso metabólico destructivo del catabolismo en el que moléculas grandes se descomponen en unidades más pequeñas. Alrededor del 40 % del agua corporal se encuentra en las células vivas (como elemento acuoso del líquido intracelular o LIC), mientras que el resto se encuentra en el líquido extracelular (LEC), que contiene líquido intersticial, plasma, linfa y otros líquidos. Los depósitos de LIC y LEC tienen una composición química muy diferente: el LIC contiene principalmente iones de potasio, magnesio y fosfato, mientras que el LEC contiene principalmente sodio, cloro y bicarbonato. Los cambios en sus concentraciones respectivas afectan al equilibrio de pH y a los procesos metabólicos. Nuestras concentraciones de sodio y potasio son especialmente importantes para determinar nuestro equilibrio de electrolitos (es decir, el equilibrio entre iones negativos y positivos), lo que a su vez afecta al equilibrio del agua (el agua que entra y la que sale) y al metabolismo celular. Las concentraciones de sodio en el LEC y las concentraciones de potasio en el LIC reflejan el equilibrio entre su absorción en el aparato digestivo y su eliminación, principalmente a través de los riñones.

PATOLOGÍAS URINARIAS COMUNES

Hay varias patologías urinarias comunes, entre ellas las siguientes:

Insuficiencia renal: los riñones son los órganos más frecuentemente dañados por la diabetes, la hipertensión o la inflamación de las unidades de filtración renales (los glomérulos). La insuficiencia renal causa la acumulación de desechos tóxicos en el cuerpo, eleva la presión arterial y provoca una excesiva retención de líquidos. Otros factores importantes son la infección, la enfermedad cardíaca, la insuficiencia hepática, los coágulos sanguíneos, el cáncer de próstata, el cáncer de colon y otros muchos.

Cálculos renales: llamados también nefrolitos, los cálculos renales son piezas sólidas de materiales que se forman en los riñones a partir de los minerales presentes en la orina. Su tamaño varía desde un grano de arena hasta una perla pequeña. Normalmente se expelen a través de la orina, pero si son bastante grandes para bloquear el uréter, pueden causar un dolor intenso (llamado cólico renal) que se irradia hasta la ingle y los genitales. Se pueden clasificar diferentes tipos de cálculos basándose en su ubicación y en su composición química; los cálculos cálcicos (muy probablemente asociados con un consumo elevado de proteínas animales) son los más frecuentes. Las formas de eliminarlos varían desde la espera dolorosa a que salgan de manera natural hasta la extracción quirúrgica.

Infecciones del tracto urinario: Este tipo de infecciones pueden afectar a diferentes segmentos del tracto urinario. En la parte inferior del tracto se las conoce comúnmente como infecciones de la vejiga, que sufren con mucha más frecuencia las mujeres que los hombres debido a la anatomía de los órganos sexuales: en las mujeres la uretra es mucho más corta y está más cerca al ano. La infección de la parte superior del tracto urinario (llamada pielonefritis) es una infección renal, que surge de las bacterias que se extienden por el tracto urinario o se desplazan a través de la sangre. La clamidia, una enfermedad transmitida sexualmente, es una fuente frecuente de esta infección bacteriana. Orinar inmediatamente después de mantener relaciones sexuales, una buena higiene personal después de orinar o defecar y usar alternativas a los espermicidas y el diafragma como medios de control de la natalidad puede ayudar a impedir la aparición o reaparición de estas infecciones. En varios estudios se ha demostrado que un conocido tratamiento alternativo de zumo de arándanos es eficaz solo como placebo.

Incontinencia urinaria: este trastorno provoca que se orine involuntariamente debido a la pérdida de control de la vejiga. Es más frecuente en las mujeres debido al daño al esfínter uretral durante el parto natural u otros daños a las estructuras del suelo pélvico. La compresión que soporta el abdomen durante ciertas actividades atléticas puede causar lo que algunos llaman incontinencia atlética. En los hombres la causa más común es el agrandamiento de la próstata. Las lesiones nerviosas que afectan al control muscular son otra causa. El tratamiento varía ampliamente, dependiendo de la causa específica de la enfermedad, que tiene un amplio alcance.

Prostatitis: se trata de una dolencia que suele ser dolorosa, caracterizada por la inflamación de la próstata y a veces el área que la rodea. Hay cuatro tipos de prostatitis: bacteriana aguda (menos común, es la más fácil de identificar y está causada por infección bacteriana), bacteriana crónica (se desarrolla más lentamente y es menos intensa), dolor pélvico crónico (no bacteriano sino idiopático, con dolor en los genitales) e inflamatoria asintomática.

DESARROLLAR UN SISTEMA URINARIO SALUDABLE

La hidratación eficiente es la clave para un sistema urinario saludable. El sistema urinario necesita agua para eliminar las toxinas y mantener un metabolismo celular saludable. El agua carbonatada y el agua cargada de cafeína, azúcar o alcohol son una carga para el sistema urinario y por eso no son útiles para mantener su funcionamiento saludable. Beber agua durante el día en lugar de esperar a sentir sed, que es un signo de ligera deshidratación, es muy importante. ¿Cuánta agua? El estándar dado por la Asociación Dietética Estadounidense es de ocho vasos de 225 ml al día, aunque los adultos pierden un promedio de alrededor de 475 ml más que eso al día. No hay ningún peligro en beber más de diez vasos de agua diarios, aunque beber mucha agua durante la noche puede causar nicturia (frecuente micción nocturna).

La sal es un factor significativo en la salud urinaria. La ingesta excesiva de sal causa una retención (no circulación) de agua perjudicial para la salud y puede favorecer el desarrollo de cálculos renales. Aunque la sal (sodio) es esencial para la vida en general y como electrolito y soluto osmótico en los mamíferos, en exceso también contribuye a la presión arterial alta y a la hipertensión (tanto en niños como en adultos).

Estas infecciones son mucho más frecuentes entre mujeres que entre hombres porque la uretra de la mujer es mucho más corta, lo que permite que las bacterias lleguen más fácilmente al tracto urinario. A menudo las infecciones del tracto urinario son causadas por una falta de higiene personal básica. Por lo tanto es importante, tanto para los hombres como para las mujeres, lavar la parte externa de los genitales y la región inguinal antes de mantener relaciones sexuales. Los padres también pueden enseñar a sus hijas a limpiarse de delante hacia atrás ya que hacer lo contrario puede llevar las bacterias del ano hacia la uretra.

La llamada «retención de la orina», un ejercicio en el que uno detiene el flujo de la orina una o varias veces antes de vaciar completamente la vejiga, es un método no recomendable para tratar de fortalecer el esfínter urinario en las mujeres y para desarrollar el control eyaculatorio en los hombres. Retener la orina perturba el mecanismo neurológico del sistema urinario al señalar prematuramente que la vejiga está vacía, lo que puede ocasionar la incapacidad de vaciarla completamente incluso cuando se está intentando hacerlo.

Aunque no existen pruebas científicas del efecto de *mula bandha* y los ejercicios de suelo pélvico sobre el estado de los órganos de la parte inferior de la pelvis (vejiga, órganos reproductores y recto), considerables datos empíricos señalan la eficacia de estas prácticas para hacernos más conscientes de los músculos que afectan a estos órganos y usarlos voluntariamente de forma más sutil. El desarrollo y el uso de esta musculatura puede tener efectos beneficiosos sobre la circulación y la activación y la relajación conscientes y selectivas de músculos específicos de la parte inferior de la pelvis, entre ellos los relacionados con la vejiga y los órganos reproductores.[1]

16
La creatividad humana fundamental: el sistema reproductor

La incertidumbre es una posición incómoda.
Pero la certidumbre es una posición absurda.

Voltaire

LA REPRODUCCIÓN SEXUAL

Igual que sucede con todos los aspectos de nuestro ser biológico, cómo nos reproducimos es ahora principalmente una cuestión de conocimiento científico más que una especulación imaginativa guiada por sistemas supersticiosos de creencias. Al plantearse la anatomía y la fisiología de la reproducción humana, los griegos y los indios de la Antigüedad sentían la misma confusión aunque eran tremendamente imaginativos para ofrecer explicaciones sobre la procreación humana. En la antigua medicina y filosofía hindúes a la mujer se la consideraba básicamente una forma humana menos desarrollada que el hombre (la gran esperanza femenina era reencarnarse en hombre, como prometían los líderes espirituales masculinos). Los antiguos griegos ofrecieron (y debatieron) al menos dos teorías: la noción aristotélica que planteaba que la diferencia sexual era mínima excepto por el tamaño de los órganos y la noción de Galeno de la homogeneidad sexual (creía que el útero era un escroto interno y que la punta del pene era el equivalente a la vulva). Estas ideas, además de otros muchos mitos y conceptos erróneos, persistieron hasta bien pasado el Renacimiento. Solo se alcanzó una comprensión mayor cuando comenzaron a realizarse disecciones minuciosas e investigaciones con la ayuda del microscopio.

Aunque los seres humanos iniciamos nuestro desarrollo como cigotos sexualmente indiferenciados formados por la síntesis de células de esperma masculino y células de óvulos femeninos, al llegar al estado de feto tendemos a diferenciarnos en seres sexualmente dimórficos con características sexuales primariamente masculinas o femeninas.[1] Estas diferencias son evidentes en nuestros genes, cromosomas, gónadas, hormonas, anatomía y, como revela la neurociencia contemporánea, incluso en nuestra psique. Mientras que las diferencias de identidad sexual y relacionadas con el género parecen estar influidas por factores biológicos, aquí nos centraremos en la biología de la reproducción, no en la biología, la psicología o la sociología de la percepción de sí mismo o de la identidad propia (cualidades que exploraremos en otra parte de este libro).

Resulta paradójico que el sistema humano sin el cual no podemos continuar como especie sea precisamente el único sistema sin el que podemos existir (a nivel individual) biológicamente. Si eliminamos los componentes anatómicos de cualquiera de los sistemas que hemos investigado hasta ahora, no es posible seguir viviendo (sin corazón, sin sangre, sin nervios, etc.), pero si extraemos los órganos de la reproducción, uno puede sobrevivir (aunque con menos alegría y bienestar). Y aunque hay muchas filosofías de la reencarnación que creen que vivimos otras vidas, con la reproducción sexual extendemos directamente nuestra esencia —o al menos nuestra esencia genética, el código que nos hace ser en gran parte quienes somos— al futuro. Dicho de otro modo, nos desarrollamos como seres humanos a partir de un proceso de fertilización en el que las células reproductivas (*gametes*, del término griego que significa 'esposa') masculinas y femeninas se unen para formar un nuevo ser humano orgánico con una composición celular que viene determinada por los dones integrados del código genético que nos dieron nuestros padres biológicos. ¡Si tienes una numerosa descendencia biológica, posees un elevado grado de reencarnación biológica!

El éxito del sistema reproductor depende de la fertilización a través de la interacción entre hombre y mujer, ya sea directamente por medio del coito o indirectamente a través de la inseminación artificial. Esto empieza con la meiosis, en la que células madre especiales de las gónadas masculinas y femeninas se dividen para convertirse en gametos. Nuestras células generalmente contienen cuarenta y seis cromosomas, pero en la meiosis, la división celular da lugar a gametos que contienen veintitrés cromosomas. Para que la fertilización tenga un buen resultado los veintitrés cromosomas de los gametos masculinos y femeninos deben combinarse para producir una sola célula de cuarenta y seis cromosomas (un cigoto) que tiene el potencial de desarrollarse hasta convertirse en un feto y en un ser humano.

Pese a que tanto el sistema masculino como el femenino contienen gónadas que producen gametos y hormonas, la diferencia entre la anatomía sexual masculina y la femenina, comenzando por las propias gónadas, es considerablemente mayor que la similitud. Ambos sexos tienen conductos que transportan gametos, glándulas accesorias que segregan líquidos y genitales externos con funciones tanto para la reproducción como para el placer, pero son estructuras y funciones totalmente diferentes.

EL SISTEMA REPRODUCTOR MASCULINO

Las gónadas masculinas adultas –dos testículos– segregan hormonas sexuales masculinas llamadas andrógenos (principalmente testosterona) además de aproximadamente quinientos millones de células de esperma cada día (aunque la cantidad va disminuyendo a medida que uno envejece). Los testículos se hallan en el interior del escroto, sensible a la temperatura, sujetos a un cordón espermático que está rodeado por el conducto deferente, los vasos sanguíneos y linfáticos y los nervios. La ubicación del desarrollo del esperma en el escroto es importante porque los espermas viables requieren un entorno con una temperatura inferior a la corporal normal. Las células espermáticas (espermatozoides) se producen en unas nueve semanas mediante la espermatogénesis, en la que las células madre experimentan la meiosis. Aunque físicamente están formados, los espermatozoides inmaduros producidos en los testículos deben seguir desarrollándose para llegar a ser funcionalmente maduros y capaces de desplazarse.

La siguiente fase del desarrollo espermático ocurre en el epidídimo (todavía dentro del entorno de 1 a 8 °C más frío del escroto), en un túbulo de siete metros de largo en el que los espermatozoides son bañados en nutrientes orgánicos durante aproximadamente dos semanas, a lo largo de los cuales maduran por completo antes de pasar al conducto deferente, un largo tubo contenido dentro del cordón espermático (el esperma puede almacenarse en el epidídimo o en el conducto deferente durante varios meses). Las secreciones de las vesículas seminales, la glándula prostática y las glándulas bulbouretrales producen líquido seminal. Las vesículas seminales secretan alrededor del 60 % de líquido seminal con secreciones que

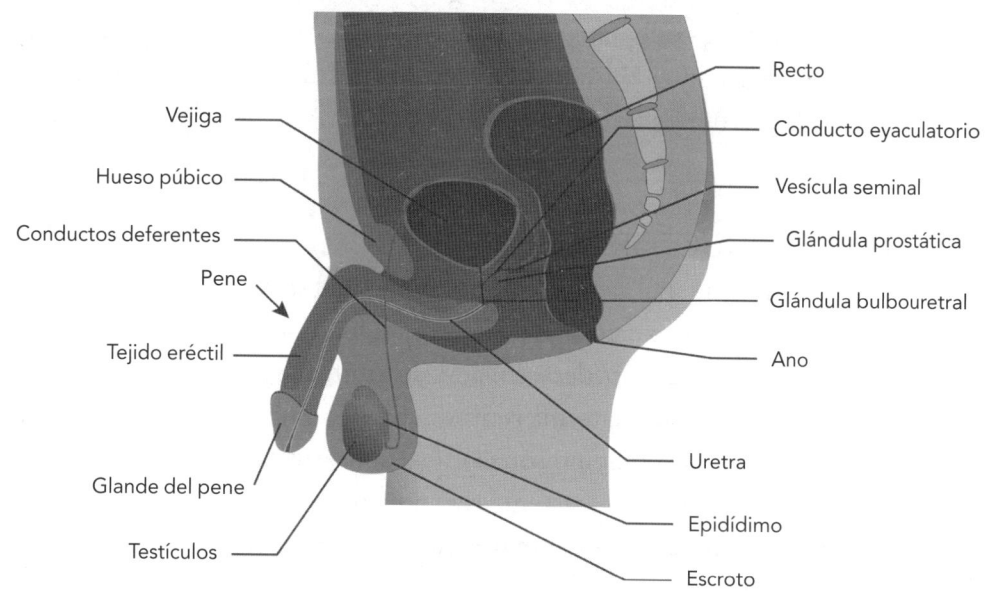

Figura 16.1. El sistema reproductor masculino

son principalmente fructosa (con una cualidad de alcalinidad que neutraliza las secreciones ácidas de la próstata y la vagina). La glándula prostática, que rodea la uretra cuando esta se aparta de la vejiga (y que cuando está inflamada inhibe la micción), produce alrededor del 30 % del volumen de semen. Las glándulas bulbouretrales (llamadas también glándulas de Cowper) segregan una mucosa lubricante espesa que constituye alrededor del 5 % del semen. En el punto en el que el conducto deferente se funde con el conducto seminal para crear el conducto eyaculatorio, el líquido seminal y los espermatozoides se mezclan para formar el semen, y el líquido seminal activa, nutre y almacena los espermatozoides. Luego, el conducto eyaculatorio, muy corto (2 cm), se vierte en la uretra.

Una serie de contracciones musculares en el pene, que es tanto un órgano reproductor como una parte del sistema urinario (y está conectado a un sistema neurológico que registra el placer y el dolor), hacen que se eyacule el semen. Las tres partes del pene son la raíz (*radix*) que sujeta el bulbo del pene al cuerpo (y obtiene el apoyo añadido del ligamento suspensorio); el cuerpo (tronco o tallo), que contiene tejido eréctil, y el epitelio, que consiste en la piel que se desliza libremente del tallo y del prepucio que cubre el glande, es decir, el extremo redondeado que rodea el orificio uretral externo (a menudo el prepucio se elimina mediante un procedimiento quirúrgico llamado circuncisión). El cuerpo del pene tiene tres columnas esponjosas de tejido eréctil que consisten en una red de vasos sanguíneos: dos cuerpos cavernosos, el uno al lado del otro, en la cara dorsal situados sobre el cuerpo esponjoso (que también contiene la uretra). Cuando el sistema nervioso autónomo (involuntario) está excitado sexualmente, estimula la vasodilatación de las arterias que suministran sangre a estas cámaras, lo que les permite llenarse de sangre y por ello el pene se alarga y se endurece. La erección contrae las venas del pene, que inhibe el flujo sanguíneo hacia fuera y mantiene un tamaño eréctil relativamente constante. La erección permite el coito y algunas actividades sexuales pero no es necesaria para todas.

EL SISTEMA REPRODUCTOR FEMENINO

Aunque la función principal de los sistemas reproductores masculino y femenino es la producción de las hormonas sexuales y los gametos, el femenino tiene una segunda función primordial: sustentar el feto que está desarrollándose y nutrir al bebé recién nacido. Esta función se desempeña gracias a una anatomía reproductiva femenina distinta. Las partes principales del sistema reproductor femenino son el útero, los ovarios, la vagina y la vulva (aunque los pechos están relacionados con el sistema reproductor —desde la excitación sexual hasta la generación de hormonas para el mantenimiento de un recién nacido—, técnicamente no forman parte de él).

La creatividad humana fundamental: el sistema reproductor

Las gónadas femeninas adultas —los dos ovarios— normalmente liberan un óvulo al mes. Los ovarios son un par de órganos pequeños (aproximadamente del tamaño y la forma de una almendra grande) situados a lo largo de las paredes del útero y sujetos por un cordón fibroso llamado ligamento ovárico. Cada extremo de los ovarios tiene una estructura distinta: en la extremidad tubaria encontramos la trompa de Falopio; en la extremidad uterina, el ligamento ovárico. La producción de óvulos ocurre dentro de los folículos ováricos, que son la base elemental de la biología reproductiva femenina. Al nacer, los ovarios contienen cientos de miles de óvulos inmaduros que se encuentran en bandas circulares llamadas folículos primordiales. Cada folículo rodea y sustenta un solo oocito (óvulo inmaduro). Tras la pubertad, el aumento periódico de los niveles de hormonas hace que estas células se desarrollen sucesivamente en células folículas primarias, secundarias y terciarias a lo largo de entre diez y catorce días, hasta convertirse en óvulos totalmente desarrollados. Alrededor del día catorceavo de este ciclo, se libera un óvulo maduro (raramente más) que llega a la superficie del ovario, donde minúsculas fimbrias (proyecciones en forma de dedo) lo recogen suavemente y lo deslizan

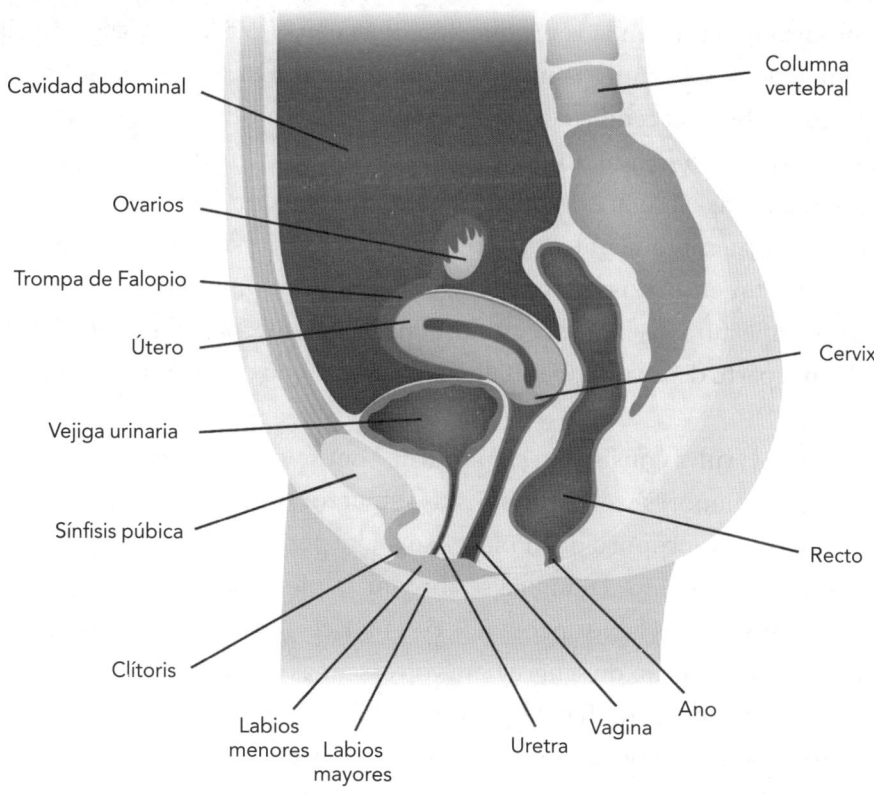

Figura 16.2. El sistema reproductor femenino

hasta la trompa de falopio para transportarlo mediante el movimiento de los cilios por la cubierta interna de la trompa hasta el útero para su posible fertilización con esperma. Si se deja sin fertilizar, el óvulo se desintegra y es expulsado durante la menstruación. Si se fertiliza, el nuevo cigoto experimenta rápidas divisiones celulares antes de quedar implantado en la cubierta uterina durante aproximadamente nueve meses de gestación.

El útero (del latín *uteri*, 'matriz') es un pequeño órgano reproductor muscular en forma de pera sensible a las hormonas localizado entre la vejiga y el recto. Se sostiene en su lugar gracias a la vejiga, el recto y tres ligamentos suspensorios (uterosacro, redondo y cardinal). Su extremo cervical inferior dilatador se adentra durante un recorrido corto en la vagina mientras que su extremo superior redondeado se abre a las trompas de Falopio. Las paredes uterinas consisten en una cubierta interna de endometrio y un miometrio muscular capaces de expandirse en gran medida, tanto que el útero es el órgano del cuerpo que más se dilata. En el ciclo uterino que comienza con la menstruación, la cubierta endometrial se deteriora gradualmente antes de desprenderse y pasar a la vagina, donde la peristalsis y la presión intravaginal (no la propia relación con la gravedad) expulsan del cuerpo el flujo menstrual.

El conducto muscular de la vagina (del latín *vaginae*, literalmente 'vaina', sin duda un concepto masculino), que se extiende desde la cérvix hasta su orificio en la vulva, juega un papel muy importante tanto en la reproducción como en el placer sexuales. Recibe el pene durante la cópula, lo que permite la inseminación natural. Durante el parto se convierte en la ruta por la que el bebé accede a la vida independiente (la otra ruta es el vientre vía cesárea). También sirve como conducto para eliminar el flujo menstrual. Las paredes elásticas de la vagina tienen fibras circulares y longitudinales que pueden contraerse voluntariamente. Está cubierta de una membrana mucosa y contiene bacterias residentes que metabolizan para ayudar a mantener un entorno con un pH ligeramente ácido, lo que inhibe el crecimiento de patógenos. La apertura vaginal está cubierta parcialmente por el himen, una membrana elástica que forma parte de la vulva (genitales externos) y que desaparece en gran medida tras dar a luz.

La totalidad de la vulva consiste en el monte de Venus, los labios mayores, las glándulas de Bartolino, los labios menores y el clítoris. Estas estructuras protegen a los órganos genitales internos de la infección, proporcionan placer sexual y permiten que el esperma entre en el sistema reproductor femenino. La vagina se abre inicialmente al vestíbulo, que está rodeado por los labios menores, unos labios pequeños con un rico suministro de arterias que durante la excitación sexual se hinchan de sangre para volverse más sensibles al tacto. En ellos encontramos también las glándulas de Bartolino, que segregan mucosidad para lubricar la vagina. La uretra se abre al vestíbulo próximo al orificio vaginal y el clítoris —derivado de los mismos elementos embriónicos que el pene— se proyecta en el vestíbulo. El clítoris es el tejido femenino más sensible sexualmente y la ubicación anatómica principal del placer sexual femenino humano cuando sus tejidos eréctiles internos se llenan de sangre y adquieren así sensibilidad y el potencial para el orgasmo. Los labios mayores, que son comparables al escroto masculino porque contienen sudor y glándulas sebáceas, producen secreciones lubricantes que reducen la fricción durante el coito (la lubricación viene de los conductos glandulares vestibulares mayores que desembocan en el vestíbulo). La protuberancia redondeada del monte de Venus define la región exterior de la vulva. Es tejido graso que cubre el hueso púbico y segrega feromonas que participan en la atracción sexual.

LA FERTILIZACIÓN Y EL DESARROLLO HUMANOS

El desarrollo humano se inicia con la fusión de la célula espermática con un óvulo en el proceso biológico de la fertilización (también denominado concepción). Con más de doscientos millones de espermatozoides de media en cada eyaculación, podría parecer que hay altas probabilidades de concepción dado que para fertilizar un óvulo solo se requiere un espermatozoide. Sin embargo, solo alrededor de diez mil espermatozoides llegan al útero y menos de cien alcanzarán el óvulo. Dependiendo de la cantidad y la motilidad del esperma, es posible que los espermatozoides no lleguen nunca al óvulo. Al principio de la eyaculación, el esperma experimenta la capacitación (un proceso bioquímico que incrementa la motilidad y desestabiliza la cabeza del espermatozoide para permitirle unirse más fácilmente al óvulo) en la vagina y el útero, donde las secreciones uterinas ayudan a este cambio. Una vez que los espermatozoides llegan al óvulo pueden fundirse con su membrana de plasma con relativa facilidad; aquí la dificultad para la fertilización consiste en penetrar la cáscara relativamente dura del óvulo. Pero cuando se acerca a la capa de glicoproteína que rodea al óvulo (la zona pelúcida), el espermatozoide capacitado tiene una reacción del acrosoma que le ayuda a unirse al óvulo, tras lo cual se produce una reacción cortical para impedir la fertilización de más de un espermatozoide. A los cinco días de la fertilización aproximadamente, el nuevo cigoto experimenta rápidas divisiones celulares en las que se convierte en un blastocisto, en el que se diferencian capas celulares internas y externas que más tarde se desarrollarán formando un embrión.

Durante la gestación, el embrión humano se desarrolla dentro de la misma cubierta uterina endometrial que de otro modo se desecha durante la menstruación. Pero la implantación viable del óvulo fertilizado requiere un entorno favorable en la cubierta endometrial. El blastocisto mismo segrega una hormona llamada gonadotropina coriónica. Cuando las células de la glándula uterina dentro del endometrio se descomponen, esta hormona ayuda a mantener la cubierta endometrial funcional para el proceso de formación del embrión. Una vez implantado el blastocisto, su tejidos celulares internos se dividen en tres capas (el ectodermo, el mesodermo y el endodermo) que se desarrollan en tejidos y órganos específicos en el nuevo organismo humano completo. Las capas externas del blastocisto se convierten en el trofoblasto, que se transforma en la placenta; de este modo, el feto que está desarrollándose se conecta con la pared uterina y recibe los nutrientes de su madre y se llevan a cabo las funciones circulatorias durante la gestación.

El desarrollo humano prenatal dura alrededor de nueve meses. En el capítulo veinticinco estudiaremos varias afecciones del embarazo que pueden producirse en cada trimestre y nos plantearemos cómo tener el embarazo, el parto y el bebé más saludables.

PATOLOGÍAS REPRODUCTIVAS COMUNES

Impotencia: llamada también disfunción eréctil, la impotencia es una disfunción sexual masculina común en la que el hombre tiene dificultades para alcanzar o mantener una erección. La erección normalmente surge de la excitación sexual cuando las señales nerviosas viajan desde el cerebro hasta el pene. La enfermedad cardiovascular, la diabetes, los problemas neurológicos, el exceso de alcohol, las drogas y la llamada ansiedad por el rendimiento son las causas habituales.

Dismenorrea: un periodo doloroso que interfiere en las actividades diarias es llamado dismenorrea, una afección que se manifiesta como diversos tipos de dolor en la parte inferior del abdomen de la mujer durante la menstruación. La causa más común (70 %) es la endometriosis (cabe señalar que la mayoría de las mujeres con dismenorrea no tienen endometriosis), mientras que los quistes ováricos, la adenomiosis y la congestión pélvica son causas secundarias.

Cánceres del sistema reproductor: varias formas de cáncer se manifiestan en el sistema reproductor: cervical, ovárico, peniano, prostático, testicular y uterino (técnicamente el cáncer de mama no es un cáncer del sistema reproductor).

DESARROLLAR UN SISTEMA REPRODUCTOR SALUDABLE

Hay varias prácticas que se pueden realizar para desarrollar un sistema reproductor saludable, con algunas diferencias entre los hombres y las mujeres. A ambos sexos les beneficiará realizar prácticas sexuales seguras que impidan el contagio de enfermedades de transmisión sexual. Ambos pueden verse favorecidos por los efectos positivos de los orgasmos habituales en la circulación y el sistema neurológico. Las mujeres pueden elegir sabiamente el método anticonceptivo, prestar atención a los cambios de energía y emoción que coincidan con su ciclo menstrual y mantener una práctica de yoga consecuente. Además, pueden evitar las infecciones en el tracto urinario y el cáncer cervical con una higiene urinaria saludable, y los hombres pueden contribuir a esto lavándose antes de mantener relaciones sexuales. Las mujeres pueden impedir infecciones causadas por hongos con una buena higiene que incluya limpiarse de delante hacia atrás al usar el baño. Los hombres pueden hacerse exámenes de próstata y también tratar sus problemas de erección con un médico u otro asesor sanitario. Los hombres pueden cuidar los testículos llevando ropa interior suelta (o no llevando ropa interior) y evitando los baños prolongados de agua caliente. Los problemas de salud reproductiva específicos y las prácticas curativas relacionadas con ellos para hombres y mujeres se expondrán en el capítulo veinticinco.

Tercera parte

AYUDAR A OTROS A SANAR CON EL YOGA

Idealmente, las prácticas de la yogaterapia deberían fundamentarse en una mezcla de la sabiduría basada en la experiencia de la Antigüedad hasta nuestros días y de los conocimientos empíricos actuales sobre lo que cura y no hace daño. Comenzando por esta premisa general, podemos desenvolvernos mejor por el mar inmenso y cambiante de los conceptos, los métodos y las técnicas del mundo de la yogaterapia. Aquí trataré en primer lugar de aclarar el concepto mismo de yogaterapia, diferenciándolo de la enseñanza de yoga y estableciendo un ámbito coherente e inclusivo, aunque delimitado, de la práctica de la yogaterapia. Cuando tengamos más clara nuestra identidad como yogaterapeutas, seremos más capaces de desarrollar relaciones saludables con los clientes, los profesores de yoga y otros de las artes y ciencias curativas. El capítulo diecisiete trata de ofrecer esa claridad.

Una vez que conocemos con mayor claridad nuestra identidad y el alcance específico de la práctica, podemos desempeñar la función de yogaterapeuta con una base y una motivación más íntegras. El centro de nuestra práctica está en el corazón, en cómo le hacemos sitio a un cliente en el corazón para favorecer la resonancia curativa. Esto comienza por la cualidad de la comunicación y de la interacción general con los clientes, temas que trataremos en detalle en el capítulo dieciocho.

En el capítulo diecinueve nos sumergimos en los matices de la evaluación de las enfermedades de los clientes y la planificación de una práctica para proporcionar servicios de yoga terapéutico. La premisa general que subyace en este debate es que la evaluación con conocimiento de causa es una parte fundamental del proceso terapéutico, especialmente porque es la base de un plan de acción. Al crear y alimentar relaciones con clientes individuales estamos conectando el *karma yoga* con el *kriya yoga*. El proceso se desarrolla sobre la resonancia curativa que establecemos en un principio en las interacciones con el cliente y continúa con la evaluación más exhaustiva de sus intenciones y sus afecciones. Esto nos lleva a crear un plan de nuestra práctica, un documento vivo abierto a la modificación en cada respiración compartida a lo largo de la senda curativa.

17
La integridad en la yogaterapia: Profesores, sanadores y terapeutas

He llegado a ser un científico reconocido, sé el poder que tiene la ciencia para responder muchas preguntas y no conozco nada mejor que el enfoque científico para responder un gran número de ellas.

DEAN ORNISH

En los últimos años, la Asociación de Terapeutas de Yoga (IAYT por sus siglas en inglés) ha tratado de clarificar la naturaleza de la yogaterapia y de diferenciar el trabajo del terapeuta de yoga del que realiza un profesor de esta disciplina. Un gran número de profesores de yoga que llevan muchos años o décadas ofreciendo lo que ellos llaman yogaterapia se opone a la distinción, asegurando que el yoga es inherentemente terapéutico y que cualquier esfuerzo por diferenciar el yoga y la terapia disminuye el verdadero servicio de la enseñanza de esta disciplina. Además hay una preocupación creciente acerca de algunos que se llaman a sí mismos terapeutas de yoga que visten batas de laboratorio; llevan estetoscopios, goniómetros, espirómetros y otros dispositivos médicos, y deambulan por los pasillos de los hospitales y las instituciones médicas aparentando ser médicos profesionales, lo que al parecer genera confusión sobre las funciones y el alcance de su práctica. En 2016, la Alianza de Yoga, establecida en los Estados Unidos, el principal registro de escuelas y profesores de yoga, prohibió la utilización del término *yogaterapia* en cualquiera de sus materiales descriptivos y comunicaciones en los que se mencione también a la Alianza de Yoga. Trataré de desenmarañar algunas de estas cuestiones con la intención de presentar una definición más clara del trabajo de los profesores de yoga cuya labor tiene una relación específica con el yoga terapéutico y la curación.

Yogaterapia

En el entorno abierto de las diversas ideas y las prácticas existentes y emergentes, hay un consenso creciente sobre el hecho de que la base de un sanador o terapeuta de yoga consiste principalmente, y ante todo, en seguir una práctica de yoga personal, y en segundo lugar, aunque de una importancia vital, en ser profesor de yoga, ya se trate de enseñar clases individuales, en grupo o ambas. Al convertirse en sanador o terapeuta de yoga, uno consolida esta base practicando y enseñando yoga para desarrollar un conocimiento y un conjunto de aptitudes más profundos y refinados con los que trabajar significativamente con diversos estudiantes y clientes cuyas necesidades en materia de salud indican el valor de unas prácticas de yoga más intensivas y adaptativas para curar o sanar. La yogaterapia no es una profesión establecida en términos de estándares legales de entrenamiento, competencia y licencia, aun así la IAYT ha promulgado un conjunto de normas educativas para la formación y certificación de terapeutas de yoga. Asimismo, ha establecido un comité de certificación al que se ha encargado desarrollar los criterios, las políticas y las prácticas para expedir la certificación de terapeuta de yoga de IAYT, aunque en este momento la Alianza misma no tiene el rango de entidad acreditadora autorizada legalmente.

Los efectos autocurativos de la práctica del yoga juegan un papel fundamental a la hora de convertirnos en profesor o en terapeuta de yoga. Con la práctica aprendemos gradualmente sobre nosotros mismos y desarrollamos un mayor sentido de la integridad y la integración en nuestras vidas. Llegamos a conocer los hábitos de nuestro cuerpo-mente y a saber vivir con un mayor equilibrio y armonía en nosotros mismos y en nuestras relaciones. Explorando las diversas técnicas de asana, pranayama y meditación, desarrollamos la destreza en la acción y aprendemos cómo aplicar mejor las energías que estamos cultivando a nuestros diversos objetivos vitales, dentro y fuera de la esterilla de yoga. Cuando aprendemos a escuchar a nuestro interior para recibir orientación, llegamos a apreciar cualidades más profundas de conciencia propia, y desarrollamos capacidades superiores de autotransformación al seguir a nuestro maestro interior de una manera congruente con nuestras afecciones y con los propósitos relacionados con estas.

Al enseñar yoga, uno es a la vez educador y orientador, al trabajar con los estudiantes para capacitarlos como practicantes independientes. Las aptitudes y los conocimientos adquiridos en nuestra práctica personal de yoga son el punto de partida esencial para compartir la práctica con otros. Para hacerlo con el mayor conocimiento de causa, y obtener así la capacitación básica en materia de enseñanza, los estudiantes de yoga interesados en la senda docente estudian primero todo lo que se proponen enseñar y desarrollan una comprensión más profunda de esos conocimientos.

Si nuestra intención es enseñar asanas, lo ideal sería que primero aprendiéramos sus formas básicas, alineamientos, principios, acciones energéticas, riesgos, contraindicaciones, modificaciones, adaptaciones, uso de ayudas, relaciones biomecánicas y energéticas con otras asanas, secuencias y varias formas de enseñarlas a los demás. Estos métodos de enseñanza incluyen cualidades específicas de demostración, instrucciones verbales y orientación táctil, todo basado en una comprensión profunda de la filosofía del yoga, la teoría del aprendizaje, la anatomía funcional, la biomecánica y la kinesiología. Si enseñamos pranayama, lo ideal sería que aprendiéramos cada técnica y la practicáramos extensamente antes de compartirla con los demás; de ese modo la enseñamos basándonos en la experiencia personal y en un conocimiento creciente de la anatomía y la fisiología del proceso respiratorio básico, su modificación en las diferentes prácticas de pranayama y las variaciones en la técnica para ajustarse a las necesidades especiales así como a las contraindicaciones. Si enseñamos meditación, del mismo modo, uno ha de tener suficiente práctica en una técnica antes de compartirla con los demás y estar particularmente sensibilizado a los efectos emocionales y mentales de una práctica que puede causar tanto desequilibrio como el que puede aliviar.

En todo esto, el espíritu del arte y la ciencia de la enseñanza está en el corazón, en las cualidades comprensivas, afables y consideradas de interacción que más animan a los estudiantes a sentirse seguros y abiertos para explorar su interior y transformarse más profundamente. Sin embargo, además de enseñar desde el corazón, el profesor debe conocer lo mejor posible las circunstancias objetivas de cada uno de ellos y cómo podrían influir sobre esas circunstancias las diferentes prácticas. El profesor de yoga es siempre un estudiante de yoga, siempre está aprendiendo y creciendo, y en cada uno de sus alumnos encuentra un nuevo maestro.

Al practicar como terapeuta de yoga, se aprovechan estas áreas de conocimiento y aptitud como profesor de yoga, entre ellas las prácticas personales que está realizando que le ayudan a cultivar continuamente los atributos básicos de empatía, apertura y receptividad. Estas son cualidades fundamentales para ofrecer el yoga como una práctica claramente curativa, del mismo modo en que son cualidades fundamentales para enseñar el yoga en general. Cuando la relación maestro-estudiante pasa a la esfera de la curación intencional, el profesor de yoga entra en un terreno resbaladizo que lleva a la interacción con el estudiante de una manera más decididamente terapéutica. Aquí los límites se vuelven un tanto difusos. Si un estudiante de yoga llega a clase quejándose de dolor en la zona lumbar, el profesor podría sugerir modificaciones a las asanas que causen la reducción o la eliminación del dolor. Esta modificación y beneficio surge del profesor que enseña yoga con una buena base de conocimientos, desempeñando su función de proporcionar educación sobre los métodos y técnicas de yoga, incluidas las modificaciones específicas para apoyar las necesidades especiales del estudiante en la práctica. En otras palabras, el profesor de yoga está enseñando yoga, no ofreciendo terapia de yoga, una perspectiva ampliamente compartida entre las autoridades de la IAYT para ayudar a aportar luz y claridad a esta distinción.[1]

Anteriormente examinamos el concepto que aparece en las enseñanzas del yoga desde las más antiguas hasta las modernas: que el yoga es una herramienta de autotransformación dirigida a las causas fundamentales del sufrimiento. Seguramente donde mejor se expresa esta idea es en el *Bhagavad Gita*, los *Yoga Sutras de Patanjali* y el *Hatha Yoga Pradipika*. Estos textos nos ofrecen varias herramientas terapéuticas que van desde las prácticas morales y éticas hasta métodos muy específicos de autodepuración y fortalecimiento que emplean asanas, pranayama, meditación y otras técnicas. Tradicionalmente, el yoga de estos textos se enseñaba de uno en uno durante muchos años de gurú a discípulo de tal manera que el gurú adquiría una comprensión profunda del estado del discípulo; todas las afecciones que causaban desequilibrio eran tratadas como parte de una práctica guiada atentamente. De acuerdo con esto, muchos profesores de yoga consideran que el núcleo del yoga es el *yogachikitsa*, la «yogaterapia», viéndolo como un aspecto inherente y esencial del yoga en general.[2] Esta perspectiva la expresan claramente muchos profesionales del yoga (en todos los números de las publicaciones *Yoga Therapy Today* y *Journal of the International Association de Yoga Therapist* encontrarás infinidad de ejemplos); lo que no queda tan claro es cómo diferenciar y distinguir las funciones de profesor de yoga y terapeuta de yoga.

Aunque es posible que esta ambigüedad no se disipe nunca por completo, podemos aclarar más la distinción en términos prácticos identificando los objetivos de la curación con el yoga. Esta aclaración es importante, no solo porque da directrices y parámetros claros a los profesores y estudiantes con respecto a la yogaterapia, sino porque también permite conocer con mayor claridad la labor de los profesores de yoga, realizada en conjunción con prácticas de salud complementarias e integradoras, a quienes se encuentran fuera de la comunidad del yoga (médicos, enfermeras, psicólogos, terapeutas físicos, terapeutas respiratorios, acupunturistas, quiroprácticos, naturópatas, etc).

Desde la sentencia del Tribunal Superior de los Estados Unidos en el caso *Dent v. West Virginia* (1889), es crucial también entender que los estados tienen la autoridad de definir y regular la práctica médica; practicar cualquier cosa que se defina en un estatuto como medicina sin la licencia requerida es un delito grave. El estado de Míchigan ofrece un ejemplo representativo de práctica médica con licencia, que define como «el diagnóstico, tratamiento, prevención, cura o alivio de enfermedad, patología, defecto, trastorno u otras condiciones físicas o mentales, por medio de atención, consejo, procedimiento, test de diagnóstico u otros elementos que se ofrecen, emprenden, intentan o se tiene la intención de llevar a cabo». El reto de incluir la resolución *Dent* en una «medicina» definida en términos alopáticos ha fallado sistemáticamente, incluyendo el caso Smith v. People, referente a la imposición de manos y, más recientemente, People v. Amber (1973), sobre acupuntura; Stetina v. State (1987), sobre iridología, y State v. Hinze (1989), sobre homeopatía.

Tal y como M. H. Cohen y H. Nelson señalan con respecto a los practicantes de medicina alternativa en general, las opciones para la licencia son limitadas en el caso *Dent*.[3] Profesionales de la salud con licencia como dentistas, enfermeros y técnicos en radiología, así como

La integridad en la yogaterapia: profesores, sanadores y terapeutas

profesionales con licencia de la medicina alternativa, han «limitado» las licencias, que definen un marco de práctica estrecho. Legalmente, los dentistas no pueden tratar huesos fracturados, los fisioterapeutas trasplantar corazones y los acupunturistas realizar una operación de cerebro. Sin embargo, a pesar de no poseer una licencia para practicar la medicina como se define en las leyes, en algunos estados es posible ofrecer determinados servicios. Al carecer de licencia (ten en cuenta que para cuando se escribió este libro la yogaterapia no contaba con ella en ningún estado), debe tenerse precaución para no cruzar, en el marco del yoga como terapia, los límites de la práctica médica.

Como muchos líderes y practicantes de los círculos de yogaterapia desean alcanzar la credibilidad y legitimidad necesarias para ser aceptados en el mundo de la salud complementaria e integrativa, se esfuerzan por establecer la yogaterapia como profesión reconocida, empezando por una declaración clara de las normas de formación y competencia. Sin embargo, este mismo debate (sobre prácticas definidas y distinciones claras entre profesores de yoga, terapeutas de yoga y profesionales médicos autorizados) perturba a quienes desean ejercer plena libertad para ofrecer diagnósticos y tratamientos basados en compartir las prácticas más profundas del yoga de una manera intuitiva o apropiada en cualquier otro sentido. Como señala Daniel Seitz, «es probable que los esfuerzos por formalizar una profesión causen aprensión e incluso conflicto entre el practicante y las comunidades educativas».[4]

Desde luego, en la medida en que los terapeutas de yoga deseen intercambiar pacientes con médicos autorizados y profesionales de la salud mental y participar más plenamente en prácticas de salud integradora, será importante para ellos avanzar en la definición de las normas de formación y competencia, adquiriendo acreditación para las escuelas de yogaterapia, y progresar hacia la creación de alguna forma de licenciatura. Incluso el primer paso para definir unas normas claras de educación y competencia crea polémica dentro de la comunidad del yoga, mucho más los siguientes pasos de acreditar escuelas y proporcionar una supervisión reguladora. Si el mantra principal en el yoga es practicar libremente siguiendo la propia intuición y manera de entender el yoga, sería posible forjar una categoría algo más legítima empleando métodos más suaves de eficacia como la terapia basada en resultados, como señala Scott Laurence.[5] Aunque no es probable que este criterio encuentre aceptación entre las instituciones involucradas en la salud complementaria e integrativa, podría dar consuelo a aquellos que, en palabras de Forbes y otros, «eligen consolidar su identidad como practicantes o educadores "rebeldes"».[6]

Al debatir sobre los asuntos de la formación en yoga y el tratamiento de salud mental, Forbes y otros ofrecen una importante distinción entre psicoterapeutas que incorporan el yoga en su trabajo y profesionales del yoga que trabajan con problemas de salud mental.[7] Resaltan que el no profesional del yoga que incorpora esta disciplina en su trabajo requiere un nivel de entrenamiento y experiencia en yoga de quinientas horas más una formación adicional en yogaterapia. Mientras tanto, en la medida en que uno acepta los conceptos tradicionales de yoga de *samskara*, *klesha* y *avidya* como trastornos frecuentes de toda la humanidad, todos los terapeutas de yoga (y por ende los profesores de yoga) están trabajando con problemas de salud mental: los suyos propios y los de sus estudiantes o clientes. Sin embargo, una comprensión y una práctica profunda de la filosofía y la fisiología del yoga no es suficiente preparación para trabajar con la gama habitual de trastornos mentales que se tratan en las relaciones psicoterapéuticas. Más bien, si un profesional de yoga desea trabajar con integridad en un tratamiento de salud mental, debería completar la formación clínica y la supervisión requeridas para hacerlo con competencia y respeto a la legalidad, ciñéndose así a la línea jurídica que define a un psicólogo clínico de manera diferenciada y legal. Podemos aplicar razonablemente este criterio como principio general en las relaciones entre el yoga y las profesiones médicas.

Yendo más allá de la enseñanza del yoga como práctica holística para cultivar la salud y el bienestar, empezamos a abordar las líneas definidas legal y éticamente de los alcances profesionales de la práctica. Si deseamos cruzar la línea del profesor de yoga para pasar con integridad a cualquier área de práctica profesional sanitaria definida legalmente, debemos cumplir los requerimientos para ofrecer legítimamente esa práctica. En otras palabras, si quieres practicar terapia física, enfermería o cardiología como profesional del yoga, primero completa la formación requerida para desarrollar el conocimiento y las aptitudes consiguientes, obtén la licenciatura correspondiente, consigue una certificación para trabajar como terapeuta físico, enfermero o cardiólogo y añade a todo esto la formación en yoga para aprender a complementar tus servicios sanitarios profesionales autorizados con técnicas de yoga.

Dadas estas importantes distinciones, ¿cómo podría definirse la yogaterapia? El IAYT la define como «el proceso de facultar a los individuos para que avancen hacia el logro de una mejor salud y bienestar mediante la aplicación de enseñanzas y prácticas del yoga».[8] Teniendo en cuenta esta amplia definición en el contexto de la salud complementaria e integradora, podemos formular una serie de objetivos que sirvan de base al alcance de la práctica de la yogaterapia. Cada uno de estos objetivos depende de prácticas de yoga complementarias que incrementan la autoconciencia del cliente y hacen que se comprometa de por vida a cuidar de sí mismo (esto incluye también las enfermedades específicas diagnosticadas por un profesional de la salud y las intenciones del estudiante o cliente).

Muchos estudiantes eligen principal o exclusivamente enfoques alternativos para la curación y la sanación, entre ellos sistemas integrales como el ayurveda, la homeopatía y la naturopatía. Como expliqué en la primera parte, el ayurveda y el yoga están estrechamente relacionados: algunos consideran que son inseparables. Dada la cercanía entre ambos, los terapeutas de yoga encontrarán muchos clientes que son pacientes de practicantes de ayurveda. Si un terapeuta de yoga desea ofrecer servicios terapéuticos a un cliente que está recibiendo atención ayurvédica, necesitará, como mínimo, estar familiarizado con la terminología del ayurveda y tener una base de conocimientos sobre sus principios y tratamientos, su eficacia basada en pruebas fehacientes, sus riesgos y sus contraindicaciones. Podemos aplicar este mismo principio a la interacción con otros sistemas alternativos de asistencia. En estas interacciones entre los tratamientos convencional y alternativo, lo ideal es que el terapeuta de yoga se centre en los objetivos básicos de esta terapia mientras trabaja dentro del ámbito de la práctica que identifica y distingue más claramente el terreno de la yogaterapia.

LA YOGATERAPIA COMO PRÁCTICA CLARAMENTE DEFINIDA

Prácticamente todos los países del mundo emplean requisitos profesionales sanitarios como la licenciatura, la certificación y la acreditación de un nivel mínimo de formación para definir y controlar la calidad del personal sanitario que trabaja en su jurisdicción. Los profesionales de la salud específicos que deseen ofrecer un determinado tipo de servicio sanitario deben cumplir los requisitos que establece la ley. Estos requisitos varían según el país, y en muchos países difieren según el estado, la comunidad autónoma u otras jurisdicciones más pequeñas con autoridad para regular las profesiones sanitarias. Además de la capacitación y licenciatura necesarias, estas profesiones reciben una definición más específica a través de los alcances de la práctica que los individuos con una licencia u otra certificación están autorizados legalmente a desempeñar.

El ejemplo de especialista en atención respiratoria expuesto más adelante puede ayudarnos a distinguir los elementos para definir claramente el alcance de la práctica. Elijo este ejemplo en parte porque la respiración es esencial en todas las prácticas de yoga, y gran parte de nuestro trabajo trata sobre los patrones y las prácticas de respiración. He constatado que algunos terapeutas de yoga realizan evaluaciones respiratorias que, dependiendo de la naturaleza de la evaluación, pueden infringir el alcance de la práctica del especialista en cuidados respiratorios. Tras la introducción en la que se afirma el propósito de la ley sobre cuidados respiratorios («... proteger al público de la práctica no autorizada y sin cualificación de cuidados respiratorios...»), el campo se define y limita claramente.

En la medida en que uno desee ofrecer yoga en combinación con las prácticas de tratamiento de los profesionales médicos y con otros cuidadores alternativos, el profesional del yoga debe trabajar dentro de un alcance de práctica igualmente bien definido que oriente y a la vez delimite su trabajo. La alternativa es enseñar yoga y ofrecer técnicas de yogaterapia como uno desee, sin preocuparse de definiciones ni delimitaciones, lo que podría ser una forma estupenda de proceder siempre que estemos dispuestos a renunciar a la legitimidad que por lo general se requiere en el trabajo complementario e integrativo.

ESPECIALISTA AUTORIZADO EN ATENCIÓN RESPIRATORIA –ALCANCE DE LA PRÁCTICA– CÓDIGO DE EMPRESAS Y PROFESIONES DE CALIFORNIA[9]

La atención respiratoria como práctica es una profesión sanitaria bajo la supervisión de un director médico* que se encarga de la terapia, gestión, rehabilitación, evaluación de diagnóstico y cuidado de los pacientes con deficiencias y anomalías que afectan al sistema pulmonar y a aspectos relacionados de las funciones del sistema cardiopulmonar y otros sistemas, e incluye lo siguiente:

A. Servicios de neumología directos e indirectos que sean seguros, asépticos, preventivos y restaurativos para el paciente.
B. Servicios de atención respiratoria directos e indirectos que comprenden, entre otros, la administración de agentes farmacológicos, diagnósticos y terapéuticos relacionados con los procedimientos de atención respiratoria necesarios para aplicar un tratamiento, medicina preventiva, rehabilitación pulmonar o régimen de diagnóstico prescritos por un médico y cirujano.
C. Observación y supervisión de señales y síntomas, comportamiento general, respuesta física general al tratamiento y prueba de diagnóstico, además de:

   1. Determinación de si esas señales, síntomas, reacciones, comportamiento o respuesta general presentan características anormales.
   2. Aplicación basada en las anomalías observadas en los protocolos de informes pertinentes, derivación del paciente o cambios del régimen de tratamiento con arreglo a una prescripción de un médico y cirujano o del inicio de procedimientos de emergencia.

C. El diagnóstico y el uso terapéutico de algunos de los elementos siguientes, de acuerdo con la prescripción de un médico y cirujano: administración de gases médicos, con la excepción de la anestesia general, aerosoles; humidificación; sistemas de control ambiental y terapia baromédica; agentes farmacológicos relacionados con los procedimientos de atención respiratoria; asistencia ventilatoria mecánica o fisiológica; higiene broncopulmonar; reanimación cardiopulmonar; mantenimiento de las vías respiratorias naturales; inserción sin cortar tejidos y mantenimiento de vías respiratorias artificiales; técnicas de detección y diagnóstico requeridas para la aplicación de los protocolos de atención

---

* Un director médico es un médico y cirujano con conocimientos de neumología que es miembro del equipo médico activo de una instalación de asistencia sanitaria.

La integridad en la yogaterapia: profesores, sanadores y terapeutas

> respiratoria; recogida de muestras de sangre; recogida de muestras del aparato respiratorio; análisis de gases sanguíneos y secreciones respiratorias.
> D. La transcripción y aplicación de las órdenes verbales y escritas de un médico y cirujano especialistas en neumología.
>
> Nada de lo dispuesto en este capítulo deberá interpretarse en el sentido de que autoriza a un especialista en atención respiratoria a practicar la medicina, la cirujía o cualquier otra forma de curación salvo en los casos autorizados en este capítulo.

Como parte de su esfuerzo por establecer una profesión de yoga que vincule esta disciplina con la atención médica, la IAYT emitió un conjunto de consideraciones de referencia «como punto de partida para el debate» en el establecimiento de normas de la yogaterapia, entre ellas su alcance de práctica, que se indican a continuación:

- Las prácticas pueden incluir, aunque no se limitan a ello, asanas, pranayama, meditación, sonido y cánticos, rituales personales y oración.
- La enseñanza también puede incluir, entre otras cosas, estudio dirigido, debate y orientación sobre el estilo de vida.
- La yogaterapia puede tratar cualquiera de las dimensiones de la vida. En la tradición clásica, estas son las *panca kosha* o las cinco fundas del ser humano. En términos contemporáneos, podríamos identificarlas aproximadamente con las dimensiones anatómica, fisiológica, emocional, intelectual y espiritual.[10]

Este es un punto de partida excepcionalmente amplio que refleja las prácticas integrales del yoga y su objeto es aumentar al máximo el carácter inclusivo del incipiente movimiento de profesionalización de la yogaterapia. Merece la pena analizar cada uno de sus elementos:

- El comentario preliminar «pueden incluir, aunque no se limitan a ello» implica que la yogaterapia podría incluir cualquier práctica o tratamiento, lo que es excesivamente general para distinguir la yogaterapia de otros métodos.
- El término *sonido* es bastante amplio, y podría incluir música, cánticos o escuchar a la naturaleza. *Cánticos* se refiere a prácticas devocionales, que algunos consideran que son la esencia de la práctica yóguica (en las diversas tradiciones *bhakti*); sin embargo, a otros les incomoda su aire esotérico, a veces en conflicto con sus valores espirituales

(algunos estudiantes de yoga que son cristianos devotos consideran un sacrílego cantar los nombres de deidades hindúes). Aunque no hay evidencias de la eficacia de los cánticos en la curación, podrían resultar eficaces para promover una sensación de conexión e integridad.

- *Rituales personales*, que podría incluir cualquier actividad imaginable, es un concepto demasiado general para ser útil en la definición del alcance de la práctica; a pesar de ello, está ampliamente aceptado como elemento fundamental para desarrollar una relación segura, abierta y de confianza con los clientes y ofrecer técnicas como *bhavana* que podrían llevar a la resonancia curativa.
- *Panca kosha* tiene el significado de «en la tradición clásica», que, como vimos en el capítulo uno, no existe como tal excepto en la mente de quienes creen que hay una tradición clásica única, lo cual no es cierto. Más bien hay muchos modelos de yoga que trazan un mapa del ser humano de acuerdo con una manera determinada de entender la realidad y el yoga. Además, el modelo *panca kosha* no se ajusta fácilmente a las llamadas dimensiones anatómicas, fisiológicas, emocional, intelectual y espiritual. Por ejemplo, uno podría traducir los *koshas* como 'cuerpo', 'respiración', 'mente', 'sabiduría' y 'dicha', pero ninguno de estos términos resulta particularmente útil si estás intentando delimitar claramente el alcance de una práctica; más bien, las prácticas son aquellas técnicas que tienen un efecto en las llamadas dimensiones del ser (que no son dimensiones separadas sino lo que constituye la totalidad del ser humano).

Podemos replantear estos elementos para ofrecer una mayor claridad y especificidad al alcance de la práctica en la yogaterapia:

Determinando el alcance de la práctica de la yogaterapia: una definición operativa

- La asana, el pranayama y la meditación son las principales técnicas de yoga para los propósitos de apoyar la curación y la sanación, mientras que algunos métodos de yoga usan sonido, cánticos, rituales personales y oraciones para apoyar la sanación con estas técnicas.
- El yoga emplea estos métodos para ayudar a fomentar la salud y la curación de formas que afecten a los aspectos físicos, emocionales, mentales y espirituales de la vida.
- La aplicación específica de métodos y técnicas de yoga se basa en las evaluaciones y preferencias de los estudiantes, a través de una comunicación abierta.

Por último, es importante tener en cuenta problemas similares relacionados con la legitimidad del profesor de yoga. Durante cerca de veinte años, las mismas normas generales y minimalistas establecidas por la Alianza de Yoga han definido al profesor de yoga legítimo: doscientas horas de entrenamiento y estudio. Para obtener la credencial de profesor de yoga registrado con doscientas horas (RYT-200) de la Alianza de Yoga, una escuela de yoga registrada (RYS) en la Alianza de Yoga debe certificar al profesor. Cualquier profesor de yoga RYT-200 con tan solo dos años de experiencia en la enseñanza puede establecer una RYS. No hay supervisión de las escuelas de yoga, lo que permite a cada una de las más de dos mil que existen solo en los Estados Unidos certifiquen que los estudiantes han satisfecho el requerimiento de doscientas horas utilizando para ello el currículum y los métodos didácticos que deseen. No se exige ninguna verificación del aprendizaje o la capacidad, mucho menos un examen de certificación que pueda demostrar incluso las competencias más básicas. A consecuencia de esto hay miles de profesores de yoga registrados en la Alianza de Yoga y miles de formadores de profesores de yoga que ni siquiera tienen conocimientos de la anatomía humana básica o de técnicas didácticas eficaces, por eso instruyen a sus estudiantes en prácticas posturales en las que suele haber un riesgo significativo de lesiones musculoesqueléticas o neurológicas graves.[11]

A pesar de que se han hecho esfuerzos por dar unas normas más sólidas a la Alianza de Yoga, por aplicar un sistema de supervisión para asegurar que las escuelas de yoga están enseñando lo que aseguran enseñar y por disponer de alguna forma de evaluación estandarizada de la competencia de los profesores de yoga, la Alianza de Yoga, una organización privada con un comité de dirección que se autoperpetúa, se ha opuesto a tales esfuerzos. Como resultado, la realidad del mundo del yoga dista de ser esplendorosa, incluso en medio del *boom* actual, con aproximadamente veinte millones de norteamericanos extendiendo sus alfombrillas de yoga y más de cien mil profesores guiándolos. El número creciente de informes de lesiones entre los estudiantes plantea serias cuestiones acerca de los estándares de competencia y responsabilidad de los profesores y los formadores de profesores, especialmente cuando la diversa gama de centros de formación de profesores de yoga en los Estados Unidos genera miles de nuevos profesores cada año, y cada vez hay más de ellos que ofrecen clases en entornos como residencias de ancianos, escuelas y hospitales, con poblaciones que presentan un alto riesgo de lesiones.

Hoy en día, en los Estados Unidos, cualquiera está autorizado a enseñar yoga. Con la excepción de los pocos estados que exigen licencias, cualquiera puede nombrarse a sí mismo profesor de yoga, abrir un centro de yoga e incluso formar profesores, sin haber hecho ni una sola postura de yoga ni conocer nada sobre esta disciplina. Aunque la mayoría de los profesores de yoga ha completado al menos doscientas horas de formación, no se sabe si ni siquiera un profesor formado y certificado conoce la diferencia entre músculos y ligamentos, tipos de articulaciones o la relación energética y biomecánica entre diversas posturas. Con numerosos estilos de yoga y profesores que los enfocan con una única metodología y enseñan las mismas posturas con las mismas instrucciones para todo el mundo a pesar de la diversidad de edades, estados físicos y objetivos de los estudiantes, tenemos los ingredientes para una crisis de legitimidad del yoga que nos lleva a preguntarnos: ¿cuáles deberían ser las cualificaciones para enseñar yoga y para formar a estos profesores?

Quizá ahora, que hay millones de personas practicando yoga y cada vez más lesionados en las clases dirigidas por profesores con poca o nula formación, sea el momento de establecer la enseñanza como una auténtica profesión con competencias básicas especificadas, criterios de certificación y medidas para exigir responsabilidades que protejan al público y les otorguen a los profesores competentes la credibilidad que merecen. Además de esto, hay que definir claramente el listón para medir la competencia y la responsabilidad de los centros de formación de profesores y acogerse a los criterios considerados legítimos por el Departamento de Educación de Estados Unidos que podría garantizar a los estudiantes de los centros de yoga la misma ayuda económica, becas y préstamos que a los estudiantes de otras profesiones.

Dar buenas clases de yoga requiere años de práctica, estudio, formación y aprendizaje. En los primeros tiempos de esta disciplina (digamos alrededor del 1000 a. C.), la práctica consistía principalmente en controlar la mente y en experimentar la unidad con lo divino. Había una postura de yoga: sentado. Había también diversidad de técnicas de respiración y miles de rituales encaminados en última instancia a transportar al yogui a un estado de trascendencia. Tras miles de años de desarrollo, el yoga ha evolucionado: de consistir principalmente en prácticas meditativas y ascéticas relacionadas con la transcendencia, ha pasado a centrarse sobre todo en vivir de una manera saludable y consciente en el mundo moderno. Hasta el siglo XX no había nada en el mundo del yoga remotamente comparable con las complejas prácticas posturales que hoy en día se realizan rutinariamente en miles de centros de yoga, gimnasios, escuelas y oficinas. La mayoría de los practicantes occidentales se dedican a hacer perro bocarriba, perro bocabajo, la postura del árbol y la postura de la rueda, no a vivir en un *ashram*, sentados en la postura del loto, ni a cantar los nombres de las deidades hindúes, aunque una minoría considerable de estudiantes de Occidente está inmersa en las prácticas más esotéricas que muchos consideran la esencia del yoga.

Las formas predominantes en el yoga de nuestros días deberían inspirar las competencias básicas de los profesores actuales. Su enseñanza, como sucede con otras profesiones, requiere aptitudes y conocimientos expertos y especializados, comenzando por conocer el cuerpo humano en las prácticas posturales (la anatomía humana funcional, la biomecánica y la kinesiología de los movimientos y las posiciones). Otras áreas esenciales de competencia básica del profesor comprenden la secuenciación de las posturas, las modificaciones posturales y el uso de apoyos para ayudar a garantizar prácticas seguras, la ética y las técnicas del contacto físico, el conocimiento práctico de la filosofía del yoga, la orientación de las embarazadas y de otros estudiantes con enfermedades o lesiones especiales, las aptitudes de comunicación efectiva y la metodología para la demostración y para la enseñanza de diversas técnicas de respiración y de meditación.

Comenzando por ejemplos de las mejores prácticas que fundamentan el desarrollo de los criterios y los programas de formación de profesores, es importante establecer unos criterios mínimos mucho más solidos de competencia para ellos y para los centros de formación, un código de ética profesional, un examen de certificación profesional y requerimientos de formación continua y responsabilidad para profesores, formadores y cualquier cuerpo acreditador. La Alianza de Yoga nacional ha realizado algunas acciones en varias de estas áreas y podría aportar el liderazgo para pasar de los criterios mínimos de hoy en día a unos más sólidos, necesarios para asegurar profesores competentes y clases seguras. Fundada principalmente por cuotas anuales, la Alianza de Yoga podría redefinirse a sí misma como entidad encargada de la acreditación y trabajar con la Comisión Nacional de Agencias Certificadoras para establecer un proceso de credencialización para todos los profesores de yoga de los Estados Unidos; esto elevaría la enseñanza al estatus profesional que se merecen los profesores competentes y que deberían esperar todos los estudiantes de yoga.

Establecer la enseñanza del yoga como una profesión con credibilidad es una idea polémica en un mundo que es política y filosóficamente tan diverso como la población. Algunos se oponen a cualquier criterio o supervisión que pudiera afectar a lo que consideran una relación inviolable entre el profesor y el estudiante. Otros sostienen que el yoga es una disciplina demasiado amplia para definirla, mucho menos para tener criterios consistentes de competencia sobre la enseñanza. Podemos ir más allá de estas causas perdidas ideológicas y comprometernos a establecer un proceso de obtención de credenciales que respete los enfoques tradicionales al tiempo que acepte la realidad de la enseñanza de prácticas posturales del yoga, técnicas de pranayama y meditación en el siglo XXI. Aunque las políticas y los problemas son complejos (lo mismo que las diversas prácticas de yoga y las circunstancias más diversas aún de quienes las realizan), el vasto crecimiento e integración del yoga exige a todo aquel a quien le interese que respire profundamente, recoja su alfombrilla un momento y se comprometa a desarrollar una profesión viable del yoga. Esta profesión proporcionará en gran medida parte de los cimientos para el desarrollo ulterior de la yogaterapia y los terapeutas de yoga.

18

La comunicación y la interacción en la yogaterapia

El yoga es el arte y la ciencia de vivir.

INDRA DEVI

Los seres humanos poseemos poderes innatos de autocuración y autosanación. Incluso cuando nos fallan los poderes de autocuración, los de autosanación pueden mejorar nuestras vidas. En la medida en que estos sean fuertes, pueden apoyar a los poderes de autocuración y al de los tratamientos curativos. Aunque el yoga ofrece tratamientos curativos para muchas áreas de enfermedad y lesión, los primeros beneficios que aporta consisten en cultivar una sensación de bienestar general y de resonancia curativa. Este potencial terapéutico del yoga empieza en la propia práctica personal y en la relación entre el terapeuta de yoga y su cliente. Trabajando desde la integridad de esta relación, podemos conseguir una mejor participación de nuestros clientes y lograr que expresen sus necesidades y objetivos con respecto a la curación o sanación de lo que les aflige. Con un mejor conocimiento de sus enfermedades, que podemos ayudar a clarificar a través de evaluaciones (que también podríamos llamar *apreciaciones*) complementarias relacionadas con el yoga, seremos capaces de desarrollar planes de tratamiento de yogaterapia diferentes para cada uno de ellos. Aquí veremos atentamente los pasos necesarios para proporcionar yogaterapia, comenzando por la misma relación sanadora.

PRINCIPIOS RECTORES DE LA RELACIÓN SANADORA: *KRIYAS* Y *YAMAS*

Al enseñar yoga tanto en un contexto de uno a uno como en una clase de grupo, entramos en una relación pedagógica (y con suerte inspiradora) con los estudiantes. Los diversos métodos didácticos de los profesores, sus estilos personales de interacción con sus alumnos y la cualidad de su presencia energética dan forma a la naturaleza de estas relaciones. Algunos profesores de yoga enseñan de una manera que da por hecho que el estudiante debe aprenderlo todo de ellos, y les aportan instrucciones específicas que debe seguir (método directivo). Otros profesores comparten su conocimiento y sus ideas con los estudiantes mientras los animan a explorar otras formas que los faculten para aprender de su propia experiencia y a adaptar las prácticas para que tengan más sentido para ellos (método no directivo). Hay profesores que enseñan con amabilidad y comprensión en ambos enfoques; también los hay que apenas transmiten ni lo uno ni lo otro. Al cruzar el puente de la enseñanza del yoga a la yogaterapia, seguimos a Nichala Devi, que subraya el papel del profesor como facilitador y las cualidades de amabilidad y comprensión que ayudan a crear los cimientos de unas relaciones saludables en las que se estudian a fondo las prácticas adaptativas con el fin de apoyar los objetivos y aspiraciones del estudiante.[1] Para algunos esto crea una sensación de energía sanadora (asociaciones y sentimientos afirmativos que fomentan la confianza y la apertura) que es un elemento esencial del proceso de sanación.

En último término la yogaterapia es una forma de autosanación que conlleva claridad sobre las afecciones que padecemos, entre ellas los trastornos de apego emocional e inseguridad que pueden interferir en el desarrollo y el mantenimiento de una relación saludable con el estudiante y el cliente. Esto resalta la importancia de mantener la propia práctica personal de yoga, especialmente en prácticas que infunden estabilidad emocional y claridad mental como seres somáticos en proceso de despertar. El yoga de Patanjali señala dos sendas básicas para este desarrollo:[2] la senda puramente contemplativa del refinamiento mental llevada a cabo en la soledad, que es una forma de *jnana yoga*, y la senda más práctica de la acción, o *kriya yoga*, que aprecia cómo la complejidad del ser social comprometido presenta una serie de dificultades y oportunidades en su intento de alcanzar la plenitud o abrirse a ella y ofrece una senda más accesible. Con frecuencia miraremos a la senda de la soledad para hallar formas de profundizar en la comprensión y en la conciencia de nosotros mismos, aunque la senda principal sea la de las acciones conscientes dirigidas a germinar las semillas de esa comprensión y esa conciencia y a crecer a partir de ellas.

El yoga de la acción tiene tres bases esenciales, interrelacionadas y subyacentes (que también aparecen como *niyamas*):

Tapas: primero, debemos cuidarnos en la dimensión física de nuestras vidas, purificarnos eliminando todo lo que interfiere en el camino de nuestra salud y bienestar. Esto tiene que ver con *tapas*, cuya raíz, *tap*, es un término sánscrito que significa 'calidez' o 'calor'. Así, *tapas* implica el esfuerzo autodisciplinado de luchar con toda la intensidad (o 'fuego') que uno pueda reunir y mantener para quemar todo lo que lo ata a una manera de ser y de ver las cosas limitada, confusa o excesivamente complicada. Aquí utilizamos *tapas*, que algunos han llevado al extremo de la penitencia y la mortificación corporal,[3] como una herramienta de observancia especial y aprendizaje sagrado dirigida a aliviarnos deliberadamente de nuestros hábitos insanos para vivir más plenamente con comportamientos y circunstancias saludables. Al participar en la plenitud de nuestras prácticas personales, como las asanas, el pranayama y la meditación, y cuidar lo que llevamos a nuestro cuerpo-mente (la calidad de los alimentos, el aire, las ideas y las experiencias sociales), manifestamos una base vital de autosanación, y una mayor capacidad para apoyar a nuestros clientes en la suya. Con *tapas*, fortalecemos el vehículo con el que recorremos nuestra senda.

Svadhyaya: segundo, el yoga de la acción nos invita a una autorreflexión o estudio más profundos de uno mismo, o *svadhyaya*, un término con un significado subyacente más rico que el que normalmente expresa su interpretación generalizada de «autoestudio».[4] Las raíces de esta palabra son *sva*, que significa 'uno mismo', y *dhya*, que significa 'pensar', que es la raíz de *dhyana*, término que normalmente se traduce como 'meditar'. Lo que sugieren las dos raíces combinadas es reflexionar sobre el propio pensamiento. La dirección o intención de esta reflexión viene enriquecida por la incorporación de matices procedentes de los términos estrechamente relacionados *svad*, que significa 'saber bien, ser dulce o agradable'; *svadhita*, que significa 'bien estudiado, repetido, sólido o firme', y *svadha*, que significa 'la posición de uno, el poder inherente, el estado habitual, el lugar de uno u hogar'. Así, en la autorreflexión y el autoestudio nos abrimos a ver y entender más claramente nuestros patrones habituales de pensamiento y comportamiento y a descubrir la realidad de dónde estamos en cada aspecto de nuestras vidas. La cualidad dulce o agradable sugiere que estas prácticas que nos hacen conocernos mejor nos ayudan a avanzar hacia una autoaceptación más profunda, por lo que nos sentiremos mejor acerca de nosotros mismos y estaremos más en sintonía con el poder inherente de cuidarnos mejor. Al reconocer y apreciar los hábitos de nuestro cuerpo-mente, incrementamos nuestra capacidad de hacerles un sitio a los clientes en nuestro corazón para que ellos hagan lo mismo con nosotros. Con *Svadhyaya*, alcanzamos una mayor claridad.

Ishvara-pranidhana: el yoga de la acción también nos invita a *pranidhana*, de *prani*, que se traduce como 'asistir' o 'avanzar', y *dhana*, que significa con 'fijación' o 'esfuerzo'. Así, *pranidhana* consiste en el compromiso o dedicación de asistir o avanzar con atención y esfuerzo hacia... ¿qué?[5] Esto viene precedido en los *Yoga Sutras* por el término *ishvara*, que la mayoría de los comentadores, ofreciéndonos diversas interpretaciones (a menudo contradictorias) teístas, traducen como 'Dios'. Sin embargo, en esta adherencia a la filosofía samkhya, Patanjali nunca usa el término *Dios*, nunca se refiere a deidades, pero sí habla de *ishvaras* en plural. Esto sugiere que la senda que traza no consiste en la devoción a Dios ni en la dedicación a una fuente o fuerza externas; más bien, la fuente (de consciencia, *purusha*) se encuentra en nuestro interior y abundan las sugerencias de que reside en el corazón, el lugar de la rendición definitiva en autoaceptación. Esto evoca la sugerencia contemporánea del *Bhagavad Gita* de que una senda esencial del yoga se encuentra en el corazón (*bhakti yoga*), y que abrirnos al amor nos lleva a la tercera fuente de cimientos equilibrados de la senda sanadora del yoga. Cuando vivimos más conscientemente a través de la sabiduría del corazón, nos abrimos a tener una mayor capacidad de hacer sitio a los clientes en nuestro corazón y a mantenerlo como un *punya mandala*, un círculo sagrado en el que uno se siente seguro y apoyado para explorar y despertar cada aspecto de su ser, sin juicios personales. Con *ishvara-pranidhana*, vivimos más conscientemente en una vida de significado abundante.

Esta base equilibrada en el yoga de acción adquiere una expresión más práctica y específica a través de los *yamas*. La definición literal de *yama* es 'contener' o 'controlar', y se refiere al contenedor moral de nuestras acciones, lo que resalta nuestra integridad interrelacionada intrapersonal e interpersonal. Podemos reflexionar provechosamente sobre estos principios morales y éticos considerándolos fuentes que nos permiten conocer en mayor profundidad nuestras relaciones sanadoras, como sigue:

Ahimsa: significa literalmente 'no hacer daño', y se interpreta a menudo como «no violencia». Comienza por respetar el propio cuerpo-mente de uno y por extender este respeto a todos los demás seres del mundo. En el yoga, esta sabiduría se aplica directamente creando un espacio seguro para sentir, aprender y sanar. Sugiere tratar a los estudiantes con compasión y comprensión empática y ofrecerles cualidades de orientación que no causen daños físicos o emocionales. Como los profesores y los terapeutas de yoga trabajan con una amplia gama de vulnerabilidades del estudiante y el cliente, existe un riesgo mayor de lo habitual de causar daño involuntariamente y sin ser consciente de ello. Esto corrobora la importancia de unas aptitudes de comunicación bien desarrolladas, de trabajar dentro de un alcance claramente definido de práctica y de ofrecer solo aquellos tratamientos que uno entiende bien, teniendo en cuenta cómo afectan y son afectados por otros tratamientos que el estudiante o cliente esté recibiendo.

Satya: *satya* significa 'verdad', el principio de ser honesto con uno mismo y con los demás en cada aspecto de la vida. Ser veraz comienza por ser fiel a uno mismo, a los propios valores y sentido de la integridad. Cuando a través de la conciencia de uno mismo, la introspección y la autorreflexión discernimos tensión entre cómo nos sentimos o lo que pensamos sobre algo y lo que se espera de nosotros, podemos hacer una pausa fructífera para reflexionar más profundamente sobre la verdad de la situación. En lugar de sufrir la confusión de la disonancia cognitiva (el estrés emocional que surge entre las creencias o valores contradictorios o cuando nos enfrentamos a nueva información que entra en conflicto con nuestra manera de ver las cosas), los terapeutas pueden estar abiertos a reconocer tanto la sabiduría como las limitaciones de lo que saben.[6] Justo al otro lado de lo que sabemos está lo que no sabemos. Reconocer lo limitado de nuestro conocimiento puede ayudarnos a apreciar y respetar fácilmente el conocimiento de los estudiantes y de otros cuidadores. En estas relaciones, esto implica escuchar atentamente, aumentando así al máximo la comprensión, y expresar honestamente los límites de nuestro conocimiento. Al vivir y trabajar dentro de nuestra verdad, actuamos de forma más natural con integridad compartiendo todo lo que sabemos, y esto incluye encontrar maneras de expresar lo que podrían ser verdades dolorosas de la manera más honesta y sin hacer daño.

Asteya: la esencia de *asteya*, 'no robar', es liberarse a uno mismo del deseo de poseer algo que no ha ganado o pagado. Citando la codicia como uno de los siete pecados espirituales, Mahatma Gandhi resaltó que la riqueza sin trabajo es perjudicial. Algunos profesores de yoga extienden esto a sus clases y animan a sus estudiantes a «pagar sus deudas» en la esterilla de yoga antes de esperar los frutos de la práctica o incluso la ayuda considerada del profesor. Crear formas de que los estudiantes experimenten una sensación de abundancia en su práctica mientras honran lo que no está inmediatamente a su alcance es una manera de expresar este principio en la enseñanza, apreciando al mismo tiempo que hay frutos incluso más dulces a lo largo del camino. Pero algunas cosas no deberían tener precio, comenzando por la sensación de integridad y bienestar. No podemos tomar ni robar la integridad (aunque podemos perturbarla). Más bien, el potencial para la integridad es natural e innato. Sin embargo, cuando uno está cultivando el bienestar y la integridad en medio de una enfermedad o de una lesión, puede haber una fuerte tendencia a tomar todo lo que se pueda de cualquier fuente que nos prometa hacernos sentir mejor. Así, necesitamos ser conscientes de la tendencia de algunos estudiantes a tomar más de lo que se les ofrece, como tiempo, energía emocional y cualquier otro recurso que ofrezcamos. También necesitamos supervisarnos para advertir cualquier tendencia que podamos tener de tomar algo de nuestros estudiantes de una forma innecesaria, como por ejemplo su tiempo, su energía emocional y su dinero. Sobre esto último hay un valor inestimable en reflexionar sobre lo que ofreces y por qué lo ofreces, especialmente si no es útil o tiene una alternativa menos cara pero apropiada, incluidos tus servicios de yoga.

Brahmacharya: normalmente este *yama* recibe una interpretación flexible y totalmente ambigua como el «uso adecuado de la energía». Aunque Iyengar señala que la definición literal de *brahmacharya* significa «una vida de celibato, estudio religioso y moderación», a continuación añade que «sin experimentar el amor humano y la felicidad no es posible conocer el amor divino».[7] El concepto se origina en el *Bhagavad Gita*, que resalta que viviendo en la verdad de Brahma «un corazón de hombre [...] nunca va a volver a emocionarse con las cosas de los sentidos». El *Bhagavad Gita* también dice a continuación: «El yogui debería retirarse a un lugar solitario y vivir solo».[8] Pero aquí estamos, viviendo en un mundo social y en nuestros sentidos, entre ellos el sentido del deseo y la atracción sexual. Incluso si elegimos la renunciación, el poder del deseo puede destruir nuestros valores, como vemos con demasiada frecuencia entre los líderes espirituales que predican la abstinencia sexual mientras explotan sexualmente a aquellos sobre quienes tienen poder o influencia. La esencia de este *sutra* es honrarte a ti mismo y a los demás en las relaciones íntimas; esto incluye la intimidad inherente de las relaciones entre profesor y estudiante y terapeuta y cliente, como vimos anteriormente al hablar de la ética del yoga.

Aparigraha: *aparigraha* significa 'no ambicionar'. Esto suele interpretarse como no ser codicioso, o estar libre de deseo. Definido de forma afirmativa, se trata de vivir con generosidad de espíritu y de acción, dando sin esperar nada a cambio. Aplicado a las asanas y al pranayama, este principio puede ayudarnos a abordar nuestra práctica con una actitud paciente en la que la estabilidad y la comodidad son más importantes que lograr realizar una postura. Va mucho más lejos cuando se aplica a la yogaterapia. El principio de *aparigraha* invita a profundizar en la autoaceptación en la senda de la curación y la sanación. Como profesores y terapeutas de yoga, extendemos este valor a nuestros estudiantes y clientes aliviándolos de cualquier expectativa que puedan tener procedente de fuera de *punya mandala* (el círculo sagrado) de la relación. Prestamos más atención para escuchar mejor a nuestros estudiantes, coincidiendo con ellos en sus objetivos (*sankalpa*) en lugar de intentar imponerles los nuestros. Además los animamos a profundizar en su autoaceptación y les ofrecemos orientación y apoyo para hacerlo, y con ello, una sensación creciente de *santosa*, 'contento', entre las realidades inmediatas de las circunstancias de cada uno.

Los fundamentos de *kriya yoga* y *yama* forman la base de toda la práctica del yoga. Puede ser útil hacer una pausa en el trabajo de vez en cuando para reflexionar sobre cómo se expresa cada uno de los elementos en nuestro trato con nuestros alumnos. Lo mismo que sucede en nuestra práctica de yoga personal, no hay límite a cómo podemos fortalecer y refinar estos fundamentos esenciales al establecer y mantener una relación curativa con los estudiantes cuya cualidad es una parte integral del proceso mismo de curación.[9]

PRINCIPIOS Y APTITUDES PARA TRATAR CON ESTUDIANTES Y CLIENTES

Al practicar yoga, interactuamos con nosotros mismos; al enseñarlo, interactuamos con los demás. Los principios y aptitudes que dan forma a esta interacción (con los estudiantes, los profesores de yoga, los profesionales de la salud y otros que se ocupan del bienestar del estudiante o cliente) son un fundamento esencial de la eficacia terapéutica del yoga. Esto lleva la comunicación competente, fundamentada y centrada en el corazón al primer plano de la yogaterapia. Por desgracia, como nos muestran Frymoyer y Frymoyer, muchos médicos son comunicadores relativamente torpes;[10] los profesores y los terapeutas de yoga no son siempre muy buenos comunicadores tampoco. Esto tiene importancia porque la calidad de la comunicación entre profesor y estudiante y entre terapeuta y cliente afecta no solo a la satisfacción de los estudiantes y los clientes, sino a su adherencia a las prácticas y a los buenos resultados que consiguen con ellas.[11]

Mejorando las aptitudes de comunicación, podemos hacer un mejor trabajo en todos los aspectos de la yogaterapia, que se basa en la apreciación y el respeto de nuestros clientes como seres humanos íntegros en un proceso de cuidado y atención. Los terapeutas de yoga tienen contribuciones invaluables que ofrecer (además de las prácticas de yoga en sí mismas) en cada uno de los aspectos de la atención centrada en el cliente, entre ellas:

Respetar a los clientes: muchos clientes se quejan de que no se les presta atención ni se los escucha, especialmente los médicos en los entornos sanitarios convencionales. En una sanación centrada en el cliente los terapeutas de yoga pueden desempeñar un papel fundamental, respetando al cliente en su totalidad, lo que significa entre otras cosas tomar en consideración los valores, preferencias y necesidades que expresa y consolidar su derecho a ser tenido en cuenta por los demás. Esto comienza por cómo les preguntamos a nuestros clientes no solo sobre su enfermedad sino también sobre su vida: sus preocupaciones, miedos, sueños, relaciones, prioridades y valores fundamentales.

Integrar los cuidados: los cuidados solo pueden estar tan integrados como lo permite la calidad de la gestión de comunicación e información del centro de asistencia. Los terapeutas de yoga pueden ayudar a la asistencia de sus clientes manteniéndose al corriente de los diversos servicios que se les prestan, como exámenes, consultas y procedimientos ofrecidos por otros profesionales.

Compartir el conocimiento: todos queremos saber en qué consiste nuestra enfermedad (diagnóstico), cómo mantenernos saludables, el curso probable de las enfermedades (pronóstico) y qué podemos hacer para mejorar la situación. Los terapeutas de yoga pueden educar a sus clientes para que aprendan a estar bien y ofrecerles diversas prácticas para ayudarlos, como mínimo, a sentirse mejor, si no a encontrar mejores sendas para sanar lo que les aflige.

Proporcionar alivio: la reducción del estrés y una serie de prácticas paliativas basadas en el yoga pueden ayudar a los clientes a reducir el sufrimiento causado por el dolor así como el dolor en sí mismo, lo que les proporciona a los terapeutas de yoga numerosas herramientas para conseguir que los clientes se sientan más cómodos. Esto implica prestar una atención oportuna, individualizada y bien fundamentada a las circunstancias del sufrimiento del cliente.

- **Ofrecer apoyo emocional**: el miedo y la ansiedad acompañan a la mayoría de las enfermedades y lesiones con «miedo al dolor, la incapacidad o el desfiguramiento, la soledad, el impacto económico o el efecto de la enfermedad en la propia familia» a la cabeza de la lista de causas.[12] Las prácticas respiratorias y contemplativas ofrecidas por los terapeutas de yoga pueden añadir a los clientes un apoyo emocional para que estos lidien más fácilmente con el miedo y la ansiedad de la enfermedad y las lesiones, el tratamiento y la curación.
- **Implicar a los amigos y la familia**: el aislamiento social es uno de los factores principales que provocan el sufrimiento, mientras que la conexión social, especialmente con amigos íntimos y familia, es un elemento importante para la curación. Los terapeutas de yoga pueden invitar a los amigos y la familia del cliente a formar parte de su círculo de atención, incluso de su *punya mandala*, llevando más de lleno a la experiencia curativa del cliente el recurso incalculablemente poderoso del amor.

DESARROLLAR APTITUDES DE COMUNICACIÓN CURATIVAS

Para todo esto son necesarias unas capacidades de comunicación refinadas. Cuando las desarrollamos podemos interactuar más eficazmente con nuestros clientes, entender mejor sus necesidades y sus circunstancias, y establecer de manera más espontánea una relación de confianza con ellos, facultándolos así para tomar las mejores decisiones sobre su curación y sanación. Esto empieza con la práctica personal de yoga, donde cultivar las propiedades de la conciencia, el cuidado y la aceptación de nosotros mismos nos permite estar más plenamente presentes en nuestro trato con los demás. En capítulos posteriores examinaremos atentamente las técnicas que pueden aplicarse para cultivar estas propiedades en una práctica de yoga cuyo núcleo sea el estudio de uno mismo, y cuyo arte gire en torno a la autoconciencia reflexiva en las prácticas de las asanas, el pranayama y la meditación.

También podemos ir más allá de nuestra práctica de yoga para desarrollar más las aptitudes de comunicación; el Perfil de Competencias de la IAYT las enumera primero como principios básicos de la relación curativa, que incluyen la escucha, la presencia y el diálogo directivo y no directivo como competencias generales de la comunicación, que estudiaremos a continuación.[13] En las profesiones de salud mental, en las que la interacción con el paciente es un aspecto integral de la práctica, se presta considerable atención a estas y otras formas de diagnóstico y comunicación terapéutica. Sin embargo, tradicionalmente, las facultades médicas (y muchos centros de formación sanitaria alternativa) han menospreciado

La comunicación y la interacción en la yogaterapia

la importancia de la comunicación entre médico y paciente, y se han centrado más bien en la evaluación objetiva de las enfermedades y en la atención dirigida por el médico, llevando a muchos pacientes a sentirse desconectados de su atención y muy lejos de ser reconocidos y tratados como seres humanos integrales. Hoy en día, se exige a todas las facultades médicas de los Estados Unidos que enseñen aptitudes básicas de comunicación a los estudiantes.[14] Sin embargo, esto no se tiene tan en cuenta durante las rotaciones clínicas cuando los estudiantes médicos interactúan más con verdaderos pacientes e incluso menos una vez que empiezan a especializarse (excepto en la atención primaria), lo que resalta aún más la necesidad de que exista una mejor atención a las aptitudes de comunicación, un interés que se extiende a todas las profesiones de las artes curativas.

Actualmente, la Academia Estadounidense de Comunicación para la Atención Sanitaria y otras organizaciones están proporcionando formación intensiva de aptitudes de comunicación a los profesionales de la atención médica; se utilizan juegos de rol, situaciones habituales como la de dar malas noticias y vídeos de interacciones con pacientes. Yendo más lejos, en 2001 la Academia Estadounidense de Cirujanos Ortopédicos inició un programa de desarrollo de aptitudes de comunicación con el Instituto Bayer para la Comunicación en la Asistencia Sanitaria que combina las «4 es»* de Bayer (conectar, empatizar, educar, conseguir la cooperación), con vídeos sobre ortopedia, e instruye a los cirujanos ortopédicos como mentores para formar a otros de su especialidad en comunicaciones eficaces entre médico y paciente.[15] Aquí adaptaré este modelo y lo ampliaré añadiendo otras «3 es»,** recabar, alentar y facilitar, para que nos dé las «7 es» de la comunicación en la yogaterapia.

Con práctica, las «7 cs» de la comunicación en la yogaterapia aportan un carácter más rico a nuestra escucha, presencia y aptitudes de diálogo directivo y no directivo. Con los juegos de rol podemos desarrollar mejor las aptitudes en cada uno de estos siete aspectos de la comunicación con nuestros clientes. Al hacerlo, resalta la importancia de apreciar cómo tus valores, tu intención y tu enfoque específico en las prácticas de yoga están encarnados y expresados en cómo y qué puedes hacer para comunicarte. Diferentes terapeutas de yoga ofrecen diferentes tipos de yoga, algunos perfectamente encajados dentro del alcance de práctica del yoga y otros trabajando en los límites de ese alcance al ofrecer prácticas que se aproximan a las de otras artes y ciencias curativas.

Como dije antes, si ofreces servicios que se salen del alcance de la práctica del yoga, es importante que estés formado y tengas una licencia para hacerlo y que sigas los criterios y las directrices que se dan en otras profesiones sanitarias. Por ejemplo, si eres psicólogo clínico, habrás aprendido ciertos modos de entrevista de admisión que sirven para trabajar dentro del alcance de la práctica de la psicología clínica. Ahora, si expandes tu oferta para incluir el

---

* N. del T.: *engage, empathize, educate, enlist*.
** N. del T.: *elicit, encourage, ease*.

> ## LAS «7 ES» DE LA COMUNICACIÓN EN LA YOGATERAPIA
>
> **Conectar:** desarrolla una conexión personal con tu cliente saludándolo de una manera cálida, sin juicios de ningún tipo, para establecer la base de futuras interacciones con él; míralo a los ojos y habla con delicadeza para resaltar que estás presente tanto mental como emocionalmente.
>
> **Empatizar:** escucha a tu cliente para entender sus valores, preocupaciones, pensamientos y sentimientos, y demuéstrale tu comprensión e interés confirmando lo que estás escuchando.
>
> **Educar:** aporta toda la información que puedas para ayudar a tu cliente a aprender más sobre sus afecciones y lo que puede hacer para sentirse mejor y más sano.
>
> **Conseguir la cooperación:** al reconocer que tu cliente tiene (o debería tener) el control de su plan de tratamiento, asegúrate no solo de que conozca su enfermedad lo mejor posible sino también de que se involucre por completo en la toma de decisiones sobre las prácticas.
>
> **Recabar:** para involucrar más a tu cliente en la toma de decisiones, recaba directamente pero con delicadeza su opinión sobre las diversas opciones de prácticas y pregúntale cómo se siente con ellas.
>
> **Alentar:** apoya a tu cliente en sus decisiones y ponte en contacto con él cada cierto tiempo para averiguar cómo se siente con las que está tomando y apoyarlo tanto en su adherencia al plan de práctica elegido como en la consideración de una alternativa.
>
> **Facilitar:** reflexiona sobre tus propias reacciones emocionales a las cuestiones planteadas por tu cliente; luego examina y aprende a expresar tus pensamientos y sentimientos de una forma que le dé la mayor prioridad a aliviar su trastorno, incluidos su miedo y su ansiedad.

yoga, lo ideal sería que refinaras tus técnicas de entrevista de admisión para integrar en ellas las «7 es». En este enfoque integrado, podría resultarte positivo consultar fuentes como *Yoga Skills for Therapists* [Técnicas de yoga para terapeutas], de Amy Weintraub, que ofrece un conocimiento especializado de cómo un terapeuta de yoga puede comunicarse mejor en su práctica de asesoramiento.[16]

Si no estás autorizado para ofrecer servicios terapéuticos pero trabajas con clientes sujetos a un tratamiento, te será útil comprender al menos las indicaciones y contraindicaciones básicas dadas por otros proveedores de atención sanitaria para que puedas hablar de ellas con tu cliente y sus cuidadores. En esto reside parte del valor de expandir el propio conocimiento para incluir una mayor comprensión de los sistemas orgánicos humanos y sus interacciones y trastornos comunes, como vimos en la segunda parte. Pero si no estás formado ni autorizado para trabajar dentro de un ámbito determinado de trabajo, por ejemplo, como médico o fisioterapeuta, no te corresponde llevar a cabo los diagnósticos ofrecidos por estas profesiones, aunque puedas emplear algunos de los medios que se utilizan para el diagnóstico médico (como el pulso, la frecuencia cardíaca, el rango de movilidad y la capacidad respiratoria) para ayudar a un cliente en el seguimiento de sus afecciones.[17] Como terapeuta de yoga estarás totalmente preparado para dar diagnósticos de yoga, pero no otro tipo de diagnósticos, a menos, por supuesto, que los des por tu profesión. No te corresponde determinar si tu cliente tiene autismo, EPOC u osteoporosis, pero sí debes tener el suficiente conocimiento general de estas enfermedades si tu propósito es trabajar adecuadamente con personas que las padecen.

LA ESCUCHA ATENTA

Añado el adjetivo *atenta* a esta exposición para resaltar que la comunicación eficaz es un proceso activo en el que uno participa conscientemente en la escucha.[18] Esto comienza por cultivar la conciencia y la aceptación de uno mismo, un aspecto integral del yoga. Con una mayor autoconciencia y autoaceptación se reduce la probabilidad de sucumbir a los obstáculos principales con los que se enfrenta la escucha activa: la distracción, ya sea interna o externa; la insistencia en las propias opiniones y convicciones, o sencillamente una interpretación errónea. Nuestra práctica personal de meditación puede ayudarnos a reconocer y superar estos obstáculos permitiéndonos ver más claramente nuestras diversas tendencias hacia cierta clase de juicios, expectativas y miedos; nuestro apego a creencias o conceptos personales sobre la verdad, y nuestra propensión a interpretar de manera exagerada (y por lo tanto a malinterpretar) lo que otro dice o hace.

En lugar de escuchar solo las palabras, en la escucha atenta tratamos de oír el mensaje completo, que podría ser transmitido por el lenguaje corporal en la misma medida, o más, que por las palabras. Con esta calidad de comprensión, nos acercamos a la comprensión compartida y a la retención de la información que nos permite permanecer verdaderamente comprometidos con nuestros clientes. En lugar de recibir pasivamente sus palabras u otros mensajes, participamos más activamente respondiendo. Esto puede ser tan sencillo como decir «sí» o «ajá» en una respuesta afirmativa a una de sus declaraciones, hacer preguntas que transmitan empatía y susciten respuestas más detalladas, y parafrasear sus palabras para confirmar que se está escuchando el mensaje que desea transmitir. En lugar de argumentar en desacuerdo con lo que dice, encontramos formas positivas de afirmar su punto de vista y confirmar nuestra comprensión y apreciación, y al mismo tiempo ofrecemos con delicadeza nuestra opinión, incitándolo a plantearse una perspectiva diferente.

Ahora es el momento de recordar el *punya mandala* y plantearnos invitar a nuestros clientes a ese espacio seguro para sentir y compartir. Usando las herramientas básicas del yoga, empezando por sentarte cómodamente, conectar con la respiración y dedicar unos momentos a estar más calmado y ser más consciente de ti mismo, puedes ayudar enormemente a los estudiantes a sentirse más cómodos y confiados al comunicarse contigo. Weintraub ofrece técnicas específicas para esta práctica de centrado; gracias a ellas podemos enfocarnos en acercarnos más a tener un propósito claro.[19]

Al escuchar más allá de las palabras primero podemos fijarnos en el lenguaje corporal, teniendo en cuenta la postura, la expresión facial, el contacto visual, los gestos y las características del habla, como el ritmo, la claridad y el tono de la voz. La inseguridad, la actitud defensiva y la depresión suelen reflejarse en los brazos cruzados, la mirada abatida, la expresión facial limitada y la movilidad reducida de brazos y manos. Hasta qué punto está uno presente así como los estados de ánimo también aparecen en la postura sentada o de pie, en las que las tendencias hacia la presencia activa en contraste con los estados disociativos tienden a manifestarse en diversos patrones de expresión postural. A menudo podemos detectar la felicidad, la tristeza, la ira o la depresión relativas a través de la manera combinada en que los ojos, las cejas y otros movimientos faciales expresan el estado de ánimo. Las características del tacto son muy reveladoras, ya sea la firmeza o suavidad de un apretón de manos o la aparente necesidad de un abrazo largo y prolongado en contraste con el rechazo a todo contacto físico.[20]

Para desarrollar tus aptitudes de escucha atenta puede serte útil escribir un diario introspectivo en el que te plantees cómo escuchas y cómo hablas. Yendo aún más lejos, el juego de rol es una manera muy eficaz de desarrollar y refinar la escucha atenta. Grabarlo te permitirá observar, apreciar y evaluar fácilmente tus aptitudes.

LA PRESENCIA PLENA

La idea de «estar presente en el momento» es bastante antigua; se sugiere, con seguridad, como mínimo en los enfoques yóguicos ancestrales a la meditación y en el primer *Yoga Sutra*: «calmar las fluctuaciones de la mente». Se le da un rasgo todavía más elevado en las prácticas contemplativas budistas, entre ellas *vipassana* (recientemente rebautizado y más popularizada como «meditación de interiorización»).[21] Krishnamurti escribió extensamente sobre el poder de estar presente en la experiencia inmediata, y Eckhart Tolle ha popularizado aún más la idea como una herramienta de práctica espiritual en la que la conciencia de estar en el momento presente nos ayuda a salir de la confusión, la preocupación y la ansiedad que surgen cuando estamos pensando en el pasado o el futuro.[22] Kramer y Alstad coinciden en que «estar preocupado por el pasado o proyectándose en el futuro, dos cosas que hacemos en exceso, es dejar de prestar atención a lo inmediato y al movimiento de lo que en ese momento está produciéndose dentro o alrededor de ti. Esta separación, que vive en el pensamiento, altera tu percepción al interferir entre tú y lo que estás experimentando».[23]

Estando todo lo presente que te sea posible estar en el momento, serás más capaz de prestarle toda tu atención a tu cliente. Una vez más, podemos recurrir provechosamente a nuestra práctica personal de yoga para cultivar este atributo. Normalmente, la manera más rápida de reconocer la presencia consiste en reconocer su contrario: la ausencia. Al realizar la práctica de asanas, especialmente las que a uno le resultan difíciles, aprendemos poco a poco que prestar atención nos permite sentir y superar más fácilmente cualquier cosa que cree dificultad. Si nuestra mirada va de un lado a otro, nuestra mente también. Si nuestros pensamientos divagan y se centran en otros asuntos, inmediatamente perdemos la conexión con nuestro interior, lo que causa una mayor dificultad. Cuando aprendemos a conectar con la respiración y las sensaciones que surgen del cuerpo-mente como reacción a nuestras acciones, desarrollamos una conciencia más sutil y matizada de la tensión, que nos sugiere a dónde dirigir la atención. Con esta manera de estar en la práctica se eliminan las distracciones y el aburrimiento, y obtenemos una visión más clara de lo que está sucediendo.

Al entrevistar, enseñar y guiar a los clientes, la presencia plena (que se basa en la escucha atenta y la favorece) transmite un interés genuino, uno de cuyos efectos es una mayor confianza y apertura para compartir los pensamientos y los sentimientos. Es la cualidad más esencial de *punya mandala*, ya que sin ella no hay círculo. Nuestro cliente siente con más fuerza nuestra presencia plena cuando escuchamos atentamente siendo conscientes de nuestro lenguaje corporal; esto incluye estar erguidos, cara a cara, y mirándolo a los ojos (sin hacerle sentir incómodo). La presencia plena también podría implicar estar sencillamente en el *punya mandala*, compartiendo en silencio cualquier sentimiento que aflore. Con el fortalecimiento de la conexión y la apertura a través de esta práctica, resulta más fácil estar plenamente presente incluso en las circunstancias menos favorables, como cuando reaccionamos a algo que es intenso. Lo mismo que es más fácil desarrollar las aptitudes de meditación sentado a solas en un lugar tranquilo, es verdad que es en medio de la complejidad e incluso el caos de la vida cuando estas aptitudes nos resultan más útiles, ya que nos permiten estar más presentes independientemente de lo que esté sucediendo dentro o fuera.

EL DIÁLOGO DIRECTIVO

Este concepto, que surge de la psiquiatría (y hasta cierto punto en la administración de personal), describe un ciclo de terapia dirigido por un terapeuta.[24] Aquí se da por hecho que los clientes acuden a la yogaterapia para recibir orientación en asuntos en los que se considera que el terapeuta de yoga tiene una experiencia y una formación superiores. Esto da lugar a una deferencia general hacia el terapeuta a la hora de determinar los métodos y las técnicas de la práctica. Gran parte de la medicina convencional se basa en la relación directiva entre el profesional de atención sanitaria y el paciente.

El diálogo directivo puede parecer fuera de lugar al plantearnos los valores subyacentes de la salud y el tratamiento holísticos, especialmente al tratar a la persona en su totalidad de una manera que la implique totalmente en la toma de decisiones. Pero piensa en las situaciones en las que está perfectamente claro que un cliente tiene una conciencia muy baja o sesgada de sí mismo. Por ejemplo, podrías tener un cliente con una degeneración grave del disco vertebral que cree que su mayor esperanza para sentirse bien es el *power yoga** porque su hermano gemelo (que no tiene problemas de disco) habla maravillas de lo bien que se siente al hacerlo. O imagínate un cliente que no conoce el yoga en absoluto, y que por lo tanto tiene muy poca idea de lo que puede ser practicarlo. En ambos casos tu conocimiento y tu experiencia sobre el yoga son mayores y tienes una mayor responsabilidad de dirigir el diálogo sobre cómo enfocar la afección de tu cliente, y esto incluye sugerir ciertas prácticas que sabes que probablemente le beneficiarán.

Con independencia del grado en el que la afección de un cliente determinado señale la conveniencia de una intervención relativamente más directiva, las demás cualidades de la comunicación que hemos visto anteriormente siguen manteniendo su valor. La escucha atenta y la presencia plena pueden ser incluso más importantes para que haya una conexión más fuerte con el cliente que le haga seguir las sugerencias bien fundamentadas que le ofreces. Explicándole de manera clara que así es como vas a trabajar con él y resaltando que uno de los objetivos es que se haga responsable de cuidarse siendo cada vez más consciente de sí mismo tendrás más probabilidades de involucrarlo de manera que ese objetivo sea más alcanzable.

Al adoptar un diálogo directivo damos instrucciones específicas en todos los aspectos de la relación, entre ellos al realizar una entrevista de admisión, establecer objetivos, identificar métodos y guiar al estudiante en prácticas específicas. Esto puede hacernos profundizar en su experiencia interna al sugerir técnicas como la imaginería mental en la meditación. Dependiendo del cliente, este enfoque puede reforzar su sentimiento de ineptitud y su autocrítica, haciendo por tanto que le resulte más difícil desarrollar la autoconciencia y la seguridad en sí mismo que son los pilares de la salud holística. Precisamente, debido a los efectos potencialmente adversos de este tipo de orientación, es importante trabajar con firmeza hacia un diálogo menos directivo e ir incorporando gradualmente este objetivo como parte de los propósitos y procesos de la práctica.

---

* N. del T.: yoga del poder, una variedad de yoga caracterizada por ser una práctica muy fuerte en el aspecto físico.

EL DIÁLOGO NO DIRECTIVO

Aquí regresamos a Carl Rogers y a la idea de que el cliente es quien conoce mejor su enfermedad y cómo curarla. En lugar de dirigir a un estudiante u ofrecerle una interpretación de todo, el profesor de yoga asume un papel más cercano al de un facilitador y trabaja con él para aportarle luz y claridad sobre su enfermedad y sobre las opciones de que dispone a través de una interacción que ayuda a despertar su inteligencia y su perspicacia innatas. Una vez más, recurrimos a la escucha atenta y la presencia plena, tranformando a la relación misma en una fuente de curación.

Rogers, en su trabajo inicial sobre psicoterapia no directiva, acuñó la expresión *personalidad saludable* para describir a alguien que está motivado para desarrollar su potencial tan plenamente como sea posible, lo que Maslow define como «autorrealización». Rogers identificó los cinco rasgos que caracterizan a la persona plenamente funcional, cada uno de los cuales tiene relación con el diálogo no directivo en la comunicación y la interacción:[25]

- **Apertura a la experiencia**: a través de la escucha atenta y la presencia plena en el *punya mandala*, servimos a nuestro cliente como espejo de su propia percepción de los sentimientos, las enfermedades y las experiencias.
- **Estilo de vida existencial**: estar abiertos a la experiencia nos ayuda a vivir más en el presente; esto es algo que el terapeuta refuerza con el cliente al corroborar las declaraciones y acciones de este que encarnan el estar en el ahora en lugar de vivir en el pasado o en el futuro.
- **Confianza de tipo orgánico**: una clave para la resonancia curativa, sabemos lo que es bueno y lo que es malo para nosotros. Podemos reafirmar esta confianza en nosotros mismos y la seguridad que nos infunde cada vez que la reconocemos en las palabras y en las acciones de nuestro cliente.
- **Libertad de experiencia**: incluso en medio de las mayores dificultades seguimos teniendo la libertad de tomar decisiones para nuestra curación y por lo tanto para nuestra calidad de vida. Podemos señalarles a nuestros clientes sus numerosas opciones de una manera que los capacite para ejercitar mejor esta libertad en circunstancias realistas.
- **Creatividad**: todos somos seres creativos con un cuerpo-mente inherentemente creativo y capaz de aportar algo bueno al mundo. Cuando nos sentimos heridos, podemos olvidar esta capacidad que tenemos; por medio de la escucha atenta, que reafirma la creatividad con la que el cliente se está expresando, podemos ayudarlo a recordarla en el caso de que la haya olvidado.

Con todo esto damos por supuesto que estamos haciendo nuestros deberes al seguir con nuestra práctica personal de yoga de una manera que fomente constantemente las cualidades de actitud de *verstehen* (comprensión empática), coherencia y una valoración positiva incondicional del cliente.

19

Evaluar y planificar prácticas curativas

Se necesita tanta energía para desear como para planear.

ELEANOR ROOSEVELT

AUTOEVALUACIÓN Y EVALUACIÓN DEL CLIENTE

Idealmente las prácticas de evaluación de uno mismo y del cliente se diseñan y se aplican para recabar una información precisa y esclarecedora que sea pertinente a cualquier práctica que uno pueda sugerir. Como el yoga es una práctica holística que intenta tener en cuenta e involucrar a la totalidad de la persona, y apoyar sus necesidades integrales, las evaluaciones de la yogaterapia comienzan con un amplio espectro de indagaciones sobre el estado y el modo de vida generales del cliente. Si como parte de su práctica de yoga hay ciertas áreas que constituyen un objetivo o reciben un enfoque terapéutico más especializado, las evaluaciones deberían prestar una mayor atención a las afecciones y objetivos del cliente relacionados con ellas.

Muchos profesores de yoga tienen una formación, una experiencia y unas credenciales que los cualifican para trabajar en otras profesiones sanitarias. Si además de profesor de yoga eres médico, psicoterapeuta, fisioterapeuta, acupunturista, quiropráctico u otro profesional de la salud cualificado, dispondrás de declaraciones de admisión y protocolos de evaluación exclusivos de tu campo de especialización. Apreciarás los aspectos sutiles de tus evaluaciones y tendrás un conocimiento práctico de cómo aplicarlas y analizar sus efectos. Puede que también conozcas la mejor forma de utilizar las prácticas de yoga para complementar cualquier otro tratamiento prescrito por ti, teniendo en cuenta cómo algunas de esas prácticas podrían estar contraindicadas para las enfermedades de tu paciente o cliente. Para aquellos puntos de las prácticas de yoga que desconoces, puedes recurrir a consultar recursos como este libro e infinidad de otras fuentes de información publicadas sobre la naturaleza, los requisitos y los efectos de las técnicas de yoga, entre ellos un número cada vez mayor de trabajos de investigación sobre la eficacia y los riesgos relativos de esas técnicas para enfermedades específicas, como veremos en la cuarta parte.

Sin el estudio y la formación que preparan a los profesionales sanitarios autorizados para trabajar en sus diversas áreas de especialización, no podrían llevar a cabo responsablemente las evaluaciones pertinentes ni ofrecer los tratamientos basados en esas evaluaciones. Esta es la realidad práctica de la mayoría de los terapeutas y clientes. Por lo tanto, para los terapeutas de yoga en general tiene poco sentido evaluar enfermedades que ni entendemos ni tratamos o que están fuera del yoga. Aunque sería tentador ofrecer orientación e incluso tratamientos para alguna de esas enfermedades o para todas ellas, los principios de *ahimsa*, *satya* y *aparigraha* nos recuerdan que nos limitemos a lo que sabemos y remitamos a nuestros clientes a otros profesionales cuya especialidad tenga relación con su enfermedad si esta se encuentra más allá de nuestros conocimientos.[1] Al no salirnos de nuestro campo nos aseguramos de mantener la integridad al trabajar con todos nuestros estudiantes, en especial aquellos cuyas enfermedades pueden ser extraordinariamente complejas.

La evaluación basada en el yoga consiste en tratar de comprender y apreciar al cliente no solo como cliente sino a nivel integral como ser humano con una historia, un modo de vida, unos valores, unos sueños y unas afecciones que nos ofrecen pistas para entender las prácticas de yoga apropiadas para cada caso particular. Añado «apreciación» a «evaluación» para resaltar mejor la naturaleza empática y holística de esta actitud y esta práctica, poniendo así de relieve cómo buscamos honrar, respetar y apoyar a cada cliente por quien es como persona. Al hacerlo, aplicamos los principios y aptitudes de comunicación y relación que expuse en las páginas anteriores a lo que se suele llamar «admisión» y me refiero a esto como la entrevista inicial con el cliente.

ENTREVISTAR Y EVALUAR

Hay tres pasos sucesivos para realizar la evaluación de un cliente: recabar los antecedentes y objetivos personales, evaluar las enfermedades actuales y desarrollar una evaluación de trabajo conjunta. Cada uno de estos pasos se describe a continuación detalladamente.

Primer paso: antecedentes y objetivos personales

Recabar los antecedentes y los objetivos fundamentales de un cliente es de una importancia vital para comprender mejor la enfermedad que le aqueja y para establecer una relación curativa, que podría comenzar por la entrevista inicial con él. Este es un proceso continuo que se extiende desde esa interacción inicial, o admisión, hasta la finalización de las prácticas curativas. Las enfermedades más adversas son las evolutivas (se desarrollan con el tiempo) aunque algunas son incidentales (debidas a una actividad o evento relativamente discretos); no obstante, igualmente forman parte de una experiencia evolutiva única. Por lo tanto los antecedentes son uno de los aspectos fundamentales para entender y evaluar a un cliente.

A través de este proceso es importante recabar, entender y confirmar sus objetivos, comenzando por sus objetivos generales en la vida, y revisarlos constantemente. Muchos, si no la mayoría, se plantean estos objetivos con todas las dudas e incertidumbres habituales, comenzando por la pregunta «¿quién soy?». Como explica Stephen Cope, esto nos lleva a descubrir nuestro *dharma*, el sentido de nuestro propósito en la vida que conecta con nuestro propio carácter o genio y lo expone al mundo.[2] Esta comprensión es, por un lado, una parte inherente de estar en la senda del yoga, y por el otro, uno de los frutos que se encuentran a lo largo de la senda cuando uno adquiere gradualmente una conciencia más clara de sí mismo. Suscitar como mínimo el sentido inicial de este propósito servirá de base a nuestro objetivo, que se descubre o se crea de una manera cada vez más profunda a medida que nos adentramos en las prácticas de yoga.

Hay dos métodos básicos para recabar los antecedentes y los objetivos fundamentales iniciales de un cliente:

Entrevista tradicional: utilizando el diálogo directivo y los instrumentos de evaluación tratamos de descubrir información que consideramos importante para ofrecer las prácticas apropiadas, como información básica y de referencia. Las preguntas suelen ser cerradas, lo que permite menos elaboración y autoexpresión por parte del cliente; objetivas, y normalmente en una escala de calificación o base dicotómica (sí/no).

Entrevista etnográfica: empleando el diálogo no directivo y los instrumentos de evaluación, interactuamos con un cliente para recabar lo que este considera información importante para compartir. Aquí uno emplea preguntas abiertas que permiten respuestas individualizadas y espontáneas del cliente, escucha atenta, presencia plena y diálogo no directivo; se evita formular preguntas tendenciosas que creen un sesgo hacia una determinada respuesta, preguntar «¿por qué?», en consonancia con una comunicación libre de críticas.

Combinar estos métodos nos proporciona indicadores objetivos y también un conocimiento subjetivo del cliente que pueden refinarse con una serie de preguntas complementarias bien pensadas y discretas, comenzando por preguntas de clarificación para ayudar a asegurarnos de que se siente apoyado y bien comprendido. Si distinguimos discrepancias o inconsistencias en sus respuestas, es importante tratar de aclararlas mejor sin generar enfrentamientos. Parafrasear las respuestas de un cliente es una manera de establecer mejor una comprensión satisfactoria y de transmitirle la sensación de que se le presta toda la atención. Trabajando en un nivel emocional más sutil, podemos ofrecer una reflexión de sus sentimientos, al reflejar las emociones expresadas por él con toda la conciencia intuitiva y sensibilidad que podamos. También es útil buscar conexiones entre diversas respuestas, uniendo así varios temas diversos e identificando los ejes que reflejan a la totalidad del cliente.

Segundo paso (primera parte): problemas al evaluar las enfermedades

Aquí nos encontramos con diversas dificultades importantes que surgen de la tensión básica entre un concepto expansivo del yoga, las aptitudes y el trabajo reales de los terapeutas de yoga por un lado y la importancia de respetar las barreras (con frecuencia permeables) que separan las distintas profesiones sanitarias por el otro. Debido a la vocación holística del yoga, al evaluar las enfermedades que padece un estudiante, uno siente la tentación de evaluarlo todo y de llevar a cabo esas evaluaciones por sí mismo. Los criterios educacionales de la Asociación Internacional de Terapeutas de Yoga exigen evaluar «las enfermedades existentes usando herramientas relevantes al terapeuta de yoga, como la evaluación de las dimensiones física, energética, mental, emocional y espiritual del bienestar», categorías que algunos relacionan con los *koshas* y que cubren prácticamente todo lo que existe en el universo conocido y en el desconocido.[3] Como observé anteriormente, la interpretación más generalizada de los *koshas* nos ofrece las siguientes dimensiones o capas: física (*annamaya*, la capa de «comida»), energética (*pranamaya* la capa de «energía»), mental (*manomaya*, la capa de «pensamiento), intuitiva (*vijnanamaya*, la capa de «sabiduría»), y amor o espíritu (*anandamaya*, la capa de «dicha»).

Aunque el modelo *kóshico* ofrece una estrategia heurística útil para trazar el recorrido yóguico o describir de la manera más general el paso de la experiencia material densa a una sensación de trascendencia o dicha,[4] su uso para clasificar y evaluar las enfermedades humanas de un modo que se traduzca en tratamientos prácticos y específicos nos plantea diversos problemas. Para empezar, lo «físico» siempre es algo más que eso, a menos que esté inerte. El ser humano vivo es siempre, y a un mismo tiempo, un todo compuesto por un cuerpo-mente. El pensamiento dualista crea separaciones, comenzando por la de cuerpo y mente. La existencia del cuerpo-mente presupone la vida, que en los seres humanos conlleva la «energía» de la respiración. Como se dice en el *Chandogya Upanishad*, «sin respiración, no hay vida». En nuestra conciencia como cuerpo-mente vivo, tenemos además muchas cualidades de conciencia, entre ellas las que surgen de la memoria, la reflexión y la sensación integrada de generar sentimientos/pensamientos intuitivos (la separación entre sentimientos y pensamientos es otra expresión más de un pensamiento dualista incorpóreo, como si hubiera órganos separados para percibir esta experiencia natural de la conciencia). El sentido de un espíritu, una energía amorosa o un poder superior a uno mismo también surge de nuestra propia conciencia orgánica como seres humanos, no está separado de algún modo de la totalidad de nuestros tejidos, respiración y cognición. Es muy fácil perder de vista nuestro sentido de totalidad, especialmente cuando pensamos en ello (o no pensamos sino que seguimos la manera de pensar de otros).

Dada nuestra totalidad, surgen varios problemas al tratar de evaluar las enfermedades de un cliente basándonos en hipótesis de dimensiones, capas y otros conceptos que se basen en la separación o incluso en la interrelación (que da por hecho la existencia de cosas distintas relacionadas unas con otras), que se reflejan en los documentos de admisión que se utilizan en gran parte del mundo de la yogaterapia (esto no se diferencia de como la medicina alopática ha separado históricamente cuerpo y mente en la evaluación, diagnóstico, pronóstico y tratamiento). Por ejemplo, en un documento de admisión empleado normalmente en la yogaterapia en el que se indaga acerca de la «satisfacción general», se le pide al cliente que puntúe su «estado actual de satisfacción o insatisfacción» en «áreas» (cuerpo físico, relaciones, ocio/recreación y experiencia total/felicidad). En el ámbito del cuerpo físico los extremos opuestos son: «Estoy sufriendo niveles intolerables de dolor, malestar, falta de energía o de funcionamiento sexual, sueño u otros problemas físicos» y «Mi cuerpo físico, hábitos de sueño, consumo de alimentos y de líquidos y sexualidad están en su nivel más alto». Cada una de estas frases implica un cuerpo-mente energizado, no un cuerpo físico separado. Claramente, la salud y otros estados humanos no pueden reducirse a esa especie de cuerpo sin mente o de cuerpo separado de algún modo de la mente: el «dolor» requiere una mente que lo perciba, y esto es una función cognitiva del cerebro en la comunicación neurológica con todas las áreas del cuerpo-mente, aunque se experimente en parte a través del prisma de la memoria y de la infinidad de elementos de nuestro estado general (incluido cómo nos sentimos a nivel espiritual). Tampoco la «falta de energía» o de «funcionamiento sexual» puede reducirse a un cuerpo físico que de algún modo esté separado de la totalidad de nuestro ser, incluido nuestro estado emocional. Así, el documento da por hecho y refuerza diversos dualismos o separaciones, lo que puede distorsionar o desvirtuar de alguna otra forma la totalidad de la afección del cliente.

Un segundo problema, potencialmente más pernicioso, se encuentra en los formularios generales de evaluación empleados en las entrevistas de admisión de los clientes de yogaterapia que preguntan por el pulso, la presión arterial, los resultados de pruebas radiológicas y de diagnóstico por imágenes, operaciones quirúrgicas y prescripciones de medicamentos, además de innumerables datos sobre la amplitud de movimiento, el equilibrio gravitacional, la función respiratoria y la fortaleza física. Aquí nos encontramos con un problema bastante

Yogaterapia

diferente en la evaluación de las enfermedades: la cualificación para evaluar y para interpretar los resultados e integrarlos en una evaluación general significativa que luego uno pueda usar para prescribir o recomendar terapias de yoga. Si una clínica de yogaterapia cuenta con un médico, enfermero, técnico radiológico o fisioterapeuta autorizados, o si un terapeuta de yoga está trabajando en un centro de atención integral sanitaria para ofrecer servicios complementarios como miembro de un equipo de salud integrativo o colaborativo, estas evaluaciones, realizadas por profesionales sanitarios cualificados, podrían ser muy útiles. Pero tal y como son las cosas estas evaluaciones pertenecen a otros ámbitos de práctica, no al de la yogaterapia, lo que deja al terapeuta de yoga que ofrece independientemente servicios a sus clientes imposibilitado para realizarlas, mucho menos para interpretarlas y aplicarlas con conocimiento de causa.

Para que esto quede claro, vamos a plantearnos este caso hipotético que utiliza las evaluaciones de admisión que acabo de exponer:

Te enteras de que tu cliente es una mujer de cincuenta y siete años, que tiene un pulso de 75 (cuando se midió), una presión arterial de 127/78 (cuando se midió), que se le practicó una lumpectomía hace ocho meses para tratar un cáncer de mama metastásico, que recientemente recibió terapia de radiación, que actualmente está tomando un inhibidor de la aromatasa para ayudar a impedir que el tumor obtenga la hormona que necesita para crecer y que en la evaluación estándar se señala «osteoporosis avanzada» bajo «advertencias y contraindicaciones». Las pruebas de espirometría indican $FEV1 = 2,5\%$ y $PEF = 325$ L/min (cuando se midieron). No se han llevado a cabo pruebas de amplitud de movimiento, pero como recientemente has aprendido a usar el goniómetro en tu formación de terapeuta de yoga, decides intentarlo con objeto de completar esta parte del informe.

¿Listo para evaluar? Antes de que empieces, aquí tienes *tu* prueba:

1. Decides comenzar por la parte superior de la ficha de examinación física, que solicita pruebas de la amplitud de movimiento de la región toracolumbosacra de la columna, utilizando *Uttanasana* (postura de la pinza) para examinar la flexión midiendo la distancia del suelo a la que se encuentran las puntas de los dedos. Haces lo siguiente:

    a. Le pides a la cliente que doble las rodillas para que se centre mejor en flexionar la columna y para medir más claramente la flexión espinal en lugar de la flexión de la cadera (ten en cuenta que la flexibilidad de los tendones de la corva, el gastrocnemio y los glúteos es un factor significativo de lo cerca del suelo que pueden llegar los dedos).

b. Le pides a la cliente que primero haga calentamiento y estire los tendones durante cinco minutos antes de mantener *Uttanasana* durante dos minutos mientras flexiona la columna.

c. Le pides a la cliente que permanezca con las piernas totalmente extendidas para aislar y medir mejor su flexión espinal, mientras mantiene *Uttanasana* durante un minuto.

d. No le pides a la cliente que haga esta prueba porque está contraindicada para al menos una de sus afecciones.

Asumamos que eliges la respuesta correcta. Esto nos lleva a la siguiente pregunta:

2. ¿Por qué esta prueba de flexión de la región inferior de la columna está contraindicada para esta cliente?

   a. Su presión arterial es excesivamente alta para hacer la inversión con seguridad.
   b. Tiene osteoporosis avanzada.
   c. El aspecto de inversión de la asana está contraindicado en la prescripción del fármaco para la aromatasa debido al riesgo de trombosis.
   d. Bajar la cabeza por debajo del corazón está contraindicado por su nivel de FEV1.

Una vez más, asumamos que eliges la respuesta correcta porque has aprendido en tus quinientas horas de formación como profesor o en cualquier otro lugar que la flexión espinal está contraindicada en la osteoporosis avanzada (debido al riesgo de fracturas de cuerpos vertebrales). ¿Qué sucede con las demás enfermedades? ¿Hay un problema de presión sanguínea alta? No. ¿Hay un riesgo elevado de trombosis con un fármaco para la aromatasa? Un riesgo ligero. Sin embargo, esto es extremadamente improbable en ausencia de síntomas como la dificultad para respirar o sensaciones de desmayo. Además, su presión arterial no es problema, y su nivel de FEVl no es un factor significativo. Pero la mayoría de los terapeutas de yoga no están formados en un alcance de práctica que incluya estas evaluaciones y por lo tanto no tienen este conocimiento más específico que les permite discernir.

Examinaremos otra permutación más de este rompecabezas de la evaluación: la cuestión de examinar la amplitud de movimiento y aplicar esa información. Imagínate por un momento que hay tres clientes, a los que llamaremos A, B y C, aparentemente todos ellos sin problemas musculoesqueléticos, que han acudido a ti para que los ayudes a superar una depresión crónica. Como probablemente les recomendarás algún aspecto de la práctica de asana, una vez más decides probar tus aptitudes con el goniómetro para evaluar la amplitud de movimiento de las articulaciones principales, esta vez sin preocuparte por las contraindicaciones.

Yogaterapia

Para examinar la abducción de cadera en relación con su flexión, les pides a los tres que realicen la postura *Upavista Konasana* (flexión anterior sentada en ángulo amplio). El cliente A abduce las piernas hasta casi ciento ochenta grados y se pliega hacia delante hasta que su pecho toca el suelo sin extender la columna ni permitir que sus fémures roten internamente. El cliente B abduce las piernas en unos cuarenta y cinco grados y apenas es capaz de sentarse erguido, mucho menos rotar la pelvis hacia delante. La amplitud de movimiento del cliente C se encuentra entre la del A y el B. La pregunta es:

3. ¿A qué se deben estas diferencias de amplitud de movimiento?

    a. A la flexibilidad muscular.
    b. A la retroversión relativa del acetábulo.
    c. A la longitud y el grosor relativos de la cabeza y el cuello del fémur.
    d. A la longitud relativa del ligamento iliofemoral.
    e. A una combinación de todo lo anterior.
    f. A b y d únicamente.

Aquí no hay una respuesta correcta porque la pregunta está formulada para permitir demasiadas opciones (incluso la opción e podría ser incorrecta). La cuestión es que cualquiera de estas variables podría ser, o no, un factor en los casos de cualquiera de los tres clientes.

Esto plantea otra pregunta crucial: ¿cuál es la relevancia práctica de medir o conocer con tal precisión la amplitud de movimiento cuando se carece de un diagnóstico diferencial mucho más detallado que podría explicar las diferencias y, por lo tanto, indicar o contraindicar determinadas asanas o enfoques a las asanas? No estoy sugeriendo que cualquiera de estas evaluaciones sea irrelevante. Todo lo contrario, los terapeutas de yoga que trabajan con sus clientes con asanas deberían esforzarse al máximo por entender e interpretar las diversas afecciones, y luego, solo una vez que tengan el conocimiento suficiente de las indicaciones y contraindicaciones, dar orientación sobre cómo una persona determinada podría explorar una particular asana. Aunque llevar a cabo e interpretar un análisis detallado de la amplitud de movimiento a efectos de hacer un diagnóstico escapa al alcance de la práctica del terapeuta de yoga, entra perfectamente en ese alcance guiar de forma apropiada a los clientes en las asanas basándose en el análisis y la interpretación que le proporcionan un fisioterapeuta o médico autorizados. Además, un terapeuta de yoga puede usar evaluaciones de la amplitud de movimiento para supervisar el progreso de su cliente. La pregunta que le quedaría por responder al terapeuta de yoga acerca de ese conocimiento y aptitud es: ¿tienes la formación y los conocimientos para relacionar las indicaciones y contraindicaciones formuladas por un fisioterapeuta sobre un cliente específico con su práctica de asanas? Ahora plantéate la misma pregunta acerca de las evaluaciones que podrías recibir del cardiólogo de un cliente, o de su terapeuta respiratorio, psicoterapeuta, etc., y contémplalas en el contexto del pranayama, la meditación y otras prácticas de yoga.

Para realizar, interpretar y aplicar estas evaluaciones médicas se requieren ciertas áreas de conocimiento especializado. Sin este, es probable que uno se quede mirando los datos de las evaluaciones y al cliente sin entender nada. No les corresponde a los terapeutas de yoga realizar pruebas médicas diagnósticas, ni interpretarlas, excepto dentro de su nivel de conocimientos mientras trabajan dentro del alcance de la práctica de una terapia de yoga. En otras palabras, como terapeutas de yoga deberíamos realizar solo esas evaluaciones que entran dentro de nuestro alcance de práctica, para las que estamos formados y las que se nos permite realizar, y que sabemos cómo interpretar y aplicar. Si no poseemos ese conocimiento ni esas aptitudes, y queremos trabajar con esas evaluaciones médicas, debemos recurrir a quienes estén cualificados para hacerlo y colaborar con ellos para determinar cuáles podrían ser los mejores métodos y tratamientos de yoga para ayudar a un cliente a curarse o sanar. Avanzando en nuestros estudios podemos aprender a trabajar con las evaluaciones realizadas por otros profesionales y aun así plantearnos consultar con la fuente de las evaluaciones para conocer sus ideas sobre los riesgos, las contraindicaciones y las indicaciones.

Hay tres razones por las que podrías rechazar esta perspectiva. La primera es que pienses que los terapeutas de yoga deberían poder evaluar, interpretar y tratar libremente a los clientes sin necesidad de unos conocimientos, unas aptitudes o una autorización que les permitiera hacerlo, quizá creyendo que la legitimidad te la confiere una fuente superior a un simple estatuto jurídico o al consenso relativo sobre la ética de la asistencia sanitaria profesional. Con esta creencia, tal vez consideres que la profesión médica establecida es una institución corrupta que es mejor evitar, y desees ofrecer en su lugar una senda rebelde sin trabas para servir a todo el que desee sanar. La segunda es que te sientas confiado con los conocimientos y aptitudes sobre evaluación médica que aprendiste en tu formación como terapeuta de yoga y no te preocupe adentrarte en otros alcances de práctica (por ejemplo, al usar un espirómetro para evaluar la función respiratoria, estás trabajando como si fueras un terapeuta respiratorio, y lo haces sin importarte las cuestiones legales). Por último, podrías pensar que todas esas evaluaciones son métodos erróneos de análisis alopático que no tienen lugar en el yoga; que nuestro trabajo debería llevarse a cabo basándonos en la experiencia personal, la intuición y la oración, y que la verdadera yogaterapia se encuentra en el ayurveda, el tantra y otros enfoques relacionados.

Para finalizar con la evaluación de las enfermedades, desearía resaltar eso de lo que nadie quiere hablar y que para algunos sería el verdadero problema: la idea de evaluar la *intuición*, la *dimensión espiritual* o el *espíritu*. Evaluación espiritual es una especie de oxímoron, aunque forme parte de la esencia de algunas religiones, quizá de forma más evidente en la cienciología.

Yogaterapia

¿Evaluaríamos nuestra proximidad biológica a Dios, como proponen los mormones por medio de análisis genealógicos extensivos, o a Brahma u otra deidad, como quieren hacer algunos hindúes con respecto a las castas y a la reencarnación? ¿Colaboraríamos con los neurólogos para detectar cambios en las ondas alfa como medida de una mente lúcida, tranquila o equilibrada (y determinar cuál lo es)? ¿Formularíamos preguntas cualitativas acerca de la calidad de vida y sugeriríamos que esto proporciona una medida de la experiencia de cada uno en la llamada dimensión espiritual? ¿Seguiríamos el ejemplo de algunas escuelas de yoga y les pediríamos a los clientes que evaluaran su estatus con respecto a cada uno de los ocho miembros del *ashtanga yoga*? (Como ejemplo, a los clientes se les pide que evalúen su progreso hacia *samadhi* o la trascendencia). ¿Podemos siquiera ponernos de acuerdo en el significado de *espiritual*, mucho menos en un protocolo para evaluarlo?

Preguntar sobre la calidad de vida, el concepto de uno mismo y la conexión con los demás podría muy bien señalar a la dimensión espiritual de nuestra vida (y esto puede ser esclarecedor) pero deberíamos tener cuidado de no poner esto en una balanza para determinar así la gravedad o leveleza del sentido espiritual particular de cada uno; algo que, de todas formas, es imposible hacer.

Segundo paso (segunda parte): evaluar las enfermedades actuales dentro del alcance de la práctica de la yogaterapia

Aquí procederé dando por sentado que la mayoría de los terapeutas de yoga desean trabajar honradamente dentro de un alcance claro de práctica de yogaterapia, realizar solo aquellas evaluaciones diagnósticas para las que se encuentran cualificados técnica y legalmente y utilizar las evaluaciones e interpretaciones de otros profesionales de la salud para proporcionar servicios a los clientes dentro del alcance de la práctica de la yogaterapia. Esto no quiere decir que uno haga esto libre de cualquiera de las consideraciones que vimos anteriormente sobre las limitaciones de los métodos convencionales. Más bien, lo que sugiere es trabajar de forma acorde a su integridad como terapeuta de yoga al tiempo que se plantea cuál sería la mejor manera de trabajar en el mundo real, frecuentemente complejo y confuso de la salud complementaria e integradora.

Partiendo de esta premisa, podemos empezar el análisis estableciendo de forma general cómo podrían evaluar mejor las enfermedades de un cliente los terapeutas de yoga:

- En primer lugar, consulta las entrevistas (tradicionales y etnográficas) de antecedentes que expliqué en el primer paso para identificar los asuntos significativos, especialmente en relación con las enfermedades y los objetivos notificados por el cliente cuando acude a ti por primera vez.

- En segundo lugar, pídele que te proporcione evaluaciones y recomendaciones sanitarias de otros profesionales. Si no entiendes esas evaluaciones o las recomendaciones de tratamiento relacionadas con ellas, colabora con el cliente para conseguir una aclaración de quienes las realizaron y las interpretaron, especialmente para comentar con él su relevancia en las prácticas de yoga que crees que podrían serle beneficiosas.
- Por último, lleva a cabo otras evaluaciones dentro del alcance de la práctica de la yogaterapia.

Realizar más evaluaciones, específicamente dentro del alcance de la práctica de la yogaterapia, puede ayudaros a ti y a tu cliente a aprender más sobre las enfermedades que este padece en relación con la realización de prácticas de asana, pranayama y meditación. Estas evaluaciones deberían realizarse teniendo en cuenta todo lo que has aprendido en la entrevista inicial y en otras evaluaciones, especialmente en lo referente a respetar las contraindicaciones y no causar daño. Como muchos terapeutas de yoga utilizan la filosofía y las prácticas del ayurveda, otra opción son las evaluaciones ayurvédicas. Aunque algunos adoptan una perspectiva distinta, aquí considero que es el cliente, no el terapeuta de yoga, el que en última instancia debe plantearse y determinar cualquier enfoque de la yogaterapia a la salud. A pesar de nuestro compromiso con el aprendizaje y de estar dispuestos a aplicar cualquier técnica conocida, no todas las técnicas son apropiadas para todos los clientes. De manera que no tiene mucho sentido evaluar enfermedades comunes mientras se piensa en todo posible tratamiento, sino más bien centrarse en los intereses inmediatos del cliente y en lo que desea compartir en la entrevista inicial. Si se crea una relación entre tú y un cliente, puedes revisar las enfermedades, evaluaciones y tratamientos a la nueva luz que surge de la experiencia compartida con él.

Las evaluaciones en tabla 19.1 usan recursos mnemotécnicos para recordar cada consulta».

Tabla 19.1. Evaluaciones médicas básicas de admisión

OPQRST	SOCRATES
Origen: ¿qué estaba haciendo el cliente cuando comenzó la enfermedad que padece actualmente? ¿Piensa que la enfermedad se deba a esta actividad? ¿Fue la aparición repentina, gradual o relacionada con otro problema crónico que esté padeciendo?	**Situación**: ¿dónde siente el cliente esta afección?

Yogaterapia

Tabla 19.1. Evaluaciones médicas básicas de admisión

OPQRST	SOCRATES
Provocación o paliación: ¿qué movimiento, presión u otro factor externo mejora o empeora el problema? ¿Qué efecto tiene el descanso en el problema?	**Origen:** ¿cuándo comenzó? ¿Fue repentino o gradual? ¿Es progresivo o regresivo?
Qué siente: plantea preguntas que susciten la descripción de los síntomas actuales del cliente. Pregúntale si el dolor es agudo, sordo, ardiente, punzante, constante o intermitente.	**Carácter:** ¿qué sensación siente?
Región e irradiación: ¿dónde sientes más los síntomas? ¿Parecen irradiarse a otras áreas?	**Región e irradiación:** ¿siente que estos síntomas se están extendiendo a otras áreas?
Sopesar la intensidad: ¿cuál es la intensidad de la afección en una escala de 1 a 10, si 1 es la menos intensa y 10 la más? Ofrece una comparación imaginativa: «Comparado con pillarte un dedo con la puerta de un coche...».	**Asociaciones:** ¿qué más siente al experimentar este síntoma?
Tiempo: ¿cuánto tiempo lleva el cliente experimentando esta enfermedad? ¿Cómo ha cambiado con el tiempo? ¿Recuerda casos anteriores de la misma o parecida enfermedad? Si ya no la está padeciendo, ¿cuánto tiempo hace que la enfermedad se curó?	**Tiempo:** ¿los síntomas parecen seguir un patrón, como ser más fuertes en un determinado momento?
	Elementos que agravan o alivian: ¿hay algo que agrave o alivie los síntomas? En caso afirmativo, ¿qué es?
	Sopesar la intensidad: ¿cómo de intenso es?

Evaluación de asana física

Una de las aptitudes más importantes de un profesor de yoga es la capacidad de mirar, ver y comprender lo que sucede con cada estudiante en particular en cada una de las asanas que está enseñando. Esta aptitud se basa en contar con el suficiente conocimiento de la anatomía funcional y la biomecánica para entender en qué consiste una posición humana saludable así como la desviación de ese ideal. Al estudiar la anatomía básica, observamos ilustraciones anatómicas y esqueletos que por lo general se presentan como perfectamente simétricos y equilibrados. Al estudiar biomecánica, profundizamos un poco más y aprendemos las amplitudes seguras de movimiento para cada articulación al tiempo que descubrimos también cómo, a menudo, condiciones estructurales naturalmente diversas (principalmente la forma del hueso y la longitud del ligamento) limitan o extienden esas amplitudes. Empezamos a apreciar mejor que los seres humanos muestran una inmensa variedad de hermosas desviaciones de los modelos esqueléticos idealizados que vemos en los textos de anatomía. Al aprender a entender lo que les sucede a los estudiantes al hacer asanas en este nivel básico de observación, adquirimos una mayor comprensión basada en los contrastes entre las formas idealizadas que hemos estudiado y las formas reales que muestra un determinado individuo.

También comenzamos a darnos cuenta de que no somos capaces de ver todo lo que es importante al hacer asanas. Como señalé anteriormente, al contrario que las posturas estáticas, las asanas están vivas con las cualidades invisibles de la energía y la conciencia, que en parte reflejan los principios de *sthira* (estabilidad) y *sukham* (comodidad), por lo que se nos invita a intentar apreciar las cualidades de estos elementos en la experiencia de asana de un estudiante. Por ejemplo, las cualidades de energía se revelan en los patrones de respiración, tensión facial y cansancio. Las cualidades de conciencia se revelan en los patrones de respiración, mirada y atención prolongada a los detalles. Aunque difíciles o incluso imposibles de evaluar, aun así estas cualidades son notables y merece la pena registrarlas en la evaluación de la asana. También pueden resaltarse y explorarse en la conversación con los estudiantes, empezando por preguntar: «¿Cómo te sientes?». Esto hace que para cada uno de ellos la experiencia de evaluación sea también una oportunidad de aprender al transmitirle conocimientos sobre el yoga y sobre cómo ciertas prácticas podrían mejorar su vida.

Hay varios elementos de la práctica de asana que la hacen más accesible y llevadera y por lo tanto más profundamente transformativa: *ujjayi pranayama*, la modificación para adaptarse a las enfermedades y objetivos de uno, el desarrollo de la estabilidad y la comodidad, la perseverancia y el desapego y cada uno de los yamas y niyamas. Estos elementos no se traducen fácilmente en preguntas de valoración medible sino que más bien señalan a la apreciación cualitativa de la comprensión que tiene un estudiante de los principios de las asanas y de cómo llevarlos a la práctica.

Hay tres pasos para considerar el estado musculoesquelético de un estudiante con relación a las asanas: en primer lugar, el análisis postural básico; en segundo, las pruebas básicas de fuerza y flexibilidad, y por último, las pruebas básicas de equilibrio. Vamos a verlos en orden.

Observar a los clientes en asanas

Lo que alguien dice de sí mismo no te garantiza que obtendrás una información acertada o completa sobre su estado; mucha gente siente rechazo a compartir información personal con alguien que es relativamente desconocido, o bien no es consciente de alguna afección o no quiere reconocer su importancia. Tu capacidad de ver y entender mejor a los clientes en las asanas empieza por aprender a mirar los cuerpos de una manera más general, lo que ayuda a entender específicamente distintos cuerpos desde diversas perspectivas. Esta capacidad esencial se desarrolla mejor a través de seminarios especiales de observación anatómica y de las asanas en los talleres de yoga, que incluyen los métodos básicos de observación de la pareja de pie, observación del laboratorio de asanas y práctica de la enseñanza de la observación; el conocimiento que obtengas a través de ellos lo ampliarás al hacer un aprendizaje con un profesor mentor y lo ideal es que lo sigas desarrollando durante todo el tiempo que estés enseñando. Este desarrollo de la capacidad observacional se lleva a cabo mejor en conjunción con el aprendizaje de los fundamentos de la anatomía funcional en el contexto de la formación para enseñar yoga.

Es importante señalar que las desviaciones de las formas anatómicas idealizadas son, por un lado, parte de la diversidad humana y, por otro, podrían ser una señal de un desequilibrio o una enfermedad patológica. Al apreciar cualquiera de esas desviaciones hay innumerables causas posibles. En lugar de intentar cubrir todas esas posibilidades, en la cuarta parte se aplicarán los conocimientos observacionales a diversas afecciones específicas, lo que mejor las explica y cómo trabajar mejor con ellas como terapeuta de yoga.

PRIMER PASO: OBSERVACIÓN DE PIE

Utilizando la ficha de observación postural del cliente para registrar tus observaciones, pídele (si tiene movilidad suficiente) que avance unos cuantos pasos hacia el frente y luego se detenga y permanezca en una posición normal, como si estuviera haciendo cola. Permanecerá en esta posición durante unos pocos minutos. Pídele que no trate de cambiar ni de corregir su postura mientras lo observas y tomas notas. No le digas que permanezca en *Tadasana* (postura de la montaña) porque esto influirá en la manera en que esté de pie (y aquí es conveniente que su postura de pie sea la más natural para él o la que emplea habitualmente). Lo ideal es que las ropas del cliente permitan que su postura pueda observarse fácilmente de pies a cabeza. Podrías repasar los capítulos sobre los sistemas muscular y esquelético (capítulos seis y siete), la biomecánica (capítulo nueve) y las enfermedades musculoesqueléticas comunes (capítulo veintitrés) para observar con mejor conocimiento de causa.

Comienza tu observación por los pies y ve subiendo. Fíjate en lo siguiente:

Los pies: ¿están rectos? ¿Un pie hacia fuera y otro hacia dentro? ¿Pies planos o con un arco excesivo?

Los talones: ¿están alineados y rectos o desviados hacia el eje central o hacia los lados?

Los tobillos: míralos y tócalos. ¿Hay más tensión en un tobillo que en el otro? ¿Hay más tensión en la parte exterior del tobillo o en la interior?

Las rodillas: ¿la parte trasera de la rodilla está dura o blanda, flexionada, extendida o hiperextendida?

Las caderas: coloca las palmas hacia abajo y rectas sobre las caderas con los pulgares rectos a lo largo del sacro. ¿Están niveladas las caderas?

Los brazos: ¿cuelgan uniformemente a los costados, o una mano está más adelantada que la otra? ¿Hacia dónde miran las palmas? ¿Hay un ángulo en el codo?

Los hombros: ¿están igualados o nivelados? ¿Un hombro está más alto que el otro?

La cabeza: ¿está centrada entre los hombros? ¿Está inclinada o rotada hacia un lado?

A continuación, colócate al lado del cliente y observa lo siguiente:
- ¿Qué notas sobre sus pies? ¿Hay alguna diferencia notoria viéndolos desde esta perspectiva?
- ¿La rodilla está alineada con el tobillo? ¿Está hiperextendida?
- ¿Las rótulas apuntan hacia el frente? ¿Las rodillas se hunden hacia el eje central, están rectas o arqueadas hacia los lados?
- ¿La cadera está alineada con la rodilla? ¿La pelvis está inclinada hacia delante o hacia atrás?
- ¿La pelvis muestra rotación anterior o posterior?
- ¿El hombro (articulación glenohumeral) está alineado con la cadera? ¿Los hombros están caídos hacia delante o echados hacia atrás?
- ¿La parte superior de la espalda está encorvada (cifosis)? ¿El pecho está hundido?
- ¿El orificio de la oreja (conducto auditivo externo) está alineado con el hombro? ¿La cabeza está por delante o por detrás de los hombros?
- ¿El orificio de la oreja está alineado con el tobillo?

Ahora colócate frente a tu cliente y observa lo siguiente:
- ¿Un brazo está más adelantado que el otro?
- ¿Dónde caen las manos a los costados?
- ¿Los antebrazos muestran un ángulo?
- ¿Los hombros siguen estando a la misma altura?
- ¿La cabeza está nivelada?

SEGUNDO PASO: OBSERVACIÓN DE ASANAS

Para el terapeuta de yoga, el laboratorio de asanas es uno de los métodos más eficaces para aprender a mirar, ver y relacionarse con los clientes en la práctica de las asanas. La preparación para este ejercicio incluye una lectura previa sobre la asana en la que nos centramos, el estudio de la anatomía funcional básica, los principios de alineamiento y acciones energéticas, así como la experiencia de practicar la asana en diversas circunstancias (momento del día, estación del año, estado de ánimo, cualidad de bienestar, etc.). El método básico es mirar por separado a cada uno de los tres o cuatro estudiantes «modelo» (normalmente copartícipes de un programa de formación de profesores o de un taller de educación continua) cuyas expresiones de la asana seleccionada muestran las distintas dificultades que se suelen encontrar en una clase: tirantez, debilidad, hipermovilidad, inestabilidad, falta de coordinación, etc. Una vez que hayas perfeccionado esta aptitud, sigue los pasos que vienen a continuación para trabajar con tus clientes. Aquí usaré el ejemplo de *Parivrtta Trikonasana* (postura del triángulo invertido) precisamente por su complejidad que presenta numerosas ventanas de observación. Usa otras asanas que sean apropiadas para tu cliente (aplicando la máxima de «no hacer daño») y emplea una variedad suficiente de asanas para «ver» a través del prisma único de sus formas.

- Anima a tu cliente a respetar su necesidad de seguridad y comodidad; esto incluye la opción de modificar la asana o salir de ella cuando lo desee.
- Pídele que realice la asana basándose en su intuición. Si es principiante o parece estar a punto de hacer algo que podría causarle una lesión, oriéntalo. De lo contrario, abstente de darle ninguna instrucción verbal inicial para que puedas observar cómo se mueve espontáneamente. Si la asana tiene lados izquierdo y derecho, observa ambos.
- Tómate un minuto para observar al cliente en cada asana, caminando en un círculo completo a su alrededor para lograr una observación más completa.
- Lleva tu observación primero a lo que se encuentre más en riesgo en la asana. Mientras te preguntas qué está sucediendo ahí, pídele que te diga cómo se siente en esa parte del cuerpo.

Ahora mira más exhaustivamente toda la expresión de la asana:

Respiración y sensación general: ¿cómo respira? ¿Parece cómodo? ¿Ansioso? ¿Equilibrado? ¿Firme?

Los pies y los tobillos: ¿cómo están alineados? ¿El pie adelantado está girado noventa grados? ¿Parece que los pies estén enraizados y se están activando con *pada bandha*? ¿Dónde parece que descansa el peso, en el interior del pie, en el exterior, o está equilibrado? ¿Los dedos están enraizándose suavemente o encogidos? ¿Qué sucede con los arcos?

Las rodillas: ¿la rótula está alineada hacia el centro del pie adelantado? ¿La rodilla está doblada en flexión o hiperextensión? ¿La rótula revela la activación del cuádriceps?

La pelvis: ¿está nivelada e igualada, inclinada hacia delante en rotación anterior, hacia atrás en rotación posterior o casi neutra? ¿Parece que está tirando hacia atrás y hacia abajo del isquión de la pierna adelantada, como hacia el talón del pie atrasado?

La columna: ¿cuál es su posición en la región lumbar cuando se alarga desde la pelvis? ¿Está visiblemente curvada o torcida hacia un lado? ¿Parece que hay alguna compresión en la columna? ¿Qué curvas ves ascendiendo por las secciones torácica y cervical de la columna?

La caja torácica: ¿la parte frontal de las costillas inferiores sobresalen o están metidas hacia dentro? ¿La parte posterior de las costillas están redondeadas? ¿Las costillas superiores sobresalen? ¿Qué es lo que estas observaciones te dicen sobre la columna?

El pecho y la clavícula: ¿el torso está alineado con la pierna adelantada o se inclina hacia delante? ¿El torso se abre al rotar, lateral con respecto al suelo, o girado hacia el suelo? ¿El pecho es ancho? ¿Las clavículas se separan?

Los hombros, los brazos, las manos y los dedos: ¿los omóplatos están empujando hacia abajo contra la parte posterior de las costillas o tienden a tirar de los hombros hacia las orejas? ¿El hombro inferior está rotado hacia delante o echado hacia atrás y hacia abajo? ¿Los brazos están extendidos separados entre sí y perpendiculares al suelo? ¿Están completamente extendidos? ¿Los codos están rectos, doblados o hiperextendidos? ¿Las palmas están completamente abiertas con los dedos totalmente extendidos?

¿Dónde se está aplicando la energía del cliente? ¿Enraizándose fuertemente desde el extremo superior del fémur hacia los pies? ¿Extendiéndose a lo largo de la columna y saliendo por la parte superior de la cabeza? ¿Irradiando a través de las puntas de los dedos desde el centro del corazón?

A través de este proceso de observación, trata de mirar a cada cliente como el ser único y hermoso que es en ese momento. Explora cómo puedes compartir lo que estás viendo de una manera que lo ayude a ver y sentir más naturalmente su propio cuerpo-mente, respiración y práctica con una sensación cada vez mayor de totalidad.

Pruebas básicas de fuerza y flexibilidad

Las pruebas musculares y de amplitud de movimiento son capacidades características y esenciales del terapeuta físico. En ellas los fisioterapeutas usan procedimientos manuales específicos para evaluar la fuerza y la debilidad relativas, normalmente en relación con la amplitud de movimiento.[5] La electromiografía (EMG), que detecta el potencial eléctrico generado por las células musculares al ser activadas (eléctrica o neurológicamente), proporciona un conocimiento más refinado de las anomalías médicas y los niveles de activación y orden de reclutamiento muscular en el movimiento dinámico. Los fisioterapeutas usan goniometría (del griego *gonia*, 'ángulo', y *metron*, 'medir') al medir los ángulos creados en las articulaciones por los huesos del cuerpo y la cantidad total de movimiento de la que dispone una articulación. De ese modo, identifican las deficiencias, establecen un diagnóstico y ofrecen un pronóstico junto con los objetivos del tratamiento y un programa de cuidados. Superficialmente sencillo, el arte y la ciencia de la evaluación musculoesquelética rápidamente se vuelven complejos cuando consideramos la neurología de la activación muscular y la artrocinética (los diversos movimientos articulares superficiales) y la osteocinética (el movimiento general de los huesos) de la amplitud de movimiento, especialmente en combinación con cada uno (considerando cómo la fuerza afecta al rango de movimiento).

A continuación plantearé una prueba muy básica de fuerza y amplitud de movimiento como medio para ayudar a los clientes a conocer mejor su estado físico, ofreciéndoles un mayor conocimiento de las enfermedades que podrían beneficiarse del yoga o de la derivación a un médico. Así, el objetivo del yoga, que queda muy lejos de llevar a cabo diagnósticos médicos, se centra en apreciar el estado de un cliente y en ofrecerle los conocimientos y el apoyo que uno pueda proporcionar como terapeuta de yoga.

PRUEBA DE FUERZA

Fuerza es la potencia con la que realizamos un movimiento o mantenemos una posición. Al medir la fuerza, nuestro objetivo es evaluar músculos específicos incluso aunque estos normalmente actúen de forma conjunta, lo que, como Kendall y Kendall reconocieron por primera vez, permite sustituir músculos más débiles por otros más fuertes.[6] La capacidad de hacerlo se basa en el conocimiento de las inserciones del músculo, la dirección de las fibras musculares y su línea de tiro y la función de los músculos relacionados (antagonistas y sinergistas). Además requiere una aptitud específica para el posicionamiento, estabilización y movimiento adecuados, y la capacidad de identificar los patrones de sustitución, la actividad contráctil y las afecciones articulares. Con este conocimiento y la aptitud bien perfeccionada para llevar a cabo pruebas acertadas, la prueba muscular manual se realiza basándose en una graduación. Presentaré primero el examen y la graduación muscular manual; luego sugeriré pruebas de fuerza utilizando transiciones de asanas de yoga básicas para evaluaciones específicas.

Hay dos tipos básicos de prueba muscular: la prueba de rotura y la prueba de resistencia activa.

La prueba de la rotura (la más usada normalmente)

1. Pídele al cliente (en caso de incapacidad, asístelo) que aumente al máximo cualquier amplitud determinada de movimiento, siempre que no le resulte incómodo. Por ejemplo, que extienda por completo el codo en preparación para evaluar la fuerza de la flexión de codo.

2. Pídele que mantenga esa posición.
3. Aplica resistencia manual al extremo distal de la parte del cuerpo que esté siendo evaluada (en el ejemplo de la flexión de codo, haz presión contra la muñeca) y pídele que trate de «romper» esa resistencia.

LA PRUEBA DE RESISTENCIA ACTIVA (A MENUDO TIENE RESULTADOS EQUÍVOCOS DEBIDO A LA APTITUD DE EVALUACIÓN):
1. Lo mismo que en la prueba de rotura, pídele al cliente (en caso de incapacidad, asístelo) que aumente al máximo, siempre que no le resulte incómodo, cualquier amplitud determinada de movimiento.
2. Aplica resistencia al extremo distal de la parte corporal que está siendo evaluada (si estás evaluando la flexión de codo, haz presión contra la muñeca).
3. Pídele que mueva esa parte del cuerpo (en este caso, que flexione el codo); incrementa poco a poco la resistencia hasta que el cliente sea incapaz de crear más movimiento.

Al llevar a cabo cualquier tipo de prueba, recurro a Harry Eaton Stewart para conocer los principios básicos de la evaluación muscular.[7]

Claramente, dados los roles desiguales del examinador y el cliente, la evaluación de fuerza es un método inexacto determinado por factores objetivos y subjetivos en ambos roles.[8] Añade las variaciones en la condición física del cliente, entre ellas el grupo de edad al que pertenece (piensa en la diferencia entre un niño sano, un adulto deportista y una persona mayor), y tendrás aún más dificultades para llevar a cabo evaluaciones prácticas. Tu propia sensibilidad a las diferencias en volumen y contorno muscular, el uso de técnicas apropiadas de posicionamiento y estabilización y la capacidad para realizar pruebas bajo diversas condiciones (especialmente las condiciones del cliente pero también del entorno) pueden influir en los resultados de las evaluaciones. El verdadero esfuerzo del cliente, su actitud y su conocimiento de cómo participar en la evaluación (todo afectado por factores personales y por la calidad de la comunicación entre el terapeuta y el cliente) son otras fuentes más de sesgo potencial en los resultados de las pruebas. Esto indica el valor de la experiencia y del desarrollo gradual del juicio crítico para aportar una mayor perspicacia a la interpretación de estas evaluaciones.

Los resultados de las evaluaciones musculares manuales están graduados en una escala con puntuaciones numéricas que van de 0 a 5 y se corresponden con declaraciones cualitativas, como se muestra en la tabla 19.2. Al contrario que la evaluación muscular específica EMG, la evaluación manual implica grupos de músculos que participan en ciertos movimientos. Así, la graduación es para los grupos de músculos implicados en el movimiento

> **PRINCIPIOS DE LA EVALUACIÓN MUSCULAR**
>
> - Determina exactamente qué músculos participan evaluando con cuidado y traza el grado de potencia de cada músculo o grupo de músculos que va a ser evaluado.
> - Insiste en la privacidad y en la disciplina; así conseguirás la cooperación y la atención total del paciente.
> - Usa algún método de calentamiento preliminar de los músculos.
> - Ten toda la parte del cuerpo destapada y apoyada para no causarle tensión (por la gravedad o los antagonistas).

observado, no para músculos individuales, y está basada en la amplitud de movimiento disponible del cliente, no en la amplitud de movimiento normal.

TABLA 19.2. Graduando la fuerza

GRADO	ESTADO	DESCRIPCIÓN
5	Normal (100%)	El cliente puede realizar una amplitud de movimiento completa contra la gravedad y la máxima resistencia
4	Bueno (75%)	El cliente puede realizar una amplitud de movimiento completa contra la gravedad y una resistencia moderada
3	Aceptable (50%)	El cliente puede realizar una amplitud de movimiento completa contra la gravedad pero no contra la resistencia
2	Deficiente (25%)	El cliente no puede realizar una amplitud de movimiento completa contra la gravedad
1	Vestigio de actividad	El cliente no puede realizar una amplitud de movimiento completa con la gravedad eliminada, pero al palpar el músculo se detecta una ligera contracción
0	Sin actividad	No se detecta contracción

A continuación se muestra un conjunto de directrices ampliamente aceptadas de Lamb para ayudar a hacer más significativa la evaluación y la graduación muscular (todo lo cual puede refinarse con los signos más [+] y menos [–]):[9]

Grado 5: eres incapaz de romper la posición que mantiene el cliente *y* el cliente es capaz de realizar la amplitud de movimiento completa.
Grado 4: el músculo (o músculos) puede soportar considerable resistencia pero menos de la «normal», es capaz de moverse a través de la amplitud de movimiento completa y puede tolerar una resistencia fuerte sin romper la posición de la prueba.
Grado 3: el cliente puede realizar una amplitud de movimiento completa contra la gravedad pero no contra otra resistencia.
Grado 2: el cliente no puede realizar una amplitud de movimiento completa en el plano horizontal de movimiento.
Grado 1: puedes ver o sentir actividad muscular (por ejemplo, un tendón sobresale), pero la contracción no crea movimiento.
Grado 0: no hay indicación de actividad muscular.

Mientras que las pruebas musculares evalúan la fuerza física con la que hacemos un movimiento o mantenemos una posición, las pruebas de flexibilidad miden la amplitud de movimiento en una articulación. Aunque se requieren diferentes pruebas para medirlas, la fuerza y la flexibilidad están relacionadas entre sí: la fuerza necesaria para mover una parte del cuerpo varía en relación con la flexibilidad de las partes que queremos mover. Por ejemplo, en la medida en que los tendones de las corvas estén tensos, el cuádriceps necesitará más fuerza para la extensión activa de la rodilla (para superar la resistencia de los tendones antagonistas). Así, la amplitud pasiva de movimiento, en la que el terapeuta ayuda al movimiento y por consiguiente los músculos del cliente están más relajados (menos antagónicos), permite una mayor amplitud de movimiento. Si se produce dolor en la evaluación activa o pasiva, es una señal de estiramiento o tensión en los tejidos contráctiles (músculos o tendones) o no contráctiles (ligamentos, cápsulas articulares, fascia o piel). Es preferible evaluar la amplitud de movimiento pasiva para identificar mejor las limitaciones de los tejidos no contráctiles, que por lo general se encuentran dentro de la amplitud de movimiento normal, mientras que las limitaciones de los tejidos contráctiles son más evidentes al final de la amplitud de movimiento pasiva.

Con la excepción de las rotaciones en el plano transversal (doblando la columna y rotando las extremidades interna o externamente), la posición de inicio para las evaluaciones de la amplitud de movimiento es *Tadasana* o una posición neutra (no anatómica). Las evaluaciones se hacen en referencia a la amplitud normal de movimiento. Aunque hay varios sistemas de anotación, el más común (y el que aconsejo aquí) es el sistema de cero a ciento ochenta grados, llamado método del cero neutral.[10] La *hipomovilidad* y la *hipermovilidad* se refieren a una disminución o incremento, respectivamente, de la amplitud de movimiento normal. La hipomovilidad puede ser el resultado del acortamiento o la rigidez de los tejidos contráctiles o no contráctiles, la inflamación, las fracturas óseas, la artritis y los problemas neurológicos. La hipermovilidad suele ser causada por músculos, ligamentos o cápsulas articulares laxos y también por traumas y diversos trastornos hereditarios como el síndrome Ehlers-Danlos o el síndrome de Marfan. La edad y el sexo también influyen en la amplitud de movimiento: los adultos mayores suelen tener menos amplitud de movimiento que los adultos más jóvenes, y las mujeres por lo general tienen una amplitud de movimiento ligeramente mayor que la de los hombres.[11]

Al medir la amplitud pasiva de movimiento, estamos examinando la longitud muscular potencial del músculo antagonista al tiempo que recogemos información sobre la tensión de los tejidos relacionados. Esta evaluación se realiza utilizando el goniómetro. No entra en el alcance de este libro ofrecer formación sobre el uso de un goniómetro, para lo cual se requiere un conocimiento especializado (estructura y función de las articulaciones, sensación terminal normal, pruebas de posiciones, estabilizaciones requeridas, puntos óseos e instrumento de alineación, y unas habilidades especializadas, entre ellas cómo colocar y estabilizar, cómo mover una parte del cuerpo, cómo determinar el final de la amplitud de movimiento, cómo alinear el goniómetro con los puntos óseos y cómo leer y registrar las evaluaciones). Los lectores con este conocimiento y estas habilidades encontrarán fácilmente en Internet formularios normalizados para registrar las evaluaciones (también se pueden usar gráficos para registrar las evaluaciones de la amplitud de movimiento). Al hacer estas evaluaciones, tenemos en cuenta los grados de desviación de la amplitud de movimiento estándar.

PRUEBAS BÁSICAS DE EQUILIBRIO

Con el tiempo el equilibrio se convierte en una dificultad cada vez mayor. Con un rápido crecimiento del envejecimiento demográfico, el equilibrio tiene cada vez más importancia en la yogaterapia.[12] Nuestra capacidad de mantener el equilibrio podría parecer simple pero implica siempre un complejo proceso sensorial, cognitivo y musculoesquelético.[13] Así, una de las primeras tareas al medir el equilibrio es tratar de determinar en qué medida el desequilibrio surge de la capacidad de percibir correctamente el entorno (sensorial), integrar esta información en el sistema nervioso central de un modo que permita la orden motriz apropiada (cognitivo) y luego ejecutar la orden motriz (musculoesquelético). Todo afecta al equilibrio: problemas médicos como la diabetes, el párkinson y la embolia; antecedentes de lesiones en la cabeza, infecciones de oído o lesiones musculoesqueléticas graves, y los efectos de los medicamentos y la presencia de ánimo.[14] Esta variedad de causas dificulta el diagnóstico médico localizado, especialmente cuando muchos trastornos del equilibrio tienen fuentes múltiples.

Evaluar y planificar prácticas curativas

Los médicos utilizan las pruebas del reflejo vestíbulo-ocular como la electronistagmografía para evaluar la función vestibular (y proporcionar información sobre el lugar de la lesión) y la posturografía dinámica computerizada para examinar la fijación de la mirada y la estabilidad postural; estas pruebas ofrecen información sobre los tratamientos médicos apropiados.

Podemos evaluar el equilibrio de maneras más sencillas utilizando pruebas de equilibrio estático y dinámico que emplean posturas y movimientos de yoga. En los casos en que estas pruebas indiquen gran dificultad con el equilibrio, el cliente debería ser remitido a un médico para una evaluación complementaria. Hay muchos tipos de pruebas de equilibrio estático y dinámico. A continuación describo las más comunes:

Prueba de equilibrio estático
1. *Tadasana* (postura de la montaña) sobre una superficie firme con *dristi* (la mirada fija en un punto específico).
2. *Vrksasana* (postura del árbol) sobre una superficie firme con *dristi*.
3. *Tadasana* sobre una superficie firme sin *dristi*.
4. *Vrksasana* sobre una superfice firme sin *dristi*.
5. *Tadasana* sobre una superficie blanda con *dristi*.
6. *Vrksasana* sobre una superficia blanda con *dristi*.
7. *Tadasana* sobre una superficie blanda sin *dristi*.
8. *Vrksasana* sobre una superficie blanda sin *dristi*.

Prueba de equilibrio dinámico

Los cuatro primeros puntos de esta prueba son considerados por Marchetti como equivalentes a los ocho puntos de la prueba que presento aquí.[15] Para la prueba de ocho puntos, ver Shumway-Cook y Woollacott.[16]

1. **Marcha sobre una superficie plana**: se le pide al cliente que camine seis metros a un ritmo normal.
    a. Normal (3) = camina seis metros sin ayuda con una marcha y un equilibrio normales.
    b. Deficiencia ligera (2) = camina seis metros con ayuda y desviándose ligeramente en su marcha.
    c. Deficiencia moderada (1) = camina seis metros con una marcha anormal y mostrando desequilibrio.
    d. Deficiencia grave (0) = no puede caminar seis metros sin ayuda, desviación de la marcha o desequilibrio.

Yogaterapia

2. **Cambio en la velocidad de la marcha**: se le pide al cliente que comience a caminar a un ritmo normal y luego, en el momento indicado, lo más rápidamente posible.
   a. Normal (3) = capaz de cambiar la velocidad de marcha sin experimentar pérdida de equilibrio ni desviación de la marcha.
   b. Deficiencia ligera (2) = puede cambiar la velocidad de la marcha solo con una ligera desviación o con asistencia.
   c. Deficiencia moderada (1) = es capaz de realizar solo pequeños cambios en la velocidad de la marcha o de hacerlos solo con una desviación significativa de la marcha.
   d. Deficiencia grave (0) = no puede cambiar la velocidad o pierde el equilibrio al intentar hacerlo.

3. **Marcha con giros horizontales de cabeza**: se le pide al cliente que camine a un ritmo normal y luego, en el momento indicado, que gire la cabeza a la derecha y a la izquierda alternativamente y finalmente al frente sin dejar de caminar hacia delante.
   a. Normal (3) = es capaz de girar la cabeza sin ningún cambio en la marcha.
   b. Deficiencia ligera (2) = es capaz de girar la cabeza con solo un ligero cambio en la marcha.
   c. Deficiencia moderada (1) = girar la cabeza causa un cambio moderado en la marcha pero el cliente se tambalea y la recupera.
   d. Deficiencia grave (0) = girar la cabeza causa una interrupción grave de la marcha.

4. **Marcha con giros verticales de cabeza**: se le pide al cliente que camine a un ritmo normal y luego, en el momento indicado, que levante y baje la cabeza, alternativamente y la ponga recta sin dejar de caminar hacia delante.
   a. Normal (3) = es capaz de levantar y bajar la cabeza sin ningún cambio en la marcha.
   b. Deficiencia ligera (2) = es capaz de levantar y bajar la cabeza con solo un ligero cambio en la marcha.
   c. Deficiencia moderada (1) = levantar y bajar la cabeza causa un cambio moderado en la marcha pero el cliente se tambalea y la recupera.
   d. Deficiencia grave (0) = levantar y bajar la cabeza causa una interrupción grave de la marcha.

5. **Marcha y media vuelta**: se le pide al cliente que camine a ritmo normal y luego, en el momento indicado, que dé media vuelta y se detenga.

a. Normal (3) = en tres segundos se gira y se detiene rápidamente sin perder el equilibrio.
b. Deficiencia ligera (2) = tarda más de tres segundos en girar y en parar sin perder el equilibrio.
c. Deficiencia moderada (1) = se gira lentamente y requiere varios pasos para dar la media vuelta y detenerse.
d. Deficiencia grave (0) = no puede girar y detenerse con seguridad o sin ayuda sin perder el equilibrio.

6. **Pasar sobre un obstáculo**: se le pide al cliente que camine a un ritmo normal y que luego pase sobre un bloque de yoga de tamaño normal.
   a. Normal (3) = es capaz de pasar sobre el bloque sin cambiar el ritmo ni perder el equilibrio.
   b. Deficiencia ligera (2) = debe aminorar el ritmo y ajustar los pasos para pasar por encima del bloque.
   c. Deficiencia moderada (1) = debe detenerse antes de pasar por encima del bloque.
   d. Deficiencia grave (0) = no puede pasar por encima del bloque sin ayuda.

7. **Pasar alrededor de un obstáculo**: se le pide al cliente que camine a un ritmo normal y luego pase alrededor de un bloque de yoga de tamaño normal.
   a. Normal (3) = es capaz de pasar alrededor del bloque sin cambiar el ritmo de la marcha ni perder el equilibrio.
   b. Deficiencia ligera (2) = debe aminorar el ritmo y ajustar los pasos para evitar el bloque.
   c. Deficiencia moderada (1) = debe detenerse antes de pasar alrededor del bloque.
   d. Deficiencia grave (0) = no puede pasar alrededor del bloque sin ayuda.

8. **Escaleras**: se le pide al cliente que suba unas escaleras, se gire y las baje.
   a. Normal (3) = es capaz de alternar los pies sin apoyar las manos en la barandilla.
   b. Deficiencia ligera (2) = es capaz de alternar los pies solo apoyándose en la barandilla.
   c. Deficiencia moderada (1) = incapaz de alternar los pies y se apoya en la barandilla.
   d. Deficiencia grave (0) = no es capaz de hacer la tarea de forma segura.

EVALUAR EL EQUILIBRIO DÓSHICO

Aunque para una evaluación completa y certera lo mejor es que la haga un médico ayurvédico, existen un sinfín de pruebas para autoevaluar la propia constitución dóshica. Al usar este diagrama, marca las características que se correspondan mejor contigo o con tu cliente (elige más de una respuesta si es necesario). Añade el número de respuestas elegidas bajo cada una de las columnas de *vata*, *pitta* y *kapha*.

	VATA	PITTA	KAPHA
CONSTITUCIÓN FÍSICA	Fibrosa, alta o corta, huesos finos.	Moderadamente desarrollada.	Grande, amplia, huesos grandes.
PESO CORPORAL	Peso ligero, huesos prominentes.	Peso moderado.	Sobrepeso.
BARBILLA	Fina, angular.	En punta, ahusada.	Redondeada, doble.
MEJILLAS	Arrugadas, hundidas.	Lisas, planas.	Redondeadas, rellenas.
OJOS	Pequeños, hundidos, secos, oscuros, activos, nerviosos.	Agudos, brillantes, azules, verdes, amarillos o rojizos, sensibles.	Grandes, hermosos, azules, tranquilos.
NARIZ	Forma irregular, tabique torcido.	Larga, puntiaguda, enrojecida en la punta.	Chata, redondeada.
LABIOS	Secos, resquebrajados, finos.	Rojos, hinchados.	Suaves, pálidos, llenos
DIENTES	Salidos, grandes, espaciados, encías finas.	Medianos, débiles, encías tiernas.	Sanos, blancos, encías fuertes.
PIEL	Fina, seca, fría, áspera, con picazón.	Grasa, cálida, enrojecida, con lunares, pecas.	Gruesa, templada, fresca, pálida, suave, blanda.
CABELLO	Seco, fino, rizado, frágil.	Liso, graso, rubio, pelirrojo, castaño claro, con calvicie, incipientemente canoso.	Grueso, graso, ondulado, exuberante.
UÑAS	Secas, ásperas, frágiles, quebradizas.	Agudas, flexibles, rosadas, lustrosas.	Gruesas, pulidas y suaves.
CUELLO	Fino, largo.	Mediano.	Grande, amplio, con pliegues.
PECHO	Plano, hundido.	Mediano.	Ancho, redondeado
CARA	Oval	Triangular	Redonda
VIENTRE	Delgado, plano, hundido.	Mediano.	Grande, voluminoso.
CADERAS	Esbeltas, finas.	Medianas.	Pesadas, gruesas.
ARTICULACIONES	Frías, pequeñas, frágiles.	Moderadas, sueltas.	Grandes, lubricadas.

Evaluar y planificar prácticas curativas

	VATA	PITTA	KAPHA
APETITO	Variable, ansioso cuando tiene mucha hambre.	Intenso, enfadado cuando tiene mucha hambre.	No tiene mucha hambre, tranquilo.
DIGESTIÓN	Irregular, con gases, hinchazón.	Rápida, con ardor.	Prolongada, forma mucosidad.
SED	Con frecuencia se siente deshidratado.	Moderada.	Casi nunca tiene sed.
MOVIMIENTOS INTESTINALES	Estreñimiento, puede saltarse un día.	Regularidad, heces sueltas o diarrea.	Rutina, heces gruesas, blandas.
ACCIONES FÍSICAS	Muy activo, siempre está haciendo algo, camina y habla muy deprisa.	Piensa antes de actuar, reflexivo y preciso.	Tranquilo y elegante.
ACTIVIDAD MENTAL	Hiperactivo, inquieto.	Moderado, impaciente.	Desganado, lento, tranquilo.
ENERGÍA	Se cansa fácilmente, trabaja de forma precipitada.	Media.	Buena resistencia.
SUDOR	Casi nunca.	Profusamente.	Suda si se esfuerza mucho.
EMOCIONES	Ansiedad, miedo, preocupación.	Ira, odio, irritabilidad, envidia.	Calma, bondad, ambición, apego.
TOMA DE DECISIONES	Con frecuencia cambia de opinión.	Toma decisiones y las sigue.	Prefiere seguir a otros.
INTELECTO	Reacciones rápidas pero erróneas.	Reacción acertada.	Lento, exacto
VOZ	Débil, áspera.	Fuerte.	Profunda, buen tono.
MEMORIA	Recuerda y olvida rápidamente.	Clara, selectiva.	Lenta pero prolongada, detallada.
SUEÑOS	Rápidos, activos, numerosos, pavorosos.	Agresivos, competitivos, sexuales.	Sobre el agua, romántico.
HÁBITOS DE SUEÑO	Da vueltas en la cama, tiene insomnio.	Sueño ligero.	Sueño pesado, profundo, prolongado.
PROBLEMAS DE SALUD	Dolor, estreñimiento, ansiedad, depresión.	Infecciones, fiebre, ardor de estómago, inflamación.	Alergias, congestión, aumento de peso, problemas digestivos.
HABLA	Rápida y clara.	Aguda, penetrante.	Lenta, monótona.
PREFERENCIA DE TIEMPO	Le encanta el calor y la humedad, no le gusta el frío ni la sequedad.	Le encanta el tiempo fresco y seco, no le gusta el calor ni la humedad.	Le encanta el calor y la sequedad, no le gusta el frío ni la humedad.
TOTAL			

Evaluación de la respiración y el pranayama

Hablé del *prana* y sus manifestaciones al tratar sobre el yoga y el ayurveda en la primera parte del libro, y estudiamos el sistema respiratorio en el capítulo doce, donde se señaló tanto la importancia de la respiración para una vida sana como la tendencia de la respiración a verse afectada por nuestras afecciones. La ansiedad y la depresión, las lesiones y las enfermedades, la paz mental o el pensamiento agitado se reflejan en nuestros patrones respiratorios. Así, evaluando la respiración del cliente podemos llegar a conocer mejor las características de su vida que afectan a la curación y a la sanación. Ese tipo de evaluación también nos proporciona las claves para prescribir determinadas prácticas de pranayama con el fin de ayudarlo a refinar su respiración, teniendo en cuenta las afecciones físicas y emocionales y los efectos de la respiración.

En la evaluación respiratoria clínica, por lo general los terapeutas respiratorios colaboran estrechamente con los médicos para realizar pruebas que permiten a estos determinar sus diagnósticos. Esto implica aptitudes cognitivas de comunicación entre médico y paciente y el conocimiento para identificar sus problemas, clarificarlos, decidir las pruebas de evaluación adecuadas, realizarlas, interpretar los resultados, formular un plan de tratamiento y evaluar la efectividad de este. Este proceso comienza por recopilar los antecedentes sanitarios del paciente, entre ellos sus problemas cardiopulmonares, para identificar factores que puedan afectar a su respiración y salud general. El estilo de vida (especialmente el tabaquismo), la profesión y el entorno son especialmente importantes para comprender las enfermedades respiratorias. Dependiendo de lo que uno aprenda basándose en los antecedentes y en las quejas del paciente, son indicadas determinadas pruebas. Las pruebas específicas surgen de determinar detalles más específicos sobre los síntomas cardiopulmonares, entre ellos tos, producción de esputos, dificultad respiratoria, dolor de pecho, mareos y desmayos, estado mental, ronquidos y reflejo gastrointestinal. Las evaluaciones más intensivas conllevan reconocimiento físico, evaluación neurológica, pruebas clínicas de laboratorio, interpretación de los gases sanguíneos, examen de la función pulmonar, radiografía del pecho y electrocardiogramas. Las más especializadas se aplican a los pacientes neonatales y pediátricos así como a los adultos mayores.

Estas evaluaciones identifican varias medidas de salud respiratoria: capacidad pulmonar total, volumen corriente, volumen residual, valor de reserva espiratoria, valor de reserva inspiratoria, capacidad inspiratoria, capacidad vital, volumen espiratorio forzado, flujo espiratorio máximo, ventilación voluntaria máxima, etc. Estas medidas específicas están totalmente fuera del alcance de la práctica de la yogaterapia pero aun así es importante entenderlas en un lenguaje sencillo ya que la información obtenida a través de una evaluación respiratoria exhaustiva puede aplicarse con provecho a todos los aspectos del yoga, en concreto a dirigir las prácticas de pranayama.

Podemos evaluar eficazmente la respiración de un cliente de diversas formas sin adentrarnos en áreas que requieren el conocimiento, la capacidad y la cualificación de un médico o un terapeuta respiratorio. Las evaluaciones básicas de respiración yóguica utilizan muchas de las mismas técnicas que uno recomendaría a un cliente como parte de una práctica equilibrada (y energéticamente equilibradora) de pranayama. La diferencia es que en lugar de ofrecerle orientación sobre la totalidad del pranayama, aquí usamos la técnica de pranayama para obtener más información sobre su afección; un proceso que además nos ofrece la oportunidad de conversar más con el cliente sobre la respiración saludable y enseñarle a practicarla.

Aunque en la evaluación de la función pulmonar se suele usar un espirómetro para analizar el sistema respiratorio e identificar la presencia o extensión de la deficiencia, las evaluaciones de respiración yóguica pueden utilizar un cronómetro y la información facilitada por el cliente para evaluar la frecuencia respiratoria y aportar claves del volumen corriente y otras medidas respiratorias. Los resultados de estas evaluaciones son superficiales comparados con los de una evaluación respiratoria total (por ejemplo, no distinguirán entre trastornos pulmonares obstructivos y restrictivos ni identificarán la reserva, la capacidad ni el volumen). Sin embargo, proporcionan conocimientos útiles sobre la experiencia respiratoria básica de un cliente y pueden señalar la importancia de remitirlo a un médico para que reciba un diagnóstico respiratorio completo. Hay cinco evaluaciones respiratorias básicas:

1. **Inspiración/espiración (la base de *puraka/rechaka*):** pídele a tu cliente que inspire y espire tan lentamente como pueda sin que esto le haga jadear ni le cause malestar. Realiza cada prueba tres veces y registra el número de segundos de cada fase de la prueba (inspiración y espiración).

    Prueba 1: sentado cómodamente erguido.
    Prueba 2: tendido bocabajo.
    Prueba 3: tras realizar tres saludos al sol o tras caminar con esfuerzo moderado durante cinco minutos.
    Prueba 4: tras subir diez escalones.
    Prueba 5: mantener el flujo constante de la respiración durante dos minutos mientras respira lo más lentamente posible. Contar el número de inspiraciones y espiraciones continuas completas.

2. **Retención de la inspiración (la base de *antara kumbhaka*):** pídele a tu cliente que inspire profundamente y contenga la respiración todo el tiempo que pueda hacerlo cómodamente. Haz esta prueba tres veces y registra el número de segundos de la retención y del flujo de la respiración.

Yogaterapia

>   **Prueba 1:**   solo retención.
>   **Prueba 2:**   tras la retención más larga de la inspiración, indícale que espire lo más lentamente posible y mide la duración de esa espiración en cada una de las tres repeticiones de la prueba.

3. **Retención de la espiración (la base de *bahya kumbhaka*):** pídele a tu cliente que espire todo el aire y aguante sin inspirar todo el tiempo que le sea posible hacerlo cómodamente. Realiza cada prueba tres veces y registra el número de segundos de retención y de flujo.

   >   **Prueba 1:**   solo retención.
   >   **Prueba 2:**   tras la retención más larga de la espiración, indícale que espire lo más lentamente posible y mide la duración de esa espiración en cada una de las tres repeticiones de la prueba.

4. **Interrupción de la respiración (parecida a *viloma pranayama*):** pídele a tu cliente que respire profunda y cómodamente, luego dale instrucciones de aguantar la respiración cuando esté en mitad de la inspiración y de nuevo en mitad de la espiración durante tanto tiempo como le resulte cómodo hacerlo. Observa la tendencia de la respiración a interrumpir apresuradamente la pausa. Indícale que mantenga la pausa siempre que el movimiento posterior de la respiración sea lento y estable. Prueba a hacer hasta un total de tres pausas, con un recuento de 1 a 5 en cada pausa durante la que se contiene la respiración. Registra el número de pausas y recuentos de cada prueba.

   >   **Prueba 1:**   una pausa contando de 1 a 5.
   >   **Prueba 2:**   dos pausas contando de 1 a 5.
   >   **Prueba 3:**   tres pausas contando de 1 a 5.

5. **Flujo restringido (parecido a *nadi shodhana pranayama*):** pídele a tu cliente que tape por completo una fosa nasal y repita las pruebas que hemos visto anteriormente.

   >   **Prueba 1:**   fosa derecha cerrada.
   >   **Prueba 2:**   fosa izquierda cerrada.

Después de cada evaluación realiza una entrevista subjetiva y cualitativa para que tu cliente te cuente su experiencia, centrándote especialmente en cómo se sentía durante cada prueba y después de ella. Observa estas reacciones. Los resultados completos de la prueba y la entrevista final te proporcionarán una base de referencias útil para evaluar el beneficio de las prácticas de yoga que esté siguiendo así como de otros tratamientos o cambios de estilo de vida que haya adoptado. Las pruebas de seguimiento utilizando los mismos procedimientos y protocolo de evaluación le darán a cada cliente una medida del cambio en su respiración.

EVALUACIÓN DE LA MEDITACIÓN

Hay pruebas considerables de los beneficios de la meditación, algunas de las cuales las veremos en el capítulo veintidós. Siempre ha habido y probablemente habrá muchas especulaciones sobre lo que sucede en nuestro interior cuando meditamos. Ahora la ciencia conoce cada vez mejor lo que sucede en el cerebro durante la meditación. Así, podemos imaginarnos un futuro con evaluaciones que determinen que el cerebro se encuentra en un estado meditativo y quizá incluso mida la calidad de ese estado. Ese tipo de evaluación requeriría unas definiciones claras de los conceptos, comenzando por qué es lo que entendemos por *meditación* o *estado meditativo*. Para algunos meditación significa la concentración en un pensamiento, sentimiento o deidad, sumergiendo totalmente la conciencia en esa experiencia, hasta el punto de llegar a «ser uno» con el objeto de la musa meditativa. Desde esta perspectiva, rezar concentradamente es una forma de meditación. Para otros, es una manera de relajarse y entrar en un estado mental más sereno, cultivando alguna forma de energía espiritual, o abriendo la conciencia y el comportamiento a una manera diferente de pensar, sentir y comportarse. Claramente, la idea de evaluar la meditación resulta como mínimo tan difícil como la de tratar de definirla.

El mejor modo de realizar la evaluación de la experiencia meditativa (de nuevo resalto la calidad de apreciación que idealmente debe impregnar todas las evaluaciones yóguicas) es a través de las reflexiones personales del cliente y se complementa con entrevistas que tratan de identificar y clarificar lo que ocurre en una sesión determinada de meditación.[17] Para medir, o apreciar de alguna otra forma, los cambios, comienza por una preevaluación de las opiniones y sentimientos del cliente con respecto a las siguientes consideraciones: basándote en esta preevaluación y en la información general que aparezca en las notas de tu cliente, comenta con él objetivos e intenciones específicos de la meditación (en el capítulo veintidós veremos cómo dirigir mejor —o no dirigir— las diversas técnicas de meditación). En otras palabras, estás tratando de conseguir que tu cliente te cuente los resultados que espera para que ambos tengáis más claro qué opciones de meditación podrían servirle mejor. Por ejemplo, si quiere reducir la ansiedad y otras reacciones estresantes, es probable que le recomiendes (prescribas) una práctica de relajación guiada diseñada para reducir esas reacciones estresantes perjudiciales. A continuación, estas prácticas elegidas conscientemente serán el objetivo de las evaluaciones que siguen a cada sesión de meditación.

PREEVALUACIÓN DE LA MEDITACIÓN

1. ¿Qué percepción de su nivel de ansiedad tiene el cliente? Puntúalo en una escala de 1 a 5 (1= ansiedad baja, 5= ansiedad alta).
2. ¿Qué percepción de su nivel de depresión tiene el cliente? Puntúalo en una escala de 1 a 5 (1= depresión ligera, 5= depresión profunda).
3. Si el cliente tiene una experiencia previa de la meditación, ¿la recuerda como algo beneficioso? Puntúalo en una escala de 1 a 5 (1= no beneficioso, 5= altamente beneficioso).
4. ¿El cliente está motivado para probar la meditación? Puntúalo en una escala de 1 a 5 (1= no muy abierto, 5= muy abierto).
5. ¿El cliente tiene creencias espirituales o de otra clase que podrían afectar a su disposición a probar la meditación? En caso afirmativo, descríbelas.
6. ¿El cliente está tomando fármacos que alteren el estado de ánimo? En caso afirmativo, descríbelos.
7. ¿El cliente se siente bien consigo mismo? Puntúalo en una escala de 1 a 5 (1= autoestima baja, 5= autoestima alta).
8. ¿El cliente está sufriendo dolor físico? Puntúalo en una escala de 1 a 5 (1= nada de dolor, 5= casi intolerable).
9. ¿El cliente se siente socialmente conectado? Puntúalo en una escala del 1 al 5 (1 = aislado socialmente, 5 = conectado socialmente).
10. ¿El cliente puede estar sentado o tumbado cómodamente durante quince minutos o más? Puntúalo en una escala de 1 a 5 (1= ansiedad baja, 5= ansiedad alta).

TERCER PASO: DESARROLLAR UNA EVALUACIÓN DE TRABAJO CONJUNTA

Tras realizar la entrevista de admisión y las evaluaciones iniciales, el siguiente paso es integrarlas en una evaluación de trabajo holística más extensiva de las enfermedades, limitaciones y posibilidades del cliente. En esencia, el objetivo aquí es identificar más claramente la raíz de sus dificultades, lo que ayudará a establecer posteriormente los objetivos al explorar la yogaterapia. Al decir *evaluación de trabajo* quiero resaltar que es la base fundamental inicial y permanente sobre la que tú y tu cliente colaboraréis al comentar, decidir y evaluar el plan de práctica de yogaterapia. Lo ideal es que, además de las evaluaciones que hayas realizado, cuentes con tantas evaluaciones de tu cliente hechas por otros profesionales como sea posible. Reúne toda esta información y elabora un resumen que describa en pocas palabras al cliente y las afecciones significativas que padece así como los objetivos que se propone. Aquí tienes un ejemplo:

Jane Smith es una mujer asiática de cuarenta y tres años, casada y con dos hijos adolescentes. Es abogada especialista en derecho de familia. Se queja de un dolor crónico en el área inferior de la espalda que comenzó hace tres años. Mide 1,65 y pesa 70 kilos. El dolor interfiere en su trabajo, sueño y ejercicio. Ha consultado con su médico de cabecera, quien la remitió a un fisioterapeuta basándose en un diagnóstico que muestra la degeneración de los discos L3-L4 y L4-L5. Describe un ambiente familiar saludable y feliz pero un trabajo altamente exigente y estresante en el que pasa muchas horas al día sentada trabajando en asuntos complejos de leyes familiares que normalmente tienen una gran carga emocional. Sigue una alimentación bien equilibrada. Practicó yoga en la universidad y recuerda sus efectos calmantes. Tiene la esperanza de curar sus problemas lumbares y vivir con menos estrés. Su familia la apoya mucho. Tiene valores espirituales no muy definidos que describe como budistas pero sin ninguna práctica

REFLEXIONES PERSONALES SOBRE LA EXPERIENCIA MEDITATIVA

Formúlale a tu cliente cada una de las siguientes preguntas; luego coméntalas y escribe resúmenes para utilizarlos como referencia y comparación en el futuro.

1. Describe lo que sentiste normalmente al meditar.
2. ¿Sentías algún malestar físico? En caso afirmativo:

    a. ¿Dónde?
    b. ¿Qué intensidad tenía?
    c. ¿Cuánto duró?
    d. ¿Cuál fue tu reacción física al malestar?
    e. ¿Cuál fue tu reacción mental al malestar?

3. Describe qué te haría sentir más cómodo al meditar.
4. ¿Con qué frecuencia empezaste a divagar sobre cosas que están sucediendo en tu vida?
   Puntúa esto en una escala de 1 a 5 (1 = constantemente, 5 = nunca).
5. Cuando notas que estás divagando, ¿vuelves a centrarte en la respiración?
   Puntúa esto en una escala de 1 a 5 (1 = nunca, 5 = siempre).
6. ¿Disfrutaste meditando?
   Puntúa esto en una escala de 1 a 5 (1 = nunca, 5 = siempre).
7. ¿Qué te pareció mi meditación guiada?
   Puntúa esto en una escala de 1 a 5 (1 = me distrajo, 5 = me ayudó a concentrarme).
   Puntúa esto en una escala de 1 a 5 (1 = no me sirvió, 5 = me sirvió).

regular relacionada. Está dispuesta a explorar las prácticas de asanas, pranayama y meditación pero le preocupa estresarse más por la dedicación de tiempo que se requiere.

A continuación, trabaja con tu cliente para repasar todas las evaluaciones e identificar las áreas más importantes para él. Aquí una vez más hay una oportunidad de educarlo sobre las enfermedades confirmadas por las evaluaciones en las que la yogaterapia podría ayudar. Por ejemplo, al hablar con él sobre su percepción de sus enfermedades principales puedes ayudarlo a identificar el vínculo que existe entre los estilos de vida, las enfermedades relacionadas con ellos y las prácticas de yoga. En el ejemplo anterior, podrías descubrir y poner de relieve que la forma de enfocar el trabajo de la cliente (sentada durante muchas horas realizando un trabajo emocional y mentalmente exigente) podría ser un factor significativo en su postura física y en los problemas de discos intervertebrales relacionados con ella, y cómo una práctica diaria de meditación podría llevarla a ser más consciente de cómo se sienta y respira mientras trabaja. Actúa de esta manera con cada asunto significativo identificado en las evaluaciones que pueda ser relevante para la enfermedad del cliente y para su calidad general de vida.

Al repasar las evaluaciones detalladas del cliente (las tuyas y las de los demás), presta una especial atención a las recomendaciones y prescripciones de los profesionales sanitarios. Por ejemplo, si el fisioterapeuta de tu cliente ha identificado actividades contraindicadas y prescrito determinados ejercicios específicos, incorpóralos a tu evaluación de trabajo. Si no entiendes esas recomendaciones o prescripciones, pídele permiso a tu cliente para comentarlas con su fuente. Si estás en un entorno sanitario colaborativo con colegas cuya formación y especialización ofrece más conocimientos sobre enfermedades específicas, solicita que te den su opinión sobre las evaluaciones para identificar mejor las tendencias o patrones que, de otra manera, ni tú ni tu cliente podríais ver. Completa la evaluación inicial de trabajo con una lista clara de afecciones, intenciones y contraindicaciones. Repásala periódicamente con tu cliente para evaluar y apreciar cambios, obstáculos y nuevas oportunidades para tratar las afecciones actuales y cultivar una mayor salud general. Ahora, con esta evaluación exhaustiva de trabajo completamente desarrollada, puedes avanzar en la confección de un plan de tratamiento de práctica de yogaterapia.

CREAR UN PLAN DE TRATAMIENTO CON UNA PRÁCTICA TERAPÉUTICA DE YOGA

Sea cual sea la enfermedad que se sufra, el propósito general del yoga es apoyar a la gente para que tenga una vida más sana y consciente. Tras conocer mejor la enfermedad que padece el cliente con la ayuda del proceso de evaluación, la autorreflexión y la intuición, el siguiente paso es desarrollar un propósito más claro (aunque sea provisional) de lo que uno quiere con respecto a la curación y la sanación, y en algunos casos, la preparación para la muerte. Luego, el plan de tratamiento de la práctica de yoga se ajusta a las enfermedades del cliente y a sus propósitos vitales tanto inmediatos como generales con prácticas específicas para tratarlos.

¿Cómo podríamos clarificar los propósitos? Esta pregunta está en la esencia del *Bhagavad Gita* (donde se formula como *dharma*, la senda de nuestro propósito en la vida) y desde luego en la mayoría de las alegorías y narraciones épicas espirituales y filosóficas. Comienza por una pregunta todavía más básica: ¿quién soy yo? Por lo general, en un principio nos enfrentamos a esta pregunta con nociones superficiales ligadas a un sentido limitado de las posibilidades en la vida. Pero, como apunta Cope en *This Great Work of Your Life* [Esta gran obra de tu vida], hay capas más profundas de nuestro ser a las que podemos acceder por medio de la introspección y la autoexaminación para descubrir cualidades esenciales más ricas que de otra manera se mantendrían ocultas a nuestros ojos.[18] Al tratar con problemas de salud, estas cualidades pueden alejarse aún más de nuestra conciencia cuando afloran la incertidumbre y el miedo. Sin embargo, en eso mismo hay claves importantes para adivinar el *dharma* y el propósito, ya que, en palabras de Merton, «lo que temes es una señal de lo que buscas».[19] Cope lleva esto más lejos, citando el Evangelio de Tomás: «Si sacas lo que está dentro de ti, eso te salvará; si no lo sacas, te destruirá».[20]

Anteriormente hemos tratado de las evaluaciones autorreflexivas que pueden revelar estos aspectos más profundos de quienes somos. Al acercarnos más al propósito, lo ideal es que progresemos en nuestros conocimientos con otra serie de reflexiones, esta vez centradas más decididamente en el presente y en hacernos avanzar en la vida. Detenerse y preguntarse hasta qué punto vive uno plenamente la realidad de su vida y da de sí todo lo que podría dar si explotara ese tesoro único que tiene por el hecho de ser humano, le señala a uno aún más claramente cuál es su vocación, su *dharma* y las acciones que debe tomar en su senda vital. Esto pone de manifiesto el valor de implicarnos con nuestro cliente para suscitar específicamente este *sankalpa*, este propósito y esta voluntad definidos que se forma en la mente y en el corazón. La meditación guiada centrada en el corazón, llevar un diario de autorreflexiones y la conversación bien enfocada son maneras de ayudar a un cliente a descubrir y articular su *sankalpa*.

De esta manera y lo mismo que sucede con las evaluaciones, la planificación de las prácticas se convierte en una forma de tratamiento ya que ofrece una oportunidad de reflexionar, aprender y explorar cómo podemos lograr que nuestra vida sea mejor y tenga más claridad. Aquí de nuevo puedes usar las «7 es» de la comunicación, que pese a haber sido desarrolladas de manera cooperativa, tienen como objetivo al cliente, para transmitirle empatía, calidez y respeto y para profundizar en la relación de confianza con él, con la intención de evocar su propósito más claro. Con esta claridad, por provisional que sea, se aclara también lo que hay que hacer y cómo hacerlo.

El plan de la práctica identifica prioridades, establece objetivos a corto y largo plazo y proporciona estrategias específicas para ajustar las prácticas a la enfermedad y los propósitos del cliente. Al trabajar con un cliente para identificar las prioridades del tratamiento, queremos que exprese sus deseos, teniendo en cuenta que el tiempo, el espacio y otros recursos de que disponemos podrían ser relativamente limitados. Reconocemos estas limitaciones cuando identificamos las prioridades al tiempo que tomamos decisiones con conocimiento de causa que prestan mayor atención a ciertas enfermedades. Esta es la base para establecer objetivos a corto y largo plazo, sabiendo que quizá varios de los objetivos inmediatos (puedes verlos como medios) se convertirán en el objetivo a largo plazo.

Al acercarnos a objetivos específicos es útil trabajar hacia delante desde donde uno está ahora mismo y hacia atrás desde donde uno imagina estar en lo que respecta a su enfermedad. Miramos hacia delante desde el momento inmediato sobre la base de todo lo que hemos hecho para llevar luz a nuestras afecciones. Al avanzar empezamos dando un solo paso en dirección al objetivo inicial. A partir de ahí seguimos avanzando hacia el objetivo mayor. En algunos casos nuestro objetivo podría ser algo que podamos realizar inmediatamente, como acudir a una cita o dar un paseo diario. Pero antes de entregarnos a la acción inmediata, es útil mirar desde la otra dirección.

Nuestros objetivos mayores podrían ser grandiosos o no tan inmediatamente realizables como para formar parte de los objetivos a corto plazo, lo que indica que serían objetivos a más largo plazo. Sea cual sea el objetivo final de uno, su realización se produce a través de las acciones que realiza comenzando en el presente. No obstante, sin una idea clara de a dónde queremos ir en última instancia, es probable que nos perdamos por el camino. Por eso, al trazar el plan de prácticas deberíamos identificar los objetivos a más largo plazo y luego formular preguntas que conduzcan a lo que llamamos un *análisis de diferencias*. Por un lado tienes tu estado y por otro tu objetivo más grandioso, a más largo plazo; ¿cómo vamos de donde estamos a donde queremos llegar? Identificando, en primer lugar, cualquier brecha que pudiera existir entre su estado actual y los objetivos a más largo plazo, uno puede identificar la serie de pasos que lo llevarán desde aquí hasta allí.

Todo se reduce a *parinamavada*, la constancia del cambio, y *vinyasa krama*, colocarse de una manera especial para ayudar a la evolución gradual hacia un objetivo. Aunque normalmente estos dos conceptos suelen aplicarse a planificar y secuenciar las clases de yoga, pueden aplicarse en un sentido más amplio a la vida, la salud y la curación.[21] Nuestro objetivo más inmediato a corto plazo debería basarse en nuestro ideal fundamental, del mismo modo que ese objetivo se basa en nuestro estado actual. Esto garantiza que demos pasos conscientes que nos hagan avanzar en sintonía con nuestro propósito y en la dirección que más lo celebre.

Hemos de ser cuidadosos al diseñar planes de práctica basándonos en las afecciones y los objetivos del cliente y no dar por hecho que a todos les beneficiará el mismo enfoque. Esto lo afirmamos en primer lugar porque entre los profesionales de la salud existe la tendencia a tratar a los pacientes considerando principal o únicamente lo que ellos mismos ofrecen. Ve a un neurólogo, acupunturista o médico ayurvédico para tratar una migraña y lo más probable es que cada uno te recomiende los tratamientos que él ofrece. Así, el médico ayurvédico normalmente comienza por la constitución dóshica y se centra en calmar los *doshas* afectados y en purificar y fortalecer la totalidad de nuestro ser por medio de terapias de *panchakarma*.[22] Aunque estos tratamientos podrían venirle bien a una persona determinada, hay otros que serían más beneficiosos, entre ellos los que se ajustan a los valores, sensibilidad y posibilidades económicas de cada cual. Teniendo en cuenta estos principios generales y sensibilidades estratégicas, vamos a pasar al plan de práctica en sí. Podrías emplear una ficha diferente o no usar ninguna.

Independientemente de esto, te recomiendo que tengas por escrito cualquier curso de tratamiento que tú y tu cliente decidáis. Plantéate incluir los detalles de la tabla 19.3.

Tabla 19.3. Información para la planificación de la práctica

ELEMENTOS	INFORMACIÓN DEL CLIENTE
Fecha	
Nombre, sexo, fecha de nacimiento, información de contacto, información de contacto de emergencia	
Información del profesional de servicios sanitarios	
Nombre del médico e información de contacto	
Historial médico actual	
Dolencias subjetivas que se presentan	
Descripción de la gravedad de los síntomas (de mínima a aguda) y la frecuencia (ocasional, intermitente, frecuente, constante)	
Mecanismo de aparición de la dolencia principal	
Fecha de aparición	
Motivo de la aparición	

Yogaterapia

ELEMENTOS	INFORMACIÓN DEL CLIENTE
• Trauma agudo	
• Agravamiento de una afección anterior	
• Movimiento continuado	
• Aparición gradual	
• Crónica	
• Otros	
• Descripción de los detalles de la aparición tan específicamente como sea posible:	
Fecha(s) de cambios significativos (para mejor o peor)	
Señales vitales	
Altura, peso, presión arterial, temperatura	
Resumen de pruebas	
Física	
Respiración/energía	
Mental/emocional	
Otras pruebas (rayos X, presión arterial, amplitud de movimiento respiratoria)	
Posibles contraindicaciones para tratamientos particulares de yogaterapia (explica los elementos marcados)	
• Artritis	
• Trastornos circulatorios o cardiovasculares	
• Infección	
• Trastornos neurológicos	
• Osteoporosis	
• Embarazo	

Evaluar y planificar prácticas curativas

ELEMENTOS	INFORMACIÓN DEL CLIENTE
• Escoliosis	
Profesional de la salud actual	
Tipo de tratamientos	
Fechas	
Consenso respecto a inquietudes, diagnósticos y metas	
Plan de práctica	
Fechas (fecha de principio y final provisional de los tratamientos)	
Tratamientos recomendados	
• Asana	
• Sentado	
• Recostado	
• De pie	
• *Pranayama*	
• *Ujjayi*	
• *Viloma*	
• *Kumbhakas*	
• *Nadi shodhana*	
• *Kapalabhati*	
• Otro	
• Pranayama específico	
• Meditación	
• Comida	
Número y frecuencia de sesiones de prácticas recomendadas	
Número y frecuencia de visitas recomendadas	
Atención domiciliaria al cliente	
Factores de complicación	

La calidad de tu relación con un cliente y la correspondiente calidad de tus evaluaciones y conversaciones con él referentes a sus afecciones y a sus propósitos determinará en gran medida la calidad del plan de práctica. Para desarrollar esa relación debes tratar con él cómo se pueden enfocar sus problemas de salud y poneros de acuerdo en seguir un determinado plan de tratamiento durante un periodo definido de tiempo, todo lo cual cambiará en cierta medida cuando las prácticas y la relación de curación con el cliente se sigan desarrollando. Ahora aprovecharás al máximo tu conocimiento de todos los aspectos del yoga, las prácticas curativas complementarias y tu comprensión de los trastornos y patologías del cliente.

- Los capítulos de la cuarta parte tratan sobre la aplicación general del yoga y las prácticas curativas complementarias.
- En los capítulos de la quinta parte encontrarás información sobre la aplicación específica del yoga y las prácticas curativas complementarias a enfermedades específicas.
- Para repasar el tema de los sistemas fisiológicos humanos y sus problemas consulta los capítulos de la segunda parte.

El plan de práctica debería identificar pasos graduales específicos que conduzcan a un conjunto de objetivos a corto plazo que a su vez lleven al cliente a alcanzar más de sus objetivos a largo plazo. En cada paso se deberían especificar las prácticas, e incluir su orden, duración y repetición. Deberían reforzar los objetivos a corto plazo de manera tangible (y, a ser posible, medible). Lo ideal sería que la manera definitiva en que tú y tu cliente elaboréis el plan de práctica incorpore metas realistas, intercambios de información y exploración creativa.

Cuando John Steinbeck adaptó una estrofa del poema de Robert Burns de 1785 «A un ratón, al sacarlo de su madriguera con un arado» para titular su libro *De ratones y hombres*, no incluyó el preámbulo de este pasaje («los planes mejor trazados») y el giro inesperado, «a menudo se van a pique».[23] Empezamos lo mejor que podemos, y planificamos y servimos lo mejor que podemos. Al servir escuchamos, y al escuchar llegamos a apreciar mejor que lo que pensábamos quizá no sea así, o no solo así. La gente, las enfermedades y los propósitos cambian. La experiencia en acción genera nuevas ideas. El plan, que probablemente una vez nos pareciera perfecto, siempre permanece abierto, como un documento vivo, a nuevos planteamientos y replanteamientos, incluso cuando se está ejecutando.

APLICAR UN PLAN DE TRATAMIENTO DE UNA PRÁCTICA TERAPÉUTICA DE YOGA

El plan de tratamiento es un reflejo de tu relación con un cliente. Es el plano que indica las acciones que este podría realizar para mejorar su salud. Proporciona una referencia común para debatir el progreso hacia sus objetivos de salud. Sin embargo, solo es valioso en la medida en que se aplique de manera coherente, es decir, que el cliente se comprometa a realizar las acciones recogidas en el plan de práctica, que tú cumplas con tu función de dirigir esas acciones y mantener una conexión continua con él y que evalúes los resultados que se vayan produciendo. Según la célebre frase de Everett Koop cuando era director general de Salud Pública de los Estados Unidos, «los fármacos no se les sirven a los pacientes que no los toman».[24] Sin una adhesión decidida al plan de práctica, este tiene poco valor.

Esto nos lleva al primer y más importante punto de su aplicación: estar todo lo conectado que uno pueda al progreso del cliente a través de una comunicación continua y de conversaciones y evaluaciones programadas de seguimiento sobre la eficacia y el progreso. Desde el principio, contacta habitualmente con tu cliente para evaluar cómo se siente en relación con las prácticas. Las siguientes preguntas pueden ayudar a plantear este diálogo:

- ¿Cómo te sientes hoy?
- ¿Qué sensación nueva o diferente estás experimentando?
- ¿Cómo te sientes al hacer la práctica de _____?
- ¿Hay algo que te parezca difícil o confuso? En caso afirmativo, ¿qué es?
- ¿Qué parte de la práctica _____ te hace sentir mejor?
- ¿A qué crees que se debe?
- ¿Qué nuevas experiencias estás teniendo que quizá estén relacionadas con tus afecciones y propósitos?
- ¿Hay algo en estas prácticas que te gustaría cambiar? En caso afirmativo, ¿qué es?

La mayoría de los planes de tratamiento de prácticas de yoga incluyen prácticas uno a uno dirigidas personal y directamente, así como otras para realizar en casa de forma independiente. Es especialmente importante comentar las prácticas que se realizan en casa ya que la mayoría de los clientes se concentran menos en ellas y tienen menos autodisciplina para llevarlas a cabo que en las clases en grupo en presencia de sus compañeros y su profesor de yoga. Transmitir un apoyo continuo reforzará su compromiso para cumplir de manera constante con las recomendaciones de su plan.

Al proporcionar atención y seguimiento constantes a tu cliente, toma nota de sus progresos para resaltar cualquier observación sobre las dificultades y beneficios de cada parte de las prácticas. Usa estas notas como un anexo al plan, replanteándote y refinando periódicamente los objetivos y la mejor forma de alcanzarlos. Fija fechas específicas para revisiones más exhaustivas de la experiencia y el progreso, y modifica el plan con objeto de proporcionarle al cliente los mayores beneficios.

Yogaterapia

Los aspectos más específicos de la aplicación toman forma en torno a las prácticas específicas establecidas en el plan. En los capítulos siguientes examinaremos atentamente las prácticas fundamentales de yoga y otras prácticas curativas, que contienen elementos específicos que se pueden adaptar a las afecciones y los propósitos indicados exclusivamente para un cliente. Cuando esos elementos se incorporan en el plan, cada uno deberá tener sus componentes correspondientes de evaluación que proporcionen evaluaciones formativas de su apoyo relativo a su salud.

Cuarta parte
PRÁCTICAS DE YOGATERAPIA

El mundo actual ofrece una variedad aparentemente inagotable de prácticas de yoga. La mayoría se alimenta de una o más de las numerosas corrientes del yoga que fluyen desde el pasado, aunque de esta solo tengan el nombre o la reivindicación, mientras que otras responden más a la expresión de una innovación esencialmente contemporánea. Algunas afirman que representan y transmiten fielmente una tradición ancestral sin adulterar, que supuestamente ha llegado hasta ellos a través de un linaje ininterrumpido. Otras evitan las referencias a fuentes antiguas y resaltan solo esas influencias modernas que parecen coherentes con los valores o sensibilidades culturales actuales que suscriben. Aunque esta diversidad de terapias de yoga resulte confusa para muchos observadores y practicantes, su belleza reside en la amplia gama de opciones para individualizar apropiadamente las prácticas curativas.

La otra cara de esta belleza es la confusión al describir o definir el yoga de una manera aceptable para todos los que lo practican. Algunos debemos comenzar siempre con un determinado *Veda*, *Upanishad*, *Sutra* o *Shastra*, y hay varios linajes, estilos y ramas que claman que la suya es la fuente original y auténtica, o la mejor. Esta afirmación suele venir acompañada del ataque a otros enfoques a los que se considera tergiversados, falsos o incluso perjudiciales. Dado que aquí nos centramos en la yogaterapia para curar y sanar diversas afecciones, no deben preocuparnos tanto estas afirmaciones históricas específicas o grandilocuentes (muchas de las cuales seguirán siendo probablemente cuestión de aseveración y especulación) como los beneficios para la salud de determinadas prácticas que están basados en pruebas. Estoy dispuesto a soportar que se me acuse de selectivo al centrarme en algunas prácticas en detrimento de otras aunque solo sea para apoyar este objetivo. Sin embargo, debido a la generalización de la enseñanza de muchas prácticas que podrían o no ser saludables, amplío el debate para prestar atención a un extenso conjunto de prácticas que hoy en día se enseñan habitualmente en los estudios y en las escuelas de yoga. Aquí me centro principalmente en las prácticas integralmente interrelacionadas de asanas, pranayama y meditación del *hatha yoga* tradicional y sus expresiones contemporáneas que son más relevantes a los tratamientos adaptativos ofrecidos en la yogaterapia. Aunque están interrelacionados, dedicaré capítulos separados a cada práctica.

20
Prácticas de asanas

Hay muy pocos seres humanos que reciban la verdad, completa y deslumbrante, por iluminación instantánea. La mayoría la adquiere fragmento a fragmento, a pequeña escala, por desarrollos sucesivos, celularmente, como un laborioso mosaico.

ANAIS NIN

El mundo contemporáneo de la teoría y la práctica de la asana es como un mar inmenso de corrientes y olas arremolinadas, algunas de las cuales transportan las naves de métodos definidos mientras que otras aparecen y desaparecen con frecuentes aunque impredecibles ondas que combinan la creatividad con una relativa continuidad. Las prácticas posturales son comunes a la mayoría, aunque diferentes enfoques sean mutuamente irreconocibles y a algunos practicantes les susciten dudas cuando se describen como yoga. Algunos estudiantes devotos de la tradición podrían no reconocer como yoga las asanas sobre una tabla o las destrezas aéreas entrelazadas, del mismo modo que aquellos dedicados a las prácticas relativamente dinámicas de los estilos fluidos* de yoga podrían no reconocer una práctica que utilice sillas, bloques y cintas como yoga. Los partidarios de cada uno del sinfín de enfoques afirman que el suyo ofrece algún beneficio para vivir una vida mejor, más sana, y algunos llegan a garantizar una autotransformación completa que conduce a una tierra prometida espiritual o material. Dentro de estas aseveraciones generales hay afirmaciones concretas sobre el propósito, la senda y los resultados básicos del yoga, y los seguidores de algunos enfoques aseguran que la práctica debe realizarse de una manera rigurosamente especificada, por lo general bajo la dirección indiscutible de un gurú o un maestro elevado, especialmente cuando se habla de *yoga chikitsa*, yogaterapia.

---

* N. del T.: *vinyasa* o *flow yoga*.

Yogaterapia

Cada vez hay más pruebas que demuestran la eficacia de las prácticas de asana para tratar numerosos trastornos de salud y que señalan al tremendo potencial de las prácticas posturales de yoga adaptadas en la yogaterapia.[1] Este potencial ha sido perseguido más abiertamente como parte del desarrollo histórico de las prácticas de asanas creadas a través de las enseñanzas predominantes en el siglo XX de Tirumalai Krishnamacharya y sus estudiantes directos, especialmente B. K. S. Iyengar, K. Pattabhi Jois y, más que ningún otro, T. K. V. Desikachar.[2]

La teoría subyacente de las prácticas de este linaje es que la energía vital de *prana* está estancada, deteriorada o desequilibrada de alguna otra manera como consecuencia directa de vivir una vida desorientada o inconsciente. El bienestar ocurre solo con la apertura a una vida consciente y al cultivar conscientemente la fuerza vital, por lo general, de una manera rigurosamente especificada. El propósito principal de la práctica de las asanas es preparar el cuerpo físico para permitir que el *prana* fluya más plenamente y en equilibrio a través de los canales sutiles de nuestro ser.

Siguiendo las enseñanzas dadas en la obra *Hatha Yoga Pradipika* de Swami Swatmarama a principios del siglo XIV, los principales maestros de Krishnamacharya resaltaron la importancia (la primacía incluso) de la asana (y para algunos, su supuesta maestría) para que el pranayama sea beneficioso en lugar de perjudicial. Yendo aún más lejos, Iyengar y Desikachar subrayan la importancia de la modificación postural para tratar las afecciones únicas de cada estudiante, incluso con la utilización de apoyos en gran parte diseñados por ellos. La contribución más importante de Iyengar gira en torno al alineamiento basado en cierta medida en la anatomía funcional, las formas modificadas y el uso de apoyos. Desikachar nos ha legado prácticas más completamente individualizadas que se basan en una evaluación y una apreciación exhaustivas de cada estudiante, que según dice fue también el enfoque de su padre, llamado «el *viniyoga* de Yoga».[3] En palabras de Desikachar: «El espíritu de *viniyoga* es comenzar desde donde uno se encuentra. Como todos somos diferentes y cambiamos cada cierto tiempo, no hay un punto de partida que sea el mismo para todo el mundo, y las respuestas preparadas de antemano no sirven». Y prosigue afirmando que «el yoga es un misterio» que debería «ofrecerse según la aspiración, los requerimientos y la cultura del individuo» y «en fases».[4] En este capítulo me extenderé en este enfoque al explorar los elementos y técnicas esenciales de la práctica de las asanas, comenzando con un poco de teoría acerca del yoga como método de transformación.

LA ESENCIA DE LA PRÁCTICA DE LAS ASANAS DE YOGA

Parte de la idiosincrasia sublime del yoga consiste en que existen infinidad de posibilidades para profundizar y refinar la práctica. Podemos explorar los límites del esfuerzo y la comodidad, o el equilibrio entre el control y el dejarse llevar, y abrirnos a la comprensión y la transformación de nosotros mismos; podemos avanzar ilimitadamente por la senda del despertar hacia una conciencia más lúcida, un bienestar más integrado y una mayor felicidad. Además, existen infinidad de estilos y enfoques en el yoga, incluso distintas ideas sobre lo que es esta disciplina, lo cual ha dado lugar a una gran variedad de prácticas entre las que cualquiera de los siete mil millones de habitantes de este planeta podría encontrar la que mejor se ajuste a sus motivos para explorar este ritual ancestral que nos enseña a vivir del modo más saludable y consciente. Se trata de una senda fascinante, desafiante, con frecuencia misteriosa, que en último término nos revela la belleza profunda inherente a cada uno de nosotros a medida que gradualmente descubrimos el equilibrio que complementa y apoya de la mejor manera a nuestros valores y propósitos vitales.

Al practicar yoga, el mejor maestro que tendremos nunca es el que vive dentro de nosotros. El maestro interior nos ofrece orientación en cada respiración y en cada postura, así como en todos los momentos y transiciones entre una y otra. El tono, la calidad y el ritmo de la respiración se funden con la infinidad de sensaciones que surgen del cuerpo-mente para sugerirnos a qué punto prestar atención y cuál es la mejor forma de actuar.[5] No existe un método, una técnica, un conjunto de reglas ni una sola meta que sean correctos para todos; tampoco existe ninguna autoridad absoluta más allá de lo que siente el practicante a través del alma y el corazón por el simple hecho de estar ahí, escuchando a su interior y abriéndose a las posibilidades de las sorprendentes cualidades de estar plena y conscientemente vivo. Se trata de una práctica individual, aunque al realizarla descubramos un sentido permanente de conexión social o espiritualidad.[6]

Aunque parezca una obviedad decirlo, en la práctica del yoga todos partimos del punto en el que nos encontramos, no del punto en el que otro, o nosotros mismos, creemos que nos encontramos. Muchos profesores tienen ideas preconcebidas y erróneas sobre las capacidades o intereses de sus alumnos, mientras que muchos estudiantes sobrevaloran o menosprecian la capacidad real que poseen en el momento. ¿Cuál es la mejor forma en que podemos hacer frente a estas situaciones? Cultivando una práctica personal que refleje nuestros propios valores, propósitos y estados físicos, aunque puedan (y probablemente lo hagan) evolucionar.

EL CUERPO-MENTE, LA SOMÁTICA Y LAS ELECCIONES PERSONALES EN LA SALUD Y LA CURACIÓN

Los temas de la comprensión de uno mismo, el autoconcepto y el sentido de la vida afectan a la manera de adoptar y mantener un estilo saludable de vida, algo con lo que el yoga y la somática tienen una relación directa. Aquí vamos a concentrarnos en las cuestiones del cuerpo-mente, la autoconciencia y la conciencia a través del cuerpo, que forman parte de la esencia del yoga como modalidad curativa. Tanto si uno busca el sentido o propósito de la vida en los escritos ancestrales del *Bhagavad Gita*, los *Yoga Sutras* de Patanjali o el *Hatha Yoga Pradipika* como si busca su orientación e inspiración en fuentes más modernas o contemporáneas, o despierta o cultiva la atención consciente, el resultado es el mismo: un ser más despierto y una vida mejor y más sana.

El príncipe Arjuna se encontraba petrificado al borde del mítico campo de batalla de la guerra Mahabharata porque interpretó erróneamente la naturaleza de su ser; al descubrir su senda (*dharma*), su conciencia se volvió más lúcida y pudo actuar más consciente y directamente en su vida. Asimismo, Patanjali identificó la fuente del sufrimiento humano (*klesha*) que nos motiva a practicar yoga, la ignorancia de nuestra verdadera naturaleza (*avidya*); dicha ignorancia hunde sus raíces en un cuerpo-mente confuso. Para subsanarla, el sabio nos ofrece un método que consta de ocho fases e incluye prácticas morales y personales, asana, pranayama, *pratyahara* (despejar los sentidos de distracciones externas) y la meditación como senda específica para alcanzar la dicha (*samadhi*). Once siglos después (a mediados del XIV), Swatmarama elaboró un régimen específico de técnicas de autopurificación al que seguía una secuencia de prácticas de asanas (describe quince, la mayor parte sentadas), pranayama, *mudra* y *bandha* diseñadas para mejorar la salud, reducir la confusión mental y abrirnos a la liberación (*moksha*); todas ellas encuentran actualmente expresión en el panorama global del yoga.

En lo que por aquellos tiempos parecía el otro extremo del mundo, el filósofo griego Platón abogaba por «un equilibrio igualitario y saludable [entre cuerpo y mente]», como su maestro Sócrates, que afirmó que «ningún ciudadano tiene derecho a ser un aficionado en materia de entrenamiento físico [...] Qué desgracia es para un hombre envejecer sin haber conocido la belleza y la fortaleza de la que es capaz su cuerpo». Para perfeccionar su cuerpo-mente, Sócrates se formó en danza, en concordancia con la práctica filosófica corporizada de su época.[7] En sus palabras: «Todo el mundo sabe que incluso en el acto de pensar, que se supone que es el que requiere menos ayuda del cuerpo, los errores graves se producen cuando falla la salud física». Aunque impregnada de una perspectiva coherente con el dualismo del yoga clásico que considera el mundo material como una ilusión (*maya* en los Vedas y los Upanishads, «ideas» en el pensamiento de Platón), también nosotros encontramos aquí la senda hacia una vida más lúcida, libre, feliz y mejor mediante la integración del cuerpo y la mente, el esclarecimiento y las prácticas transformadoras.

Aunque la mayor parte del desarrollo subsiguiente de la filosofía occidental negaría la importancia de la esfera física (ciertamente esto es así en las formas de dualismo cartesianas, kantianas y hegelianas que garantizan el espacio conceptual para la autoridad de la doctrina religiosa y las fuerzas sociales que suelen denigrar el cuerpo, lo mismo que en las formas de renunciación del yoga fundamentalista), a finales del siglo XIX empezamos a encontrar el reconocimiento de que la cognición corporizada tiene relevancia para comprender lo que sentimos y mejorar nuestra vida. William James, filósofo pragmático y psicólogo pionero, confirmó la influencia dominante del cuerpo sobre la conciencia y la dimensión corporal del pensamiento y la emoción, aun cuando, en consonancia con la tradición dualista occidental, situaba la fuente definitiva de conciencia fuera del ser humano orgánico.[8] Según esta perspectiva, corporizamos nuestra experiencia, y el proyecto restaurador de la filosofía y la psicología pragmáticas (mejorar la vida) debe tener en cuenta que la emoción y el pensamiento están íntimamente entrelazados en nuestros tejidos y se expresan en todos los aspectos de la condición corporal.

El filósofo y educador estadounidense John Dewey bebió del pensamiento de James y fue más lejos al abogar por la integración del cuerpo-mente en formas experimentales como «la cuestión más práctica que podemos plantearle a nuestra civilización».[9] Nos ofrece una perspectiva holística de un universo espiritual y filosófico dominado por el pensamiento dualista y varias formas de predeterminismo teológico en el que un ego autónomo o una fuerza sobrenatural lo manifiesta todo. Dewey trazó con audacia una senda diferente, asegurando que verdaderamente tenemos la posibilidad de elegir, aunque la realidad de nuestra vida está poderosamente condicionada por unos hábitos del ser que en la filosofía del yoga tradicional se definen como *samskaras* heredados de vidas pasadas y encarnados en la totalidad de nuestro ser. Escribió: «Los hábitos son exigencias de ciertos tipos de actividad», la predisposición a los cuales constituye «una parte de nosotros inmensamente más íntima y fundamental que las elecciones conscientes vagas y generales».[10] En otras palabras, desarrolla y trasciende la idea de James de que la vida mental y emocional está corporizada al situar la conciencia en el cuerpo-mente y su entorno, incluidas nuestras relaciones sociales, dándonos la idea de una conciencia corporal reflexiva abierta a una evolución constante por medio del esfuerzo intencionado.[11] Reclama una «práctica consciente» no en aras de una noción idealizada de un ser primordial o de la trascendencia de este plano de la existencia, sino de la realidad de este ser, aquí y ahora. Dewey emplea una práctica diaria, que aprendió de Frederick M. Alexander (creador de la famosa técnica Alexander), centrada en reconocer y liberar los comportamientos habituales, perjudiciales y autolimitadores del cuerpo-mente. El yoga, como práctica holística que potencialmente nos hace sentir el cuerpo mente con la mayor intensidad, puede llevar este despertar al nivel más profundo.

La evolución de nuestra conciencia es uno de los aspectos integrales del yoga como proceso transformador, y en el *hatha yoga* (la denominación genérica que engloba todos los estilos, marcas y linajes que utilizan técnicas posturales y de movimiento) este proceso consiste en un despertar y una integración en la senda hacia una experiencia de vida más holística, congruente y saludable. Dicho de otro modo, el yoga es una práctica para despertar a nuestra encarnación como seres humanos orgánicos que se produce desde el momento en que nos volvemos presentes en la experiencia de respirar y estar en este cuerpo-mente. Para muchos esta es y será siempre una senda espiritual que consiste en «estar en» (una perspectiva de unidad) o en «conectar con» (una perspectiva dualista) una percepción del infinito o de la consciencia más allá del cuerpo-mente. Para otros, aunque no se refieran específicamente al yoga, se trata de despertar plenamente al espíritu y a la realidad de estar vivo, encontrar un sentido, como Mark Johnson propone, «al flujo de la experiencia que no puede existir sin que un organismo biológico conecte con su entorno».[12] Johnson, en lugar de defender la postura de que la percepción interna y el pensamiento humanos son esencialmente ilusorios, o de alguna manera «están desconectados del mundo», señala hacia una «perspectiva corporizada y experimental del significado» expresada a través de este «cuerpo portentoso»; no el concepto popular en el que el cuerpo se reduce a su funcionamiento biológico, sino uno en el que cuerpo y mente forman un todo.[13]

Al conectar este planteamiento con la yogaterapia, llegamos al concepto de la somática. La somática, del griego *soma*, que significa 'sujeto corporal, consciente, viviente', supone que somos, en esencia, seres completos en lugar de esa dualidad de cuerpo y mente que predomina en la filosofía y la medicina occidentales así como en la filosofía y la metafísica orientales, e incluso en el ayurveda. El campo de la somática ha desarrollado una amplia gama de prácticas basadas en la obra pionera de William James y Wilhelm Reich y dirigidas a la integración del cuerpo-mente; entre ellas figuran el método Feldenkrais, la educación somática de Hanna, la ideokinesis, el Bodymind Centering, la integración postural y el enfoque de Rolfing y Trager.[14] Como señalaba antes en relación con la técnica Alexandre que practicaba Dewey, estas y otras prácticas somáticas comienzan con la premisa de que la experiencia mental y emocional está corporizada en lugar de residir exclusivamente en la materia gris del cerebro separada de algún modo del cuerpo. A su vez se considera que los complejos emocionales y mentales corporizados causan o agravan las disfunciones o patologías físicas, bloqueando la plena manifestación interna, a la que Reich se refería como «fuerza vital», un concepto de la respiración parecido al *prana* del yoga. Ciertamente gran parte de la somática resuena con el yoga como proceso de curación y autotransformación, comenzando por la idea de las adherencias psíquicas (las *samskaras* del yoga) que inhiben o incluso bloquean la vida saludable en el camino hacia la conciencia lúcida (el *samadhi* del yoga) y la salud.

Desde la perspectiva de la somática, la autotransformación debe ocuparse de liberar la tensión acumulada, haciéndonos así conscientes de cómo se manifiestan nuestras sensaciones en el cuerpo, de tal manera que nos permita la integración de la totalidad de nuestro ser. La somática suele emplear técnicas prácticas, entre ellas la manipulación de tejidos profundos para liberar la tensión más arraigada. Asimismo, se usa en gran medida la estimulación o la manipulación física de áreas específicas del cuerpo para resaltar las reacciones de estrés (reacciones de ataque o huida) que surgen de la activación del sistema nervioso simpático. Mediante la utilización de técnicas respiratorias específicas (algunas de ellas parecidas a los *pranayamas ujjayi*, *kapalabhati* y *bastrika*), empezamos a percibir de forma cada vez más sutil toda la riqueza de esas sensaciones del cuerpo-mente, y con ello viene una calma más profunda producida por la activación del sistema nervioso parasimpático.

El ámbito de la somática trata en gran medida del trauma emocional y las terapias relacionadas con él. Aunque buena parte del entorno contemporáneo del yoga rechaza esa labor y prefiere concebir esta disciplina como un ejercicio idealizado, el yoga surgió, y este ha sido siempre su objetivo principal, como una práctica de autotransformación fundamental para lograr una conciencia o un ser espiritual más lúcidos. En los *Yogas Sutras* de Patanjali esto se describe como *citta vrtti nirodaha* (calmar las fluctuaciones de la mente), que se consideran la fuente de la ignorancia de la realidad de nuestro verdadero ser y por tanto la causa directa del sufrimiento existencial.[15] El enfoque de Patanjali sobre el yoga, pese a que solo requiere la práctica de asanas sentadas, nos ofrece la primera muestra de psicología yóguica al describir el estado de una mente confusa seguido de un conjunto de acciones (un método yóguico) que podemos emprender para cultivar una mente sana y despejada. Como hemos visto, los *hatha* yoguis y los adeptos del tantra elaboraron varios siglos después un sistema de prácticas posturales, técnicas respiratorias y *mudras* con objeto de proporcionarnos una senda más sencilla hacia esa misma meta, aunque su recorrido nos lleva a una integración más completa de la respiración con el cuerpo-mente, dando lugar así al florecimiento de la conciencia lúcida que prometía el método de Patanjali.

El atractivo de la práctica del *asana yoga* reside en parte en que todas y cada una de las distintas posturas acentúan la tensión y otras sensaciones corporales. Además, cuando prestamos una mayor atención, advertimos que cada asana provoca diferentes reacciones emocionales y mentales; una postura determinada, dependiendo de la forma o el momento en que se ejecuta, o de otras circunstancias, tiende a afectar a la mente de una manera distinta. Asimismo, cada asana tiende a afectar a la respiración de diversas formas, por muy sutiles que sean. Al permanecer atentos a la respiración mientras la sentimos en el cuerpo, advertimos que podemos respirar de manera consciente, dirigiendo deliberadamente la respiración hacia los puntos de tensión o retención, y al hacerlo sentimos cómo nos transforma las sensaciones corporales, las emociones y la conciencia.[16]

Los antiguos textos sobre yoga explican esta idea con el modelo *kosha*, en el que el *prana*, la fuerza vital que cultivamos a través de la respiración, es la fuerza que media entre el cuerpo y la mente para unificarlos. En lugar de partir de la premisa de que el cuerpo y la mente están de algún modo separados, enfocamos esta disciplina como una práctica para despertar a la realidad de que el cuerpo-mente forma un todo. Puede que no lo creamos, o que no nos parezca así debido al estado del mismo cuerpo-mente, con las ideologías, sistemas de creencias y fórmulas lingüísticas dominantes que refuerzan la sensación de que la dualidad es algo real y natural.

Este despertar no es un proceso automático; requiere voluntad y acción, ¡es la práctica! Cuando respiramos conscientemente en una parte del cuerpo guiados por la tensión que se pone de manifiesto en una asana, estamos creando la oportunidad de despertar deliberadamente la conciencia en ese punto. Si hacemos esto en cada una de las ochocientas cuarenta mil asanas (la cantidad mencionada en el *Hatha Yoga Pradipika* para expresar que existen infinitas posibilidades), activamos gradualmente la conciencia de la totalidad de nuestro ser, y despertamos y expandimos la conciencia corporizada (aunque relativamente oculta, aturdida y confusa), que existe ya en nosotros.

La forma específica en que la inteligencia corporizada de un determinado individuo se manifiesta en su experiencia puede hacer que le resulte prácticamente imposible llegar por sí mismo a las diversas prácticas de yoga y otras modalidades curativas de una manera segura, llevadera y eficaz, haciendo que se refuercen los hábitos de vida que son autolimitadores, en lugar de los sanos y transformadores. Incluso la parte del sistema nervioso a la que debemos la conciencia propioceptiva («la percepción de uno mismo») suele ser inexacta (esto incluye nuestra conciencia kinestésica de los movimientos y de nuestra posición en el espacio). Ser consciente de las cualidades más profundas de nuestro ser puede ser incluso más difícil debido en parte al estado psicológico y la orientación filosófica del individuo. Por lo tanto, la orientación con conocimiento de causa y realizada de la manera apropiada puede ayudarnos a desarrollar y refinar esta conciencia mientras aprendemos a respirar más conscientemente y a cultivar el estar presentes en el cuerpo-mente y a ser conscientes de él; al hacerlo tendremos más consciencia para tomar decisiones sobre nuestra manera de vivir que fomenten la salud, la curación y una sensación permanente de plenitud.

LAS CUALIDADES FUNDAMENTALES DE LA PRÁCTICA DE ASANA

Aunque potencialmente las asanas tienen una infinidad de cualidades en la medida en que quienes las realizan son seres únicos, podemos resaltar algunas que son fundamentales para cultivar la práctica del yoga de una manera que la haga más accesible, llevadera y profundamente transformadora.

Sthira sukham asanam

Uno de los elementos más importantes de la práctica de asana es la idea de que se trata de una práctica personal, no comparativa ni competitiva, a pesar de que algunos se esfuerzan en que lo sea.[17] Explorar la práctica con este planteamiento básico la hará más segura, llevadera y transformadora. Es un planteamiento (un valor básico del yoga) que refleja el único comentario sobre las asanas que aparece en los *Yoga Sutras* de Patanjali: *sthira sukham asanam*, que significa 'firmeza', 'comodidad' y 'presencia mental' (esto último, de la raíz *as*, que se traduce como 'estar' o 'estar presente', que interpreto como estar aquí ahora, en perfecta sintonía con lo que sucede en el momento).

Es útil referirse a estos conceptos como a cualidades que cultivamos siempre en la práctica. Observa que Patanjali no está describiendo nada ni remotamente parecido a la clase de prácticas posturales que empezaron a evolucionar varios siglos después y que dieron lugar al *hatha yoga*, una disciplina que ha evolucionado más en los últimos setenta y cinco años que en los mil anteriores. No obstante, los planteamientos del yoga clásico vuelven a aparecer a mediados del siglo XIV, en el primer texto verificado de la práctica del *hatha*, el *hatha Yoga Pradipika*, en donde Swami Swatmarama afirma que el yogui debe tener «entusiasmo, perseverancia, discernimiento, fe inquebrantable y coraje» para que «el yoga sea fructífero» y «conseguir la firmeza del cuerpo y de la mente». Más tarde, habla de «estar libre de fatiga al practicar las asanas», sugiriendo el equilibrio entre la firmeza y la comodidad que antes resaltara Patanjali.[18]

Para explicar estas ideas, supón que comenzamos una práctica de pie al frente de la esterilla (teniendo en cuenta que idealmente deberíamos desarrollar los mismos conceptos, cualidades y planteamientos sea cual sea la postura inicial: sentados, tendidos bocarriba, etc.). Esta postura de pie podría ser *Tadasana* (postura de la montaña). En ella nos abrimos para estar tan firmes, cómodos y presentes como sea posible, y por tanto, nos abrimos con mayor naturalidad a una sensación más profunda de equilibrio y ecuanimidad que queda bien expresada en otro término sánscrito: *samasthihi* (literalmente, 'postura ecuánime') Para algunos clientes, esta sencilla postura entraña cierta dificultad, especialmente si se mantiene durante varios minutos o si quien la realiza padece un desajuste postural general, esclerosis múltiple, longitud desigual de las piernas o debilidad, o bien se encuentra en un estado avanzado de embarazo. Es probable que con la práctica resulte más fácil cultivar y mantener una sensación de *samasthihi* en esta postura, especialmente con las acciones energéticas y el alineamiento apropiados. Si nos limitáramos a permanecer de pie (o bien sentados o recostados bocarriba) y a profundizar en la ecuanimidad, esto se convertiría en una práctica de meditación. Sin embargo, ahora nos estamos centrando en las asanas, las prácticas posturales que se exploran mejor a través de la respiración consciente y de la presencia mental (cuyos efectos recíprocos son aspectos adicionales esenciales de dichas prácticas) y que contienen el potencial para diversas cualidades de autotransformación y curación.

Tapas, abhyasa y vairagya

Cuando mantener una asana deja de suponer un gran esfuerzo o de afectarnos de manera significativa, podemos sencillamente quedarnos ahí, permanecer en esa postura, abrirnos a una variación de ella o hacer la transición a otra en la que sea necesario esforzarse para encontrar una estabilidad y una comodidad que nos permitan sentirnos tan firmes, relajados y presentes como en la anterior. Sin embargo, si siempre practicamos las asanas sin hacer esfuerzos (esta es una opción), podríamos perdernos la oportunidad de alcanzar una iluminación más profunda.

Cuando profundizamos, nos abrimos a efectos potencialmente mayores gracias a la intensidad y a la diversidad de experiencias que nos ofrece la práctica de asanas. Para practicar yoga con unos efectos más profundos y duraderos, hemos de tener la autodisciplina (*tapas*) que se requiere para dar lo mejor de sí en cada respiración, cada asana, cada práctica, cada día, explorando los límites de nuestras posibilidades y descubriendo lo que sucede durante el proceso. Si perseveramos en la práctica (*abhyasa*), seguiremos adelante; si nos comprometemos totalmente, profundizaremos en la experiencia y en la reflexión, nos abriremos a su intensidad y aprenderemos de ella con cada respiración, mientras nos permitimos sentir de forma permanente la *santosa*, 'contento'.

Esto implica permanecer cerca de los límites de la posibilidad en lo que hacemos en nuestra práctica, un enfoque que describe maravillosa y minuciosamente Joel Kramer, innovador y pionero de la práctica contemporánea de asanas de yoga que tuvo una gran influencia en la evolución de esta durante los años sesenta y setenta del siglo xx. Cuando empezamos a realizar una asana, llegamos a un punto en el que sentimos que algo comienza a suceder, lo que Kramer denomina «el límite primordial» (yo lo llamo el «momento ajá»). Al seguir avanzando, llegamos a otro «límite» en el que el cuerpo-mente manifiesta dolor, malestar, o sencillamente bloquea una mayor amplitud de movimiento (yo lo llamo el «momento no, no»).[19] Si perseveramos en la práctica, «exploraremos el límite» al trascender el «ajá» sin salirnos del «no, no» para tener un espacio en el que ensayar, lenta y pacientemente, pequeños movimientos de perfeccionamiento. Con cada respiración, los límites tienden a ampliarse, abrimos más espacio y creamos una comodidad más prolongada; así movemos con mayor facilidad la energía activadora por el cuerpo-mente. Si tratamos de llegar directamente al último límite de posibilidad o de avanzar con excesiva rapidez, nos faltará el espacio y el tiempo necesarios para que se produzcan este perfeccionamiento y esta activación basados en los sentidos; en cambio, es probable que nos lesionemos, que reforcemos hábitos poco saludables o que sencillamente nos agotemos con la práctica.

Por más que practicar de forma constante y explorar los límites de la posibilidad y la perfección sea fundamental para practicar yoga, hay otra cualidad imprescindible, lo que Patanjali denomina *vairagya*, 'desapego'. Con el desapego nos damos permiso para practicar con la sensación de que cualquier cosa es posible, con espontaneidad y autodisciplina a la vez, al tiempo que nos identificamos más con nuestro propósito más profundo (ya sea la salud, la satisfacción, la felicidad...) que con realizar una postura o alcanzar alguna meta permanente o determinada de antemano. Así, *abhyasa* y *vairagya* son elementos interrelacionados de una práctica de yoga segura, llevadera y transformadora que nos permiten avanzar de un punto a otro con firmeza y comodidad. En conjunto nos ofrecen uno de los principios más básicos del yoga: *no se trata de lo lejos que llegas, sino de cómo llegas.*

Explorar las asanas con una actitud equilibrada de *vairagya* y *abhyasa* nos ayuda a asegurarnos de que nos hemos liberado, al menos hasta cierto punto, de las expectativas sobre sus resultados. Al incorporar esta actitud en cada aspecto de nuestra práctica, podemos encontrar de una forma más natural el camino hacia nuestro maestro interior, utilizando la intensidad de la sensación física y el barómetro de la respiración para guiar nuestro esfuerzo en la práctica personal.

Ujjayi pranayama

Explorar las asanas con una actitud equilibrada de *vairagya* y *abhyasa* nos ayuda a asegurar que nuestra práctica sea llevadera. Efectivamente, un elemento fundamental de este enfoque equilibrado de la práctica llevadera y transformadora del yoga lo encontramos en la respiración. Resulta curioso que, aunque los textos clásicos del *hatha yoga* resaltan principalmente la importancia del pranayama (de *pra*, 'promover', *an*, 'respirar', y una combinación de *ayama*, 'expandir', y *yama*, 'controlar'), en muchas clases de yoga contemporáneo apenas se suele prestar atención a esta práctica, la respiración yóguica básica.[20] Es importante desarrollarla de forma gradual, y con firmeza y comodidad como sucede con la práctica de la asana.[21] Sin embargo, todo el mundo, incluidos los principiantes, las embarazadas y aquellos que padecen problemas de presión arterial, debilidad u otras enfermedades, puede practicar *ujjayi pranayama* (estimulante), por su suavidad, delicadeza y sutilidad. La misma respiración nutre nuestras células y todo nuestro ser. El sonido leve de *ujjayi* nos ayuda a mantenernos atentos a la respiración facilitando el desarrollo de un flujo suave, equilibrado y constante en cada inspiración y espiración y proporcionándonos información inmediata sobre nuestros movimientos al entrar y permanecer en las asanas, así como al salir de ellas. Por tanto, es un barómetro perfecto para detectar y cultivar el equilibrio energético cuando realizamos prácticas de asana. Si la respiración es forzada, se trata de una señal clara de que nos apartamos de la firmeza y la comodidad. Lo ideal sería que, en lugar de tratar de encajar la respiración en las asanas y en los movimientos que realizamos en ellas y entre unas y otras, nuestra práctica se manifestara en la integridad de la respiración y a través de ella.

Principios de alineamiento

La anatomía funcional y la biomecánica de cada asana nos dan sus principios de alineamiento, que nos dicen cuál es la mejor forma de colocar el cuerpo en cada una de ellas.

Yogaterapia

Cuando los principios de alineamiento de una asana determinada se manifiestan en la práctica, nos resulta más fácil encontrar la estabilidad y la comodidad al tiempo que afianzamos aún más los mayores beneficios de la práctica. Cuando uno malinterpreta o ignora los principios básicos de alineamiento, los beneficios de la asana pueden perderse casi por completo mientras que sus riesgos se incrementan. Por eso es importante tener una idea clara de adónde vamos antes de realizar una asana. Es igualmente importante adaptar los principios básicos de alineamiento a las diferentes circunstancias de cada uno.

Cuando las prácticas de yoga se utilizan para la curación, es de suma importancia la adaptación de las asanas por medio de una forma modificada y del uso de apoyos. Por desgracia, en numerosas clases de yoga esa adaptación está penosamente ausente, mal fundamentada o insuficientemente utilizada, lo que causa que muchos estudiantes tengan más dificultades para establecer el alineamiento básico, se esfuercen innecesariamente en las asanas y se lesionen. En la quinta parte daré directrices claras sobre las modificaciones, incluido el uso de apoyos. Asimismo, puedes consultar mi anterior obra sobre la orientación de la práctica, en la que encontrarás información detallada sobre el alineamiento, las modificaciones, el uso de apoyos y los ajustes prácticos, que incluye ochocientas cincuenta y siete fotografías y pies de fotos que describen diversas formas de asanas modificadas y el uso de apoyos en ciento una asanas distintas.[22]

Acciones energéticas

Como comenté anteriormente con respecto al equilibrio entre la estabilidad y la comodidad en las asanas, es importante establecer primero los cimientos de cada una de ellas. Desde los cimientos que creamos por medio de las acciones de enraizamiento y alineamiento es más fácil crear otras acciones energéticas que nos ayuden a perfeccionar la integridad del conjunto de la asana. El concepto de acciones energéticas se desarrolla a partir de la idea de las corrientes de energía de Joel Kramer. Las acciones energéticas empiezan con dirigir corrientes de energía para aumentar el enraizamiento y ayudar a crear apertura; luego desde estos cimientos se pasa a la extensión, flexión, rotación, flexión lateral, contracción y expansión, todo lo cual se puede resaltar con las instrucciones específicas de un buen maestro.

Por ejemplo, en *Bakasana* (postura de la grulla, con frecuencia traducida erróneamente como «postura del cuervo», que es *Kakasana*), los dedos están muy abiertos (los pulgares no tan abiertos para no estirar excesivamente los ligamentos y someter a una presión indebida a los nervios del espacio tenar entre el índice y el pulgar), y lo ideal sería que hubiera la misma presión a lo largo de toda la extensión de cada mano así como hacia fuera y hacia abajo a través de los pulgares y demás dedos. Mientras tanto, debemos trabajar desde estos cimientos para enraizar más plenamente los omóplatos contra la parte posterior de las costillas, extender los codos totalmente, encoger las rodillas y apoyarlas contra los extremos de los hombros (realzados por la acción energética de *pada bandha* en los pies mientras los talones y los lados de los metatarsos están apretados contra los del otro pie), elevar los talones hacia las nalgas, tensar ligeramente los músculos abdominales y, por consiguiente, alzar más la pelvis. En *Utthita Parsvakonasana* (postura del ángulo lateral extendido), dirigimos una fuerte corriente de energía que baja por la pierna y el pie atrasados mientras se remonta desde ese pie enraizado hacia el brazo que está estirado por encima de la cabeza. A esto le añadimos varias acciones energéticas: *pada bandha* en los pies; movimiento isométrico externo en espiral del pie adelantado para fomentar el alineamiento de la rodilla, el muslo y la cadera adelantados; extensión de la pierna atrasada; rotación del torso; rotación externa de la parte superior del brazo; alargamiento del lado inferior del torso; una corriente de energía desde el hombro bajado hasta la mano y el suelo, y expansión del centro del corazón, todo lo cual puede darse con instrucciones prácticas sutiles y que en conjunto conduce a la firmeza, comodidad, continuidad, perfección y profundización de los efectos de esta asana.

Transiciones

La forma en que enfocamos una asana determina cómo la experimentamos y cómo podemos perfeccionarla, lo que a su vez ejerce una influencia en la experiencia de salir de ella con firmeza y comodidad. Al hacer la transición hacia una asana, primero es importante establecer los cimientos iniciales con el alineamiento apropiado de cualquiera que sea la fuente del enraizamiento junto con acciones energéticas que mejoren estos cimientos y faciliten un movimiento de transición firme, seguro y cómodo. Una vez en la asana, empleamos la respiración y las acciones energéticas para perfeccionar y profundizar nuestra exploración y la expresión de la postura. Luego aplicamos acciones energéticas específicas para hacer la transición desde ella de una manera más simple y fácil.

Por ejemplo, enraizarse fuertemente a través de las piernas y los pies en preparación para *Utthita Trikonasana* (postura extendida del triángulo) activa los músculos de las piernas y crea los cimientos desde los que se alarga el torso por encima de la pierna adelantada. Una vez ahí, la acción energética ligera de girar hacia fuera el pie adelantado (sin moverlo) ayuda a empujar hacia abajo la cadera de esa pierna hacia la otra cadera; esto, al combinarlo con el hecho de presionar la pierna atrasada más fuertemente en extensión, hace de esta asana una postura de apertura de cadera. Durante la preparación para salir de la asana, si uno dirige una fuerte corriente de energía desde la cadera hasta el talón de la pierna atrasada, ayudará a la zona inferior de la espalda a enderezar la parte posterior del torso.

Vinyasa krama

La clave para dar más relevancia a estos elementos en toda nuestra práctica consiste en realizarla de una manera que nos permita avanzar más firme, cómoda y alegremente en la progresión adecuada de nuestra exploración de las asanas. Para esto, hemos de tener en cuenta la secuencia de acciones. Al diseñar prácticas específicas de asanas adaptadas a un plan de tratamiento, lo ideal sería crear una estructura de arco con asanas específicas secuenciadas de tal modo que las más complejas o difíciles resulten más accesibles, seguras y llevaderas, y por lo tanto más profundamente curativas.[23] A lo largo de la senda de la práctica conviene ir de las posturas sencillas a las más complejas, para lo cual normalmente se realiza un calentamiento del cuerpo mientras se centra la atención en las partes que van a ser objeto inmediato de exploración y en las que se va a profundizar. Las asanas anticipatorias abren y estabilizan los músculos y las articulaciones que intervienen más en la cumbre, ayudando a despertar la inteligencia recóndita, a la que accederemos al explorar las asanas cumbre más profundas y complejas.

Este enfoque refleja el concepto de *vinyasa krama*, que procede de los términos *vinyasa*, 'colocar de una manera especial', y *krama*, 'etapa', que se refiere a la secuenciación eficaz de las acciones. La esencia de *vinyasa krama* es la sabiduría de la progresión gradual, de explorar y evolucionar consciente y metódicamente, pasando con firmeza y sencillez de donde estamos a donde queremos llegar con las cualidades integradas de *abhyasa* y *vairagya*. Para dar una mayor integración a esta práctica, hacemos *pratikriyasana*, de *prati*, 'opuesto»', y *kriya*, 'acción', resolviendo metódica y creativamente cualquier tensión que surja en el camino que lleva hacia *Savasana* (postura del cadáver) y más allá por medio de asanas compensatorias. Con cada respiración evolucionamos en la práctica y a través de ella.

Cuando realizamos una práctica de yoga, hacemos varias asanas y desde el mismo momento en que las abordamos empezamos a experimentar sensaciones. Si de verdad estamos practicando yoga, en lugar de un mero ejercicio físico, respiramos conscientemente y usamos la respiración para perfeccionar nuestra exploración de la asana. Al respirar conscientemente prestamos mayor atención al cuerpo-mente, y lo ideal sería que lo hiciéramos siguiendo las sensaciones que surgen en el momento y que adaptáramos nuestros movimientos y nuestra posición para sentirnos más estables, relajados y presentes. De manera que se produce una danza entre la respiración y el cuerpo-mente en la que ambos elementos ejercen una influencia recíproca; esto lo experimentamos como algo que forma cada vez más parte de la totalidad de nuestro ser. Esta es la práctica básica de integrar y activar constantemente y para siempre que constituye la esencia de la práctica de la asana de yoga. En ella podemos probar diferentes técnicas de respiración, posiciones y visualizaciones y explorar sus diversos efectos, como el diálogo interno y las reacciones que reflejan cada vez con mayor claridad las cualidades más profundas del ser. Estas cualidades son esenciales cuando usamos las prácticas de las asanas para curar enfermedades agudas o crónicas.

PRÁCTICAS ADAPTATIVAS

Idealmente las prácticas adaptativas para la curación deberían basarse en las evaluaciones y en los procesos generales de comunicación comentados en los capítulos dieciocho y diecinueve. A partir de ahí podemos continuar y ofrecer ayuda de tres formas: en primer lugar, a través de un entorno seguro en el que los clientes puedan explorar en sus propios cuerpo-mentes cómo moverse y mantener posturas de formas que faciliten el proceso de sanación natural; en segundo lugar, mediante las modificaciones de las asanas y la utilización de apoyos en esas asanas que ayuden a reducir más lesiones, y en tercer lugar, a través de asanas que mejoren la curación. Nos centraremos principalmente en cómo apoyar a los clientes con las prácticas de asana basadas en un conocimiento de su estado y que estén integradas con otros cuidados que estén recibiendo. Centrándote en cultivar la curación, la integridad, el equilibrio y el bienestar radiante, tu papel como terapeuta de yoga cuando trabajas con clientes es ayudarlos a crear una resonancia curativa, a hacer solo lo que les resulta agradable en la práctica, a mover la energía conscientemente a las áreas sensibles, yendo despacio para escuchar, sentir, adaptarse y disfrutar del proceso. Esta actitud tan general nos permite luego proporcionar las prácticas de asana más específicas para curar determinadas afecciones de formas que optimizan la eficacia y reducen al mínimo los daños. Las sugerencias más específicas de prácticas se dan en la quinta parte.

21
Prácticas de pranayama

Respirar conscientemente es una de las partes más importantes del *hatha yoga* y sin embargo a menudo es la más elusiva. La respiración nutre y guía la práctica de asana. Es la fuente del despertar energético a través de todo el cuerpo. Mediante la respiración consciente nos abrimos en la práctica a aprender más acerca de nosotros, cultivando la integridad del cuerpo, la mente y el espíritu. Sin embargo, con frecuencia, la respiración desaparece de la conciencia en medio de todo lo que está ocurriendo al realizar la asana. Al pasar inadvertida por la conciencia, la respiración suele debilitarse. Los estudiantes tienden a perder la concentración, su atención vaga a la deriva o se aparta del aquí y ahora.[1] Conforme la respiración se debilita, los estudiantes pierden la conciencia sutil del fluir de la energía por su organismo, de la sutilidad de la sensación del cuerpo, de la unificación del cuerpo con la mente, del refinamiento de la práctica. Mantener la atención en la respiración puede ser especialmente difícil para los nuevos estudiantes que intentan colocar el cuerpo en posiciones nuevas y, a menudo, complejas, haciéndolo además en un lugar y en una situación con los que no están familiarizados. Incluso cuando progresan en la práctica de la asana, normalmente su práctica de respiración queda rezagada. A medida que las asanas se vuelven más difíciles, tener unas técnicas respiratorias limitadas restringe la profunda fuente de estabilidad y comodidad que encontramos en la respiración plena y consciente. Por eso es fundamental que los profesores guíen a los estudiantes hasta la respiración yóguica básica (*ujjayi pranayama*) y que les enseñen las técnicas más depuradas de respiración que forman parte del arte general del pranayama.

Yogaterapia

El pranayama es uno de los aspectos más desconcertantes del yoga. Diversas escuelas de yoga describen incluso su forma más básica, *ujjayi*, de maneras distintas y contradictorias. ¿Es el *prana-yama* lo que la mayoría está de acuerdo en traducir como 'control de la respiración' o 'control de la fuerza vital'? ¿O es el *prana-ayama*, que sugiere prácticamente lo contrario: 'liberación de la respiración' o 'expansión de la fuerza vital'?[2] Incluso cuando algunas enseñanzas y maestros lo han desmitificado, entre ellos fuentes tan autorizadas como el *Hatha Yoga Pradipika* y B. K. S. Iyengar, esta práctica se vuelve desconcertante cuando se advierte a los estudiantes de «que no intenten hacer pranayama hasta que hayan perfeccionado las posturas».[3]

Este capítulo aclara el descubrimiento, el desarrollo, las prácticas y la enseñanza del pranayama. Veremos brevemente las antiguas enseñanzas para conocer las intenciones y técnicas originales de las distintas prácticas de pranayama. Visitaremos la ciencia moderna para entender mejor la anatomía y la fisiología de la respiración. Con esta información exploraremos el arte de la enseñanza del pranayama, empezando por ayudar a los estudiantes a redescubrir su respiración natural. Siguiendo con nuestro énfasis en el *hatha yoga*, exploraremos la enseñanza del pranayama básico como parte de la práctica de las asanas contemporáneas, y estudiaremos cómo enseñar varias técnicas más refinadas de pranayama que aumentan el equilibrio de la energía del cuerpo-mente y causan una sensación más profunda de integración y de bienestar general.

EL DESCUBRIMIENTO Y DESARROLLO DEL PRANAYAMA

Reflexionando sobre el proceso de descubrimiento de los antiguos yoguis, Dona Holleman y Orit Sen-Gupta concluyen que el pranayama fue desarrollado originalmente por aquellos mediante la atenta observación de los ciclos naturales de la respiración en el laboratorio de sus cuerpos.[4] Cuando observamos sencillamente la respiración, lo primero que notamos es el movimiento rítmico del cuerpo con cada ciclo respiratorio. Conforme nos fijamos más atentamente, descubrimos que una respiración más lenta es más relajante, mientras que una más rápida es más estimulante. Holleman y Sen-Gupta aseguran que esta conciencia condujo al *kapalabhati* (limpieza del cráneo) *pranayama*, en el que la respiración intensa rítmica energiza el cuerpo, lo que llevó a otro desubrimiento: se puede lograr un aumento de energía a partir de los «círculos largos y serpenteantes de los intestinos que giran en espiral sobre sí mismos, que elevan el calor» ascendiendo por la columna vertebral hasta los «caminos sinuosos» del cerebro, en donde cambios químicos (y quizá alquímicos) transforman la propia percepción y sentido del ser.[5]

Explorando con más atención la respiración, notamos las pausas naturales entre las respiraciones que, al expandirse (especialmente cuando se ha expulsado el aire), provocan la sensación de la energía pránica ascendiendo por la columna. Realizada de forma consciente, esta es la práctica de *kumbhaka* (retención de la respiración). Sin embargo, a veces la energía queda bloqueada en lugar de subir completamente. Los yoguis antiguos llamaron a estos bloqueos chakras o ruedas de energía. *Nadi shodhana pranayama*, la respiración alternando las fosas nasales, equilibra el flujo de *prana* que asciende a través de los *ida* y *pingala nadis* (canales de energía) que surgen a lo largo de la columna y la cruzan por cada chakra mayor, lo que al hacerse consciente permite el flujo ascendente del *prana*.

Aunque la respiración es el instrumento principal para cultivar el *prana*, el pranayama es más que un conjunto de ejercicios respiratorios: es una herramienta para «expandir nuestra reserva, generalmente escasa, de *prana*, alargando, dirigiendo y regulando el movimiento de la respiración y limitando o restringiendo luego el aumento de la energía pránica en el cuerpo-mente».[6] Esta práctica de aprovechar la respiración como herramienta para cultivar el *prana* (y con ello la autoconciencia y la autotransformación) aparece al mismo tiempo que los antiguos Vedas, particularmente en el *Rigveda*, de hace más de cuatro mil años. Su primera exposición detallada se da en el *Prasna Upanishad*, donde a su naturaleza omnipresente y sustentadora de vida se la compara con el sol (ver el capítulo tres para mayor información sobre el *prana*). La primera vez que encontramos el énfasis en la respiración durante la práctica de la asana es en los *Yoga Sutras* inmediatamente después de la definición que hace Patanjali de la asana como *sthira sukham asanam* en su uso de la palabra *prayatna*, que normalmente se traduce como 'esfuerzo'. Srivatsu Ramaswami señala que hay tres tipos de *prayatna*, a uno de los cuales, *jivana prayatna*, se refiere como los «esfuerzos realizados por el individuo para mantener la vida y, más específicamente, la respiración».[7] Nos sentimos de la manera en que respiramos, y al respirar más libre y plenamente tenemos una mayor sensación de libertad y plenitud. Aunque en el *hatha yoga* contemporáneo las asanas son mucho más evolucionadas y complejas que en la época de Patanjali, la idea central es explorarlas con, y a través de, la estabilidad y la facilidad de la respiración, conectando continuamente esta con el cuerpo-mente.

Los *Yoga Sutras* nos dicen que hay que dominar la asana antes de controlar la respiración, ya que para esto hace falta un cuerpo quieto y una mente serena. Muchos profesores destacados siguen este consejo. «Consigue la estabilidad y la quietud en las asanas antes de presentar técnicas de respiración», recomienda B. K. S. Iyengar.[8] Más adelante continúa: «Cuando se hacen juntos el pranayama y las asanas, procura que la postura perfecta no se vea perturbada. Hasta que las posturas no se hayan perfeccionado, no intentes el pranayama». Desde esta perspectiva tradicional, la práctica de asana desarrolla las bases físicas y mentales para experimentar plenamente y con seguridad los beneficios del pranayama. Lo mismo que las asanas no deberían nunca obligarse o imponerse, es mejor practicar el pranayama una vez que las asanas han eliminado «los síntomas que surgen de los obstáculos de la personalidad», es decir, el sufrimiento, la depresión, la agitación y la respiración irregular, que impiden el flujo del *prana*.[9] Solo entonces, se dice, puede la práctica del pranayama regular el flujo de *prana* a través del cuerpo.

El enfoque adoptado aquí parte de esta senda tradicional. Si los clientes practican *sthira sukham asanam*, no hay peligro en explorar el pranayama. La tabla al final de este capítulo ofrece sugerencias sobre cuándo y a quién enseñar las diferentes técnicas de pranayama (los detalles sobre cada técnica aparecen en las páginas siguientes).

El pranayama realza la función respiratoria, mejora el sistema circulatorio y por tanto también la digestión y la eliminación. Cuando el sistema respiratorio está funcionando lo mejor posible, los sistemas de purificación natural del cuerpo físico también funcionan mejor. El pranayama combinado con la práctica de las asanas nos permite mover la energía más fácil y exhaustivamente por el cuerpo, sobre todo cuando los pulmones, los músculos y los nervios de la respiración están refinados. Aprendiendo a respirar de manera consciente y eficaz, los clientes pueden relajarse más profundamente y aflojar el control sobre la tensión innecesaria del cuerpo y en los órganos de la percepción. Con una relajación más profunda y una conciencia más lúcida, pueden encontrar una senda fácil para la concentración, la ecuanimidad y la serenidad. De esta manera el pranayama puede ayudarlos a tener una vida más sana justo ahora mientras les proporciona herramientas adicionales para profundizar y depurar su práctica de las asanas y de la meditación.

CULTIVAR UNA CONCIENCIA BÁSICA DE LA RESPIRACIÓN

La respiración se produce de manera espontánea, involuntaria e inconsciente. Esta «respiración natural» varía considerablemente dependiendo de nuestro estado físico, emocional, mental y espiritual. Se ve afectada por la depresión, la ansiedad, los músculos respiratorios tensos o débiles, la distracción, la letargia o la energía inconsistente.[10] Bajo estas circunstancias, la respiración suele ser superficial, deficiente y dependiente excesivamente de los músculos respiratorios secundarios y no del diafragma. En lugar de dar por hecho que los clientes parten todos de una misma calidad de respiración, es mejor dirigir las prácticas de pranayama comenzando por el estado natural de cada uno de ellos e ir construyendo a partir de esa base inicial. Se empieza por orientarlos a que desarrollen una conciencia básica de la respiración. «Aprender a respirar bien no es un proceso que añades en el que aprendes técnicas específicas para mejorar tu respiración actual –dice Donna Farhi–. Es un proceso de deconstrucción en el que aprendes a identificar las cosas que ya estás haciendo que restringen el surgimiento natural de la respiración».[11] Este proceso de observación anticipa y desarrolla el conocimiento de las posibilidades de pranayama así como de una conciencia somática más profunda, ayudando a conectar conscientemente la respiración, el cuerpo y la mente.

Podemos explorar este despertar inicial de la conciencia de la respiración recostándonos bocarriba con los ojos cerrados y prestando atención al flujo natural de la respiración. En este tipo de ejercicio «no hacemos nada –sugiere Richard Rosen–, excepto observar lo que es».[12]

En esta exploración, observa las cualidades sutiles de la sensación de la respiración a través de cada fase del ciclo respiratorio, como se indica a continuación:

Al inspirar: ¿qué sensación tienes? ¿Qué sientes al inicio de la respiración? ¿Qué es lo primero que ocurre en tu cuerpo? ¿Cómo cambia la sensación que te produce el aire al entrar en ti? ¿Dónde sientes la respiración? ¿Qué partes de tu cuerpo se están moviendo? ¿Cuál es la secuencia del movimiento? ¿El flujo se enlentece, se acelera o parece estancarse en el camino? ¿Cómo suena la respiración al entrar? ¿Inspiras con toda tu capacidad? ¿Cómo cambia la sensación en el centro del corazón, en la cara o entre las sienes cuando absorbes el aire? ¿Qué cambios sientes en la mente?

Al llenarse de aire: ¿qué sientes en la cima de cada inspiración? ¿Cuánto dura la pausa natural? ¿Qué sensaciones notas en el cuerpo? ¿Qué cambios sientes en la mente?

Al espirar: ¿dónde sientes primero el movimiento de la espiración? ¿La respiración tiende a acelerarse? ¿Cómo cambia el ritmo de la espiración conforme vas exhalando el aliento? ¿Qué cambios sientes en el cuerpo y en la conciencia general cuando el aliento sale? ¿Espiras con toda tu capacidad? ¿Qué cambios sientes en la mente?

Al vaciarse de aire: ¿qué sientes cuando te quedas sin aire? ¿Normalmente cuánto tiempo puedes aguantar sin respirar? ¿Sientes algún pellizco o contracción? ¿Qué calidad tiene tu conciencia cuando te quedas sin aire? ¿Qué cambios notas en la mente?

Repite este proceso sentado en una posición recta, explorando las diferencias de sensaciones de esta nueva relación con la gravedad. Una vez realizada esta práctica inicial de conciencia, puedes obtener un mayor conocimiento haciendo estas observaciones en varias posiciones distintas, particularmente mientras realizas una práctica de asana.

REFINAR EL FLUJO DE LA RESPIRACIÓN

Partiendo de esta base de conciencia de la respiración, puedes explorar el desarrollo y el perfeccionamiento de la respiración más sutilmente, descubriendo cómo cultivar *sthira sukham asanam* más fácilmente mientras respiras de varias formas distintas. Esto empieza por sentir la contracción y la relajación de tus músculos respiratorios y los movimientos relacionados del cuerpo con los dos tipos de inspiración y espiración: *puraka* y *rechaka*.[13]

Puraka: la inspiración

La inspiración recibe el nombre de *puraka*, término que se refiere a «la toma de energía cósmica por el individuo para su crecimiento y progreso».[14] Dependiendo de qué otras

Yogaterapia

acciones estemos realizando (ciertas asanas, pranayamas o sentarse en meditación), podemos recibir el aliento de maneras que apoyen estas acciones. Los siguientes ejercicios tienen por objeto ayudar a los clientes a desarrollar y depurar su conciencia y la práctica de *puraka*. Al guiar estas prácticas, aconséjales que adopten una actitud receptiva ante el aliento en lugar de aferrarse a él. Con la práctica el aliento se recibe delicadamente pero por completo, de forma constante y sin embargo cómoda, causando tan pocas perturbaciones como sea posible para el cuerpo-mente.

Inspiración diafragmática

1. Recostado bocarriba, flexiona las caderas y las rodillas como si te prepararas para *Setu Bandha Sarvangasana*, colocando una palma sobre el vientre y la otra sobre el centro del corazón. Siente cómo la espiración completa provoca la contracción de los músculos abdominales.
2. Con la siguiente inspiración, siente cómo el vientre se expande hacia fuera. Sigue centrándote en este movimiento, que está causado por la contracción y el descenso del diafragma.
3. Prueba a variar la extensión de la espiración, sintiendo cómo esto afecta al movimiento subsiguiente del vientre. Intenta dejar que la columna y las costillas permanezcan relajadas y se muevan solo con el movimiento de la respiración causado por el diafragma.
4. Prueba a empezar, parar y variar la frecuencia y el volumen de cada respiración, concentrando este esfuerzo en el diafragma mientras sientes los efectos en otras partes del cuerpo. Sigue esta exploración con las palmas más abajo del abdomen.
5. Prueba a dirigir diferentes volúmenes de inspiraciones diafragmáticas a diferentes áreas (un lado y el otro, la parte anterior y posterior, más arriba y más abajo) en varias posiciones: recostado de espaldas con los brazos extendidos sobre la cabeza, acurrucado sobre un lado o el otro, tumbado bocabajo.
6. Por último, explora las inspiraciones diafragmáticas sin dejar que el abdomen se expanda, usando las manos en las costillas para sentir la expansión y el alzamiento gradual de estas. Intenta dejar que este movimiento surja de lo hondo del tórax en lugar de del nivel más superficial de las costillas. Explora esto en distintas posiciones.

Inspiración costal

1. Sentado cómodamente recto en *Vajrasana* (postura del relámpago), con apoyos si hicieran falta para establecer la neutralidad pélvica y la extensión neutra de la columna, coloca las palmas en la parte alta del área lateral de las costillas.

2. Espira por completo sintiendo cómo las áreas lateral y posterior de las costillas tienden a acercarse y a descender.
3. Con las inspiraciones, empuja las costillas contra las manos mientras permites que se separen entre sí cuando se contraen los músculos serratos anteriores, elevando las costillas y tirando de ellas hacia atrás y hacia fuera. Trata de crear el movimiento solo en las costillas, manteniendo los hombros y el abdomen relajados mientras sienten toda la expansión de la caja torácica y de los pulmones.
4. A continuación, activa las inspiraciones con los músculos pectorales mayores en la parte superior del pecho: tirando hacia abajo suavemente de los omóplatos contra la zona posterior de las costillas, coloca las puntas de los dedos de una mano frente a los hombros y las de la otra mano sobre la parte frontal de las costillas en línea con la apófisis xifoidea (justo bajo la línea del pecho).
5. Inspirando y espirando, intenta sentir la contracción del músculo pectoral mayor elevando el esternón mientras separas las costillas inferiores y medias.
6. Llevando la atención a las zonas superiores del pecho y de los pulmones, coloca las puntas de los dedos justo bajo la clavícula y trata de sentir las costillas.
7. Manteniendo los omóplatos relajados y bajados contra la zona posterior de las costillas, trata de concentrar la inspiración como si respiraras en las clavículas, activando los músculos pectorales menores para abrir completamente el centro del corazón.
8. Trata de alternar las inspiraciones usando los músculos pectorales mayores y menores, sintiendo cómo la diferencia en los movimientos resultantes abre distintas áreas de la caja torácica.
9. Ahora explora la respiración superior usando los esternocleidomastoideos (ECM) y los escalenos.
10. Con la punta de los dedos hacia dentro y ligeramente por encima del espacio vacío entre las clavículas, inclina levemente hacia atrás la cabeza para sentir la activación de los ECM. Inspira con rapidez, como si estuvieras «olfateando», para sentir cómo se contraen. Prueba a hacer esto tras realizar una inspiración completa y mantenerla, elevando el esternón y observando cómo esto te permite inhalar más aire.
11. Coloca las puntas de los dedos ligeramente sobre los lados del cuello y siente la textura de los músculos escalenos, que descienden de la apófisis transversa de las vértebras cervicales superiores y hacia fuera hasta las dos primeras costillas. Estos músculos ayudan a realizar los movimientos respiratorios superiores.

Rechaka: la espiración

A la espiración se la llama *rechaka*, «el proceso por el cual la energía del cuerpo se une gradualmente con la de la mente», en palabras de B. K. S. Iyengar.[15]

Espiración abdominal

1. Sentado en *Vajrasana*, realiza una espiración lenta y completa mientras mantienes la posición neutra de las costillas inferiores, sintiendo la contracción natural de la parte superior del abdomen justo bajo ellas. Observa la tendencia de la columna a redondearse hacia delante flexionándose.
2. Colocando las palmas sobre el vientre, repite este ejercicio con la columna extendida.
3. Ahora añade *mula bandha*, contrayendo y elevando ligeramente los músculos transverso pineal y los pélvicos profundos.
4. Prueba a conectar la elevación energética y muscular de *mula bandha* con la contracción gradual del abdomen, activando cada vez más los músculos transversos abdominales.
5. A continuación, trata de tensar sucesivamente los músculos abdominales subiendo desde debajo del ombligo hasta las costillas inferiores cuando se expulsa el aliento.

Espiración costal

1. Colocando la palma de una mano sobre el corazón y la otra sobre el vientre, espira lentamente mientras tiras hacia atrás del esternón hasta la columna y minimizas la contracción de los músculos abdominales. Este ejercicio lleva la atención al músculo transverso del tórax, que cierra la caja torácica en la parte delantera. Intenta sentir la leve flexión de la región superior de la columna mientras expulsas el aliento.
2. Repite este ejercicio, colocando las palmas en el área lateral de las costillas, sintiendo cómo estas bajan mientras se contraen los oblicuos y se flexiona ligeramente la columna.
3. Coloca las puntas de los dedos sobre la apófisis xifoidea y repite este ejercicio, sintiendo cómo bajan y se hunden hacia dentro la parte frontal de las costillas.

Usa estos ejercicios básicos de inspiración y espiración en las prácticas de yoga de tus clientes para ayudarlos a desarrollar el equilibrio y la integridad de su respiración. Al principio la mayoría notará que las inspiraciones y las espiraciones difieren en ritmo, textura, sonido, intensidad y duración. Más tarde exploraremos variaciones en el ritmo de la inspiración y la espiración, como la proporción igual y desigual entre ambas (*sama vritti* y *visama vritti*). Con la práctica, *puraka* y *rechaka* alcanzan el equilibrio y forman la base de las demás prácticas de pranayama, entre ellas *ujjayi pranayama*.

Ujjayi pranayama: la respiración yóguica básica

La técnica básica de respiración en *hatha yoga* es *ujjayi pranayama*. Aquí respiramos a través de la nariz con un estrechamiento muy ligero de la garganta en la epiglotis (donde experimentas la sensación al toser o hacer gárgaras). Esto incrementa la vibración de la laringe, creando un sonido suave como el viento al soplar a través de los árboles o el sonido del mar en la playa. Los efectos de *ujjayi* son triples: en primer lugar, el aliento se calienta cuando respiramos solo a través de la nariz, calentando así los pulmones, que calientan la sangre, que a su vez calienta el cuerpo y ayuda a despertarlo al movimiento natural en las asanas; en segundo lugar, el sonido y la sensación de *ujjayi* ayudan a mantenerse consciente de la respiración fluyendo de manera constante, cómoda y equilibrada; por último, el sonido rítmico ayuda a calmar los nervios y crea una práctica interna más tranquila.

Algunas enseñanzas insisten en que la técnica de *ujjayi*, como otros aspectos de la práctica, es un «secreto» que se revelará (y debería hacerlo) por sí mismo si se deja en libertad la respiración en la práctica de asana.[16] Otros guían directamente a sus clientes a *ujjayi* como parte de las prácticas de asana y pranayama. La mejor manera de decidir si uno de los enfoques es superior al otro es mediante la práctica, lo que crea un aparente dilema: ¿cómo podría alguien saber si es beneficioso aprenderlo a menos que lo aprenda? Aunque aparentemente no hay ningún peligro en hacer *ujjayi pranayama* en la práctica de las asanas, puede enseñarse y practicarse de una manera que restrinja extremadamente la respiración, sobre todo cuando se enseña mediante la aplicación de *jaladhara bandha* (una parte esencial de muchas otras técnicas de pranayama, pero no de *ujjayi*). Como sucede con gran parte de la práctica, hacerlo de forma sencilla nos permite utilizar una técnica inicial para tomar conciencia mientras la depuramos a través de nuestra propia práctica. Esta es una manera sencilla de descubrir y desarrollar *ujjayi*:

1. Sentado cómodamente o de pie en *Tadasana*, cierra los ojos, abre la boca y respira como si trataras de empañar un espejo. Esto crea inmediatamente el sonido y la sensación de *ujjayi* y lleva la conciencia al área de la epiglotis.
2. Trata de crear el mismo sonido y sensación mientras inspiras y espiras (la tendencia es a hacerlo solo al inspirar).
3. Cierra la boca y respira por la nariz con el mismo sonido y la misma sensación.
4. Experimenta, creando más o menos constricción en la garganta, y observa cómo eso afecta al flujo de la respiración, a su sonido y a la sensación general.
5. Por último, empieza a tratar tu *ujjayi* con delicadeza, investigando cómo puedes respirar más profunda y fuertemente, pero con la misma sensibilidad y suavidad.

Puedes aplicar *ujjayi pranayama* inmediatamente a tu práctica de las asanas. Aquí tienes algunos consejos para explorar la conexión entre *ujjayi pranayama* y las asanas:

- Concédele tanta importancia como a cualquier otro aspecto de la práctica de la asana a conseguir un flujo constante, rítmico, equilibrado y fuerte aunque suave de ujjayi, cultivándolo de una manera que cambie lo menos posible desde el principio de la sesión de las asanas hasta el final.
- El *ujjayi* se puede variar a voluntad, usando una mayor intensidad para apoyar los movimientos más difíciles y más tranquilidad para generar una sensación más profunda de calma.
- Explora la profundización de tu práctica de asana respetando la integridad de la respiración en lugar de intentar forzarla para realizar las asanas.
- Presta atención a *ujjayi* tomándolo como indicador del esfuerzo energético y la intensidad física de la práctica, una fuerza de retroalimentación inmediata que puedes usar para perfeccionar tu práctica.

PRÁCTICAS DE PROFUNDIZACIÓN Y PERFECCIONAMIENTO DEL PRANAYAMA

Las siguientes técnicas de pranayama tienen como objeto depurar la activación de la energía sutil y la conciencia al conectar el cuerpo, la respiración y la mente. Cada una de estas técnicas se basa en la respiración natural y en las prácticas disciplinadas de *puraka-rechaka* que se han expuesto anteriormente. Prueba estos métodos más profundos únicamente después de haber encontrado estabilidad y comodidad con *puraka-rechaka* y *ujjayi*. Lo mismo que al explorar otras prácticas de respiración, interésate más por la relajación que por llegar a realizar completamente la técnica de respiración. Aplica el concepto de *sthira sukham asanam* como herramienta para explorar el pranayama con seguridad.

Vritti pranayama: respiración fluctuante

La respiración fluctúa de diversas formas, entre ellas la longitud o duración relativa de las inspiraciones, las espiraciones y las pausas entre unas y otras. En *vritti pranayama*, la proporción de estas duraciones está regulada. Hay dos prácticas: *sama vritti* (fluctuación igual) y *visama vritti* (fluctuación desigual). Primero haremos estas prácticas con la inspiración y la espiración; luego, como parte de la presentación de las prácticas *kumbhaka*, aplicaremos estas cualidades a la retención.

Sama vritti pranayama

1. Empieza por observar la respiración natural. Observa sencillamente la respiración sin alterarla en lo más mínimo, fijándote en la sensación del aire al entrar, al salir y en las pausas que se producen en medio. Permite que el aire fluya suavemente.
2. Empieza a contar la duración de las inspiraciones y las espiraciones, observando la diferencia.
3. A continuación, imprime una duración uniforme a las inspiraciones y las espiraciones, empezando por un número con el que te sientas cómodo.
4. Gradualmente, ve ampliando con cada práctica la longitud de las inspiraciones y de las espiraciones, manteniéndolas equilibradas.
5. Trata de interesarte más por la estabilidad y la comodidad que por hacer las respiraciones más largas y profundas, respirando solo tan profundamente como puedas mientras permaneces relajado y cómodo.

Visama vritti pranayama

1. Empieza a practicar *visama vritti pranayama* con *sama vritti*. Al final de una espiración natural y equilibrada, intenta hacer la inspiración un número más larga que la espiración, y permanece así durante varias rondas de respiración.
2. Intenta observar y notar los cambios en la calidad de la respiración así como las reacciones físicas y mentales sutiles.
3. Aumenta gradualmente la proporción desigual alargando las inspiraciones, hasta que con el tiempo la inspiración dure el doble de la espiración.
4. Permanece así durante varios minutos antes de volver a la respiración natural e invertir las proporciones, alargando gradualmente las espiraciones y manteniendo la duración de las inspiraciones.

Kumbhaka: retención de la respiración

Kumbhaka es la práctica de permanecer en la pausa natural entre las inspiraciones y las espiraciones y de expandirla.[17] Al contener la respiración en estas pausas, el cuerpo-mente se vuelve más calmado y despejado. Hay dos formas: *antara kumbhaka* es la retención de la inspiración; *bahya kumbhaka* es la retención de la espiración.[18] Es importante desarrollar estas prácticas lentamente, refinando de forma gradual la inteligencia neuromuscular del diafragma, de los intercostales y de otros músculos respiratorios secundarios. Esta práctica no debería causar ninguna tensión en el cuerpo ni en la mente. Al expandir la duración de la retención hazlo poco a poco y sin esfuerzo. Procede del siguiente modo:

Yogaterapia

Antara kumbhaka

1. Sentado en una posición recta cómoda, respira naturalmente con un *puraka-rechaka* (*sama vritti pranayama*) equilibrado.
2. Entra en *ujjayi pranayama*, profundizando gradualmente en la respiración. La columna debería estar erguida y relajada de forma natural, el centro del corazón espacioso y tranquilo y el cerebro tan ligero y calmado como sea posible en ese momento.
3. Usando las prácticas básicas de conciencia de la respiración expuestas anteriormente, centra la atención en la pausa natural en la cima de las inspiraciones, observando lo que sucede en el cuerpo-mente, y en una mayor sensación de habitar ese espacio.
4. Permite que se produzca una sensación de movimiento continuo dentro y fuera de esa pausa, permaneciendo con esta práctica sencilla durante varias rondas de respiración.
5. Practica *antara kumbhaka*, reteniendo las inspiraciones durante unos cuantos segundos.
6. Aguanta la respiración con el mínimo esfuerzo posible mientras prestas atención a las sensaciones cambiantes en el cuerpo y en la conciencia.
7. Al hacer la transición a la espiración, la respiración tiene tendencia a acelerarse; si esto sucede, prueba a retener la respiración durante menos tiempo.
8. Tras un *antara kumbhaka*, haz varias rondas de *ujjayi pranayama*, para restituir los pulmones a su estado normal. El ritmo de la inspiración y la espiración debería ser suave y constante antes de seguir avanzando en *antara kumbhaka*.
9. A continuación, alarga gradualmente la duración de la retención, pero solo en la medida en que no haya tensión, desequilibrio entre las inspiraciones y las espiraciones ni contracción o hundimiento de los pulmones.
10. Prueba a extender la retención contando de uno a dos más en cada sentada, hasta que llegues finalmente a retener la respiración durante todo el tiempo que sea posible de manera cómoda.
11. Cuando puedas retener la respiración fácilmente durante quince segundos, podrás desarrollar por completo la práctica de *antara kumbhaka* activando *mula bandha*, *uddiyana bandha* y *jalandhara bandha*, conteniendo así la energía pránica.

Bahya Kumbhaka

1. Haz *bahya kumbhaka* una vez que te sientas cómodo con *antara kumbhaka*.
2. Empieza con *ujjayi*, llevando la atención a la pausa natural que se produce al expulsar todo el aliento. Haz varias rondas de *ujjayi*, refinando la conciencia del movimiento al entrar y salir de esa pausa.
3. Las primeras veces que retengas la espiración hazlo solo contando hasta uno y luego haz varias rondas de *ujjayi* ininterrumpido antes de repetir.

4. Ve aumentando gradualmente el número, continuando con una retención sencilla. Trata de mantener los ojos, la cara, la garganta y el centro del corazón relajados y de no contraer el vientre.

5. Al contrario que las inspiraciones, las espiraciones estimulan de forma natural *mula bandha* y *uddiyana bandha*. Prueba a activar los *bandas* además de *bahya kumbhaka*, comenzando por tratar de mantener *mula bandha* mientras respiras y retienes el aliento.

6. Cuando consigas retener la respiración cómodamente contando hasta tres sin inspirar, inicia *uddiyana bandha*. Al tirar del abdomen para atrás hasta la columna y hacia arriba hasta el diafragma, puede que sientas una contracción en el pecho, la garganta y la cabeza. Si sucede esto, renuncia a hacerlo.

7. Para salir de *bahya kumbhaka*, primero es importante relajar completamente el abdomen y permitir así que el diafragma haga su trabajo natural; luego inspira suavemente siendo consciente del proceso.

8. Si inspiras apresuradamente, es señal de que has retenido la respiración en *bahya kumbhaka* durante un tiempo excesivo.

9. Cultiva gradualmente esta práctica alargando la duración de la retención y añadiendo *antara kumbhaka* a las mismas rondas de respiración.

10. Al aplicar *vritti pranayama* a la práctica de *kumbhaka*, primero haz *sama* en cada una de las cuatro fases del ciclo respiratorio: cultiva la misma duración en *puraka*, *rechaka*, *antara kumbhaka* y *bahya kumbhaka*, empezando con una cuenta de tres y alargándola gradualmente.

11. Presta mucha atención a la transición entre cada fase mientras mantienes la concentración mental, la calma emocional y la relajación física. Cuando puedas mantener esta práctica cómodamente durante unos cuantos minutos contando como mínimo hasta cinco en cada fase, empieza gradualmente con *visama vritti*, variando la duración de *puraka*, *rechaka*, *antara kumbhaka* y *bahya kumbhaka* de forma natural.

12. Al trabajar con las proporciones de la respiración, empieza por aumentar *antara kumbhaka* en una proporción de 2:1 con respecto a *puraka* y *rechaka*, permitiendo la pausa natural que se produce al expulsar todo el aire. Luego amplía gradualmente esta proporción, llegando hasta 4:1. Cuando estés en 3:1, comienza gradualmente a extender la duración de *rechaka* hasta alcanzar una proporción de 2:1 con respecto a *puraka*.

13. Añade *bahya kumbhaka*, empezando con una retención contando hasta dos y aumentando hasta llegar a la misma duración de *puraka*.

14. Siguiendo con esta práctica, llega un momento en que *puraka* y *bahya kumbhaka* alcanzan la misma duración, *antara kumbhaka* tiene una proporción de 4:1 en relación con *puraka* y *rechaka* es 2:1 con respecto a *puraka*.

Yogaterapia

15. En esta práctica hay tendencia a respirar con dificultad; extiende las duraciones solo en tanto en cuanto el ritmo permanezca constante.

Tras haber refinado tus prácticas de *vritti pranayama* y *kumbhaka*, empieza a combinarlas como explico a continuación.

Viloma: ir a contracorriente

El término *viloma*, que literalmente significa 'contrapelo', se refiere a ir contra la corriente o movimiento natural de la respiración. En *viloma pranayama*, nos detenemos repetidamente durante *puraka* y *rechaka* procurando cambiar lo menos posible la posición y la tensión del diafragma, la caja torácica y los pulmones. Con la práctica, logramos permanecer conscientes constantemente durante cada ciclo de la respiración, y los nervios se calman y se tranquilizan apoyando el flujo y la pausa. Empieza sentándote recto cómodamente y haz varias rondas de *ujjayi pranayama*, concentrándote en el equilibrio y la comodidad de la respiración; luego procede de la siguiente forma:

1. Tras una espiración completa, inspira hasta la mitad de tu capacidad y luego retén el aliento durante unos cuantos segundos antes de completar la inspiración.
2. Repite varias veces antes de añadir una segunda interrupción a la inspiración, siguiendo así hasta que llegues a cinco pausas, solo siempre que no haya tensión ni cansancio.
3. Prosigue con varias rondas de *ujjayi pranayama* antes de descansar en *Savasana*.
4. A continuación, repite este ejercicio con pausas únicamente en las espiraciones. Con cada interrupción, lleva una conciencia y una tensión ligeramente superiores a *mula bandha* y una *uddiyana bandha* ligera y gradual.
5. Cuando los pulmones estén vacíos, deja que el diafragma se relaje y el abdomen se retire más hacia atrás y hacia arriba antes de relajarte e inspirar.
6. Tras descansar en *Savasana* durante unos cuantos minutos, haz *viloma pranayama* tanto en la inspiración como en la espiración.
7. Los clientes experimentados cuyo *viloma pranayama* básico esté libre de tensión pueden hacer la práctica completa de esta técnica en la que se realiza *kumbhaka*.
8. Empieza con *antara kumbhaka* tras una inspiración *viloma pranayama* en la que haya una o más interrupciones, manteniendo el diafragma relajado durante las pausas.
9. Con el *antara kumbhaka*, retén la inspiración durante dos o tres segundos antes de *rechaka*, manteniéndola gradualmente durante más tiempo con *mula bandha* y *uddiyana bandha*.

10. Tras desarrollar gradualmente esta práctica hasta llegar a diez minutos en cada sentada, haz espiraciones *viloma pranayama* tal y como se han descrito, seguidas de *bahya kumbhaka*, incrementando de forma gradual las interrupciones y la duración de *bahya kumhaka*.
11. Para la práctica completa de *viloma pranayama*, explora las inspiraciones y espiraciones *viloma* además de *antara* y *bahya kumbhaka*, alargando lentamente la práctica.

Kapalabhati: cultivar la luz

El *kapalabhati* (de *kapala*, 'cráneo', y *bhati*, 'brillo') *pranayama* vigoriza todo el cuerpo, oxigenando extraordinariamente el riego sanguíneo y creando una sensación de euforia.[19] En la respiración natural la inspiración es activa, es decir, está activada por los músculos, mientras que la espiración es pasiva y surge de la contracción de los pulmones. Esto se invierte en el *kapalabhati pranayama*: las espiraciones se vuelven activas y las inspiraciones pasivas. La técnica que se describe aquí es del *Hatha Yoga Pradipika* (II.35). El *Gheranda Samhita* ofrece otras formas de *kapalabhati* que combinan esta técnica con *nadi shodhana pranayama* (de la que hablaré enseguida).

1. Empieza haciendo varias rondas de *ujjayi pranayama*, calentando y activando los pulmones mientras activas *mula bandha*.
2. Tras finalizar una espiración *ujjayi*, se absorbe a medias el aire y luego se expulsa rápida y repetidamente por la nariz, haciendo una ligera pausa al terminar de expulsarlo. El sonido se produce en las fosas nasales, no en la garganta.
3. La inspiración ocurre espontáneamente.
4. En el desarrollo inicial de esta práctica, haz veinticinco espiraciones rápidas, luego llena los pulmones y haz *antara kumbhaka* durante unos cuantos segundos antes de soltar el aliento y relajarte.
5. Después de esta ronda y tras cada una de las sucesivas, lleva la atención a las sensaciones que sientes en la cabeza, como podrían ser los efectos calmantes y despejantes de esta práctica.
6. Aumenta gradualmente hasta varios minutos de *kapalabhati* mantenido seguido por *kumbhakas*.
7. Completa la práctica de *kapalabhati* con *Savasana* o pasa a la práctica de las asanas.
8. Explora *kapalabhati* sentado recto, tomándote de uno a dos minutos para extender los brazos hacia fuera y por encima de la cabeza, en *Shishula Phalakasana* (postura de la plancha de delfín) o en *Ardha Navasana* (postura de medio barco).

Bhastrika: respiración de fuelle

Bhastrika ('fuelle') *pranayama* es parecido a *kapalabhati*, aunque más intenso para avivar las llamas del fuego interno. Presenta esta técnica a los clientes solo después de que estén cómodos con la práctica *kapalabhati*. Aquí tanto las inspiraciones como las espiraciones se hacen por las fosas nasales vigorosamente y en sucesión rápida. Al contrario que en *kapalabhati*, no hay pausa tras la espiración.

1. Empieza sentado y haciendo *ujjayi pranayama*.
2. Comienza *bhastrika* expulsando rápidamente el aliento tras media inspiración.
3. Haz la inspiración siguiente tan fuerte y tan rápida como la espiración, seguida por una espiración fuerte y rápida, para finalizar una ronda de *bhastrika*. El sonido debería salir de la nariz, no de la garganta.
4. Haz de cinco a diez rondas, terminando con una espiración y varias rondas de *pranayama ujjayi*; luego repite tres veces o más.
5. Incrementa gradualmente el número de ciclos en cada ronda y el número de rondas en cada sentada, llegando finalmente a mantener *bhastrika* de cinco a diez minutos.
6. Descansa en *Savasana*.

Sitali: respiración refrescante

El propósito de *sitali* ('refrescante') *pranayama* es refrescar y calmar el cuerpo físico y la mente. Puede hacerse en cualquier momento, como durante la práctica de las asanas y después de pranayamas enérgicos como *kapalabhati*. Aquí la lengua sobresale ligeramente de la boca con los lados curvados formando un canal (la capacidad para crear este canal es genética: algunas personas pueden hacerlo y otras no; si eres incapaz de curvar la lengua, visualiza la curvatura y continúa con la práctica). Procede del siguiente modo:

1. Sentado cómodamente, cierra los ojos y relájate.
2. Extiende la lengua y cúrvala por los lados, creando un canal para la humedad.
3. Absorbe el aire lenta y profundamente por la lengua, sintiendo cómo se humidifica y refresca al pasar por ella.
4. A continuación cierra la boca y espira lentamente por la nariz.
5. Repite esto diez veces; luego relájate.
6. Gradualmente desarrolla la práctica *sitali* hasta llegar a los quince minutos.
7. Con el tiempo prueba variaciones que incluyan *antara kumbhaka* (con *mula bandha* y *jalandhara bandha*) y *viloma pranayama*.

Anuloma y *pratiloma*: regulación delicada de la respiración

Anu, 'junto con', y *prati*, 'contra', nos dan las prácticas de pranayama en las que uno usa los dedos para prolongar delicadamente las espiraciones (en *anuloma*) y las inspiraciones (en *pratiloma*). Haciéndolas por fases, estas prácticas nos ayudan a cultivar un mayor control de la respiración al tiempo que se aumenta la comodidad. Procede como sigue:

1. Siéntate cómodamente y haz varias rondas de *ujjayi pranayama*.
2. Empezando por *anuloma pranayama*, espira completamente y luego inspira por la nariz lenta y profundamente.
3. En la cima de la inspiración emplea los dedos para cerrar parcialmente las fosas nasales, prestando atención a aplicar la presión uniformemente en cada lado de la nariz.
4. Espira lenta y completamente, sintiendo la pausa natural al expulsar todo el aliento.
5. Suelta los dedos e inspira profundamente; luego vuelve a aplicar los dedos para controlar la espiración. Haz la espiración aproximadamente el doble de la inspiración.
6. Sigue de cinco a veinte minutos; luego descansa en *Savasana*.
7. Para *pratiloma pranayama*, practica tal y como se describió para *anuloma*, pero usa los dedos y respira despacio en las inspiraciones, en lugar de las espiraciones.
8. Los clientes experimentados capaces de permanecer tranquilos con el *anulama pranayama* y el *pratiloma pranayama* básicos pueden probar variaciones en las que figuran *antara kumbhaka* (con *mula bandha* y *jalandhara bandha*); *bahya kumbhaka* (con *mula bandha*, *uddiyana bandha* y *jalandhara bandha*); *viloma pranayama* y *nadi shodhana* (que veremos más tarde).

Suryabheda: estimular la vitalidad

Se dice que el *suryabheda* (de *surya*, 'sol', y *bheda*, 'pinchar') *pranayama* pincha el *pingala nadi* y activa la energía pránica. El *pingala nadi* recibe *prana* por la fosa nasal derecha. En *suryabheda pranayama*, los dedos se aplican a las fosas nasales para regular la respiración:

1. Siéntate cómodamente y haz varias rondas de *ujjayi pranayama*.
2. Llévate los dedos a las fosas como se describe en la sección del *nadi shodhana*, más adelante, bloqueando la fosa nasal izquierda.
3. Inspira lenta y profundamente por la fosa nasal derecha, cierra ambas fosas y ejecuta *antara kumbhaka* durante unos cuantos segundos con *mula bandha* y *jalandhara bandha*.
4. Sal de *jalandhara bandha*, abre la fosa nasal izquierda y espira lenta y completamente.

Yogaterapia

5. Esto completa un ciclo de *suryabheda pranayama*. Repite durante un máximo de treinta minutos, seguido por *Savasana*.
6. Explora las variaciones de *viloma pranayama*, como expuse anteriormente, con *suryabheda*.

Chandrabheda: energía calmante

En *chandrabheda* (de *chandra*, 'luna', y *bheda*, 'pinchar') *pranayama*, la energía se absorbe por la fosa nasal izquierda hasta el *ida nadi*, calmando el cuerpo y la mente. La práctica es precisamente lo contrario de *suryabheda pranayama*. No hay nada escrito acerca de *chandrabheda pranayama* en los textos tradicionales sobre *hatha yoga*, pero se describe en el *Yoga Chudamani Upanishad*.[20] Explora esta práctica con las mismas técnicas aplicadas en *suryabheda*, invirtiendo los lados y aplicando *antara kumbhaka*.

Nadi shodhana: respiración alternando las fosas nasales

El *Hatha Yoga Pradipika* y otros textos clásicos de yoga describen *nadi shodhana pranayama* sin darle este nombre. Se dice que la práctica activa y equilibra *ida* y *pingala nadis* y armoniza los hemisferios del cerebro. En su forma básica, *nadi shodhana* combina *puraka* como se ejecuta en *pratiloma* y *rechaka*, como en *anuloma*. Las variaciones más avanzadas añaden *kumbhakas* y *bandhas*.[21] Esta práctica, altamente contemplativa es, en palabras de B. K. S. Iyengar, «de ajustes delicados. El cerebro y los dedos deben aprender a actuar juntos para canalizar las respiraciones hacia dentro y hacia fuera mientras permanecen en comunicación constante entre sí».[22] Es, prosigue, «el más difícil, complejo y refinado de todos los pranayamas. La forma más avanzada de introspección sensible y control. Cuando se depura hasta su nivel más sutil nos lleva a lo más recóndito de nuestro ser».

Procede de la siguiente forma:

1. Siéntate cómodamente y practica *ujjayi pranayama* durante unos cuantos minutos.
2. Coloca las puntas de los dedos a un lado de la nariz, con el pulgar al otro lado, justo bajo la ligera hendidura que hay un poco más abajo de ese lado. Trata de colocar los dedos con la misma presión sobre ambos lados de la nariz, presionando de forma constante mientras mantienes las fosas nasales totalmente abiertas.
3. Mientras continúas con *ujjayi pranayama*, prueba a variar ligeramente la presión de los dedos, prestando más atención a los efectos de los ajustes sutiles.

TÉCNICA 1: *NADI SHODHANA* BÁSICO CON *SURYABHEDA* Y *CHANDRABHEDA PRANAYAMAS*

1. Tras una espiración completa, cierra la fosa nasal izquierda e inspira lentamente por la derecha.
2. En la cima de la inspiración, cierra la fosa derecha y espira lentamente por la izquierda.
3. Expulsa todo el aire, inspira profundamente por la izquierda, cierra esa fosa nasal y espira por la derecha.
4. Continúa con esta forma inicial de respiración alternando las fosas nasales durante un máximo de cinco minutos, cultivando el flujo suave y constante de la respiración mientras permaneces relajado y tranquilo.

TÉCNICA 2: *NADI SHODHANA* CON *VILOMA PRANAYAMA*

1. Empieza como se describe en la técnica 1 y haz dos o tres rondas de *nadi shodhana* básico.
2. Tras una espiración completa por la fosa derecha, inspira por esta y a mitad de la inspiración cierra firmemente ambas fosas y contén la respiración durante unos segundos; luego completa lentamente la inspiración a través de la fosa derecha.
3. Cada vez que contengas la respiración, usa los dedos para cerrar ambas fosas nasales.
4. Espirando por la fosa izquierda, detente a mitad de la espiración y contén la respiración durante unos segundos; luego completa la espiración por la fosa izquierda.
5. Inspirando por la fosa izquierda, contén la respiración a la mitad de la inspiración durante unos segundos; luego completa la inspiración por la fosa izquierda.
6. Espirando por la fosa derecha, detente a la mitad de la espiración, contén la respiración durante unos segundos y luego termínala por la fosa derecha.
7. Esto completa una ronda. Prueba a profundizar esta práctica añadiendo pausas y extendiendo su duración, llegando con el tiempo a hacer cinco pausas de diez segundos en cada lado.
8. Dale más importancia a respirar de una manera estable y cómoda que al número o duración de las pausas.

TÉCNICA 3: *NADI SHODHANA* CON *KUMBHAKAS*

1. Empieza como se describe en la técnica 1 y haz dos o tres rondas de *nadi shodhana* básico.
2. Empieza con *antara kumbhaka*. Tras una espiración completa por la fosa nasal derecha, inspira lentamente por la misma fosa y contén la respiración durante unos segundos, cerrando ambas fosas y activando *mula bandha* y *jalandhara bandha*.

3. Manteniendo *mula bandha*, sal de *jalandhara bandha* y lentamente expulsa con suavidad el aire por la fosa nasal zquierda.
4. Inspira con suavidad por la fosa nasal izquierda y contén la respiración durante unos segundos, cerrando ambas fosas y activando *mula bandha* y *jalandhara bandha*.
5. Manteniendo *mula bandha*, sal de *jalandhara bandha* y espira suavemente por la fosa nasal derecha. Continúa durante varios ciclos.
6. Añade *bahya kumbhaka*. Siguiendo como acabo de describir, al final de la espiración, contén la respiración y activa *uddiyana bandha*, tal y como se describió al presentar *bahya kumbhak*a.
7. Sal por completo de *uddiyana bandha* antes de inspirar suavemente. Continúa durante varios ciclos, probando a hacer una retención más larga con *antara* y *bahya* (hasta treinta segundos con *antara* y hasta quince con *bahya*).

TÉCNICA 4: *NADI SHODHANA* CON *VILOMAS* Y *KUMBHAKAS*

1. Empieza con la práctica descrita en la técnica 1, añadiendo pausas viloma.
2. Comienza con una pausa durante unos segundos; luego añade más pausas, manteniendo cada una de ellas durante unos cuantos segundos. Cuando estés cómodo con las tres pausas mantenidas cada una de ellas durante tres segundos tanto en las inspiraciones como en las espiraciones, añade *antara* y *bahya kumbhakas* durante unos segundos.
3. Alarga gradualmente las pausas y las retenciones, llegando hasta cinco pausas de cinco segundos cada una, *antara kumbhaka* de treinta segundos y *bahya kumbhaka* de quince segundos.

TÉCNICA 5: *NADI SHODHANA* CON KAPALABHATI PRANAYAMA

1. Esta técnica innovadora de pranayama debería practicarse solo cuando se está cómodo con las prácticas *nadi shodhana* previas. El efecto es mucho más intenso que el de las otras técnicas. Puedes practicarla intensamente siempre que te mantengas calmado y tranquilo por dentro.
2. Haz cinco rondas de *nadi shodhana* como se describe en la técnica 1. Tras una espiración completa, inspira por la fosa nasal derecha hasta la mitad de la inspiración, mantén la fosa izquierda cerrada y activa *mula bandha*.
3. Expulsa el aire repetida y rápidamente por la fosa nasal derecha durante un máximo de un minuto (llegando con el tiempo a varios minutos), tal y como se describe para *kapalabhati pranayama*.
4. Inspira profundamente por la fosa nasal derecha y retén la respiración, *antara kumbhaka*, durante todo el tiempo que puedas hacerlo cómodamente; luego espira

lentamente por la fosa izquierda. Inspira a través de la fosa izquierda y espira por la derecha.
5. Haz varias rondas de *ujjayi pranayama* ligero y luego cambia de lado.
6. Descansa en *Savasana*.

Cultivar la energía conscientemente

La esencia de la práctica del yoga es el despertar consciente y el movimiento de la energía que crea una sensación de estar plenamente vivos y conscientes de la entereza de nuestro ser en el mundo. Aunque la práctica de las asanas es una parte fundamental de este despertar, lo que diferencia principalmente al yoga del ejercicio físico es el pranayama consciente. Si lo único que haces al practicar yoga es respirar conscientemente y sentirte a ti mismo a un nivel más sutil y holístico por medio de la respiración mientras exploras el universo de tu cuerpo-mente y tu espíritu, ganarás en salud. Combinar las prácticas de pranayama con las de asanas y con la meditación te hará avanzar aún más en la senda del vivir jubiloso y consciente.

Tabla 21.1. Cuándo y a quién enseñar pranayama

PRANAYAMA	CUÁNDO	A QUIÉN
Ujjayi	Enseñar al principio de todas las prácticas.	A todos los clientes.
Sama vritti	Enseñar junto con la respiración natural y *ujjayi*.	A todos los clientes.
Visama vritti	Enseñar junto con la respiración natural y *ujjayi*.	A todos los clientes.
Antara kumbhaka	Enseñar junto con la respiración natural y *ujjayi* como medio de expandir y perfeccionar la capacidad respiratoria	A los clientes que tengan facilidad con *ujjayi* y experiencia con *bandhas*; no para aquellos que experimenten trastornos oculares o auditivos, ni con presión sanguínea alta.

Yogaterapia

PRANAYAMA	CUÁNDO	A QUIÉN
Bahya kumbhaka	Tras adquirir soltura con *antara kumbhaka*.	A los clientes que tengan facilidad con *ujjayi* y experiencia con *bandhas*; no para embarazadas ni para quienes experimenten trastornos oculares o auditivos o tengan presión sanguínea alta.
Viloma	Enseñar junto con la respiración natural y *ujjayi* como medio de expandir y perfeccionar la capacidad respiratoria.	A todos los clientes, especialmente al experimentar fatiga o ansiedad.
Kapalabhati	Al principio de la práctica para estimular la energía, despertar la respiración y calentar más rápidamente el cuerpo; durante las secuencias de asanas especialmente como parte del despertar de los músculos abdominales. Si se hace durante asanas, enséñalo con los estudiantes sentados a ser posible en *Virasana* (postura del héroe) o en *Shishula Phalakasana*.	No para embarazadas ni para quienes experimenten trastornos oculares o auditivos o tengan presión sanguínea alta.
Bhastrika	Enseñar en una clase de pranayama o como práctica final vigorizante inmediatamente antes de *Savasana*.	No para embarazadas ni para quienes experimenten trastornos oculares o auditivos o tengan presión sanguínea alta.
Sitali	Cuando creas que a tus clientes les puede venir bien refrescarse.	A todos los clientes.
Anuloma	Clases de pranayama.	A los clientes que conozcan *ujjayi* y se sientan cómodos haciéndolo.
Pratiloma	Clases de pranayama.	A los clientes que conozcan *ujjayi* y se sientan cómodos haciéndolo.

PRANAYAMA	CUÁNDO	A QUIÉN
Surya Bheda	Enseñar junto con *ujjayi*.	A todos los clientes.
Chandra Bheda	Tradicionalmente se practica en los días alternos de *surya bheda*.	A todos los clientes.
Nadi shodhana 1	Al principio de la práctica.	A los clientes experimentados.
Nadi shodhana 2	Cuando estén cómodos con la técnica 1.	A los clientes experimentados.
Nadi shodhana 3	Cuando estén cómodos, firmes y tengan soltura con la técnica 2.	A los clientes que tienen facilidad con *ujjayi* y experiencia con *bandhas*; no para embarazadas ni para quienes experimenten trastornos oculares o auditivos o tengan presión sanguínea alta.
Nadi shodhana 4	Cuando estén cómodos con la técnica 3.	Igual que la anterior.
Nadi shodhana 5	Cuando estén cómodos con la técnica 4.	Igual que la anterior.

22
La práctica de la meditación

La meditación, como parte del encanto del yoga, es la semilla que siempre puede brotar inmediatamente en la flor de loto de mil pétalos de la felicidad, el bienestar y la plenitud como ser humano iluminado. Es la forma más elevada de la práctica de yoga, y una parte integral de la totalidad de la senda que nos lleva a descubrir, amar, curar y transformar la totalidad de nuestro ser; y en este aspecto nos proporciona unos medios esenciales de curación. Todas las múltiples sendas de la práctica llevan a la meditación, convirtiéndola en un método más profundo y sin embargo más fácil de sentirnos completos en nosotros mismos y conectados como parte de la totalidad del universo. Al meditar abrimos las ventanas de la mente a una conciencia más clara. En la medida en que perfeccionemos el templo del cuerpo físico a través de la práctica consistente de la asana, nos proporcionará un apoyo más firme para permitir que las ventanas se abran sin contratiempos. Del mismo modo, las prácticas consistentes de pranayama despiertan la energía sutil de una forma que crea una invitación interna más fuerte a las corrientes de la conciencia lúcida, llevando a un sentido más ligero y equilibrado del ser. Sin embargo, para meditar no hace falta esperar hasta alcanzar un determinado nivel en la práctica de las asanas o del pranayama; por el contrario, se puede empezar sin haber hecho siquiera una sola asana.

Mucha gente asegura que no puede meditar porque su diálogo mental no cesa nunca. Frustrados, es frecuente que dejen de explorar la meditación. Esta mentalidad expresa el malentendido habitual de que meditar significa no tener pensamientos. Aunque llegar al silencio interno es uno de los muchos frutos de la práctica de la meditación, no es en sí mismo el objetivo. De hecho, no tiene por qué haber un objetivo. Al igual que sucede con la práctica de la asana, cuando meditamos con un fin específico, como, por ejemplo, tener una mente totalmente tranquila, es frustrante porque incluso los meditadores más experimentados tienen solo muy escasos momentos de silencio interior y tranquilidad absolutos. Si, lo mismo que con la asana, practicamos la meditación como un proceso de autoexploración, autodescubrimiento y autotransformación, podemos experimentar la dicha de esta práctica desde el primer momento que la probemos.

Mi primer maestro de meditación, Alan Watts, cuyos programas de radio a mediados de los años setenta ofrecían fascinantes perlas de sabiduría sobre la filosofía y las prácticas espirituales de Oriente, usaba analogías sencillas para hacer comprensible la idea central de que la meditación es un proceso. «Cuando bailamos —decía—, el viaje en sí es el propósito. Cuando tocamos música, tocar es en sí el propósito, y lo mismo puede decirse de la meditación. La meditación es el descubrimiento de que el propósito de la vida está siempre presente en cada momento». Pensaba que la meditación debería ser placentera, no una obligación. «Es una apreciación del presente, un tipo de "danza" con el ahora eterno, y nos lleva a un estado de paz en el que entendemos que el propósito de la vida, el lugar en el que se encuentra, es sencillamente aquí y ahora».[1] Este enfoque sobre la meditación refleja una influencia budista; como los pensamientos van y vienen siempre, como nubes flotando sobre nuestras cabezas, tenemos algo con lo que experimentar. Se trata de estar interesados sin aferrarnos, la práctica de la meditación consiste en observar con un espíritu lúdico.

La monja budista Pema Chödrön comenta que al meditar nos damos cuenta de cuatro hechos: primero, los pensamientos no tienen lugar de origen; segundo, son incesantes; tercero, parecen sólidos pero no lo son, lo que, habida cuenta de no hay nada a lo que reaccionar, nos lleva en conjunto, por último, a la conciencia de una «apertura completa».[2] Pero, ¿qué sucede con los *Yoga Sutras*, que definen la práctica de yoga como *chitta vritti nirodha*, «aquietar las fluctuaciones de la mente»? El problema es que sí reaccionamos a nuestros pensamientos, a pesar de saber que solo son pensamientos, y son estas reacciones lo que nos hace preocuparnos, sufrir, sentirnos confusos, desgraciados o heridos. Los antiguos yoguis identificaron este problema y lo llamaron *klesha*, una forma profunda de percepción confundida. La filosofía tradicional del yoga, en gran parte como el budismo, mantiene la esperanza de que a través de sus prácticas, desde la asana y el mantra hasta el pranayama y la *puja*, podamos llegar a un lugar de *samadhi*, un estado dichoso libre de pensamientos en donde nos volvemos conscientes de nuestro yo verdadero.[3]

Aunque las distintas corrientes de la filosofía del yoga nos proporcionan diferentes mapas para obtener el *samadhi*, la mayoría ofrece una senda a través de *pratyahara*, *dharana* y *dhyana*. Aquí tendremos en cuenta esos elementos como herramientas útiles para ayudar a los clientes a cultivar una conciencia, comprensión y aceptación de sí mismos más claras, lo que, en conjunto, tiende a ofrecer una vida más estable, fácil y en última instancia más sana y llena de significado. Pero en lugar de plantearnos todo esto como algo que nos llevará a obtener ciertos resultados prometidos, es más provechoso estudiar estas herramientas como fuentes que guían a los clientes a un conocimiento más profundo aquí y ahora.[4] Tras tratar este proceso de meditación del yoga clásico, veremos cómo podemos incorporar otras técnicas prácticas de meditación en las sesiones de asanas, ofreciendo así varias formas de ayudar a los clientes a descubrir toda la dicha de la meditación como una práctica de curación.

LA SENDA DEL AISLAMIENTO DE PATANJALI: *PRATYAHARA, DHARANA, DHYANA*

Anteriormente exploramos la senda de ocho etapas del yoga de Patanjali, que comienza con prácticas esencialmente materiales: *yamas* para guiarnos en nuestras relaciones sociales, *niyamas* para nuestra vida intrapersonal, asana y pranayama como herramientas para el despertar que nos preparan para un viaje más profundo en el yo. Sin embargo, con estas prácticas aún seguimos arañando la superficie, seguimos trabajando con *bahiranga*, la vida externa de los sentidos. Pasar a la esfera mística de *samadhi* requiere en primer lugar aliviar nuestros sentidos de distracciones externas, desarrollando una concentración mental fija, y luego un estado meditativo. Esta es la senda desde *bahiranga* hasta *antaranga*, o práctica meditativa interna. Desde esta perspectiva yóguica tradicional, antes de pasar a la meditación y a la supraconciencia dichosa, primero debemos cruzar un puente y separarnos de la esfera material de la conciencia sensorial. Patanjali describe esta práctica como *pratyahara*, apartarnos a voluntad de los sentidos. Llegamos a este puente siguiendo la senda de *yama*, *niyama*, *asama* y *pranayama*. Nada es forzado cuando habitamos en la verdad de nuestro ser que se nos revela a lo largo de esta senda. Con la asana llegamos finalmente a la salud física y mental que nos permite trabajar fácil y continuamente con la respiración; cuando perfeccionamos la respiración y cultivamos la fuerza vital del *prana*, «se elimina todo lo que enturbia la claridad de la percepción [...] y el pensamiento se vuelve apropiado para la concentración». Pero antes de que podamos concentrarnos por completo, debemos domesticar el apego de la mente al despertar de nuestros sentidos. Como observa Patanjali, «la abstracción de los sentidos se produce cuando los órganos sensoriales, independientemente de sus objetos, se amoldan a la naturaleza de la mente».[5] En otras palabras, podemos llevar a nuestra mente a su propio espacio interno, libre de la estimulación externa. Solo entonces somos capaces de concentrarnos totalmente.

Es conveniente ofrecer a los clientes un telón de fondo para *pratyahara*. En cualquier lugar en el que estemos, hay siempre sonidos, imágenes, olores y otras vibraciones que pasan por nuestros sentidos, o, dicho de otra forma, a los que nuestros sentidos están aferrados. Cuando estás sentado en una clase, es probable que te lleguen sonidos del exterior y de otros dentro de la sala. Si hay luz, hay impresiones visuales que nos llegan a través de los ojos. El corazón se siente latiendo en el pecho, la ropa o una corriente de aire se sienten en la piel, y quizá haya una sensación de energía más sutil vibrando a través de todo nuestro ser. Existen todas esas vibraciones, lo que Alan Watts llamaba «muchos acontecimientos».[6] Con *pratyahara*, la idea es sencillamente dejarlos estar. Los sonidos y otras vibraciones vendrán y se marcharán. Mientras tanto tenemos los acontecimientos de la mente, que normalmente lo que hace es tomar todas estas vibraciones y reaccionar a ellas con más pensamientos. Los pensamientos también están reaccionando a otros pensamientos. La mente por lo general parlotea, de forma reactiva y añadiendo imaginativamente más vibraciones. Sin concentrarte en la respiración ni en ninguna otra cosa, tan solo siguiendo la respiración como una fuente más de vibración, notarás que al expulsar el aliento sientes una tranquilidad natural, una apertura al puente del mundo de los sentidos al mundo del yo verdadero. Cuando permaneces en esa conciencia, sin pensar en ella, estás en el otro lado, el interior, en *pratyahara*, incluso aunque las vibraciones interfieran.

De manera que, ¿cómo orientamos a los clientes para permanecer en esa conciencia sin pensar en ello, para no provocar interferencias en sus pensamientos? Esta es la práctica de *dharana*, el foco fijo de concentración. Al enfocar la mente intensamente en algo, no queda espacio para nada más. No importa en lo que te concentres. Comentando el consejo de Patanjali de que «nos concentremos en cualquier cosa que satisfaga a la mente», Sally Kempton sugiere que podemos darnos cuenta de dónde encontramos la satisfacción cuando la experiencia es de alegría, paz y relajación naturales: «Si tienes que esforzarte mucho en algo —escribe—, eso puede ser una señal de que no es la práctica adecuada para ti».[7] Al concentrarse, uno es consciente de en qué punto se está concentrando, consciente de estar en la práctica de la atención fija, consciente de ser un meditador que está meditando.

En la práctica tradicional de *dharana*, el foco de la concentración es un mantra, «una herramienta para la mente»,[8] pero podría ser la respiración o, como veremos enseguida, incluso una actividad como la jardinería o el surf en la que nuestra atención está totalmente conectada con lo que estamos haciendo. Durante muchos años, mi mente se encontró bastante satisfecha (en un estado natural de alegría, paz y relajación) cuando me concentraba totalmente en colocar el pie sobre un minúsculo bloque de granito al borde de un acantilado a decenas de metros del suelo, con mi vida, literalmente, en equilibrio. En esa circunstancia tan intensa, estaba definitivamente en el momento. ¿Qué sucede en circunstancias menos intensas con la concentración total? Durante esa época también tuve el privilegio de pasar algún tiempo con un grupo de monjes budistas tibetanos invitados con los que estuve trabajando en los centros juveniles del condado de Los Ángeles. Un fin de semana que estuvimos juntos les sugerí hacer una excursión a un sitio tranquilo para meditar en lo alto de una montaña con vistas al océano Pacífico. Al oír esa idea se rieron abiertamente y me señalaron con delicadeza que uno podía

La práctica de la meditación

meditar con la misma facilidad mientras lavaba los platos.[9] Aunque aprecié su experiencia y su sabiduría, también se me pasó por la mente que yo no había madurado meditando en Dharamsala (India) y que no tenía su facilidad de concentración. Seguía estando con los yoguis antiguos que habían descubierto que cuando repetimos una palabra o frase una y otra vez, esta no solo ocupa nuestro espacio mental sino que abre un ritmo interno de conciencia serena. En algunas tradiciones de meditación se dice que el mantra contiene «el palpitar de *shakti*, el pulso original de la energía divina que crea el universo y permanece incrustada en cada una de sus partículas».[10] Sea o no esto lo que sucede con la práctica del mantra, hay algo evidente: concentrar la mente en una sola cosa, ya sea la repetición de una palabra o una frase, seguir la respiración o cualquier otra energía recurrente, tiene como efecto una mente más calmada en la que el pensamiento va más lento.

En el núcleo del enfoque de Patanjali a la meditación está la idea de que una mente más calmada es una mente más clara. La claridad surge cuando «los sentidos están perfectamente dominados» por medio de *pratyahra* y *dharana*, impulsando nuestro progreso por la senda hacia el estado meditativo puro de *dhyana*, «una corriente de pensamiento unificado».[11] En este estado de conciencia se manifiesta la verdad de nuestro ser como una expresión de amor puro cuando «la concentración perfecta en el corazón revela el contenido de la mente».[12] Ahora el mantra desaparece ya que la conciencia de la persona está completamente unida con lo divino (el espíritu, la naturaleza, el universo, el Yo). «Cuando la pureza de la paz mental es idéntica a la de la entidad espiritual —explica Patanjali—, eso es la liberación».[13] Libre de la estimulación externa, presente en el momento, solo existe la verdad del propio ser como amor y luz. Hay una sensación de conocer directamente la esencia de cualquier cosa sobre la que uno esté meditando, de ser parte de la totalidad de la existencia.

¿A dónde conduce este esfuerzo? *Samadhi*. Los diversos orígenes del término son reveladores: *sam* ('juntos'), *a* ('hacia') y *dha* ('conseguir'); *sama* ('igual') y *dhi* ('intelecto'). En cualquier caso, *samadhi* significa entrar en una sensación de totalidad y de conciencia equilibrada. Pura dicha. La senda de ocho etapas del *raja yoga* de Patanjali es el planteamiento clásico para entrar en este estado de ser dichoso. Hay muchas otras escuelas de pensamiento yóguico con enfoques diferentes a *samadhi*, que van desde la alegría que proporciona el trance inducido por la danza de *laya samadhi* hasta la senda de los yoguis *vaishnava bhakti* puramente a través del amor devoto a Dios.[14] Pero como vimos en el ejemplo de los monjes budistas tibetanos que hace años visitaron Los Ángeles, es posible encontrar ese estado de dicha haciendo prácticamente cualquier cosa. Lo que Patanjali y otros nos han legado son algunas herramientas prácticas que somos libres de adaptar y aplicar en nuestras vidas aquí y ahora de maneras que hagan al hecho de ser dichoso mucho más abundante y accesible.

Yogaterapia

TOMAR ASIENTO

Cuando Patanjali resumió la sabiduría recibida de las antiguas tradiciones de yoga en los *Yoga Sutras*, fue sucinto acerca de la asana: *sthira sukham asanam*. En capítulos anteriores nos hemos centrado en la estabilidad y la comodidad. *Asanam*, 'tomar asiento', es una base para *chitta vritti nirodha*, 'calmar las fluctuaciones de la mente'. La práctica periódica de la asana crea una base para la estabilidad y la comodidad físicas que hay que tener al sentarse a meditar. Igualmente, refinar la respiración y cultivar la fuerza vital a través del pranayama da lugar de forma más espontánea a una conciencia despierta en la meditación. Mediante estas prácticas podemos sentarnos más cómodamente erguidos con la columna en su forma natural, el centro del corazón amplio y la respiración fluyendo sin esfuerzo; *pratyahara* viene más naturalmente, es más fácil quedarse con *dharana* y *dhyana* aparece más a menudo y permanece más tiempo.

Al ayudar a los clientes a prepararse para la meditación sentada, pídeles que elijan una posición cómoda. Al sentarse la cualidad más importante es estar cómodo; con el tiempo, el alineamiento de la columna vertebral conducirá a una mayor comodidad al sentarse durante periodos más largos. Con la práctica la mayoría de los clientes llegarán a ser capaces de sentarse sobre los isquiones con una pelvis en posición neutra que le permita a la columna mantenerse más fácilmente erguida de forma natural. Con algunos, para lograr esto hará falta una silla, un cojín alto o una pared para apoyar la espalda. Con el tiempo y con la práctica (además de una forma de vida que ayude y una genética favorable), es posible que descubran que son capaces de permanecer cómodamente sentados en *Padmasana*, la asana fundamental para sentarse (aunque pocos occidentales, incluidos quienes llevan toda su vida practicando la meditación, pueden sentarse en esta postura durante periodos prolongados de tiempo, quizá por haberse criado sentados en sillas, y como consecuencia pueden hacerse daño en las caderas al sentarse en *Padmasana*). Guía a los clientes a sentarse empleando los apoyos que requieran para establecer y mantener una neutralidad pélvica; luego pídeles que se enraícen conscientemente en los isquiones, sintiendo cómo esa acción de entrar en contacto con la tierra conduce al alargamiento de la columna, a una mayor apertura del centro del corazón, a un flujo más natural de la respiración y a una sensación de tener la cabeza flotando en lo alto de la columna. Al explorar esta posición estable y con el tiempo más prolongable, pídeles que sientan la columna y la coronilla alargándose cuando se sienten más enraizados en la tierra a través de los isquiones, permitiendo a partir de ahí que los omóplatos se suelten bajando por la espalda y la barbilla se relaje cayendo ligeramente. Las palmas de las manos pueden descansar juntas en el regazo o en un *mudra* sobre las rodillas.[15]

SEIS TÉCNICAS DE MEDITACIÓN GUIADA

Todas las técnicas básicas de meditación se basan en concentrar la mente en un solo objeto. Aquí veremos seis meditaciones guiadas en las que se usan varios objetos de atención. Cada enfoque tiende a suscitar una cualidad diferente de conciencia meditativa. Pruébalas en tu práctica de meditación para ver qué sensación te producen antes de explorarlas con los clientes. Prueba cada técnica en diferentes momentos del día, en distintos estados de ánimo, antes y después de practicar las asanas y tras experimentar con algunas de las técnicas de pranayama descritas en el capítulo veintiuno. Al igual que sucede con la práctica de la asana, no hay una senda que sea la correcta o la mejor, sino un número infinito de sendas que a ti y a tus clientes os resultarán diferentes y con las que os sentiréis más o menos identificados en el transcurso de vuestra vida.

UNO: LA RESPIRACIÓN COMO MANTRA[16]

1. Siéntate cómodamente erguido, dirigiendo tu atención a la respiración.
2. Permite que la respiración fluya suave y tranquilamente, limitándote a observarla sin intentar cambiarla de ningún modo.
3. Siente y visualiza la respiración entrando por las fosas nasales, bajando por la garganta, entrando en los pulmones; recibe el aliento como una forma pura de belleza o como un regalo del universo divino.
4. Con la misma facilidad y naturalidad con la que el aire entra en tu cuerpo, déjalo volver a salir, también sin ningún esfuerzo; hazlo con la sensación de devolver el regalo que todos compartimos.
5. Deja que tu mente quede completamente absorta en el flujo de la respiración, observando cómo y dónde surge y las sensaciones que transmite durante su recorrido.
6. Cuando tu mente se distraiga de la respiración, llévala suavemente de vuelta a la tranquilidad, al flujo rítmico de la inspiración y la espiración.
7. Permaneciendo totalmente absorto en la respiración y permitiendo que siga fluyendo libremente, observa las pausas naturales entre cada inspiración y espiración.
8. Observa cómo la mente se serena y se sosiega de forma espontánea cuando has expulsado todo el aliento, permitiendo que esa sensación de calma acompañe a la siguiente inspiración.
9. En la cima de la inspiración, siente cómo se expande esa calma dando lugar a una sensación de apertura y amplitud en tu mente, y con la misma sencillez deja que el aliento fluya hacia el exterior.
10. Permanece centrado en la respiración, volviendo una y otra vez a percibir tus pensamientos como si estuvieran envueltos por ella; sé uno con la respiración mientras el aire fluye dentro y fuera de tu cuerpo.

DOS: MANTRA ACÚSTICO

1. Elige un mantra que te sirva. Si esta es tu primera meditación con mantra, podrías usar las palabras inspirar-espirar o *so-hum*: *so* significa 'eso', y *hum*, 'soy'. Aunque puedes usar cualquier palabra, elige algo sencillo y plantéate emplear aquellas que quieres grabar más profundamente en tu conciencia, como calma, claridad, paz o amor. Si te sientes más identificado con los términos antiguos del sánscrito, prueba con *aum* o *shanti* (paz).
2. Haz la meditación centrada en la respiración durante unos cuantos minutos, dejando que tu conciencia se establezca en su flujo natural.
3. Tras completar una espiración, al inspirar pronuncia lentamente la palabra *inspirar* (o *so*) mientras llevas toda tu conciencia a la palabra, no a la respiración.
4. Con la misma facilidad con la que inhalas el aire, déjalo salir mientras pronuncias la palabra *espirar* (o *hum*).
5. Lo mismo que con la meditación centrada en la respiración, observa y permite que se produzca la calma natural en las pausas entre las respiraciones. Luego justo cuando la respiración se pone en marcha, empieza a repetir el mantra.
6. Como sucede con todas las técnicas de meditación, tu mente se distraerá, pensará. ¡Esto es lo que se le da bien y lo que le gusta hacer! Sin prestar atención a los pensamientos ni juzgarte a ti mismo por pensar (o por juzgar), regresa directamente al mantra.
7. En lugar de saltar de un mantra a otro, quédate con uno al menos durante diez sesiones para ver lo que sucede. Uno de los beneficios de la repetición es que las palabras mismas se vuelven cada vez menos importantes, el sonido del mantra en tu mente se va convirtiendo gradualmente en una vibración neutra, la conciencia «danzando» que describió Alan Watts.[17]

TRES: CONTAR[18]

1. Haz la meditación centrada en la respiración durante unos cuantos minutos, dejando que tu conciencia se instale en su flujo natural.
2. Con una inspiración, di «cien» para ti mismo al absorber el aire; luego di «noventa y nueve» cuando lo exhalas.
3. Con el siguiente ciclo de respiración di «noventa y ocho» al inspirar y «noventa y siete» al espirar, continuando de este modo hasta espirar en «cincuenta y uno».
4. Cuando interfieran otras palabras y pensamientos, sencillamente vuelve a la respiración y a la cuenta regresiva.
5. Ahora inspira y espira diciéndote en silencio un solo número, empezando por estirar «cincuenta» a lo largo de un ciclo completo de inspiración y espiración, siguiendo de este modo hasta espirar en «veintiuno».

La práctica de la meditación

6. Tras espirar en «veintiuno», deja de contar y sencillamente sigue la respiración. Cuando surjan palabras y pensamientos, limítate a observarlos y vuelve a la respiración.
7. Sigue sentado y observando durante más tiempo del que te hubiera llevado contar hasta cero, sintiendo cómo la mente se vuelve más tranquila y serena mientras tanto.

CUATRO: LOS CHAKRAS

1. Haz la meditación centrada en la respiración durante unos cuantos minutos, dejando que tu conciencia se instale en el flujo natural de la respiración.
2. Enraizándote más conscientemente a través de los isquiones, lleva una mayor atención al suelo pélvico, sintiendo con cada respiración una profundización en la sensación de estabilidad y enraizamiento. Observando la respiración, di en silencio *lam* con cada espiración, visualizando cómo las vibraciones de ese sonido silencioso provocan la liberación ascendente de la energía aprovechando la energía de la tierra. Repite el mantra cinco veces, llevando la conciencia al *muladhara chakra*.
3. Permaneciendo con la respiración, lleva tu conciencia hacia arriba, al centro de la pelvis, abriendo la imaginación a la reserva profunda de creatividad que se encuentra en el *svadhisthana chakra*. Con cada una de las cinco espiraciones, di la palabra *vam* en silencio mientras visualizas ese sonido silencioso para estimular tus jugos creativos. Siente cómo la riqueza de esa creatividad se intensifica con cada sonido de *vam*.
4. Llevando tu conciencia al centro del abdomen, siente la determinación latente que se encuentra en el *manipura chakra*. Con cada una de las cinco espiraciones, di en silencio la palabra *ram* y visualiza las vibraciones de ese sonido silencioso avivando el fuego de la conciencia deliberada que te hace acceder con mayor facilidad a la risa y la alegría.
5. Respirando como si lo estuvieras haciendo por tu centro espiritual, conéctate con ese sentimiento de amor que es tu esencia. Conectado con la respiración, con cada una de las cinco espiraciones di en silencio la palabra *ham* y visualiza cómo las vibraciones de ese sonido silencioso abren tu corazón a la luz y la sabiduría que palpita ahí con cada latido, sintiendo en cada respiración el amor que irradias desde tu *anahata chakra* por todo tu ser y a tu alrededor.
6. Con tu conciencia descansando en la luz del amor y la sabiduría innata, lleva la conciencia a la garganta, imaginando que cada palabra que pronuncias surge del amor y la sabiduría de tu corazón. Siguiendo la respiración, con cada una de las cinco espiraciones, di en silencio la palabra *vam* y visualiza las vibraciones de ese sonido silencioso emanando desde el *vishuddha chakra*, creando una resonancia pacífica con todos los demás sonidos del universo.

7. Siente la energía elevándose desde la base de la columna, a través del corazón y hasta el tercer ojo, imagina la luz entrando en él, abriendo tu paisaje visual interno a la pureza de la luz. Con cada una de las cinco espiraciones di en silencio la palabra *kesham* y visualiza las vibraciones de ese sonido silencioso abriendo tu *ajna chakra* a una conciencia más lúcida de ti mismo y de conexión con el universo.

8. Ahora deja que tu conciencia descanse más suavemente en la respiración, sintiéndote un ser dichoso a medida que la energía asciende sin esfuerzo desde la base de la pelvis para salir por la coronilla. Visualiza la sensación de la coronilla abriéndose como una flor de loto de mil pétalos y el *sahasrara chakra* expandiendo la luz de tu ser. Permanece ahí, sintiéndote íntegro y completo en este momento de existencia dichosa.

CINCO: LA LUZ

1. Siguiendo la meditación de los chakras o la meditación de la respiración, junta las palmas de las manos frente al corazón en una posición de oración, *anjali mudra*, el sello reverencial.

2. Lleva la atención a la sensación de la energía subiendo desde la base de la columna vertebral y saliendo por la coronilla. Imagina esta energía como un rayo de luz blanca cálida ascendiendo hacia el cielo.

3. Con la conciencia descansando en la respiración sin esfuerzo y manteniendo las palmas juntas, con la inspiración levanta las palmas hasta más arriba de la cara y lentamente por encima de la cabeza, a través de ese rayo de luz, enraizándote mientras te estiras hacia el cielo, sintiendo la amplitud en todo tu ser.

4. Al espirar, extiende lentamente los brazos hacia fuera y hacia abajo, con la sensación de llevar esa luz hacia fuera y a tu alrededor cuando apoyas el dorso de las manos suavemente sobre las rodillas, sintiendo que te envuelve la calidez como si estuvieras en un capullo de luz nutritiva.

5. Siguiendo atento a la respiración, separa los dedos y abre completamente las palmas, experimentando la sensación de irradiar energía desde el centro del corazón a través de las puntas de los dedos y de la coronilla.

6. Junta las puntas de los pulgares y de los índices en *jnana mudra*; deja que los pulgares simbolicen todo lo que consideres divino o hermoso en el universo y tus índices todo lo que es divino o hermoso en ti mismo, y que el contacto entre las puntas de los pulgares y los índices represente esa unificación, esa unión, la totalidad de esas cualidades.

7. Respirando y siguiendo el flujo natural de la respiración, deja que los tres dedos extendidos de cada mano representen la liberación de las ilusiones de tu vida que te

La práctica de la meditación

impiden sentirte más íntegro, feliz y completo: el ego, el miedo, la ira y la codicia, dando paso a la satisfacción y a la claridad del ser.
8. Permaneciendo en la luz de esta conciencia, continúa observando la respiración, creando una sensación de la conciencia y una aceptación intensificadas de ti mismo con cada cómoda respiración en este momento perfecto

SEIS: *MALA*
1. Sosteniendo una ristra de cuentas *mala* (ciento ocho cuentas) a lo largo del dedo medio de la mano izquierda, con las palmas apoyadas en el regazo o sobre las rodillas, haz la meditación de la respiración durante unos cuantos minutos.
2. Coloca el pulgar contra el *semuru* (la cuenta principal) y al inspirar rodea la siguiente cuenta con el pulgar.
3. Al espirar, usa el pulgar para mover la *mala* a la siguiente cuenta, rodeándola con el pulgar cuando inspiras y rotando la *mala* hasta la siguiente cuenta cuando espiras.
4. Sigue así hasta completar una *mala*, llegando finalmente a pasar las cuentas ciento ocho veces.
5. Al usar el pulgar para mover las cuentas, pon toda tu atención en hacer solo eso, abriendo la conciencia a cada suave presión del pulgar y llevando la energía de lo divino, o la esencia de la naturaleza, más hondamente a tu conciencia.

CUÁNDO MEDITAR

Uno puede meditar en cualquier momento y lugar. En las clases podemos ofrecer periodos breves o extensos de meditación sentada al principio o al final. En medio del flujo de la clase, siempre puedes llevar a los estudiantes a *samasthihi* o a sentarse durante unos momentos de meditación introspectiva. Yendo más allá de las clases de las asanas, también podrías ofrecer clases dedicadas enteramente a la meditación o a una combinación de pranayama y meditación. Al proporcionarles más herramientas de meditación para la curación, podrán además estudiar cuál es el momento y el entorno más propicios para una meditación más profunda. La mayoría de la gente encuentra la paz interior y la tranquilidad más naturales en las horas más tempranas de la mañana, antes de que el día llene su mente con nuevos pensamientos. A otros les parece que la práctica de las asanas y el pranayama conduce al estado interno más favorable para meditar. Aquí veremos un enfoque para llevar la meditación a la práctica misma de asana-pranayama.

Yogaterapia

MEDITAR ENTRE EL FLUJO DEL CUERPO Y LA RESPIRACIÓN

Al guiar la meditación hay que ayudar a los clientes a explorar desde un lugar de intensidad segura y tolerable su experiencia física, mental y emocional porque la conciencia pura está especialmente cerca de nosotros en los momentos de intensidad, momentos que podrían parecer lo contrario de la paz. Toda la perspectiva yóguica se basa en la idea de que en el corazón de la realidad existe algo inmenso, amoroso y amplio; la práctica consiste en vivir desde esa fuente de inmensa amplitud yendo al núcleo mismo de nuestro ser para revelar la totalidad de nuestra experiencia y disolverla hasta su esencia. Cualquier cosa en nuestra experiencia puede proporcionarnos una entrada a esta cualidad de la conciencia; desarrollar la fortaleza para mantenernos firmes en medio de esta intensidad puede llevarnos a un punto de sincronicidad, de manera que no estemos «haciendo» yoga sino solamente viviendo en ese estado de gracia, en esa conciencia de que todo está simplemente sucediendo.[19] Aquí es donde la conciencia tántrica que utiliza microprácticas puede adquirir relevancia y donde el tantra brinda una conciencia meditativa más profunda al flujo de las asanas.

Un buen ejemplo de esto: las secuencias de asanas de pie. En la mayoría de las clases, normalmente hacemos asanas de pie tras calentar todo el cuerpo con los saludos al sol (Surya Namaskara) u otros movimientos dinámicos. Las asanas de pie siguen calentando el cuerpo mientras abren y fortalecen las caderas y las piernas. Pero si enseñas una secuencia de posturas de pie de una longitud y duración inadecuadas que requiera fuerza sobre todo en una pierna, llegará el momento en que aparecerá la fatiga muscular, y esto perjudicará al funcionamiento neuromuscular ya que dará lugar a que se movilicen los músculos inapropiados para realizar el trabajo requerido. Si lo que le estás enseñando a tus estudiantes es que «tienen que luchar para conseguirlo» o «esforzarse más para encontrar su verdadero ser», puede que lo que encuentren y consigan sea tensión, o incluso una lesión grave.

Sin duda nuestros propios pensamientos pueden confundirnos de varias formas y conducirnos bien a esforzarnos en exceso o a retroceder ante los desafíos, por lo general como reflejo hasta cierto punto de los patrones de conducta generales de nuestra vida. Uno de los propósitos del yoga es cultivar una mente más lúcida y una vida más equilibrada. Esta lucidez surge de la práctica de las asanas con la interacción del cuerpo-mente y la respiración, especialmente cuando «exploramos los límites» de la intensidad de la experiencia con una conciencia cada vez más sutil de lo que estamos sintiendo. Ignora las sensaciones y ahí lo tienes, regresamos al mundo del aerobic, o quizá al yogaerobic.

Hay un nivel mucho más profundo desde el que se puede guiar una práctica de yoga dirigiéndola al despertar consciente al espíritu, la dicha o la paz interior. La clave consiste en:

- Trabajar con lo que sentimos en la totalidad de nuestra experiencia.
- Explorar, llevar esa sensación a un lugar de intensidad tolerable.

- Abrirnos, a base de perfeccionar la respiración y de un movimiento dotado de matices, y sentir cómo nos instalamos en la quietud para experimentar una mayor sensación de amplitud alrededor de esa intensidad.
- Beber más profundamente en la fuente de nuestros sentimientos y experiencia.
- Avanzar a medida que se amplían nuestros límites cuando nuestro cuerpo-mente y nuestra respiración nos invitan a sentir la expansión de la conciencia, la apertura, la fuerza interior y la armonía.

Al aplicar este enfoque a las experiencias de la práctica de las asanas, podemos aceptar la abundancia de la energía de un modo que hace de la práctica de las asanas en sí una forma de meditación. Cuando estamos totalmente absortos en la conexión fluida de la respiración y el cuerpo-mente, llegamos a experimentar el momento presente en un estado de conciencia sin pensamiento, tan directo que lleva a la espontaneidad y deja paso a la alegría que ya no depende de las circunstancias externas de la libertad o de logros personales. Esta es la esencia del tantra tal y como está expresada en el *hatha yoga*. Crear el espacio interior para sentir realmente nos lleva al núcleo de nuestro ser al incluir toda su experiencia (la sensación de los pies al conectarse con el suelo, la pulsación rítmica de la respiración y el corazón, la vibración de la energía en las piernas y por la columna, las emociones y los pensamientos que giran a través y alrededor de nosotros), acercándonos cada vez más al sentido de la esencia. Por último, los frutos de esta práctica van mucho más allá de la esterilla. En las experiencias más sencillas (saborear una manzana, montar en bicicleta, arreglar el jardín, permanecer en *Tadasana*, fluir de perro mirando hacia arriba a perro mirando hacia abajo) es lo mismo: ser consciente, darte a ti mismo el espacio para respirar plenamente, sentir con plenitud, moverte con espontaneidad intuitiva en cada momento de libertad y descubrir ahí más dicha para un momento en continua expansión en medio de una sensación cada vez más intensa de resonancia curativa y bienestar.

Quinta parte

CURAR ENFERMEDADES HABITUALES

Tras toda la historia, filosofía, teoría, metodología, prácticas y técnicas, llegamos a la realidad de las enfermedades humanas. Llega el momento de aplicar las herramientas principales de la yogaterapia, es decir, las asanas, el pranayama y la meditación, para curar lo que podría afligirnos. La aplicación de estas herramientas debería basarse a ser posible en todo lo que hemos tratado hasta ahora. Cuando examinemos los diversos problemas musculoesqueléticos, mentales y reproductivos, los mantras que debemos repetirnos constantemente son no hacer daño, ser sinceros en lo que enseñamos y dar con amor y bondad. Respetar estos valores nos ayudará a apoyar más a nuestros clientes para que se curen.

23
Curar enfermedades musculoesqueléticas

La mayoría de las afecciones que encontramos en el yoga son musculoesqueléticas. Muchas ocurren al realizar asanas de yoga, aunque muchas otras están causadas por actividades (o inactividad) que no tienen relación con el yoga. Aquí trataremos las enfermedades más habituales.

PROBLEMAS DE LOS PIES, LOS TOBILLOS Y LAS PANTORRILLAS

Fascitis plantar

Comenzaremos por nuestras raíces, las plantas de los pies, donde más sentimos y establecemos nuestra sensación física de enraizamiento con la tierra. El pie es una estructura biomecánica altamente compleja que consta de veintiséis huesos y los tejidos circundantes y que cuando está sana transfiere nuestro peso a la tierra de forma equilibrada, firme y cómoda. La parte carnosa de la planta del pie está formada por músculos y ligamentos, entre ellos una franja de tejidos en forma de red que se extiende desde el hueso del talón (en la tuberosidad calcánea) hasta los dedos (en las cabezas distales de los huesos metatarsianos). El término más acertado para esta resistente estructura ligamentosa es el de *aponeurosis plantar*, que, debido a que rodea los huesos y está conectada a ellos (como tejido conectivo) y a la dermis de la piel, también se considera fascia.* La tensión como de resorte que surge de la conexión

---

* N. del T.: a la aponeurosis plantar se la conoce también como fascia plantar.

de sus fibras, flexibles pero fuertes, de colágeno entre el talón y los dedos contribuye de forma significativa a fortalecer el arco longitudinal cuando el pie aguanta peso al tiempo que nos permite caminar utilizando menos energía.

LA EXPERIENCIA DOLOROSA

La fascitis plantar es una afección patológica dolorosa que se produce por la descomposición estructural de los tejidos de colágeno de la aponeurosis: microdesgarros y cicatrices, no inflamación como se creía hasta hace poco,[1] aunque esta enfermedad causa inflamación. Normalmente el dolor se experimenta en un pie (no en ambos) y empeora tras el descanso (con frecuencia es más agudo y se siente más intensamente después de dormir, especialmente al dar los primeros pasos por la mañana). Si el dolor persiste durante la noche, es una posible señal de artritis, pinzamiento del nervio, fractura por la presión o síndrome del tunel tarsiano, y por tanto podría no ser un síntoma de fascitis plantar. Con la fascitis plantar, el punto de sensibilidad suele aparecer junto a la parte delantera del talón, donde la aponeurosis se adhiere al hueso del talón (calcáneo), así como a lo largo del centro del hueso. El dolor tiende a aumentar al tirar de los dedos hacia la pantorrilla en dorsiflexión. También es habitual en la fascitis plantar encontrar un espolón óseo anormal precisamente en el punto en el que la aponeurosis se adhiere al talón, donde suele desarrollarse una bursa protectora que causa más dolor.

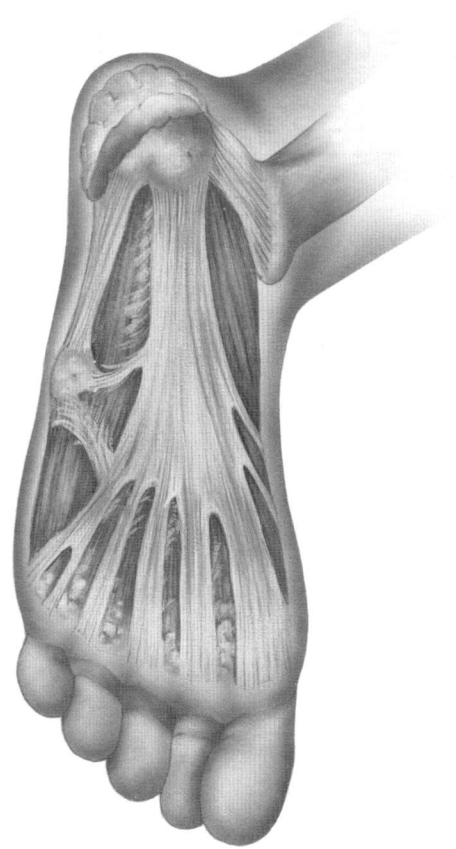

Figura 23.1. La aponeurosis plantar

LAS CAUSAS CONOCIDAS

A menudo nos encontramos con afirmaciones acerca de la causa de esta descomposición del tejido y la consiguiente inflamación y dolor que difieren o incluso se contradicen entre sí; estas afirmaciones van desde el uso excesivo hasta el uso insuficiente. Cada vez existe un mayor número de pruebas de que de hecho hay muchas causas,[2] entre ellas la presión excesiva en actividades de gran impacto como correr, pero también la obesidad, espolones calcáneos, permanecer de pie durante periodos prolongados, tobillos débiles (y los arcos medios colapsados interrelacionados) y el deterioro relacionado con la edad. También se asocia con músculos tensos en las pantorrillas y con rigidez en los tendones de Aquiles, pies hipertónicos, arcos altos o pies planos y diferencia en la longitud de las piernas.

CÓMO SE CURA

Aunque la mayoría de los casos de fascitis plantar se curan por sí mismos con el tiempo y con un tratamiento sencillo (descanso, hielo, calor, reducción de peso y estiramiento y fortalecimiento de la pantorrilla), si no se trata puede convertirse en una afección crónica y muy perjudicial. Las acciones compensatorias (modificaciones de la manera de andar o de correr) pueden luego transferirse a otras partes del cuerpo, pasando de forma ascendente al tobillo, la rodilla, la cadera y las articulaciones de los segmentos sacroilíaco y lumbar de la columna, lo cual causará desequilibrio, tensión y dolor en estas articulaciones además de un malestar más general que limita la libertad física. El protocolo convencional habitual para curar la fascitis plantar consiste en hacer estiramientos suaves, descansar y utilizar la parte afectada con cuidado, ya que el descanso por sí solo puede causar una mayor rigidez de los tejidos. Cuando estos sufren una inflamación crónica, se suele recomendar descanso. La habitual prescripción de hielo para las lesiones se ha puesto ahora en tela de juicio: algunos investigadores científicos y médicos aseguran que reduce la respuesta antiinflamatoria natural del cuerpo y así inhibe o retrasa la curación. Los médicos suelen recetar fármacos antiinflamatorios no esteroideos (NSAID, por sus siglas en inglés), que pueden reducir eficazmente la inflamación y el dolor pero que también pueden obstaculizar la curación de la enfermedad subyacente causante de estos síntomas.

CURAR CON PRÁCTICAS DE ASANA

El objetivo principal de la asana es estirar y fortalecer las pantorrillas (músculos gastrocnemio y sóleo) y su tendón (el Aquiles), junto con los pequeños músculos de la parte inferior de la pierna cuyas acciones o adherencias afectan a la aponeurosis plantar. En las asanas sugeridas aquí, progresa de forma secuencial en el orden en el que se presentan.

Dandasana (postura del bastón): movilizaciones del tobillo con resistencia

Como preparación para la forma básica de *Dandasana*, coloca una manta doblada, un bloque o algún cojín firme bajo los isquiones si eres incapaz de sentarte cómoda y establemente erguido con neutralidad pélvica, las piernas completamente extendidas y la columna en su forma natural. Prueba a pasar alternativamente de la flexión plantar a la dorsiflexión (apuntando y flexionando los pies), y renuncia ante el más leve asomo de dolor en la parte baja del talón del pie afectado cuando estés realizando el movimiento de dorsiflexión. Haz tres series de quince repeticiones de tres a cinco veces al día, incrementando gradualmente

Yogaterapia

la amplitud de movimiento, las series y las repeticiones solo en la medida en que no aumente la inflamación o el dolor durante las dos horas siguientes a cada práctica de estiramiento.

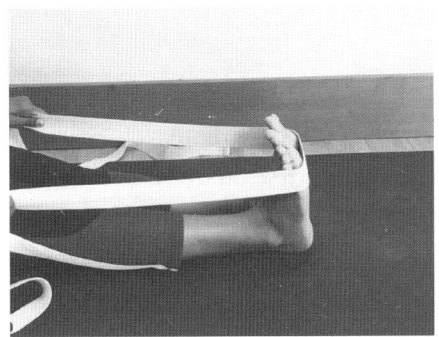
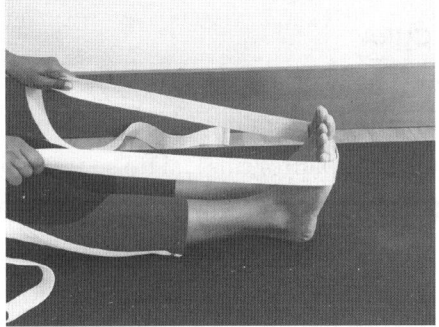
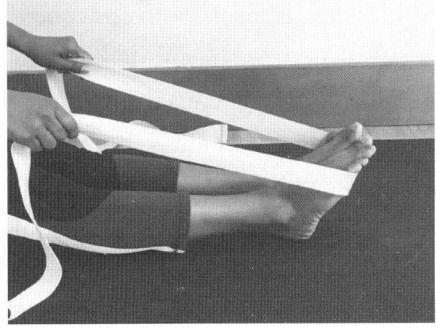

Eka Pada Utthita Bidalasana (postura del gato con una pierna extendida)

Empieza a gatas en *Bidalasana* (postura del gato). Extiende por completo la pierna del pie afectado, encoge los dedos del pie y aprieta y relaja la presión alternativamente hacia la parte posterior del talón. Haz tres series de quince repeticiones de tres a cinco veces al día, incrementando gradualmente la presión, las series y las repeticiones solo en la medida en que

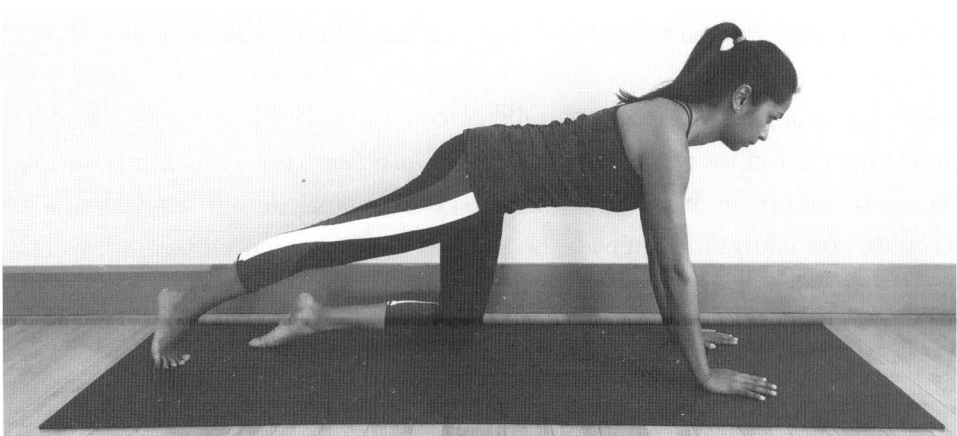

Curar enfermedades musculoesqueléticas

no se produzca ningún aumento de la inflamación o el dolor durante las dos horas siguientes a cada práctica de estiramiento.

Parsvottanasana (postura de estiramiento lateral intenso)

Cuando las acciones de estiramiento descritas para *Adho Mukha Svanasana* puedan hacerse sin incrementar la inflamación ni el dolor, pasa a una expresión modificada de *Parsvottanasana*. De pie frente a una pared en la postura básica de *Parsvottanasana*, coloca el pie afectado como pie atrasado mientras sitúas el pie adelantado aproximadamente a un metro de la pared. Apoya las manos sobre la pared para sostener la parte superior del cuerpo. Con el talón atrasado levantado, empieza a estirarlo gradualmente hacia atrás y hacia abajo, en dirección al suelo, levantándolo y estirándolo alternativamente con suavidad más hacia atrás y hacia abajo. Empieza con treinta segundos de este movimiento y extiéndelo poco a poco hasta los dos minutos, explorando esta prolongación de la actividad solo en la medida en que no aumente la inflamación ni el dolor durante las dos horas siguientes a cada práctica de estiramiento.

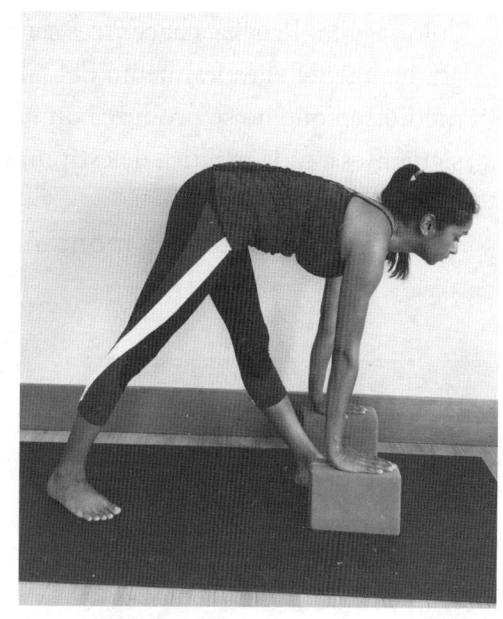

Ashta Chandrasana (postura de la octava luna creciente)

Cuando las acciones de estiramiento descritas para *Parsvottanasana* puedan hacerse sin incrementar la inflamación ni el dolor, pasa a una expresión modificada de *Ashta Chandrasana*. Empezando en *Tadasana*, da un paso hacia atrás con el pie afectado de aproximadamente la longitud de una pierna, manteniendo recta (totalmente extendida) inicialmente la pierna adelantada y la rodilla atrasada ligeramente doblada. Coloca las manos en las caderas y úsalas para establecer y mantener la posición neutra de la pelvis (sin rotarla anteriormente ni posteriormente). Moviéndote con la respiración, en

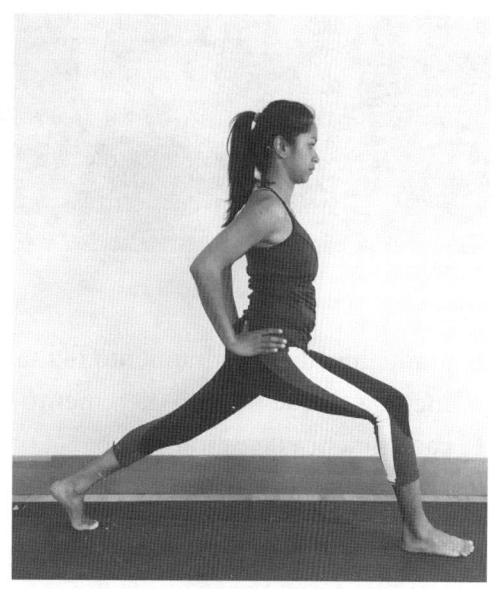

cada espiración dobla la rodilla adelantada (solo en la medida en que no se adelante al talón) mientras empujas gradualmente hacia atrás a través del talón de la pierna atrasada extendida. Sal de la estocada en las inspiraciones; luego entra en ella más profundamente en las espiraciones. Concéntrate en las sensaciones en la pantorrilla, el tendón de Aquiles, el talón y la aponeurosis plantar de la pierna y el pie, estirando solo en tanto en cuanto no sientas un dolor agudo. Prueba a hacer tres series de quince repeticiones tres veces al día, aumentando gradualmente el estiramiento del talón hacia el suelo, las series y las repeticiones, solo en la medida en que no se produzca un incremento de la inflamación ni el dolor en las dos horas siguientes a cada práctica de estiramiento.

Tadasana (postura de la montaña)

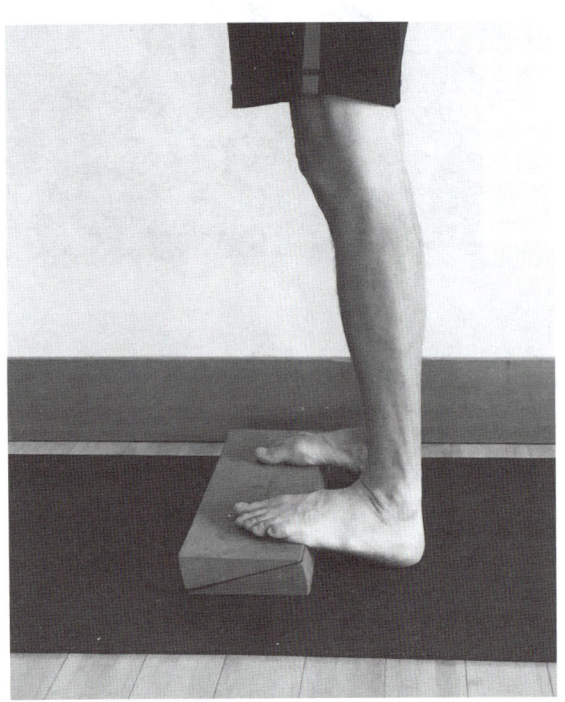

Cuando puedas realizar las exploraciones de asanas anteriores sin dolor y sin que den lugar a inflamación, prueba a alzar y estirar el talón desde la forma básica de *Tadasana*. Dobla una esterilla de yoga para crear una plataforma de aproximadamente el grosor de los dedos de los pies y la longitud de alrededor de la tercera parte del pie (como alternativa, usa un bloque igualmente elevado). De pie con los metatarsos sobre esta plataforma, desplaza la mayor parte del peso sobre el pie sano. Prueba a repartir uniforme y gradualmente el peso en ambos pies con los talones a la misma altura que la plataforma. Si estás cómodo, eleva y baja los talones lenta y firmemente, alternando así la activación y el estiramiento de los músculos de la pantorrilla, los músculos intrínsecos del pie y la aponeurosis plantar. Prueba a hacer tres series de quince repeticiones tres veces al día, incrementando gradualmente el estiramiento del talón hacia el suelo, las series y las repeticiones solo en la medida en que no haya incremento de la inflamación o el dolor en las dos horas siguientes a cada práctica de estiramiento.

Curar enfermedades musculoesqueléticas

Virasana (postura del héroe)

Prueba a sentarte en *Virasana* para ayudar a aliviar la tensión que puede surgir en la parte inferior de los pies o en la parte delantera de las pantorrillas al hacer alguna de las acciones de asanas modificadas sugeridas para la fascitis plantar. Si la forma básica de *Virasana* te causa incomodidad en la parte superior de los pies o en la delantera de los tobillos o la parte inferior de las piernas, siéntate sobre unas mantas apiladas con los tobillos en el borde; así reducirás la flexión plantar forzada que crea *Virasana*. Si hay presión en las rodillas o si es difícil sentarse conservando la neutralidad pélvica, coloca un bloque (o bloques) bajo los isquiones.

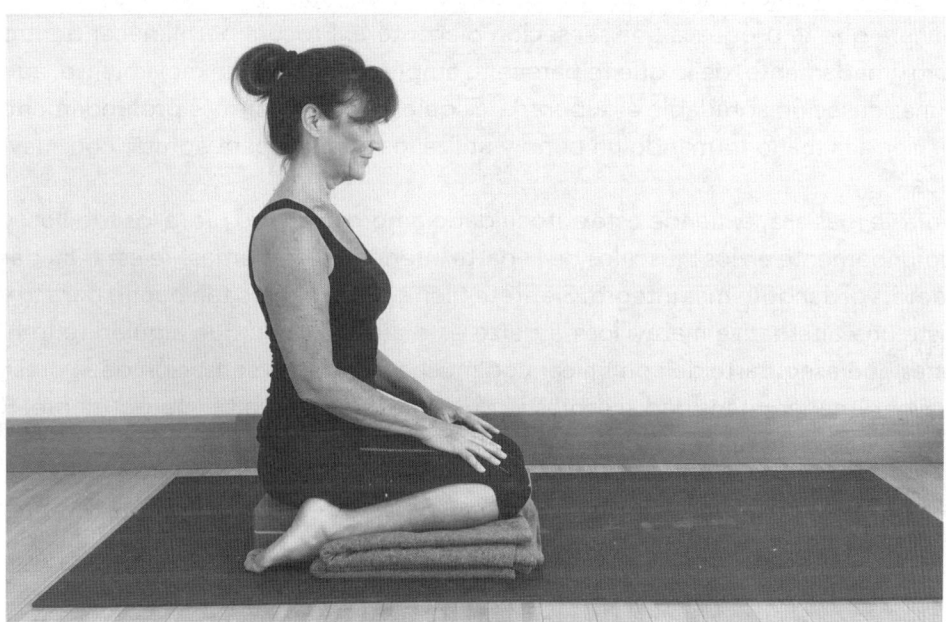

AUTOMASAJE Y MANIPULACIÓN MANUAL (CON EL DEBIDO RESPETO A LA REFLEXOLOGÍA)

Dedica unos momentos a reflexionar sobre la presión que soportan diariamente tus pies. Sin caer en el dualismo filosófico ni convertir los pies en un fetiche, piensa en todo el amor que te dan y en cuál sería la mejor manera de corresponder a esa energía amorosa. ¿Cómo los cuidas? ¿Cómo escuchas, honras y respetas a tus pies, la parte que te conecta más con la tierra, te proporciona tu enraizamiento físico y te permite moverte por el

Yogaterapia

mundo? ¿Cuándo fue la última vez que te diste un masaje de pies? ¿Te interesa la curación profunda (empezando por los talones)?

Frótate los pies. Comienza de forma ligera, presionando suavemente con las puntas de los dedos el centro de la planta del pie afectado. Presiona alrededor de cualquier punto en el que sientas intensidad y solo muy gradualmente llega hasta él. Si experimentas una sensación agradable, prueba a incrementar la presión. Pasa gradualmente del centro al talón y a los dedos. Prestando mucha atención a las sensaciones y asegurándote de que no haya dolor, prueba a manipular manualmente el pie, usando las manos para flexionar y extender alternativamente los dedos de los pies y apretar, torcer y mover los pies de cualquier manera que te produzca una sensación placentera. Procura permanecer dentro del 75 %, aproximadamente, de lo que te parece tu amplitud máxima de movimiento, aunque sientas una sensación agradable al superarla. Si quieres presionar más profundamente en la carne, cierra la mano formando un puño y utiliza los nudillos para apretar con suavidad los tejidos.

Ahora ve más allá, extiende este autocuidado amoroso al otro pie, a los tobillos, y penetra profundamente en los músculos de la parte inferior de las piernas. Te estás cuidando, nutriéndote, volviéndote más íntegro. Siéntete bien por hacer algo tan bueno para tu vida.

Existe una alternativa maravillosa a darte este automasaje: ¡que alguien te lo haga! Solo tienes que asegurarte de comunicar con mucha claridad la sensación de la presión y pedir mayor o menor intensidad si eso es lo que crees que desea tu cuerpo-mente. Relájate y deja que te cuiden.

Arcos colapsados e hipertónicos

Profundizando más en los pies, podemos apreciar que son estructuras altamente complejas que constan de veintiséis huesos que forman veinticinco articulaciones, más veinte músculos y varios tendones y ligamentos. Esta complejidad está relacionada con su función, consistente en apoyar todo el cuerpo con una base dinámica que nos permite permanecer de pie, caminar, correr y tener estabilidad y movilidad en la vida. En yoga son el asentamiento principal para todas las posturas de pie y participan activamente en todas las inversiones y equilibrios sobre brazos, en la mayoría de las flexiones posteriores y anteriores y en muchas torsiones y aperturas de cadera. También están sujetos a una tensión casi continua al transferir nuestro peso a la tierra.

Con objeto de soportar el peso del cuerpo, los huesos tarso y metatarso están estructurados en una serie de arcos. El conocido arco medial es uno de los dos arcos longitudinales (el otro es el llamado arco lateral). Debido a su altura y al gran número de pequeñas articulaciones entre las partes que lo componen, el arco medial es relativamente más elástico que otros arcos, debido a que disfruta de un apoyo suplementario desde arriba gracias a los músculos tibial posterior y peroneo largo. El arco lateral posee un mecanismo de cierre especial, lo que permite un movimiento mucho más limitado.

Además de los arcos longitudinales, hay una serie de arcos transversos. En la parte posterior de los metatarsos y la parte anterior de los tarsos estos arcos están completos, pero en medio de los tarsos presentan más las características de medias cúpulas, cuyas concavidades están dirigidas hacia la zona inferior y media, de manera que cuando juntamos los bordes internos de los pies y estos están firmemente enraizados, se forma una cúpula tarsiana completa. Cuando esta acción se combina con la activación de los arcos longitudinales, creamos *pada bandha*, una de las claves para la estabilidad en las posturas de pie (y una fuente para cultivar *mula bandha* desde abajo).

Sin embargo, los pies no se sostienen solos, ni siquiera en *Tadasana*, ni sostienen el movimiento independientemente. Su activación comienza por las piernas cuando mandamos corrientes de energía desde los fémures haciéndola atravesar los pies. Esto crea un «efecto rebote». Cuando te enraízas conscientemente desde la parte superior del fémur en los pies, los músculos de las pantorrillas y de los muslos se tensan. Esto no solo crea un tirón hacia arriba sobre los arcos de *pada bandha* (principalmente por ese efecto como de tirar de un estribo que se produce al activar los músculos tibial posterior y peroneo largo) sino que causa una expansión a través de las articulaciones y una sensación de estar más firmemente enraizado en los pies y al mismo tiempo resiliente, mientras todo el cuerpo se alarga y se vuelve más ligero. Nuestro objetivo principal aquí es el arco longitudinal medial.

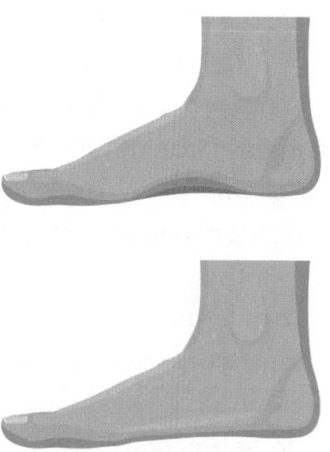

Figura 23.2. Arcos colapsados e hipertónicos

La integridad básica del arco surge principalmente de la forma de sus huesos entrelazados (astrágalo, calcáneo, escafoides, cuneiformes y tres de los cinco metatarsos proximales) y en segundo lugar de varios ligamentos plantares y de la aponeurosis plantar. Todas estas estructuras sufren una tensión importante en la vida diaria pero reciben un apoyo significativo de la acción de los músculos que hay por encima de ellas, especialmente del tibial (anterior y posterior) y del peroneo largo.[3] Varios músculos intrínsecos del pie (como los lumbricales, el aductor del dedo gordo y el flexor del meñique) añaden un apoyo importante al arco.

LA EXPERIENCIA DOLOROSA

Tanto los arcos colapsados como los arcos hipertónicos causan dolor en los pies, especialmente en los arcos. Cuando los arcos están débiles, los tobillos también suelen ser más inestables, lo que incrementa la fatiga de los músculos de la parte inferior de la pierna y el tobillo, que deben esforzarse en exceso para compensar la inestabilidad de los arcos.

LAS CAUSAS CONOCIDAS

Cuando los ligamentos plantares están laxos o los músculos que apoyan los arcos mediales son débiles, los pies tienden a pronar* (eversión), con frecuencia causando dolor en los pies y en los tobillos cuando se permanece de pie o se camina durante largos periodos de tiempo. Los arcos débiles también dan lugar a articulaciones inestables de tobillo, lo que dificulta más mantener el equilibrio sobre un pie.

Cuando los ligamentos plantares están tensos y también lo están los músculos intrínsecos a los pies o los relacionados con ellos, los pies tienden a estar rígidos y por lo tanto a ser menos capaces de realizar la transferencia resiliente del peso a la tierra. Además, esta rigidez afecta a la capacidad de caminar con paso equilibrado y a la estabilidad al permanecer erguido, sobre todo en las asanas de equilibrio de pie.

CÓMO SE CURA

Las estrategias para los arcos colapsados difieren de las que se emplean con los arcos hipertónicos. Los arcos débiles invitan a un fortalecimiento de las estructuras interrelacionadas de apoyo de los pies y de los tobillos formadas por tejido blando (músculos y tendones), mientras que los pies hipertónicos invitan a la movilización manual y al masaje de los pies para ablandarlos y dotarlos de más flexibilidad y resiliencia.

La medicina convencional apuesta por la reducción inmediata de síntomas como la inflamación por medio de descanso, hielo y fármacos antiinflamatorios no esteroideos. Se suele recomendar terapia física junto con dispositivos y aparatos ortopédicos. Algunos recomiendan incluso inyecciones de corticoides para reducir la inflamación. También se presta cada vez mayor atención a la obesidad y a la diabetes como factores de alto riesgo en la incidencia de arcos caídos, y se prescriben intervenciones dietéticas para paliarlos. A excepción de la terapia física, estas intervenciones buscan principalmente reducir los síntomas, no solucionar el problema de fondo. En algunos casos extremos caracterizados por coalición tarsiana (fusión anómala de los huesos del pie durante los primeros años de la niñez), espolones óseos o una transferencia tendinosa, se suele recomendar la cirugía.

---

* N. del T.: lo que también se denomina tener los pies valgos.

Curar enfermedades musculoesqueléticas

CURAR CON PRÁCTICAS DE ASANAS

En los arcos débiles o colapsados, la asana se centra principalmente en fortalecer los músculos y los tendones que tiran de los huesos del arco medial. El segundo (e importante) objetivo son los músculos intrínsecos del pie.

Práctica *pada bandha*

Pada bandha es una práctica activa que estimula la activación de los músculos que crean y soportan los arcos. Para llevarla a cabo:

1. Ponte de pie, coloca los pies en paralelo.
2. Crea una sensación de estar arraigándote más profundamente desde la parte superior de los muslos a través de las piernas y los pies como si estuvieras tratando de arraigarte en la tierra.
3. Manteniendo esta activación de las piernas y la acción de enraizamiento, levanta todo lo que puedas los dedos de los pies, enraizando así más fuerte y específicamente la parte interna de los primeros metatarsianos (el borde interno de los metatarsos). Esto estimulará más la activación de los músculos tibial posterior y peroneo largo, que son los músculos clave que crean un efecto como de tirar de un estribo en los tobillos y estabilizan el arco medial.
4. Al realizar estas acciones en todas las asanas de pie (y cuando haces cola en el supermercado), puedes condicionar los músculos tibial posterior y peroneo largo para estar más activos y crear y mantener así el arco medial.

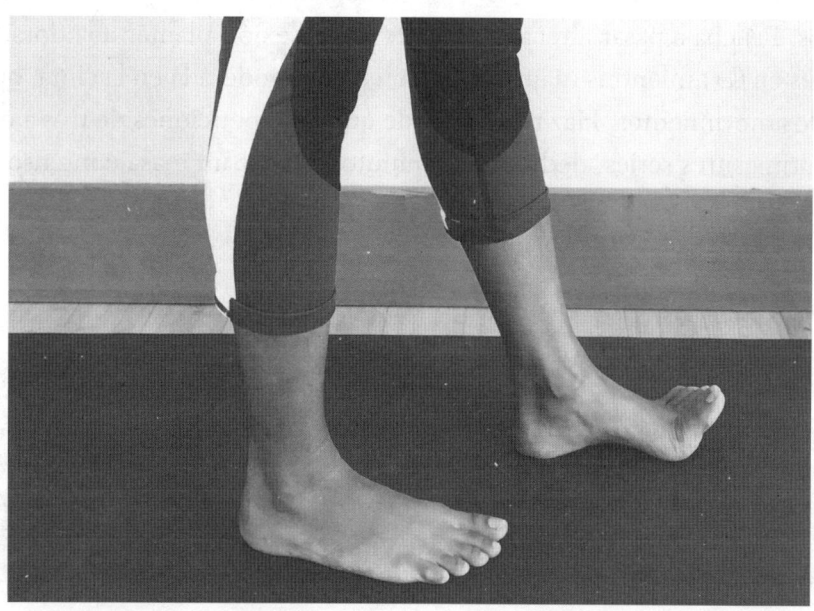

Yogaterapia

Tadasana (postura de la montaña): elevación de los talones

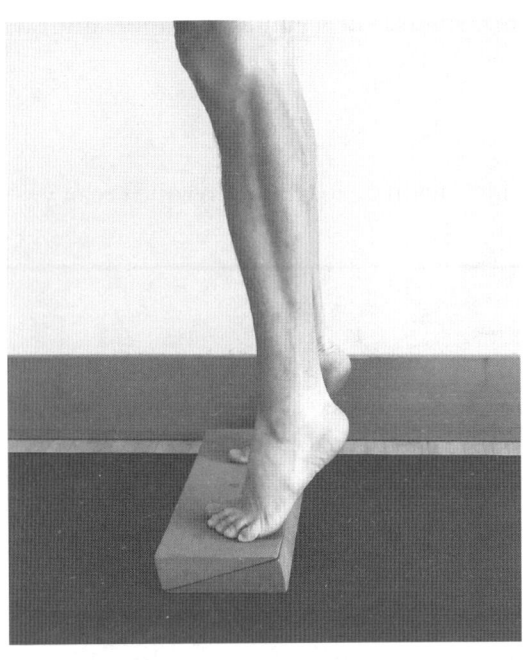

De pie en *Tadasana*, haz la práctica de *pada bandha* que acabo de describir. Mientras mantienes el enraizamiento de los bordes internos de los metatarsos y la elevación de los arcos internos y de los tobillos, levanta los talones muy lenta y levemente del suelo, y luego vuelve a bajarlos despacio. Levántalos lo más alto posible siempre y cuando no se produzca inestabilidad ni de alguna otra manera se cree una elevación desigual de las partes interna y externa de los tobillos. Repite un máximo de quince veces, alzando cada vez más los talones. Procura hacer una pausa en la elevación y el descenso dos o tres veces y mantenerte en cada etapa de la elevación durante unas cuantas respiraciones mientras mantienes conscientemente las acciones de *pada bandha* y la posición estable de los tobillos.

Dandasana (postura del bastón): movilizaciones de tobillo con resistencia

Sentado en *Dandasana*, coloca una cinta alrededor de los pies; agárrala por ambos extremos mientras permaneces sentado recto con los brazos estirados. Coloca la cinta muy específicamente de tal manera que quede justo por debajo del meñique y se extienda a lo largo de los metatarsos. Prueba a pasar alternativamente de la flexión plantar a la dorsiflexión (pies en punta y pies en *flex*) mientras mantienes una tensión moderada en la cinta, oponiendo así resistencia a los movimientos. Haz tres series de quince repeticiones de tres a cinco veces al día. Tras las últimas tres series, dedica unos minutos a darte un masaje intenso en los pies y en los tobillos.

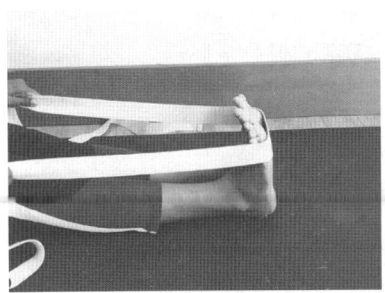 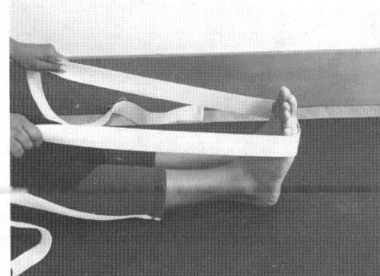 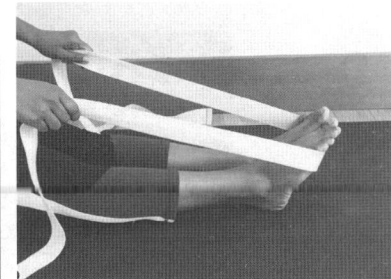

Patologías del tendón de Aquiles

Aquiles es el héroe protagonista de *La Ilíada* de Homero y el guerrero más grandioso de la guerra de Troya; su nombre deriva de los términos griegos *akhos*, 'dolor', y *laos*, 'un pueblo'. El héroe es la encarnación del dolor de un pueblo y, a la vez, por medio de sus acciones, la causa del dolor de otros a quienes derrota con la punta de sus flechas. Irónicamente la conexión con el término *talón* surge de que Aquiles es derribado por la flecha que Paris le clava en el talón. De ahí viene la conocida expresión el *talón de Aquiles*, que es totalmente desacertada cuando se usa anatómicamente en el sentido de que se refiere a algo que no existe físicamente (tenemos talones y tenemos un tendón de Aquiles que se adhiere a estos), aunque esta frase sugiere claramente una sensación de autolimitación personal que simboliza la relativa rigidez manifestada a través del verdadero tendón. Esto ayuda a explicar por qué el cirujano alemán Lorenz Heister (1683-1758), apreciando la vulnerabilidad de este tendón, acuñó la expresión *tendo Achillis* del latín, en referencia al punto más vulnerable del héroe griego.[4] También se denomina tendón calcáneo.

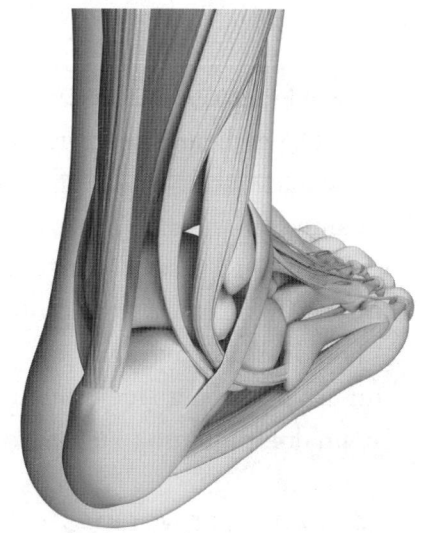

Aunque el tendón de Aquiles es el más fuerte y el más grueso de los tendones del cuerpo, también es el que se lesiona más frecuentemente. Es vulnerable en el yoga y en otras actividades en las que uno se estira intensamente, como en *Adho Mukha Svanasana* (postura del perro mirando hacia abajo) o en acciones de impulso a través de los pies y las piernas, especialmente al correr pero también como cuando se salta hacia delante desde *Adho Mukha Svanasana*. Esta vulnerabilidad puede manifestarse de diversas formas, entre ellas la inflamación y el dolor cuando se agrava, y en los peores casos, rupturas parciales o completas. Esas lesiones pueden producirse en la inserción ósea del calcáneo (más habitual entre los no aficionados al deporte que viven de manera sedentaria) o en el cuerpo del tendón (sobre todo entre deportistas que toman impulso con los pies rápida o frecuentemente).

Estas lesiones tienen definiciones médicas más específicas que ofrecen una descripción más clara que el término común (y erróneo) *tendinitis*:

Tendinosis: la degeneración crónica del tendón a nivel celular sin inflamación (y posiblemente con un dolor leve o ninguno). Si hay dolor al realizar toda la amplitud de movimiento, muy probablemente se trata de tendinosis.

Paratenonitis: una lesión aguda del tendón de Aquiles debida a un uso excesivo en la que se inflama la vaina del tendón (el paratendón). Si el área dolorida no se mueve al realizar toda la amplitud de movimiento, muy probablemente se trata de paratenonitis.

Rotura de tendón: ya sea un desgarro parcial o completo, la ruptura del tendón de Aquiles se caracteriza por desgarres del tejido tendinoso que pueden requerir reparación quirúrgica.

LA EXPERIENCIA DOLOROSA

Dependiendo de la gravedad de la lesión, las patologías del tendón de Aquiles pueden ocasionar síntomas que van desde un leve aumento de la sensibilidad hasta un dolor extenuante.[5] En lugar de ser experiencias puramente dolorosas, las lesiones de este tendón se caracterizan a veces por un dolor sordo o una rigidez en cualquiera de sus puntos, desde su inserción ósea en la parte posterior del talón hasta la parte baja del músculo de la pantorrilla. El dolor casi siempre surge al ponerse en pie tras haber estado descansando, disminuye con un uso ligero, pero luego aumenta cuando el talón se usa más activamente. Puede producirse un dolor intenso (o un mayor aumento de la sensibilidad) al apretar los lados del tendón.

LAS CAUSAS CONOCIDAS

La etiología y la patogénesis de las diversas lesiones del tendón de Aquiles varían desde las que resultan desconocidas (especialmente en el dolor crónico experimentado en la tendinosis no inflamatoria) hasta las muy específicas de la inflamación relacionada con la acción, los desgarros y las roturas. Aunque normalmente el uso excesivo y la tensión continua son las principales causas de las lesiones del tendón de Aquiles, se ha descubierto que también le provocan lesiones los arcos débiles, el uso de tacones altos y la rigidez general de los músculos de la pantorrilla (gastrocnemio y sóleo).

Otro factor importante es el mal uso. Varias afecciones neuromusculares y estructurales afectan a la precisa coordinación de los movimientos del pie, el tobillo y la parte inferior de la pierna tanto al caminar normalmente como al correr. Donde se inhiben las fuerzas que de otro modo crean un movimiento equilibrado, como en los casos de arcos débiles y falta de flexibilidad de las pantorrillas, hay una tendencia a pronar exageradamente; esto da lugar a que el tendón de Aquiles se esfuerce más (en medio de fuerzas asimétricas debidas a la excesiva pronación).

Una vez que se inicia el proceso de la tendinosis, se produce un incremento del riesgo de rotura (también aumenta el riesgo de desgarres en los músculos de la pantorrilla), aunque las roturas pueden ocurrir en tendones de Aquiles sanos debido a un estiramiento excéntrico brusco, como cuando un corredor «salta» de los tacos de salida en una carrera de velocidad.

CÓMO SE CURA

Lentamente. Puede tardar un año o más en curarse dependiendo de la gravedad de la lesión. Con todas las patologías del tendón de Aquiles es necesario tener paciencia porque su curación es lenta. Si la causa probable es el uso excesivo o un mal uso, lo más indicado es el descanso. Si la tensión se debe a la vida sedentaria y a la falta de uso, comenzar a utilizar el tendón muy gradualmente combinado con un estiramiento ligero es lo más apropiado. Si hay una rotura total, la mayoría de los médicos recomendará cirugía inmediata, aunque hay algunos casos en los que el tendón se cura solo sin necesidad de llegar a tal extremo.

Con la tendinosis aguda la mayoría de los podólogos y fisioterapeutas recomiendan el descanso combinado con ortopedia para estabilizar el arco y el tobillo. Si este tratamiento no obtiene buenos resultados, muchos médicos generales siguen normalmente recomendando el uso de NSAID, pese a las evidencias de los últimos años de investigación de que por lo general no se trata de un problema de inflamación sino más bien de degeneración (que puede agravarse con esos fármacos).[6]

Cuando la afección surge del trastorno fisiológico de la paratenonitis, en el que la vaina del tendón (el paratendón) tiene falta de riego sanguíneo, sí hay inflamación en ella. En estos casos se suele recomendar hielo y una compresión ligera para reducir el dolor y la inflamación, tras lo cual algunos recomiendan varios métodos de terapia de estimulación del flujo sanguíneo, aunque hay poca investigación médica para apoyar su eficacia.

CURAR CON PRÁCTICAS DE ASANA

El objetivo principal de la asana es estirar suavemente las pantorrillas (los músculos gastrocnemio y sóleo) y las plantas de los pies. En las asanas que sugiero aquí, avanza secuencialmente en el orden en el que estas se presentan. Al realizarlas, intenta comprometerte por completo con *ahimsa*, 'no hacer daño', y *aparigraha*, 'no ambicionar', yendo muy lenta y pacientemente, y despréndete de cualquier expectativa de curación rápida.

Dandasana (postura del bastón)

En preparación para la forma básica de *Dandasana*, coloca una manta doblada, un bloque o algún cojín firme bajo los isquiones si no eres capaz de sentarte completamente recto de manera cómoda y estable, con neutralidad pélvica, las piernas extendidas

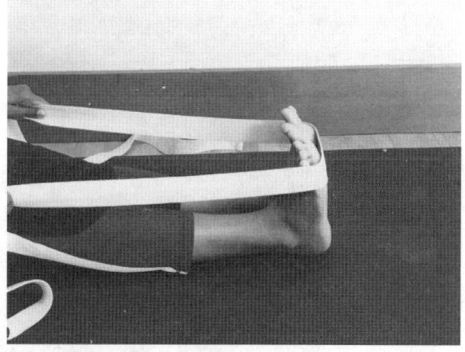

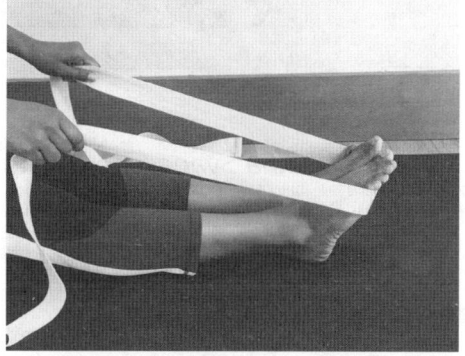

totalmente y la columna vertebral en su forma natural. Prueba a pasar alternativamente de la flexión plantar a la dorsiflexión (apuntando y flexionando los pies), retirándote cuando sientas incluso el más ligero dolor agudo en el talón o en la planta del pie afectado mientras realizas el movimiento de dorsiflexión. Haz tres series de quince repeticiones tres veces al día, incrementando gradualmente la amplitud de movimiento, las series y las repeticiones, en la medida en que no haya ningún aumento de la inflamación o del dolor durante las dos horas siguientes a cada práctica de estiramiento. Tras hacer tres series, masajea en profundidad los músculos de la pantorrilla durante dos a cinco minutos, para ayudar a estimular el flujo sanguíneo mientras liberas adherencias. Cuando te sientas cómodo en *Dandasana* durante un minuto con los tobillos en dorsiflexión total, estarás listo para pasar a la siguiente asana.

Eka Pada Utthita Bidalasana (postura del gato con una pierna extendida)

Empieza a gatas en *Bidalasana* (postura del gato). Extiende completamente la pierna del pie afectado, encoge los dedos y presiona y vuelve a liberar la presión alternativamente a través del talón. Haz tres series de quince repeticiones tres veces al día, incrementando gradualmente la presión, las series y las repeticiones, solo en la medida en que no haya un aumento de la inflamación ni el dolor durante las dos horas siguientes a cada práctica de estiramiento.

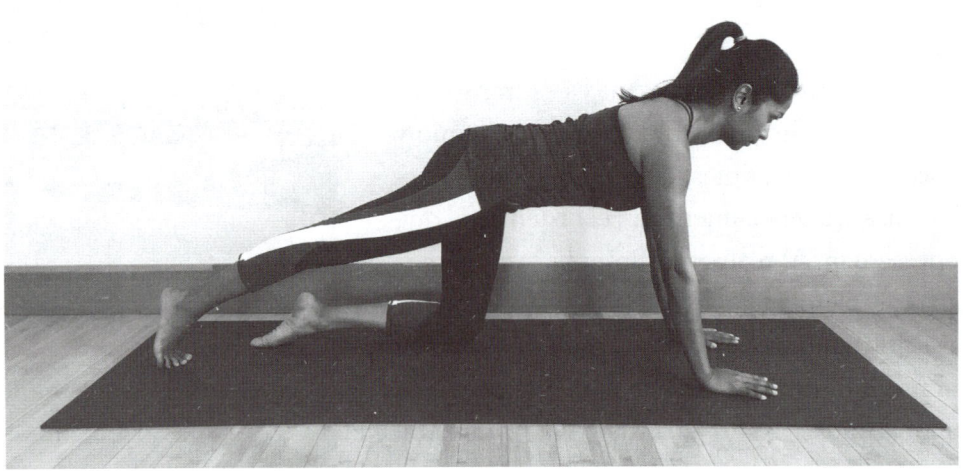

Adho Mukha Svanasana (postura del perro mirando hacia abajo)

Cuando los estiramientos descritos para *Eka Pada Utthita Bidalasana* puedan hacerse sin aumento de la inflamación ni del dolor, pasa a una versión modificada de *Adho Mukha Svanasana*. En la postura básica, dobla ambas rodillas y empieza a hacer la bicicleta con las piernas lentamente, acercando los talones al suelo de forma muy gradual. Haz tres series de quince repeticiones de bicicleta tres veces al día, incrementando gradualmente el estiramiento de los talones hacia el suelo, las series y las repeticiones solo en la medida en que no aumenten la inflamación ni el dolor durante las dos horas siguientes a cada práctica de estiramiento.

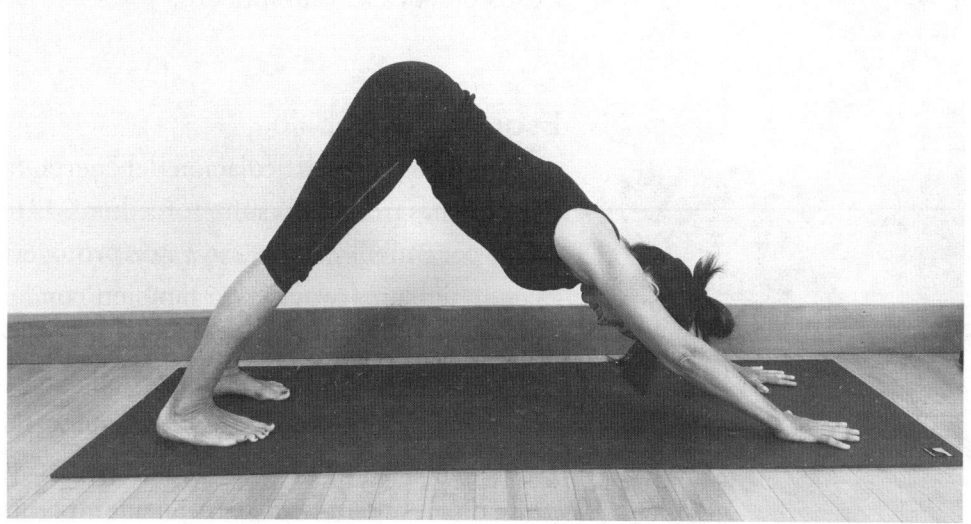

Tadasana (postura de la montaña)

Cuando puedas hacer las exploraciones de asanas que acabamos de ver sin dolor ni ninguna inflamación posterior, prueba con levantamientos y estiramientos de talón desde la forma básica de *Tadasana*. Dobla una esterilla de yoga para crear una plataforma que tenga aproximadamente el grosor de los dedos de los pies y una longitud de alrededor de un tercio de la del pie (como alternativa puedes usar un bloque con una elevación parecida). Permanece de pie sobre los metatarsos en esta plataforma, desplazando la mayor parte del peso al pie no afectado. Prueba gradualmente a distribuir de forma equitativa el peso en ambos pies con estos a la misma altura que la plataforma. Si estás cómodo, eleva y baja lenta y firmemente los talones, tensando y estirando así alternativamente los músculos de la pantorrilla, los músculos intrínsecos del pie y la aponeurosis plantar. Prueba a hacer tres series de quince repeticiones tres

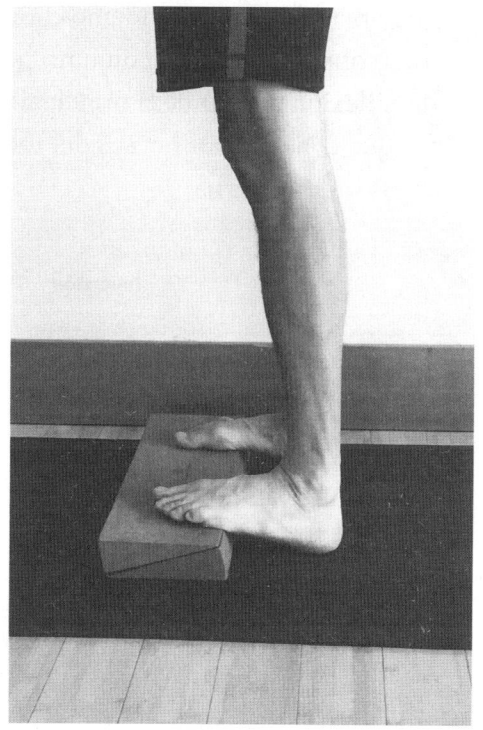

Yogaterapia

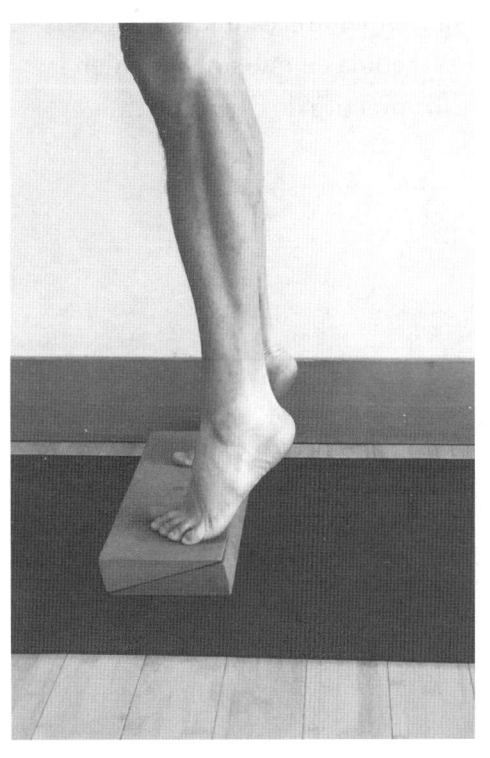

veces al día, incrementando gradualmente el acercamiento del talón al suelo y haciendo repeticiones solo en tanto en cuanto no haya un aumento de la inflamación ni el dolor durante las dos horas siguientes a cada práctica de estiramiento.

Esguince de tobillo

El tobillo es la articulación del cuerpo humano que con más frecuencia sufre torceduras. El término inglés para tobillo, *ankle*, cuya raíz protogermánica es *ang*, 'doblar' (relacionada también con 'ángulo') quizá no refleja su verdadera magnitud. Más que un tipo de esguince, la complejidad de la articulación nos da múltiples tipos de posibles esguinces, con algunos tan leves que solo causan una ligera cojera durante un breve espacio de tiempo mientras que otros son tan graves que requieren operaciones quirúrgicas y meses de rehabilitación (y los resultados del tratamiento son inciertos). En realidad, lo que normalmente entendemos por articulación del tobillo consiste en varias articulaciones interconectadas que en conjunto permiten funciones complejas, no solamente la flexión y la dorsiflexión plantar de la principal articulación sinovial en bisagra. Hay numerosos ligamentos que conectan los huesos del tobillo entre sí y con los huesos de todo el pie y de la parte inferior de la pierna.

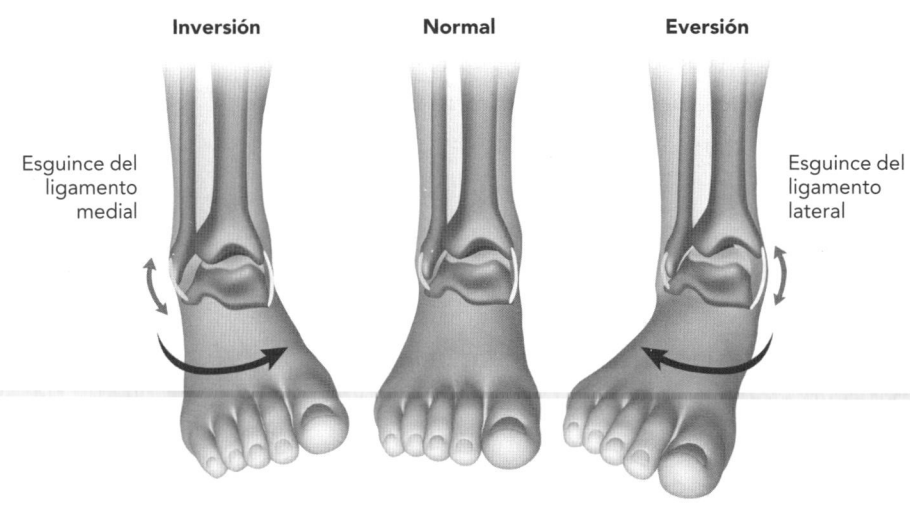

Curar enfermedades musculoesqueléticas

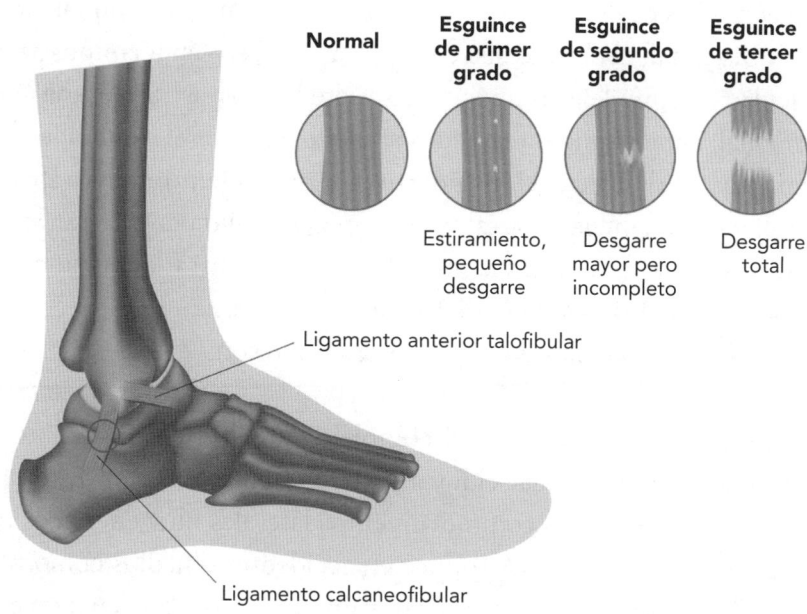

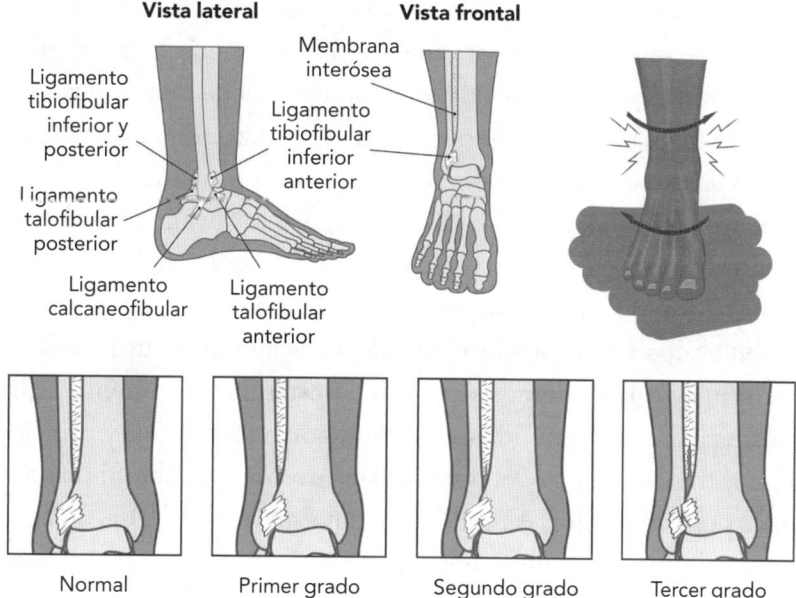

A una torcedura en cualquiera de ellos se la considera un esguince de tobillo, aunque como veremos enseguida hay tres tipos principales de esguince de tobillo, una de las lesiones más frecuentes que encontramos entre los estudiantes en las clases de yoga; además, muchas asanas de yoga suponen una gran tensión para la articulación, por lo que es muy probable que agraven el esguince.

Yogaterapia

La articulación básica del tobillo (específicamente la articulación talocrural) consta de tres huesos: la tibia distal, el peroné distal y el astrágalo. Pero en términos prácticos, el tobillo es una articulación compleja compuesta por siete huesos: astrágalo, calcáneo, escafoides, cuneiforme medial, cuneiforme intermedio, cuneiforme lateral y cuboides. Aunque solo el astrágalo forma parte de la articulación talocrural de movimiento arriba y abajo, al combinarlo con las articulaciones subtalar y tarsal transversa del tobillo tiene un rango de movimiento en múltiples direcciones; entre estas la inversión (supinación) y la eversión (pronación) son las más relacionadas con los esguinces de tobillo.

Los tres tipos más habituales de esguince de tobillo son:

Esguince de inversión: ocurre cuando el complejo lateral de los ligamentos del tobillo se estiran en exceso, en particular el ligamento talofibular anterior. Este tipo de esguince es frecuente en los deportes con movimientos laterales muy enérgicos como el tenis y el baloncesto, pero también se produce en accidentes sencillos como resbalarse en un bordillo. El ligamento talofibular anterior sufre un mayor daño cuando el tobillo está en algún grado de flexión plantar, mientras que si sufre un esguince de inversión estando en dorsiflexión, es más probable que la lesión se produzca en el ligamento calcaneofibular. Los esguinces de inversión son con mucho (85 %) los más frecuentes.

Esguince de eversión: tiene lugar cuando el complejo medial fuerte y grueso de los ligamentos del tobillo (llamados en conjunto ligamentos deltoides del tobillo) se estiran en exceso. La estructura ósea del tobillo, en concreto la posición de la fíbula distal, reduce enormemente la posibilidad de estirar en exceso los ligamentos deltoides (la eversión supone solo el 5 % de los esguinces de tobillo), y cuando hay un esguince por lo general viene acompañado de una fractura de la fíbula distal.

Esguince de tobillo superior: se produce cuando los ligamentos que mantienen juntas la tibia distal y la fíbula en la sindemosis del tobillo están excesivamente estirados. Estos dos huesos están conectados en toda su longitud por la membrana y principalmente sujetos al tobillo por tres ligamentos: el tibiofibular interóseo, el tibiofibular anteroinferior y el tibiofibular posteroinferior. Aunque estos solo suponen el 10 % de los esguinces de tobillo, generalmente cuando hay un desgarre importante en estos ligamentos es preciso recurrir a la cirugía y a un año o más de terapia física para restaurar el funcionamiento normal.

LA EXPERIENCIA DOLOROSA

Los esguinces de tobillo tienen una graduación del 1 al 3 dependiendo de la gravedad del desgarro de los ligamentos, lo que determina en gran medida la intensidad del dolor. La respuesta inflamatoria natural del cuerpo manda células sanguíneas blancas a la zona, lo que causa hinchazón y por lo tanto un aumento de la presión en los nervios del área lesionada. Esto provoca un dolor punzante que se incrementa con la presión añadida al intentar ponerse de pie o caminar. Además, la hinchazón reduce la movilidad de la articulación y puede ocasionar una sensación de insensibilidad y cansancio en toda la pierna.

LAS CAUSAS CONOCIDAS

El tobillo sufre un esguince por torcer y girar el pie con respecto a la parte inferior de la pierna con una fuerza o brusquedad excesivas. Bastante más de la mitad de los esguinces se producen al hacer deporte o moverse por una superficie irregular. La probabilidad relativa de un esguince se incrementa intrínsecamente cuando el área del tobillo tiene unos músculos y unos tendones débiles, unos ligamentos débiles o laxos y una propiocepción deficiente. También son importantes los factores extrínsecos o externos como la estructura del zapato (especialmente los tacones altos), la obesidad y la superficie del suelo. Cuando los esguinces son recurrentes, las principales causas son la inestabilidad funcional de la articulación y la pérdida de la propiocepción.

CÓMO SE CURA

El grado de un esguince, de leve a grave (1 a 3), determina en gran medida cómo se curará, incluido cuánto tiempo necesitará para hacerlo. En el caso de muchos esguinces leves es posible aguantar peso inmediatamente sin apenas dolor e incluso se podrían «curar andando». La mayoría de los podólogos y de los fisioterapeutas recomiendan el método RICE* (descanso, hielo, compresión y elevación). Aunque este método disminuye el dolor, al reducir la inflamación natural puede alargar el periodo de curación. El descanso es la fuente principal de curación en los esguinces de inversión y eversión, mientras que los esguinces de tobillo superior suelen requerir cirugía y una inmovilización prolongada antes de empezar con la terapia física. Con cualquier esguince grave, el médico debería realizar una prueba para determinar el tipo y la gravedad de la lesión, utilizando pruebas de movimiento activo y pasivo, movimientos de resistencia, pruebas funcionales (si el dolor lo permite), palpación y posiblemente rayos X para identificar las posibles fracturas.

La primera fase de la curación consiste en disminuir la hinchazón y el dolor mientras se protege la articulación para que no sufra más daños. Un número considerable de estudios muestra que realizar movimientos muy leves de flexión y dorsiflexión plantar con una resistencia muy ligera favorece la curación siempre que el movimiento no cause dolor ni una mayor hinchazón. Una vez que se han reducido el dolor y la inflamación podemos avanzar más moviendo la articulación manualmente, incrementando la resistencia de forma gradual.

---

* N. del T.: por las siglas de estas palabras en inglés: *rest, ice, compression, elevation*.

Yogaterapia

Cuando esto pueda hacerse sin dolor y sin más hinchazón, uno puede realizar movimientos manuales muy suaves de inversión y eversión, guiándose por el dolor para reducir el movimiento. La siguiente fase de la movilización manual consiste en mover la articulación en toda su amplitud de movimiento, pero solo en tanto en cuanto no haya dolor.

Los esguinces laterales y mediales se curan prácticamente del mismo modo con la excepción de que los mediales suelen requerir el doble de tiempo para curarse. Al explorar asanas de yoga modificadas, observa que no hay ninguna con eversión activa, aunque un tobillo inestable puede tensionar los ligamentos mediales incluso en las asanas sencillas.

CURAR CON PRÁCTICAS DE ASANA

Tadasana (postura de la montaña), *Dandasana* (postura del bastón) y *Vrksasana* (postura del árbol)

Una vez restaurada gradualmente la amplitud de movimiento sin dolor, podemos empezar a recuperar una mayor flexibilidad y fuerza en el pie, el tobillo y la parte inferior de la pierna utilizando ejercicios de asanas modificadas. Empieza por ponerte de pie en *Tadasana* y levantar y bajar alternativamente los dedos de los pies como en los ejercicios de *pada bandha*. A continuación, sentado en *Dandasana*, coloca una cinta alrededor de los metatarsos y haz movimientos muy lentos con la resistencia de la cinta a lo largo de todo el rango de la flexión

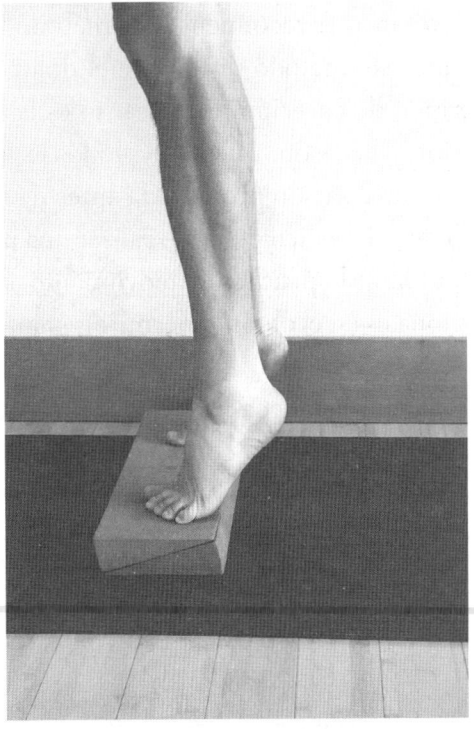
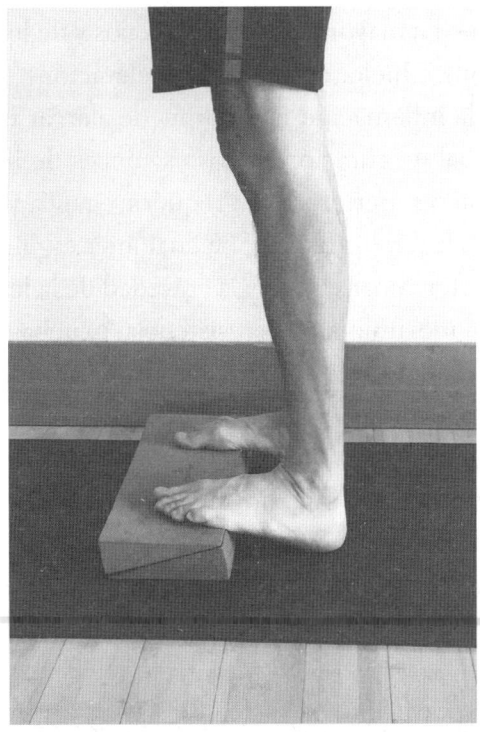

Curar enfermedades musculoesqueléticas

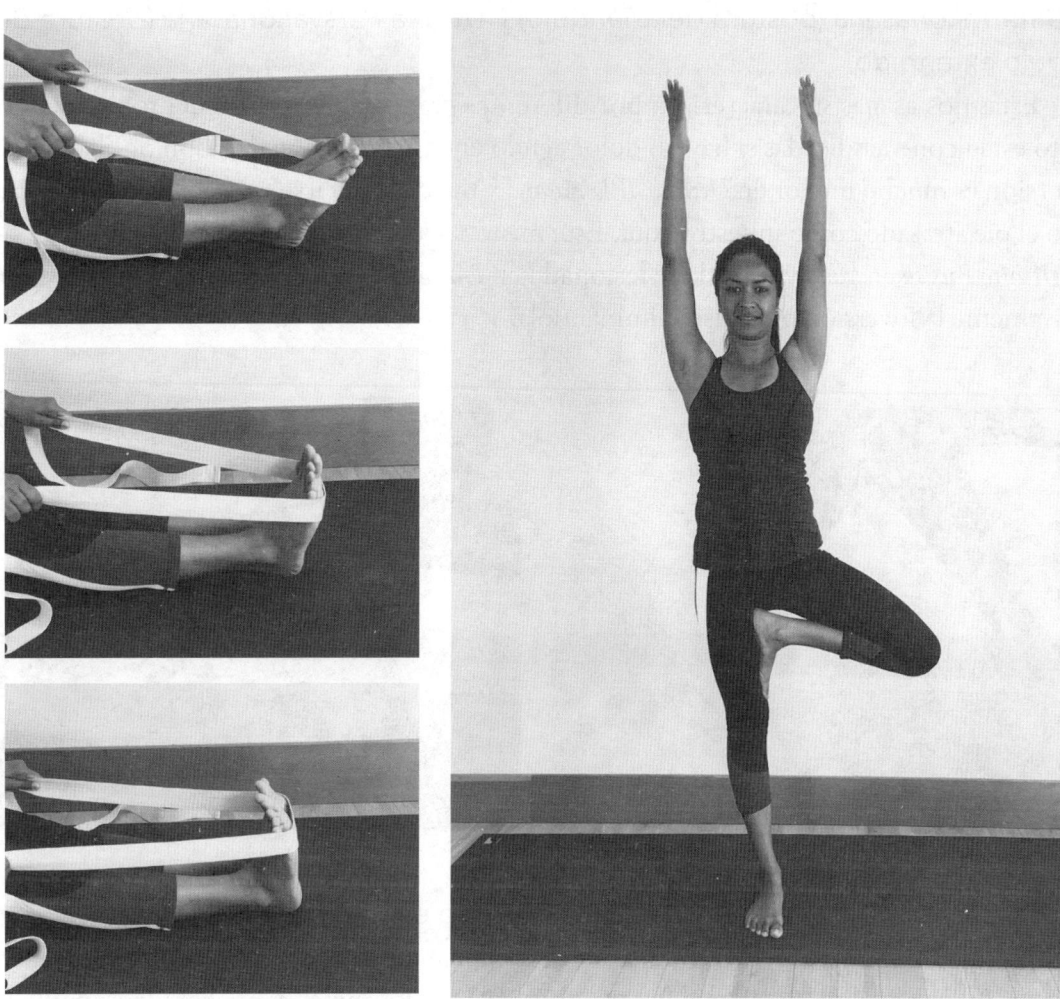

y la dorsiflexión plantar. Cuando te sientas cómodo haciéndolo y no haya dolor ni reaparición de la hinchazón, haz los levantamientos de talón en *Tadasana*, subiendo y bajando cada vez más el talón de manera gradual (puedes hacerlo en el umbral de una puerta para apoyar las manos en el marco si fuera necesario). Hacer muy despacio cada uno de estos ejercicios y realizar los ejercicios de pie con los ojos cerrados, te ayudará además a recuperar la función propioceptiva. Cuando estés totalmente libre de dolor en la articulación, pasa a hacer *Vrksasana* y otras asanas de equilibrio de pie para restaurar más plenamente la propiocepción; ve probándolas de forma muy gradual apoyándote contra una pared o usando el otro pie para propocionarle un apoyo añadido.

Yogaterapia

Utthita Trikonasana (postura del triángulo) y *Utthita Parsvakonasana* (postura del ángulo extendido)

Estas dos asanas se caracterizan por diferentes grados de inversión del tobillo y por lo tanto están contraindicadas si hay un dolor agudo en la articulación del tobillo. El ángulo de inversión es mucho menor en *Utthita Trikonasana* y puede reducirse más colocando una cuña bajo el pie atrasado como muestro aquí. Este mismo apoyo puede usarse bajo el pie atrasado en *Utthita Parsvakonasana* y bajo el pie lesionado en *Prasarita Padottanasana*, reduciendo significativamente la inversión o incluso eliminándola.

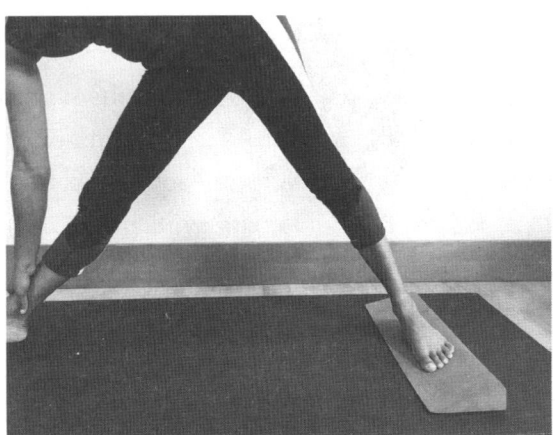 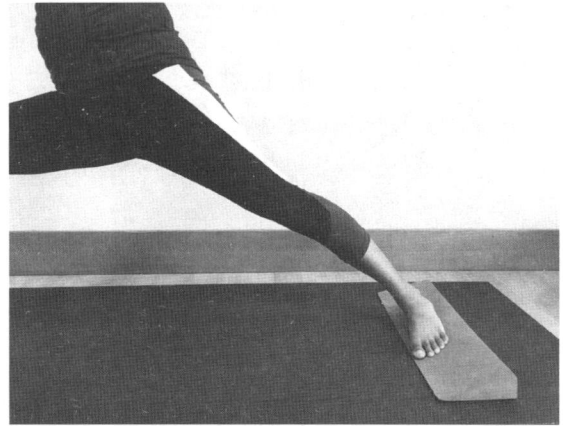

Virasana (postura del héroe) y *Balasana* (postura del niño)

Aunque es importante incrementar la flexión plantar, realizar esta flexión de forma forzada en *Balasana* y en *Virasana* puede ser perjudicial. Coloca una manta bajo la espinilla y el tobillo en estas asanas para apoyar la flexión plantar limitada al tiempo que permites un movimiento seguro en esa dirección.

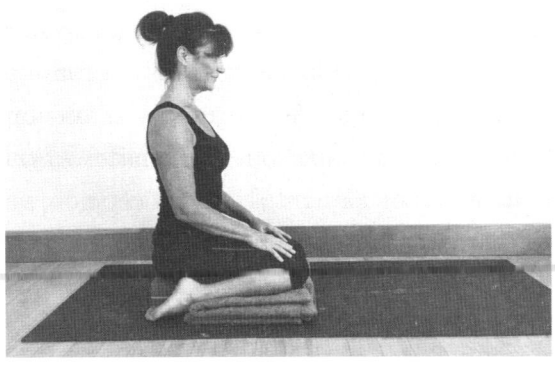 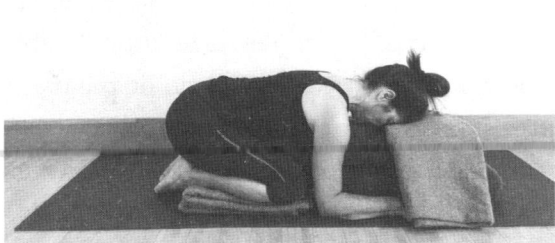

Adho Mukha Svanasana (postura del perro mirando hacia abajo)

Adho Mukha Svanasana estira eficazmente los músculos de la pantorrilla (gastrocnemio y sóleo) así como el tendón de Aquiles. Hacer esto con *pada bandha* para contribuir a la estabilización del tobillo mientras levantas y bajas alternativamente los talones te ayudará a estirar y fortalecer los músculos y los tendones afectados sin hacerlo de una forma forzada que tense los ligamentos.

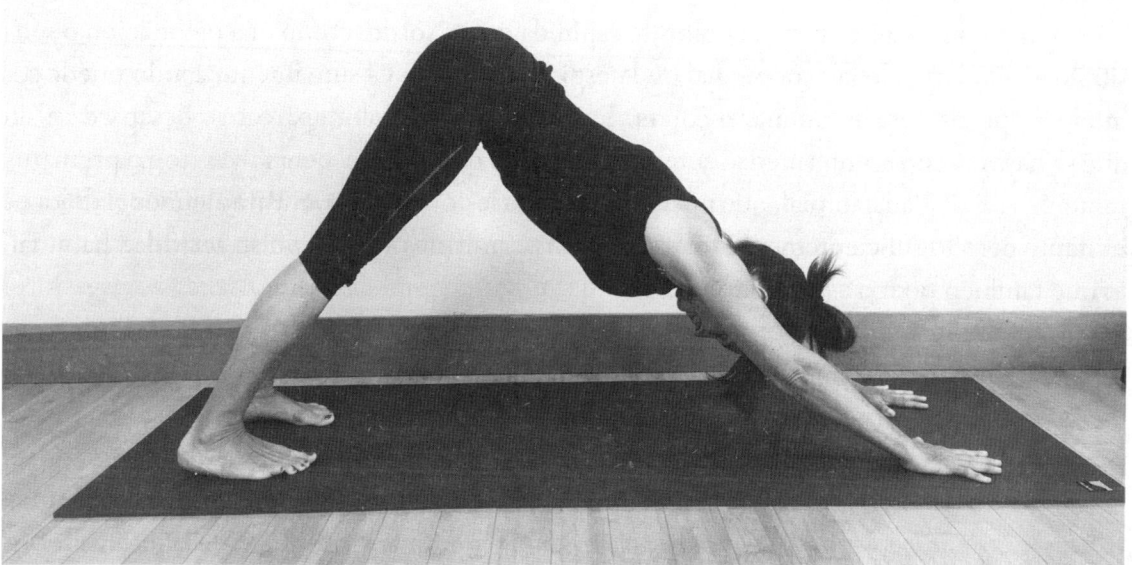

Dolor de espinillas

El dolor de espinillas es un término popular equívoco ya que la espinilla no tiene relación con esta afección. El término es aún más problemático porque se suele usar para referirse a problemas de salud muy diferentes que afectan tanto al hueso como a los tejidos blandos de la parte inferior de la pierna.[7] Aquí nos centraremos en las dos afecciones de los tejidos blandos más conocidas y frecuentes a las que generalmente nos referimos como dolor de espinillas: el síndrome de estrés medial de la tibia (MTSS por sus siglas en inglés) y el esguince tibial anterior (el término *esguince* está desapareciendo en favor de una identificación más específica de la afección bien como fractura por estrés o como síndrome compartimental).

El MTSS y el esguince tibial anterior hacen referencia a afecciones dolorosas alrededor de la cara frontal y medial de los dos tercios distales de la tibia. Los fisioterapeutas y osteópatas expertos llevarán a cabo diagnósticos diferenciales para identificar la lesión específica, lo que en el caso general de los dolores de espinilla es importante debido a la coincidencia de síntomas de estos con las fracturas por estrés, la compresión del nervio y otras afecciones.[8]

Un diagnóstico de MTSS identificará las conexiones dañadas del tejido conectivo (fibras de Sharpey) entre la fascia del sóleo medial a través del periostio de la tibia. Un diagnóstico de esguince tibial anterior identificará pequeños desgarres en el tibial anterior y en el periostio, que cubre el cuerpo de la tibia, lo que cada vez se categoriza más como síndrome compartimental anterior (en el que el músculo al hincharse dentro de un compartimento cerrado incrementa la presión en este, ocasionando dolor).

LA EXPERIENCIA DOLOROSA

Aunque suele describirse el dolor de espinilla como sordo, como una palpitación o sensibilidad a lo largo de la cara medial de la espinilla, cuando es sumamente agudo puede ser intenso y persistente al caminar o correr. Es posible que el dolor aparezca y desaparezca sin que se haya curado la enfermedad subyacente, por lo que con frecuencia se retoma prematuramente la actividad habitual, que puede causar una lesión más grave. Para algunos el dolor es irritante pero lo suficientemente tolerable para permitirles seguir con su actividad habitual, lo que también podría agravar la afección.

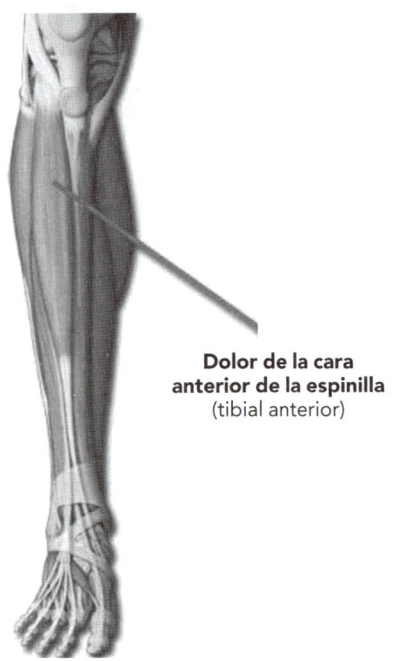

Dolor de la cara anterior de la espinilla
(tibial anterior)

LAS CAUSAS CONOCIDAS

Los dolores en la espinilla son una típica lesión por esfuerzo reiterado, más frecuente entre corredores con un entrenamiento excesivo. Esta afección también es habitual cuando aumenta repentinamente el uso de la parte inferior de la pierna, como ocurre al hacer senderismo de largo recorrido o correr tras un periodo relativamente sedentario.[9] En ambos casos la parte inferior de la pierna está sobrecargada de formas que se agravan por una biomecánica deficiente, debida principalmente al mal funcionamiento de los músculos tibial posterior, tibial anterior y sóleo a causa de los cambios en la presión tibial. El desequilibrio de la fuerza y la flexibilidad entre los músculos anteriores y posteriores de la pantorrilla (especialmente músculos posteriores rígidos, entre ellos el gastrocnemio, el sóleo y los flexores plantares) son también factores significativos.

Uno es más propenso a los dolores de espinilla si tiene los arcos mediales del pie débiles o hipertónicos, corre o ejercita de alguna otra manera la parte inferior de la pierna sobre superficies duras, corre de puntillas, prona en exceso o lleva un calzado inadecuado o gastado. Los médicos y los fisioterapeutas pueden llevar a cabo una evaluación más detenida de las posibles anomalías biomecánicas en la parte inferior de

Curar enfermedades musculoesqueléticas

la pierna así como en la rodilla, diferencias de longitud de las piernas e hiperpronación de la articulación subtalar, junto con una evaluación más general de la mecánica y el funcionamiento de la pierna, la pelvis y la columna vertebral.[10]

CÓMO SE CURA

El primer paso para curar los dolores agudos de la espinilla es reducir inmediatamente el impacto del uso de la parte inferior de la pierna. Esto significa descansar la pierna lesionada, es decir, dejar de correr. Las técnicas de fisioterapia como el hidromasaje, la estimulación eléctrica, la deambulación sin peso y los ultrasonidos pueden ayudar a pesar de que haya pocas evidencias de que sean más eficaces que otras opciones de tratamiento. Hay pruebas de peso que apoyan el beneficio de los ejercicios diarios para estirar y fortalecer los músculos de la pantorrilla (especialmente los ejercicios excéntricos de fortalecimiento) así como los tibiales anteriores y aquellos que ayudan a estabilizar la articulación del tobillo.[11] Un programa general para corregir la biomecánica deficiente de la pelvis, las caderas y las piernas que trate las disfunciones musculoesqueléticas relacionadas ayudará aún más a reducir la aparición o recurrencia de los dolores de espinilla.

CURAR CON PRÁCTICAS DE ASANA

Muchas asanas con pesos en las que hay una participación activa de los músculos de la parte inferior de la pierna pueden estar contraindicadas en el caso de dolores agudos de espinilla. De manera que mientras haya dolor e inflamación, se debería reducir al mínimo el uso de la parte inferior de la pierna. Cuando el dolor y la inflamación hayan desaparecido, uno puede empezar a dedicarse al fortalecimiento y el estiramiento de los tejidos afectados.

Tadasana (postura de la montaña): levantamiento de talón

Los ejercicios de fortalecimiento deberían centrarse en la contracción excéntrica de los músculos de la pantorrilla, comenzando por *Tadasana* con los metatarsos elevados sobre un bloque, una cuña o el marco de una puerta. Levanta lentamente los talones y bájalos muy despacio cubriendo todo el rango de

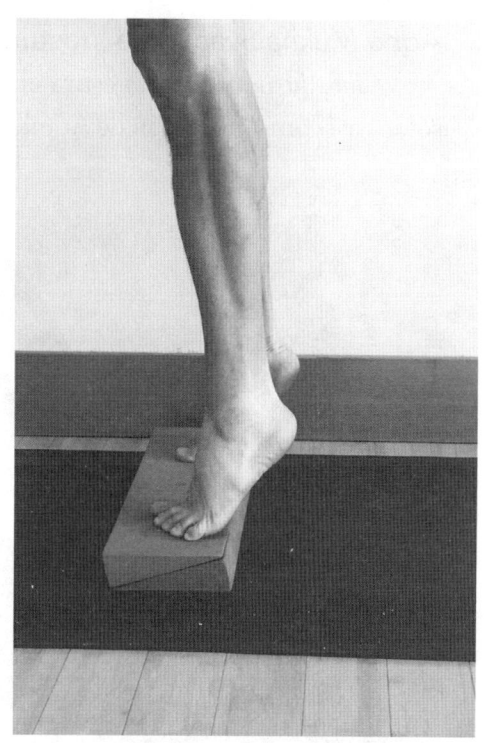

Yogaterapia

movimiento de la flexión y la dorsiflexión plantar; haz tres series de quince repeticiones dos veces al día durante varias semanas.

Balasana (postura del niño) y Virasana (postura del héroe)

La flexión plantar forzada causada en *Balasana* y *Virasana* puede estirar eficazmente los músculos de la parte anterior de la pantorrilla. Colocar una manta bajo la espinilla y el tobillo en estas asanas limita la flexión plantar mientras permite un movimiento seguro en esa dirección.

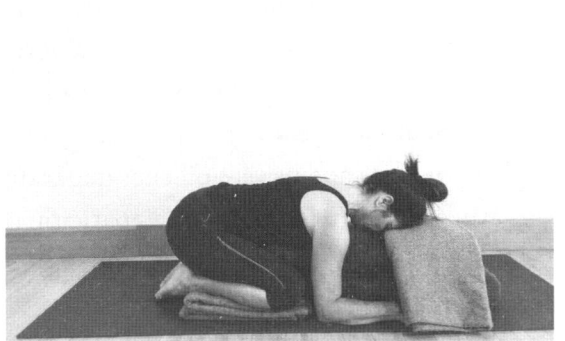 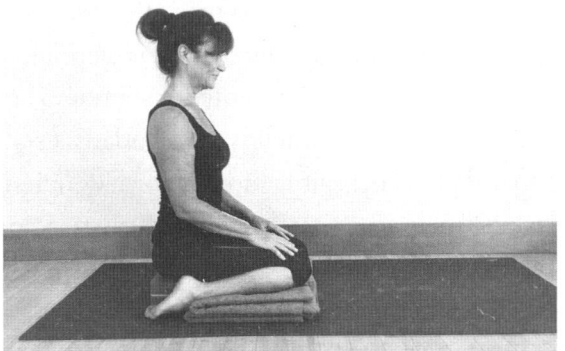

Adho Mukha Svanasana (postura del perro mirando hacia abajo)

Adho Mukha Svanasana estira eficazmente los músculos de la pantorrilla (gastrocnemio y sóleo) así como el tendón de Aquiles. Hacer esto con *pada bandha* para ayudar a estabilizar el

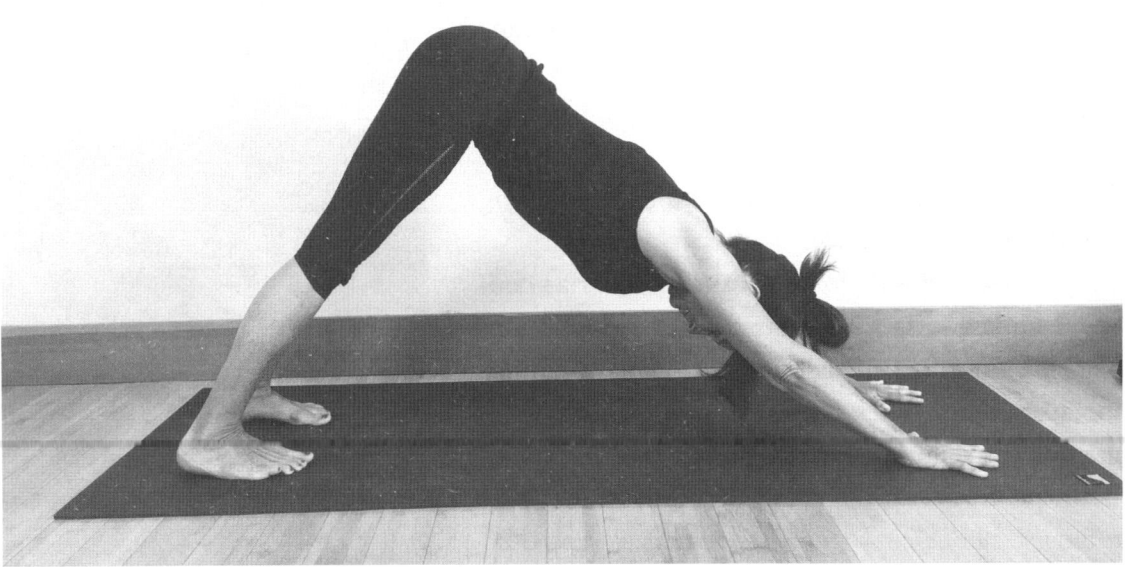

tobillo al tiempo que levantas y bajas alternativamente los tobillos te ayudará a estirar y fortalecer los músculos de la pantorrilla.

PROBLEMAS DE LAS RODILLAS

Las rodillas son quizá las articulaciones más complejas del cuerpo humano y las que reciben mayor tensión en las asanas de yoga y en la vida. Por esta razón les presto mayor atención antes de tratar de las afecciones específicas y de cómo curarlas con el yoga.

La relativa complejidad de la articulación de la rodilla se refleja en su variada clasificación, en primer lugar como articulación ginglimoide (porque funciona como una bisagra, permitiendo la extensión y la flexión) en segundo lugar como articulación trocoide-ginglimoide (porque adquiere una ligera capacidad rotacional al extenderse, que es importante tener en cuenta al enseñar asanas como *Padmasana*), y por último como una articulación condiloide doble dada su estructura bicondilar. Estos tres aspectos de la articulación de la rodilla propiamente dicha adquieren una mayor complejidad con la rótula deslizante, que nos da la articulación patelofemoral (clasificada como una articulación artrodial).

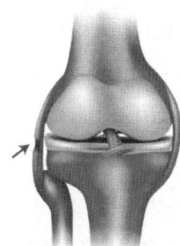
Ligamento colateral lateral (LCL) desgarrado

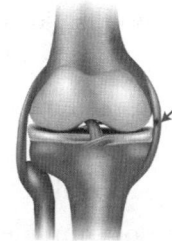
Ligamento colateral medial (LCM) desgarrado

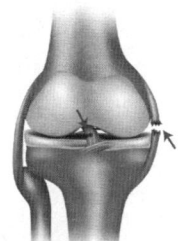
Ligamento colateral medial (LCM) y ligamento cruzado anterior (LCA) desgarrados

Figura 23.3. Desgarros de rodilla

La rodilla, que conecta el fémur con la tibia, recibe una tensión considerable desde arriba y desde abajo. Por eso sus músculos estabilizadores y en especial los ligamentos se encuentran entre los que más a menudo sufren esguinces durante las prácticas de yoga. Los atletas, los corredores e incluso los meditadores diligentes en posición sentada descubren que la tensión creada en las rodillas como consecuencia de su vocación atlética o espiritual puede provocarles una lesión medianamente irritante o debilitadora, sobre todo cuando carecen de los efectos positivos de una práctica física equilibrada y adecuada de asanas. Incluso en una práctica equilibrada de yoga, la rodilla tiene que resistir fuerzas considerables, principalmente porque soporta peso pero también debido a fuerzas de torsión ejercidas desde arriba y desde abajo, en especial en las aperturas de cadera sentados. En prácticas más extenuantes de yoga la rodilla aguanta fuerzas físicas muy poderosas.

Aunque en principio es una articulación ginglimoide capaz de extensión y flexión, con una mínima capacidad para rotar cuando se flexiona a unos noventa grados, realizar de manera brusca o excesiva cualquiera de estos movimientos puede rasgar alguno de los ligamentos o cartílagos que la sostienen. Conocer y respetar las rodillas es una de las claves para dirigir una práctica prolongada de yoga. Vamos a examinarla más atentamente.

El fémur distal y la tibia proximal se expanden en cóndilos que aumentan su capacidad para aguantar peso y ofrecen puntos mayores de sujeción para dar soporte a los ligamentos. La forma convexa de los cóndilos femorales se integra en los cóndilos tibiales. La articulación está amortiguada por un cartílago articular llamado menisco (del griego *meniskos*, 'creciente' por su forma de luna creciente) que cubre los extremos de la tibia y el fémur así como la parte oculta de la rótula. El menisco medial y el menisco lateral son almohadillas intraarticulares en forma de C compuestas de fibrocartílago que amortigua aún más la articulación. Al ser más gruesos por los bordes exteriores y afilados por el borde interno, podrían deslizarse fácilmente si no fuera porque están sujetas por pequeñas fibras ligamentosas (el menisco medial es mayor que el lateral y tiene una forma más abierta). Aunque ambos contienen vasos sanguíneos durante los primeros años de vida, al soportar peso su vascularidad disminuye, lo que deja su parte central nutrida solo por el líquido sinovial. Funcionan como amortiguadores entre los huesos e impiden que se rocen entre sí. Los desgarros del menisco no son raros en el yoga, ya sea una lesión producida originalmente durante una asana o agravada por una en la que la rotación forzada de la articulación de la cadera pueda transferir tensión a la rodilla cuando se mantiene el pie en su posición apoyándose en el suelo o en alguna parte del cuerpo. Con poco o ningún suministro de sangre, tardan en curarse, si es que llegan a hacerlo.

Los ligamentos colaterales medial y lateral (LCM y LCL) se extienden a los lados de la rodilla y limitan el movimiento lateral. El LCM, que se prolonga verticalmente desde el fémur hasta la tibia, protege la cara medial de la rodilla para que no se tuerza abriéndose (desviación en valgo) por la fuerza aplicada al exterior de la articulación, como cuando un estudiante presiona hacia abajo la parte exterior de la rodilla de la pierna atrasada en *Parsva Virabhadrasana* (postura del guerrero lateral, en ocasiones llamada el guerrero inverso). También recibe fuerzas de tracción potencialmente perjudiciales en diversas asanas, extremadamente lesivas en las asanas sentadas como *Padmasana* (postura del loto), *Baddha Konasana* (postura del ángulo unido o la mariposa) y *Gomukhasana* (postura de la cara de vaca). El LCL protege el lado lateral de una fuerza interna de flexión (desviación en varus), como cuando un estudiante coloca inapropiadamente el talón del pie derecho contra el lado interno de la rodilla izquierda en *Vrksasana* (en lugar de muy por encima o por debajo de la rodilla). Los músculos que se extienden por la parte externa del LCM sostienen estos ligamentos, aunque la tensión en esos músculos puede hacer más vulnerables a los ligamentos (y en el caso del LCM, tirar excesivamente de él puede dañar el área media del menisco, con la que está parcialmente entrelazado).

Dentro de la rodilla hay dos ligamentos cruzados. El ligamento cruzado anterior, o LCA, conecta la tibia con el fémur en el centro de la articulación. Su función es limitar la rotación y el movimiento hacia delante de la tibia alejándose del fémur; sin él el fémur se saldría de la rodilla. Es una fuente crucial de estabilidad pero supone un riesgo considerable si la rodilla no está alineada adecuadamente ni apoyada a nivel muscular en asanas como *Virabhadrasana II* (postura del guerrero II) o durante la transición hacia o desde asanas como *Ardha Chandrasana* (postura de la media luna). El ligamento cruzado posterior, o LCP, localizado justo detrás del LCA, limita la hiperextensión excesiva (movimiento hacia atrás) de la articulación de la rodilla. La lesión en el LCP es muy poco común, especialmente en el yoga, donde no hay asanas que ejerzan una gran fuerza sobre este ligamento. Al ligamento de la rótula se lo llama a veces tendón rotular porque no hay una separación definitiva entre el tendón cuádriceps, que rodea la rótula, y el área que conecta la rótula a la tibia. Este ligamento, que tiene una gran resistencia, ayuda a proporcionarle a la rótula su potencia mecánica y funciona como una cubierta para los cóndilos de los fémures.

Los músculos que actúan sobre la rodilla desde arriba, es decir, los abductores (principalmente los glúteos y el tensor de la fascia lata, que intervienen mediante su sujeción a la banda iliotibial), los aductores (sobre todo el grácil), los cuádriceps (para la extensión), los tendones de las corvas (para la flexión) y el sartorio (un sinergista en la flexión y en la rotación lateral) ayudan a los ligamentos a estabilizar la rodilla al contraerse desde sus diversos orígenes en la parte delantera, trasera y baja de la pelvis. Los glúteos y el tensor de la fascia lata se adhieren a la banda iliotibial, que a su vez está sujeta al cóndilo lateral tibial bajo la rodilla, contribuyendo a la estabilidad lateral. El lado medial de la rodilla recibe más estabilidad equilibrada a través de las acciones de los músculos gráciles, el sartorio y el semitendinoso (uno de los tendones de las corvas) cuando estos tiran hacia arriba y hacia dentro desde sus inserciones en la tibia medial justo bajo la rodilla: el grácil desde la rama púbica en la parte inferior de la pelvis, el sartorio (el músculo más largo del cuerpo) desde su origen en la espina ilíaca anterosuperior y el semitendinoso que se extiende por la parte posterior de la pierna hasta su origen en la tuberosidad isquiática (más comúnmente conocida como los isquiones). Estos estabilizadores medial y lateral también juegan un pequeño papel en la rotación de la tibia sobre el fémur cuando la rodilla está flexionada y el pie encogido hacia la cadera en posturas como *Sukhasana* (postura sentada sencilla) o *Padmasana* (postura del loto).

Los cuádriceps femoral y los tendones de las corvas dan una gran estabilidad a la rodilla y son los músculos más potentes que intervienen en su extensión y su flexión. El músculo más poderoso del cuerpo, el cuádriceps (llamado así en latín porque originalmente significa 'cuatro cabezas') tiene solo un pie ya que las cuatro partes se ajustan para formar el tendón cuadricipital, que se extiende a lo largo del frente de la rodilla para formar el tendón rotular y se inserta en el borde proximal de la rótula, que luego transfiere su acción por medio del tendón rotular a la tibia. Tres de estos cuatro (vasto medial, vasto lateral y vasto intermedio) surgen del eje femoral, mientras que el recto femoral emerge de la parte frontal superior de la pelvis, otorgándole al recto femoral un papel determinante en la flexión de la cadera así como en la extensión de la rodilla. Esta acción combinada interviene en *Utthita Hasta Padangusthasana* (postura extendida de mano a pie). Su poder conjunto en la extensión de la rodilla se incrementa a través de la estructura en forma de fulcro de la rótula. Su contracción concéntrica o isométrica extiende o mantiene la rodilla en extensión para alargar los tendones de la corva en varias posturas de pie y sentadas, y contribuye a elevar el cuerpo a través de la contracción excéntrica en flexiones posteriores como *Setu Bandha Sarvangasana* (postura del puente) y *Urdhva Dhanurasana* (postura del arco mirando hacia arriba, llamada también postura de la rueda).

Los tres tendones y medio de la corva son los principales flexores de la rodilla. El semimembranoso y el semitendinoso surgen de la tuberosidad isquiática y se extienden hasta la cara medial de la rodilla, dando un apoyo medial a esta y al mismo tiempo ayudando a la rotación medial. El bíceps femoral se origina en la parte posterior de la tuberosidad isquiática y en la parte posterior del eje femoral, juntándose antes de cruzar la cara lateral de la rodilla (esto contribuye a la estabilidad lateral) e insertándose a través de un tendón común en la cabeza del peroné. El origen parcial del bíceps femoral (su «cabeza corta») en la parte posterior del eje femoral también lleva a la adhesión del aductor mayor, dándole a este la función de «medio tendón» que, cuando está tenso, añade una mayor limitación a las flexiones anteriores en ángulo amplio como *Upavista Konasana* (flexión anterior sentada en ángulo amplio).

Con estos conocimientos examinaremos ahora las lesiones de rodilla y cómo curarlas, centrándonos en las tres afecciones más comunes que aparecen entre los estudiantes de las clases de yoga: los desgarros y las reparaciones de los LCA, los desgarros y las reparaciones de los LCM (donde también trataremos los problemas del menisco medial) y los reemplazos de rodilla.

Ligamentos cruzados anteriores: esguinces y desgarros

Los esguinces y desgarros de los LCA son una de las lesiones de ligamentos más comunes y con frecuencia ocurren de maneras que también dañan a los LCM y el menisco medial, que amortigua los impactos. Centrándonos en los LCA, tenemos un ligamento que sufre más tensión en los deportes de gran impacto como esquí, fútbol y baloncesto. Los desgarros de los LCA tienen tres grados:

Desgarro de los LCA de primer grado: las fibras del ligamento se estiran excesivamente hasta el punto de sufrir daños leves pero sin desgarro y causan muy poca hinchazón y sensibilidad sin desestabilizar la rodilla.

Desgarro de los LCA de segundo grado: las fibras del ligamento están parcialmente desgarradas y provocan sensibilidad, hinchazón moderada y una sensación de debilidad e inestabilidad en la rodilla.

Desgarro de los LCA de tercer grado: las fibras del ligamento sufren una rotura total que lo divide en dos partes y causa sensibilidad, hinchazón y una clara sensación de inestabilidad y pérdida de control en la articulación.

Aunque los desgarros pueden producirse en el fémur o en la tibia, la mayoría de ellos tienen lugar en la mitad del ligamento. Cuando el ligamento se desagarra, suele sentirse un chasquido o un crujido y una sensación de inestabilidad que podría disminuir para dar paso a una hinchazón amplia, dolor inmediato e incapacidad para extender por completo la articulación.

LA EXPERIENCIA DOLOROSA

La intensidad del dolor varía dependiendo del grado del esguince, aunque la mayoría de los desgarros causan inmediatamente una intensa sensación punzante o ardiente. El dolor agudo indica una clara probabilidad de un esguince de segundo o tercer grado. El dolor aumentará al aguantar peso, lo mismo que es probable que la mayor hinchazón se produzca unas cuantas horas después de ocasionarse la lesión (la hinchazón inmediata indica un esguince más grave y podría ser señal de hemorragia dentro de la articulación).

LAS CAUSAS CONOCIDAS

Las causas más frecuentes de lesiones de los LCA son la hiperextensión forzada de la rodilla, detenerse rápidamente, cambiar de manera brusca la dirección del movimiento y caer de un salto. La probabilidad de un desgarro de los LCA se incrementa debido a la debilidad de los músculos cuádriceps y los tendones de la corva. En el yoga los LCA pueden sufrir esguinces en asanas como *Virabhadrasana* II cuando la rodilla se desplaza más allá del talón y se expande medialmente, sobre todo cuando extiende rápidamente la articulación desde esta posición de estocada.

Recientemente los investigadores ortopédicos, los fisioterapeutas y los médicos especialistas en medicina deportiva han debatido acerca de la mayor frecuencia de desgarros de los LCA entre mujeres que entre hombres. La mayor parte de esta investigación señala a un ángulo más amplio entre la pelvis (específicamente la espina ilíaca anterosuperior) y el ligamento de la rótula, un espacio intercondilar más estrecho y una menor activación de los tendones de la corva durante los movimientos atléticos cortantes.

CÓMO SE CURA

La curación de los LCA depende principalmente del grado del esguince. Por lo general los esguinces de primer grado se curan por sí solos siempre que se dé un descanso adecuado seguido de un fortalecimiento de los músculos que rodean la rodilla. En estos esguinces se suele contar con un soporte ortopédico para la rodilla. Es muy diferente con los esguinces de segundo y tercer grado, por eso es importante tener un diagnóstico correcto, que puede requerir una resonancia magnética.

Aunque los desgarros de segundo y de tercer grado no se curan por completo sin cirugía, quienes no son atletas y los que llevan una vida menos activa pueden vivir tranquilamente sin dolor realizando los ejercicios de fortalecimiento.

En las roturas parciales o completas puede formarse un coágulo sanguíneo de fibrina entre los dos extremos desgarrados del ligamento que proporciona un andamiaje para volver a unirlos. Sin embargo, es probable que el líquido sinovial que rodea el LCA elimine el coágulo sanguíneo necesario para liberar los factores de crecimiento; estos factores atraen a las células inmunitarias, indicando así a los fibroblastos que empiecen la remodelación del tejido cicatrizante funcional. Por ello, normalmente los esguinces de segundo y de tercer grado requieren reparación quirúrgica si uno quiere volver a recuperar el movimiento activo (particularmente el atlético).

En todas las estrategias de curación el objetivo inicial es restaurar la amplitud completa de movimiento en la articulación de la rodilla. Esto no debería forzarse nunca, que es precisamente lo que ocurre en asanas como *Balasana* (la postura del niño) y otras que conllevan la flexión forzada de la articulación. Cuando se restaura la amplitud de movimiento, uno debe reconstruir gradualmente la fuerza de todos los músculos que están relacionados con la rodilla, prestando principal atención a los tendones de la corva y los cuádriceps.

CURAR CON PRÁCTICAS DE ASANA

Al explorar estas prácticas, proporciona un tratamiento de tejido blando (movilización y masaje suaves) a la rótula, el tendón rotuliano, las áreas de incisión y la parte posterior de la rodilla para ayudar a reducir la fibrosis e incrementar la amplitud de movimiento. Cuando las prácticas de curación progresen hasta el fortalecimiento de los tendones de la corva, los cuádriceps y los gemelos, masajea también esos tejidos. A lo largo de todas estas prácticas, explora los ejercicios de *pada bandha* y cualquiera de las prácticas generales de rodillas sanas que no estén contraindicadas para la afección específica.

Restaurar la flexión de la rodilla

Para ayudar a restaurar la flexión de la rodilla, procede en tres pasos, empleando el tiempo necesario para pasar de uno a otro sin dolor y sin que vuelva a surgir la hinchazón.

Curar enfermedades musculoesqueléticas

Dhanurasana (postura del arco)

Primero, tiéndete bocabajo con una cinta de yoga o un cinturón colocado alrededor de los pies y extendido a ambos lados de los hombros. Tira de la cinta y, manteniéndola tirante, dobla lentamente las rodillas como para *Dhanurasana*, usando la cinta para probar suavemente y de forma gradual una mayor flexión de las rodillas. No fuerces la flexión de la rodilla hasta llegar a sentir dolor. En lugar de eso, usa la cinta para flexionarla hasta sentir una ligera resistencia dentro de ella, luego suelta un poco, tira ligeramente y sigue alternando estos movimientos durante uno o dos minutos.

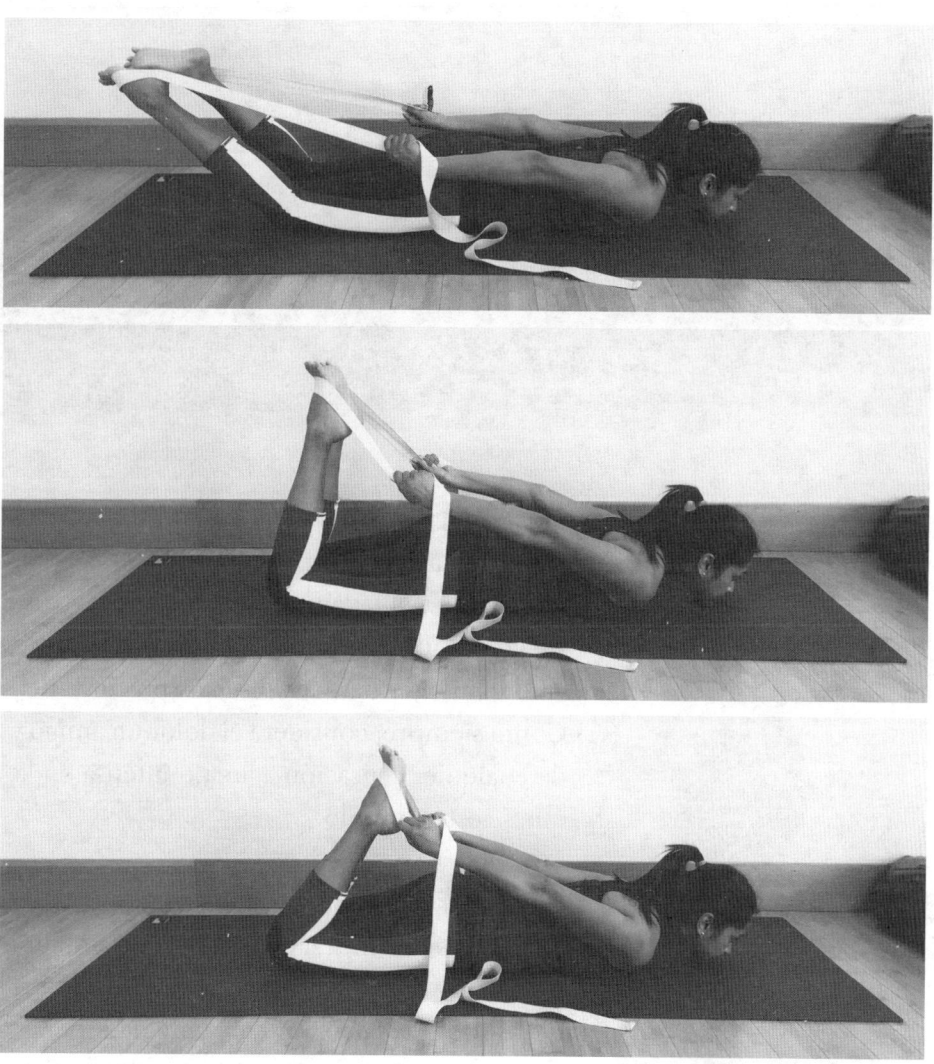

Yogaterapia

Apanasana modificada (postura de las rodillas al pecho o postura de alivio de gases)

Segundo, tiéndete bocarriba con las rodillas colocadas por encima de las caderas y dobladas solo lo suficiente para que no haya presión en la rodilla que se está curando. Lleva suavemente las rodillas hacia el pecho mientras dejas que los talones caigan hacia las caderas como en *Apanasana*, solo en la medida en que no sientas dolor en la rodilla. Luego relaja las rodillas alejándolas ligeramente de esta amplitud de movimiento y regresa a ella de diez a quince veces antes de mantenerlas en la posición más flexionada durante un máximo de dos minutos.

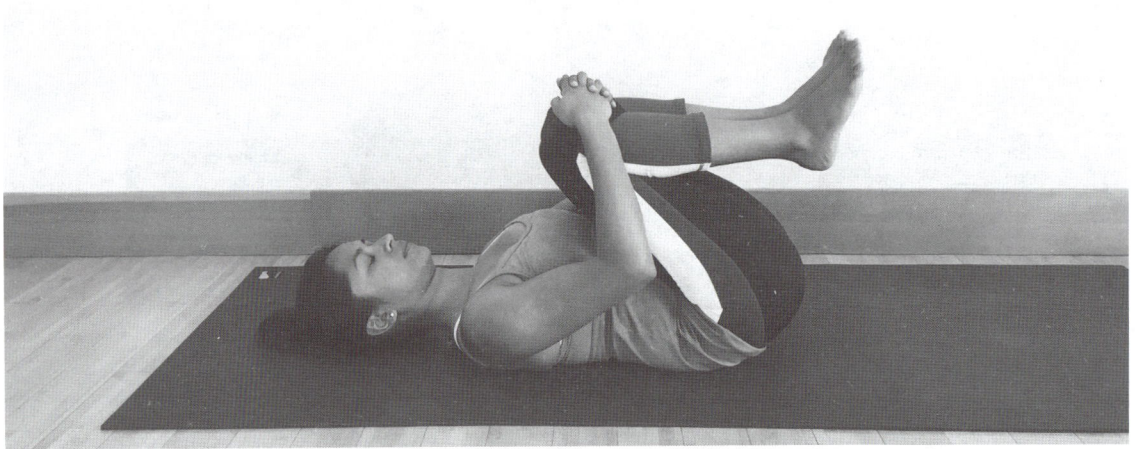

Ustrasana (postura del camello) a *Balasana* (postura del niño)

Tercero, empieza por arrodillarte como se hace en preparación de *Ustrasana* pero con una manta doblada (unos cinco centímetros de grosor) colocada tras las rodillas. Prueba a moverte muy gradualmente hasta *Balasana* (postura del niño). Como siempre, considera el dolor un amigo y aléjate de cualquier sensación aguda o intensa en la rodilla que se está curando.

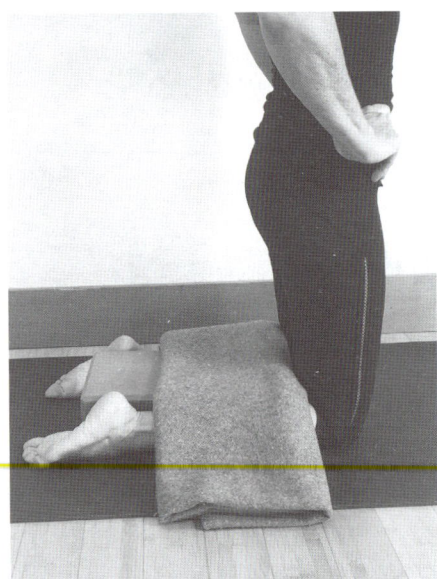

Restaurar la extensión de la rodilla

Antes de empezar el proceso de restaurar la extensión de la rodilla, si te han practicado un injerto del tendón de la corva, asegúrate de esperar dos semanas antes de trabajar con los tendones. Si no es así, recuéstate bocabajo, como se describe en el primer paso para restaurar la flexión de la rodilla, y coloca

Curar enfermedades musculoesqueléticas

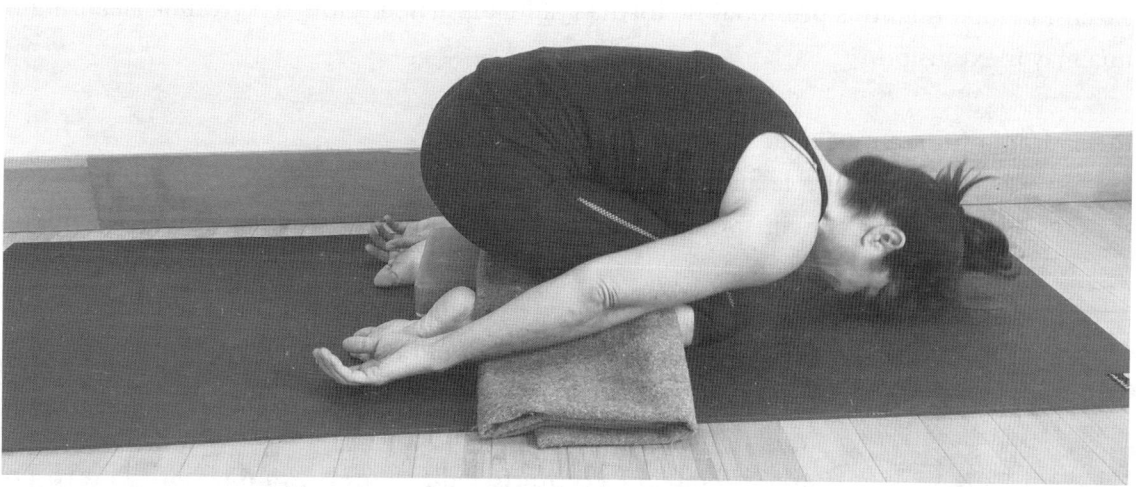

una cinta alrededor del pie de la pierna con la rodilla que se está recuperando (puedes colocar el otro pie en el suelo junto a la cadera en una posición cómoda). Flexiona y extiende muy despacio la articulación de la rodilla, usando la cinta para aplicar una resistencia pasiva en el pie. Extiéndelo solo en la medida en que no haya un dolor intenso mientras respiras profundamente para tolerar el de ligera intensidad.

Dandasana (postura del bastón)

Prueba a sentarte en *Dandasana* con un cojín colocado lo suficientemente alto bajo los isquiones y los muslos para asegurar que la rodilla lesionada no se fuerce más allá de su capacidad actual de amplitud de movimiento seguro. Coloca un saquito de arena por encima de la rótula y prueba a extender gradualmente la rodilla. Si no hay dolor, baja el cojín o elimínalo y coloca una manta enrollada o un rodillo de espuma bajo la rodilla para impedir la

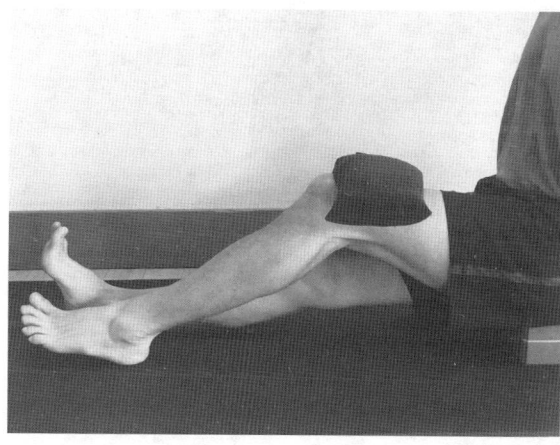
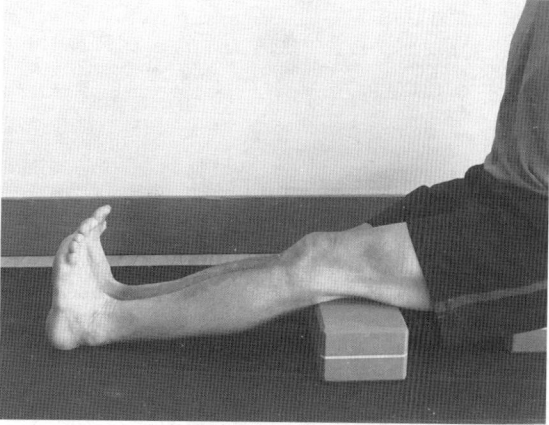

Yogaterapia

extensión total mientras presionas de forma gradual la articulación de la rodilla alcanzando una mayor extensión.

Restaurar la fuerza muscular

Para ayudar a restaurar la fuerza muscular el primer paso es hacer ejercicios de resistencia sin aguantar peso (es decir, apoyar menos peso en las muletas y más en ambos pies mientras se siguen usando las muletas).

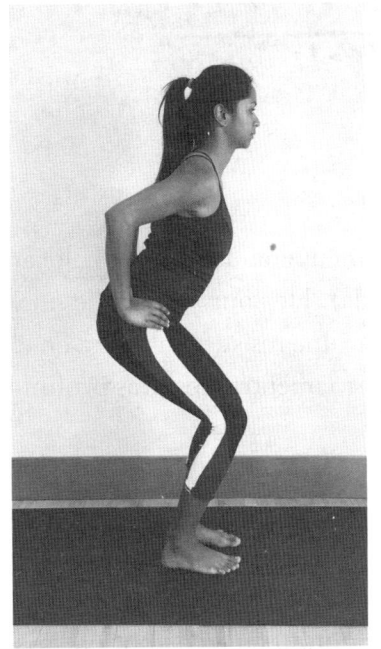

Tadasana (postura de la montaña) y *Utkatasana* (postura torpe o postura de la silla)

Cuando puedas tolerar cómodamente aguantar peso, empieza a moverte lentamente y con estabilidad entre *Tadasana* y *Utkatasana* hasta encontrarte ligeramente cansado pero sin dolor.

Anjaneyasana (postura de estocada baja) y *Ashta Chandrasana* (postura de la octava luna creciente)

Prueba *Anjaneyasana* y, si estás cómodo con ella, *Ashta Chandrasana* para desarrollar una mayor fortaleza en los cuádriceps.

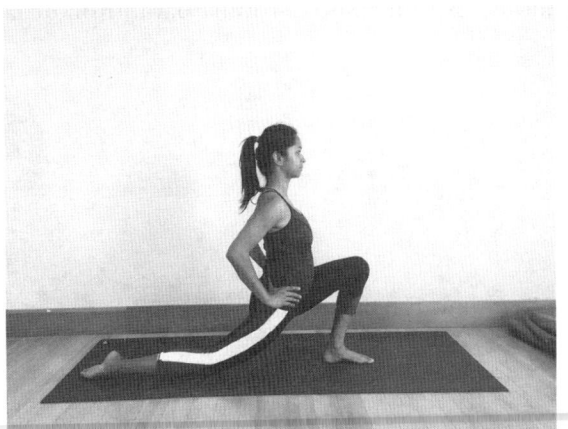
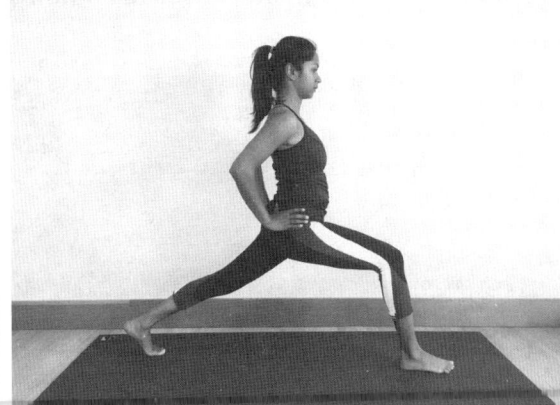

Curar enfermedades musculoesqueléticas

Malasana (postura de la guirnalda): movimiento en cuclillas

Cuando se restaure la amplitud de movimiento y la dinámica de la práctica de *Tadasana* a *Utkatasana* resulte más cómoda, prueba a pasar lentamente de *Tadasana* a *Malasana* (llamada también sentadilla yóguica), avanzando solo en la medida en que no haya ninguna sensación intensa en la rodilla. Progresa gradualmente hasta *Malasana* completa y vuelve lentamente a *Tadasana*.

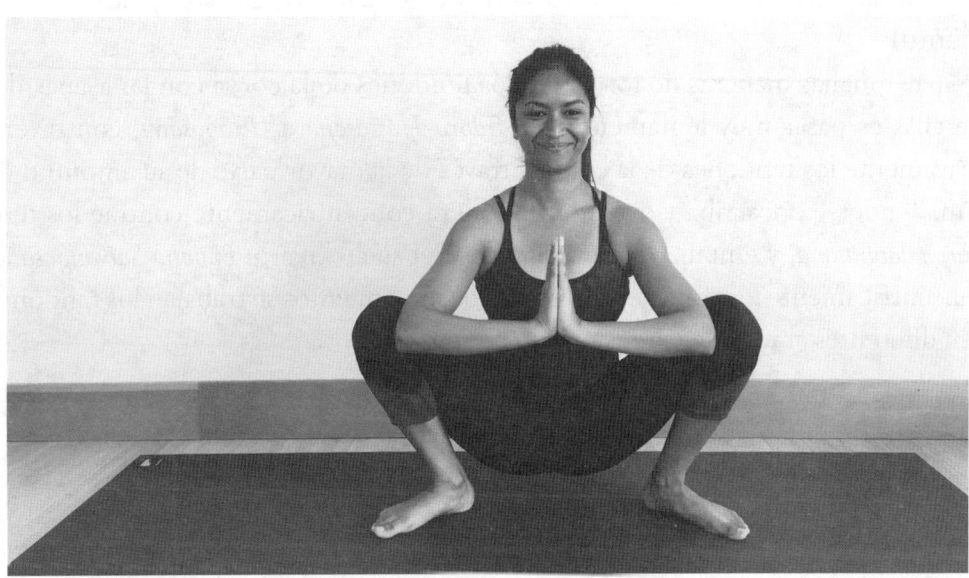

Virabhadrasana II (postura del guerrero II) y *Utthita Parsvakonasana* (postura del ángulo extendido)

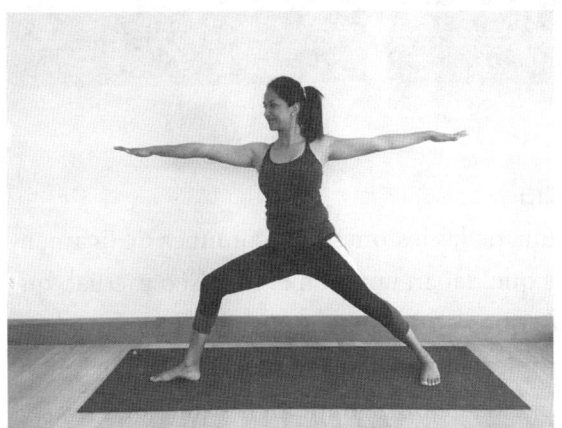
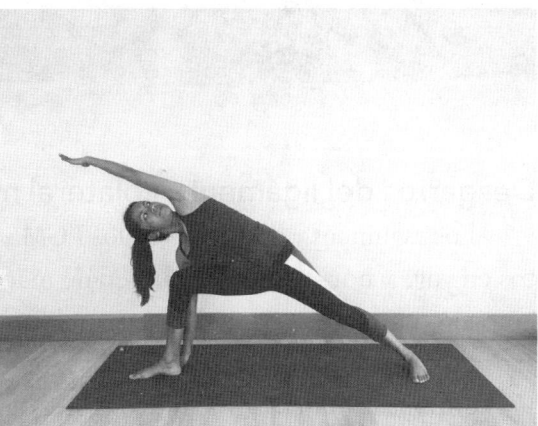

Yogaterapia

Desarrolla una mayor fuerza en los cuádriceps manteniendo *Virabhadrasana* II y *Utthita Parsvakonasana* todo el tiempo que puedas sin que te resulte incómodo. Al hacerlo asegúrate de alinear la rodilla con el centro del pie y de no dejar que esta se desplace hacia delante más allá de la parte posterior del talón. Muévete lentamente y con la presión añadida al talón del pie adelantado al presionar para salir de estas asanas de estocadas altas.

Tadasana (postura de la montaña) a *Uttanasana* (postura de flexión anterior de pie), *Salabhasana* (postura de la langosta) y *Setu Bandha Sarvangasana* (postura del puente)

No hay muchas maneras de fortalecer los tendones de la corva con las asanas de yoga. Una de ellas es pasar muy lentamente de *Urdhva Hastasana* a *Uttanasana*, contrayendo así excéntricamente los tendones de la corva a través de la mayor parte de su amplitud de movimiento. Tenderse bocarriba y extender la cadera concéntricamente contrae los tendones como en *Salabhasana*, y empujarlos para alzarlos del suelo en *Setu Bandha Sarvangasana* también concéntricamente los contrae; con estos dos movimientos se trabajan los tendones de la corva en diferentes grados de extensión de cadera.

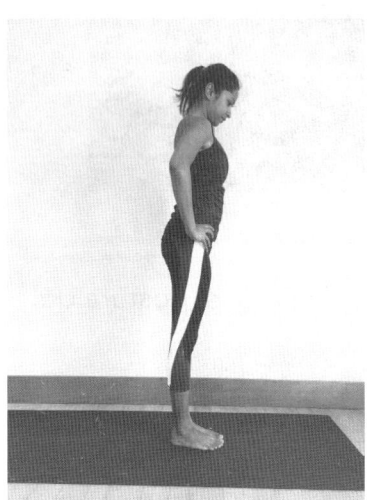
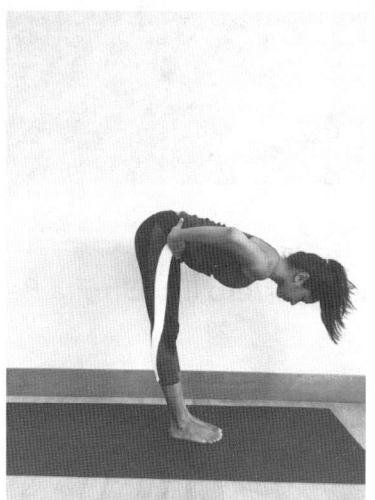
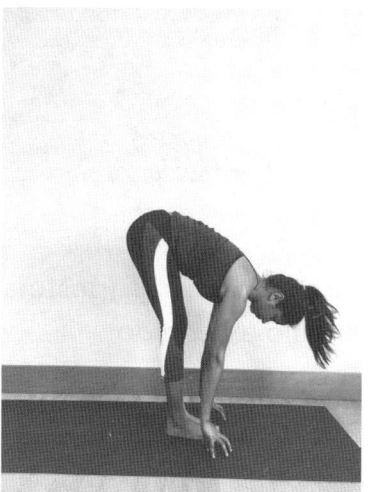

Desgarros del ligamento colateral medial

Los esguinces y desgarros de los LCM son una de las lesiones más comunes de ligamentos en yoga y normalmente ocurren de maneras que dañan también el menisco medial, que amortigua los impactos. El LCM es un ligamento que sufre la mayor tensión en deportes intensos como el fútbol, el esquí y el surf, pero también puede dañarse por fuertes movimientos continuos abductivos-aductivos como en la patada de braza durante la natación. Hay tres grados de esguince de los LCM:

Esguince de los LCM de primer grado: las fibras del ligamento están excesivamente estiradas hasta el punto de suponer un daño leve, pero no más del 10 % están desgarradas, lo que causa muy poca hinchazón y sensibilidad y no produce una sensación de inestabilidad en la rodilla. El dolor aumenta con la presión en la parte exterior de la rodilla.

Esguince de los LCM de segundo grado: las fibras del ligamento están parcialmente desgarradas, y esto provoca una sensibilidad medial y una hinchazón moderadas, además de una ligera inestabilidad en la articulación. Algunos fisioterapeutas utilizan 2− y 2+ para indicar lesiones más cercanas al primer o segundo grado respectivamente.

Esguince de los LCM de tercer grado: las fibras del ligamento sufren una rotura total que lo divide en dos partes y causa sensibilidad medial aguda, hinchazón, amplitud de movimiento limitada e inestabilidad en la articulación al resistir fuerzas valgas.

Las lesiones de los LCM se confunden a menudo con otras lesiones, principalmente con desgarros de menisco, desgarros de los LCA (con las que a veces coinciden), fracturas óseas y subluxación rotular. Un médico especialista en ortopedia o un fisioterapeuta pueden llevar a cabo diferentes pruebas para diagnosticar correctamente la lesión. Un fallo en el diagnóstico correcto de las lesiones diferenciadas (especialmente con lesiones combinadas) puede conducir a un tratamiento inadecuado y a problemas crónicos de la articulación.

LA EXPERIENCIA DOLOROSA

La intensidad del dolor varía de leve a agudo dependiendo del grado del esguince, aunque la mayoría de los desgarros causan inmediatamente una intensa sensación punzante o ardiente (al poco tiempo de escuchar un chasquido o un crujido). El dolor agudo indica una gran probabilidad de esguince de segundo o tercer grado. Aguantar peso añadirá dolor y una sensación de hundimiento en la rodilla, así como una hinchazón que probablemente sobrevendrá unas cuantas horas después de haberse producido la lesión.

LAS CAUSAS CONOCIDAS

Los desgarros de los LCM son causados por la fuerza excesiva que tira del fémur medial y de la tibia medial separando un hueso del otro. Esto ocurre más frecuentemente en las actividades deportivas generales debido a un golpe fuerte en el lado lateral de la rodilla. El movimiento de viraje que se produce en el esquí, el *snowboard* y el surf también puede causar desgarros de los LCM. En el yoga ocurre con más frecuencia al tratar de mover la cadera mientras la rodilla está doblada en flexión profunda, especialmente al intentar imprimir a la articulación de la rodilla el movimiento de torsión requerido en todas las posiciones de la pierna parecidas al loto

CÓMO SE CURA

La curación del esguince de los LCM depende principalmente de su grado. Por lo general, los esguinces de primer grado se curan solos en un periodo de dos a diez semanas cuando se les proporciona el descanso adecuado seguido de un fortalecimiento de los músculos que rodean la rodilla. La mayoría de los médicos especialistas en ortopedia y de los fisioterapeutas recomiendan el método RICE durante los dos días siguientes a la aparición de la lesión. Una vez que la hinchazón haya disminuido, las actividades sosegadas, isométricas, isotónicas y de resistencia fortalecerán la musculatura del lado medial de la articulación, añadiendo así apoyo al LCM vulnerable.

Como sucede con los LCA, los desgarros de primer y segundo grado de los LCM son muy diferentes, y por lo tanto es importante tener un diagnóstico correcto, que podría requerir una resonancia magnética de la rodilla. La prioridad es proteger de más daños los extremos desgarrados del ligamento evitando la tensión en el lado medial de la articulación durante alrededor de un mes. Si la lesión coincide con un desgarro del LCA que requiera cirugía, el protocolo general es tratar el LCM aproximadamente a las seis semanas de producirse la lesión y solo entonces comenzar con la reparación del LCA.

Con el tratamiento no quirúrgico de los desgarros de segundo y tercer grado, las dos primeras semanas de curación céntrate en reducir la hinchazón aplicando hielo de quince a veinte minutos cada hora o dos horas durante los dos primeros días, y luego tres o cuatro veces al día hasta que desaparezca la hinchazón. Es importante evitar el peso durante esta fase de la curación (se puede volver a sostener todo el peso aunque con cuidado y llevando una rodillera con bisagras una vez que se restaure el paso normal).

Se puede llevar a cabo un estiramiento suave de manera gradual para recuperar por completo la extensión y la flexión sin dolor. Para fortalecer los músculos alrededor de las caderas, en el cuádriceps y en los tendones de la corva puede realizarse un fortalecimiento estático siempre que no cause dolor. Si el paso es normal y sin dolor ni hinchazón, tras unas seis semanas uno puede hacer ejercicios más intensos de fortalecimiento, entre ellos, gradualmente, los que introducen una fuerza rotatoria en el interior de la articulación de la rodilla. Aunque la mayoría de las roturas de tercer grado pueden curarse sin tratamiento quirúrgico, en casos de rotura completa acompañada de otras lesiones (pinzamiento del extremo del ligamento, fractura ósea) suele ser necesaria una reparación quirúrgica si uno quiere recuperar el movimiento (especialmente el atlético) o volver a realizar asanas que sometan la articulación de la rodilla a fuerzas rotatorias. El protocolo posquirúrgico del tratamiento sigue los procedimientos que vimos anteriormente para los desgarros de segundo grado.

En todas las estrategias curativas el objetivo inicial es restaurar toda la amplitud de movimiento en la articulación de la rodilla. Esto nunca debería forzarse, que es precisamente lo que ocurre en asanas como *Balasana* (postura del niño) y otras que implican una flexión y una rotación parcial de la articulación forzadas. Cuando se recupera la amplitud de movimiento, uno debería volver a desarrollar gradualmente la fuerza de todos los músculos relacionados con la rodilla, prestando una atención primordial a los tendones de la corva y los cuádriceps.

CURAR CON PRÁCTICAS DE ASANA

Al explorar estas prácticas proporciona un tratamiento de tejido blando (movilización y masaje suaves) a la rótula, el tendón rotuliano, las áreas de incisión y la parte posterior de la rodilla para ayudar a reducir la fibrosis e incrementar la amplitud de movimiento. Cuando las prácticas de curación progresen hasta el fortalecimiento de los tendones de la corva y los cuádriceps, masajea también esos tejidos. A lo largo de todas estas prácticas, explora los ejercicios de *pada bandha* y cualquiera de las prácticas generales de rodillas sanas que no estén contraindicadas para tu afección específica.

Restaurar la flexión de la rodilla

Para ayudar a restaurar la flexión de la rodilla, procede en tres pasos, empleando el tiempo necesario para pasar de uno a otro sin dolor y sin que vuelva a surgir la hinchazón.

Dhanurasana (postura del arco)

Primero, tiéndete bocabajo con una cinta de yoga o un cinturón colocado alrededor de los pies y extendido a ambos lados de los hombros. Tira de la cinta y, manteniéndola tirante, dobla lentamente las rodillas como para *Dhanurasana*, usando la cinta para probar suavemente y de forma gradual una mayor flexión de las rodillas. No flexiones forzadamente la rodilla hasta llegar a sentir dolor. En lugar de eso, usa la cinta para flexionarla hasta sentir una ligera resistencia dentro de ella; luego suelta un poco, tira ligeramente y sigue alternando estos movimientos durante uno o dos minutos.

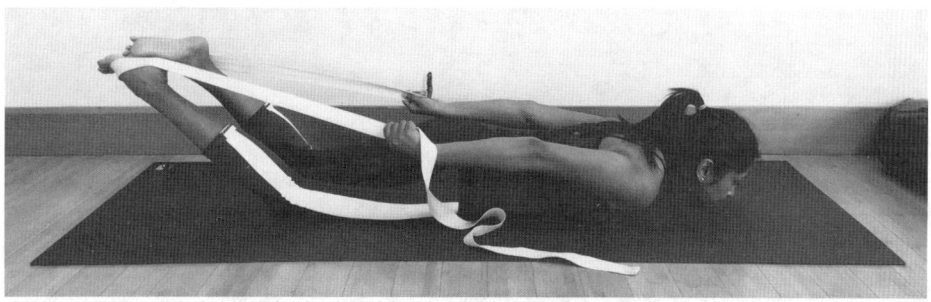

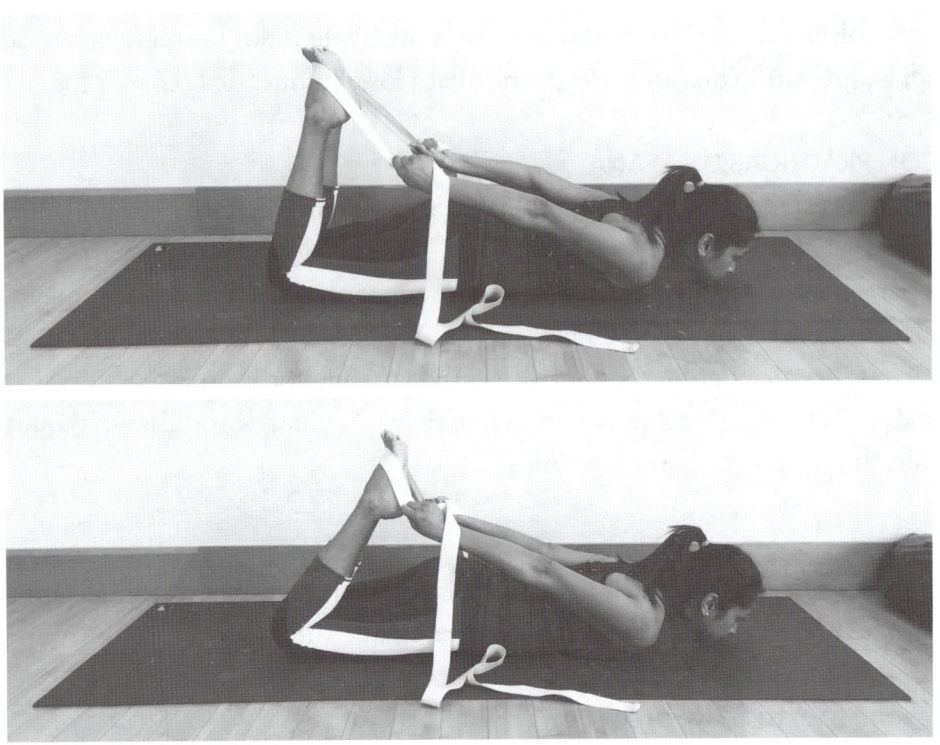

Apanasana modificada (postura de las rodillas al pecho o postura de alivio de gases)

Segundo, tiéndete boca arriba con las rodillas colocadas por encima de las caderas y dobladas solo lo suficiente para que no haya presión en la rodilla que se está curando. Lleva suavemente las rodillas hacia el pecho mientras dejas que los talones caigan hacia las caderas como en *Apanasana*, solo en la medida en que no sientas dolor en la rodilla. Luego relaja las rodillas alejándolas ligeramente de esta amplitud de movimiento y regresa a ella de diez a

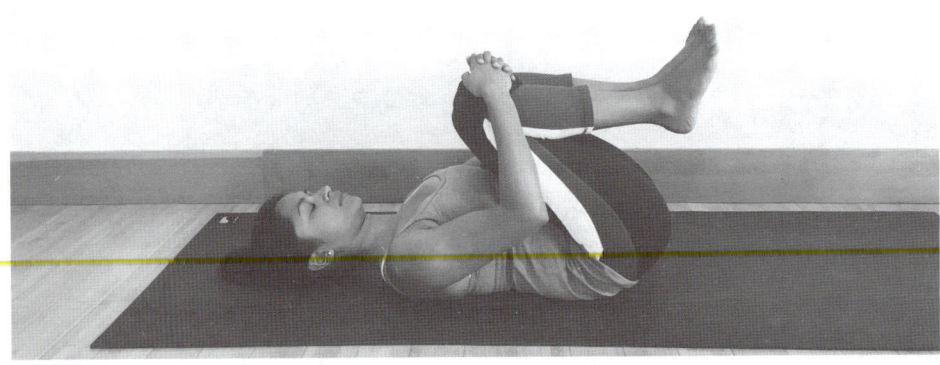

quince veces antes de mantenerlas en la posición más flexionada durante un máximo de dos minutos.

Ustrasana (postura del camello) a *Balasana* (postura del niño)

Tercero, empieza por arrodillarte como se hace en preparación de *Ustrasana* pero con una manta doblada (unos cinco centímetros de grosor) colocada tras las rodillas. Prueba a moverte muy gradualmente hasta *Balasana* (postura del niño). Como siempre, considera el dolor un amigo y aléjate de cualquier sensación aguda o intensa en la rodilla que se está curando.

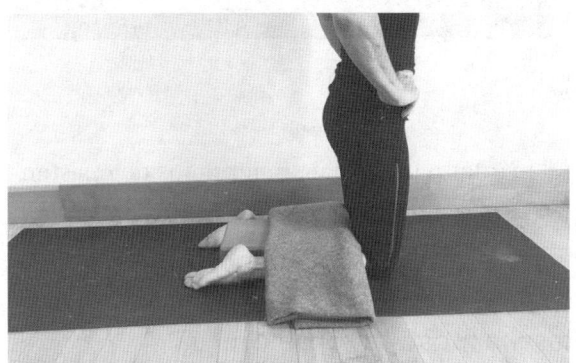 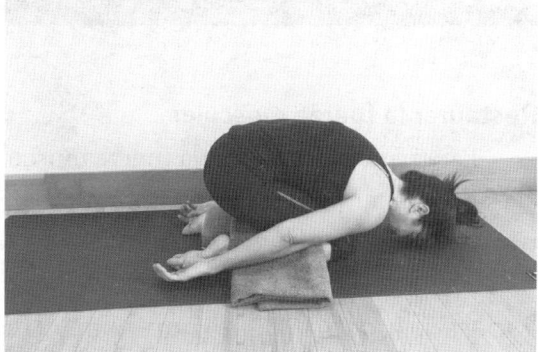

Restaurar la extensión de la rodilla

Antes de empezar el proceso de restaurar la extensión de la rodilla, si te han practicado un injerto del tendón de la corva, asegúrate de esperar dos semanas antes de trabajar con los tendones. Si no es así, recuéstate bocabajo, como se describe en el primer paso para restaurar la flexión de la rodilla y coloca una cinta alrededor del pie de la pierna con la rodilla que se está recuperando (puedes colocar el otro pie en el suelo junto a la cadera en una posición cómoda). Flexiona y extiende muy despacio la articulación de la rodilla, usando la cinta para aplicar una resistencia pasiva en el pie. Extiéndelo solo en la medida en que no haya un dolor intenso mientras respiras profundamente para tolerar el de ligera intensidad.

Dandasana (postura del bastón)

Prueba a sentarte en *Dandasana* con un cojín colocado lo suficientemente alto bajo los isquiones y los muslos para asegurar que la rodilla lesionada no se fuerce más allá de su capacidad actual de amplitud de movimiento seguro. Coloca un saquito de arena por encima de la rótula y prueba a extender gradualmente la rodilla. Si no hay dolor, baja el cojín o elimínalo y coloca una manta enrollada o un rodillo de espuma bajo la rodilla para impedir la extensión total mientras presionas de forma gradual la articulación de la rodilla alcanzando una mayor extensión.

Yogaterapia

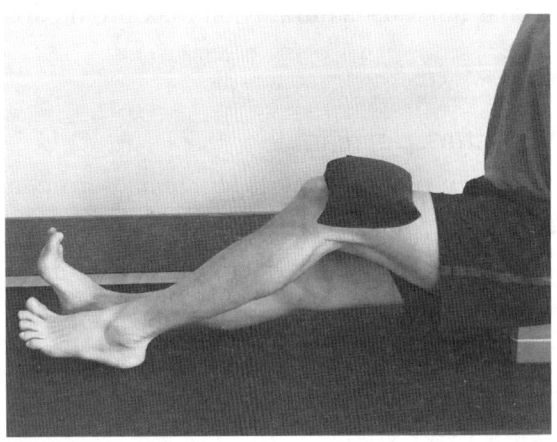 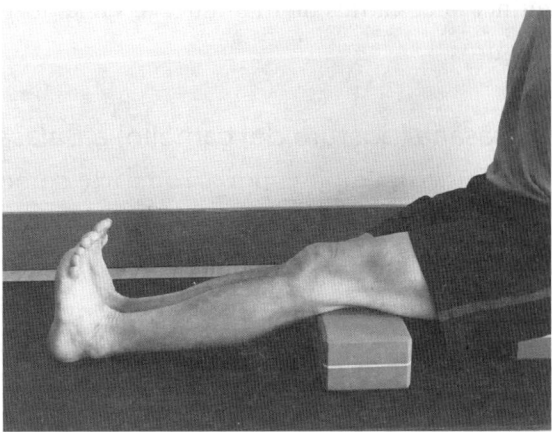

Restaurar la fuerza muscular

Para ayudar a restaurar la fuerza muscular el primer paso es hacer ejercicios de resistencia sin aguantar peso (es decir, apoyar menos peso en las muletas y más en ambos pies mientras se siguen usando las muletas).

Tadasana (postura de la montaña) y *Utkatasana* (postura torpe o postura de la silla)

Cuando puedas tolerar cómodamente aguantar peso, empieza a moverte lentamente y con estabilidad entre *Tadasana* y *Utkatasana* hasta encontrarte ligeramente cansado pero sin dolor.

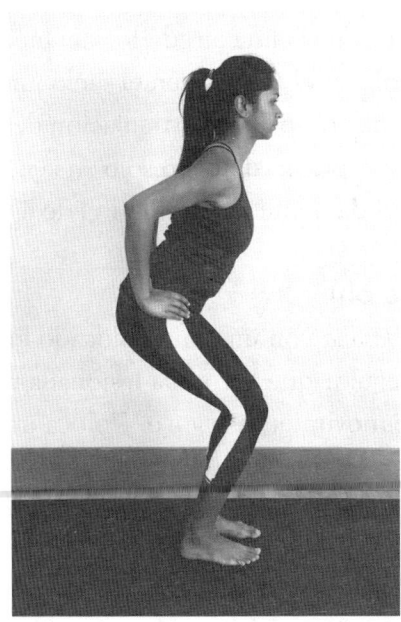

Curar enfermedades musculoesqueléticas

Anjaneyasana (postura de estocada baja) y Ashta Chandrasana (postura de la octava luna creciente)

Prueba *Anjaneyasana* y, si estás cómodo en ella, *Ashta Chandrasana* para desarrollar una mayor fuerza en los cuádriceps.

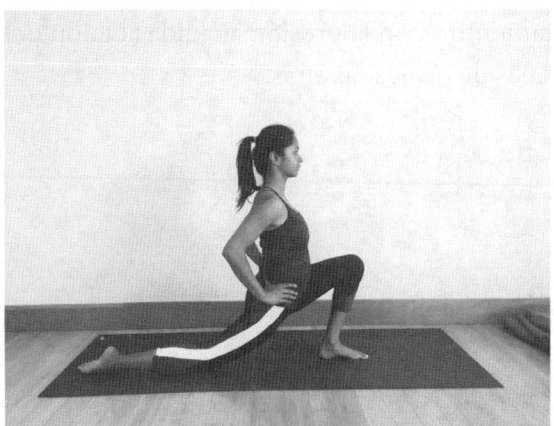 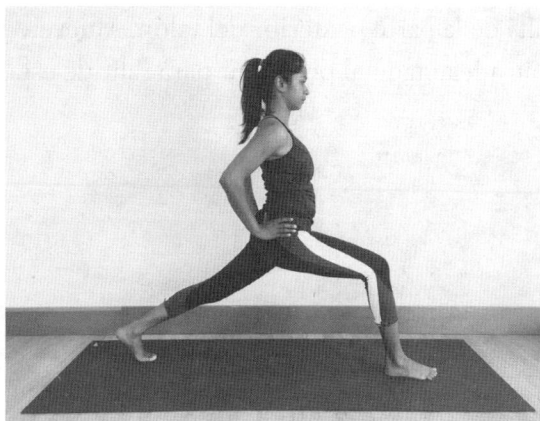

Malasana (postura de la guirnalda) y volver

Cuando se restaure la amplitud de movimiento y la dinámica de la práctica de *Tadasana* a *Utkatasana* resulte más cómoda, prueba a pasar lentamente de *Tadasana* a *Malasana*, avanzando solo en la medida en que no haya ninguna sensación intensa en la rodilla. Progresa gradualmente hasta *Malasana* completa y vuelve lentamente a *Tadasana*.

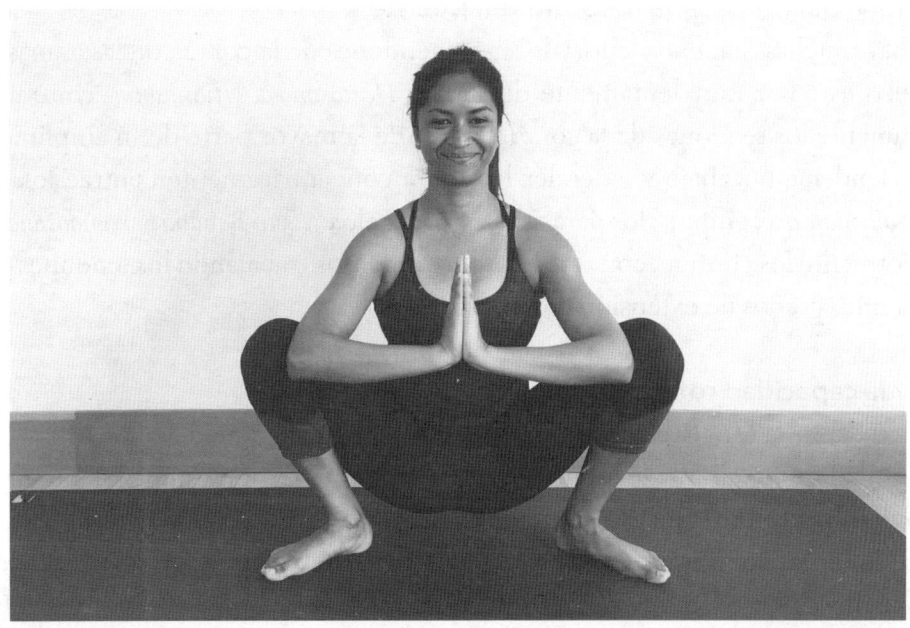

Virabhadrasana II (postura del guerrero II) y *Utthita Parsvakonasana* (postura lateral del ángulo extendido)

Desarrolla una mayor fuerza en los cuádriceps manteniendo *Virabhadrasana* II y *Utthita Parsvakonasana* todo el tiempo que puedas sin que te resulte incómodo. Al hacerlo asegúrate de alinear la rodilla con el centro del pie y de no dejar que esta se desplace hacia delante más allá de la parte posterior del talón. Muévete lentamente y con la presión añadida al talón del pie adelantado al presionar para salir de estas asanas de estocadas altas.

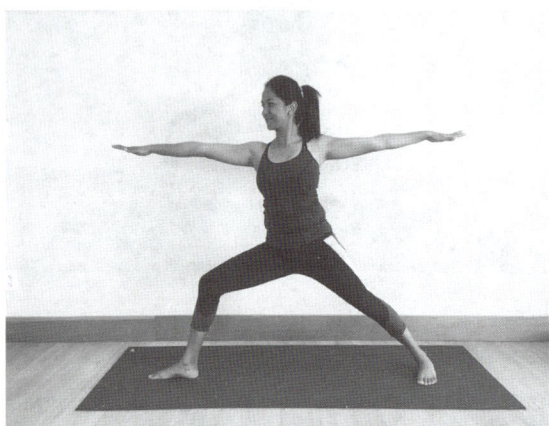
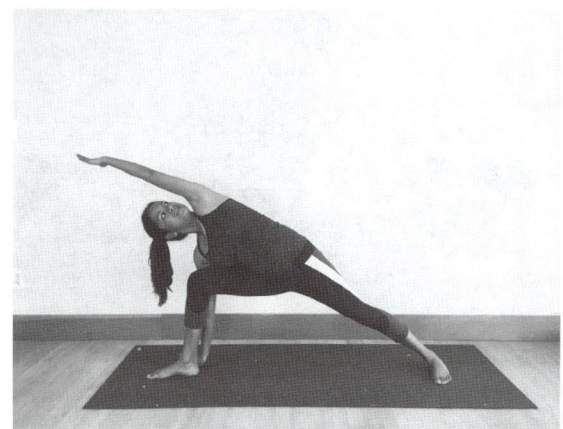

Tadasana (postura de la montaña) a *Uttanasana* (flexión anterior de pie), *Salabhasana* (postura de la langosta) y *Setu Bandha Sarvangasana* (postura del puente)

No hay muchas maneras de fortalecer los tendones de la corva con las asanas de yoga. Una de ellas es pasar muy lentamente de *Urdhva Hastasana* a *Uttanasana*, contrayendo así excéntricamente los tendones de la corva a través de la mayor parte de su amplitud de movimiento. Tenderse bocabajo y extender la cadera concéntricamente contrae los tendones como en *Salabhasana* y empujarlos para alzarlos del suelo en *Setu Bandha Sarvangasana* también concéntricamente los contrae, con estos dos movimientos trabajando los tendones de la corva en diferentes grados de extensión de cadera.

Restaurar la capacidad rotatoria

Para restaurar la capacidad rotatoria (y con esto la habilidad de flexionar por completo la rodilla con el muslo abducido, aducido y en rotación externa), es importante desarrollar la flexibilidad en los músculos que actúan desde arriba sobre la parte interna de la rodilla, entre ellos todos las aperturas de cadera, los cuádriceps, el aductor largo y el aductor corto, los tendones de la corva semimembranoso y semitendinoso, el grácil y el sartorio. Una de las

Curar enfermedades musculoesqueléticas

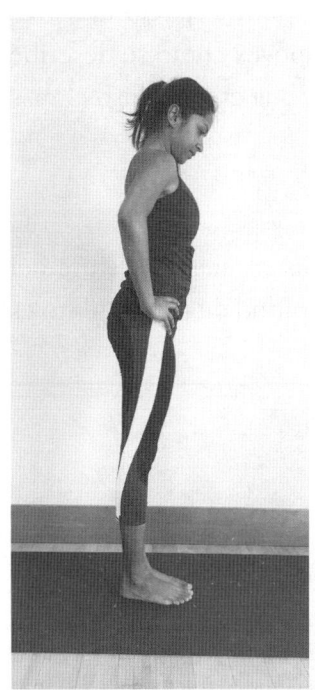
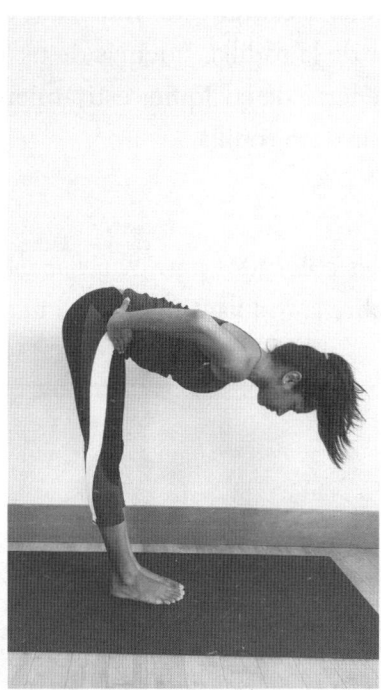
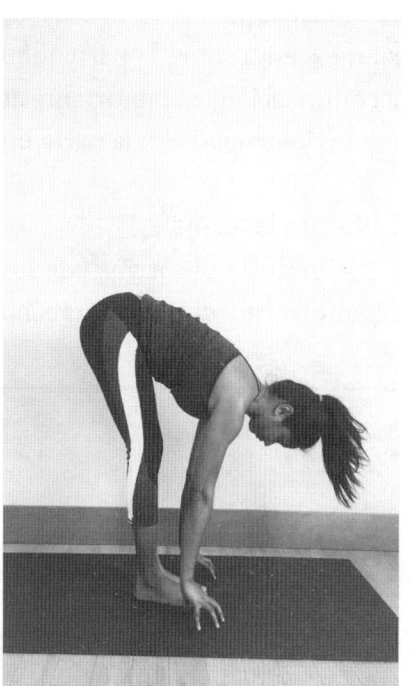
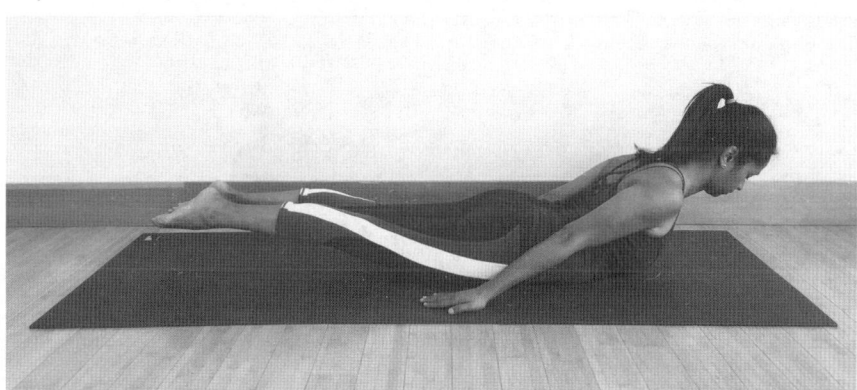
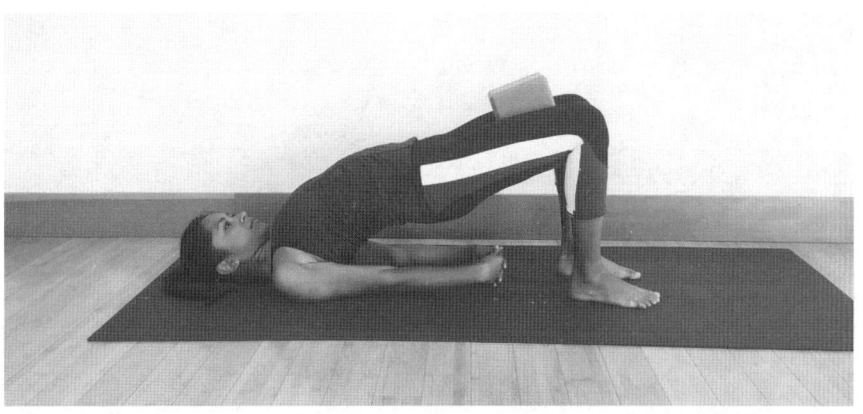

Yogaterapia

dificultades para hacerlo estriba en que al estirar estos músculos uno podría ejercer una presión excesiva sobre la parte inferior de la rodilla. Además de usar apoyos como se describe a continuación, es importante abstenerse de cualquier estiramiento que cree incluso el más ligero dolor agudo en la parte interna de la rodilla.

Enhebra la aguja

Tumbado bocarriba con los pies colocados para *Setu Bandha Sarvangasana* (postura del puente), cruza el tobillo derecho sobre la rodilla izquierda. Si tu amplitud de movimiento es

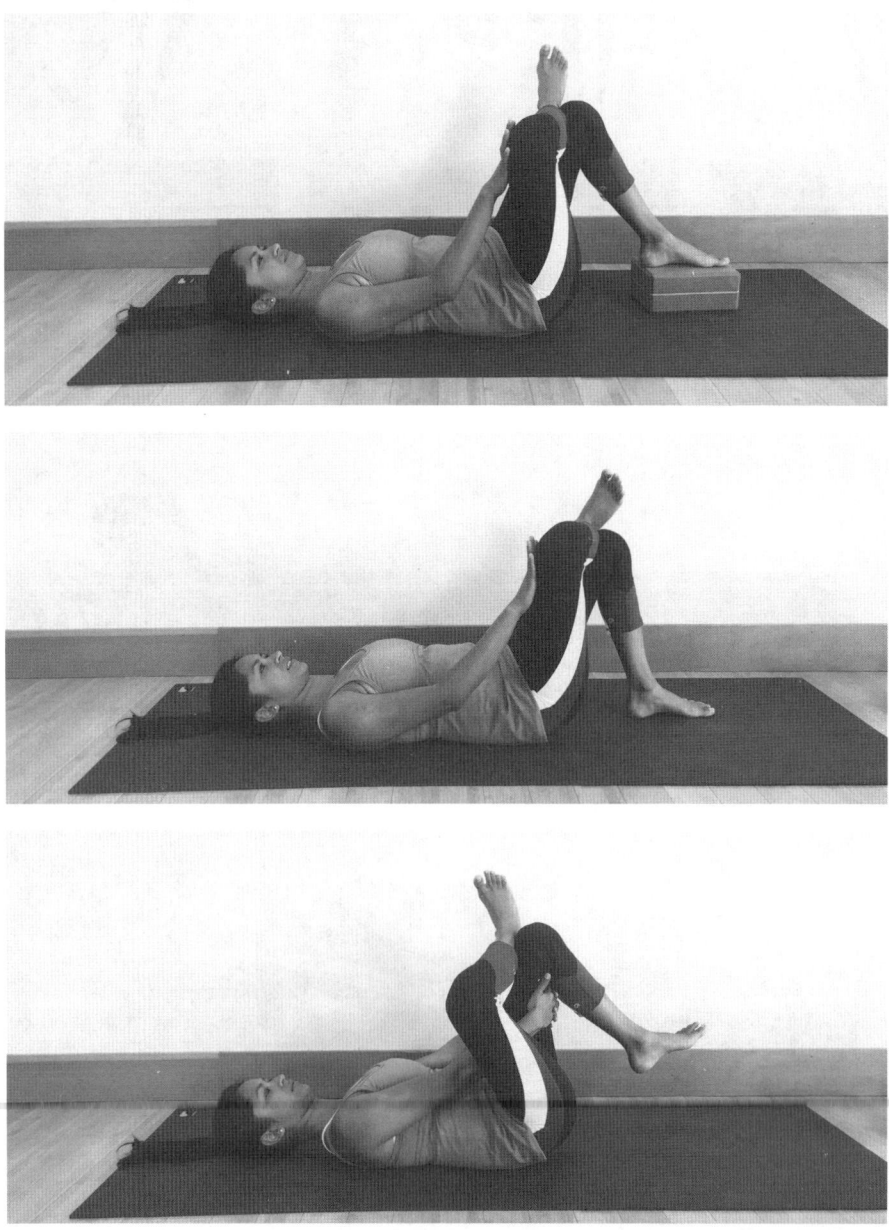

Curar enfermedades musculoesqueléticas

limitada para hacer esto, tiéndete bocarriba junto a una pared, coloca el pie izquierdo sobre la pared a alrededor de un metro del suelo y luego trata de cruzar el tobillo derecho sobre la pierna izquierda. Agárrate las manos tras la rodilla izquierda, y tira de la pierna izquierda hacia el hombro del mismo lado y suéltala separándola del hombro mientras mantienes las caderas en el suelo. Prueba a usar la mano derecha para empujar la rodilla derecha alejándola del hombro del mismo lado. Haz varias repeticiones antes de mantener durante dos minutos el máximo estiramiento que te resulte cómodo.

Baddha Konasana (postura del ángulo unido)

Tumbado bocarriba con las plantas de los pies juntas y las rodillas separadas, deja que la cara interna de los muslos se relaje y las rodillas se dejen caer hacia el suelo. Si hay incomodidad en la cara interna de los muslos o en las rodillas, coloca cojines o bloques bajo las rodillas. Permanece en esta posición durante un mínimo de dos minutos.

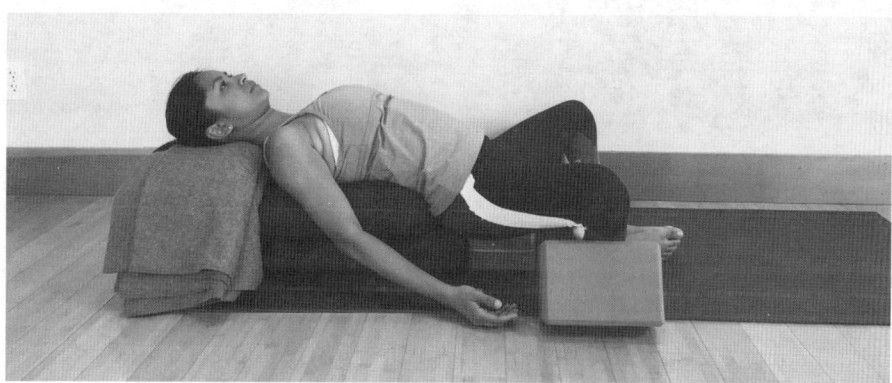

Gomukhasana (postura de la cara de vaca)

Siéntate durante un máximo de dos minutos en *Gomukhasana*. Si no eres capaz de permanecer erguido y sin incomodidad en las rodillas, siéntate sobre unos bloques.

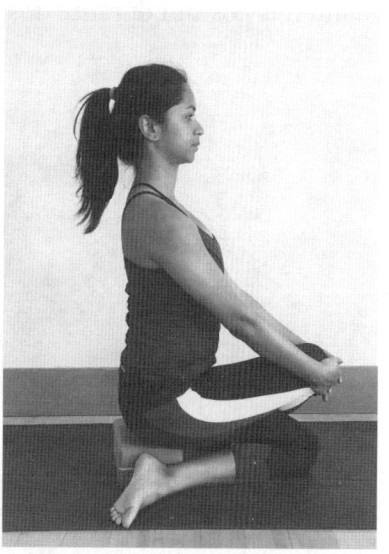

Yogaterapia

Upavista Konasana (flexión anterior sentada en ángulo amplio)

Si estando en la forma básica de esta asana notas alguna molestia detrás de la rodilla, coloca una manta enrollada bajo ella. Si no puedes permanecer erguido cómodamente, siéntate sobre un bloque o un cojín. Mantenla durante al menos dos minutos.

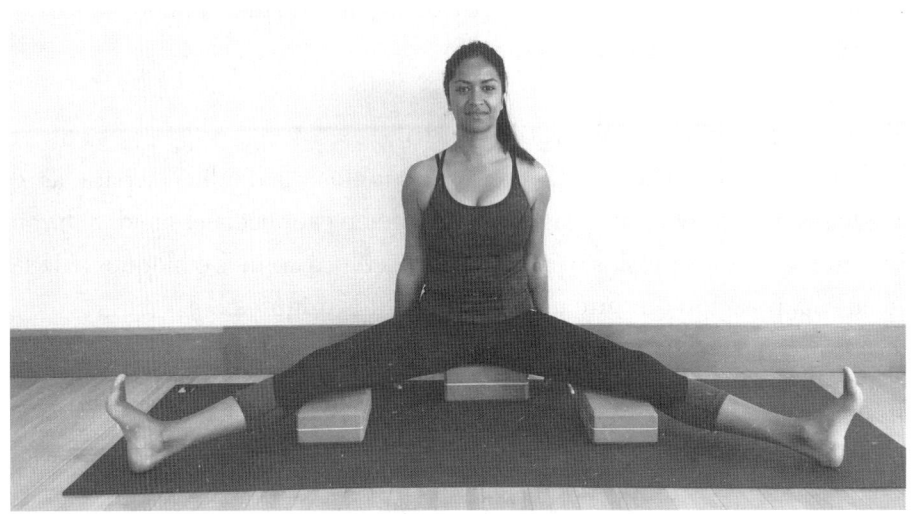

Supta Parivartanasana (postura en torsión invertida)

Túmbate bocarriba, sujeta la rodilla del lado lesionado para flexionar la cadera y luego lleva la rodilla al otro lado del cuerpo, colocándote en la forma de torsión espinal básica de *Supta Parivartanasana*. Con una cinta alrededor del pie de la pierna afectada, extiende por completo la rodilla de esa pierna mientras sigues tirando de ella hacia el otro lado del cuerpo. Mantén la postura durante dos minutos.

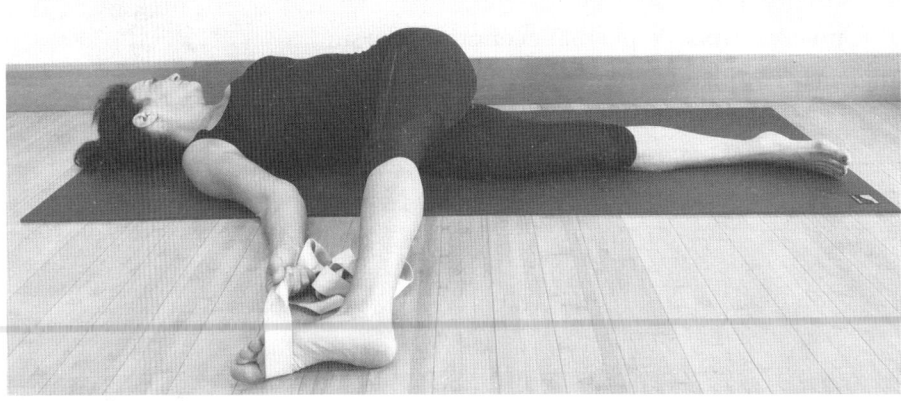

Desgarros del menisco medial

Un desgarro del menisco es una fractura o rotura de la almohadilla del cartílago en forma de media luna. Es una afección degenerativa que empeora cuando no hay reposo o (en el caso de desgarros moderados o graves) tratamiento. Aunque los desgarros pueden producirse en varias partes de uno o ambos meniscos (en colgajo, dobles en colgajo, periféricos, en colgajo horizontal, en colgajo desplazado, longitudinales cortos y largos, periféricos reparados), es más probable que las potentes fuerzas de corte o de compresión generadas cuando la rodilla gira mientras se flexiona o se extiende se produzcan en el menisco medio (debido a su movilidad, es muy poco frecuente que el menisco lateral se desgarre, y cuando lo hace suele curarse solo gracias a la vascularización del área, al contrario que su equivalente medial). El menisco medial también es más propenso a desgarros debido a que su estructura se entrelaza con los LCM, lo que lleva a un daño en el menisco cuando hay lesiones de LCA o LCM.

LA EXPERIENCIA DOLOROSA

Un desgarro en el menisco medial producirá un dolor agudo al rotar internamente la tibia. Los desgarros menores producirán un dolor y una hinchazón leves, que normalmente disminuyen a las tres semanas. Por lo general hay sensibilidad en un punto a lo largo de la cara interna de la rodilla y un dolor más intenso con la hiperextensión o la hiperflexión de la articulación de la rodilla. También se produce un dolor intenso en la cara interna de la rodilla con la rotación externa de la cadera, la parte inferior de la pierna o el pie.

LAS CAUSAS CONOCIDAS

La mayoría de los desgarros de menisco medial se producen cuando hay un desgarro del LCM, el LCA o ambos. Sin embargo, también se desgarra debido a una compresión excesiva (que puede ocurrir en *Balasana* [postura del niño] o en *Virasana* [postura del héroe]) o a una torsión a través de la articulación (como ocurre al colocar la pierna para *Padmasana* y todas las demás asanas en las que la cadera está abducida y rotada externamente y la rodilla está flexionada). Con la edad, el menisco medial se desgasta y se vuelve más vulnerable a los desgarros.

CÓMO SE CURA

Donde hay vascularidad, hay potencial para la autocuración. Con una vascularidad mínima (ninguna en su sección central), el menisco no se cura bien o no se cura en absoluto. El protocolo de terapia física para las lesiones de menisco implica el fortalecimiento de los diversos músculos que influyen en la articulación de la rodilla, tal y como se describió para fortalecer estos músculos con relación a las reparaciones del LCM (detalladas anteriormente).

CURAR CON PRÁCTICAS DE ASANA

Repasa las prácticas dadas anteriormente para la reparación del LCM, centrándote en aquellas que te ayuden a fortalecer los músculos que influyen en la rodilla.

Síndrome de la banda iliotibial

El tensor (del latín *tendere*, 'estirar') de la fascia lata (del latín *fasciae*, 'de la banda' y *latae*, 'amplia') es un músculo largo que surge de la parte superior de la pelvis (principalmente en la espina ilíaca anterosuperior y la cresta ilíaca). Se une con las fibras del glúteo medio y menor y luego llega a situarse entre dos capas de fascia antes de insertarse en la banda (o tracto) iliotibial (IT), que se extiende descendiendo por la parte lateral del muslo antes de cruzar la rodilla y adherirse al cóndilo lateral de la tibia. Al tensar la fascia lata y la banda IT, este conjunto de tejidos estabiliza el fémur sobre la tibia al estar de pie y caminar o correr.

El síndrome de la banda iliotibial (SBIT), llamado también síndrome de fricción de la banda iliotibial, es la lesión más común de la parte lateral de la rodilla entre atletas[12] y la lesión más común por exceso de uso en la extremidad inferior entre atletas femeninas.[13] El síndrome consiste en una sensación dolorosa en el cóndilo lateral del fémur o en el área ligeramente inferior que se produce con los movimientos reiterados de la articulación de la rodilla.

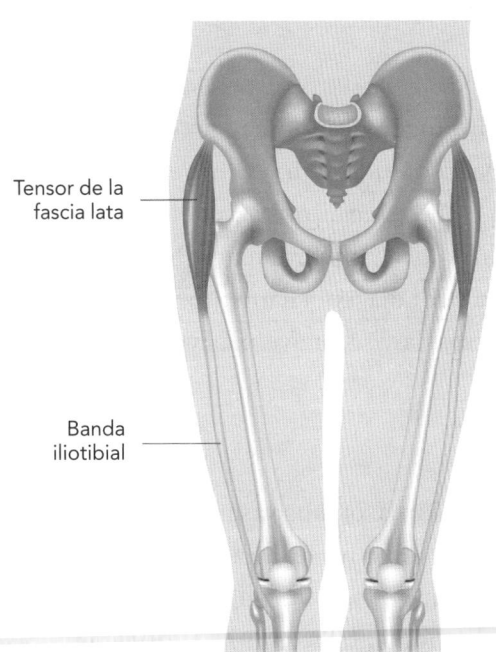

Figura 23.4. La banda iliotibial

LA SENSACIÓN DOLOROSA

El SBIT causa una sensación aguda y punzante en el cóndilo lateral del fémur (justo sobre la rodilla). El dolor puede sentirse en un punto ligeramente inferior o superior a lo largo de la banda IT. Normalmente se siente al correr o hacer senderismo cuando el pie toca el suelo o cuando se ejercen fuerzas de torsión en la rodilla al cambiar la dirección de la marcha.

LAS CAUSAS CONOCIDAS

La rigidez en la banda IT se considera generalmente una de las causas principales del SBIT. Sin embargo, hasta la fecha ningún estudio ha establecido que esto sea cierto.[14] Hasta hace poco se creía asimismo que la inflamación de la bursa causaba SBIT. Sin embargo, ahora hay pruebas considerables de que el estiramiento reiterado de la fascia

Curar enfermedades musculoesqueléticas

lateral incrementa la tensión en la banda IT cuando esta cruza la rodilla, no la hinchazón de las bursas.[15] Los músculos abductores débiles de la cadera que causan un incremento de la aducción de esta durante la fase de apoyo de la marcha también son una causa importante de SBIT.[16] La diferencia de longitud en las piernas, las patologías del arco del pie y algunos hábitos de ejercicio (como correr sobre una superficie desigual) son otros factores. Los corredores con zapatos gastados o con un apoyo deficiente del arco y los ciclistas con la posición de los dedos de los pies incluso ligeramente rotada hacia dentro tienen más probabilidades de sufrir SBIT.

CÓMO SE CURA

La dificultad para realizar un diagnóstico específico complica la identificación de tratamientos beneficiosos. En la medida en que la fricción sea causada por la rigidez de la banda IT, el tratamiento debería centrarse en estirar y en reducir la tensión en la fascia lata y los glúteos (especialmente el glúteo medio). Si la causa son los abductores débiles, debería centrarse en fortalecer los músculos del compartimento lateral de la cadera.

CURAR CON PRÁCTICAS DE ASANA
Estirar y reducir la tensión

Para estirar y reducir la tensión en el tensor de la fascia lata, realiza estas asanas:

Supta Parivartanasana (postura en torsión invertida)

Túmbate bocarriba, sujeta la rodilla del lado que se está curando para flexionar la cadera y luego lleva la rodilla al otro lado del cuerpo, colocándote en la postura de torsión espinal básica de *Supta Parivartanasana*. Con una cinta alrededor del pie de la pierna afectada, extiende por completo la rodilla de esa pierna mientras sigues tirando de ella hacia el otro lado del cuerpo. Mantén la postura durante dos minutos.

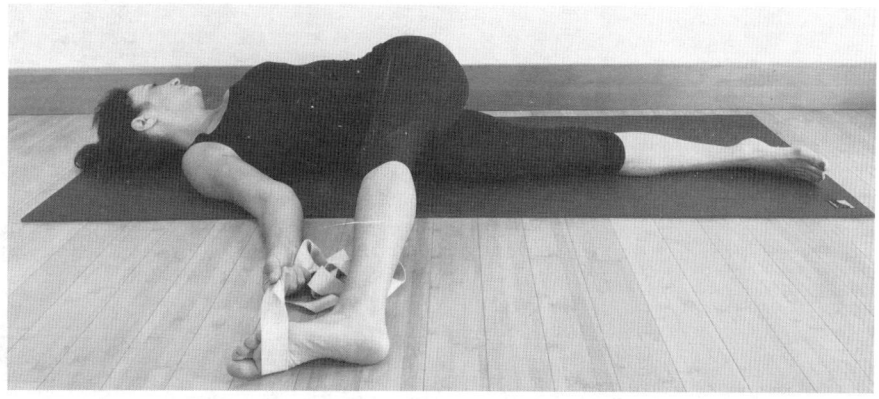

Yogaterapia

Marichyasana C (postura dedicada al sabio Marichi)

Sentado erguido en *Dandasana* (postura del bastón), desliza hacia dentro el pie de la pierna afectada junto a la cadera. Si te resulta difícil sentarte erguido sobre la parte frontal de los isquiones y con la columna recta, coloca un bloque o un cojín bajo los isquiones y modifica la distancia a la que has acercado el pie a la cadera. Ahora cruza el pie sobre la pierna extendida y colócalo en el suelo. Gira hacia la rodilla flexionada y rodéala con las manos o los brazos, haciendo una torsión mientras mantienes los isquiones enraizados firmemente y la pierna extendida activada con contracción muscular isométrica (especialmente en los cuádriceps).

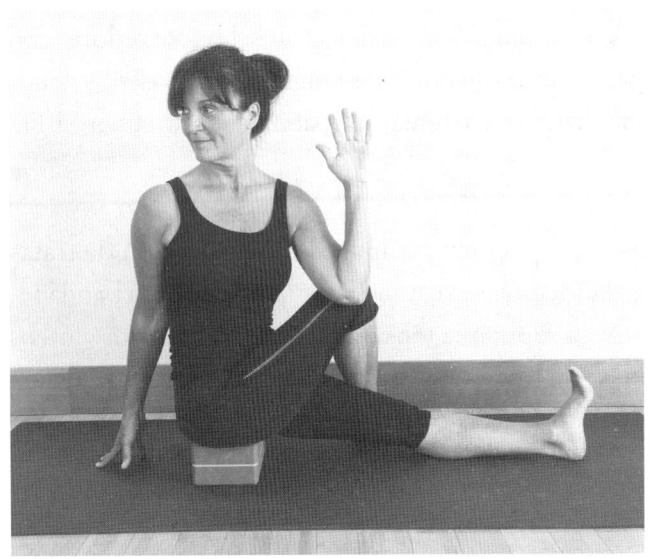

Ardha Matsyendrasana (media postura del señor de los peces)

Adopta la postura básica de *Ardha Matsyendrasana*. Si no eres capaz de permanecer erguido sobre la parte delantera de los isquiones o si sientes presión en las rodillas, siéntate sobre un apoyo. Si es difícil llevar el pie de la rodilla elevada al suelo, colócalo frente a la cadera. Gira hacia la rodilla levantada, rodeándola con la mano o el brazo para tirar de ella hacia el centro mientras te tuerces hacia ella.

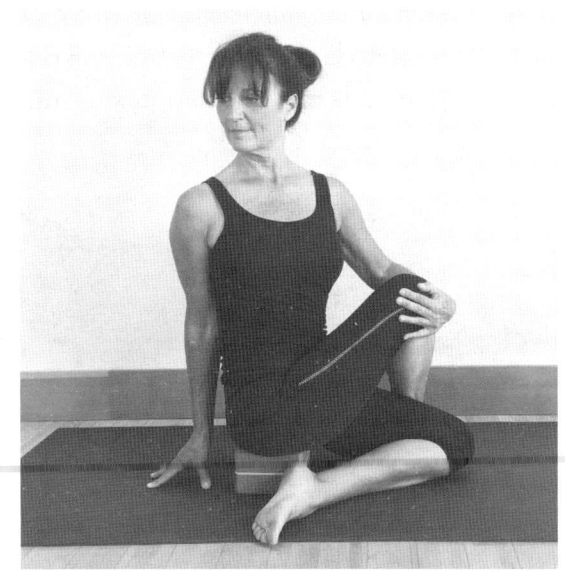

Curar enfermedades musculoesqueléticas

Fortalecimiento de los abductores de cadera

Bidalasana (postura del gato)

Empezando a gatas en *Bidalasana*, extiende por completo la pierna que se está curando directamente hacia atrás desde la cadera, luego estírala hacia fuera lateralmente (abduciéndola) separándola tanto como te resulte posible con comodidad sin alzar la cadera, y finalmente vuelve a llevarla hacia el centro. Repite hasta veinticinco veces, descansa y repite de dos a tres veces.

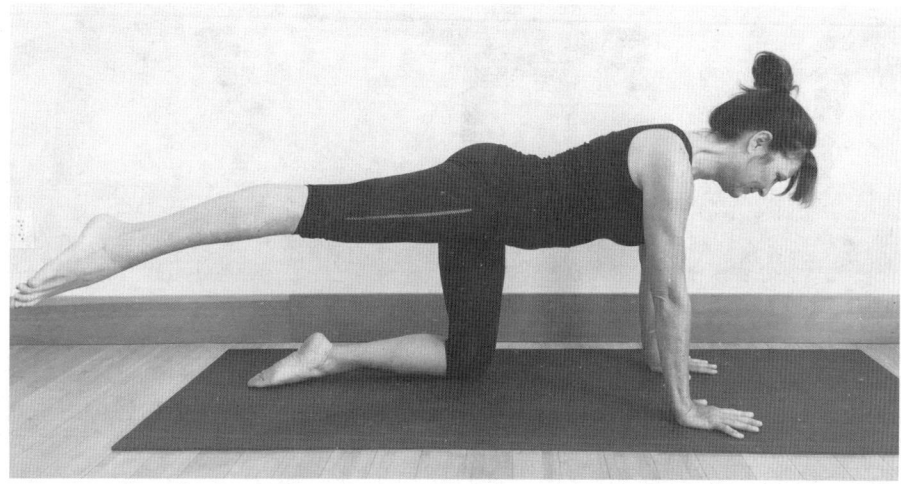

Postura preparatoria de Vasisthasana (postura de la plancha lateral)

Empieza a gatas en *Bidalasana* y pasa a apoyarte sobre una mano y una rodilla para hacer la práctica preparatoria de *Vasisthasana* colocando la pierna afectada por encima y totalmente extendida con el pie en el suelo. Levanta y baja la pierna afectada hasta veinticinco veces, descansa y repite dos o tres veces.

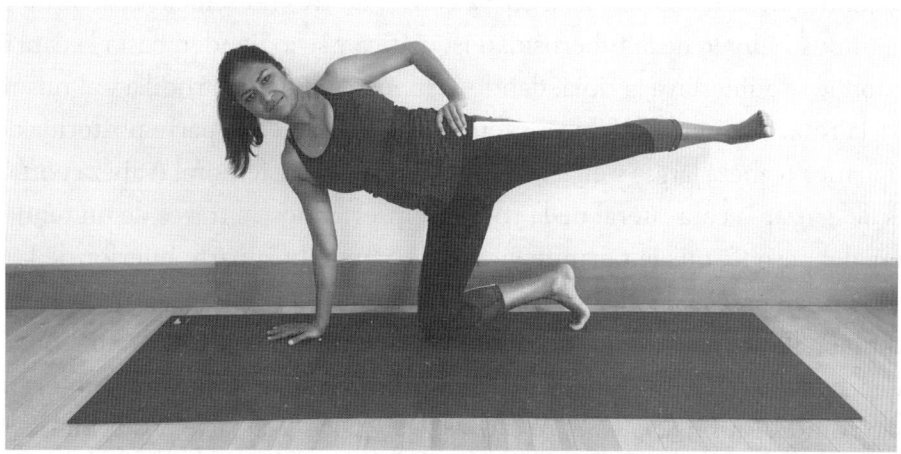

Ardha Chandrasana (postura de la media luna)

Prestando atención a la presión en la cadera, colócate en *Ardha Chandrasana* con la pierna que está curándose directamente extendida hacia atrás desde la parte superior de la cadera. Mientras mantienes la forma básica de *Ardha Chandrasana*, baja y levanta lentamente la pierna afectada hasta diez veces antes de mantenerla en posición nivelada con las caderas de cinco a diez respiraciones. Si te sientes inestable, hazlo apoyándote contra una pared.

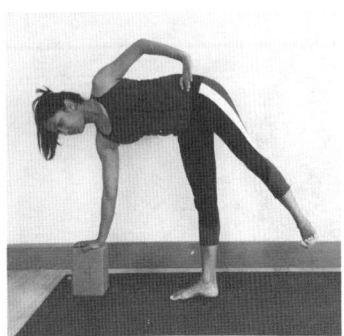 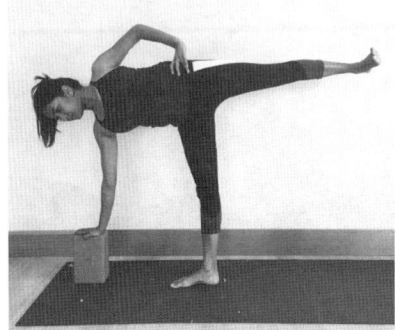 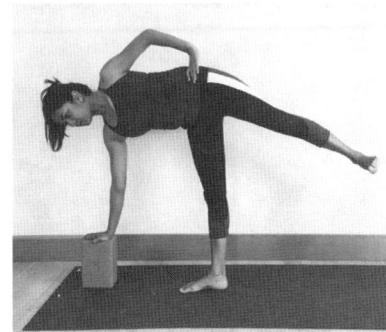

AFECCIONES DE LA PARTE SUPERIOR DE LA PIERNA Y LA CADERA

Esguince de los tendones de la corva

Los tendones de la corva son los principales flexores y extensores de la cadera. Además se contraen simultáneamente con los cuádriceps para estabilizar la rodilla en la contracción isométrica, y también se produce una cocontracción entre los tendones de la corva y los flexores de la cadera para estabilizar el muslo o la pelvis, lo que les da un papel esencial en la postura erguida.

El conjunto de los tendones de la corva consta de tres músculos. El semimembranoso y el semitendinoso surgen de la tuberosidad isquiática y se extienden hasta la cara medial de la rodilla, donde se adhieren a la tibia, dando un apoyo medial a la rodilla y al mismo tiempo ayudando a la rotación medial. El bíceps femoral se origina en la parte posterior de la tuberosidad isquiática (cabeza larga) y en la parte posterior del eje femoral (cabeza corta), juntándose antes de cruzar la cara lateral de la rodilla e insertándose a través de un tendón común en la cabeza del peroné, que le permite girar externamente la parte inferior de la pierna en la rodilla. El origen parcial del bíceps femoral (su cabeza corta) en la parte posterior del eje femoral también lleva a la adhesión del aductor mayor, dándole a este la función de «medio tendón» que, cuando está tenso, añade una mayor limitación a las flexiones anteriores en ángulo amplio como *Upavista Konasana*. Al cruzar de la pelvis a la parte posterior de los muslos

Curar enfermedades musculoesqueléticas

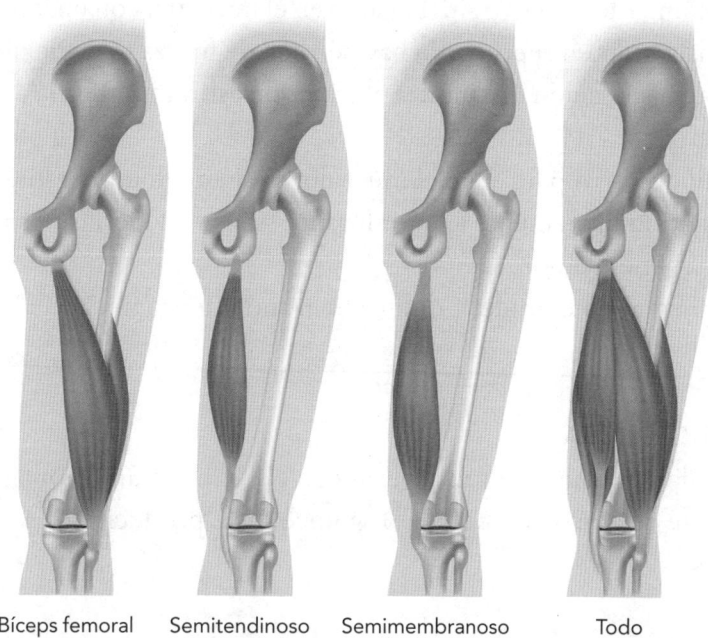

Bíceps femoral   Semitendinoso   Semimembranoso   Todo

Figura 23.5. Los tendones de la corva

y la parte inferior de las piernas, los tendones de la corva juegan un papel importante para extender la cadera.

La compleja función dinámica de los tendones de la corva al caminar los predispone a los esguinces: en un solo paso se contraen concéntricamente para flexionar la rodilla, excéntricamente para inhibir la extensión de la rodilla y de nuevo concéntricamente para extender la cadera. Cuando están más estirados es en el mismo momento en el que se contraen excéntricamente con fuerza y cambian de función, lo que los lleva a ser más proclives a torcerse. Los esguinces de los tendones de la corva son la lesión muscular más común en varios deportes (fútbol, fútbol americano, baloncesto o correr),[17] y el número considerable de casos que he presenciado demuestran que es el desgarro muscular más habitual en el yoga debido al estiramiento excesivo, reiterado y excesivamente rápido de los músculos.

Aunque las lesiones de los tendones de la corva pueden producirse en la inserción tendinosa de los músculos en la parte inferior de la pierna o en el cuerpo de los músculos, el desgarro más frecuente ocurre en sus orígenes tendinosos de los isquiones (tuberosidades isquiáticas) y justo tras ellos. Aquí nos centraremos en este desgarro, que es el más común.

Los desgarros de los tendones de la corva tienen diversos grados de gravedad:

Primer grado: Estiramiento excesivo sin desgarro en el músculo, con un leve dolor que puede no sentirse hasta estar en reposo. No hay pérdida de fuerza ni de flexibilidad aunque se experimenta una sensación de tirantez al tratar de estirar en toda la amplitud de movimiento.

Segundo grado: un desgarro parcial en el músculo; se siente dolor al estirar o contraer, con un dolor repentino ligeramente agudo durante su uso en ciertas posiciones. Utilizarlo con resistencia genera dolor.

Tercer grado: rotura grave o completa, dolor repentino intenso, incapacidad de caminar sin dolor.

LA EXPERIENCIA DOLOROSA

El dolor varía desde calambres muy ligeros con el uso hasta un dolor agudo y persistente independientemente de que se use o no. El esguince suele producir una sensación de pellizco en los isquiones.

LAS CAUSAS CONOCIDAS

El factor principal de riesgo para el esguince de tendón de la corva es un esguince previo, sobre todo cuando anteriormente no ha habido una rehabilitación eficaz.[18] Concurren otros muchos factores, como la tensión continua, la edad, la torsión máxima del cuádriceps, el peso, la flexibilidad, la amplitud de movimiento del tobillo, la propiocepción, la actividad específica y el estado mental.[19]

En las prácticas de asana de yoga, los tendones de la corva se estiran en una amplia variedad de posturas y en movimientos dinámicos al pasar de una asana a otra o al extender la amplitud de movimiento dentro de una asana. El movimiento desde *Urdhava Hastasana* (postura con los brazos extendidos hacia arriba) hasta *Uttanasana* (postura de flexión anterior de pie), una de las transiciones de asanas más habituales en todos los estilos fluidos de yoga, conlleva una contracción excéntrica de los tendones para resistir la gravedad. Al contraerse excéntricamente, el músculo se alarga (estiramiento) aunque sus fibras se contraigan. Cuando esta transición se realiza con excesiva rapidez y sin una estabilización eficaz a través de los cuádriceps y otros estabilizadores, el mecanismo neurológico natural de inhibición recíproca del cuerpo no se activará apropiadamente para permitir que el músculo se estire con normalidad, lo que creará una tensión perjudicial en el músculo, más frecuentemente en su origen tendinoso. Este es el denominado *reflejo de estiramiento*. Realizado de manera lenta y consciente, este movimiento es uno de los contados ejercicios de yoga en los que se fortalecen significativamente los tendones de la corva, lo que tiene una gran importancia dado que en la mayoría de las flexiones anteriores los tendones se estiran intensamente.

Una segunda causa frecuente de lesiones en los tendones de la corva en el yoga se da en las flexiones anteriores sentadas cuando los estudiantes tiran de la carne del glúteo mayor hacia fuera o hacia atrás y la separan de los isquiones, algo que los maestros suelen pedirles para que arraiguen firmemente los isquiones al suelo. Esto hace que el estiramiento de los tendones se concentre excesivamente en sus orígenes tendinosos, donde hay un riesgo mayor de esguince en lugar de a mayor profundidad en el cuerpo de los músculos cuando se extienden descendiendo por la parte posterior de las piernas. Aunque el enraizamiento firme de los isquiones es muy importante en todas las asanas sentadas, es posible conseguir suficiente enraizamiento sin exponer en exceso los tendones de la corva como acabo de describir.

Una tercera causa frecuente de lesión de los tendones de la corva en el yoga se produce en las flexiones anteriores sentadas y de pie en las que el estudiante realiza un estiramiento balístico (rebote) o sencillamente al moverse con excesiva rapidez en su propia amplitud segura de movimiento dada la salud y la flexibilidad relativas de sus tendones. Estas causas se agravan al mantener asanas durante más tiempo del necesario para la liberación de la tensión muscular (la ciencia de la flexibilidad estableció hace mucho tiempo que las fibras musculares consiguen su máxima liberación [estiramiento] a los dos minutos de permanecer en una posición determinada. Por lo tanto, una mayor amplitud de movimiento se debe a la distensión muscular, el estiramiento profundo de los tendones o el estiramiento de los ligamentos, cualquiera de los cuales puede ser perjudicial).[20]

CÓMO SE CURA

A la hora de establecer un plan de tratamiento eficaz es importante analizar el factor de riesgo específico. Generalmente, se sigue recomendando el método RICE como tratamiento inicial. Si se descansa, los desgarros del primer grado se suelen solucionar por sí mismos en unos cuantos días o en unas pocas semanas. Si no se descansa, pueden empeorar. Por regla general, los desgarros de segundo grado requieren un tratamiento a más largo plazo mientras que los de tercer grado normalmente requieren cirugía seguida de un plan de tratamiento parecido al que se sigue para los de segundo grado.

El método RICE se recomienda tan pronto como se produzca la lesión.[21] Otros tratamientos pueden empezar una vez que se consiga andar normalmente sin dolor. Los fármacos antiinflamatorios no se recomiendan porque inhiben tres procesos curativos fisiológicos vitalmente importantes: en primer lugar, el trabajo de las células grandes especializadas llamadas *macrófagos*, que engullen y digieren las células lesionadas de fibra muscular; en segundo lugar, la proliferación de células satélite que dan lugar al músculo regenerado, y por último, la síntesis de la proteína que debe producirse en la renovación de las fibras musculares sanas.[22]

Para una mayor recuperación se requiere una combinación de ejercicios de fortalecimiento y de estiramiento. Estudiaremos estos ejercicios por medio de asanas curativas.

Yogaterapia

CURAR CON PRÁCTICAS DE ASANA

Hay una vasta diferencia en el uso de los tendones de la corva (y sus efectos sobre ellos) al estirarlos en flexiones anteriores de pie como *Prasarita Padottanasana* (flexión anterior en ángulo amplio), flexiones anteriores sentadas como *Paschimottanasana* (postura de flexión anterior sentada), y flexiones anteriores supinas como *Supta Padangusthasana* (postura en torsión del dedo gordo del pie). Como señalé anteriormente, el movimiento lento desde una posición de pie a una posición de flexión anterior contrae excéntricamente los tendones y los fortalece mientras se están estirando. Aunque esto es importante para impedir lesiones en los tendones de la corva, es parte del tratamiento solo *después* de que el músculo lesionado y las fibras del tendón sean completamente funcionales. Hay también una diferencia significativa en los ejercicios de fortalecimiento que utilizan contracción isométrica en lugar de contracción muscular isocinética. A continuación ofrezco sugerencias de tratamiento que respetan los procedimientos para curar más eficazmente los tendones de la corva.

Restaurar la fuerza

Para ayudar a restaurar la fuerza del tendón de la corva, empieza con los movimientos de flexión de rodilla antes de explorar los más intensos de extensión de la pierna. Considera el dolor un amigo y aléjate de cualquier movimiento que te duela.

Flexión prona de la rodilla

Cuando puedas hacer una flexión de rodilla sin dolor, flexiónala lentamente para llevar el talón hacia la cadera, al principio usando solo el peso de la parte inferior de la pierna como

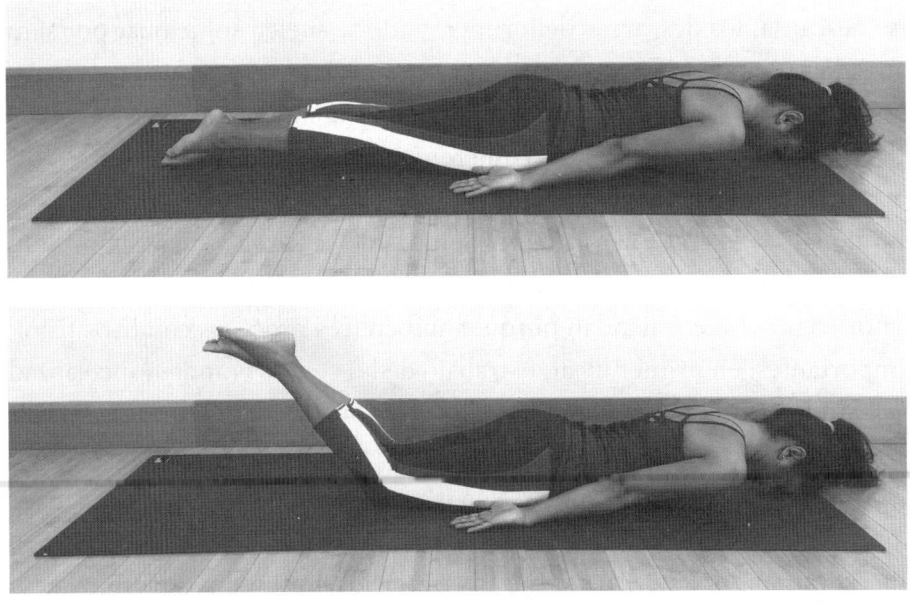

Curar enfermedades musculoesqueléticas

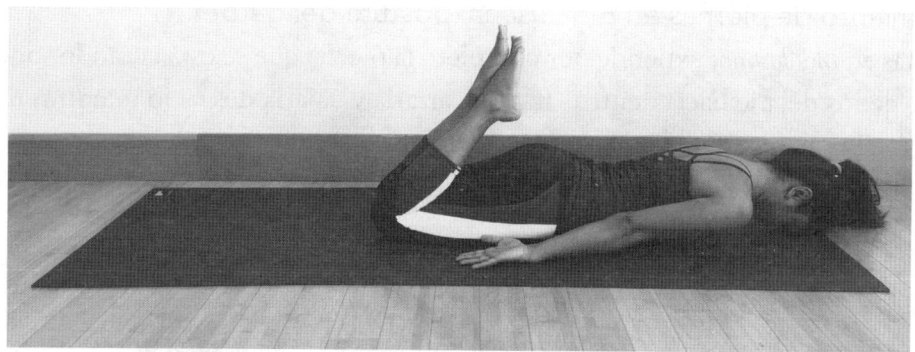

resistencia. Mantén la parte inferior de la pierna en su posición cada pocos grados de movimiento durante varias respiraciones, usando la contracción isométrica para activar los músculos de los tendones de la corva. Reduce la intensidad a un 50 o 75 %. Cuando la curación progrese hasta la fase subaguda, añade resistencia colocando el pie de la pierna sana contra el talón de la pierna que se está curando y prueba a empezar a moverte lentamente a través de la amplitud completa de movimiento de la flexión de rodilla. Haz la transición a *Balasana* (postura del niño) para permitir que los tendones se contraigan y se relajen por completo.

Levantamiento de piernas

Cuando puedas realizar sin dolor el movimiento de la flexión de rodilla con resistencia en toda su amplitud de movimiento, sigue acostado bocabajo y extiende (levanta) y baja ligeramente el muslo afectado mientras mantienes la rodilla totalmente extendida. Haz hasta tres series de quince repeticiones antes de pasar a *Balasana*, dejando que los tendones de la corva se contraigan y relajen por completo.

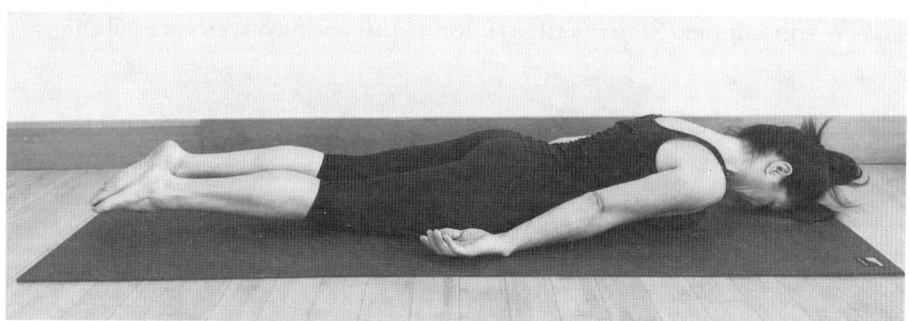

Levantamiento de piernas en *Bidalasana* (postura del gato)

A gatas en *Bidalasana*, extiende por completo la pierna que se está curando sobre el suelo con los dedos del pie hacia dentro. Trata de alzarla y bajarla despacio mientras mantienes la rodilla totalmente extendida. Haz hasta tres series de quince repeticiones antes de pasar a *Balasana*, dejando que los tendones de la corva se contraigan y relajen por completo.

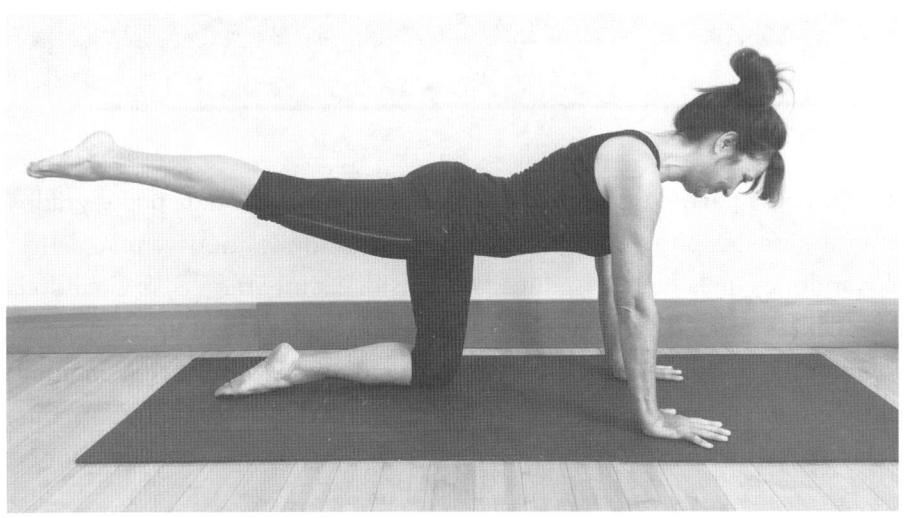

Setu Bandha Sarvangasana (postura del puente)

Tendido bocarriba, acerca los pies a las caderas dejando una separación igual a la anchura de estas para prepararte para *Setu Bandha Sarvangasana*. Alza la pelvis lentamente mientras te centras en empujar hacia arriba los isquiones y estira los tendones de las corvas presionando las tuberosidades isquiáticas al tiempo que extiendes la rabadilla hacia las rodillas. Mantén la postura durante cinco a ocho respiraciones antes de descender muy despacio y descansar durante varias respiraciones. Si no sientes dolor, repítela dos o tres veces al día.

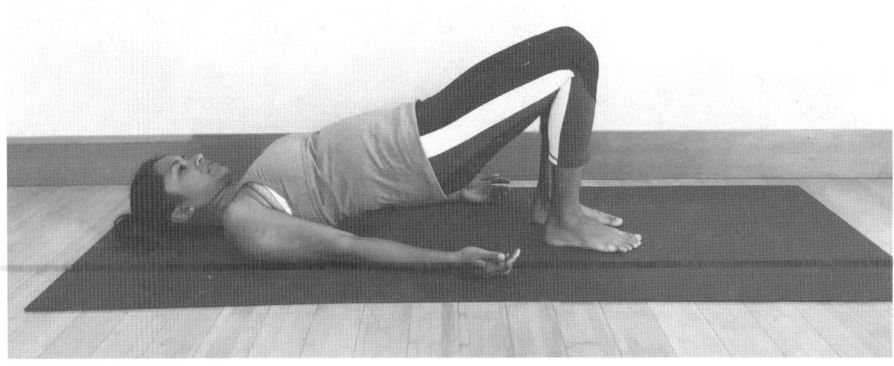

Curar enfermedades musculoesqueléticas

Uttanasana (postura de flexión anterior de pie)

Desarrollamos la mayor fuerza en los tendones de la corva cuando los usamos en contracción excéntrica. Así es como funcionan los tendones al sumergirnos desde la postura vertical erguida en una flexión anterior de pie. No intentes hacerlo hasta que te encuentres en la fase subaguda de la curación. Muévete lentamente y al principio con las rodillas dobladas para moderar mejor la tensión de los tendones de la corva. Si estás cómodo, prueba a hacer la flexión hacia delante y hacia abajo con las rodillas totalmente extendidas. Como en todas las flexiones anteriores, intenta iniciar y maximizar el movimiento a través de la rotación hacia delante (anterior) de la pelvis antes de permitir que la columna se flexione. Para alzarte hasta la postura erguida de pie, procede del mismo modo: lentamente, al principio con las rodillas dobladas y de forma gradual con las rodillas completamente extendidas.

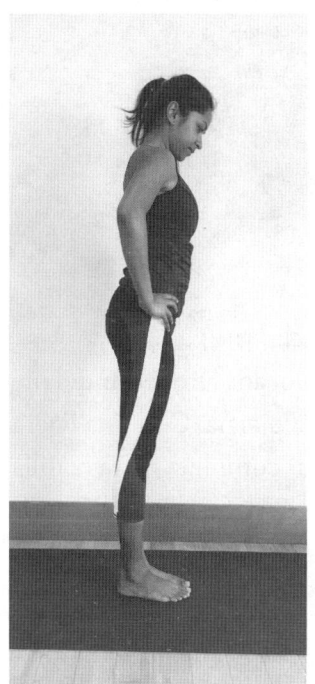 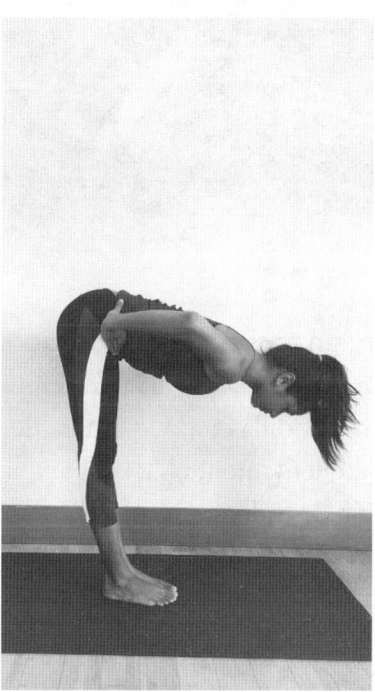 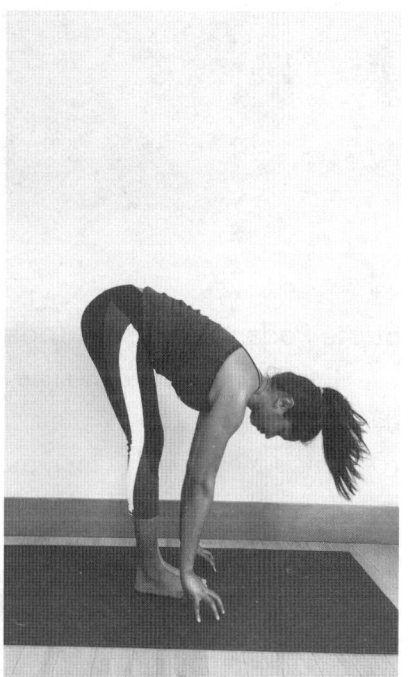

Restaurar la flexibilidad

Para ayudar a restaurar la flexibilidad de los tendones de la corva, tiéndete bocarriba para que la única tensión en los tendones sea la que se crea al tirar de las rodillas o del pie rodeándolo con una cinta. Esta posición permite que el estiramiento curativo sea lo más ligero posible y que se centre muy específicamente en los tendones. Recuerda que los tendones de la corva son biarticulares: cruzan y por tanto movilizan y estabilizan dos articulaciones, creando la flexión de la rodilla y la extensión de la cadera. Las prácticas que doy aquí se han diseñado para preparar los tendones de la corva para una flexibilidad incluso mayor una vez

Yogaterapia

que estén curados. Sé paciente al practicar y no intentes hacer *Hanumanasana* (apertura de piernas) todavía.

Apanasana (postura de las rodillas al pecho o postura de alivio de gases)

Empieza con *Apanasana*, manteniendo las rodillas totalmente extendidas mientras tiras de ellas para acercarlas al pecho y alejarlas de este. Cuando las caderas estén totalmente flexionadas, esto provocará un ligero estiramiento en los tendones de la corva.

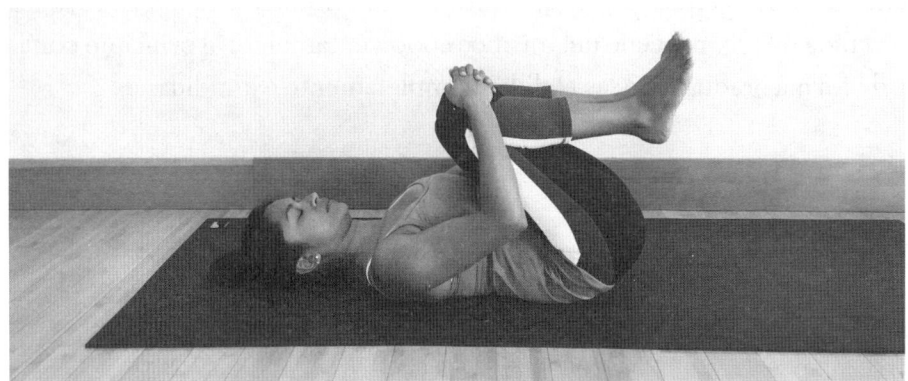

Supta Padangusthasana (postura en torsión del dedo gordo del pie)

Empieza a estirar con *Supta Padangusthasana*. Agarra una cinta colocada alrededor del pie de la pierna afectada y flexiona tanto la rodilla como la cadera de esta pierna. Con una ligera resistencia mediante la cinta, muévete lentamente hacia la extensión completa de la rodilla mientras reduces el grado de la flexión de cadera en tanto en cuanto sea necesario para sentir

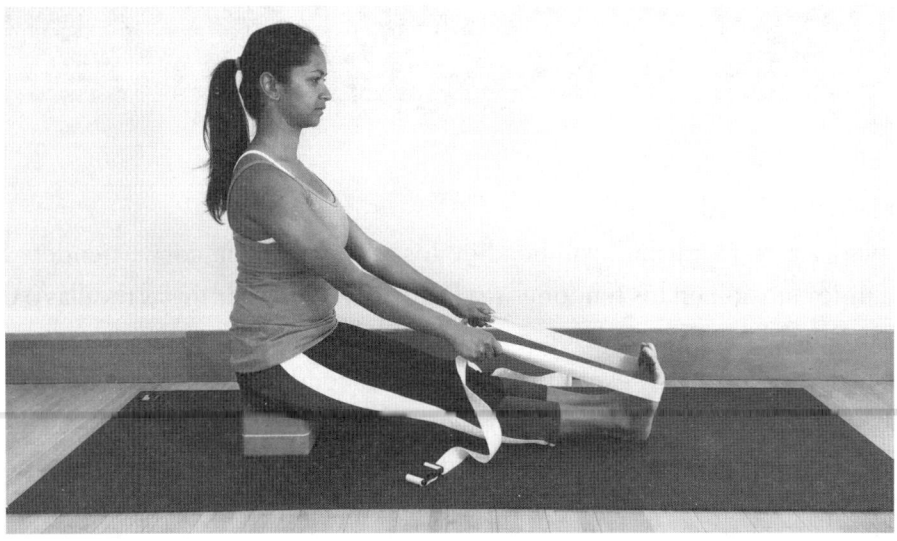

Curar enfermedades musculoesqueléticas

solo un estiramiento agradable en los tendones de la corva. Haz tres series de repeticiones. Cuando estés totalmente cómodo, empieza a incrementar la flexión de cadera mientras mantienes la rodilla totalmente extendida.

Dandasana (postura del bastón) y Paschimottanasana (postura de flexión anterior sentada)

Siéntate recto en *Dandasana* y agarra la cinta colocada alrededor de los metatarsos de los pies. Si no puedes sentarte erguido por completo cómodamente, coloca un bloque o un cojín firme bajo los isquiones, elevado a la altura que sea necesaria para nivelar la pelvis con las piernas estiradas totalmente (si no puedes realizar esta postura con apoyos, permanece en la práctica de estiramiento anterior). Reafirmando los cuádriceps, presiona lentamente cada vez con más fuerza a través de los talones mientras flexionas despacio la articulación del tobillo alejando el pie de la pierna o acercándolo a ella (flexión plantar y dorsiflexión). Mantén la dorsiflexión de cinco a diez respiraciones. Prueba también a girar la pelvis lenta y gradualmente hacia delante en *Paschimottanasana* mientras mantienes la columna neutra.

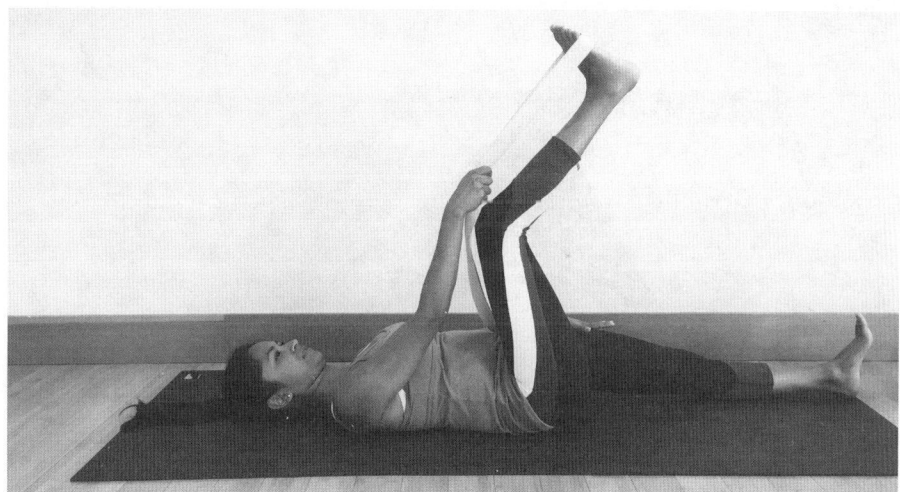

Upavista Konasana (postura de flexión anterior sentada en ángulo amplio)

Siéntate recto con las piernas ampliamente separadas en la posición preparatoria para *Upavista Konasana*. Si no eres capaz de sentarte completamente erguido con comodidad, coloca un bloque o un cojín firme bajo los isquiones, alzándolos todo lo necesario para situar la pelvis a la misma altura que las piernas, totalmente extendidas. Presionando a través de los talones mientras afirmas los cuádriceps, prueba a girar la pelvis lenta y gradualmente hacia delante mientras mantienes la columna en posición neutra.

Yogaterapia

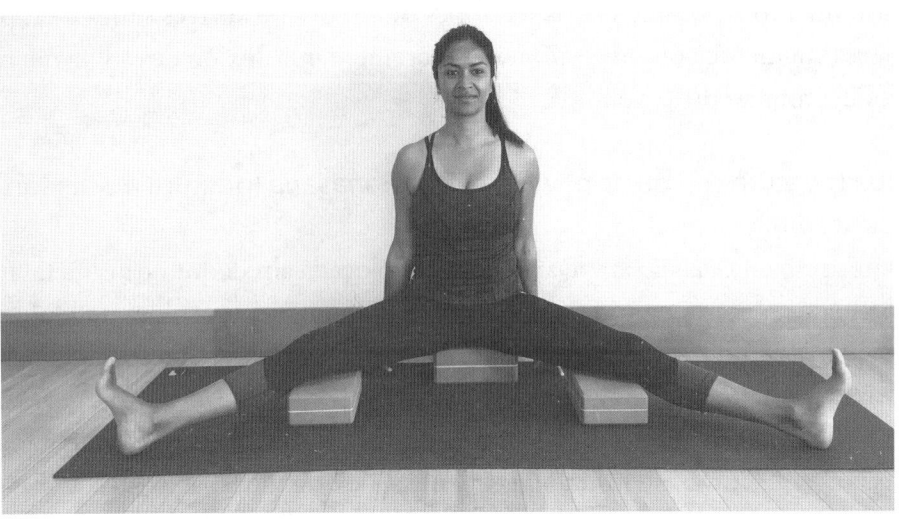

Adho Mukha Svanasana (postura del perro mirando hacia abajo)

Empieza a explorar *Adho Mukha Svanasana*, manteniendo al principio las rodillas ligeramente dobladas.

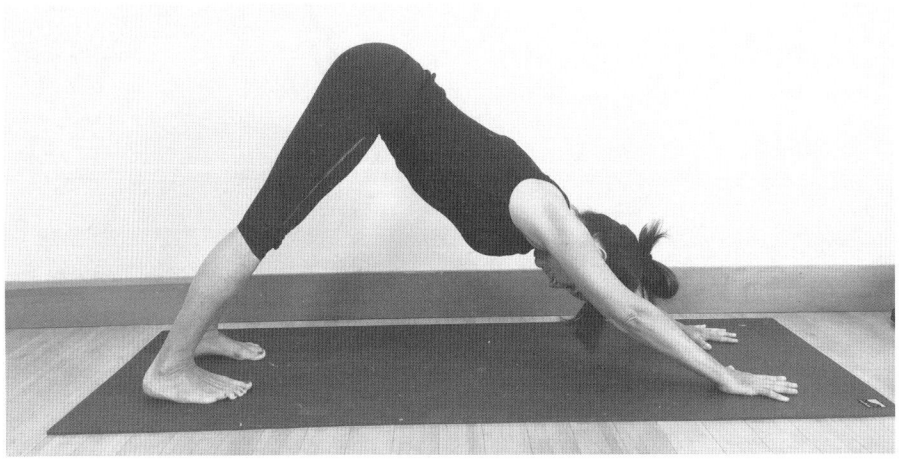

Síndrome y microfracturas del cuello femoral

La cabeza redondeada del fémur está sujeta a este hueso por un pequeño puente llamado cuello del fémur. La longitud, contorno y ángulo de inclinación del cuello con relación al fémur varía según la edad,[23] el sexo[24] y el desarrollo[25] (de alrededor de ciento quince a ciento cuarenta grados). Aunque por lo general es una estructura fuerte, en los niños mayores y en los adolescentes puede debilitarse por la tensión cortante reiterada en la epífisis debido a una placa epifisaria, especialmente con la abducción y la rotación externa de la cadera. En la gente mayor el cuello femoral está debilitado a menudo debido a la osteoporosis.

Si el cuello femoral es débil, es más propenso a microfracturas.[26] El síndrome del cuello femoral describe la acumulación gradual de microfracturas. Debido a la anatomía vascular del cuello femoral (es decir, al flujo inhibido de sangre a la cabeza femoral), una gran preocupación con las microfracturas que pueden afectarlo es la reducción del riego sanguíneo a la cabeza debido a las roturas de vasos sanguíneos, lo que provoca necrosis avascular de la cabeza femoral, que perjudica la ya de por sí precaria circulación de la sangre en ella.

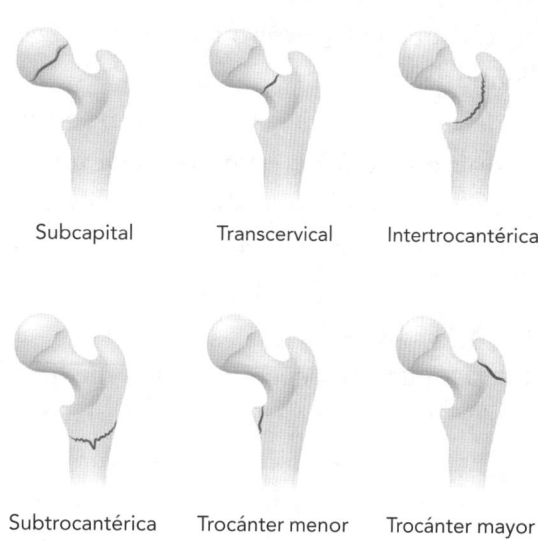

Figura 23.6. Fracturas del cuello femoral

LA EXPERIENCIA DOLOROSA

La naturaleza primordialmente insidiosa de las fracturas de cuello femoral puede causar dolor que varía con el tiempo desde una sensación punzante ligeramente irritante hasta un dolor de intensidad enervante.

LAS CAUSAS CONOCIDAS

Las fracturas menores del cuello femoral se confunden fácilmente con bursitis de la cadera u otras afecciones y, así, empeoran debido al continuo tratamiento inadecuado y al uso reiterativo. La causa surge con frecuencia de la actividad física reiterada estresante, incluida la actividad que ejerce fuerzas biomecánicas excesivas sobre la articulación de la cadera. Las fracturas de insuficiencia surgen del hueso dañado debido a la osteoporosis, el hiperparatiroidismo y la menopausia.[27] Muchos estudios muestran la incidencia relativamente alta de microfracturas del cuello femoral en los reclutas militares y en los atletas que acarrean un peso excesivo para las caderas.[28]

Ciertos movimientos de las prácticas de asana de yoga pueden crear una fuerza de torsión de parecida intensidad en el cuello femoral, como al hacer la transición directamente de posturas de equilibrio de pie con la cadera rotada internamente a las de cadera rotada externamente. Para ser más correcto desde el punto de vista anatómico, la transición potencialmente lesiva se produce al entrar o salir de una abducción completa de cadera cuando todo el peso del cuerpo cae sobre una cadera, como en la transición directa de *Virabhadrasana* III (postura del guerrero III) a *Ardha Chandrasana* (postura de la media luna) o la transición contraria.

Un trastorno metabólico podría crear una susceptibilidad subyacente. Específicamente, la reabsorción ósea (estimulada por una mayor carga mecánica) podría no ser compensada por una reparación metabólica mediada por los osteoblastos, con lo que la reabsorción ósea excedería la capacidad del hueso para remodelarse (sanar).[29]

CÓMO SE CURA

La curación depende en gran medida del carácter de las fracturas y del estado de la persona. Si la fractura está desplazada, el tratamiento suele consistir en una reducción anatómica seguida de una fijación interna quirúrgica y varias semanas o meses de fisioterapia además del uso de muletas. Muchas reparaciones quirúrgicas llevan a la desviación de la articulación y a un dolor persistente de cadera. En algunos casos, entre ellos los de necrosis avascular, podría ser indicado efectuar un reemplazo total de cadera (un procedimiento ortopédico muy común con tasas de éxito elevadas).

CURAR CON PRÁCTICAS DE ASANA

No hay evidencia de que las prácticas posturales o la fisioterapia puedan curar un hueso fracturado. Más bien, estas herramientas pueden aplicarse eficazmente como parte del cuidado posoperatorio y de la rehabilitación alineándolas con protocolos de fisioterapia. Esto puede empezar el primer día después de la operación quirúrgica y consistir en pasar de una cama a una silla y otra vez a la cama. A los dos o tres días de la operación normalmente uno empieza a caminar con la ayuda de muletas o de un andador durante un periodo de dos a tres meses. Durante este tiempo, pueden realizarse ejercicios específicos para restaurar de forma general la postura, el paso, el equilibrio, la amplitud de movimiento y la fuerza. Determinadas amplitudes de movimiento serán contraindicadas si además hubo un reemplazo de cadera, específicamente la aducción a lo largo de la línea medial y otras posturas que causan presión abductiva en la articulación de la cadera.

Curar enfermedades musculoesqueléticas

Dandasana (postura del bastón)

Flexiones de tobillo en posición supina: tumbado bocarriba, flexiona y extiende los pies acercando la punta al tobillo y alejándola de él a través de la máxima amplitud de movimiento. Haz un máximo de cincuenta repeticiones varias veces diariamente.

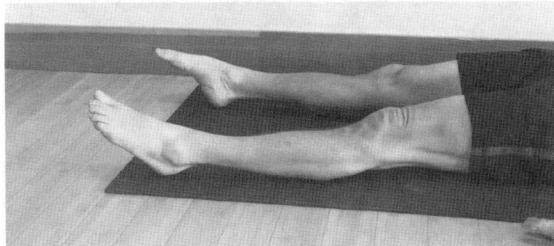 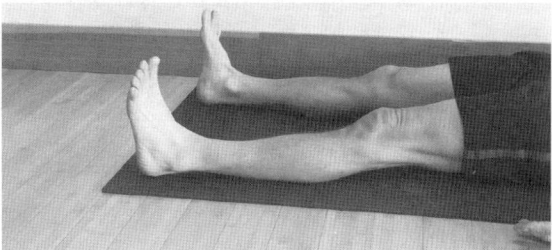

Rotaciones del tobillo en posición supina: tumbado bocarriba, mueve los pies en círculos en una dirección cinco veces, luego en la otra cinco veces; haz estas series en cada dirección de cuatro a cinco veces al día.

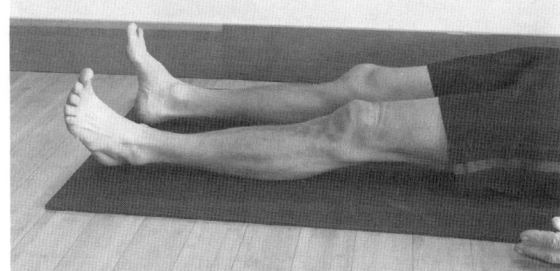 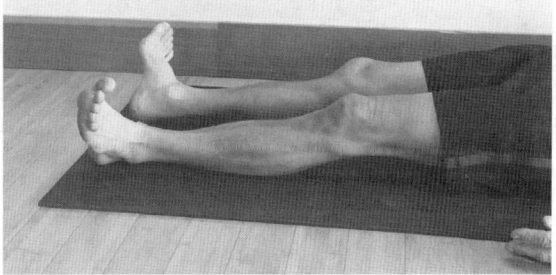

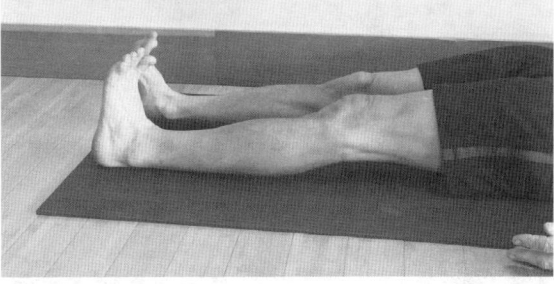

Deslizamientos de talón: tumbado bocarriba, presiona el talón del pie contra el suelo mientras lo deslizas lentamente el talón hacia la cadera. Usa la presión hacia abajo del talón para crear resistencia en el movimiento. Haz tres series de diez repeticiones dos o tres veces al día.

Yogaterapia

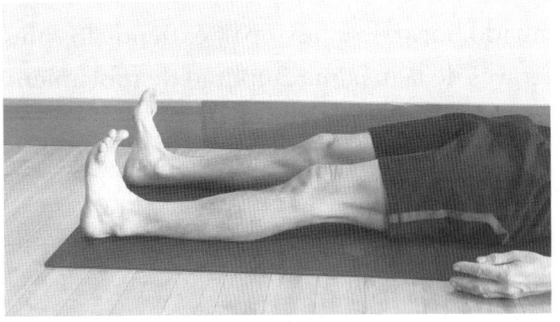
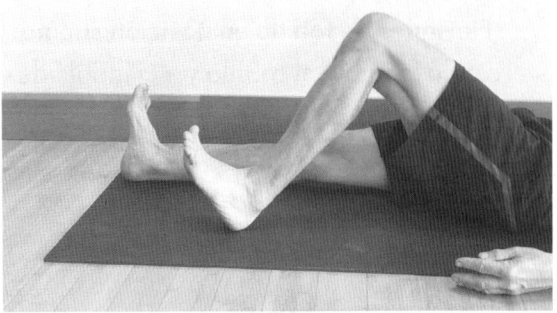
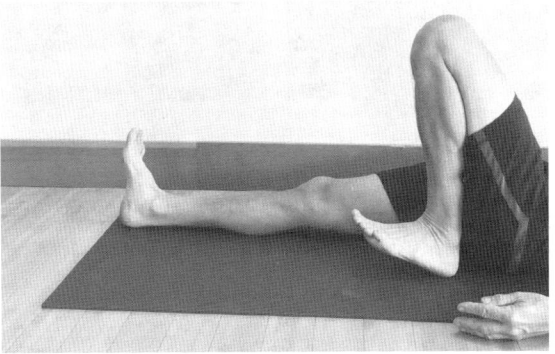

Savasana (postura del cadáver)

Tumbado bocarriba, al principio relájate y deja que tu cuerpo repose.

Contracciones de glúteos en *Savasana*: tumbado bocarriba, contrae y relaja alternativamente las nalgas de diez a quince veces. Mantén firmemente la contracción final hasta treinta segundos.

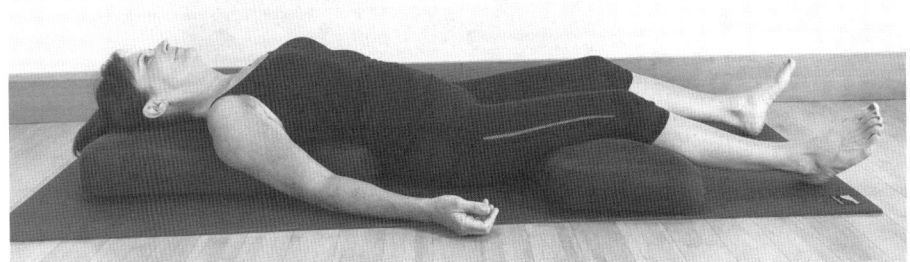

Contracciones de cuádriceps en *Savasana*: tumbado bocarriba, contrae y relaja alternativamente los cuádriceps de diez a quince veces. Mantén firmemente la contracción final hasta treinta segundos.

Curar enfermedades musculoesqueléticas

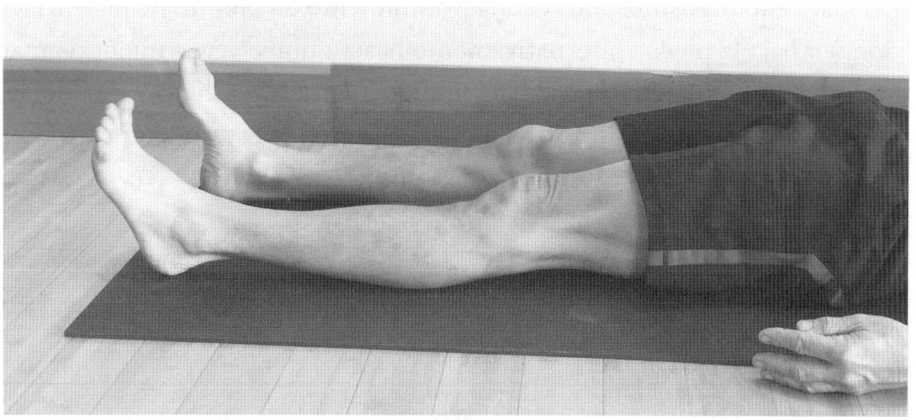

Tadasana (postura de la montaña)

Cada uno de los siguientes ejercicios se inician estando de pie en *Tadasana*.

Contracción de nalgas: de pie en *Tadasana*, aprieta y relaja alternativamente las nalgas de diez a quince veces. Mantén firmemente la contracción final hasta treinta segundos.

Contracción de cuádriceps: de pie en *Tadasana*, aprieta y relaja alternativamente los cuádriceps de diez a quince veces. Mantén firmemente la contracción final hasta treinta segundos.

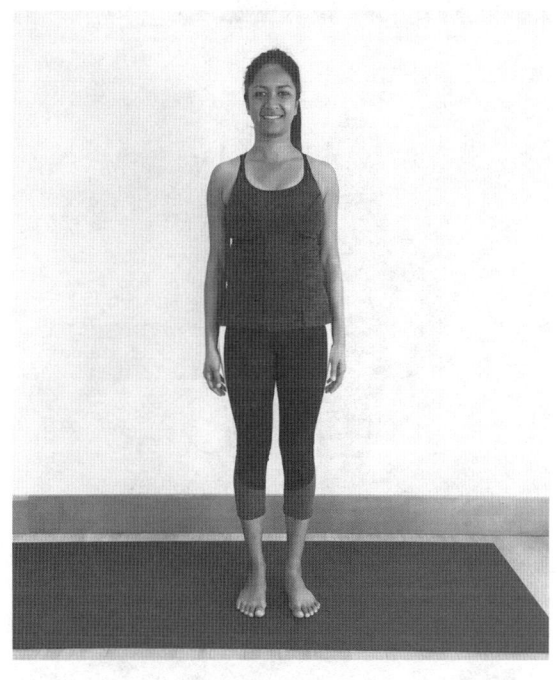
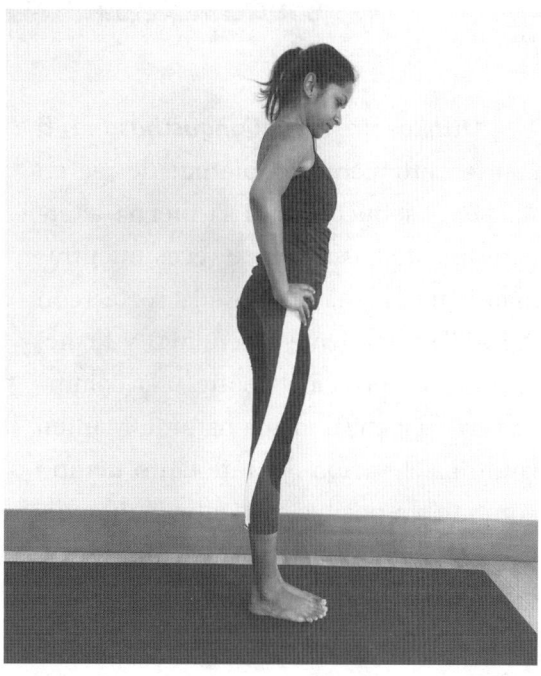

Yogaterapia

***Utthita Hasta Padangusthasana* A con levantamiento de pierna**: de pie en Tadasana, levanta (flexiona) y baja la pierna alternativamente hasta quince veces mientras mantienes la pierna apoyada en el suelo recta (la rodilla completamente extendida) y estable, la pelvis en posición neutra y la columna en su forma natural. Mantén la elevación final todo el tiempo que te sea posible cómodamente. Repite de dos a tres veces al día.

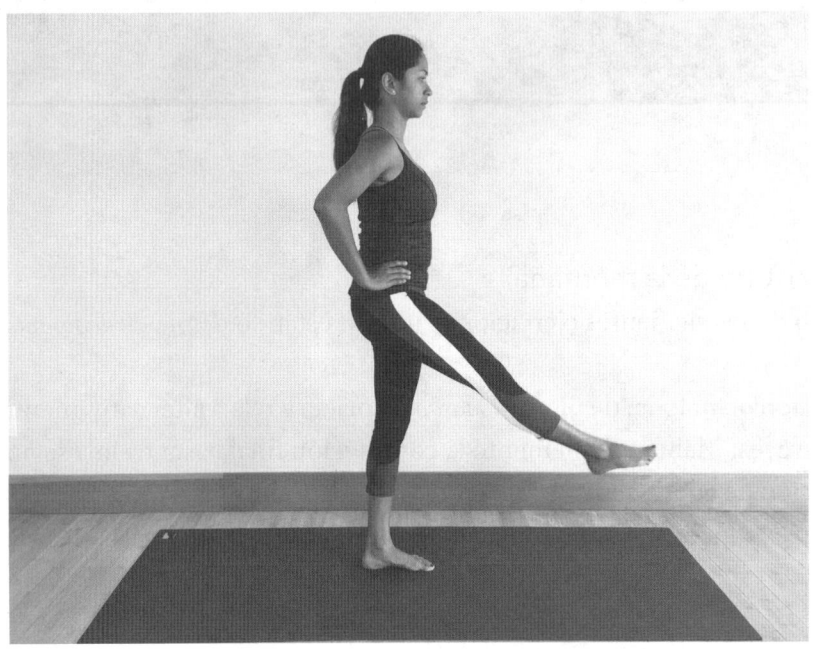

***Utthita Hasta Padangusthasana* B con levantamiento de pierna**: de pie en *Tadasana*, abduce y baja la pierna alternativamente hasta quince veces mientras mantienes la pierna apoyada recta (con la rodilla totalmente extendida) y firme, la pelvis en posición neutra y la columna vertebral en su forma natural. Mantén la última elevación durante tanto tiempo como te sea posible sin sentir incomodidad. Repite dos o tres veces al día.

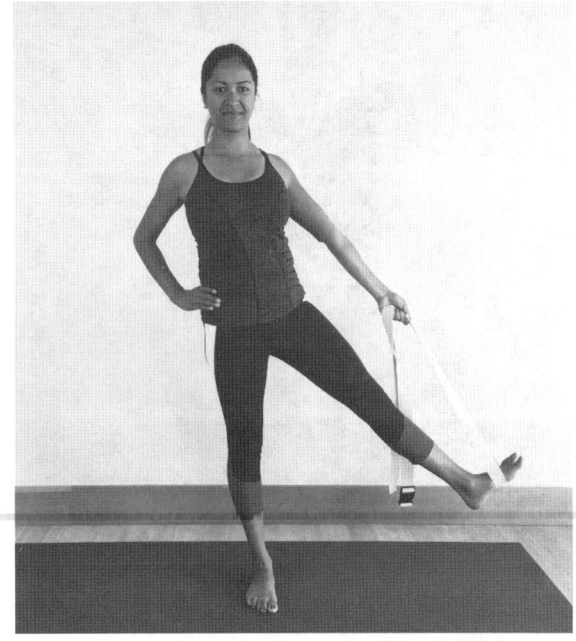

Curar enfermedades musculoesqueléticas

Malasana (postura de la guirnalda): sentadillas apoyadas

De pie en *Tadasana* con los pies separados a la anchura de las caderas, flexiona y extiende alternativamente las rodillas mientras alineas las rótulas con los centros de los pies. Flexiona de manera gradual las rodillas más profundamente, pasando de *Utkatasana* hacia *Malasana*. Baja solo en la medida en que te resulte cómodo, presionando hacia atrás para enderezar las piernas.

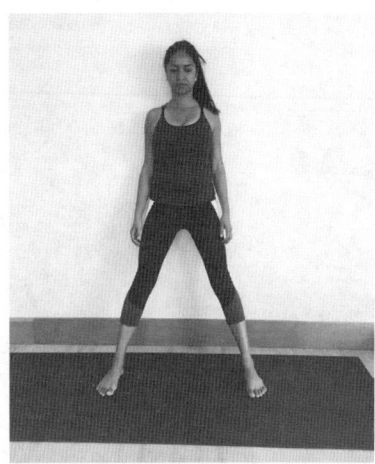
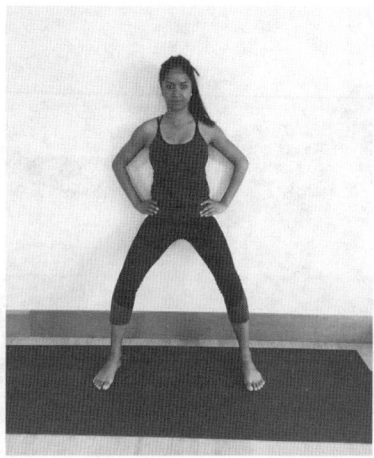
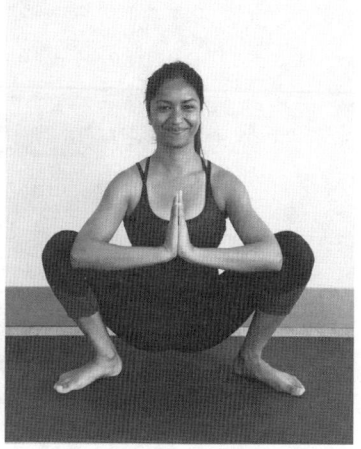

Abducción de pierna en *Bidalasana* (postura del gato)

Empezando a gatas en *Bidalasana*, extiende por completo la pierna hacia atrás directamente desde la cadera y luego estírala lateralmente (abduciéndola), separándola todo lo que sea posible sin sentir incomodidad y sin que la cadera se eleve; por último, vuelve a llevarla al centro. Repite hasta veinticinco veces, descansa y repite dos o tres veces.

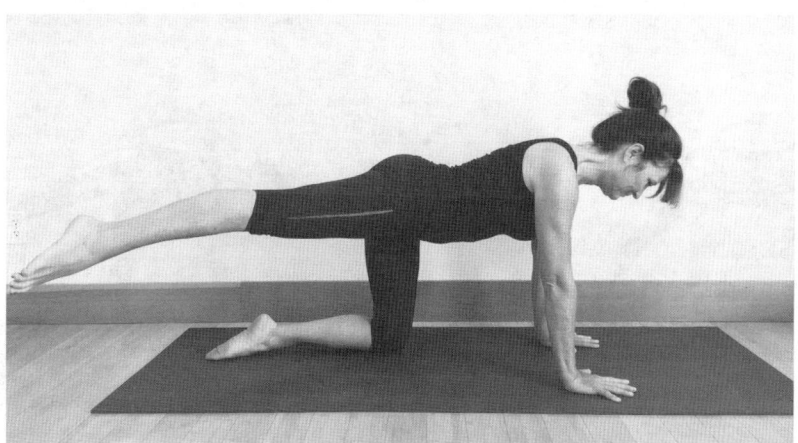

Vasisthasana (postura de la plancha lateral): postura preparatoria de abducción de pierna

Empezando a gatas en *Bidalasana*, pasa a apoyarte sobre una mano y una rodilla para hacer la postura preparatoria de *Vasisthasana* con la pierna que se está curando por encima y totalmente extendida con el pie en el suelo. Sube y baja lentamente esta pierna hasta veinticinco veces, descansa y repite dos o tres veces.

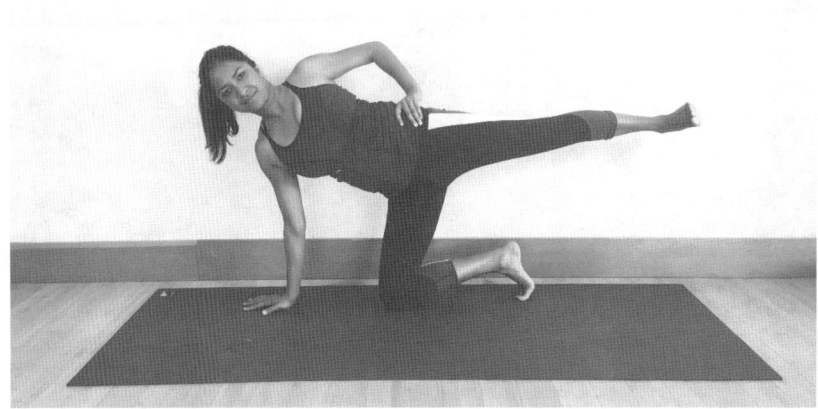

Ardha Chandrasana (postura de la media luna)

Prestando atención a la presión en la cadera, haz *Ardha Chandrasana* con la pierna afectada extendida directamente hacia atrás desde la parte superior de la cadera. Mientras mantienes la forma básica de *Ardha Chandrasana*, baja y levanta lentamente esa pierna hasta diez veces antes de mantenerla en posición nivelada con la cadera de cinco a diez respiraciones. Si te sientes inestable, hazlo apoyado contra una pared.

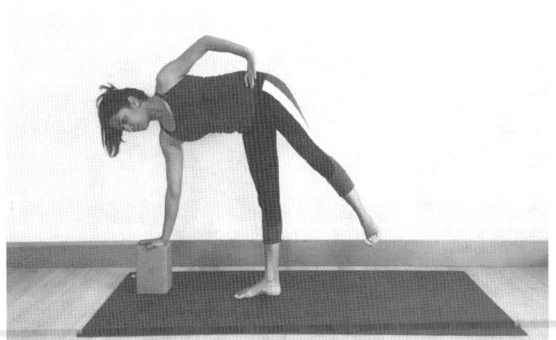 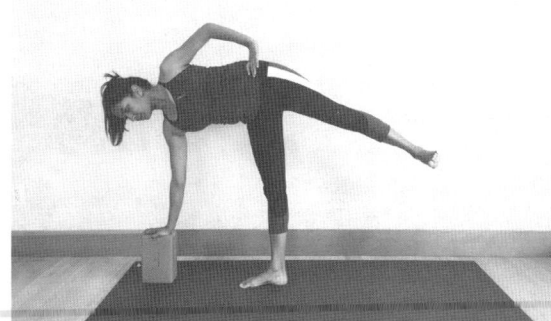

Curar enfermedades musculoesqueléticas

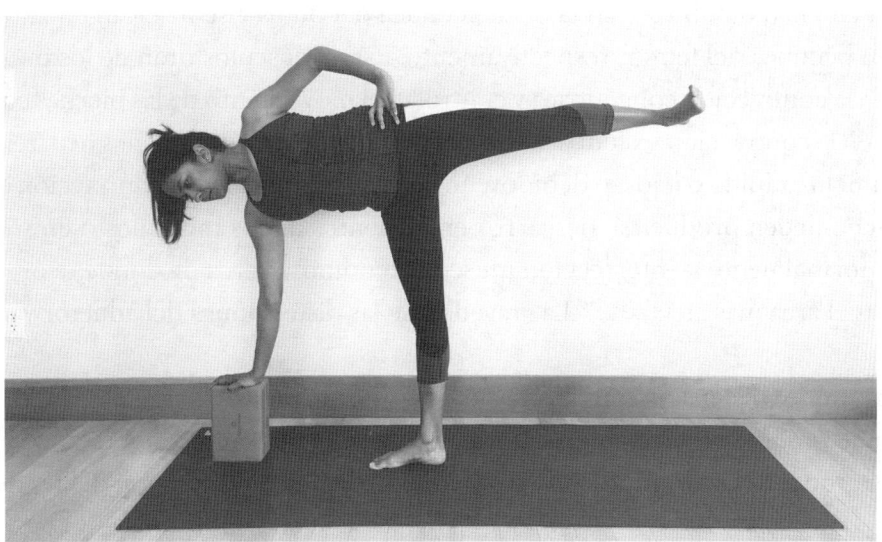

Distensiones del aductor de la cadera

En inglés la palabra *ingle*, 'groin' tiene un curioso origen etimológico en el antiguo término en desuso *grunde*, 'abismo' que hace referencia al pliegue en la unión entre el abdomen y el muslo. Los anatomistas se refieren a esto como la línea inguinal, donde el ligamento inguinal se extiende desde el hueso púbico hasta la espina ilíaca anterosuperior. Pero en lenguaje coloquial por ingle se entiende tanto esa área (el lugar en el que se producen las hernias inguinales) como la que va desde el pubis hasta la cara interna de los muslos, con distensiones musculares a través de estas áreas contiguas llamadas hernias deportivas. Aunque algunos esguinces se extienden a ambas áreas (se unen en el área que rodea el hueso púbico), al identificar lesiones específicas y sus correspondientes tratamientos es importante diferenciar entre las dos.

Aquí nos centramos en la zona inferior, donde se producen la distensión del aductor de la cadera. El conjunto de músculos del aductor de cadera consiste en cuatro músculos llamados aductores (mayor, menor, corto y largo) además del grácil y el pectíneo. Los llamados aductores tienen su origen en la rama púbica inferior y se insertan en la línea áspera (una eminencia rugosa del fémur) mientras que el grácil y el pectíneo

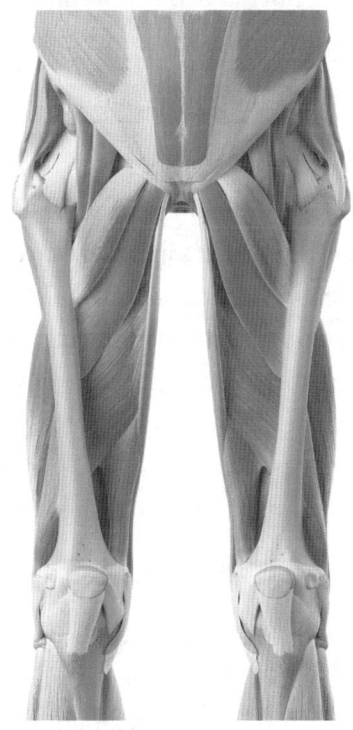

Figura 23.7. Aductores de cadera

se originan en el arco púbico y en la línea pectínea del pubis y se insertan en la tibia medial y en la línea pectínea del fémur, respectivamente. Estos músculos tiran de los músculos para juntarlos en la contracción concéntrica y controlan el movimiento de las piernas cuando estas se separan en la contracción excéntrica. La mayor parte de las distensiones ocurren al moverse excesivamente rápido o lejos, o debido a un control inestable en la contracción excéntrica.

Aunque pueden producirse desgarros en el vientre de los músculos o en sus inserciones óseas, normalmente la intersección músculo-tendinosa cerca de donde se originan estos músculos es el área más afectada.[30] La gravedad de las distensiones del aductor varía:

Primer grado: distensión muy ligera sin fibras desgarradas.
Segundo grado: desgarros menores en las fibras del músculo-tendón.
Tercer grado: desgarro moderado o grave con pérdida de la función del tendón.

LA EXPERIENCIA DOLOROSA

El dolor varía dependiendo de la gravedad de la distensión. En la distensión inicial suele producirse un dolor agudo repentino en la parte superior de la cara interna del muslo.[31] Las distensiones de primer grado causan una molestia leve sin limitar la actividad. Las de segundo grado pueden ocasionar una incomodidad moderada y normalmente inhiben la actividad normal, como caminar. Las de tercer grado conllevan fibras gravemente desgarradas que causan espasmos musculares y duelen al hacer cualquier movimiento sencillo abductivo o aductivo del muslo.

LAS CAUSAS CONOCIDAS

La distensión se produce cuando se ejerce una fuerza extrema sobre los tendones aductores, donde los sarcómeros (una unidad estructural de fibra muscular) son menos elásticos que en el vientre del músculo. Esto ocurre más frecuentemente con un cambio rápido a la aducción mientras las piernas se están separando, una abducción forzada que ejerce una fuerza de estiramiento excesiva en los tendones y una aceleración explosiva.[32] Aunque el principal factor de riesgo es una lesión previa del tendón aductor, la edad avanzada y unos músculos aductores más débiles son factores significativos de riesgo.[33] La lesión previa es particularmente importante para causar una afección crónica debida a que el individuo afectado decide ignorar el dolor y retomar la actividad vigorosa incluso con una distensión leve.

Los músculos aductores tensos o débiles son factores importantes. Las distensiones en las prácticas de asana de yoga suelen ocurrir debido a la fuerza excesiva al realizar o mantener posturas de pie que conlleven abducción de cadera como *Virabhadrasana* II (postura del guerrero II), específicamente con la pierna atrasada abducida, así como asanas como *Upavista Konasana* (flexión anterior sentada en ángulo amplio) y *Eka Pada Koundinyasana* (postura dedicada al sabio Koundinya) en las que las piernas están estiradas y separadas. El estiramiento excesivo es una causa menos común que el movimiento o mantenimiento de una postura excesivamente forzados, aunque mantener posiciones abducidas durante periodos prolongados de tiempo introducirá en los tendones fuerzas de estiramiento potencialmente excesivas.

CÓMO SE CURA

Primero uno debería tener clara la lesión específica pidiéndole a un médico especialista en ortopedia o un fisioterapeuta que lleve a cabo un diagnóstico diferencial que descarte lesiones con síntomas parecidos, como tendinitis o bursitis del iliopsoas, disfunción de la articulación sacroilíaca, pinzamiento de nervios, patologías de la articulación de la cadera, enfermedades de transmisión sexual, y trastornos ginecológicos.[34] Cuando la lesión sea aguda, se deberían proteger los músculos distendidos para impedir más desgaste evitando actividades que estiren o tensen intensamente los músculos aductores. Compresas calientes, sumergirse en un baño caliente y un masaje pueden ayudar a favorecer el flujo sanguíneo al área.

CURAR CON PRÁCTICAS DE ASANA

El objetivo principal de la asana es restaurar una amplitud de movimiento saludable con el estiramiento y el fortalecimiento apropiados de los músculos y los tendones afectados.

Estirar los aductores

Para estirar los aductores sigue estas asanas:

Ananda balasana (postura del bebé feliz)

Empieza tumbado bocarriba y lleva las rodillas a alinearse con las caderas. Agarra los pies o los muslos y muy ligera y suavemente tira de las rodillas hacia los hombros mientras mantienes la rabadilla en el suelo. Alternativamente relaja el estiramiento y estira con mayor

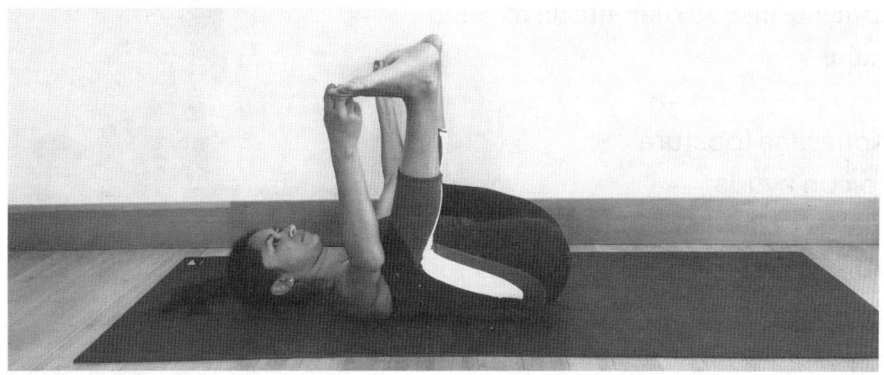

Yogaterapia

intensidad solo hasta el punto de crear un estiramiento muy ligero en la cara interna de los muslos. Tras varios de estos movimientos reiterados, mantén el estiramiento a aproximadamente un 80 % durante un máximo de dos minutos.

Eka Pada Rajakapotasana Prep (postura preparatoria del rey palomo sobre una pierna)

Empieza tumbado bocarriba con los pies colocados en el suelo como para *Setu Bandha Sarvangasana* (postura del puente). Cruza el tobillo de la pierna afectada sobre la otra rodilla

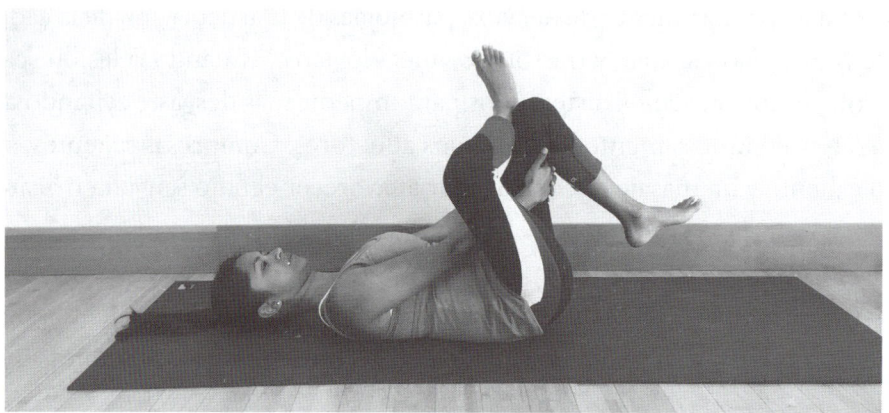

manteniendo la articulación del tobillo en dorsiflexión. Agarra la pierna sana por detrás de la rodilla y tira de ella hacia el hombro del mismo lado mientras mantienes la rabadilla en el suelo. Alternativamente relaja el estiramiento y estira con mayor intensidad solo hasta el punto de crear un estiramiento muy ligero en la cara interna de los muslos. Tras varios de estos movimientos reiterados, mantén el estiramiento a aproximadamente un 80 % durante un máximo de dos minutos.

Baddha Konasana (postura del ángulo con ayuda)

Sentado recto, flexiona las rodillas y junta las plantas de los pies, permitiendo que las rodillas caigan hacia el suelo solo en la medida en que no sientas dolor ni un estiramiento profundo en la cara interna de los muslos. Empieza con

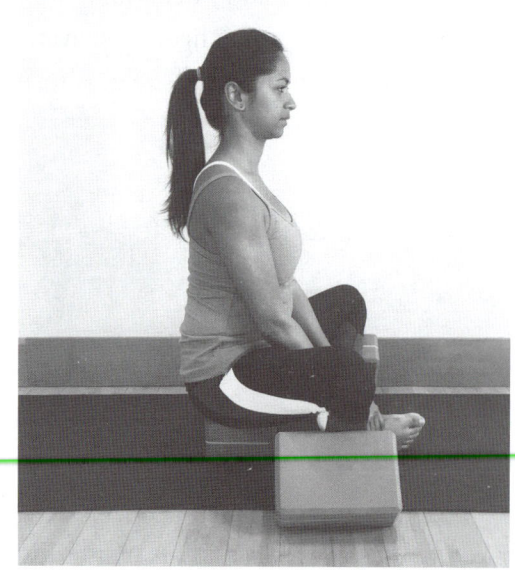

la pelvis en posición neutra (nivelada) y, manteniendo la forma natural de la columna, junta los talones apretándolos mientras intentas girar la pelvis ligeramente hacia delante. Mantén el estiramiento a aproximadamente un 80 % durante un máximo de dos minutos.

Upavista Konasana (postura de flexión anterior sentada en ángulo amplio)

Sentado recto, separa las piernas solo hasta que sientas una sensación muy ligera de estiramiento en la cara interna de los muslos. Presiona a través de los talones y afirma los cuádriceps. Manteniendo la forma natural de la columna, prueba a girar la pelvis lenta y ligeramente hacia delante. Alternativamente relaja y estira aún más solo en la medida en que crees un estiramiento muy ligero en la cara interna de los muslos. Tras varios de estos movimientos reiterativos, mantén el estiramiento en un 80 % durante un máximo de dos minutos.

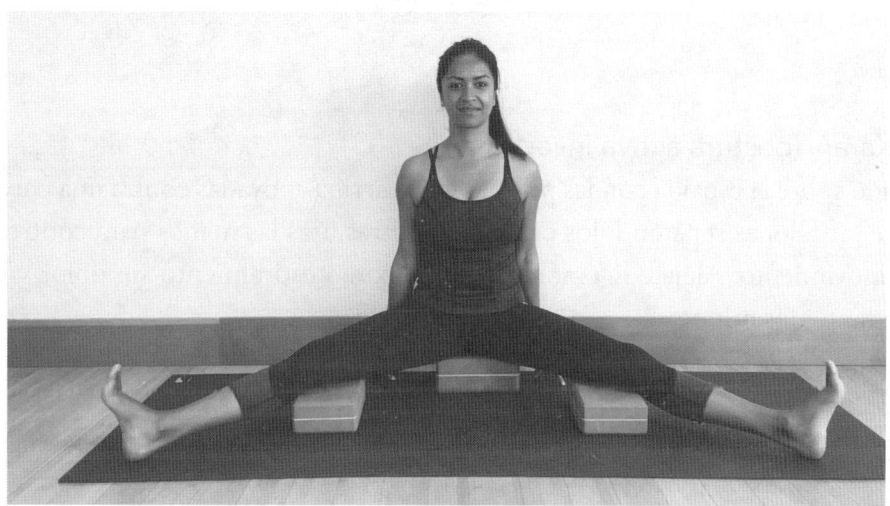

Supta Padangusthasana (postura en torsión del dedo gordo del pie)

Tumbado bocarriba con una cinta alrededor del pie de la pierna lesionada, agarra la cinta y extiende la pierna afectada hacia arriba recta y directamente desde la cadera. Manteniendo la cadera contraria enraizada en el suelo, abduce la pierna despacio y ligeramente (extiéndela a un lado), usando la cinta para controlar la amplitud de movimiento y para ayudar a volver a colocar la pierna en posición vertical. Céntrate en estirarla con cuidado mientras mantienes relajados los músculos de la cara interna del muslo, ayudándote tanto para la abducción como para la aducción con el uso de la cinta. Alternativamente relaja el estiramiento y estira con mayor intensidad solo hasta el punto de crear un estiramiento muy ligero en la cara interna de los muslos. Tras varios de estos movimientos reiterados, mantén el estiramiento a aproximadamente un 80 % durante un máximo de dos minutos.

Yogaterapia

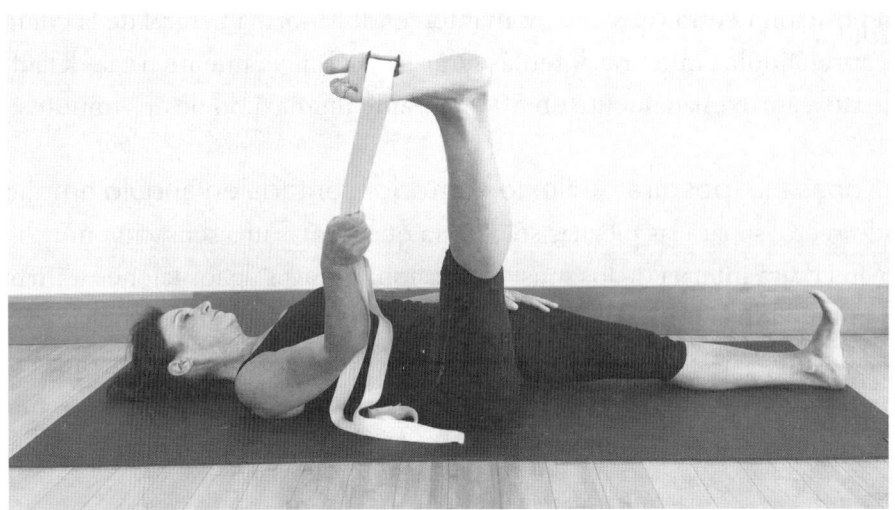

Viparita Karani (postura activa invertida)

Tendido sobre la espalda con las piernas hacia arriba apoyadas contra una pared, desliza lentamente los talones separándolos entre sí mientras usas las manos para controlar la amplitud de movimiento. Aléjate ligeramente del máximo estiramiento sin dolor y mantén la postura durante dos minutos.

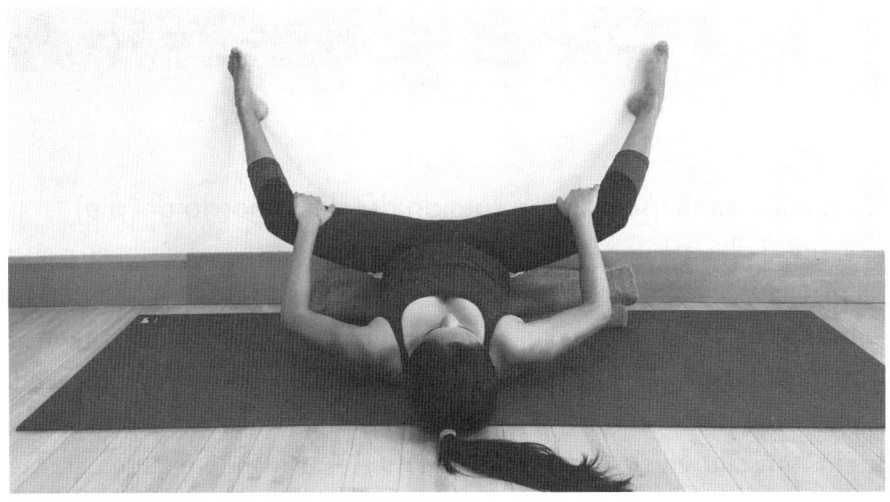

Curar enfermedades musculoesqueléticas

Fortalecer los aductores

Para fortalecer los aductores sigue estas asanas:

Setu Banha Sarvangasana (postura del puente) con bloque de yoga

Tumbado bocarriba con los pies sobre el suelo como para *Setu Bandha Sarvangasana*, coloca un bloque de yoga entre las rodillas y luego presiónalas contra él durante un minuto, manteniendo constante la contracción isométrica de los aductores. Descansa durante un minuto antes de repetir varias veces.

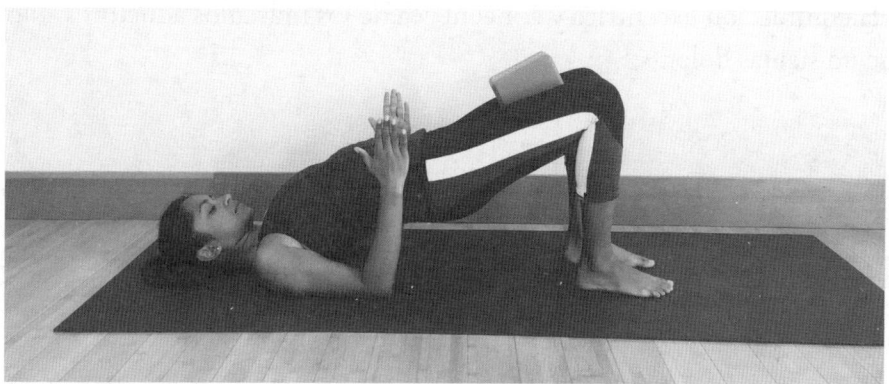

Ananda Balasana (postura del bebé feliz)

Tumbado bocarriba, lleva las rodillas a alinearse con las caderas o ligeramente más hacia los hombros. Coloca las manos en la parte exterior de las rodillas para controlar el movimiento de estas separándose una de otra, y luego coloca las manos por la parte interna de las rodillas y presiónalas juntándolas mientras opones resistencia sin dolor con las manos.

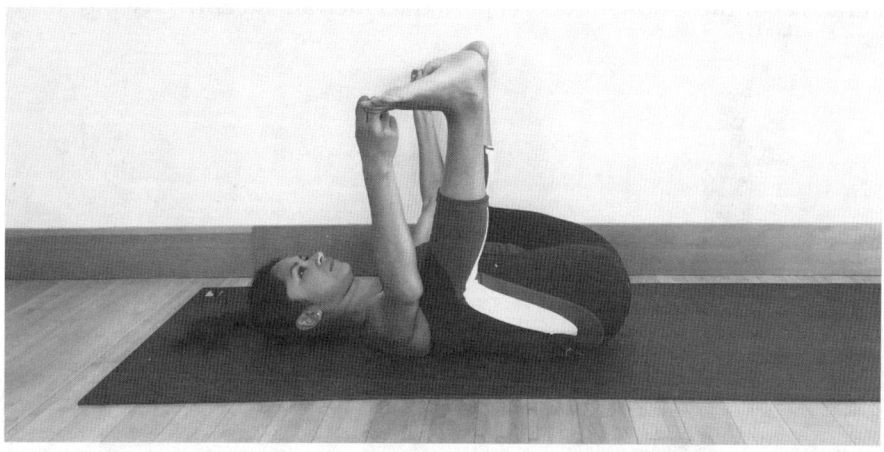

Repite este movimiento lento durante uno o dos minutos; a continuación coloca los pies en el suelo a una distancia ligeramente superior a la anchura de las caderas y deja que las rodillas descansen juntas.

Supta Padangusthasana (postura en torsión del dedo gordo del pie)

Tumbado bocarriba con una cinta alrededor del pie de la pierna que se está curando, agarra la cinta y extiende la pierna lesionada hacia arriba recta desde la cadera. Manteniendo la cadera contraria enraizada en el suelo, abduce lenta y ligeramente la pierna (extiéndela hacia un lado), usando la cinta para ayudar con los movimientos de abducción y aducción, utilizando la contracción excéntrica y concéntrica de los músculos aductores solo en la medida en que no sientas dolor.

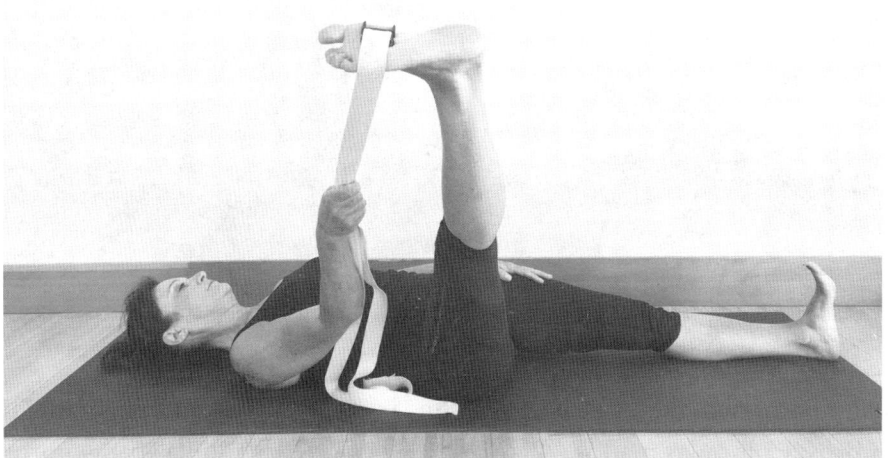

Viparita Karani (postura activa invertida)

En posición invertida en *Viparita Karani*, abduce lentamente las piernas en la forma de una «V» lateral. A continuación, adúcelas para que vuelvan al centro. Repite un máximo de

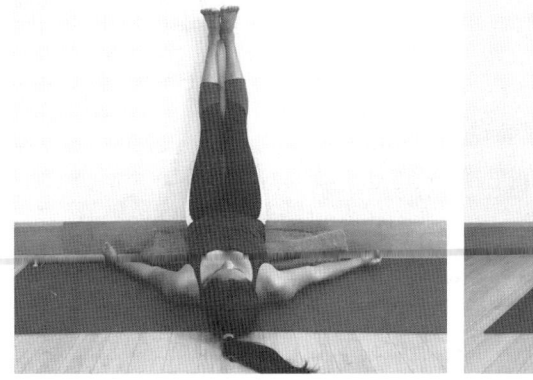 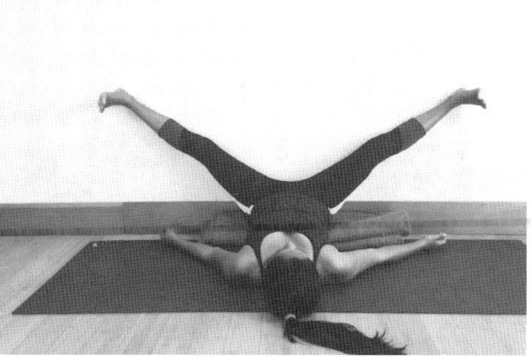

Curar enfermedades musculoesqueléticas

quince veces. Si no sientes dolor, prueba a dividir el movimiento en varias fases, manteniendo isométricamente cada fase antes de pasar muy lentamente a la siguiente.

Virabhadrasana II (postura del guerrero II)

En *Virabhadrasana* II, crea una sensación de tirar de los pies juntándolos para activar isométricamente los aductores de la parte posterior de la pierna. Intenta profundizar en la estocada y luego reducirla muy lentamente usando los músculos internos del muslo de la pierna atrasada para alzarla y bajarla.

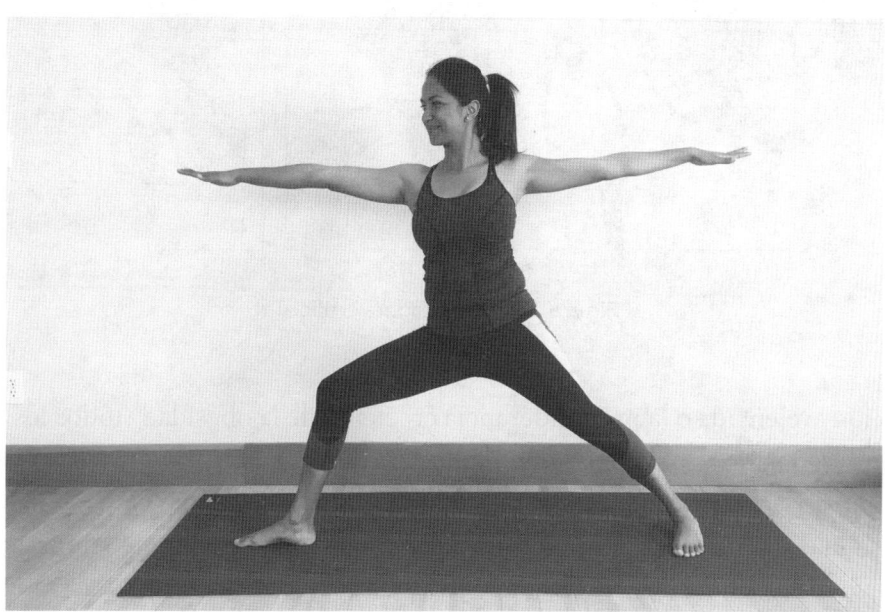

Reemplazo de cadera

Según los Centros para el Control y Prevención de las Enfermedades (CDC, por sus siglas en inglés), en 2015 hubo más de trescientas treinta dos mil operaciones de reemplazo de cadera en los Estados Unidos, lo que sitúa a este país en el puesto decimocuarto del mundo en tasa de reemplazos de cadera por cada cien mil habitantes, muy por detrás de las tasas más avanzadas de los países europeos ricos (Alemania, Suiza, Bélgica, Dinamarca y Noruega son los primeros de todo el mundo). A efectos comparativos, Alemania realizó doscientas noventa y seis de estas intervenciones por cada cien mil habitantes, los Estados Unidos ciento ochenta y cuatro, Polonia cuarenta y cuatro y México ocho, con más de ciento sesenta y cuatro países por detrás de México.[35] La cuestión es que hoy en día los reemplazos de cadera son un procedimiento ortopédico común, debido a los avances en técnicas quirúrgicas adecuadas en lugar de a un aumento de la tasa de enfermedades de la cadera como la osteoartritis,

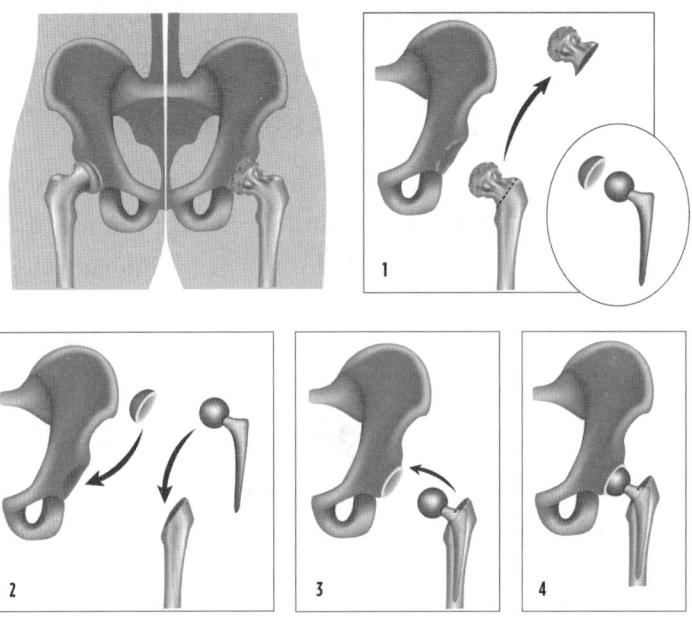

Figura 23.8. Una cadera artificial

una población avejentada o la preponderancia creciente de la obesidad (todos los cuales son factores de riesgo para las patologías debilitantes de cadera).

El reemplazo total de cadera es un procedimiento ortopédico en el que la cabeza femoral y el acetábulo son reemplazados en primer lugar con un componente femoral de metal o cerámica que se cementa en el eje femoral, en segundo lugar con una taza acetabular de polietileno que se emplaza en la cavidad de la cadera y, por último, una interfaz articular que es parte de una cabeza femoral de metal o cerámica. El abordaje posterior (que es el más común) proporciona un acceso quirúrgico más fácil y preserva los aductores de cadera pero tiene una tasa de dislocación relativamente elevada.[36] Los abordajes lateral y anterolateral tienen tasas de dislocación más bajas pero con frecuencia causan inestabilidad a largo plazo debido a los aductores debilitados,[37] mientras que los abordajes anteriores desarrollados más recientemente tienen tasas de dislocación significativamente más bajas y una rehabilitación más fácil.[38] En algunos casos es posible recurrir a abordajes mínimamente invasivos.[39]

Los estudiantes con reemplazos de cadera en las clases de yoga corren un riesgo elevado de dislocar la cadera reemplazada en una amplia variedad de posiciones de pie, sentadas y supinas, en particular las que conllevan una aducción de la cadera además de la presión externa al lado lateral de la rodilla. Algunos ejemplos de esta posición y fuerza son *Parivrtta Parsvakonasana* (postura invertida del ángulo lateral), *Ardha Matsyendrasana* (media postura del señor de los peces), y *Supta Padangusthasana* B (postura en torsión del dedo gordo del pie).

Curar enfermedades musculoesqueléticas

LA EXPERIENCIA DOLOROSA

El dolor más fuerte relacionado con los reemplazos de cadera se produce antes del reemplazo debido a la fricción y a la presión en la articulación causadas por la osteoartritis, la artritis reumatoide, la artritis postraumática, la necrosis avascular y las enfermedades infantiles de cadera. Estas afecciones dan lugar a una inflamación crónica que incrementa el dolor. Normalmente el dolor a corto plazo tras la operación quirúrgica se trata con fármacos antiinflamatorios no esteroideos, y en algunos casos (muy poco frecuentes) de dolor intenso se recurre a los opiáceos. Por lo general, cuando el resultado de la operación es satisfactorio, el dolor disminuye rápidamente, aunque a menudo se siente un ligero dolor, sobre todo con los cambios de temperatura.

LAS CAUSAS CONOCIDAS

Entre las afecciones que motivan un reemplazo de cadera se encuentran la osteoartritis, la artritis reumatoide, la artritis postraumática, la necrosis avascular y las enfermedades infantiles de la cadera.

CÓMO SE CURA

Aunque el reemplazo soluciona el problema inmediato de cadera que motivó este procedimiento quirúrgico, la salud a largo plazo depende de tratamientos que restauren la amplitud de movimiento, la fuerza, la resistencia y el equilibrio al permanecer de pie apoyado únicamente en la pierna lesionada. Si no hay otras enfermedades graves (como atrofia o edema cardíacos), la fisioterapia debería comenzar a partir del primer día después de la operación. Uno de los principales problemas posoperatorios del reemplazo de cadera es el riesgo de dislocación, que varía dependiendo del abordaje (posterior, anterior, etc.) y de los factores de salud específicos del individuo. La flexión de cadera con rotación interna y aducción más allá de la línea central del cuerpo está contraindicada en el abordaje posterior, mientras que la extensión con rotación externa y abducción está contraindicada en el abordaje anterior. Es importante observar que estos movimientos son frecuentes en muchas asanas básicas de yoga.

CURAR CON PRÁCTICAS DE ASANA

Aunque es importante prestar atención a las contraindicaciones que acabo de describir, la curación puede mejorarse mediante una combinación de asanas.

Restablecer la resistencia y la capacidad para aguantar peso

Para ayudar a restablecer la resistencia y la capacidad para aguantar peso, realiza estas asanas:

Yogaterapia

Dandasana (postura del bastón)

Hay varias actividades curativas que se pueden llevar a cabo en el primer día después de la operación sentado en *Dandasana*. Si te resulta imposible sentarte erguido, prueba estos ejercicios recostado bocarriba en la cama. Empieza con la contracción isométrica de los cuádriceps para reactivar los músculos y estimular la circulación. Flexiona, extiende y rota los tobillos, los pies y los dedos de los pies para estimular más la circulación.

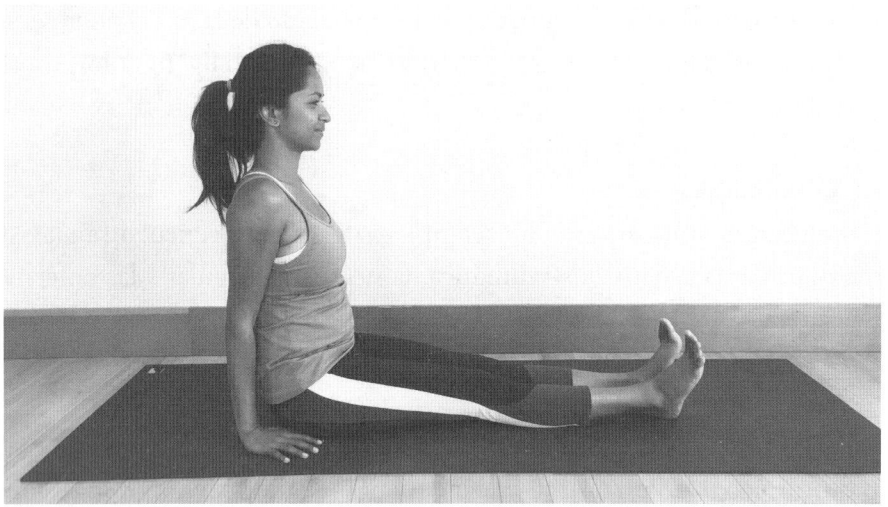

Svasana (postura del cadáver) con tensión y relajación progresivas

Tumbado bocarriba, primero prueba a relajar progresivamente cada músculo. Luego empieza a tensar alternativamente los músculos de forma progresiva antes de permitirles relajarse más profundamente. Comienza por los cuádriceps, luego los glúteos y a continuación el abdomen, tensando y relajando gradualmente todas las partes. Finalmente regresa a los cuádriceps y los glúteos, contrayéndolos con más fuerza de cinco a diez segundos antes de dejar que se relajen por completo.

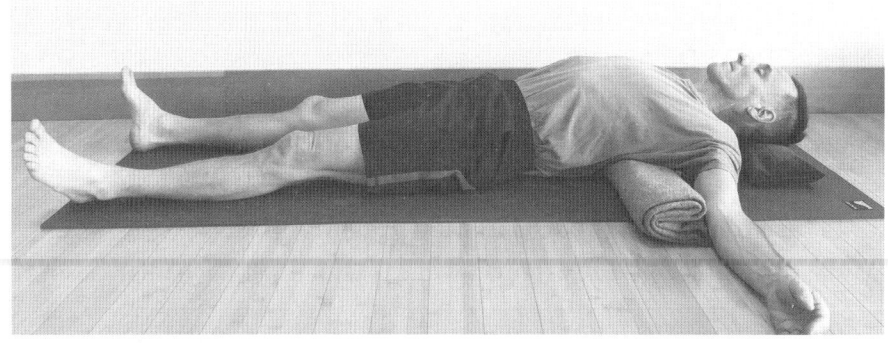

Curar enfermedades musculoesqueléticas

Savasana (postura del cadáver) con deslizamiento de talón

Tumbado bocarriba, presionando hacia abajo a través del talón del lado afectado, desliza lentamente el talón hacia la cadera, y luego deslízalo en el sentido contrario para estirar por completo la pierna. Mantén la rótula apuntando directamente hacia arriba. Haz tres series de quince repeticiones.

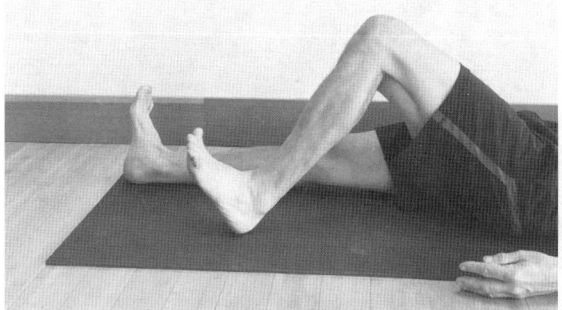
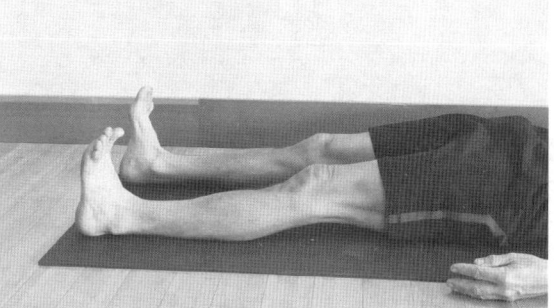

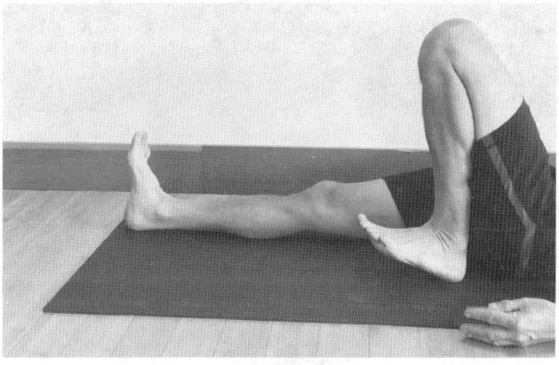

Setu Bandha Sarvangasana (postura del puente)

Tumbado bocarriba con los pies colocados cerca de las caderas a una distancia igual a la anchura de estas, alza las caderas lentamente mientras mantienes las rodillas alineadas con ellas. Súbelas y bájalas cinco veces. Al alzarlas por quinta vez mantenlas arriba durante un máximo de diez respiraciones. Repite dos o tres veces.

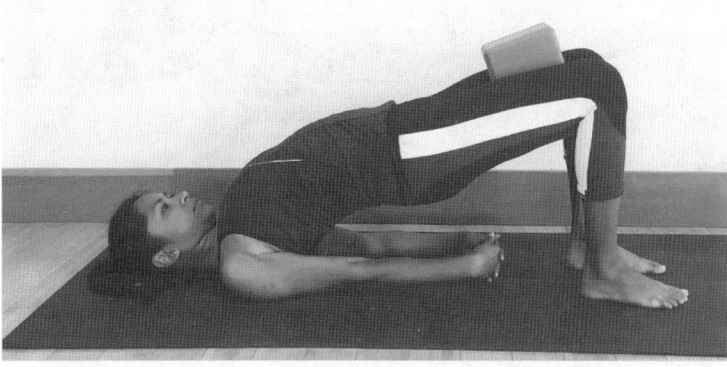

Yogaterapia

Bidalasana (postura del gato) y equilibrio espinal

A gatas, primero mueve la pelvis hacia delante y hacia atrás varias veces mientras mueves alternativamente la columna en extensión y en flexión (movimientos del gato/la vaca). Luego extiende la pierna afectada hacia atrás poniéndola recta con los dedos del pie encogidos sobre el suelo. Si la zona inferior de la espalda está cómoda, sube y baja lentamente la pierna

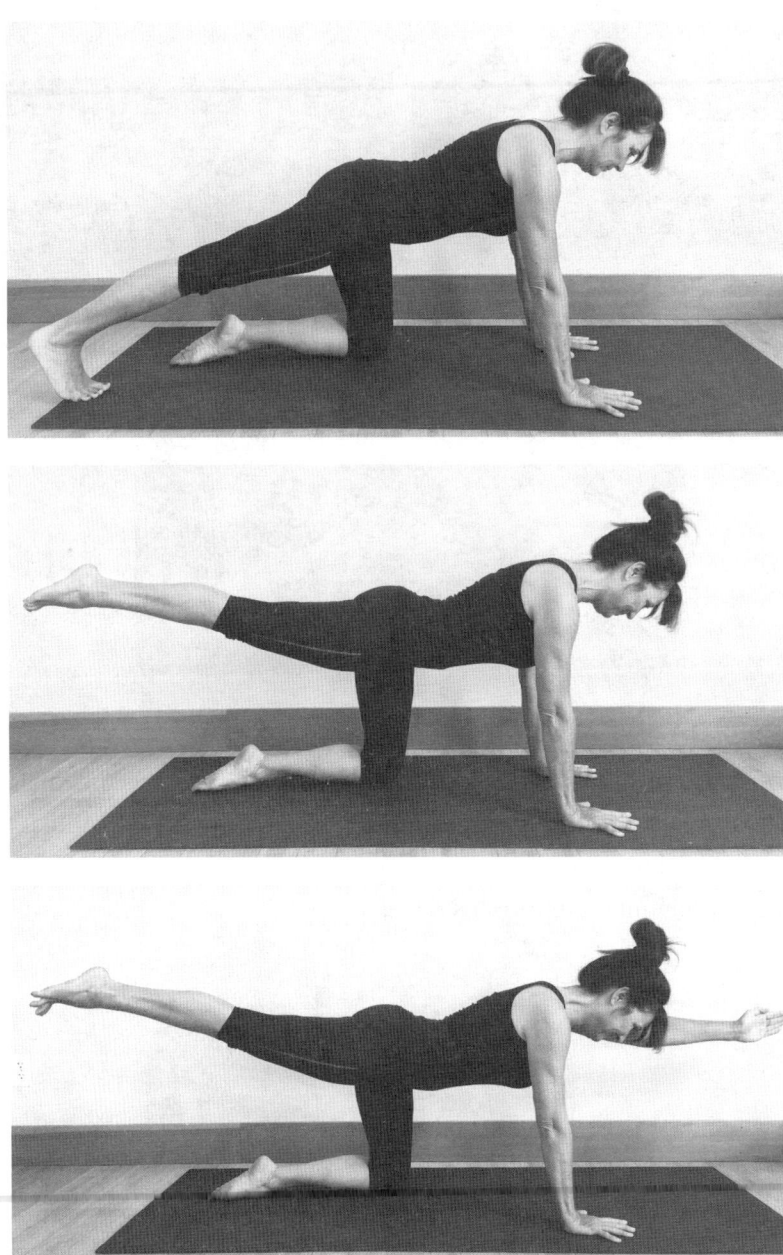

Curar enfermedades musculoesqueléticas

extendida hasta veinticinco veces, manteniendo por espacio de cinco a diez respiraciones la última elevación. Repite con el otro lado. A continuación, una vez más, extiende la pierna afectada hacia atrás mientras extiendes hacia delante el brazo del lado contrario (gira la palma de esa mano hacia el centro para crear espacio alrededor del cuello y estabilizar el hombro). Mientras abres los dedos de las extremidades alzadas, separándolos entre sí, abduce lentamente estos miembros hacia fuera alejándolos solo tanto como sea posible manteniendo las caderas y la parte superior de la espalda niveladas con el suelo antes de volver a una posición neutra. Repite hasta veinticinco veces y mantén en abducción de cinco a diez respiraciones. Descansa en *Balasana* (postura del niño), que también estira los abductores y extensores de la cadera.

Tadasana (postura de la montaña)

De pie con los pies separados a la anchura de las caderas y con el peso principalmente sobre la cadera sana, podrías usar muletas, un bastón o una pared para tener más apoyo. Desplaza gradualmente más peso sobre el lado afectado hasta que te sientas cómodo permaneciendo de pie con el mismo peso sobre cada pierna.

Utkatasana (postura torpe o postura de la silla)

De pie con los pies separados a la anchura de las caderas, flexiona lentamente las rodillas mientras las alineas con los centros de los pies (presta especial atención a no dejar que las

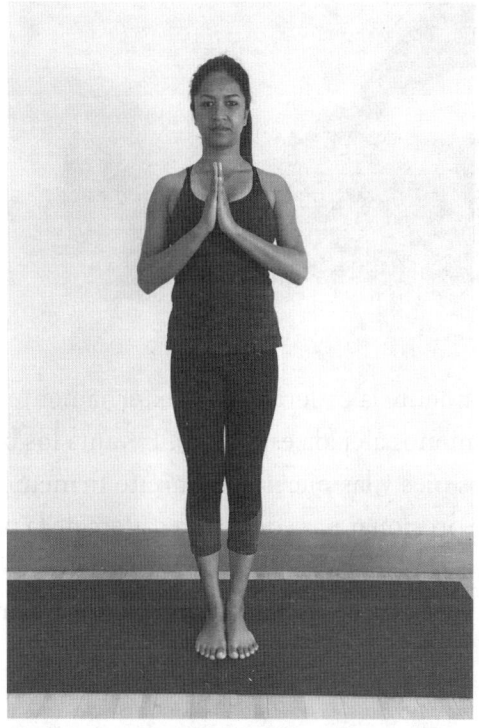
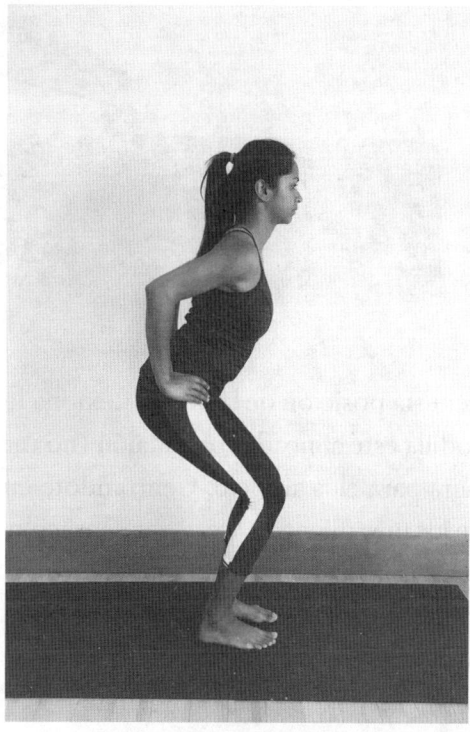

rodillas se extiendan hacia dentro y se acerquen). Gira la pelvis hacia delante y hacia atrás para encontrar el punto donde se siente cómo la columna tira de ella hacia arriba naturalmente de la pelvis. Deja caer los brazos, gira las palmas hacia fuera y extiende los brazos por encima de la cabeza. Prueba a doblar las rodillas hasta noventa grados y luego presiona hacia atrás para estar totalmente erguido. Repite de cinco a diez veces. En la última repetición, mantén las rodillas dobladas y los brazos por encima de la cabeza hasta diez respiraciones.

Virabhadrasana II (postura del guerrero II)

Empieza de pie con los pies separados a la longitud de una pierna más un pie, gira hacia fuera el pie del lado afectado unos noventa grados (con rotación externa de cadera). Coloca las manos sobre las caderas para nivelarlas entre sí y la pelvis en posición neutra (ni en rotación anterior ni en rotación posterior). Siguiendo con las manos sobre las caderas para

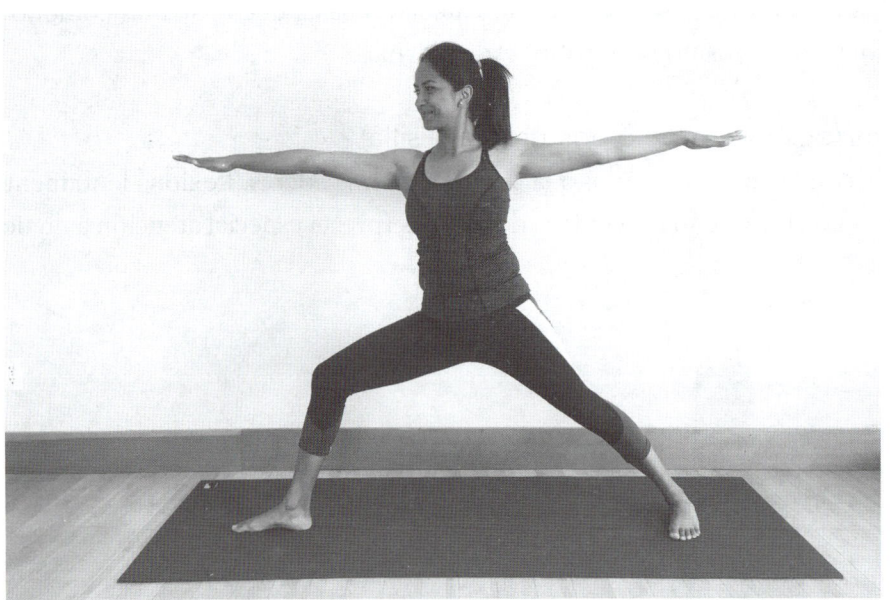

mantener esta posición de la pelvis, flexiona lentamente la cadera rotada externamente hasta que la rodilla esté alineada con el talón (no más; menos alejada está bien). Levanta los brazos hacia fuera paralelos al suelo. Centrándote en los pies y las piernas, enraízate firmemente a través de los pies mientras creas una sensación de presionar para dentro la cadera de la pierna doblada hacia la línea central mientras presionas la rodilla hacia el lado externo del pie. Alternativamente flexiona y endereza la pierna varias veces antes de mantenerla isométricamente de cinco a diez respiraciones.

Curar enfermedades musculoesqueléticas

Vrksasana (postura del árbol)

De pie con los pies separados a la anchura de las caderas, levanta el talón de la pierna totalmente sana para comprobar la sensación de aguantar peso por el lado que se está curando. Si estás cómodo con el talón ligeramente alzado, prueba a flexionar esa cadera para elevar el pie del suelo por completo, aguantando todo el peso con la pierna afectada. No adoptes la forma completa de *Vrksasana* (con el pie colocado sobre la cara interna del muslo) hasta que te sientas totalmente estable y fuerte alrededor de la parte externa de la cadera de la pierna que se apoya en el suelo.

Restablecer la flexibilidad

Para ayudar a restablecer la flexibilidad, sigue estas asanas:

Eka Pada Rajakapotasana Prep (postura preparatoria del rey palomo sobre una pierna)

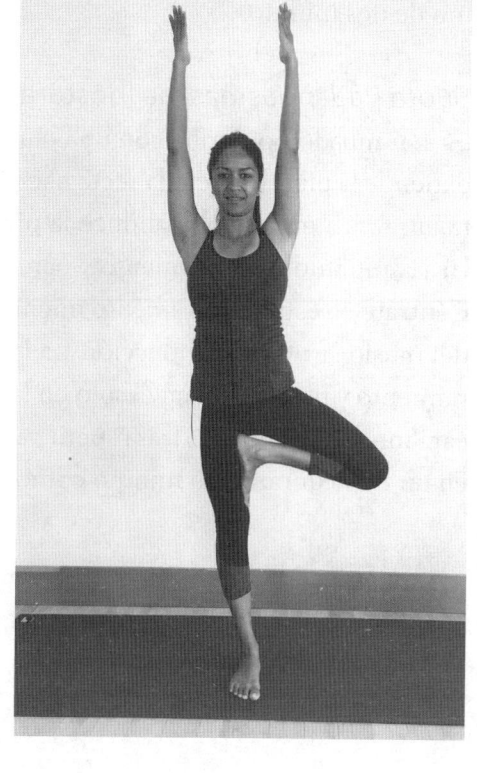

Empieza tumbado bocarriba con los pies colocados en el suelo como para *Setu Bandha Sarvangasana* (postura del puente). Lleva el tobillo de la cadera afectada a la rodilla contraria, manteniendo la articulación del tobillo en dorsiflexión. Agarra por detrás la rodilla de la pierna sana y tira de ella hacia el hombro del mismo lado del cuerpo mientras mantienes la rabadilla en el suelo. Alternativamente relájala y estírala más profundamente con este estiramiento

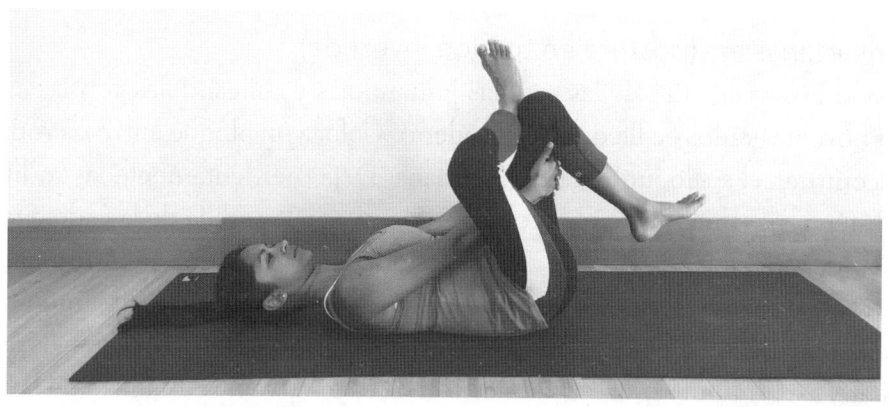

Yogaterapia

solo en la medida en que crees un estiramiento muy ligero alrededor de la cadera afectada. Tras repetir varias veces estos movimientos, mantenla estirada en un 80 % durante un máximo de dos minutos.

Supta Padangusthasana (postura en torsión del dedo gordo del pie)

Tumbado bocarriba con una cinta alrededor del pie del lado afectado, agarra la cinta y extiende la pierna afectada recta hacia arriba desde la cadera. Manteniendo la cadera opuesta enraizada en el suelo, abduce la pierna lenta y ligeramente, usando la cinta para controlar la amplitud de movimiento y para ayudar a volver a llevar la pierna a su posición vertical. Céntrate en estirar suavemente mientras mantienes relajados los músculos de la cara interna del muslo, ayuda a la abducción y a la aducción con la cinta. Alternativamente relaja el estiramiento y profundiza en él solo en la medida en que crees un estiramiento muy ligero en la cara interna del muslo. Tras repetir varias veces estos movimientos, mantén la pierna estirada en un 80 % durante un minuto como máximo.

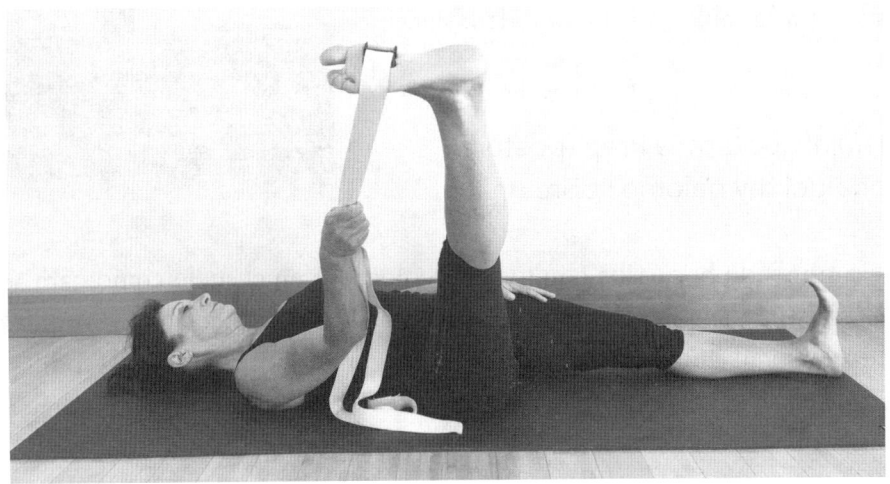

Supta Parivartanasana (postura en torsión invertida)

Tumbado bocarriba, tira de las rodillas juntándolas y alineándolas con las caderas (no superes los noventa grados de flexión de la cadera). Coloca un bloque entre las rodillas y otro bloque (o cojín) en el suelo junto a la cadera sana. Deja caer lentamente las rodillas al lado hasta que estén reposando sobre el bloque. No dejes que la rodilla de la cadera superior se desplace por debajo de la altura de la cadera (es decir, no hagas una aducción hasta la línea central del cuerpo, añade bloques si esto ocurre). Para un estiramiento más intenso del compartimento lateral de la cadera, endereza la pierna superior, usando una cinta alrededor del pie para tirar y así profundizar el estiramiento en la cadera (y en la totalidad de la banda IT).

Curar enfermedades musculoesqueléticas

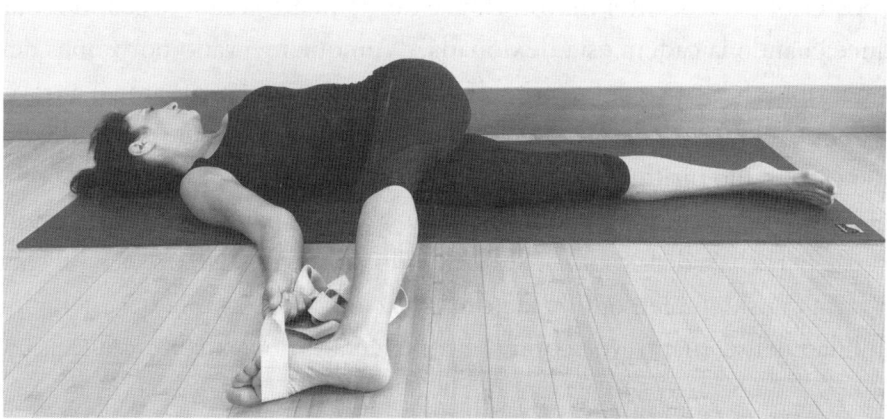

Anjaneyasana (postura de estocada baja)

Desde *Tadasana*, da un paso atrás de aproximadamente la longitud de una pierna y relaja esa rodilla llevándola al suelo. Tira del torso para erguirlo, coloca las manos en las caderas para ayudar a colocar la pelvis en posición neutra y luego flexiona despacio y más profundamente la rodilla delantera para estirar los flexores de cadera. Nota: esto está contraindicado en el caso de que el reemplazo de cadera haya sido un abordaje anterior.

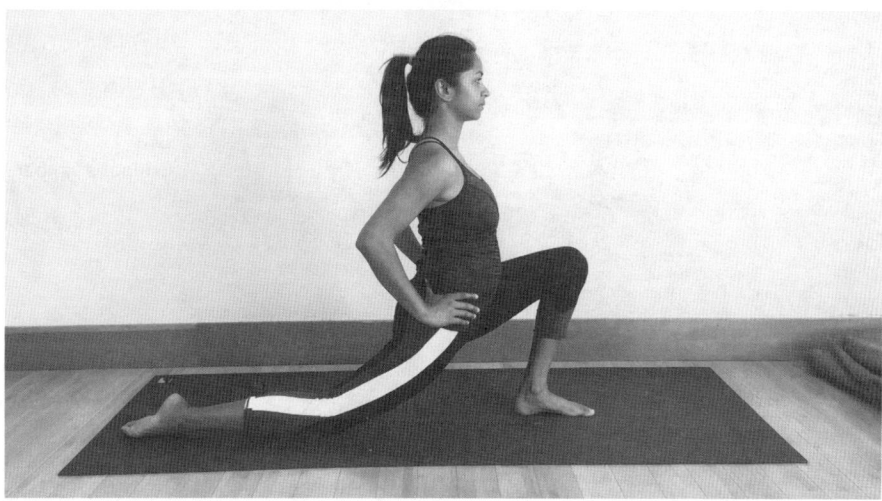

Síndrome piriforme

El piriforme es un músculo plano en forma de pera cuyo origen se encuentra en el sacro anterior (S2-S4), las áreas posteriores del isquion y el foramen obturador, donde luego sale de la pelvis a través del foramen ciático mayor y se inserta por un tendón redondeado en las zonas superior y posterior del trocánter mayor. Rota externamente la cadera cuando esta se extiende y la abduce cuando la cadera está flexionada.[40] Aunque inervado por ramas desde L5, S1 y las raíces nerviosas S2, parte del nervio ciático pasa cerca del piriforme o a través de él (en aproximadamente el 20 % de las personas el nervio ciático divide el vientre del músculo).

Cuando el músculo piriforme está tirante o sufriendo un espasmo, puede pinzar y comprimir el nervio ciático y causar un dolor parecido al que se produce con la presión en el nervio ciático en la parte baja de la espalda, dificultando un diagnóstico preciso (el enrutamiento del nervio varía considerablemente y factores relacionados como la degeneración de disco y la inestabilidad del segmento vertebral contribuyen a varios patrones de causa y dificultan

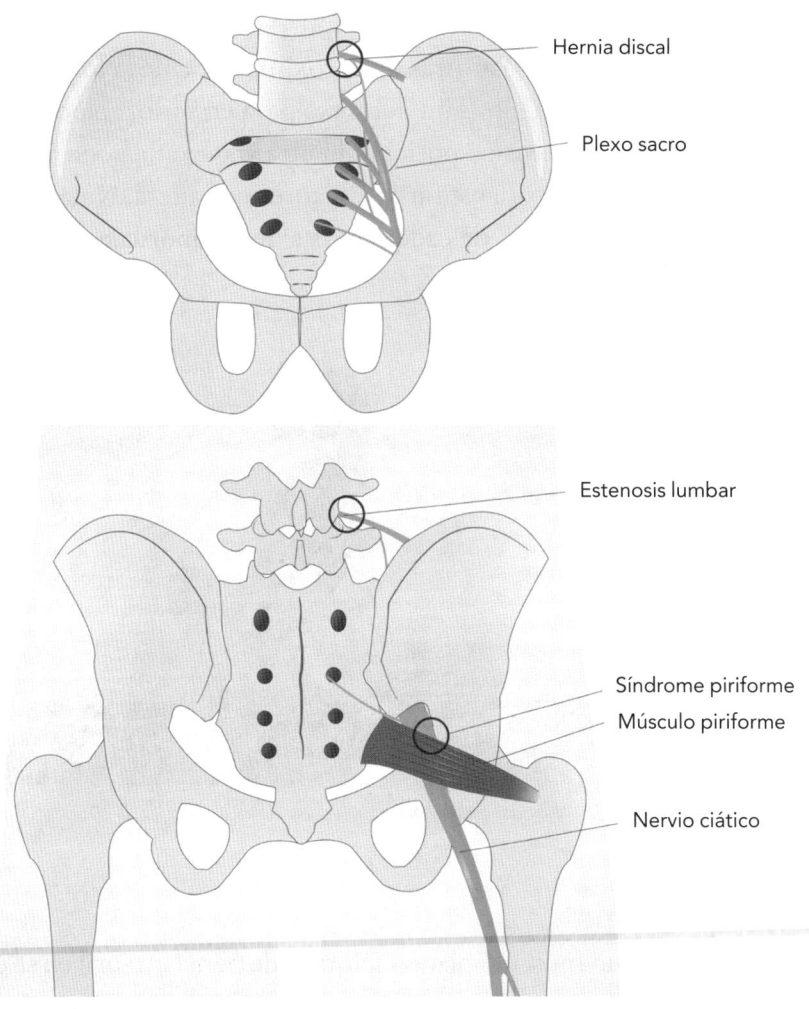

Figura 23.9. Síndrome piriforme

Curar enfermedades musculoesqueléticas

el diagnóstico).[41] Los médicos especialistas en ortopedia y los fisioterapeutas usan la prueba FAIR (consistente en flexión, abducción y rotación interna de la cadera) como herramienta principal de diagnóstico, además de electromiografía para lograr un diagnóstico más específico.[42] Las mujeres tienen el doble de probabilidades que los hombres de desarrollar esta afección (a menudo durante el embarazo cuando el piriforme trabaja más intensamente para estabilizar la pelvis).

LA EXPERIENCIA DOLOROSA

El síndrome piriforme causa un dolor sordo y persistente en la región glútea que con frecuencia irradia en sentido descendente por la parte posterior del muslo, llegando a la pantorrilla y el pie. Suele empeorar tras permanecer sentados de forma prolongada o tras caminar o correr con una biomecánica deficiente (especialmente con pronación excesiva de los pies).

LAS CAUSAS CONOCIDAS

El síndrome piriforme (presentado como un diagnóstico controvertido en 1928 por William Yeoman)[43] también es denominado pseudociática y neuropatía del acetábulo de la cadera, lo que refleja las teorías enfrentadas sobre la patofisiología y etiología subyacentes. Este trastorno puede ser clasificado como síndrome piriforme primario, en el que los síntomas surgen de una patología del mismo piriforme, o síndrome piriforme secundario, en el que los síntomas surgen de otras causas como la diferente longitud de las piernas, el trauma, la pronación excesiva del pie (que hace que el piriforme trabaje excesivamente para alinear la rodilla) o la tirantez o debilidad de músculos relacionados estrechamente (en particular los glúteos débiles o los aductores tensos). El diagnóstico trata de diferenciarlo de otras fuentes de pinzamiento del nervio ciático y enfermedades no relacionadas con síntomas similares (como la bursitis de la tuberosidad isquiática).

CÓMO SE CURA

El síndrome piriforme responde bien a los ejercicios de entrenamiento, la liberación miofascial y el masaje, además de la evitación de las actividades que lo causan, como sentarse durante un tiempo excesivamente prolongado o caminar con una biomecánica deficiente. El fortalecimiento de los músculos glúteos puede ayudar a reducir la tendencia de los piriformes a trabajar en exceso.

CURAR CON PRÁCTICAS DE ASANA

El objetivo principal de la asana para la curación del síndrome piriforme es estirar y relajar el piriforme y los rotadores de la cadera (interno y externo); fortalecer los abductores de la cadera, estableciendo y apoyando el alineamiento saludable de la columna (principalmente en el segmento lumbar y ablandando los músculos piriformes); fortalecer los abductores y aductores de cadera y reducir la tensión alrededor de la articulación sacroilíaca.

Estirar y relajar

Para estirar y relajar el piriforme y los rotadores de la cadera, realiza estas asanas:

Eka Pada Rajakapotasana prep (postura preparatoria del rey palomo sobre una pierna)

Empieza tumbado bocarriba con los pies colocados en el suelo como para *Setu Bandha Sarvangasana*. Lleva el tobillo del lado afectado de la cadera hasta la rodilla contraria, manteniendo la articulación del tobillo en dorsiflexión. Agarra por detrás la rodilla de la pierna sana y tira de ella hacia el hombro del mismo lado del cuerpo mientras mantienes la rabadilla en el suelo. Alternativamente relájala y estírala más profundamente solo en la medida en que crees un estiramiento muy ligero alrededor de la cadera afectada. Tras repetir varias veces estos movimientos, mantenla estirada en un 80 % durante un máximo de dos minutos.

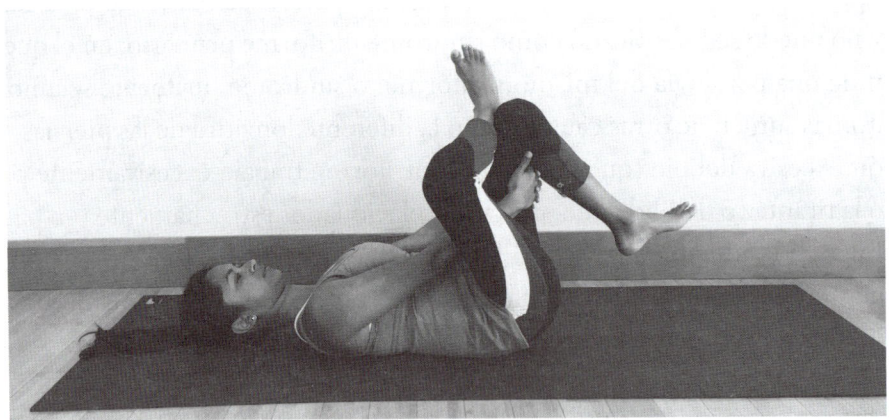

Gomukhasana (postura de la cara de vaca)

Siéntate recto con las piernas colocadas para *Gomukhasana*, gira el torso ligeramente para mirar a la espinilla de la pierna que está encima (si no puedes permanecer cómodamente en la forma básica de *Gomukhasana* sentado sobre un bloque, quédate en la asana anterior). Mientras mantienes la columna alargada, pliégate hacia delante sobre la espinilla. Mantén la postura durante un máximo de dos minutos; luego para liberar la tensión de las rodillas, agita las piernas durante unas cuantas respiraciones mientras permaneces sentado en *Dandasana*.

Curar enfermedades musculoesqueléticas

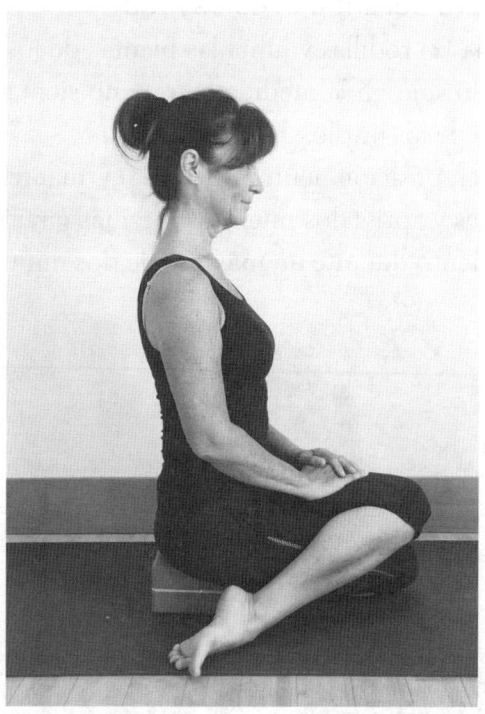

Supta Padangusthasana (postura en torsión del dedo gordo del pie)

Tumbado bocarriba agarra la rodilla del lado afectado para flexionar la cadera; luego lleva esa rodilla al otro lado del cuerpo, realizando la forma de torsión espinal básica de *Supta Padangusthasana*. Con una cinta alrededor del pie del lado afectado, endereza por completo la rodilla de esa pierna mientras continúas tirando de la pierna hacia el otro lado del cuerpo. Mantén la postura durante dos minutos.

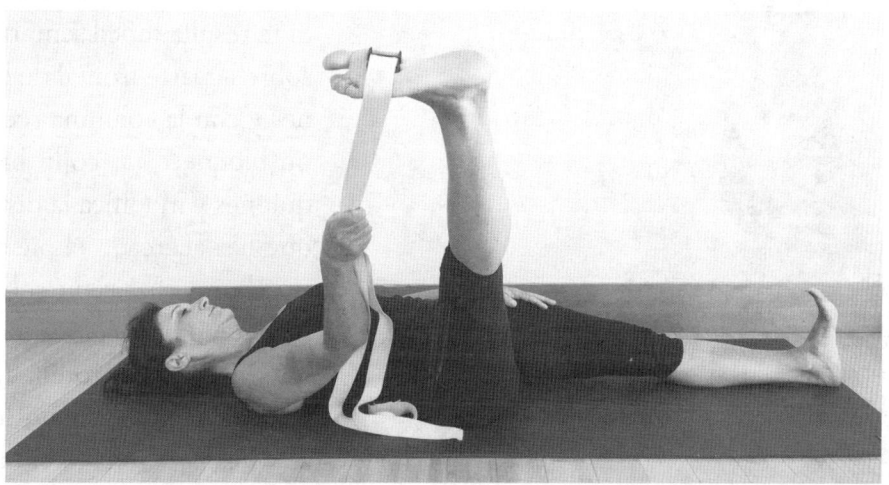

Yogaterapia

Baddha Konasana (postura del ángulo) con ayuda

Sentado recto, flexiona las rodillas y junta las plantas de los pies, permitiendo que las rodillas caigan hacia el suelo solo en la medida en que no sientas dolor ni un estiramiento profundo de la cara interna de los muslos.

Empieza con la pelvis en posición neutra (nivelada) y, manteniendo la forma natural de la columna, junta los talones y apriétalos mientras intentas girar la pelvis ligeramente hacia delante. Mantén el estiramiento durante un máximo de dos minutos.

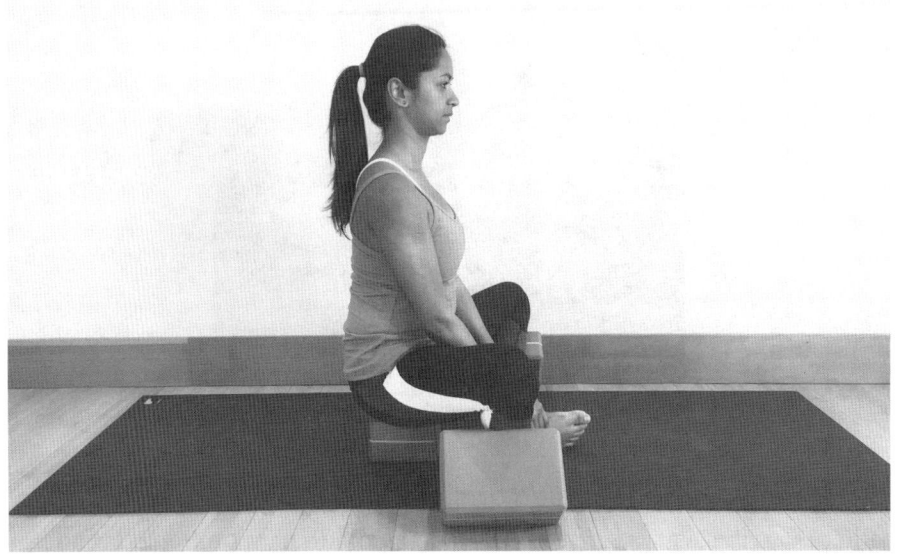

Marichyasana C (postura dedicada al sabio Marichi)

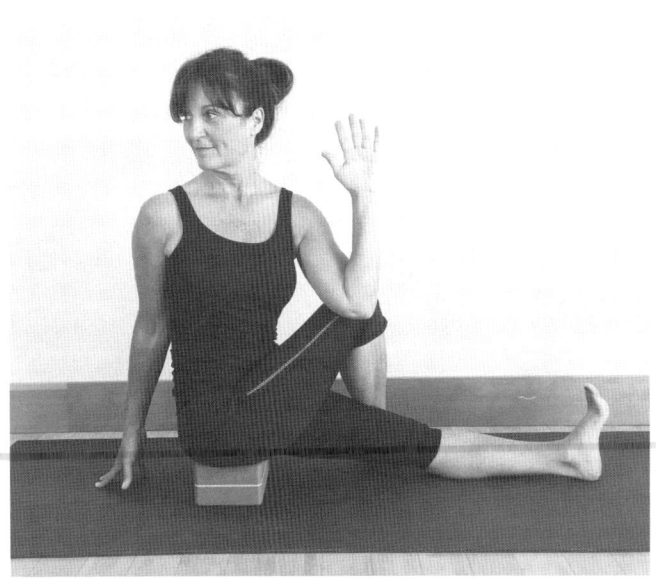

Sentado erguido en *Dandasana*, desliza hacia dentro el pie de la pierna afectada junto a la cadera. Si te resulta difícil sentarte erguido sobre la parte frontal de los isquiones y con la columna recta, coloca un bloque o un cojín bajo los isquiones y modifica la distancia a la que has acercado el pie a la cadera. Ahora cruza el pie sobre la pierna extendida y colócalo en el suelo. Gira hacia la rodilla flexionada y rodéala con las manos o los brazos, haciendo una torsión mientras

Curar enfermedades musculoesqueléticas

mantienes los isquiones enraizados firmemente y la pierna extendida activada con contracción muscular isométrica (especialmente en los cuádriceps).

Fortalecer los abductores de cadera

Para fortalecer los abductores de cadera, realiza estas asanas:

Bidalasana (postura del gato) y equilibrio espinal

A gatas, primero mueve la pelvis hacia delante y hacia atrás varias veces mientras mueves alternativamente la columna en extensión y en flexión (movimientos del gato/la vaca). Luego extiende la pierna afectada hacia atrás poniéndola recta con los dedos del pie encogidos sobre el suelo. Si la zona inferior de la espalda está cómoda, sube y baja lentamente la pierna extendida hasta veinticinco veces, manteniendo por espacio de cinco a diez respiraciones la última elevación. Repite con el otro lado. Luego, una vez más, extiende la pierna afectada hacia atrás mientras extiendes hacia delante el brazo del lado contrario (gira la palma de esa mano hacia el centro para crear espacio alrededor del cuello y estabilizar el hombro). Mientras abres los dedos de las extremidades

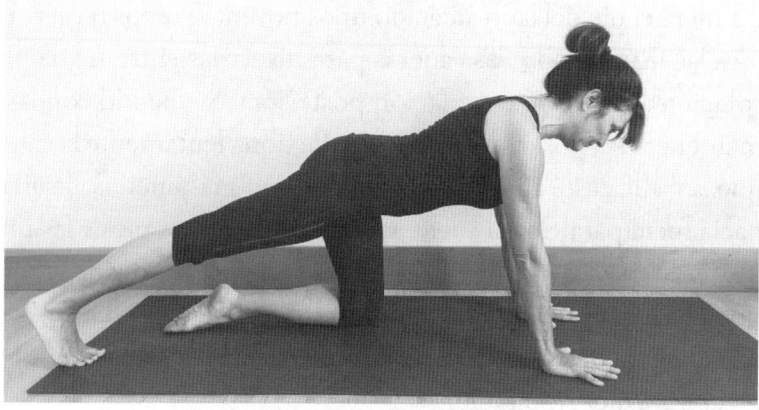

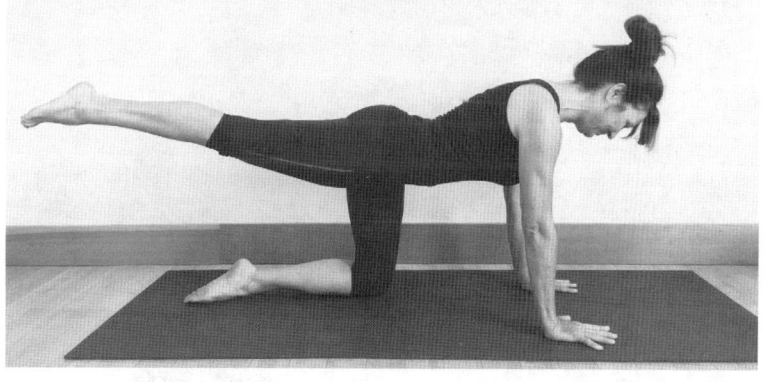

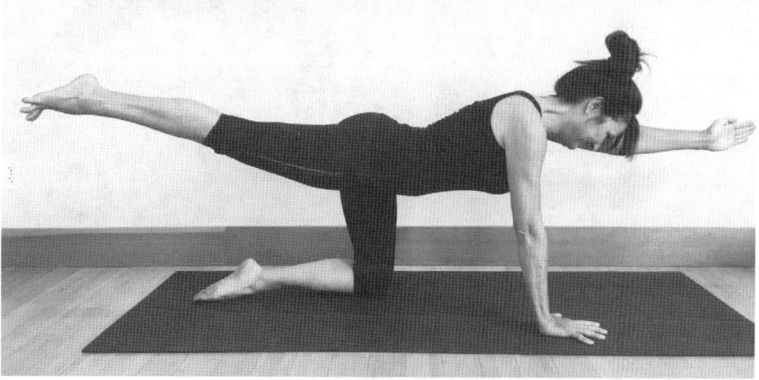

alzadas, separándolos entre sí, abduce lentamente estos miembros hacia fuera alejándolos solo tanto como sea posible y manteniendo las caderas y la parte superior de la espalda niveladas con el suelo antes de volver a una posición neutra. Repite hasta veinticinco veces y mantén en abducción de cinco a diez respiraciones. Descansa en *Balasana*, que también estira los abductores y extensores de la cadera.

Virabhadrasana II (postura del guerrero II)

Empieza de pie con los pies separados a la longitud de una pierna más un pie, gira hacia fuera el pie del lado afectado unos noventa grados (con rotación externa de cadera). Coloca las manos sobre las caderas para nivelarlas entre sí y la pelvis en posición neutra (ni en rotación anterior ni en rotación posterior). Siguiendo con las manos sobre las caderas para mantener esta posición de la pelvis, flexiona lentamente la cadera rotada externamente hasta que la rodilla esté alineada con el talón (no más; menos alejada está bien). Levanta los brazos hacia fuera paralelos al suelo. Centrándote en los pies y las piernas, enraízate firmemente a través de los pies mientras creas una sensación de presionar para dentro la cadera de la pierna doblada hacia la línea central mientras presionas la rodilla hacia el lado externo del pie. Alternativamente flexiona y endereza la pierna varias veces antes de mantenerla isométricamente de cinco a diez respiraciones.

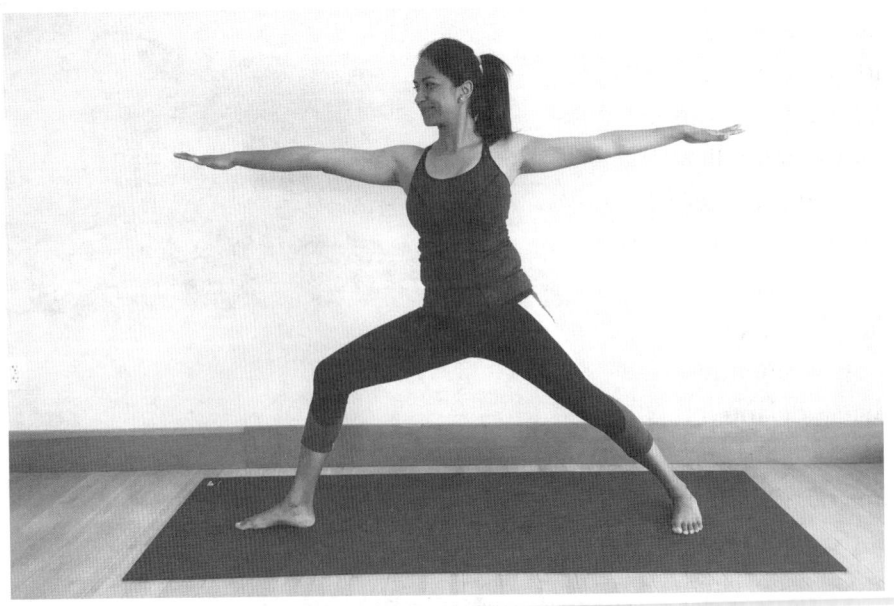

Curar enfermedades musculoesqueléticas

Vasisthasana (postura de la plancha lateral): postura preparatoria

Empezando a gatas en *Bidalasana*, pasa a apoyarte sobre una mano y una rodilla para hacer la postura preparatoria de *Vasisthasana* con la pierna que se está curando por encima y totalmente extendida con el pie en el suelo. Sube y baja lentamente esta pierna hasta veinticinco veces, descansa y repite dos o tres veces.

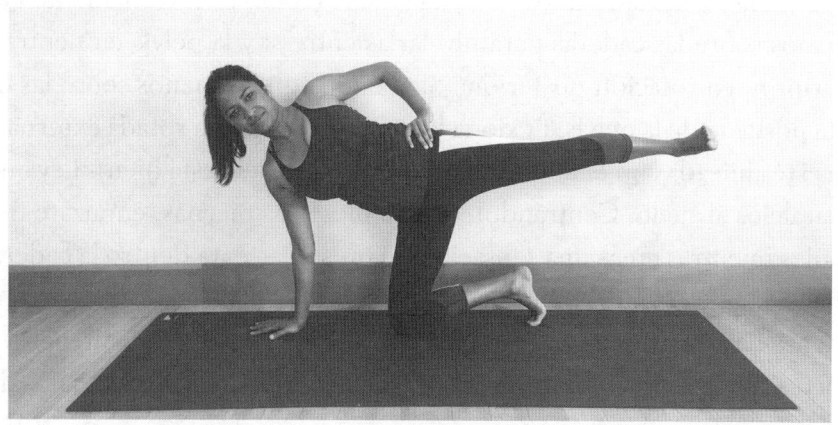

Ardha Chandrasana (postura de la media luna)

Prestando atención a la presión en la cadera, haz *Ardha Chandrasana* con la pierna afectada extendida directamente hacia atrás desde la parte superior de la cadera. Mientras mantienes la forma básica de *Ardha Chandrasana*, baja y levanta lentamente esa pierna hasta diez veces antes de mantenerla en posición nivelada con la cadera de cinco a diez respiraciones. Si te sientes inestable, hazlo apoyado contra una pared.

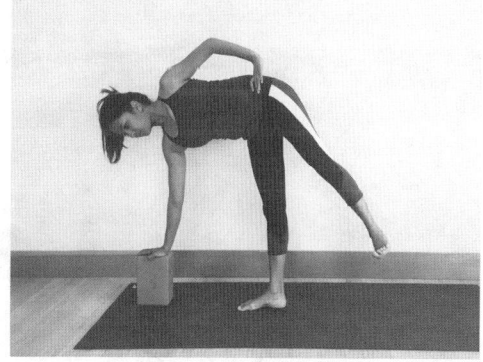

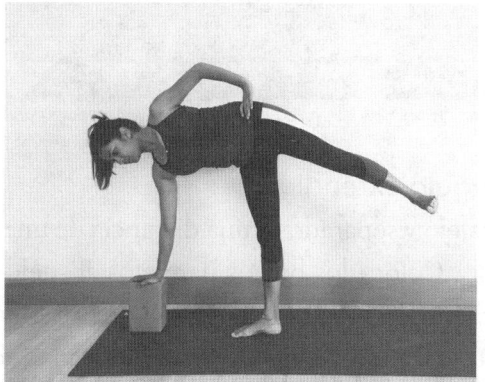
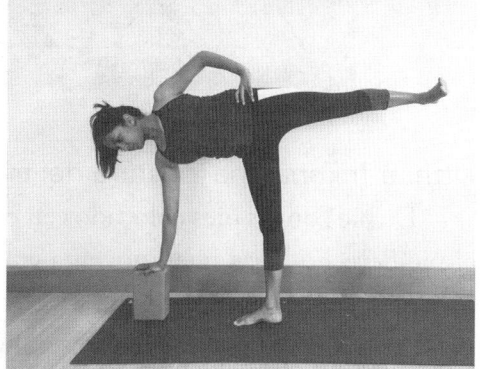

Yogaterapia

Fortalecer los rotadores de cadera

Para fortalecer los rotadores internos y externos de cadera, realiza estas *asanas*:

Virabhadrasana II (postura del guerrero II)

Empieza de pie con los pies separados a la longitud de una pierna más un pie, gira hacia fuera el pie del lado afectado unos noventa grados (rotando externamente en la cadera). Coloca las manos sobre las caderas para nivelarlas entre sí y la pelvis en neutralidad (ni en rotación anterior ni en rotación posterior). Siguiendo con las manos sobre las caderas para mantener esta posición de la pelvis, flexiona lentamente la cadera rotada externamente hasta que la rodilla esté alineada con el talón (no más; menos alejada está bien). Levanta los brazos hacia fuera paralelos al suelo. Centrándote en los pies y las piernas, enraízate firmemente a través de los pies mientras creas una sensación de presionar para dentro la cadera de la pierna doblada hacia la línea central mientras presionas la rodilla hacia el lado externo del pie. Alternativamente flexiona y endereza la pierna varias veces antes de mantenerla isométricamente de cinco a diez respiraciones para fortalecer más los rotadores externos de la cadera.

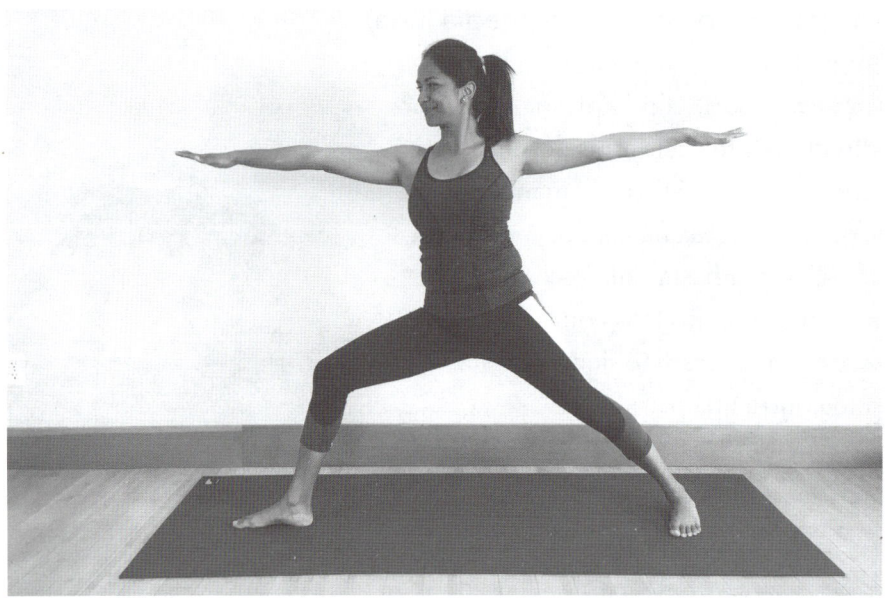

Utthita Trikonasana (postura del triángulo extendido)

De pie con los pies colocados en paralelo y separados a una distancia de una pierna, gira el pie derecho hacia fuera noventa grados. Coloca los brazos paralelos al suelo. Activa isométricamente los músculos cuádriceps mientras crean una sensación de presionar el isquion derecho hacia el talón izquierdo, extiende el torso y el brazo derecho hacia fuera, hacia la

Curar enfermedades musculoesqueléticas

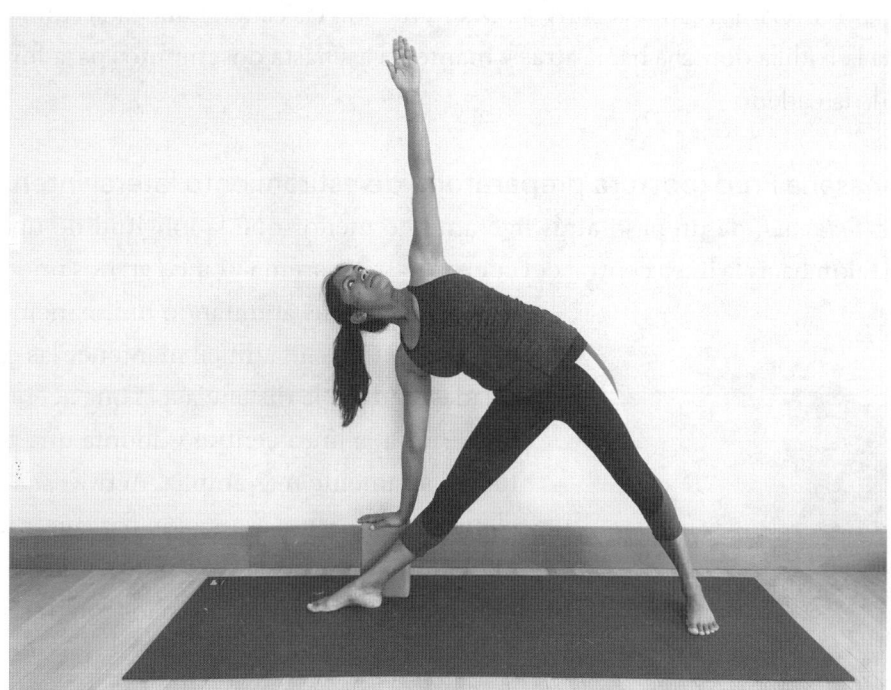

derecha, alineándolos directamente sobre el muslo sin permitir que la columna se doble hacia delante. Coloca la mano derecha sobre un bloque, una silla o la espinilla y la mano izquierda sobre la cadera del mismo lado o extiéndela recta hacia arriba. Permanece así durante un máximo de dos minutos mientras te centras en mantener los cuádriceps firmes y presionando el isquion derecho hacia el talón izquierdo. Si te molesta mantener el cuello recto para tener la cabeza en horizontal desde la columna, relájalo y deja colgar la cabeza. Esto fortalecerá los rotadores externos de la cadera derecha.

Vrksasana (postura del árbol)

De pie en *Tadasana*, plantéate apoyarte en una pared para añadir estabilidad al pasar a permanecer sobre un pie. Flexiona la cadera derecha para agarrar la rodilla y colocar el pie derecho a lo largo de la cara interna del muslo izquierdo. Si no puedes colocar el pie en el muslo, colócalo bajo la rodilla, no contra ella en absoluto. Con las manos en las caderas, lleva la rodilla doblada hacia delante todo lo

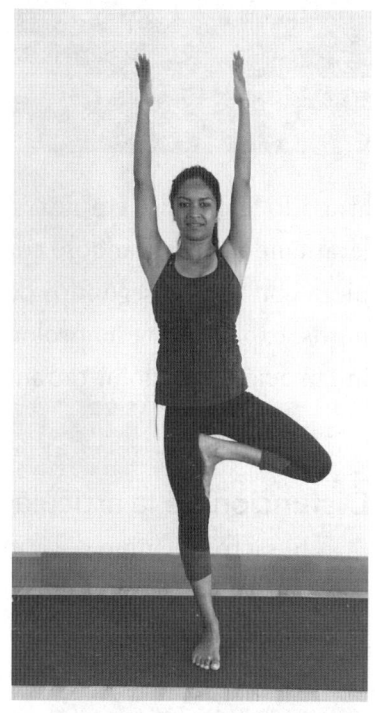

necesario para nivelar las caderas entre sí. Manteniendo las caderas alineadas uniformemente, presiona la rodilla derecha hacia atrás y mantenla así hasta dos minutos para fortalecer los rotadores de la cadera.

Parsvottanasana Prep (postura preparatoria de estiramiento lateral intenso)

Desde *Tadasana*, da un paso atrás ligeramente menor que la longitud de una pierna y adelanta el talón hacia la línea central del cuerpo hasta cuarenta y cinco grados mientras mantienes las caderas apuntando uniformemente hacia delante. Si te resulta difícil mantener las caderas niveladas, reduce la distancia a la que acercas el talón posterior a la línea central y adopta una postura lateral ligeramente más amplia. Activa *pada bandha* en el pie atrasado y usa esa acción para girar más directamente hacia atrás la cara interna del muslo de la pierna atrasada, activando así los rotadores internos de la cadera.

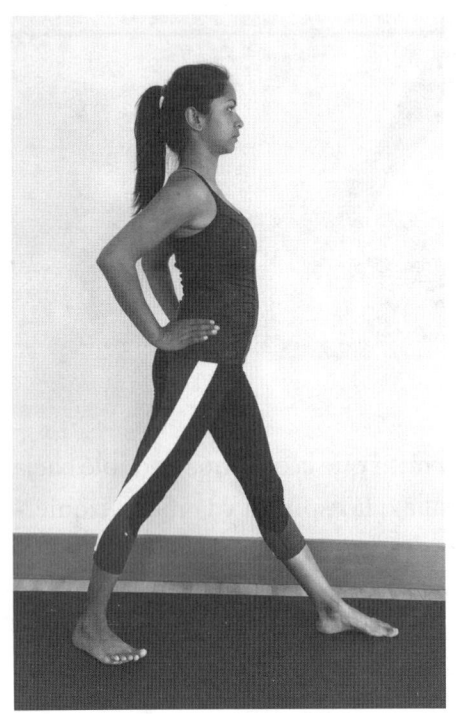

Cuando las acciones de estiramiento descritas para *Adho Mukha Svanasana* puedan hacerse sin incrementar la inflamación ni el dolor, pasa a una expresión modificada de *Parsvottanasana*. De pie frente a una pared en la postura básica de *Parsvottanasana*, coloca el pie afectado como pie atrasado mientras sitúas el pie adelantado aproximadamente a un metro de la pared. Apoya las manos sobre la pared para sostener la parte superior del cuerpo. Con el talón atrasado levantado, empieza a estirarlo gradualmente para atrás y para abajo hacia el suelo, levantándolo y estirándolo con suavidad alternativamente más hacia atrás y hacia abajo. Empieza con treinta segundos de este movimiento y progresa de forma gradual hasta dos minutos, explorando esta prolongación de la actividad solo en la medida en que no aumente la inflamación ni el dolor durante las dos horas siguientes a cada práctica de estiramiento.

Disfunción de la articulación sacroilíaca

El sacro, término derivado del latín *os sacrum*, que a su vez es una traducción del griego *hieron osteon*, 'hueso sagrado', es un hueso grande triangular en la base de la columna que tiene tres articulaciones: la primera con la vértebra lumbar más baja (L5); la segunda con el coxis (la rabadilla, un vestigio de nuestra cola primordial), y la última con los huesos ilíacos (los

Curar enfermedades musculoesqueléticas

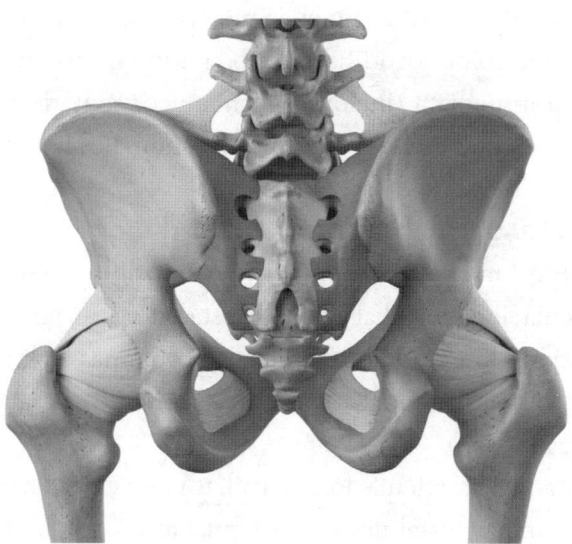

Figura 23.10. La articulación sacroilíaca

dos huesos en forma de oreja de la pelvis). La articulación de las alas del sacro con los huesos ilíacos nos da las articulaciones sacroilíacas, que transfieren el peso de la parte superior del cuerpo a la pelvis y las caderas. De manera que hay una fuerza en el sacro desde arriba hacia abajo en el movimiento del torso y las piernas. El sacro también aloja los nervios espinales y está perforado por el agujero sacro a través del cual los nervios pasan a la pelvis y a la parte inferior del cuerpo.

El sacro está sujeto muy firmemente entre los huesos ilíacos y los ligamentos interóseos y sacroilíacos (pese a su movilidad muy limitada, es una articulación sinovial). Sus movimientos naturales deslizantes y rotatorios muy ligeros se ven aún más limitados por la presencia de tejidos musculares fuertes y pesados a su alrededor, así como por los ligamentos sacrotuberoso y sacroespinoso, que limitan el movimiento ascendente del sacro y proporcionan resiliencia en medio de actividades como caer de un salto. La disfunción de la articulación sacroilíaca provoca un dolor en esa región que es debido principalmente a la hipermovilidad o la hipomovilidad, que puede ocurrir simultáneamente en los dos lados. El dolor de la articulación sacroilíaca puede provenir también de la artritis, la diferencia de longitud en las piernas, las fracturas pélvicas y el embarazo.

LA EXPERIENCIA DOLOROSA

No hay debate sobre la articulación sacroilíaca como causa de dolor crónico de la zona lumbar.[44] Otros síntomas comunes de la disfunción de la articulación sacroilíaca son el dolor en las nalgas, las ingles, las caderas y las piernas. El dolor en la parte inferior de la espalda y la cadera está más relacionado con la hipermovilidad mientras que el que se sufre en un lado de la zona lumbar, las nalgas y más abajo en la pierna está más asociado con la hipomovilidad. El dolor varía desde un dolor sordo hasta uno agudo y punzante dependiendo de la causa probable, la actividad inmediata (incluido permanecer sentado mucho tiempo), la postura y los factores fisiológicos que incluyen cambios hormonales inherentes al ciclo menstrual.[45]

LAS CAUSAS CONOCIDAS

Como señalé anteriormente, a menudo no es posible determinar la causa exacta de la disfunción de la articulación sacroilíaca porque esta puede surgir de diversas afecciones como la artritis, la diferencia de longitud de las piernas, problemas en la región lumbar, trauma pélvico y embarazo. Sus causas principales son la hipermovilidad y la hipomovilidad de la misma articulación sacroilíaca.

La hipermovilidad de la articulación sacroilíaca está causada por la incapacidad de los ligamentos que la sujetan para estabilizar las articulaciones. En la mayoría de los casos la causa de la debilidad del apoyo ligamentoso es una lesión traumática.[46] Durante el embarazo, los elevados niveles de hormona relaxina relajan (ablandan) los ligamentos de todo el cuerpo, funcionando de esta manera para permitir una mayor dilatación pélvica durante el parto; en muchas mujeres la articulación sacroilíaca nunca vuelve a estabilizarse tras dar a luz.[47] La hipomovilidad de la articulación sacroilíaca puede deberse a diversas causas pero se asocia más frecuentemente con la osteoartritis, con las adherencias y la rigidez anormales de los huesos de las articulaciones.

La falta de fiabilidad de los rayos X, los TAC y los métodos de resonancia magnética para discernir las afecciones de la articulación sacroilíaca han llevado a varias evaluaciones clínicas y reconocimientos físicos para determinar mejor la causa del dolor.

CÓMO SE CURA

Las estrategias de tratamiento dependen del diagnóstico. La mayoría de las afecciones reciben un tratamiento conservador que incluye descanso, medicación antiinflamatoria y fisioterapia. En casos de dolor agudo que no responda a un tratamiento conservador, se recomienda a veces la fusión quirúrgica.

CURAR CON PRÁCTICAS DE ASANA

La mayor parte de la disfunción de la articulación sacroilíaca está asociada a la hipermovilidad y a las fuerzas de torsión asimétrica relacionadas con esta sobre las articulaciones. Sin embargo, aunque la asimetría postural y orientada a la acción puede contribuir a la disfunción de la articulación sacroilíaca, el tratamiento eficaz puede utilizar asanas asimétricas para volver a alinearla y estabilizarla.

Curar enfermedades musculoesqueléticas

La disfunción de la articulación sacroilíaca invita a una práctica de asana muy paciente y atenta. Muchas asanas comunes pueden empeorar la tensión de esta articulación, particularmente las posturas de equilibrio asimétrico de pie como *Virabhadrasana* III (postura del guerrero III) y *Parivrtta Ardha Chandrasana* (postura de la media luna invertida) y aperturas de cadera asimétricos como *Gomukhasana* (postura de la cara de vaca) y la versión bocabajo de *Eka Pada Rajakapotasana* (postura del rey palomo sobre una pierna), que puede estirar excesivamente los rotadores externos.

Estabilizar y restablecer el funcionamiento equilibrado

Para estabilizar y restablecer el funcionamiento equilibrado de la articulación sacroilíaca realiza estas asanas:

Salabhasana A (postura de la langosta): levantamientos de pierna

Tumbado bocabajo con los brazos en el suelo a lo largo de los costados y con las piernas juntas, presiona firmemente los empeines sobre la esterilla para activar las piernas mientras llevas ligeramente la rabadilla hacia los talones. Levanta un poco las piernas del suelo y lentamente vuelve a bajarlas. Si no sientes dolor, repite varias veces, levantando ligeramente más cada vez. Prueba a levantar el torso al mismo tiempo, hasta que poco a poco puedas mantener la postura de cinco a diez respiraciones.

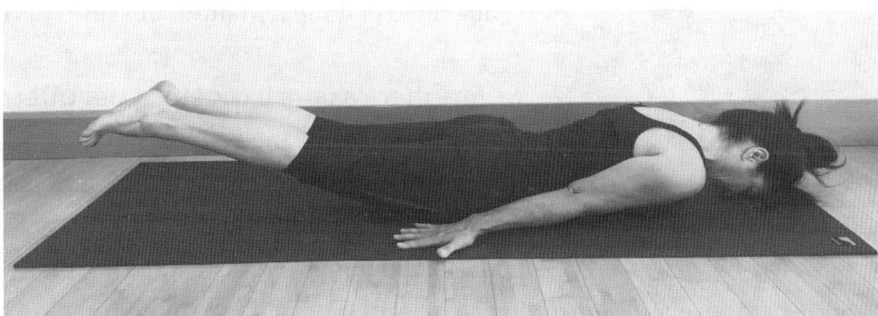

Setu Bandha Sarvangasana (postura del puente)

Tumbado bocarriba, coloca los pies cerca de las caderas y alineados con ellas para preparar para *Setu Bandha Sarvangasana*. Alza la pelvis lentamente mientras te centras en presionar hacia arriba en los isquiones, presionando los tendones de la corva en las tuberosidades isquiáticas mientras alargas la rabadilla hacia las rodillas. Mantén de cinco a ocho respiraciones antes de bajar muy lentamente y descansar durante varias respiraciones. Repite dos o tres veces.

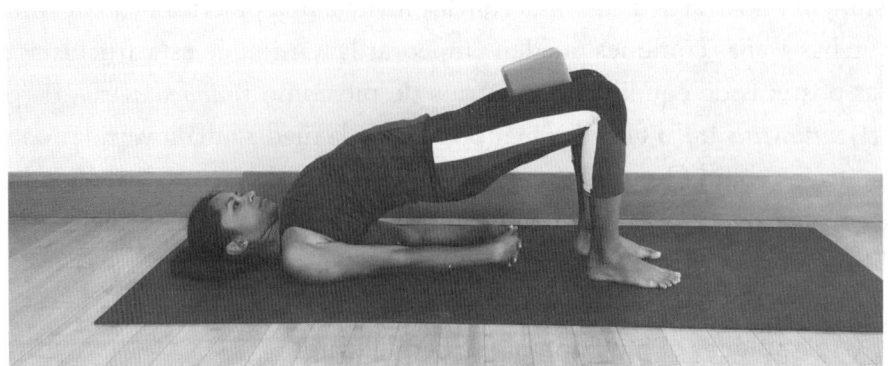

Riksasana Prep (postura preparatoria del oso)

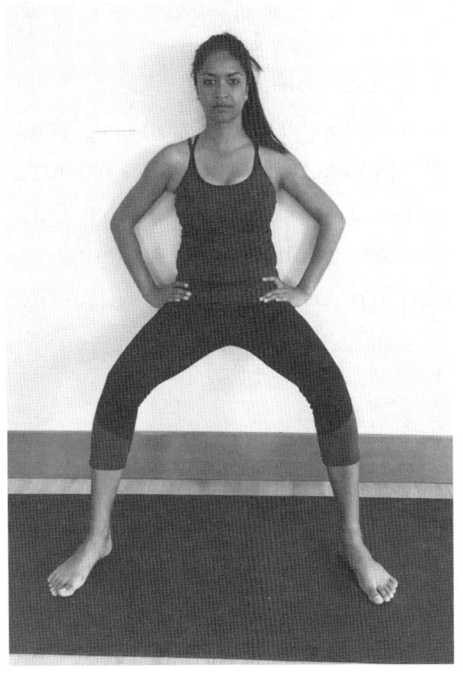

De pie con la espalda contra una pared y los pies separados entre sí a la anchura de las caderas y colocados a una distancia de la pared de aproximadamente una pierna y media, baja lentamente la pelvis por la pared hasta que los muslos estén paralelos al suelo (o no tanto si esto es excesivamente difícil). No dejes que las rodillas se desplacen más allá de los talones. Mantén durante dos minutos.

Virabhadrasana II (postura del guerrero II)

Empieza de pie con los pies separados a la longitud de una pierna más un pie, gira hacia fuera el pie del lado afectado unos noventa grados (rotando externamente en la cadera). Coloca las manos sobre las caderas para nivelarlas entre sí y la pelvis en neutralidad (ni en rotación anterior ni en rotación posterior). Siguiendo con las manos sobre las caderas para mantener esta posición de la pelvis, flexiona lentamente la cadera rotada externamente hasta que la rodilla esté alineada con el talón (no más; menos alejada está bien). Levanta los brazos hacia fuera paralelos al suelo. Centrándote en los pies y las piernas, enraízate firmemente a través de los pies mientras creas una sensación de presionar para dentro la cadera de la pierna doblada hacia la línea central mientras presionas la rodilla hacia el lado externo del pie. Alternativamente flexiona y endereza la pierna varias veces antes de mantenerla, de cinco a diez respiraciones, isométricamente para fortalecer más los rotadores externos de la cadera.

Curar enfermedades musculoesqueléticas

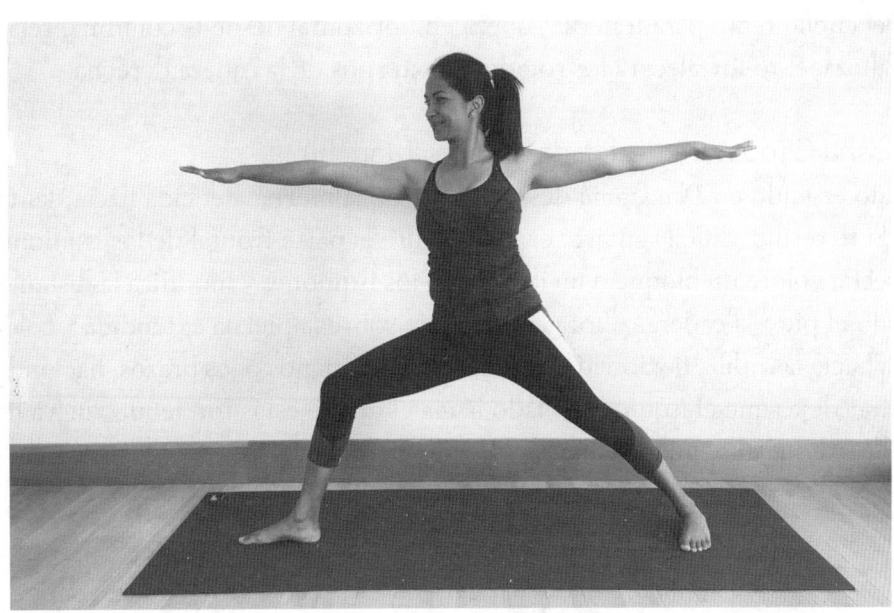

Utthita Trikonasana (postura del triángulo extendido)

De pie con los pies colocados en paralelo y separados a una distancia de una pierna, gira el pie derecho hacia fuera noventa grados. Coloca los brazos paralelos al suelo. Activa isométricamente los músculos cuádriceps mientras crean una sensación de presionar el isquion derecho hacia el talón izquierdo, extiende el torso y el brazo derecho hacia fuera, hacia la derecha, alineándolos directamente sobre el muslo sin permitir que la columna se doble hacia delante. Coloca la mano derecha sobre un bloque, una silla o la espinilla y la mano izquierda sobre la cadera del mismo lado o extiéndela recta hacia arriba. Permanece así durante un máximo de dos minutos mientras te centras en mantener los cuádriceps firmes y presionando el isquion derecho hacia el talón izquierdo. Si te molesta

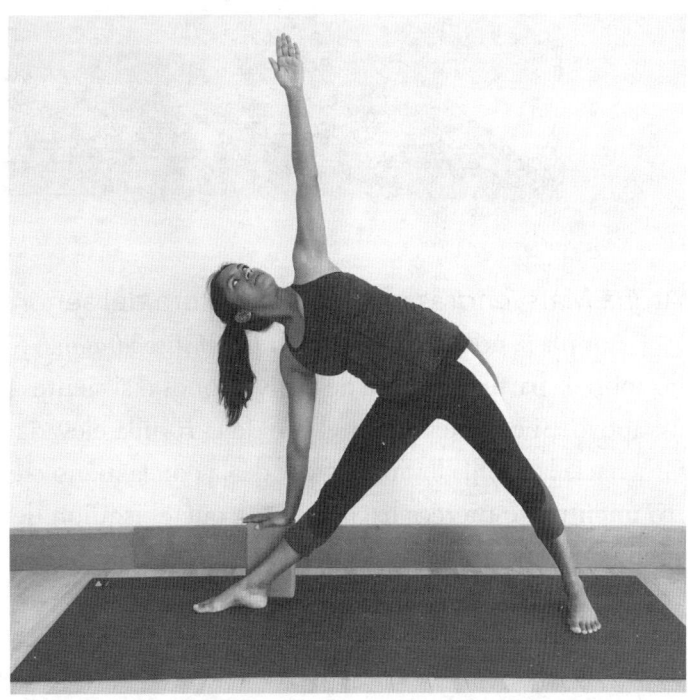

mantener el cuello recto para tener la cabeza en horizontal desde la columna, relájalo y deja colgar la cabeza. Esto fortalecerá los rotadores externos de la cadera derecha.

Marichyasana C (postura dedicada al sabio Marichi)

Sentado erguido en *Dandasana* desliza el pie de la pierna afectada hacia dentro junto a la cadera. Si te resulta difícil sentarte erguido sobre la parte frontal de los isquiones y con la columna recta, coloca un bloque o un cojín bajo los isquiones y modifica la distancia a la que has acercado el pie a la cadera. Ahora cruza el pie sobre la pierna extendida y colócalo en el suelo. Gira hacia la rodilla flexionada y rodéala con las manos o los brazos, haciendo una torsión mientras dejas que el isquion del lado hacia el que te estás torciendo vuelva hacia atrás, permitiendo así que el segmento lumbar se mueva con la pelvis.

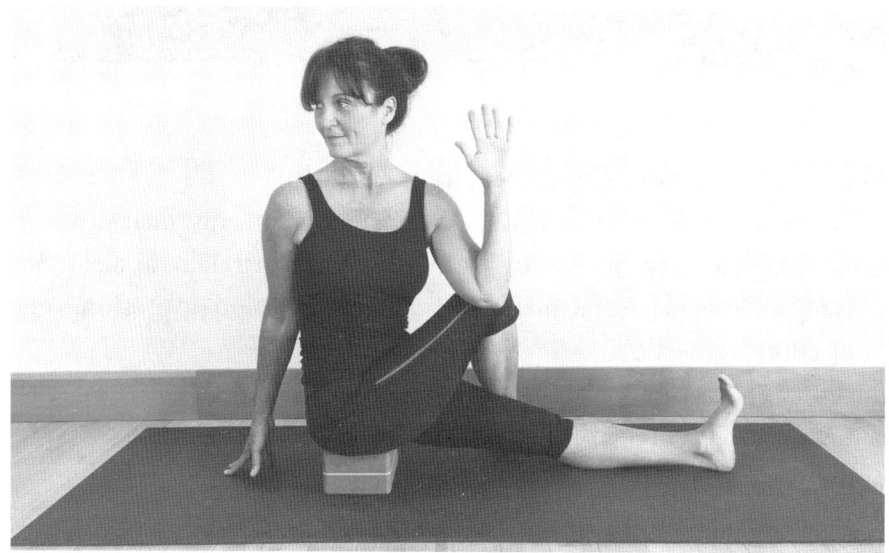

Ardha Matsyendrasana (media postura del señor de los peces)

Adopta la postura básica de *Ardha Matsyendrasana*. Si no eres capaz de permanecer erguido sobre la parte delantera de los isquiones o si sientes presión en las rodillas, siéntate sobre un apoyo. Si es difícil llevar el pie de la rodilla elevada al suelo, colócalo frente a la cadera. Gira hacia la rodilla levantada, y rodéala con la mano o el brazo para tirar de ella hacia el centro mientras te tuerces hacia él. Deja que el isquion del lado hacia el que te estás torciendo vuelva atrás, permitendo así que el segmento lumbar se mueva con la pelvis.

Curar enfermedades musculoesqueléticas

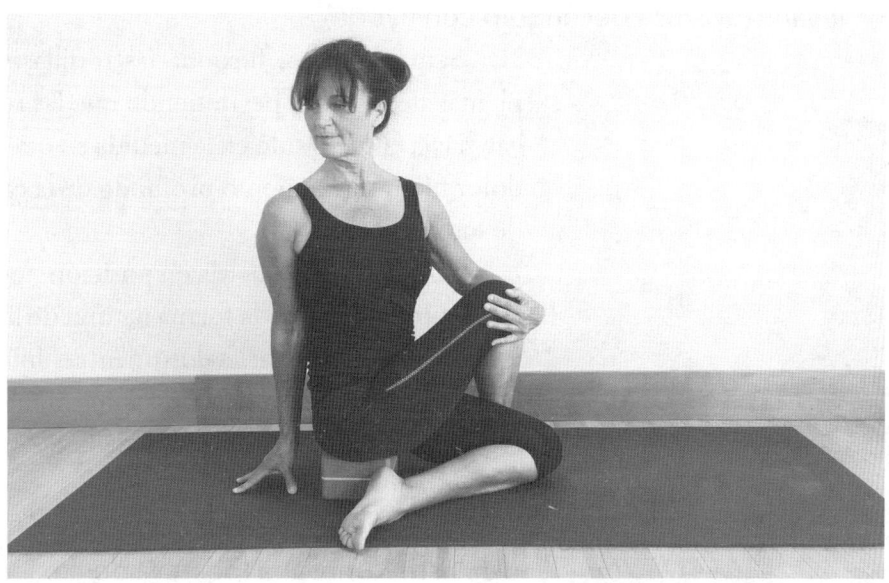

Eka Pada Rajakapotasana Prep (postura preparatoria del rey palomo sobre una pierna)

Empieza tumbado bocarriba con los pies colocados en el suelo como para *Setu Bandha Sarvangasana*. Lleva el tobillo del lado afectado de la cadera hasta la rodilla contraria, manteniendo la articulación del tobillo en dorsiflexión. Agarra por detrás la rodilla de la pierna sana y tira de ella hacia el hombro del mismo lado del cuerpo mientras mantienes la rabadilla en el suelo. Alternativamente relájala y estírala más profundamente solo en la medida en que crees un estiramiento muy ligero en la cara interna de los muslos. Tras repetir varias veces estos movimientos, mantenla estirada en un 80 % durante un máximo de dos minutos.

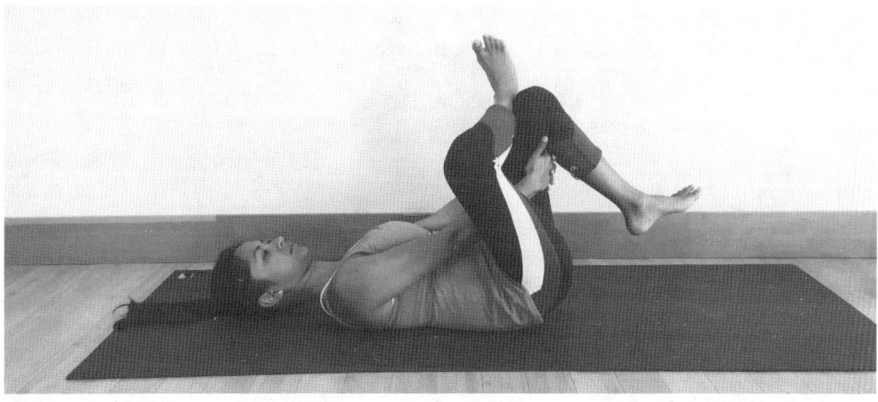

Baddha Konasana (postura del ángulo con ayuda)

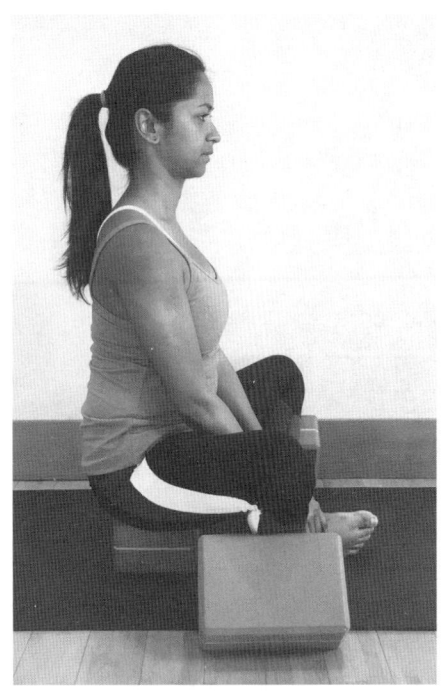

Sentado recto, flexiona las rodillas y junta las plantas de los pies, permitiendo que las rodillas caigan hacia el suelo solo en la medida en que no sientas dolor ni un estiramiento profundo de la cara interna de los muslos.

Empieza con la pelvis en posición neutra (nivelada) y, manteniendo la forma natural de la columna, junta los talones y apriétalos mientras intentas girar la pelvis ligeramente hacia delante. Mantén el estiramiento en un 80 % aproximadamente durante un máximo de dos minutos.

Upavista Konasana (postura de flexión anterior sentada en ángulo amplio)

Siéntate recto y separa las piernas solo hasta que sientas una sensación muy ligera de estiramiento en la cara interna de los muslos. Presiona a través de los talones y afirma los cuádriceps. Manteniendo la forma natural de la columna, prueba a girar la pelvis lenta y ligeramente hacia delante. Alternativamente relaja y estira aún más solo en la medida en que crees un estiramiento muy ligero en la cara interna de los muslos. Tras repetir varias veces estos movimientos, mantén el estiramiento en un 80 % durante un máximo de dos minutos.

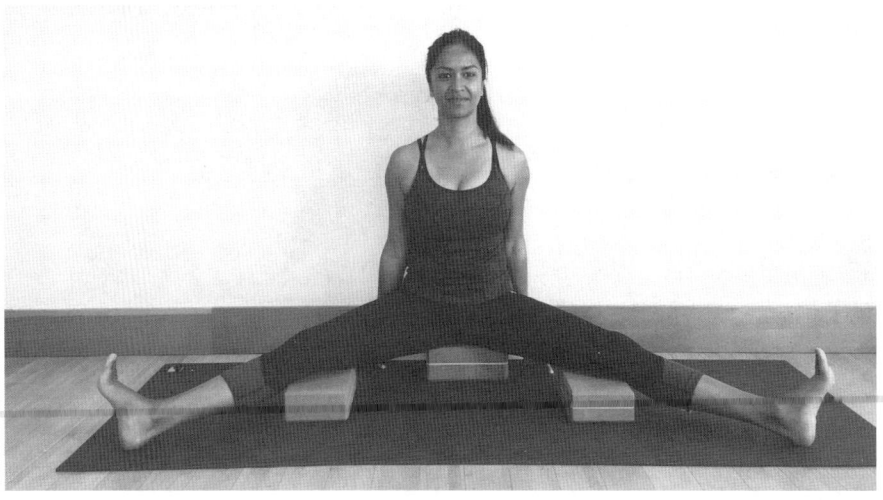

Eka Pada Rajakapotasana Prep (postura preparatoria del rey palomo sobre una pierna)

Empieza tumbado bocarriba con los pies colocados en el suelo como para *Setu Bandha Sarvangasana*. Lleva el tobillo del lado afectado de la cadera hasta la rodilla contraria, manteniendo la articulación del tobillo en dorsiflexión. Agarra por detrás la rodilla de la pierna sana y tira de ella hacia el hombro del mismo lado del cuerpo mientras mantienes la rabadilla en el suelo. Alternativamente relájala y estírala más profundamente solo en la medida en que crees un estiramiento muy ligero en la cara interna de los muslos. Tras repetir varias veces estos movimientos, mantenla estirada en un 80 % durante un máximo de dos minutos.

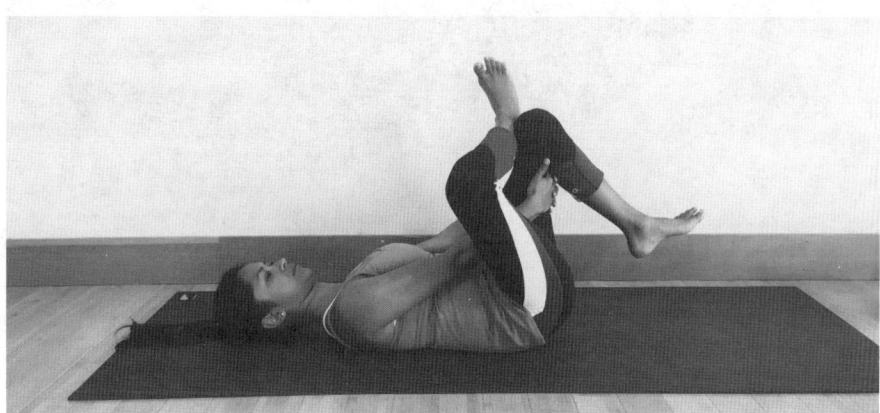

Gomukhasana (postura de la cara de vaca)

Siéntate recto con las piernas colocadas para *Gomukhasana*, gira el torso ligeramente para mirar a la espinilla de la pierna que está encima (si no puedes permanecer cómodamente en la forma básica de *Gomukhasana* sentado sobre un bloque, sigue en la asana anterior). Mientras mantienes la columna alargada, pliégate hacia delante sobre la espinilla. Mantén la postura durante un máximo de dos minutos; luego, para liberar la tensión de las rodillas, agita las piernas durante unas cuantas respiraciones mientras permaneces sentado en *Dandasana*.

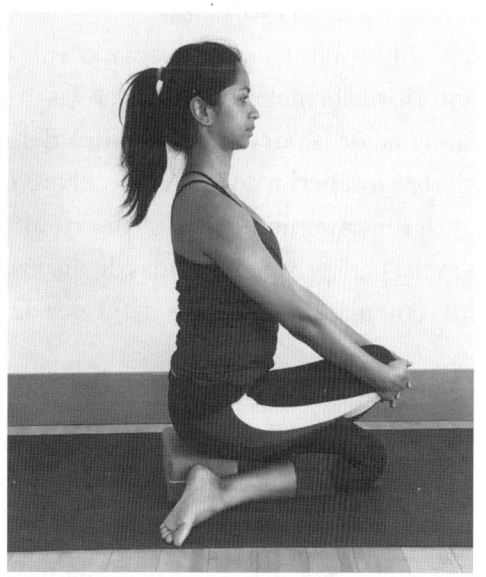

Yogaterapia

Supta Parivartanasana (postura en torsión invertida)

Tumbado bocarriba, agarra la rodilla del lado afectado para flexionar la cadera y llevarla al otro lado del cuerpo, haciendo la forma de torsión espinal básica de *Supta Parivartanasana*. Con una cinta alrededor del pie del lado que se está curando, extiende por completo la rodilla de esa pierna mientras sigues tirando de la pierna al otro lado del cuerpo. Mantén durante dos minutos.

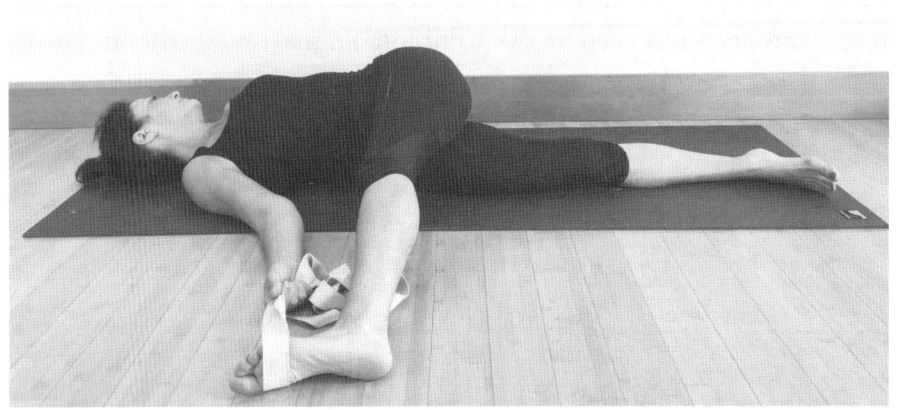

AFECCIONES DE LA COLUMNA Y EL CUELLO

Hiperlordosis lumbar

El término *lordosis* (llamado vulgarmente lomo hundido) hace referencia a la rotación anterior anormal de la pelvis en las articulaciones de la cadera que produce un incremento anormal de la curvatura lordótica del segmento lumbar de la columna.[48] La lordosis se convierte en hiperlordosis cuando el arco causa dolor. La hiperlordosis causa una presión desigual (enclavamiento) en los discos intervertebrales, presión dolorosa en los nervios y el potencial para provocar hernias de discos. También afecta a los demás segmentos de la columna, incrementando las curvas naturales de los segmentos torácico y cervical.

LA EXPERIENCIA DOLOROSA

La hiperlordosis lumbar es una de las causas más comunes de dolor en la región lumbar.[49] El dolor puede ser moderado o intenso y tiende a aumentar con la actividad física.

LAS CAUSAS CONOCIDAS

Varios factores pueden contribuir a la hiperlordosis lumbar. Los desequilibrios en la fuerza y la flexibilidad muscular son los factores principales. Las afecciones de columna y óseas, como la espondilolistesis (desplazamiento hacia delante de un cuerpo vertebral, la mayoría de las veces L5) y la osteoporosis, también son causas comunes de hiperlordosis. El embarazo (en su segundo y tercer trimestres) y la obesidad (cuando hay un abdomen prominente) también provocan una rotación excesiva hacia delante de la pelvis. Aquí nos centraremos en desequilibrios musculares.

Unos músculos abdominales anterolaterales (recto del abdomen y transverso del abdomen) débiles, unos músculos de los tendones de la corva débiles o estirados excesivamente, unos flexores de la cadera (iliopsoas y recto femoral) tensos y unos músculos lumbares posteriores

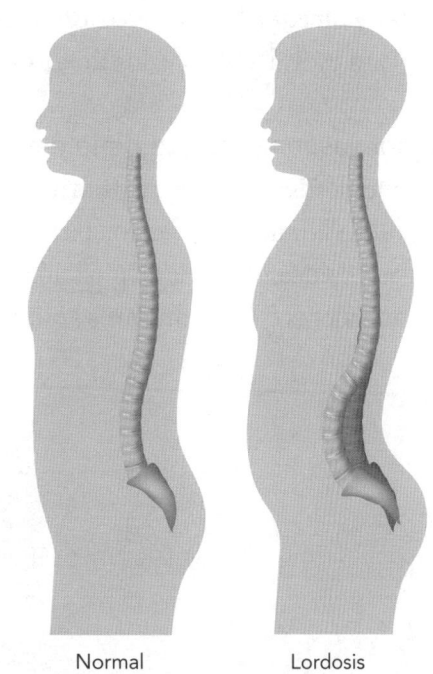

Figura 23.11. La región lumbar de la columna

(especialmente el cuadrado lumbar) tensos hacen que la pelvis gire hacia delante en las articulaciones de la cadera incluso cuando intentamos permanecer erguidos en una postura normal.

CÓMO SE CURA

Si es causada por un desequilibrio muscular, la hiperlordosis lumbar se corrige y el dolor normalmente desaparece al alcanzar el equilibrio muscular. Si la causa es la espondilolistesis, a menudo puede tratarse con fisioterapia, aunque varios casos suelen tratarse con fármacos y cirugía. Si su origen es el embarazo, generalmente se cura sola al recobrar la línea normal de gravedad. Si es causada por una obesidad con un abdomen prominente, este trastorno suele corregirse adelgazando.

CURAR CON PRÁCTICAS DE ASANA

El objetivo principal de la asana es restaurar el equilibrio muscular para apoyar la neutralidad pélvica con relación a los fémures y la columna. Esto implica estirar y desarrollar la flexibilidad en los flexores de la cadera y en el cuadrado lumbar mientras desarrollas una mayor fuerza y tonicidad en los músculos abdominales anterolaterales y los tendones de la corva.

Yogaterapia

Estirar y alargar los flexores de la cadera

Para estirar y alargar los flexores de la cadera, realiza estas asanas:

Anjaneyasana (postura de la estocada baja)

Desde *Tadasana*, da un paso atrás de aproximadamente la longitud de una pierna y relaja esa rodilla llevándola al suelo. Tira del torso para erguirlo y pon las manos en las caderas para ayudar a colocar la pelvis en posición neutra (donde la sientas nivelada). Mantén las manos sobre las caderas con los pulgares apuntando hacia abajo cerca de las articulaciones sacroilíacas.

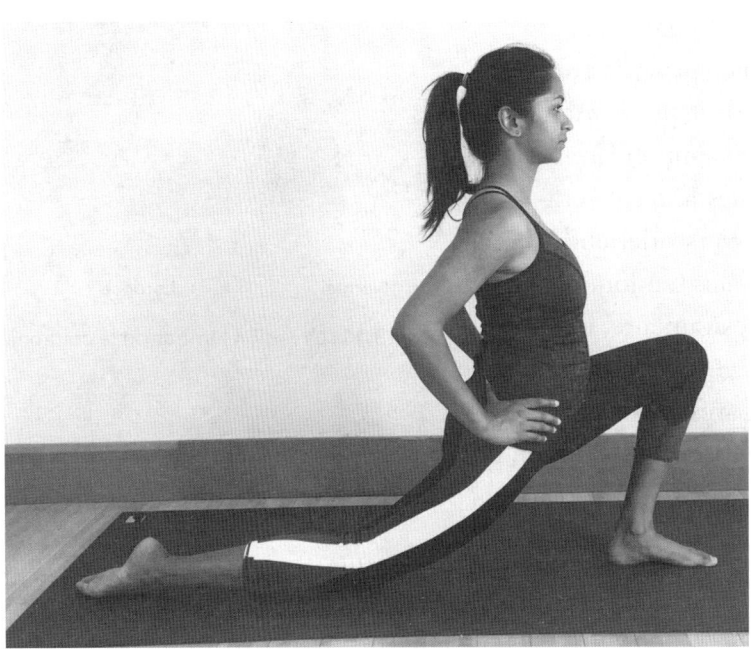

Mientras doblas lentamente la rodilla adelantada, usa las manos para impedir que la pelvis gire hacia delante. A menos que tengas problemas graves de rodilla, puedes dejar que la rodilla se desplace más allá del talón, lo que le permitirá estirar más profundamente los flexores de cadera. Interésate más por mantener la pelvis nivelada que por profundizar en la estocada; al espirar hunde más la estocada y muévete repetidamente de esta manera de cinco a diez veces antes de mantener una posición cómoda de estocada profunda hasta un minuto. Hazlo igualmente por ambos lados.

Ashta Chandrasana (postura de la octava luna creciente)

Empezando en *Tadasana*, da un paso hacia atrás de aproximadamente la longitud de una pierna con los dedos encogidos sobre el suelo. Yergue el torso y las manos sobre las caderas para ayudar a colocar la pelvis en una posición neutra (donde la sientas nivelada). Mantén las manos en las caderas con los pulgares apuntando hacia abajo cerca de las articulaciones sacroilíacas. Mientras flexionas lentamente la rodilla adelantada alineándola sobre el talón (sin sobrepasarlo para alejar la tensión de la rodilla), usa las manos para impedir que la pelvis gire hacia delante. Interésate más por mantener la pelvis nivelada que por profundizar en la estocada; muévete repetidamente de esta manera de cinco a diez veces

Curar enfermedades musculoesqueléticas

antes de mantener una posición cómoda de estocada profunda hasta un minuto. Hazlo igualmente por ambos lados.

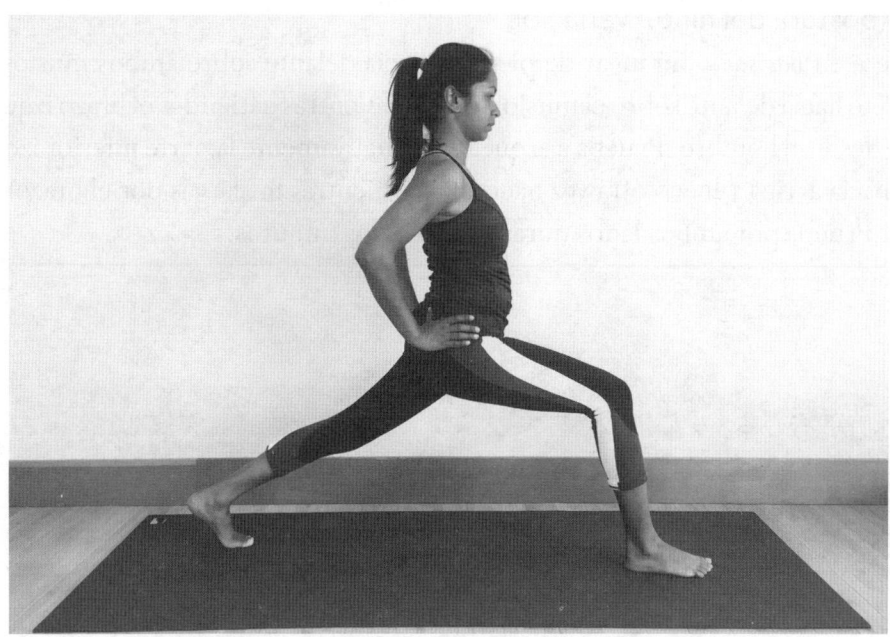

Supta Virasana (postura del héroe reclinado)

Prueba esto solo si tienes las rodillas sanas. Comienza por *Virasana* (postura del héroe) con un bloque colocado bajo los isquiones y al menos un cojín tras el bloque. Lentamente déjate caer sobre el cojín, solo siempre y cuando no sientas una presión o un dolor intensos en las rodillas o en la región lumbar (si es necesario añade apoyos o permanece en las posturas de estocada). Mantén las rodillas en el suelo y deja que todo se relaje. Permanece así durante dos minutos.

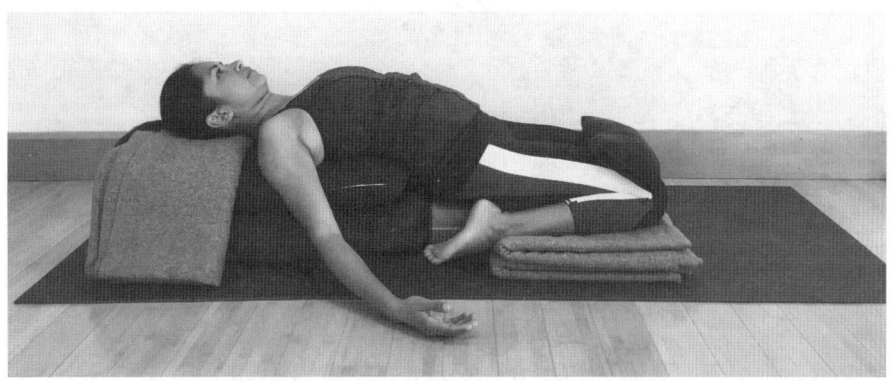

Yogaterapia

Estirar el cuadrado lumbar

Para estirar el cuadrado lumbar, realiza estas asanas:

Balasana (postura del niño): variación

Empieza en *Balasana*. En lugar de plegarte hacia delante sobre ambos muslos, pliégate oblicuamente hacia delante sobre el muslo derecho mientras extiendes el brazo izquierdo hacia delante desde el hombro. Prueba a arquear alternativamente la parte inferior izquierda de la espalda hacia arriba y luego otra vez hacia abajo mientras te alargas por el brazo y la mano izquierdos. Prueba por ambos lados durante uno o dos minutos.

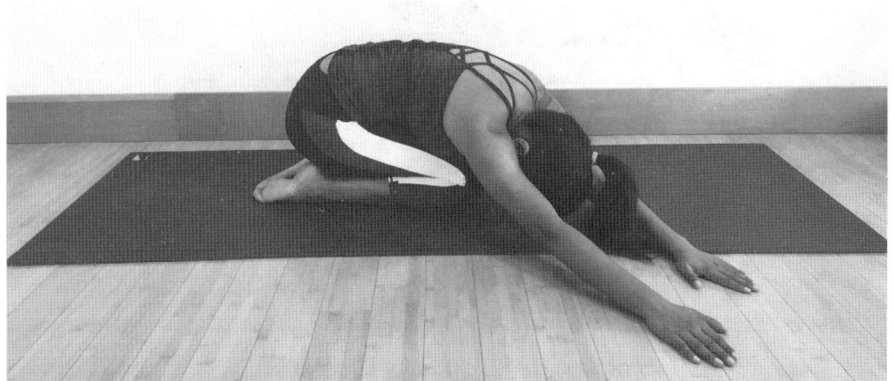

Supta Parivartanasana (postura en torsión invertida)

Tumbado bocarriba, agarra la rodilla del lado afectado para flexionar la cadera y llévala al otro lado del cuerpo, haciendo la torsión espinal básica de *Supta Parivartanasana*. Con una cinta alrededor del pie de la pierna cruzada por encima extiende por completo la rodilla de esa pierna, mientras sigues tirando de la pierna al otro lado del cuerpo. Mantén durante dos minutos. Hazla en ambos lados.

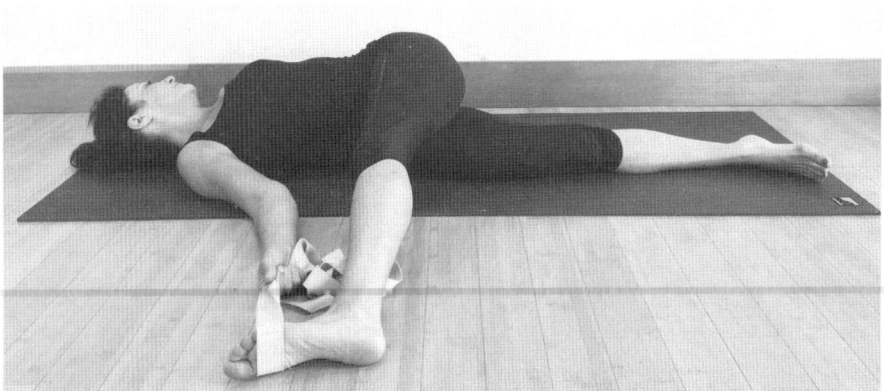

Curar enfermedades musculoesqueléticas

Parivrtta Janu Sirsasana (postura invertida de la cabeza a la rodilla): variación

Empieza sentado recto con las piernas colocadas en la forma básica de *Parivrtta Janu Sirsasana* con la rodilla izquierda flexionada y la derecha totalmente extendida. Realiza la torsión para alinear el esternón con la rodilla izquierda doblada. Mientras mantienes la máxima longitud en la región lumbar, estira el torso a la derecha (por encima de la pierna recta) mientras extiendes hacia arriba el brazo izquierdo recto desde el hombro (en flexión y rotación externa). Manteniendo el isquion izquierdo firmemente enraizado en el suelo, prueba a girar el torso muy ligeramente y con mucho cuidado hacia el suelo al tiempo que te estiras desde la parte posterior de la cadera izquierda a través de las puntas de los dedos de la mano izquierda. Prueba con ambos lados hasta dos minutos.

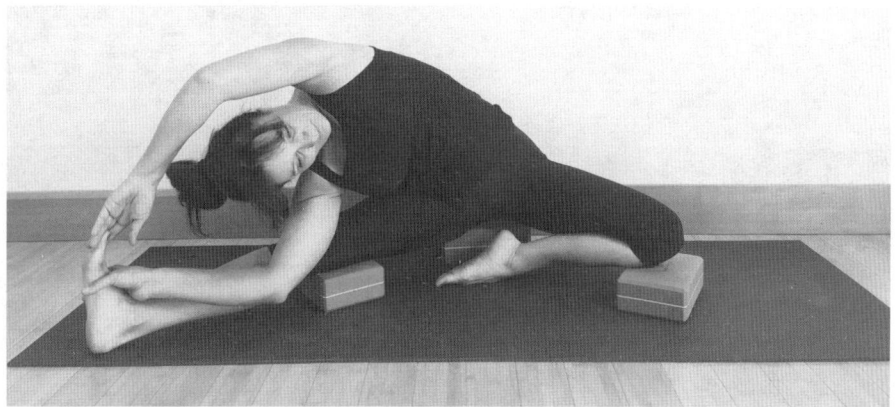

Fortalecer los tendones de la corva

Para fortalecer los tendones de la corva realiza estas asanas:

Bidalasana (postura del gato): variación

A gatas en *Bidalasana*, extiende por completo la pierna derecha con los dedos encogidos. Trata de alzar y bajar lentamente esa pierna mientras mantienes la rodilla totalmente extendida. Realiza hasta tres series de quince repeticiones y después cambia de lado.

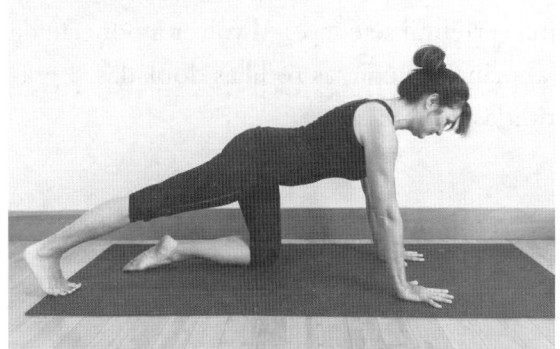
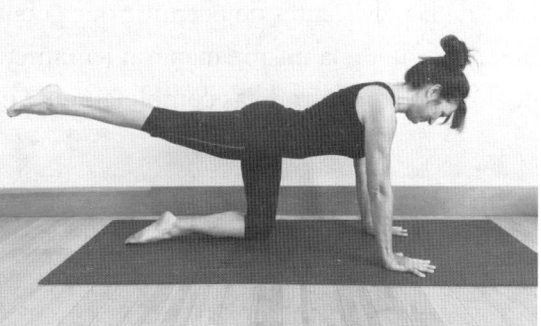

Setu Bandha Sarvangasana (postura del puente): variación

Tumbado bocarriba, coloca los pies cerca de las caderas y alineados con ellas para prepararte para *Setu Bandha Sarvangasana*. Levanta lentamente la pelvis mientras alargas la rabadilla hacia las rodillas y al mismo tiempo extiende los brazos por encima de la cabeza hasta el suelo. Mientras la pelvis está en su máximo punto de elevación con respecto al suelo, levanta los talones para alargar más fácilmente la rabadilla hacia ellos mientras dejas caer la columna lentamente al suelo vértebra a vértebra desde arriba hasta abajo. Repite de diez a quince veces y luego mantén la postura del puente de cinco a ocho respiraciones antes de descender muy despacio y descansar durante varias respiraciones. Si no sientes dolor, repite dos o tres veces.

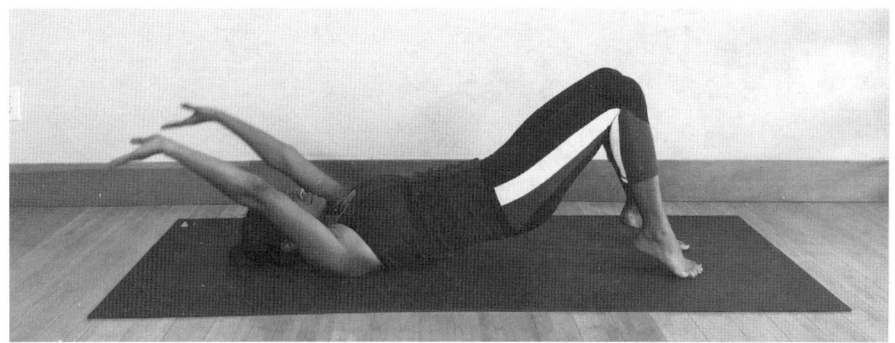

Tadasana (postura de la montaña) a *Uttanasana* (postura de flexión anterior de pie) y hacia atrás

Desarrollamos la mayor fuerza en los tendones de la corva al usarlos en contracción excéntrica. Así es como funcionan los tendones en la transición desde la postura erguida de pie a una flexión anterior de pie. No intentes hacer esto hasta que te encuentres en la fase subaguda de la curación. Muévete despacio y al principio con las rodillas dobladas para moderar mejor la tensión en los tendones de la corva. Si estás cómodo, explora la flexión anterior y hacia abajo con las rodillas completamente extendidas. Al igual que con todas las flexiones anteriores, trata de iniciar y maximizar el movimiento a través de la rotación delantera (anterior) de la pelvis antes de permitir que la columna vertebral se curve. Al volver a ponerte de pie, procede de la misma manera; lentamente, al principio con las rodillas dobladas, y gradualmente con las rodillas completamente extendidas.

Curar enfermedades musculoesqueléticas

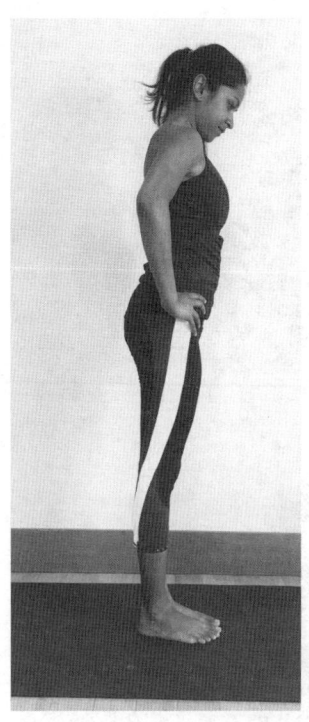
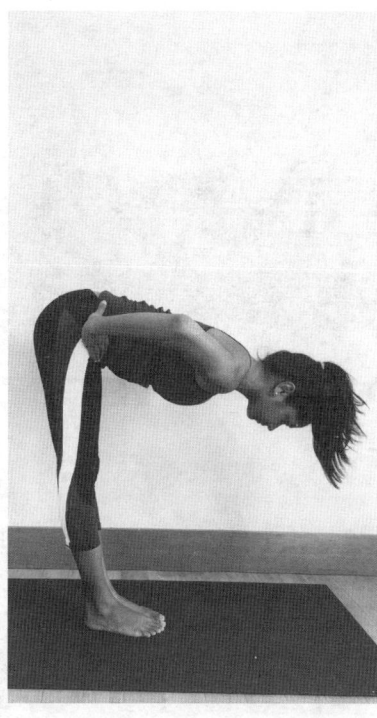
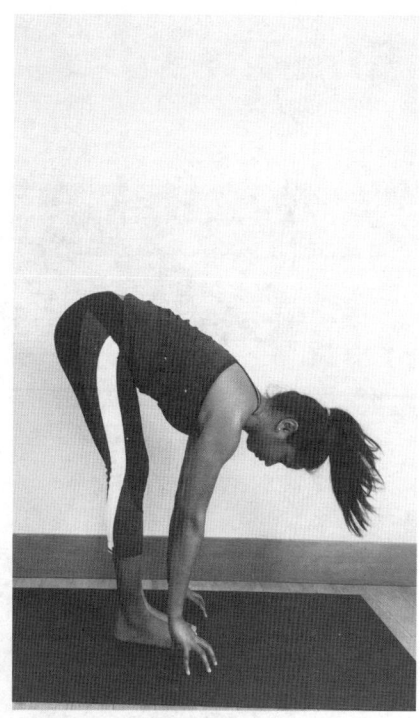

Fortalecer los músculos abdominales anterolaterales

Para fortalecer los músculos abdominales anterolaterales sigue estas asanas:

Dwi Chakra Vahanasana (bicicletas yóguicas)

Desde *Apanasana*, entrelaza los dedos y ahueca las manos para sostener la cabeza. Con la espiración, flexiona el torso hacia arriba y lleva los codos hacia las rodillas mientras extiendes y enderezas la pierna derecha hacia fuera a unos treinta centímetros del suelo y extiendes el brazo derecho sobre la pierna izquierda. Completa la espiración mientras llevas el brazo derecho al otro lado de la rodilla izquierda y juntas los codos. Al inspirar, sal de la postura,

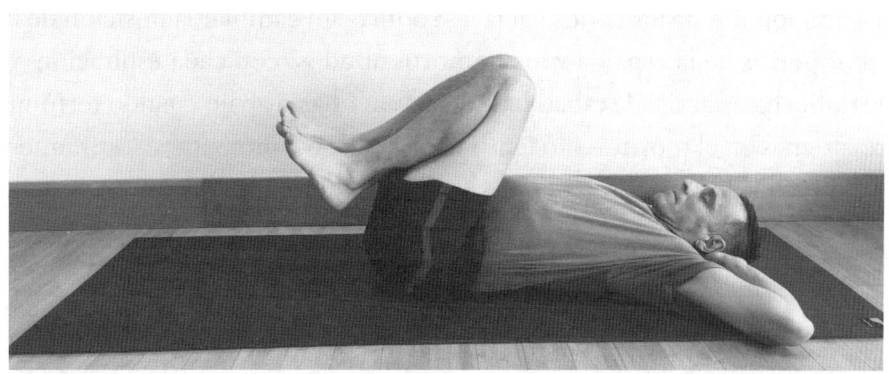

Yogaterapia

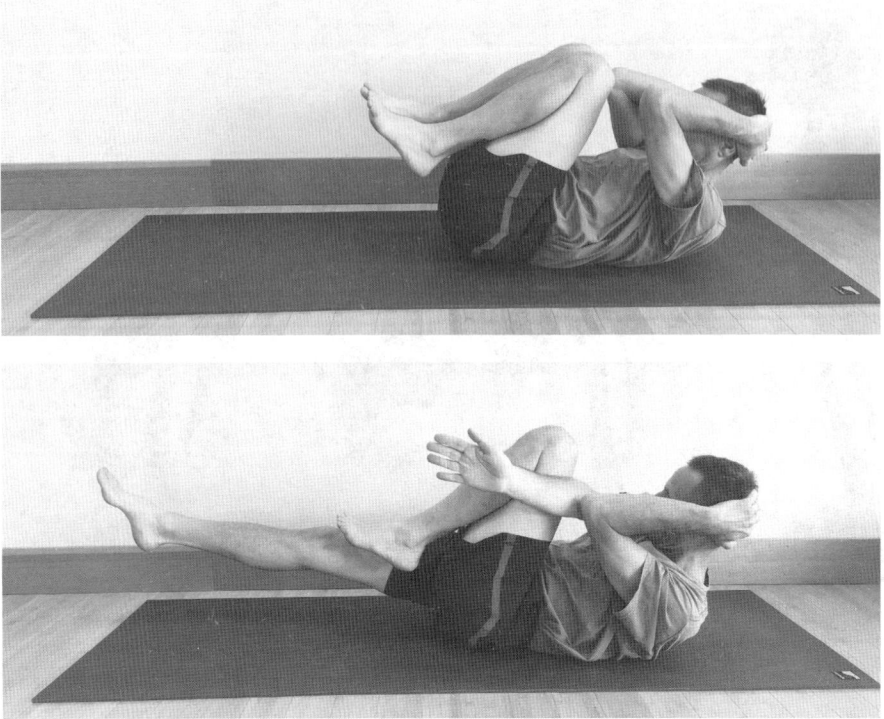

llevando las rodillas hacia el pecho y la cabeza y los codos al suelo. Muévete despacio y trabaja la zona baja del abdomen con tanta profundidad y amplitud como sea posible. Interésate más en moverte lenta pero firmemente que en ver cuántas bicicletas puedes hacer en una secuencia cronometrada. Muévete con la respiración. Repite en el otro lado de uno a tres minutos.

ESTIRAMIENTOS PÉLVICOS

Desde *Apanasana*, extiende las piernas poniéndolas rectas y en vertical, entrelaza los dedos y encaja la cabeza en el hueco formado por las manos. Manteniendo las piernas verticales, con la espiración tira de los codos hacia las rodillas sin cambiar la posición de las piernas. Con la parte superior de la espalda y los hombros alzados, con cada espiración muy lenta y suavemente dobla hacia arriba la rabadilla y déjala caer hacia abajo cuando termine la espiración. Interésate más en el movimiento lento y suave que en aumentar el estiramiento pélvico tirando de la rabadilla hacia arriba. Repite de cinco a veinticinco veces.

Curar enfermedades musculoesqueléticas

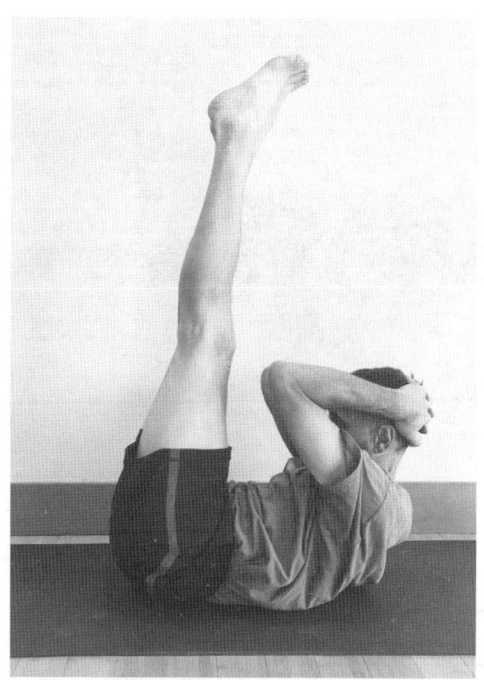
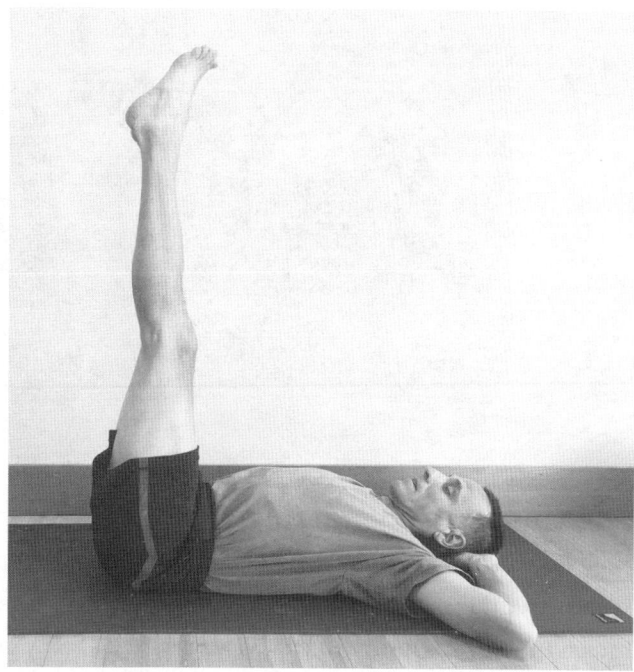

Jathara Parivartanasana (postura de torsión invertida)

La forma básica de esta asana puede ser una torsión mantenida (*Supta Parivartanasana*) o un movimiento de fortalecimiento de la musculatura abdominal. Con los brazos extendidos en cruz y las palmas presionando hacia abajo, mueve alternativamente las piernas (o las rodillas dobladas) hacia atrás y hacia delante, a la izquierda y a la derecha, mientras miras en la dirección opuesta a las piernas, impidiendo que las rodillas o las piernas toquen el suelo. Inspirando, extiende las piernas por encima; espirando, encógelas hasta el centro.

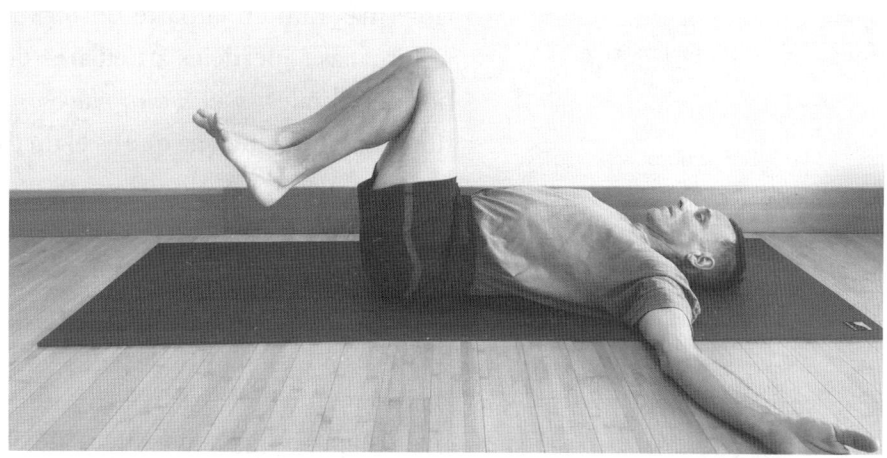

Yogaterapia

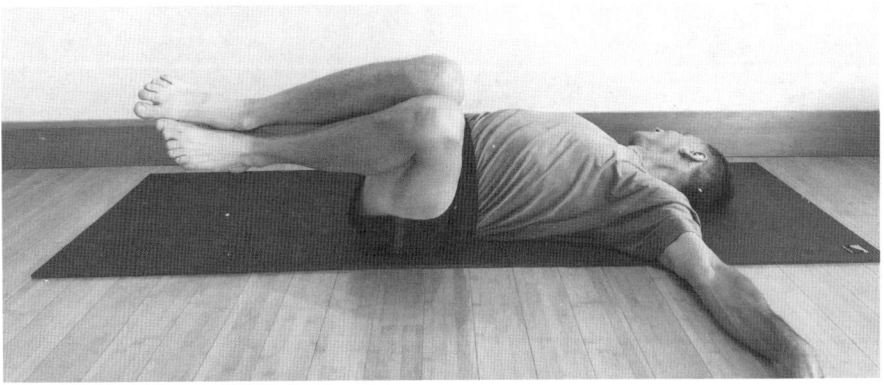

Enfermedad degenerativa del disco

La columna vertebral generalmente consta de treinta y tres vértebras (en contadas ocasiones treinta y dos o treinta y cuatro) distribuidas en cinco regiones: cervical (C1-C7), torácica (T1-T12), lumbar (L1-L5), sacra (S1-S5) y coccígea (cuatro, que normalmente no se numeran). Aunque las vértebras de las regiones sacra y coccígea están fusionadas, los discos intervertebrales fibrocartilaginosos separan, unen y proporcionan amortiguación para los impactos entre todas las demás veinticuatro vértebras con la excepción de dos: las atípicas C1 y C2 (atlas y axis, respectivamente), con C1 apoyada en las facetas de C2. Así, el disco más elevado está entre C2 y C3, y el disco más bajo se encuentra entre L5 y S1. Las diferentes formas de los discos intervertebrales dan curvatura a la columna. Todos tienen una estructura común: el *anillo fibroso*, varias capas finas fibrocartilaginosas que forman un anillo exterior (más fino en la parte posterior) que está unido a las superficies articulares de los cuerpos vertebrales, y el *núcleo pulposo*, una pulpa fibrogelatinosa interna que es el mecanismo de amortiguación. Los discos se ensanchan al soportar peso. Cuando se cargan excesivamente pueden herniarse o sobresalir de maneras que presionan las raíces nerviosas y causan dolor. Debido a su estructura (la pulpa está localizada relativamente en la parte posterior, donde hay menos apoyo ligamentoso), la flexión espinal

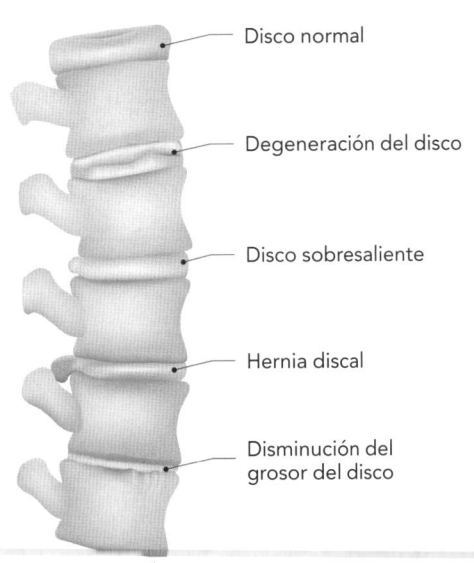

Figura 23.12. Patologías del disco intervertebral

excesivamente fuerte (flexión anterior) —especialmente al combinarla con la rotación espinal— es la causa principal de discos abultados y herniados que ejercen presión sobre las raíces nerviosas.[50]

Los discos intervertebrales se degeneran de forma natural y progresiva a lo largo de la vida, aunque de manera diferente dependiendo de diferentes enfermedades.[51] También se degeneran y se regeneran diariamente; pierden altura debido a las fuerzas de carga compresivas durante el día que expulsan el líquido del disco, y a continuación ganan altura a baja presión de carga cuando la presión osmótica vuelve a absorber el líquido en el disco.[52] Consecuentemente nuestra altura disminuye y aumenta literalmente en cada ciclo diurno (es decir, diariamente, y ese es el motivo por el que los conductores tienen que ajustar el espejo retrovisor del coche cada mañana y cada noche), mientras que a lo largo de la vida vamos encogiendo; cuando tenemos noventa años, todos somos ligeramente más bajos que cuando teníamos veinticinco. Estos procesos naturales de degeneración de discos se combinan con dotaciones genéticas individuales y opciones de estilo de vida (y accidentes) para determinar la frecuencia y la extensión de la enfermedad degenerativa del disco. Las condiciones degenerativas específicas varían, entre ellas la localización y el grado de estrechamiento del espacio de disco (estenosis), la hernia, el grado de la esclerosis de la placa final, el desarrollo de los espolones óseos y el consecuente estrechamiento del agujero que ejerce más presión en las raíces nerviosas.[53]

LA EXPERIENCIA DOLOROSA

Hay una amplia gama de clases de dolor relacionadas con la degeneración discal. Cuando es sintomático (a menudo no lo es), se experimenta con mayor frecuencia como dolor lumbar crónico que puede o no variar dependiendo de la posición o actividad (sentado, de pie, caminando, flexionando, etc.). Aunque el dolor lumbar es el más común, también se puede experimentar dolor crónico en el cuello. La presión sobre las raíces de los nervios ciáticos puede causar hormigueo y dolor en las nalgas, los muslos y las pantorrillas. El grado de dolor varía de muy leve a debilitante.

LAS CAUSAS CONOCIDAS

La primera causa de la degeneración del disco intervertebral es la relación entre la estructura del disco y la fuerza que se ejerce en él. La edad es el factor principal en la pérdida de líquido del disco.[54] El movimiento espinal reiterado y excesivo, la obesidad, el levantamiento pesado repetitivo, las lesiones agudas y el tabaquismo exacerban la degeneración natural del disco.[55]

CÓMO SE CURA

Las prácticas médicas convencionales exigen tratamientos progresivos, comenzando con el hielo o el calor en combinación con las medicaciones antiinflamatorias, la fisioterapia y la cirugía, que varía desde la extracción de un disco dañado hasta la fusión espinal o la implantación de un disco artificial. Existe un creciente interés en los enfoques de tratamiento biológico, en los que varias técnicas de terapia celular demuestran su promesa de revertir la degeneración del disco, entre ellos la inyección de proteínas, la terapia génica y los cócteles de plasma ricos en plaquetas.[56]

CURACIÓN CON PRÁCTICAS DE ASANA

La estrategia general de asanas para la enfermedad degenerativa del disco es desarrollar el equilibrio en la fuerza muscular y la flexibilidad que apoya la postura sana, junto con la reeducación neuromuscular, que refina el uso de los músculos que afectan a la presión en la columna y a su alrededor. Es importante entender que si bien las investigaciones actuales ofrecen esperanzas acerca de los tratamientos biológicos con el potencial de revertir ciertas condiciones degenerativas, en el momento actual debemos proceder siendo conscientes de que no existe una cura para la degeneración del disco. A continuación ofrezco prácticas posturales que se centran en posturas saludables y ayudan a reducir la presión compresiva en la columna vertebral debido a la degeneración del disco.

Las sugerencias ofrecidas aquí se fundamentan en parte en los métodos de autoayuda centrados en el paciente del tratamiento desarrollado por Robert McKenzie, conocidos en fisioterapia como el protocolo de McKenzie o los ejercicios de McKenzie. También me baso en la técnica Alexander.

Establecer una base interna

Para establecer una base interna para una postura sana y erguida, practica estas asanas:

Utkatasana (postura torpe o postura de la silla) modificada

Empieza sentado en una silla cuya altura permita que los muslos estén nivelados y los pies firmemente apoyados en el suelo separados a la anchura de las caderas. Con las manos en las caderas, gira la pelvis hacia delante y hacia atrás para encontrar el punto en el que sientas el peso del cuerpo centrado muy ligeramente en la parte frontal de los isquiones. Esto nivela la pelvis y ayuda a llevar la columna vertebral a su forma natural. Con los dedos colocados en la parte delantera de las costillas más bajas, presiona alternativamente las costillas hacia dentro y separándolas de los dedos para encontrar el punto donde las sientes en su lugar natural. Eleva los hombros hacia las orejas, tira de ellos hacia atrás y luego ligeramente hacia abajo contra la parte trasera de las costillas. Descansa las manos cómodamente en los muslos.

Coloca la cabeza de forma nivelada, donde la notes como flotando sin esfuerzo sobre el extremo superior de la columna vertebral. La columna está ahora en (o cerca de) su forma natural (independientemente de cuáles sean las afecciones, en particular las patológicas que afectan a su postura).

Cambiando lo menos posible, arraiga firmemente los isquiones en el asiento de la silla. Inspira lenta y completamente y espira despacio y por completo, sintiendo cómo el cuerpo se mueve espontáneamente con los ciclos de la respiración. Centrándote en mantener la columna vertebral en su alineación neutra y natural, alárgate conscientemente con cada inhalación mientras reduces al mínimo las alteraciones en la forma de la columna. Al terminar cada espiración siente cómo los músculos abdominales se activan y se tensan ligeramente metiéndose hacia la columna; sin apretar el abdomen, trata de mantener esta ligera activación muscular abdominal durante la inspiración siguiente y mientras mantienes la posición de la pelvis, la columna, la cintura escapular y la cabeza. Continúa con esta práctica hasta cinco minutos. Al terminar las espiraciones prueba a retener la respiración de dos a diez segundos sin inspirar mientras tensas más fuertemente los músculos abdominales. Asegúrate de dejar que estos músculos se ablanden levemente antes de inspirar.

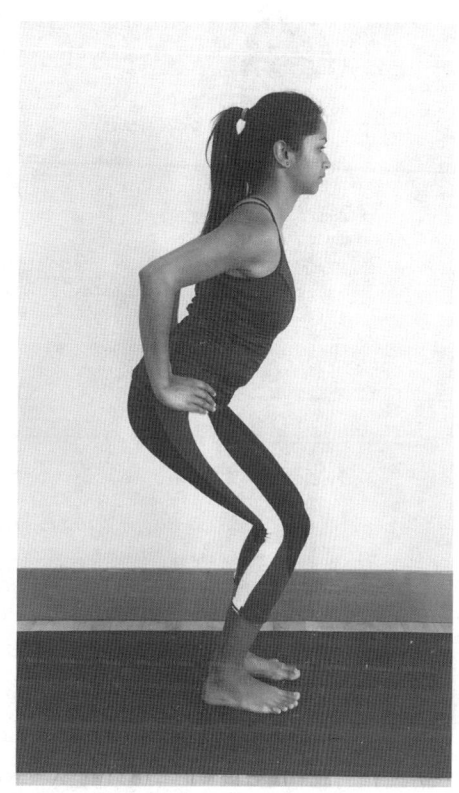

Tadasana (postura de la montaña)

Empieza cultivando *pada bandha* como se describe en la página 389. Con *pada bandha* activo, afirma los cuádriceps mientras presionas los fémures hacia atrás (trata de apuntar las rótulas directamente hacia delante). Gira la pelvis hacia delante y hacia atrás para encontrar dónde la sientes nivelada (usa la práctica previa de *Utkatasana* si deseas adquirir una mayor sensibilidad para apreciar esto). Con los dedos colocados en la parte delantera de las costillas más bajas, presiona alternativamente las costillas hacia dentro y separándolas de los dedos para encontrar el punto en el que las sientes en su lugar natural. Eleva los hombros hacia las orejas, tira hacia atrás de ellos y luego déjalos caer ligeramente hacia abajo contra las costillas traseras. Relaja los brazos dejándolos caer a los lados de los muslos o las caderas. Coloca la cabeza de forma nivelada, donde la notes como flotando sin esfuerzo sobre el extremo superior de la columna vertebral con las orejas alineadas con los hombros. La columna está ahora en (o cerca de) su forma natural (independientemente de cuáles sean las afecciones, particularmente las patológicas que afectan a su postura). Con la pelvis en posición neutra, la columna vertebral adquirirá su curvatura natural (extensión neutra), a menos que haya un desequilibrio muscular significativo o una afección patológica como la escoliosis o la cifosis.

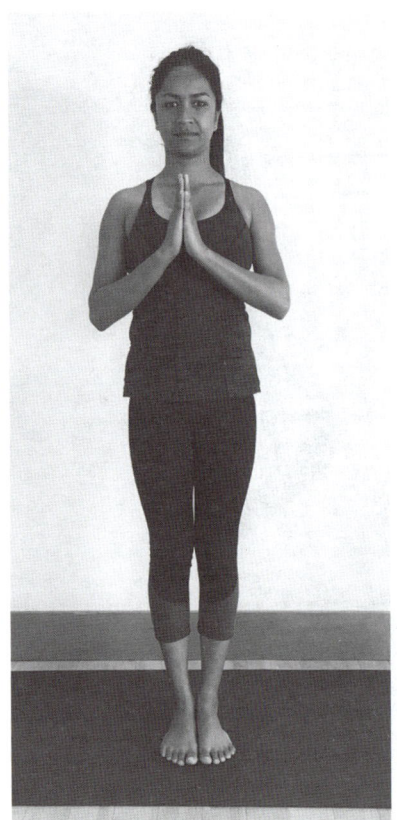

Inspira lenta y completamente y espira despacio y por completo, sintiendo cómo el cuerpo se mueve espontáneamente con los ciclos de la respiración. Centrándote en mantener la columna vertebral en su alineación neutra y natural, alárgate conscientemente con cada inhalación mientras reduces al mínimo las alteraciones en la forma de la columna. Al terminar cada espiración siente cómo los músculos abdominales se activan y se tensan ligeramente metiéndose hacia la columna; sin apretar el abdomen, trata de mantener esta ligera activación muscular abdominal durante la inspiración siguiente y mientras mantienes la posición de la pelvis, la columna, la cintura escapular y la cabeza. Continúa con esta práctica durante dos minutos. Al terminar las espiraciones prueba a retener la respiración de dos a diez segundos sin inspirar mientras tensas más fuertemente los músculos abdominales. Asegúrate de dejar que estos músculos se ablanden levemente antes de inspirar.

Setu Bandha Sarvangasana prep (postura del puente preparatoria): primera práctica de la región lumbar

Aquí tomamos la forma preparatoria de la postura del puente para explorar la conexión entre la respiración y el desarrollo del apoyo muscular para una columna vertebral neutra. Tumbado bocarriba con los pies colocados junto a las caderas separados a la anchura de estas, desliza una mano bajo el área baja de la espalda. Gira la pelvis para crear justo el suficiente espacio para la mano. Con cada espiración siente cómo los músculos abdominales se activan y causan que la región lumbar presione contra el suelo. En lugar de permitir que la columna cambie de forma con las espiraciones, céntrate en mantener la posición neutra de la pelvis en relación con la región lumbar y la curva lumbar natural. Al finalizar cada espiración, aguanta la respiración durante cinco segundos sin respirar mientras tensas más firmemente los músculos abdominales que se contraen naturalmente al exhalar todo el aire. Esta práctica te ayudará a entrenar los músculos abdominales para que se contraigan apoyando una forma espinal natural sana.

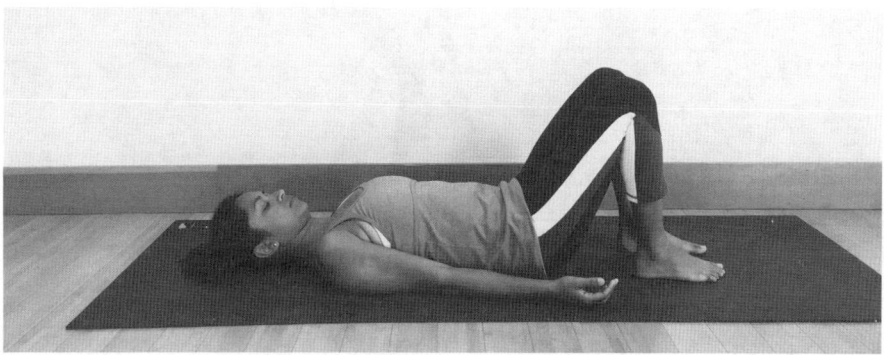

Setu Bandha Sarvangasana Prep (postura del puente preparatoria): segunda práctica de la región lumbar

Desarrollando la primera práctica de la región lumbar, en cada espiración trata de llevar una rodilla hacia dentro, en dirección al hombro del mismo lado, sin alterar la forma natural de la columna (mantén la curva lumbar normal). Luego trata de llevar hacia dentro ambas rodillas al mismo tiempo sin afectar a la columna

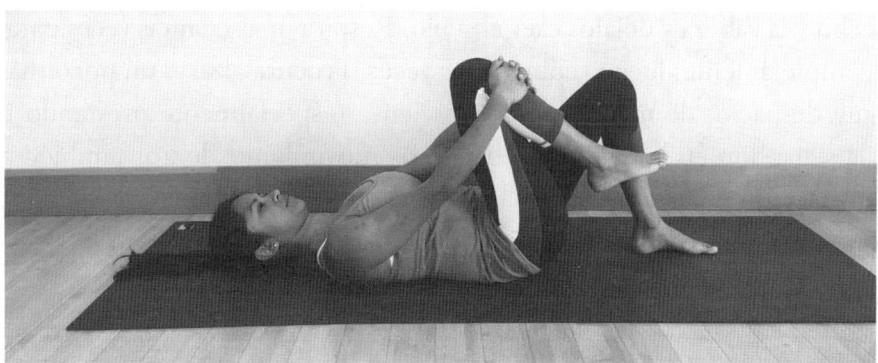

Setu Bandha Sarvangasana Prep (postura del puente preparatoria): tercera práctica de la región lumbar

Desarrollando la primera práctica de la región lumbar, coloca una cinta alrededor de un pie, extiende esa pierna hacia el cielo y dobla y endereza alternativamente la rodilla de esa pierna para estirar los tendones de la corva sin alterar la posición neutra de la columna y la pelvis.

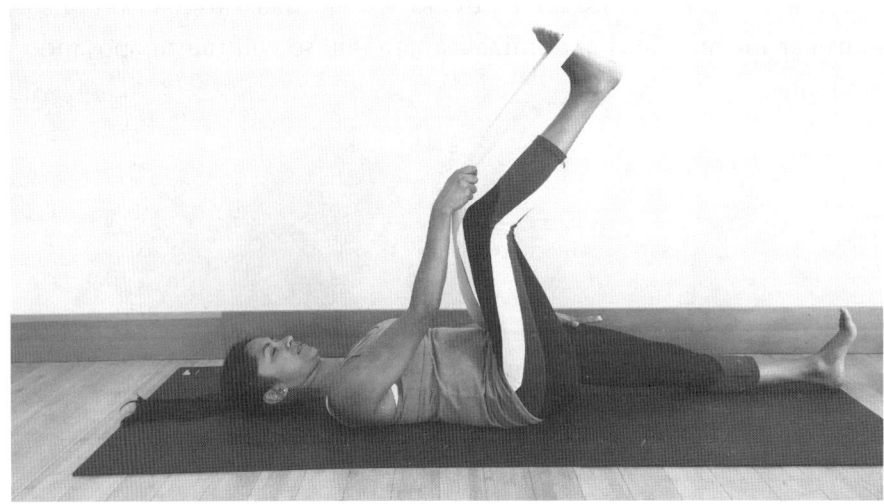

Salabhasana A (postura de la langosta): primera práctica de fortalecimiento dinámico

Tendido bocabajo con los brazos en el suelo a lo largo de los lados del cuerpo y las piernas juntas, presiona firmemente los empeines contra la esterilla para activar las piernas mientras orientas la rabadilla ligeramente hacia los talones. Con la inspiración, levanta muy despacio y levemente el pecho y la cabeza del suelo mientras mantienes la forma natural del cuello (no intentes levantar las orejas por encima de los hombros). Con la espiración suelta muy lentamente el pecho y la cabeza y déjalos caer al suelo. Respira unas cuantas veces para descansar y relajarte completamente; luego repite varias veces. Procura alzarte un poco más cada vez. Muévete muy despacio, de manera más consciente (especialmente prestando una mayor atención a la sensación en la región lumbar). Los movimientos lentos también ayudarán a establecer una acción neuromuscular más refinada en este movimiento y así contribuirán a desarrollar un mejor apoyo muscular para la región lumbar.

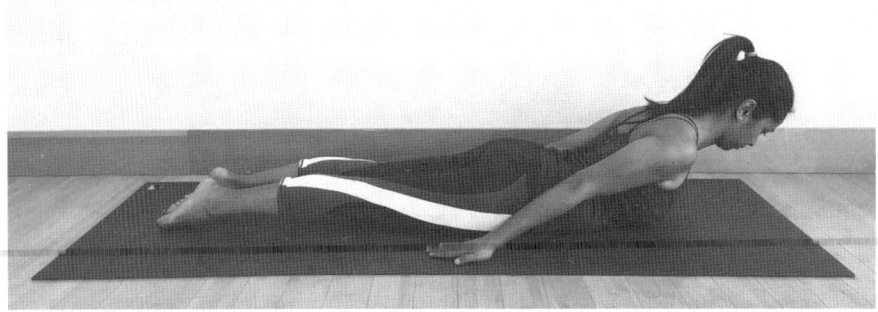

Salabhasana A (postura de la langosta): segunda práctica de fortalecimiento dinámico

Prueba a hacer la primera práctica de fortalecimiento dinámico mientras levantas las piernas y el torso simultáneamente. Concéntrate en mantener el espacio y la comodidad en la parte baja de la espalda llevando la rabadilla hacia los talones y alárgate extendiendo las piernas mientras sientes que envías energía a través de los dedos de los pies. Esta práctica añade fuerza a los tendones de las corvas, lo que ayuda a impedir una rotación anterior excesiva de la pelvis.

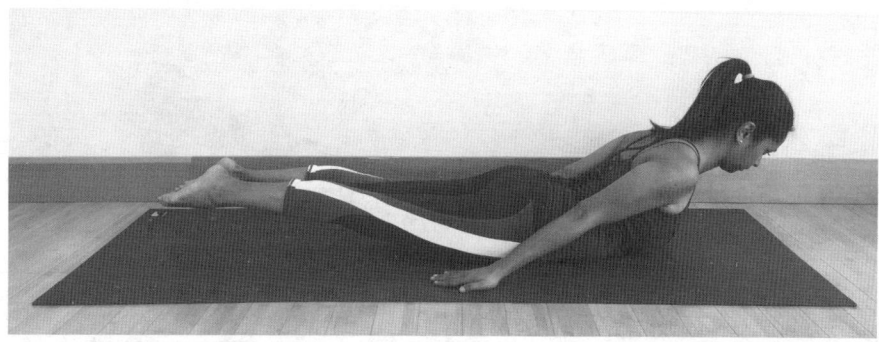

Bidalasana (postura del gato) con equilibrio espinal

A gatas, primero desplaza la pelvis hacia delante y hacia atrás varias veces mientras mueves alternativamente la columna en extensión y en flexión (movimientos del gato/la vaca). Luego extiende la pierna afectada hacia atrás poniéndola recta con los dedos del pie encogidos sobre el suelo. Si la zona inferior de la espalda está cómoda, sube y baja lentamente la pierna extendida hasta veinticinco veces, manteniendo por espacio de cinco a diez respiraciones la última elevación. Repite con la otra pierna. De nuevo, extiende la pierna afectada hacia atrás mientras extiendes hacia delante el brazo del lado contrario (gira la palma de esa mano hacia el centro para crear espacio alrededor del cuello y estabilizar el hombro). Mientras abres los dedos de las extremidades alzadas, separándolos entre sí, abduce lentamente estos miembros hacia fuera alejándolos solo tanto como sea posible manteniendo las caderas y la parte superior de la espalda niveladas con el suelo antes de volver a una posición neutra. Presta mucha atención a la parte baja de la espalda, el cuello y la muñeca de la mano enraizada. Repite hasta veinticinco veces y mantén en abducción de cinco a diez respiraciones. Descansa en *Balasana*, dejando que la parte baja de la espalda se redondee ligeramente. Si esta forma básica de la postura del niño te causa un fuerte estiramiento o incomodidad en la región lumbar (o en las rodillas), separa las rodillas a una distancia ligeramente superior a la anchura de las caderas de manera que haya menos presión en la parte baja de la espalda.

Yogaterapia

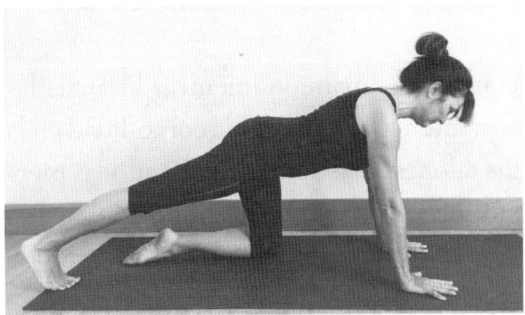
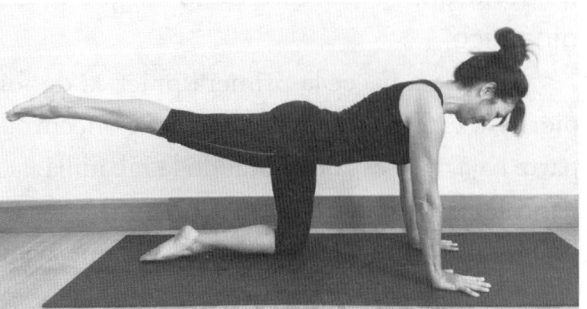
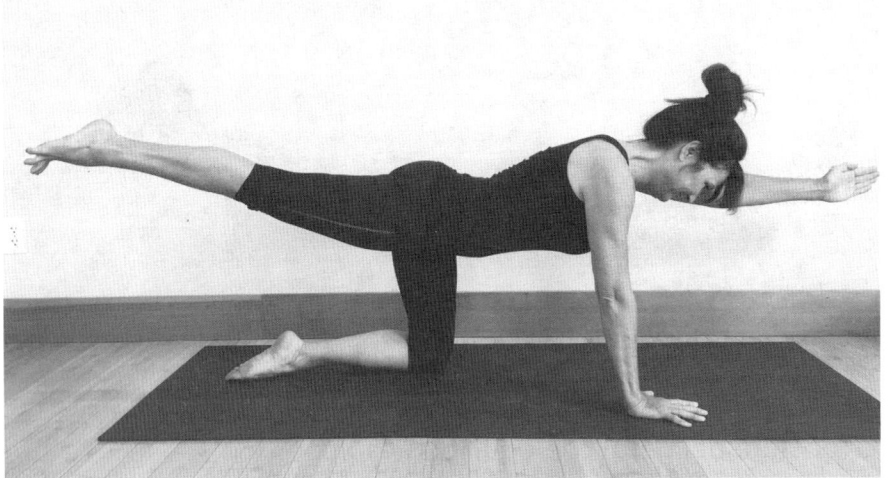

Supta Padangusthasana (postura en torsión del dedo gordo del pie)

Acostado bocarriba con una cinta colocada alrededor del pie, agarra la cinta y extiende la pierna recta alzándola desde la cadera. Mantén la cadera contraria enraizada en el suelo.

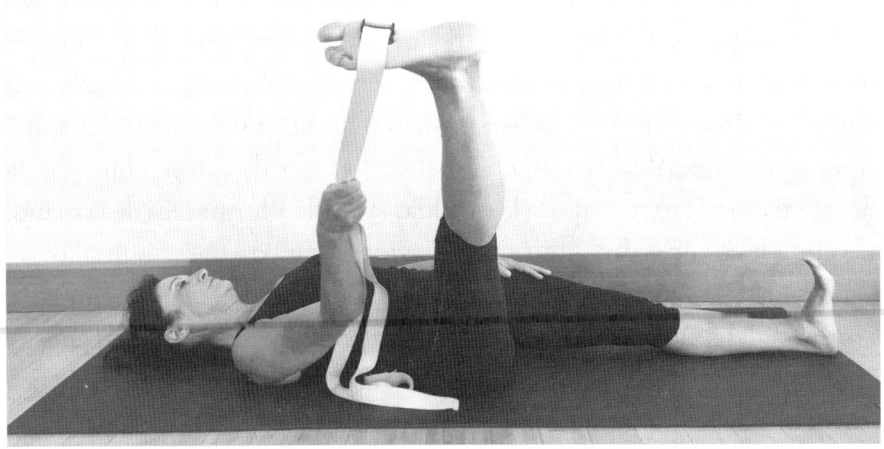

Con una ligera tensión en la cinta, flexiona y endereza lentamente la pierna alzada varias veces mientras mantienes la pelvis y la región lumbar estables (con la curva lumbar natural). Céntrate en estirar suavemente los tendones de la corva. Tras repetir varias veces estos movimientos, mantén el estiramiento en alrededor de un 80 % hasta un minuto.

Eka Pada Rajakapotasana Prep (postura preparatoria del rey palomo sobre una pierna)

Empieza tumbado bocarriba con los pies colocados en el suelo como para *Setu Bandha Sarvangasana*. Cruza el tobillo de la pierna derecha sobre la otra rodilla manteniendo la articulación del tobillo en dorsiflexión. Agarra la rodilla por la parte posterior y tira de ella hacia el hombro del mismo lado mientras mantienes la rabadilla en el suelo (con una pelvis neutra y una curva lumbar natural). Tras repetir varias veces estos movimientos reiterados, mantén el estiramiento a aproximadamente un 80 % durante un máximo de dos minutos.

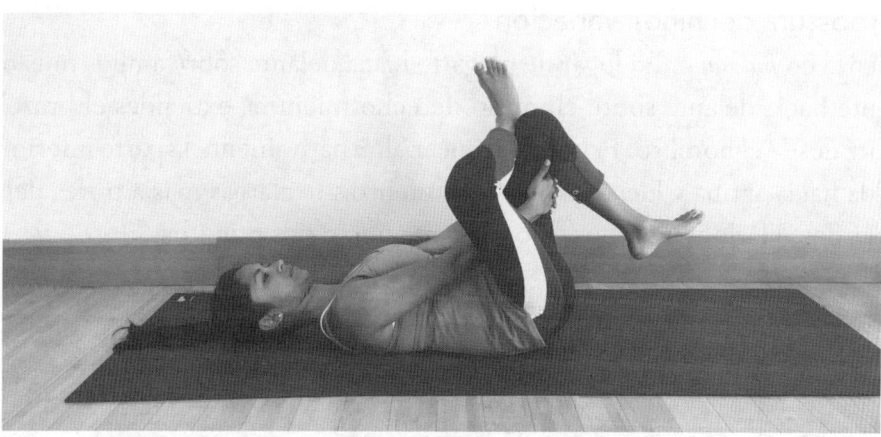

Anjaneyasana (postura de estocada baja)

Desde *Tadasana*, da un paso atrás de aproximadamente la longitud de una pierna y relaja esa rodilla llevándola al suelo. Yergue el torso y apoya las manos en las caderas para ayudar a colocar la pelvis en posición neutra (donde la sientas nivelada). Mantén las manos en las caderas con los pulgares apuntando hacia abajo cerca de las articulaciones sacroilíacas. Mientras flexionas lentamente la rodilla delantera, usa las manos para impedir que la pelvis gire hacia delante. A menos que tengas problemas graves de rodilla, puedes dejar que esta se desplace más allá del talón, lo que permite un estiramiento más profundo de los flexores de cadera. Interésate más en mantener la pelvis nivelada que en profundizar la estocada. Al inspirar sepárate de la estocada y al espirar profundiza más en ella, repite este movimiento de cinco a diez veces; luego mantén una posición cómoda de estocada profunda hasta un minuto. Hazlo igualmente en los dos lados.

Yogaterapia

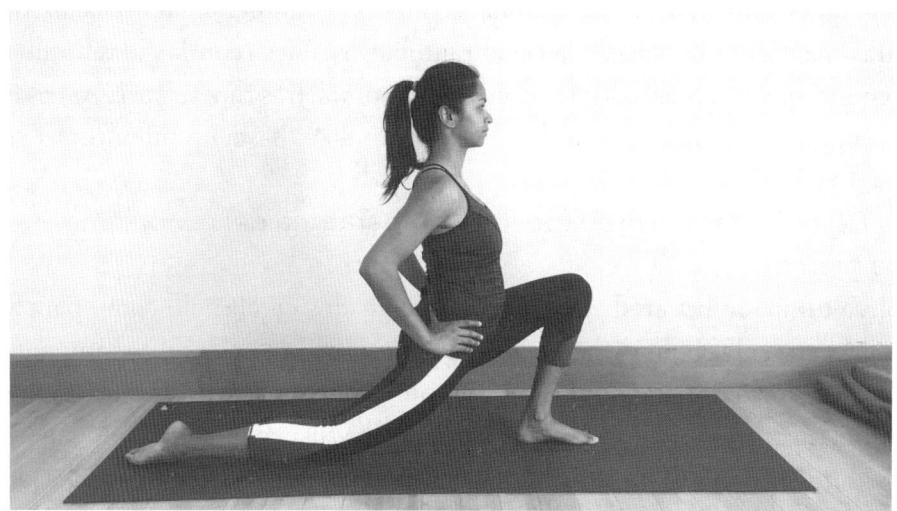

Balasana (postura del niño): variación

Comienza en *Balasana*. En lugar de plegarte hacia delante sobre ambos muslos, pliégate oblicuamente hacia delante sobre el muslo derecho mientras extiendes el brazo izquierdo hacia delante desde el hombro. Prueba a arquear alternativamente la parte inferior izquierda de la espalda hacia arriba y luego hacia abajo mientras te alargas más a través del brazo y la mano izquierdos. Hazlo por ambos lados durante uno o dos minutos.

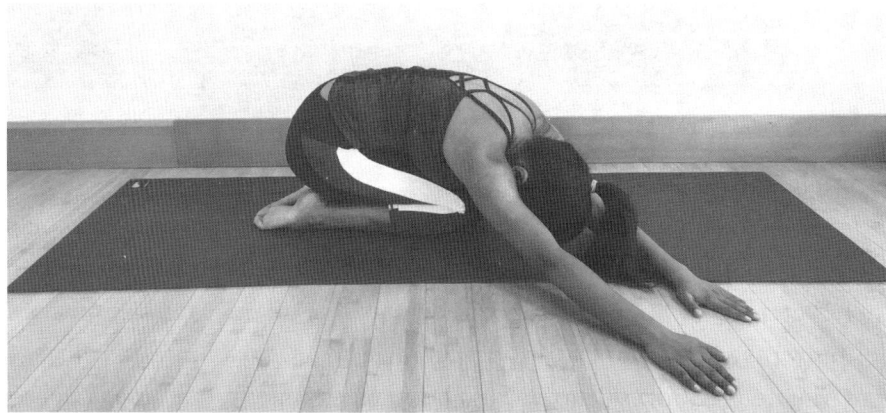

Supta Parivartanasana (postura en torsión invertida)

Tumbado bocarriba, agarra la rodilla del lado afectado para flexionar la cadera; luego lleva la rodilla al otro lado del cuerpo, haciendo la torsión espinal básica de *Supta Parivartanasana*. Con una cinta alrededor del pie de la pierna cruzada por encima, extiende completamente la rodilla de esa pierna, mientras sigues tirando de la pierna al otro lado del cuerpo. Mantén durante dos minutos. Hazlo en ambos lados.

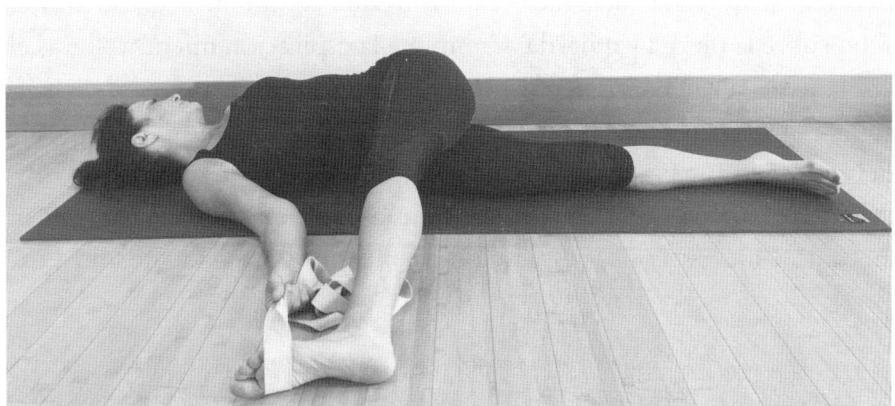

Parivrtta Janu Sirsasana (postura invertida de la cabeza a la rodilla): variación

Empieza sentado recto con las piernas colocadas en la forma básica de *Parivrtta Janu Sirsasana* con la rodilla izquierda flexionada y la derecha totalmente extendida. Realiza la torsión para alinear el esternón con la rodilla izquierda doblada. Mientras mantienes la máxima longitud en la región lumbar, estira el torso a la derecha (por encima de la pierna recta) mientras extiendes hacia arriba el brazo izquierdo recto desde el hombro (en flexión y rotación externa). Manteniendo el isquion izquierdo firmemente enraizado en el suelo, prueba a girar el torso muy ligeramente y con mucho cuidado hacia el suelo al tiempo que te estiras desde la parte posterior de la cadera izquierda a través de las puntas de los dedos de la mano izquierda. Prueba con ambos lados hasta dos minutos.

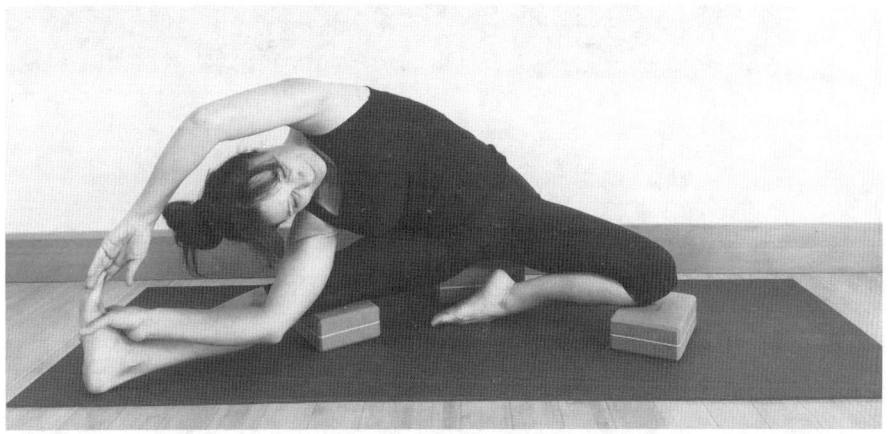

Dwi Chakra Vahanasana (bicicletas yóguicas)

Desde *Apanasana*, entrelaza los dedos y ahueca las manos para sostener la cabeza. Con la espiración, flexiona el torso hacia arriba y lleva los codos hacia las rodillas mientras extiendes y enderezas la pierna derecha hacia fuera a unos treinta centímetros del suelo y extiendes el brazo derecho sobre la pierna izquierda. Completa la espiración mientras llevas el brazo derecho al otro lado de la rodilla izquierda y juntas los codos. Al inspirar, sal de la postura, llevando las rodillas hacia el pecho y la cabeza y los codos al suelo. Muévete despacio y trabaja la zona baja del abdomen con tanta profundidad y amplitud como te sea posible. Interésate más en moverte lenta pero firmemente que en ver cuántas bicicletas puedes hacer en una secuencia cronometrada. Muévete con la respiración. Repite en el otro lado de uno a tres minutos.

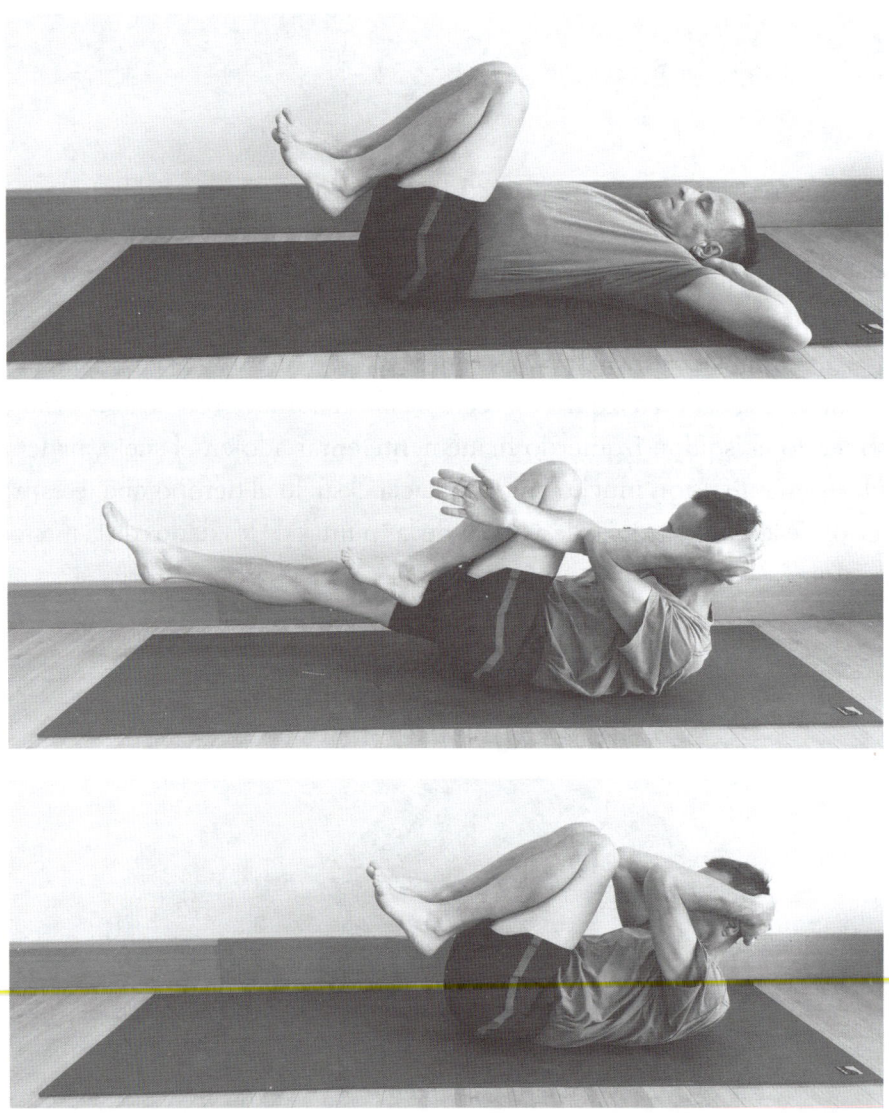

ESTIRAMIENTOS PÉLVICOS

Desde *Apanasana*, extiende las piernas poniéndolas rectas y en vertical, entrelaza los dedos y encaja la cabeza en el hueco formado por las manos. Manteniendo las piernas verticales, con la espiración tira de los codos hacia las rodillas sin cambiar la posición de las piernas. Con la parte superior de la espalda y los hombros alzados, con cada espiración muy lenta y suavemente dobla hacia arriba la rabadilla y déjala caer hacia abajo cuando termine la espiración. Interésate más en el movimiento lento y suave que en aumentar el estiramiento pélvico tirando de la rabadilla hacia arriba. Repite de cinco a veinticinco veces.

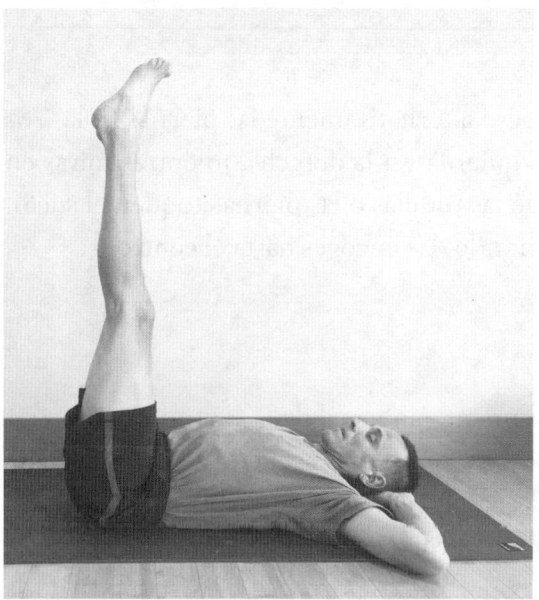
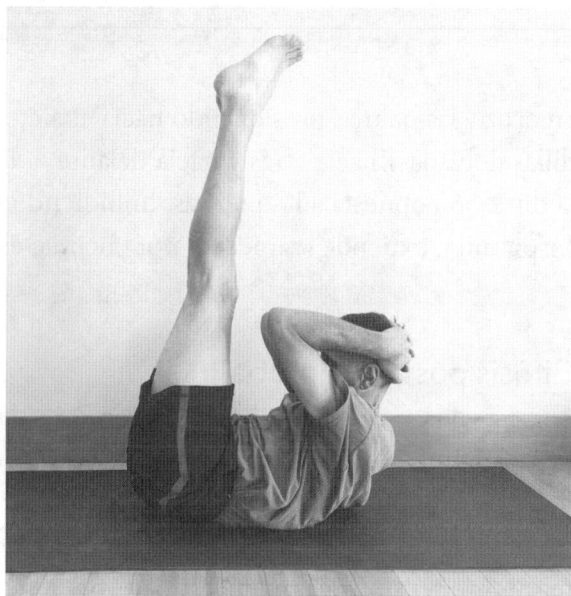

Jathara Parivartanasana (postura de torsión invertida)

La forma básica de esta asana puede ser una torsión mantenida (*Supta Parivartanasana*) o un movimiento de fortalecimiento de la musculatura abdominal. Con los brazos extendidos

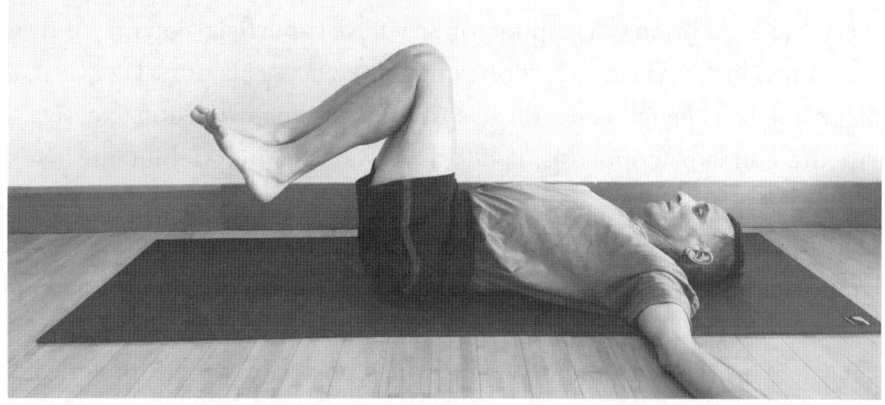

Yogaterapia

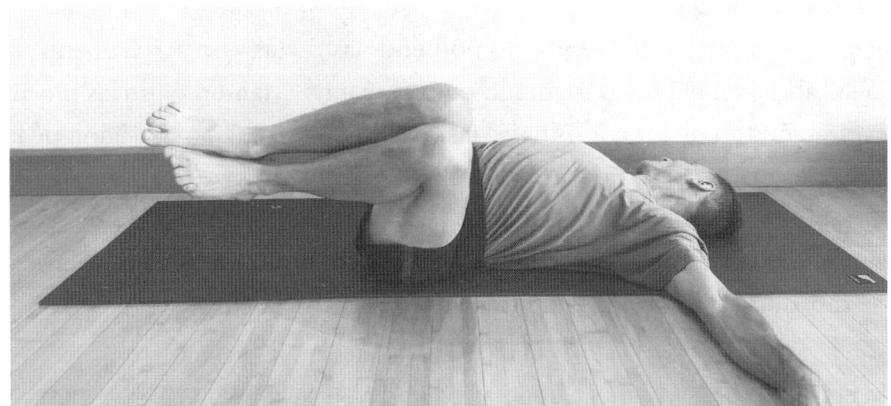

en cruz y las palmas presionando hacia abajo, mueve alternativamente las piernas (o las rodillas dobladas) hacia atrás y hacia delante, a la izquierda y a la derecha, mientras miras en la dirección opuesta a las piernas, impidiendo que las rodillas o las piernas toquen el suelo. Inspirando, extiende las piernas por encima; espirando, las encoges hasta el centro.

Cifosis postural (joroba)

La cifosis, del griego *kyphos*, 'joroba', es un aumento anormal de la curvatura posterior de la columna vertebral. La mayoría de las veces se refiere a la curvatura posterior exagerada del segmento torácico de la columna que presenta el aspecto de una joroba (la cifosis cervical y lumbar también se produce). Se denomina también joroba de viuda, término que refleja la mayor propensión de las mujeres mayores con osteoporosis a desarrollar cifosis e hipercifosis (en la que el ángulo es superior a los cuarenta grados).[57] Aquí nos enfocamos en la cifosis postural, que por lo general comienza en la niñez y posiblemente esté asociada con sentimientos subyacentes de tristeza y desesperanza.[58] Cuando la parte superior de la espalda se redondea, los músculos que cruzan la parte superior de esta se estiran y se debilitan debido a la falta de tensión equilibrada. A medida que el tórax se hunde, los músculos y ligamentos anteriores a la columna vertebral se acortan y la respiración se vuelve superficial con mayor frecuencia. La cifosis también introduce una curva lordótica mayor en la espina dorsal cervical, aumentando la tensión crónica en el cuello cuando se sostiene con una extensión excesiva. En la vejez y particularmente con la osteoporosis, la cifosis es cada vez más debilitante y se asocia con las fracturas espinales.

Por lo tanto, la cifosis es una tendencia postural que se retroalimenta y que tiene consecuencias importantes para la salud, entre ellas el dolor y el daño neurológico producidos por la compresión de la raíz nerviosa, a lo largo de toda la vida. Complica muchas de las más sencillas asanas de yoga, especialmente las flexiones posteriores y las torsiones, y hace que

Curar enfermedades musculoesqueléticas

muchas otras actividades, desde sentarse hasta hacer ciclismo, pasando por la jardinería, se vuelvan más difíciles.

LA EXPERIENCIA DOLOROSA

El dolor varía dependiendo principalmente de la gravedad de la curvatura anormal. Tiende a experimentarse en el área de curvatura. Uno puede muy bien sentir cansancio y, en las extremidades inferiores, debilidad y dolor. Con la hipercifosis existe una mayor probabilidad de presión nerviosa crónica, así como de dificultad para respirar.

LAS CAUSAS CONOCIDAS

Aunque la cifosis puede producirse por enfermedades degenerativas como la artritis y la osteoporosis, la enfermedad de Scheuermann (acuñamiento de vértebras) durante la niñez, el cáncer de células plasmáticas (mieloma múltiple) o el trauma, lo más común es que surja por una postura encorvada habitual.[59]

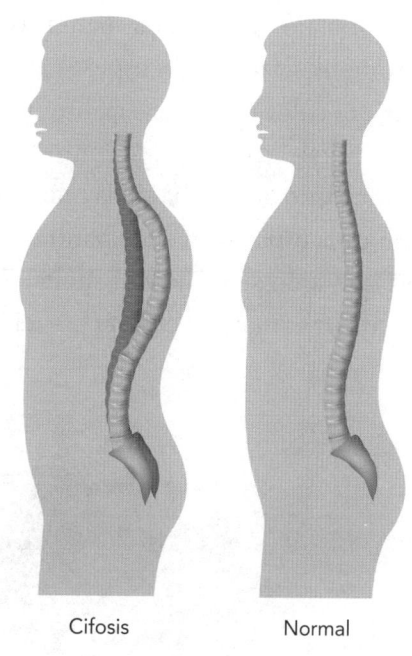

Cifosis   Normal

CÓMO SE CURA

La cifosis y la hipercifosis posturales generalmente responden bien a ejercicios específicos de estiramiento y fortalecimiento, como las asanas de yoga.[60] En casos de hipercifosis, especialmente entre los ancianos, podría ser adecuado el tratamiento quirúrgico.[61]

CURAR CON PRÁCTICAS DE ASANA

Para la curación de la cifosis postural, la asana se centra principalmente en reducir la tensión en la parte superior de la espalda, aumentar la fuerza en los extensores de esta y establecer una mejor alineación postural a través de la rotación torácica, la extensión torácica, la flexión del hombro y la extensión de cadera. Estas prácticas curativas se ofrecen en una secuencia ordenada de varias asanas que tratan más de una de estas áreas prioritarias.

Yogaterapia

Reducir la tensión en la parte superior de la espalda

Savasana (postura del cadáver)

Dobla o enrolla una manta hasta que tenga aproximadamente de dos y medio a siete centímetros y medio de espesor al comprimirla. Acuéstate bocarriba (como en *Savasana*) con la manta colocada transversalmente bajo los omóplatos. Coloca un cojín bajo la cabeza para asegurar que el cuello esté cómodo (no debe haber más presión en el cuello que al permanecer tumbado bocarriba sin la manta bajo los omóplatos). Respira profundamente centrándote en cada espiración en expandirte en el área apoyada sobre la manta. Con las espiraciones, deja que todo se relaje y se suelte. Tras dos minutos de respiración profunda, sencillamente relájate y permanece en esta posición durante todo el tiempo que te sientas cómodo.

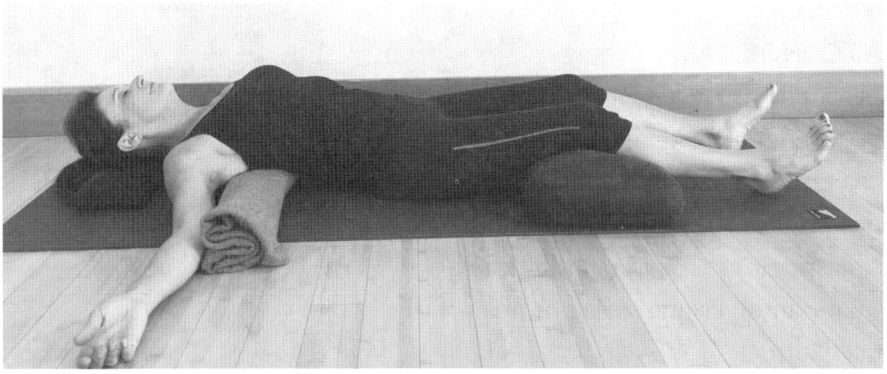

Supta Parivartanasana (postura en torsión invertida)

Tumbado bocarriba, agarra una rodilla para flexionar la cadera y llévala al otro lado del cuerpo, haciendo la torsión espinal básica de *Supta Parivartanasana*. Con una cinta alrededor del pie de la pierna cruzada por encima, extiende por completo la rodilla de esa pierna,

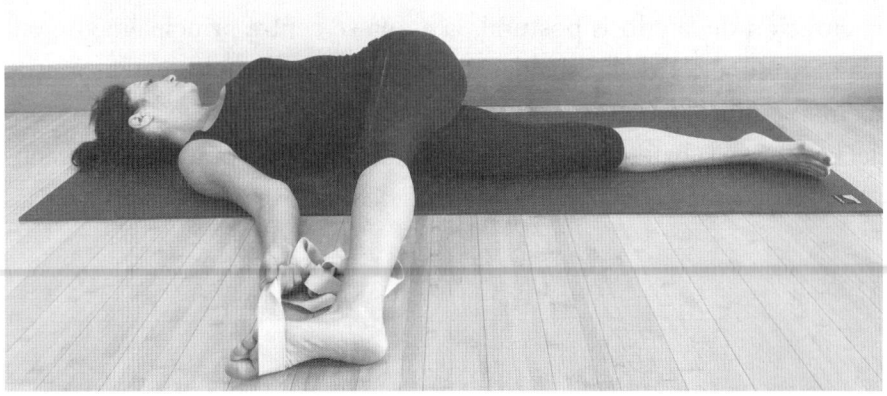

mientras sigues tirando de la pierna al otro lado del cuerpo. Mantén durante dos minutos. Hazlo en ambos lados.

Fortalecer los extensores de la espalda y disminuir su longitud

Bidalasana (postura del gato) y equilibrio espinal

A gatas, primero desplaza la pelvis hacia delante y hacia atrás varias veces mientras mueves alternativamente la columna en extensión y en flexión (movimientos del gato/la vaca). Luego extiende una pierna recta hacia atrás con los dedos del pie encogidos sobre el suelo. Si la zona inferior de la espalda está cómoda, sube y baja lentamente la pierna extendida hasta veinticinco veces, manteniendo por espacio de cinco a diez respiraciones la última elevación. Repite con el otro lado. Luego, una vez más, extiende una pierna hacia atrás mientras extiendes hacia delante el brazo del lado contrario (gira la palma de esa mano hacia el centro para crear espacio alrededor del cuello y estabilizar el hombro).

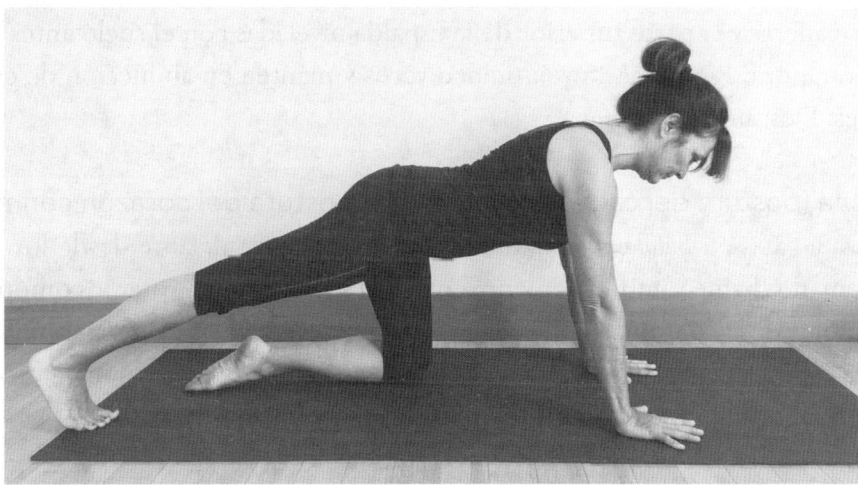

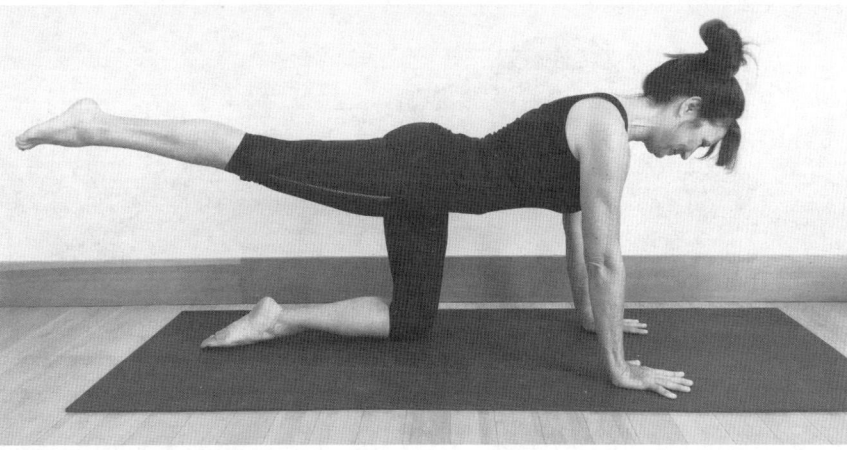

Yogaterapia

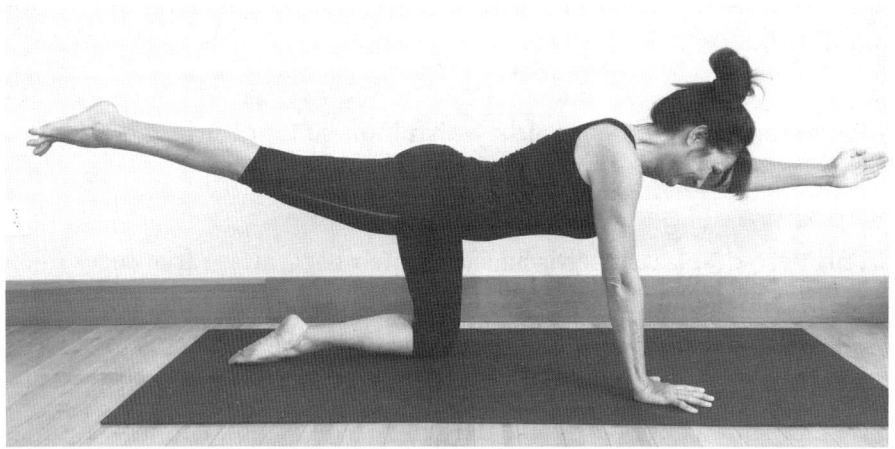

Mientras abres los dedos de las extremidades alzadas, separándolos entre sí, abduce lentamente estos miembros hacia fuera alejándolos solo en la medida en que sea posible manteniendo las caderas y la parte superior de la espalda niveladas con el suelo antes de volver a una posición neutra. Repite hasta veinticinco veces y mantén en abducción de cinco a diez respiraciones. Descansa en *Balasana*.

Anahatasana (postura del cachorro de perro o postura del corazón conmovido)

Empieza a gatas en *Bidalasana*. Extiende los brazos hacia delante desde los hombros y presiona las manos firme y uniformemente contra el suelo. Intenta rotar los omóplatos hacia fuera alejándolos de la columna. Con cada inspiración levanta el pecho separándolo del suelo. Con cada espiración estira el pecho hacia el suelo. Repite de diez a quince veces antes de mantener el tórax hacia el suelo durante un máximo de dos minutos.

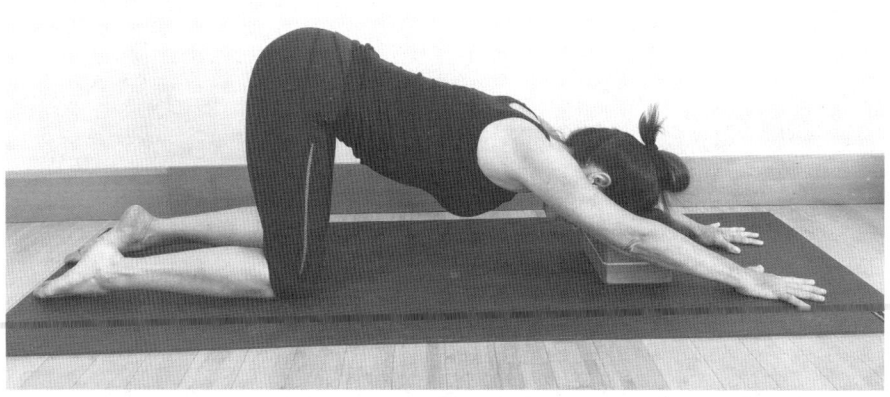

Curar enfermedades musculoesqueléticas

Salabhasana A (postura de la langosta): primera práctica de fortalecimiento dinámico

Tendido bocabajo con los brazos en el suelo a lo largo de los lados del cuerpo y las piernas juntas, presiona firmemente los empeines contra la esterilla para activar las piernas mientras orientas la rabadilla ligeramente hacia los talones. Con la inspiración, levanta muy despacio y levemente el pecho y la cabeza del suelo mientras mantienes la forma natural del cuello (no intentes levantar las orejas por encima de los hombros). Con la espiración, suelta muy lentamente el pecho y la cabeza dejándolos caer al suelo. Respira unas cuantas veces para descansar y relajarte completamente; luego repite varias veces. Procura alzarte un poco más cada vez.

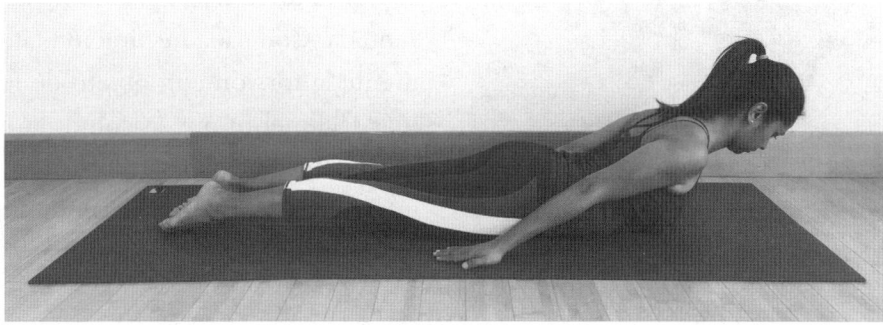

Salabhasana A (postura de la langosta): segunda práctica de fortalecimiento dinámico

Prueba a realizar la primera práctica de fortalecimiento dinámico mientras levantas las piernas y el torso simultáneamente. Concéntrate en mantener el espacio y la comodidad en la parte baja de la espalda llevado la rabadilla hacia los talones y alárgate extendiendo las piernas mientras sientes que envías energía a través de los dedos de los pies.

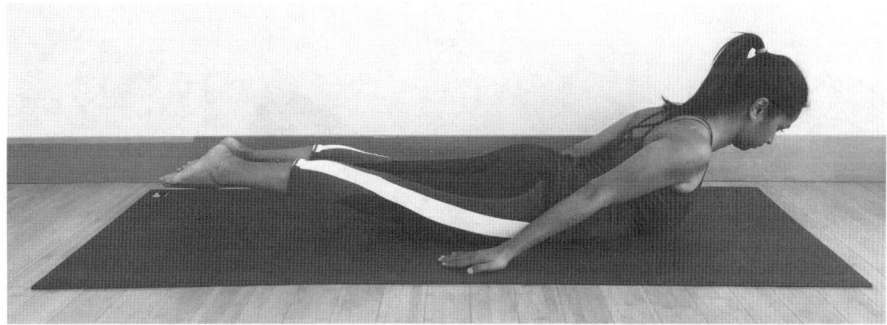

Ardha Matsyendrasana (media postura del señor de los peces)

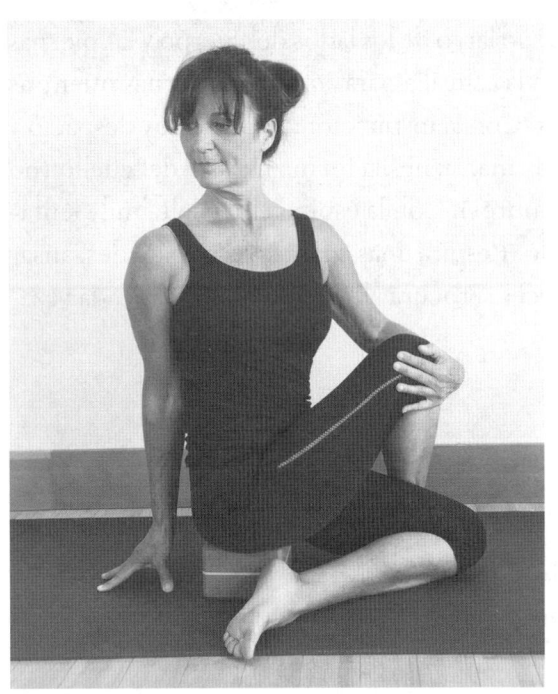

Coloca los pies para *Ardha Matsyendrasana*. Si es necesario, siéntate sobre un bloque para nivelar la pelvis y sentirte libre de tensión en las rodillas. Agarra la rodilla levantada con ambas manos para ayudar a llevar la pelvis hacia abajo y el esternón hacia arriba con cada inspiración. Presionando la región torácica de la columna hacia delante como si estuviera en el centro del esternón, empieza a girar el torso hacia el lado de la rodilla levantada. Con cada inspiración, afloja ligeramente la torsión con objeto de fortalecerla más fácilmente por la columna en sentido ascendente. Con cada espiración, prueba a intensificar la torsión. Explora durante uno o dos minutos antes de cambiar de lado.

Setu Bandha Sarvangasana (postura del puente): variación

Tumbado bocarriba, coloca los pies cerca de las caderas y alineados con ellas para prepararte para *Setu Bandha Sarvangasana*. Levanta lentamente la pelvis mientras alargas la rabadilla hacia las rodillas y al mismo tiempo extiende los brazos por encima de la cabeza hasta el suelo. Mientras la pelvis está en su máximo punto de elevación con respecto al suelo, levanta los talones para alargar más fácilmente la rabadilla hacia ellos mientras dejas caer la columna lentamente al suelo vértebra a vértebra desde arriba hasta abajo. Repite de diez a quince veces y luego mantén la postura del puente de cinco a ocho respiraciones antes de descender muy despacio y descansar durante varias respiraciones. Repite dos o tres veces.

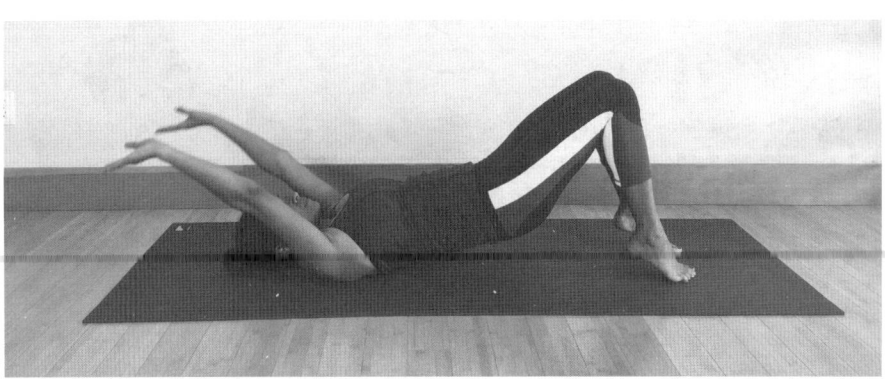

Curar enfermedades musculoesqueléticas

Anjaneyasana (postura de estocada baja)

Desde *Tadasana*, da un paso atrás de aproximadamente la longitud de una pierna y relaja esa rodilla llevándola al suelo. Yergue el torso y apoya las manos en las caderas para ayudar

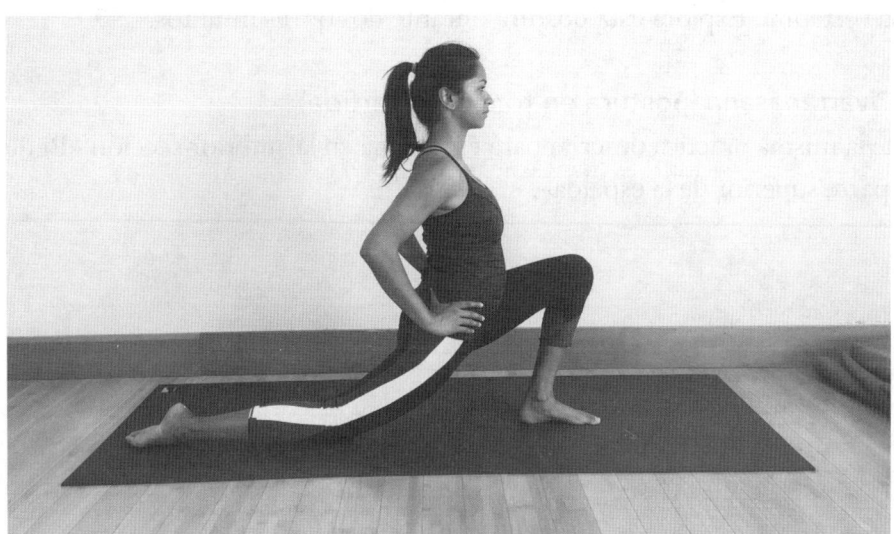

a colocar la pelvis en posición neutra (donde la sientas nivelada). Mantén las manos en las caderas con los pulgares apuntando hacia abajo cerca de las articulaciones sacroilíacas. Mientras flexionas lentamente la rodilla delantera, usa las manos para impedir que la pelvis gire hacia delante. A menos que tengas problemas graves de rodilla, puedes dejar que esta se desplace más allá del talón, lo que permite un estiramiento más profundo de los flexores de cadera. Interésate más por mantener la pelvis nivelada que por profundizar la estocada. Al inspirar, sepárate de la estocada; al espirar, profundiza más en ella, y repite este movimiento de cinco a diez veces antes de mantener una posición cómoda de estocada profunda hasta un minuto. Hazlo igualmente en los dos lados.

Tadasana (postura de la montaña)

De pie de espaldas a una pared con un bloque de espuma colocado tras los omóplatos, separa los pies a la anchura de las caderas, lleva las acciones de *pada bandha* a los pies y afirma los muslos. Alinea la pelvis en posición neutra sobre los muslos. Alza los hombros hacia las orejas, llévalos hacia atrás y luego tira de los omóplatos

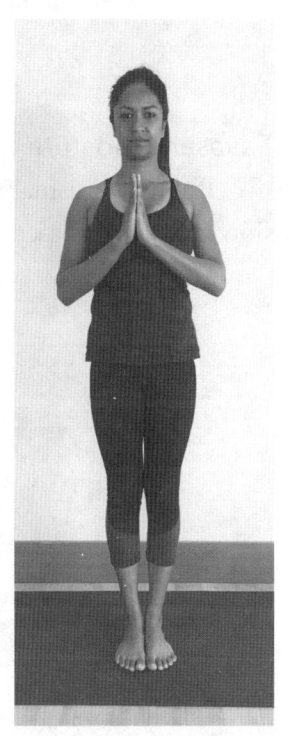

Yogaterapia

hacia abajo. Presionando la parte posterior en el bloque mientras respiras profundamente, con cada inspiración alárgate conscientemente a través de la columna mientras levantas el esternón. Con cada espiración trata de mantener el esternón levantado y tira de los omóplatos más hacia abajo mientras presionas las puntas inferiores de los omóplatos metiéndolas hacia la columna vertebral. Explora esta postura durante dos o tres minutos.

Supta Parivartanasana (postura en torsión invertida)

Repite la misma práctica descrita para esta asana en la anterior sección «Reducir la tensión en la parte superior de la espalda».

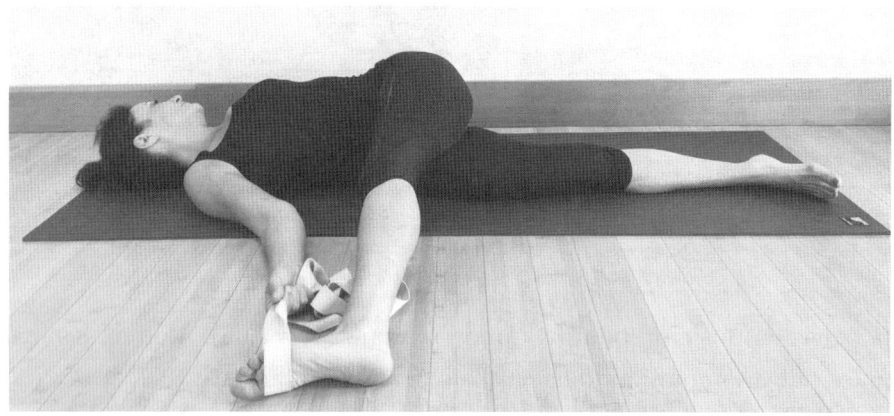

Savasana (postura del cadáver)

Repite la misma práctica descrita para esta asana en la anterior sección «Reducir la tensión en la parte superior de la espalda».

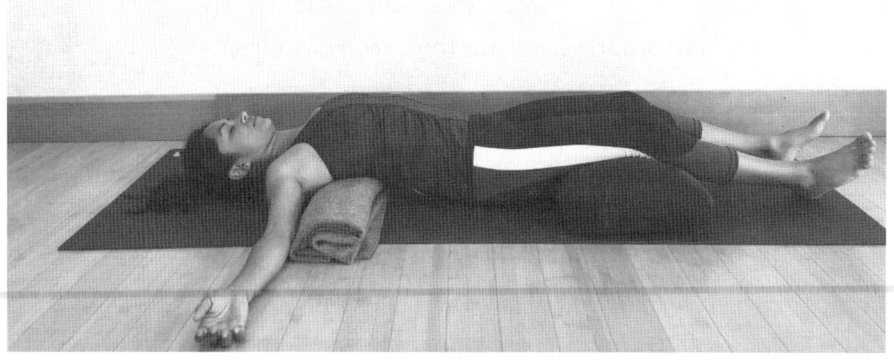

Curar enfermedades musculoesqueléticas

Dolor de cuello

En inglés se utiliza la expresión coloquial *a pain in the neck*, que se traduce como «un dolor en el cuello», para referirse a un motivo de molestia persistente.[62] Al examinar con mayor atención la asociación de estos dos términos, advertimos una curiosa contradicción. *Pain*, cuya raíz viene del griego *poine*, 'represalia, pena', y del francés antiguo *peine*, 'aflicción, sufrimiento, castigo', es generalmente indeseable y puede doler. *Neck*, procedente de la antigua raíz germánica *hals*, 'columna', dio lugar durante la Edad Media a la palabra inglesa *halsen*, 'abrazar o acariciar cariñosamente', que a principios del siglo XIX en el dialecto del norte de Inglaterra pasó a significar 'besar, abrazar', una experiencia generalmente deseable que puede hacernos sentir bien. El dolor y el deseo se unen, aunque de una manera diferente a la que se encuentra en el corazón de las filosofías de yoga antiguas en las que el dolor y el sufrimiento se postulan como la inspiración para el yoga y en las que el yoga es el camino hacia la libertad.

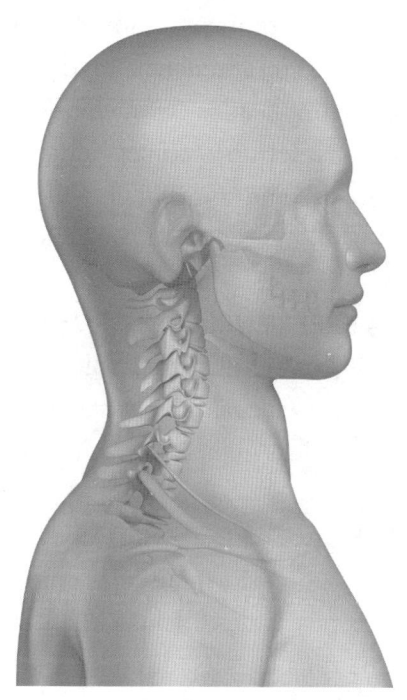

El cuello es pues un lugar donde uno puede experimentar mucho placer pero también un lugar que quizá sea el más vulnerable al trauma repentino.[63] En la práctica de asanas de yoga, es a menudo en nuestra búsqueda apasionada de intensificar el gozo o la alegría que surgen en las flexiones anteriores profundas, torsiones, flexiones interiores e inversiones cuando movemos el cuello con excesiva rapidez o lo llevamos demasiado lejos dentro de su amplitud de movimiento seguro o de su presión intrínseca. A nivel más general, en la vida hay una amplia gama de causas de dolor de cuello,[64] entre ellas la postura al dormir, la postura prolongada, los movimientos repetitivos, las patologías de la columna, la tensión emocional, la artritis, la disección de la arteria carótida, el cáncer de tiroides, el trauma del esófago y el latigazo cervical.

El cuello es una estructura altamente compleja que en poco espacio contiene una gran diversidad de tejidos y órganos vitales: músculos, fascia, huesos (vértebras C1-C7, hioides), nervios (médula espinal, nervio vago, plexo braquial superior, nervios locales sensoriales y motores), venas, arterias (entre ellas la carótida, bastante importante), glándulas (tiroides, paratiroides, ganglios linfáticos), y los conductos para la linfa, el alimento y la respiración. Aunque los músculos del cuello son relativamente sencillos, al contrario de otros órganos muy complejos de este, el conjunto de músculos del cuello que pueden acumular tensión es en sí mismo complejo: los músculos superficiales y laterales (platisma, esternocleidomastoideo, trapecio), los músculos del triángulo posterior (esplenio de la cabeza, elevador de la escápula, escaleno medio y escaleno posterior), los músculos del triángulo anterior (cuatro músculos suprahioideos, cuatro músculos infrahioideos), los cuatro suboccipitales en parejas, los músculos prevertebrales (largo del cuello, largo de la cabeza, recto anterior de la cabeza, recto lateral de la cabeza), y el semiespinoso y el multífido, sujeto a la columna vertebral.

Aquí nos centramos en la tensión muscular que muy probablemente surge de los hábitos posturales o de la ansiedad; esto último, como implica la expresión eufemística «estar tenso» (con los hombros levantados hacia las orejas, los músculos sosteniéndolos firmemente allí), supone con frecuencia un dolor crónico en el cuello. Los músculos que más probablemente están implicados en esta tensión (ya sea de forma directa o a través de una fuente miofascial de dolor referido)[65] son el elevador de la escápula, el trapecio superior, el esternocleidomastoideo, el semiespinoso, el multífido, el esplenio, el suboccipital y el romboides, todos excepto el romboides con una inserción directa en el cuello.

LA EXPERIENCIA DOLOROSA

Los síntomas del dolor de cuello varían ampliamente, desde un dolor profundo y persistente en cualquier estructura hasta una sensación extremadamente punzante en áreas muy específicas que puede estimularse con el menor de los movimientos.

LAS CAUSAS CONOCIDAS

La tensión muscular como fuente de dolor de cuello surge principalmente de problemas posturales, incluso mientras se duerme. Los problemas posturales pueden originarse en una zona tan alejada como los pies (causando patologías posturales a través de las piernas, la pelvis, el torso y la cintura escapular) o mucho más cercana, incluidas las formas habituales de sostener la cabeza. La lordosis, la cifosis, la escoliosis y otras distorsiones de la curvatura de la columna vertebral ocasionan un desalineamiento del segmento de la columna cervical, lo que provoca desequilibrio muscular y tensión en el cuello y alrededor de este. Los trastornos emocionales como el estrés y la depresión también pueden dar lugar a tensión muscular alrededor del cuello.

CÓMO SE CURA

La mayoría de los casos de tensión muscular del cuello pueden curarse eficazmente con ejercicios específicos, prácticas de relajación y masaje. A menudo se prescriben medicamentos (relajantes musculares y antiinflamatorios) para la tensión. Los parches o las cremas de calor y las compresas frías suelen reducir el dolor.[66] Algunas afecciones (como el pinzamiento de los nervios) pueden requerir cirugía.

Curar enfermedades musculoesqueléticas

CURAR CON PRÁCTICAS DE ASANA

El objetivo principal de la asana para curar el dolor de cuello es reducir la tensión muscular a través de la alineación esquelética adecuada y del estiramiento muscular y el fortalecimiento que la apoyan. La práctica habitual de asanas generales bien equilibradas, con pranayama y meditación, ayudará a reducir el estrés emocional que a menudo es la raíz de la tensión muscular del cuello. La mayoría de estas asanas consisten en sentarse erguido en *Sukhasana* (postura sentada sencilla) o en cualquier posición cómoda, como sentado en una silla, de pie en *Tadasana* (postura de la montaña) o tendido bocarriba. Sentado cómodamente, plantéate colocar un cojín bajo los isquiones y apoyar la espalda contra una pared al explorar los siguientes estiramientos de cuello (en algunos es necesario separarse de la pared).

Giros de hombro

Gira los hombros hacia delante, hacia arriba, hacia atrás y hacia abajo varias veces; luego hazlo en la dirección opuesta. Presta mucha atención al dolor; detén el movimiento si es doloroso.

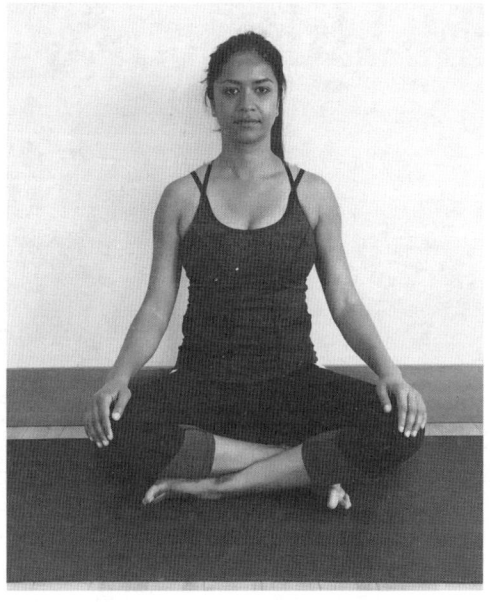
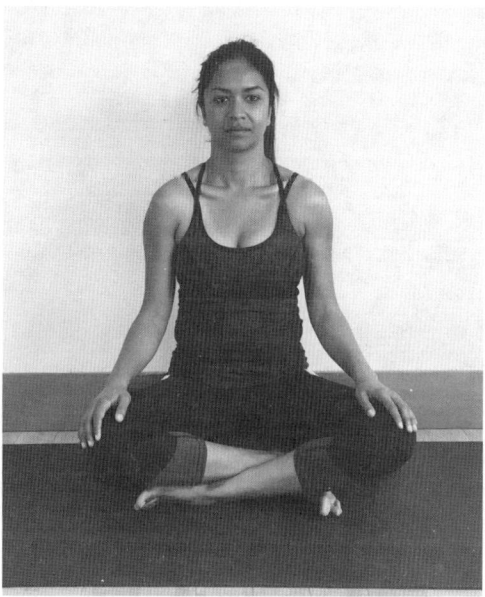

Yogaterapia

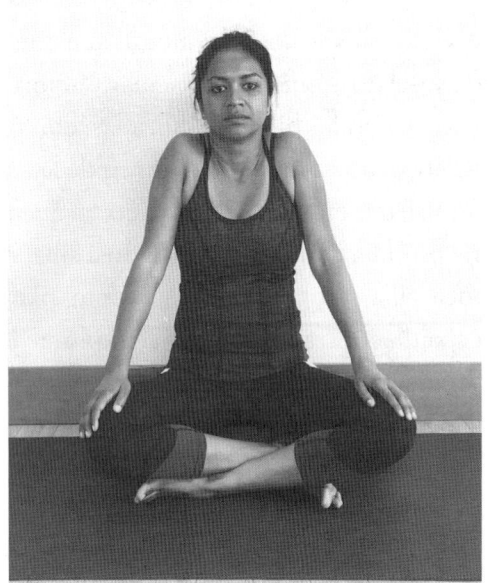 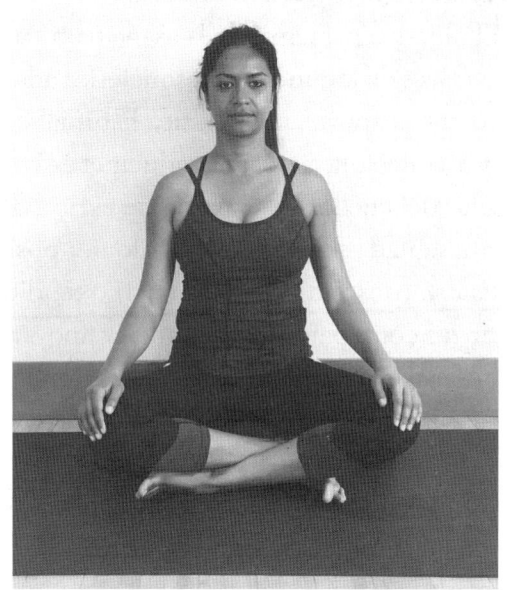

Rotación y flexión con el brazo agarrado: primera práctica

Extiende la mano izquierda alrededor de la espalda para agarrar el brazo derecho por encima del codo. Usa la mano izquierda para tirar del hombro derecho ligeramente hacia atrás y hacia abajo. Gira la cabeza hacia el hombro izquierdo. En las inspiraciones alza levemente la barbilla; en las espiraciones acerca más el mentón al hombro izquierdo. Mantén la postura durante varias respiraciones con la barbilla hacia el hombro y prueba a inclinar muy levemente la cabeza a la izquierda y a la derecha. Repite varias veces antes de cambiar de lado.

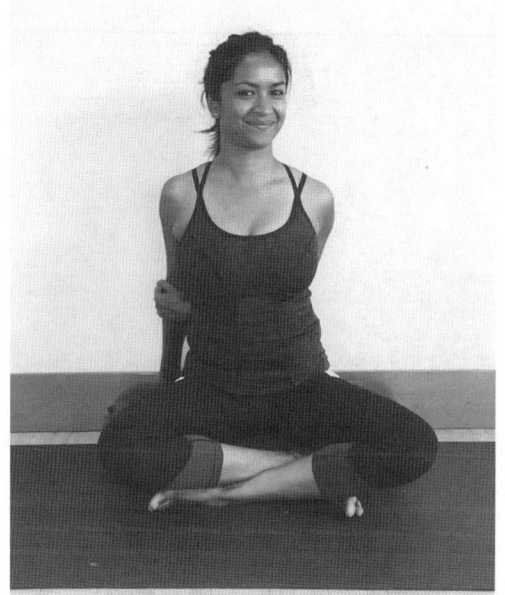
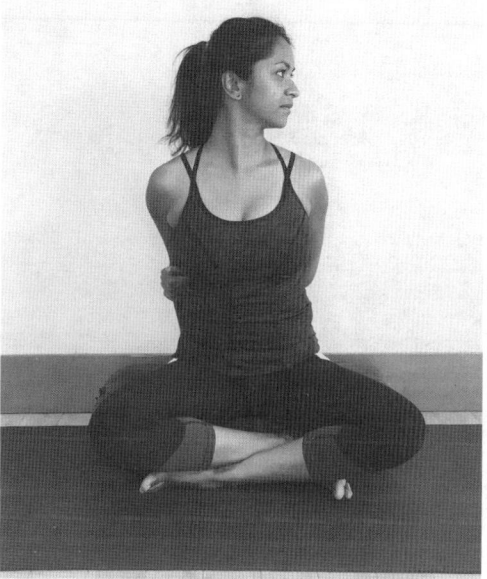
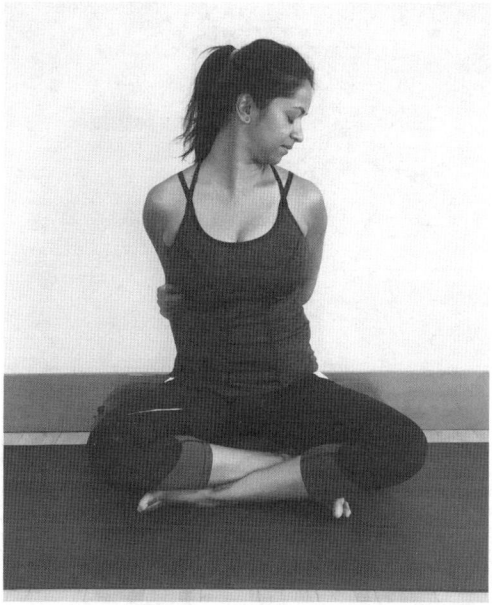

Yogaterapia

Rotación y flexión con el brazo agarrado: segunda práctica

Agarra el brazo, gira la cabeza hacia el hombro izquierdo y lleva la barbilla hacia el hombro como se describió en la primera práctica. Muy lenta y delicadamente, tira de la barbilla hacia la clavícula distal izquierda y luego gírala por completo hacia la clavícula distal derecha. Alza ligeramente la barbilla, luego llévala hacia la clavícula distal derecha y al otro lado a la izquierda. Repite varias veces antes de cambiar de lado.

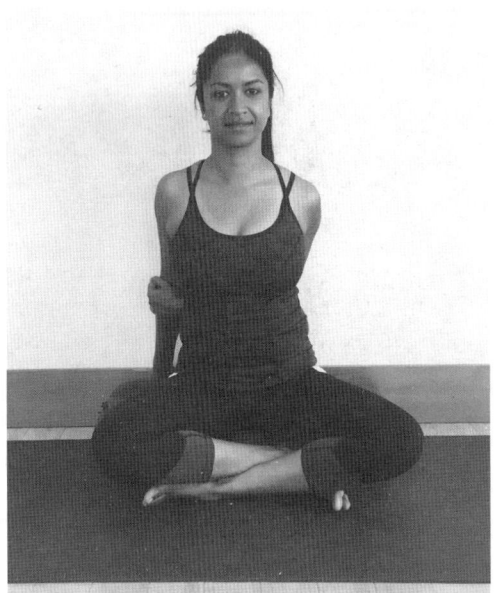
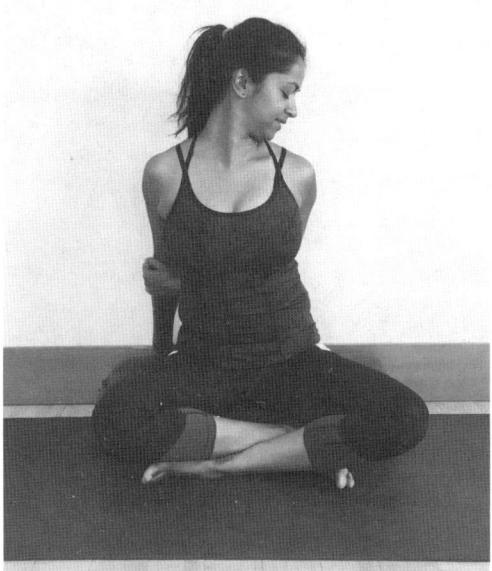
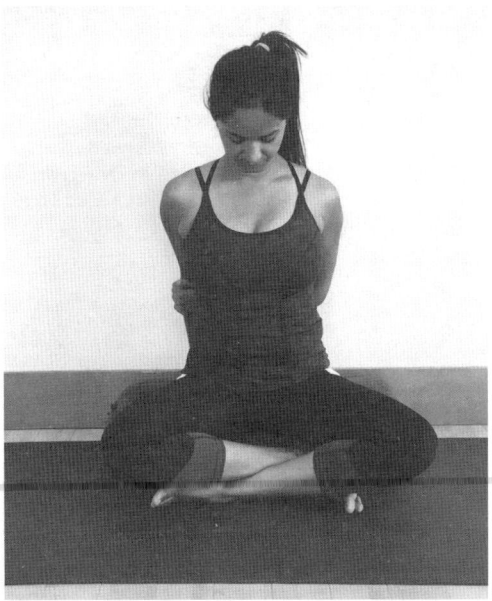

Rotación y flexión con el brazo agarrado: tercera práctica

Agarra el brazo como se describe en la primera práctica. Inclina lentamente y con cuidado la cabeza hacia la izquierda, llevando la oreja izquierda hacia el hombro del mismo lado. Alza lentamente la cabeza hasta la posición inicial. Repite varias veces antes de cambiar de lado.

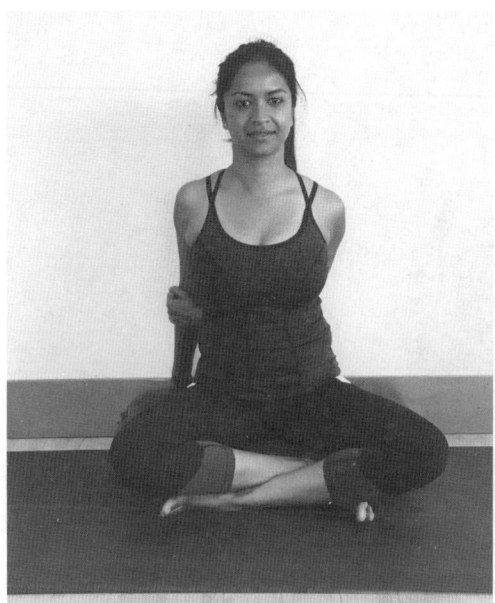
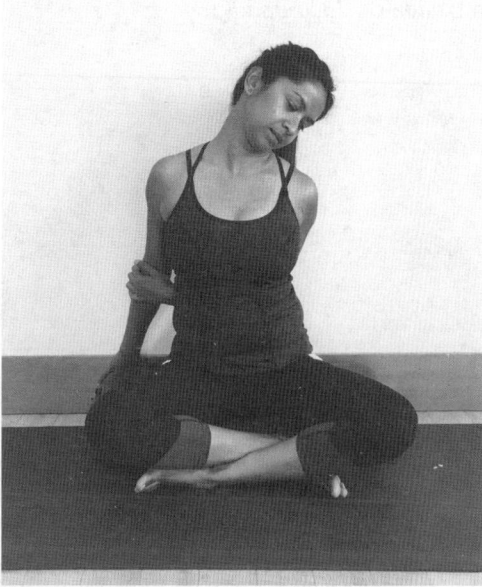
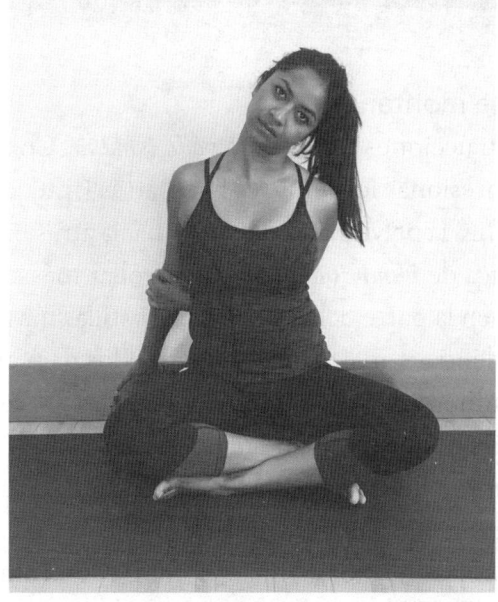

Yogaterapia

Brazos en *Garudasana* (postura del águila)

Coloca los brazos como en *Garudasana*. Si no puedes cruzar los codos, utiliza un brazo para ayudarte a cruzar el brazo opuesto directamente sobre la parte superior del tórax. Empuja los omóplatos hacia abajo lejos del cuello y contra la parte trasera de las costillas. Mantén esta posición mientras respiras profundamente y pruebas a realizar movimientos muy leves de cabeza en todas las direcciones excepto hacia atrás. No extiendas excesivamente el cuello. Repite con el otro lado. Ponte de pie con los pies separados a la anchura de las caderas en la forma básica de *Tadasana*.

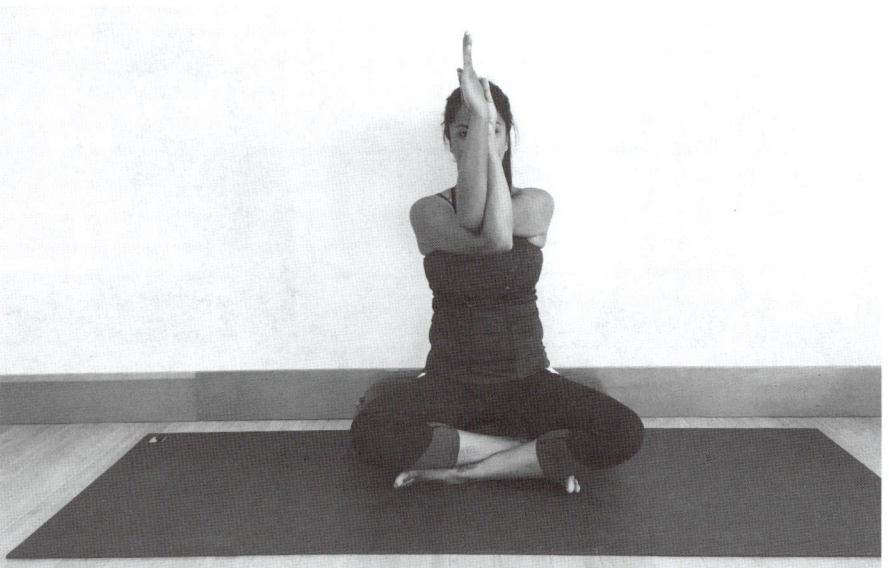

Tadasana (postura de la montaña)

Empieza con las instrucciones dadas para *pada bandha*. Con *pada bandha* activo, afirma los cuádriceps mientras presionas los fémures hacia atrás (trata de apuntar las rótulas directamente hacia delante). Gira la pelvis hacia delante y hacia atrás para encontrar dónde la sientes nivelada (usa la práctica de *Utkatasana* para desarrollar más sensibilidad y apreciar esto). Con los dedos colocados en la parte delantera de las costillas más bajas, presiona alternativamente las costillas hacia dentro y apartándose de los dedos para encontrar el punto en el que las sientas en su lugar natural. Eleva los hombros hacia las orejas, tira hacia atrás de ellos y luego déjalos caer ligeramente hacia abajo contra la parte trasera de las costillas. Relaja los brazos dejándolos caer junto a los lados de los muslos o las caderas. Coloca la cabeza de forma nivelada, donde las sientas como flotando sin esfuerzo sobre el extremo superior de la columna vertebral con las orejas alineadas con los hombros. La columna está ahora en (o cerca de) su forma natural (independientemente de cuáles sean las afecciones, particularmente las patológicas que afectan a su postura). Con la pelvis en posición neutra, la columna vertebral adquirirá su curvatura natural (extensión neutra), a menos que haya un desequilibrio muscular significativo o una afección patológica como la escoliosis o la cifosis.

Inspira lenta y completamente y espira despacio y por completo, sintiendo cómo el cuerpo se mueve espontáneamente con los ciclos de la respiración. Centrándote en mantener la columna vertebral en su alineación neutra y natural, alárgate conscientemente con cada inspiración mientras reduces al mínimo las alteraciones en la forma de la columna. Al terminar cada espiración, siente cómo los músculos abdominales se activan y se tensan ligeramente metiéndose hacia la columna; sin apretar el abdomen, trata de mantener esta ligera activación muscular abdominal durante la inspiración siguiente y mientras mantienes la posición de la pelvis, la columna, la cintura escapular y la cabeza. Continúa con esta práctica durante dos minutos. Al terminar las espiraciones, prueba a retener la respiración de dos a diez segundos sin inspirar mientras tensas más fuertemente los músculos abdominales. Asegúrate de dejar que estos músculos se ablanden levemente antes de inspirar.

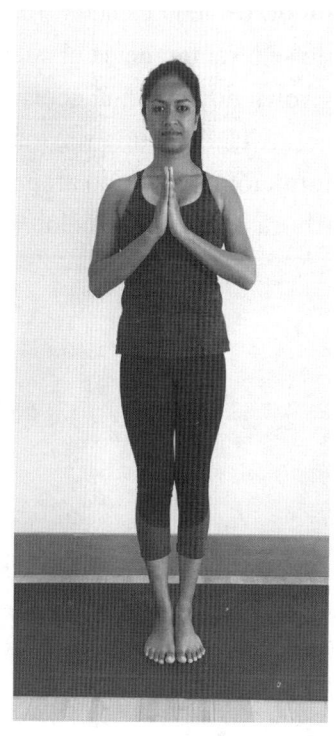

Urdhva Hastasana (postura de las manos alzadas): estiramiento con pared

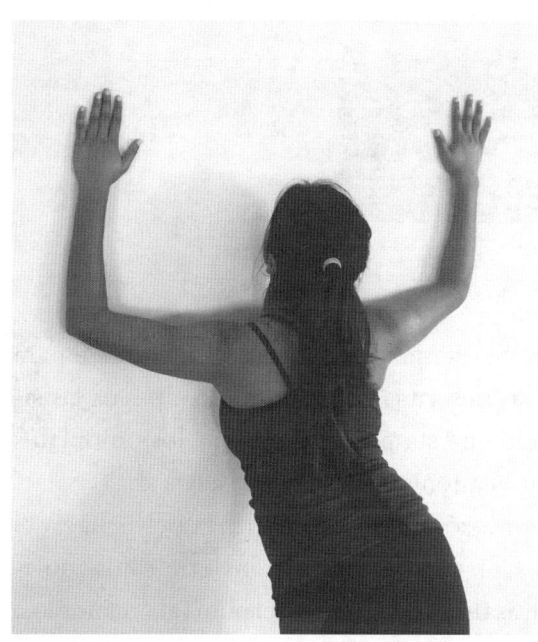

De pie en *Tadasana*, coloca los brazos con los codos a la altura de los hombros y flexionados a noventa grados, con las palmas de las manos tocando la pared. Con cada inspiración separa ligeramente de la pared la parte superior del cuerpo (el torso y la cabeza). Con cada espiración, acerca la parte superior del cuerpo a la pared, estirando los músculos elevadores de la escápula. Repite de diez a quince veces.

Yogaterapia

Brazos en *Tadasana* con *Prasarita* C

De pie en *Tadasana*, entrelaza los dedos por detrás de la espalda. Si te resulta difícil entrelazarlos, sujeta una correa entre las manos detrás de la espalda. Levanta los brazos separándolos de la espalda solamente en la medida en que el pecho no se hunda y los hombros no se levanten hacia el cuello. Intenta mover la cabeza, primero muy despacio hacia delante y volviendo atrás, al centro, luego a cada lado y otra vez de vuelta al centro, a continuación con rotación y una vez más al centro. Prueba a mover la cabeza dejándote llevar más por la intuición, prestando atención a las sensaciones del cuello para guiar mejor los movimientos. Ahora ponte en el suelo.

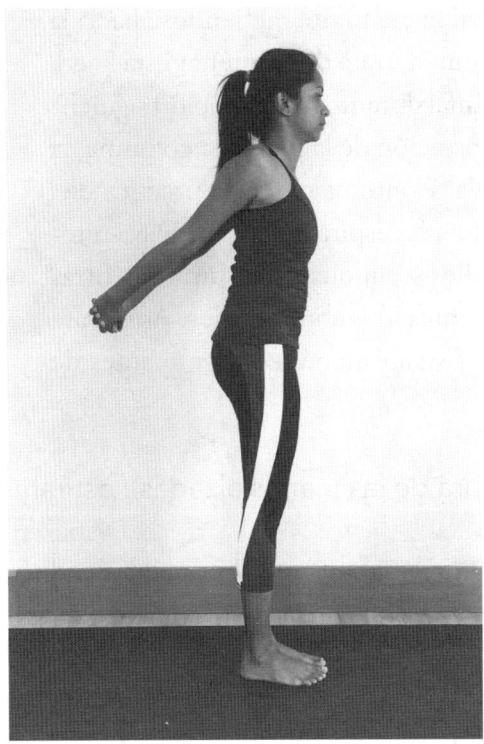

Movimientos de *Bidalasana* (postura del gato)

Presta atención a las sensaciones en el cuello. Si esta posición básica es incómoda para el cuello, permanece recto en las prácticas sentadas descritas anteriormente o pasa a las siguientes prácticas erguidas de pie. Si estás cómodo en esta postura, empuja los omóplatos hacia abajo por la espalda, separándolos del cuello. Manteniendo la mirada hacia abajo y alargando la parte posterior del cuello, con cada inspiración gira lentamente la pelvis hacia el frente mientras tiras del esternón hacia delante. Con cada espiración invierte estos movimientos, arqueando hacia arriba la columna mientras tiras de la frente y el pubis acercándolos.

Curar enfermedades musculoesqueléticas

Repite de diez a quince veces. Descansa en *Balasana*. Si en *Balasana* sientes incomodidad en el cuello, coloca un cojín bajo la frente para asegurare de que mantiene su forma natural.

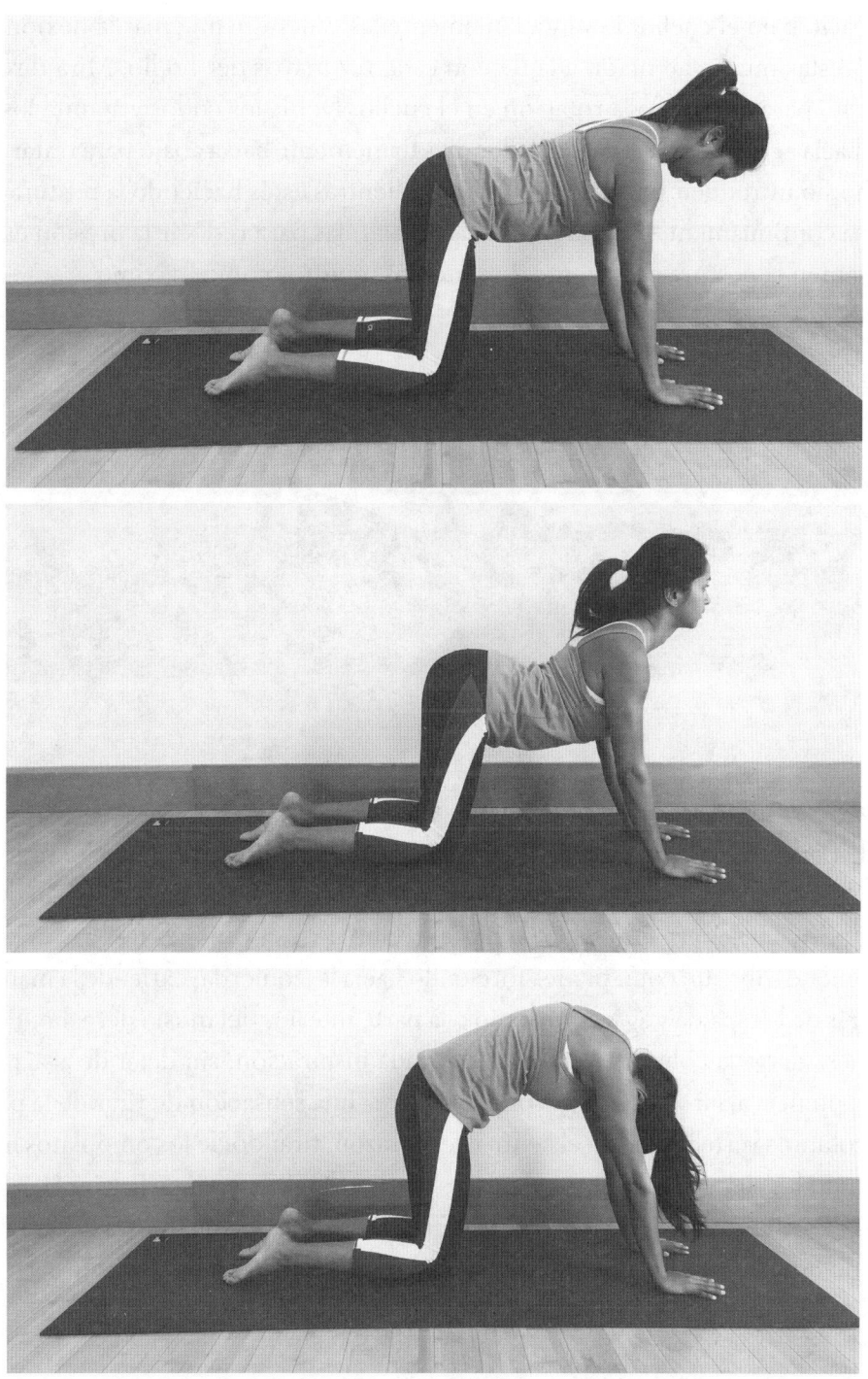

Setu Bandha Sarvangasana (postura del puente)

Aunque la postura del puente se suele clasificar como flexión posterior, crea un pliegue (flexión) anterior en el cuello. Coloca una manta doblada (de un espesor de cinco a siete centímetros y medio al comprimirla) bajo la espalda y los hombros, con la cabeza sobre el suelo y un espacio bajo el cuello. Levanta lentamente las caderas para crear la flexión posterior mientras prestas mucha atención a la flexión cada vez mayor del cuello. Mira directamente hacia el techo para que no haya rotación en el cuello. Dobla los codos y apunta los dedos de las manos hacia arriba, y presiona los codos más firmemente hacia abajo para tratar de expandir el pecho sin introducir tensión en el cuello. Mientras estés haciendo la postura del puente, presiona continuamente la rabadilla hacia las rodillas para reducir la presión en la región lumbar. Mantén la postura del puente durante dos minutos como máximo.

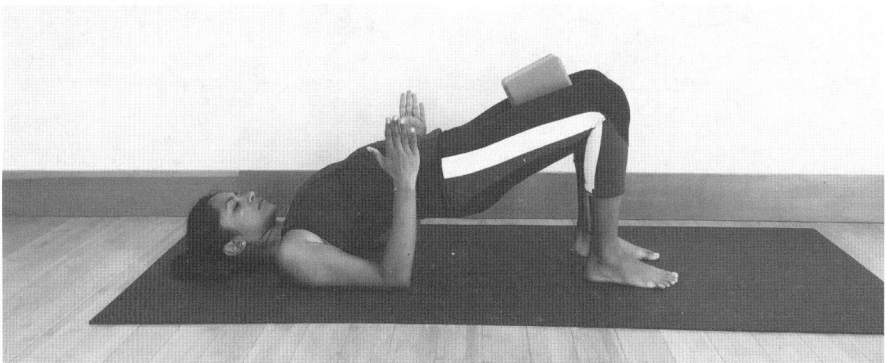

Bharadvajrasana A (postura sencilla del lazo A)

Desde *Dandasana*, inclinado hacia la izquierda, dobla ambas rodillas para tirar de los talones para atrás hacia la derecha, manteniendo el tobillo izquierdo bajo el muslo derecho. Si no puedes permanecer erguido sobre la parte frontal de los isquiones o si hay presión en las rodillas, siéntate sobre un cojín firme. Torciendo hacia la izquierda, extiende la mano izquierda por detrás de la espalda y agarra un paño o la parte interior del muslo derecho. Enraizando los isquiones, alarga la columna vertebral con cada inspiración, sin dejar de agarrar para así darle más potencia al giro con cada espiración. Crea una sensación de tirar de la parte superior de la columna vertebral hacia el centro del corazón, tirando de los omóplatos hacia abajo y extendiendo las clavículas. Mientras tuerces el torso hacia la izquierda, gira la cabeza hacia el hombro derecho. Baja y sube lenta y levemente la barbilla, inclinando la cabeza de un lado a otro y girándola de lado a lado. Haz ambos lados durante uno o dos minutos.

Curar enfermedades musculoesqueléticas

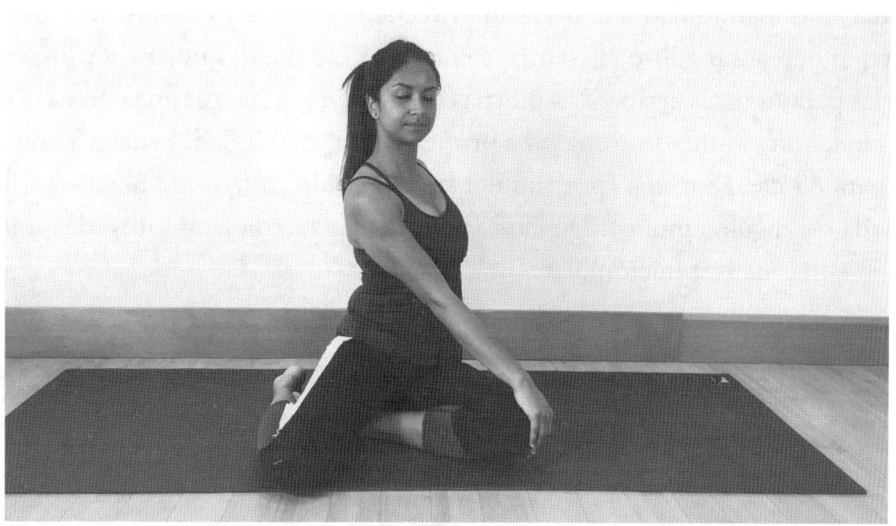

Supta Baddha Konasana (postura en torsión del ángulo con ayuda)

Desde la posición preparatoria (recta) para *Baddha Konasana*, coloca un cojín (o dos) por detrás de la pelvis antes de reclinarte hacia atrás lentamente sobre él. Si el cuello está incómodo en esta posición, coloca una manta bajo la cabeza. Deja caer los brazos a los costados ya sea al suelo o sobre cojines. Descansa en esta posición de cinco a diez minutos desprendiéndote de la tensión con cada respiración.

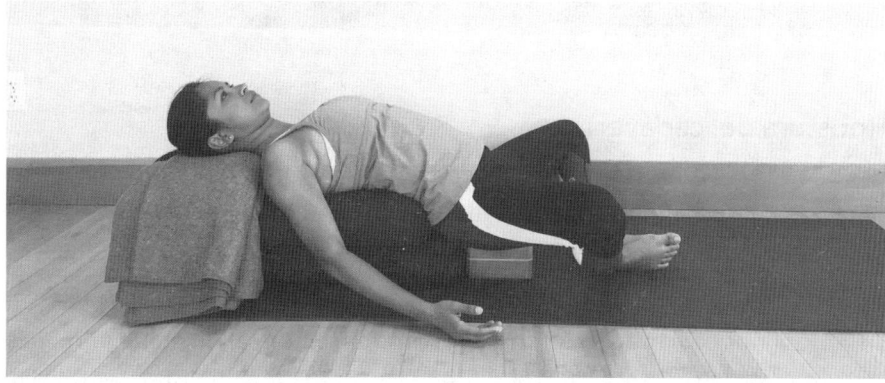

Viparita Karani (postura activa invertida)

Sentado de lado junto a una pared, reclínate lentamente sobre la espalda mientras giras las caderas hacia la pared y extiendes hacia arriba las piernas por esta. Si los tendones de la corva tensos no permiten que las piernas se extiendan con las nalgas tocando la pared, desliza las caderas separándolas de ella. Coloca una manta plegada bajo la región lumbar para proporcionar más comodidad a la parte inferior de la espalda y el sacro. Las palmas de las manos pueden descansar sobre el vientre y el corazón, o puedes dejar caer los brazos en el suelo, con las palmas hacia arriba. Las piernas se pueden juntar con una correa, y en los pies se puede colocar un saquito de arena para proporcionar estabilidad. Prueba a poner las piernas como para *Baddha Konasana* (postura del ángulo unido) o *Upavista Konasana* (flexión anterior sentada de ángulo amplio). Descansa aquí de cinco a diez minutos, desprendiéndote de la tensión con cada respiración.

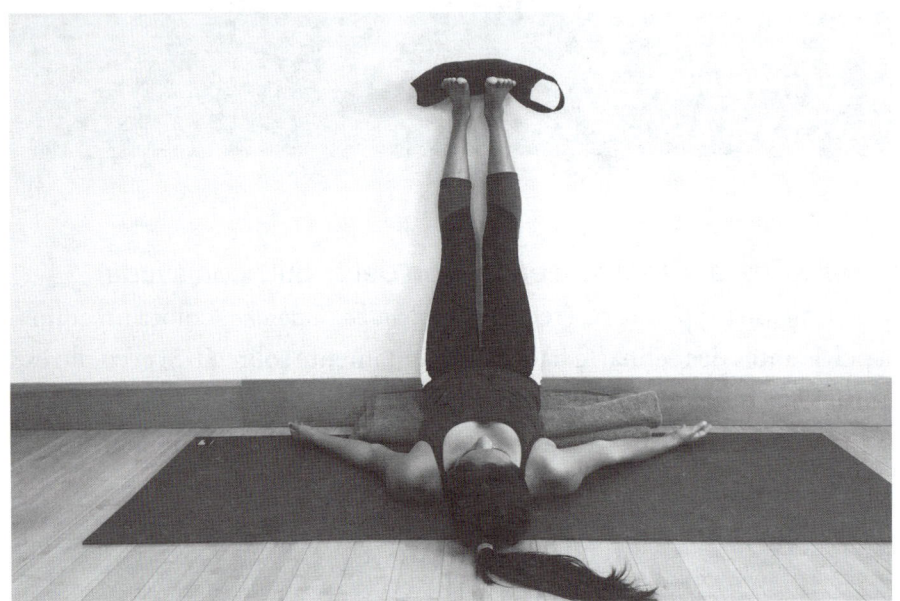

Savasana (postura del cadáver)

Savasana (de *sava*, 'cadáver') es la asana básica para la reintegración tras practicar otras asanas y pranayama. Tumbado de espalda, arrellánate para ponerte lo más cómodo posible, con los brazos sueltos sobre el suelo y las palmas hacia arriba. Si sientes alguna incomodidad en la zona lumbar, colócate una manta enrollada bajo las rodillas. Eleva un poco el pecho para dejar que los omóplatos caigan acercándose ligeramente el uno al otro; luego recuéstate sobre la espalda con más amplitud alrededor del centro del corazón. Inspira profundamente una última vez y, al soltar el aire, déjate ir por completo; empieza dejando que la respiración fluya con naturalidad. No hay necesidad de que los músculos hagan nada. Sencillamente deja que las cosas sucedan con la sensación de que los músculos y los huesos van soltándose unos de otros, una sensación de desprendimiento por todo el cuerpo. Descansa en *Savasana* durante al menos cinco minutos.

Curar enfermedades musculoesqueléticas

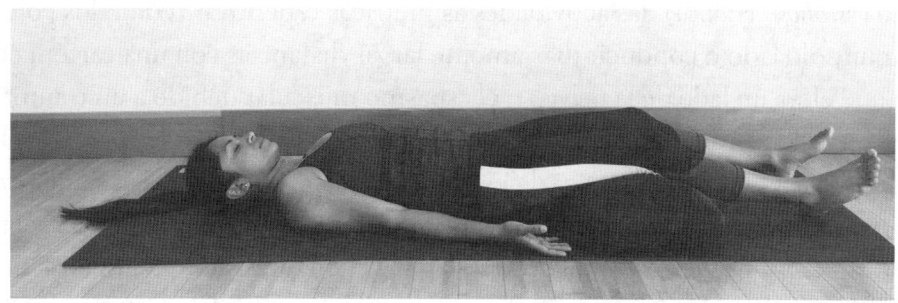

Escoliosis idiopática estructural

La mayoría de los modelos generales del esqueleto humano que aparecen en los libros de texto de anatomía y en Internet representan una estructura perfectamente simétrica: los pies y las piernas tienen la misma longitud, la pelvis es neutra, la columna presenta sus cuatro curvas, los hombros están nivelados, todo está en equilibrio y perfectamente alineado. Luego tenemos la realidad. En más de dos mil observaciones posturales realizadas en mis talleres de profesores de yoga desde 1998, no se ha encontrado ni un solo participante con lo que podría llamarse una postura tan perfecta. Ni uno. En otras palabras, somos de todo menos seres perfectamente simétricos. Sin embargo, en algunos individuos encontramos una desviación significativa de la simetría idealizada o una tendencia cada vez mayor a desarrollar esa desviación, con impactos potencialmente serios sobre la salud general y el bienestar.

La escoliosis es una curvatura y una rotación lateral anormal y en gran medida misteriosa de la columna vertebral. En el tipo más común de escoliosis, la *escoliosis idiopática estructural*, el misterio reside en el origen desconocido y la progresión potencial (incluidos los mecanismos fisiológicos de progresión) de la curvatura patológica.[67] La escoliosis idiopática estructural se presenta más habitualmente en la adolescencia, sobre todo entre las niñas.[68]

Columna normal   Columna con escoliosis

En todos los casos es imposible predecir en qué medida y durante cuánto tiempo progresará la desviación, y en muchos casos esta se detiene y reanuda de forma intermitente. En casos extremos, es potencialmente mortal si progresa hasta la edad adulta avanzada.[69]

Otros tipos de escoliosis tienen una fisiopatología y una etiología más claras. En la *escoliosis funcional*, la desviación lateral surge de la diferencia en la longitud de las piernas (también

Yogaterapia

denominada *escoliosis estática*), las actividades asimétricas repetitivas (como los golpes de golf diarios por un solo lado o conducir diariamente largas distancias con una cartera en el bolsillo trasero que eleva un lado de la pelvis) o el espasmo muscular debido a un trauma o a tener habitualmente una postura deficiente (también denominada *escoliosis habitual*). En la *escoliosis miopática*, hay una debilidad asimétrica de los músculos espinales intrínsecos, mientras que en la *escoliosis de la hemivértebra* una mitad lateral de la vértebra no se desarrolló correctamente.

Aquí nos centramos en la escoliosis idiopática estructural, aunque muchas de las prácticas que se dan en este libro pueden ser beneficiosas para todos los tipos de escoliosis. Pese a que las desviaciones individuales específicas varíen, predominan cuatro patrones de curvatura: la convexidad torácica derecha, la convexidad lumbar izquierda, la convexidad toracolumbar derecha y la convexidad torácica derecha combinada con convexidad lumbar izquierda. La mayoría de las curvas torácicas y dobles son de convexidad derecha y la mayoría de las curvas lumbares son de convexidad izquierda. Muchos casos de convexidad torácica también implican cifosis.

LA EXPERIENCIA DOLOROSA

La escoliosis leve puede no detectarse y no producir dolor. Por lo general, durante la adolescencia, la desviación no ejerce presión sobre los órganos o nervios internos, por lo que da lugar a poco o ningún dolor. A medida que la curvatura lateral anormal y la rotación de la columna progresan, se produce una tensión muscular creciente en la parte posterior, los hombros y el cuello debido a la compensación postural. La desviación extrema puede comprimir los pulmones (e inhibir así la respiración) y causar una presión dolorosa persistente en

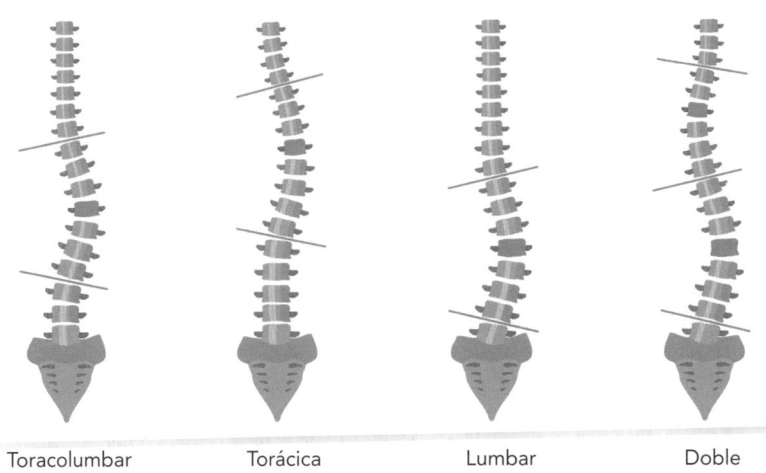

Figura 23.13. Cuatro tipos comunes de curva

Curar enfermedades musculoesqueléticas

los nervios a lo largo de la columna, incluida la región lumbar y por las piernas abajo (debido a la presión sobre los nervios ciáticos).

LAS CAUSAS CONOCIDAS

Como vimos anteriormente, es posible identificar las causas de la escoliosis funcional (diferencias en la longitud de las piernas, postura deficiente, etc.). Aunque la escoliosis estructural es idiopática[70] —no hay un cuerpo de evidencia bien establecido de un trastorno como la parálisis parcial, la malformación congénita o metabólica—, cada vez hay más pruebas de que las anomalías en el aparato vestibular (que proporciona la información sobre la orientación espacial y el equilibrio) pueden desempeñar un papel en el desarrollo y la progresión de este tipo de escoliosis.[71] Algunas enfermedades congénitas como la parálisis cerebral y la espina bífida se asocian con la escoliosis pero no se sabe que sean causa fundamental de ella.

CÓMO SE CURA

El tratamiento de la escoliosis comienza con la observación sujeta a mediciones durante un determinado periodo de tiempo para determinar la progresión. Por lo general, si hay evidencia de progresión significativa durante la niñez o la adolescencia, se utiliza la ortesis* preventiva. Si la ortesis no da buen resultado, se suele prescribir la instalación quirúrgica de una varilla adherida a la espina dorsal; en algunos casos se recomienda la fusión espinal.

Cada vez hay más indicios de la eficacia de los métodos de fisioterapia que tratan las desviaciones específicas con ejercicios de estiramiento y fortalecimiento. Aunque existen pocas pruebas de que se pueda corregir la curvatura, sí las hay de que la progresión puede ralentizarse o detenerse y de que se puede aliviar la incomodidad.[72] También hay indicios de que una postura específica de yoga (*Vasisthasana* modificada —postura de la plancha lateral—) para desarrollar la fuerza muscular asimétrica causa la reducción de las curvas escolíáticas primarias.[73]

CURAR CON PRÁCTICAS DE ASANA

Investigaciones y prácticas recientes han generado un conocimiento profundo sobre la curación de la escoliosis por medio del yoga. No se ha llegado a un acuerdo acerca de algunos de los asuntos más esenciales, como, por ejemplo, sobre si se puede revertir la escoliosis con el yoga (la mayoría dice que no) o incluso sobre si es conveniente intentar contrarrestar las tendencias escolióticas con las prácticas posturales (cuestión que es ampliamente debatida). Todos reconocen la importancia de mejorar la alineación postural, comenzando por los pies, las piernas y la pelvis, la importancia crítica de estirar y de fortalecer el iliopsoas y otros

---

* N. del T.: especie de corsé que se utiliza en la ortopedia.

músculos que actúan directamente en la región lumbar con relación a la pelvis, así como lo fundamental del diagnóstico correcto antes de prescribir prácticas específicas de asana.

En lugar de intentar resumir o sintetizar este trabajo, aquí me referiré a tres fuentes excepcionalmente esclarecedoras. Elise Browning Miller, cuyo libro de 2003 *Yoga for Scoliosis* [Yoga para la escoliosis] sigue siendo una obra fundamental en este tema, ha ofrecido en diversos medios prácticas especializadas para diferentes tipos de curvas. El libro del 2016 *Scoliosis, Yoga Therapy, and the Art of Letting Go* [Escoliosis, yogaterapia y el arte de soltar], de Rachel Krentzman, ofrece una exposición lúcida de la anatomía de la escoliosis, así como de las prácticas para reducir el dolor de espalda derivado de esta afección. Loren Fishman y sus asociados recientemente realizaron un estudio sistemático de los efectos de *Vasisthasana* (postura de la plancha lateral) sobre la escoliosis torácica derecha, aportándonos un magnífico ejemplo de cómo los métodos de investigación científica pueden proporcionar una visión más profunda de los beneficios del yoga (Fishman afirma haber demostrado que *Vasisthasana* puede reducir la curvatura).

Síndrome de la salida torácica

La cavidad torácica es la cámara del torso superior que contiene los órganos del sistema cardiovascular (el corazón y los grandes vasos sanguíneos), el sistema respiratorio (los pulmones, el diafragma, la tráquea, los bronquios), el sistema digestivo (el esófago), las glándulas endocrinas y los sistemas nervioso (incluido el nervio vago) y linfático (como el conducto torácico). La cavidad está rodeada por las costillas, la columna vertebral y el esternón, y tiene dos aberturas: la torácica superior (o la entrada torácica) y la torácica inferior (o agujero de salida torácico, que es cerrado por el diafragma). Utilizando una nomenclatura confusa, a la abertura torácica superior, situada entre la clavícula y la primera costilla, se la llama agujero de salida torácico al hablar de los nervios, las arterias y las venas que pasan a través de ella desde el tórax hasta el cuello y los brazos. El síndrome de salida torácica (TOS, por sus siglas en inglés) hace referencia a la compresión de estos nervios, arterias o venas. Aquí nos centramos en el tipo más común de compresión (95 % de los casos):[74] el neurogénico[75] —la compresión de las raíces nerviosas C8 y T1, que forman parte de la red nerviosa del plexo braquial—. Sin embargo, es importante señalar que el TOS neurogénico puro se considera raro porque suele haber otras estructuras implicadas, lo que lleva al permanente debate de si el TOS neurogénico se diagnostica poco o por el contrario se diagnostica excesivamente.[76] Cuando el plexo braquial se comprime, experimentamos dolor, hormigueo, entumecimiento y debilidad en los hombros, el cuello, los brazos y las manos.

Curar enfermedades musculoesqueléticas

LA EXPERIENCIA DOLOROSA

El TOS neurogénico causa entumecimiento u hormigueo en los brazos, manos o dedos y dolor profundo, ardor o dolores agudos en el cuello, los hombros o las manos. El dolor es a menudo intermitente. Puede también ocurrir junto con la compresión del nervio cubital en el codo o la compresión intermedia del nervio (manifestándose como síndrome de túnel carpiano).[77]

LAS CAUSAS CONOCIDAS

Aunque existen múltiples causas de TOS neurogénico (entre ellas tumores y quistes), la mayoría se debe a anomalías congénitas, trauma o estrés repetitivo. Las anomalías congénitas se caracterizan, en primer lugar, por un conjunto de costillas supernumerarias, es decir, adicionales (las costillas cervicales), que se insertan en C7 y pueden comprimir el plexo braquial; en segundo lugar, por la tirantez excesiva en la venda fibrosa que conecta las costillas y la columna y, por último, por la desviación estructural en los músculos escalenos.[78] El trauma en el cuello, los hombros o los brazos puede causar TOS neurogénico, especialmente cuando hay una predisposición congénita. El trauma puede producirse debido a un acontecimiento

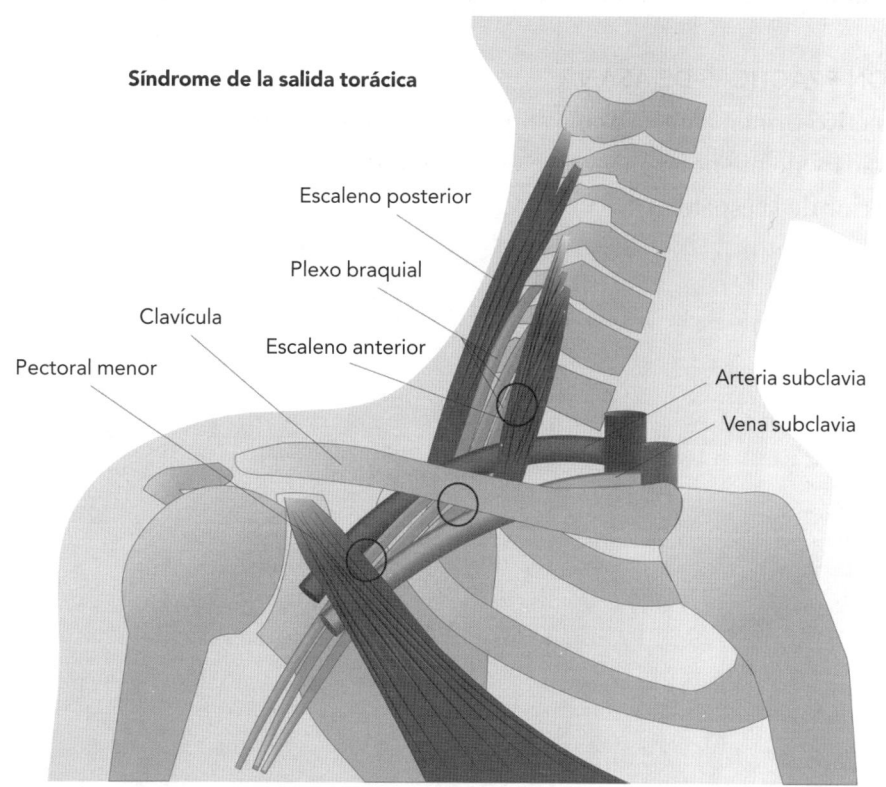

Síndrome de la salida torácica

traumático como un latigazo en un accidente automovilístico de choque posterior o un desalineamiento postural prolongado, especialmente el encorvamiento.

El TOS neurogénico también se debe a actividades repetitivas que compriman el cuello y la parte superior de la espalda.[79] Tal compresión es común en las acciones repetitivas que se realizan al pasar de *Phalakasana* (postura de la plancha) a *Chaturanga Dandasana* (postura del bastón con cuatro miembros) y a *Urdhva Mukha Svanasana* (postura del perro hacia arriba), especialmente cuando no se llevan los omóplatos hacia abajo, separados del cuello y contra la parte posterior de las costillas; también en actividades repetitivas con los brazos por encima de la cabeza, como nadar, lanzar una pelota o sostener los brazos en flexión completa en *Virabhadrasana* III (postura del guerrero III).

CÓMO SE CURA

La curación del TOS neurogénico depende de la estructura o estructuras que compriman el plexo braquial (¿costilla cervical? ¿escaleno anterior? ¿apófisis transversa prolongada? ¿lesión de la articulación acromioclavicular? ¿lesiones de discos cervicales? ¿pinzamiento de hombro?). Aunque podría prescribirse un tratamiento quirúrgico (y suele tener buenos resultados),[80] hay ejercicios posturales específicos que estiran y fortalecen los músculos de la parte posterior del hombro y de la parte superior de la espalda que pueden disminuir la presión en la salida torácica y reducir o eliminar los síntomas asociados al TOS.[81]

CURAR CON PRÁCTICAS DE ASANA

El objetivo principal de la asana son los ejercicios posturales que apoyan la posición erguida sentada y de pie normales y que estiran y fortalecen los músculos del hombro y de la parte superior de la espalda.

Curar enfermedades musculoesqueléticas

Giros de hombros

Gira los hombros hacia delante, hacia arriba, hacia atrás y hacia abajo varias veces; luego hazlo en la dirección opuesta. Presta mucha atención al dolor; detén el movimiento si es doloroso.

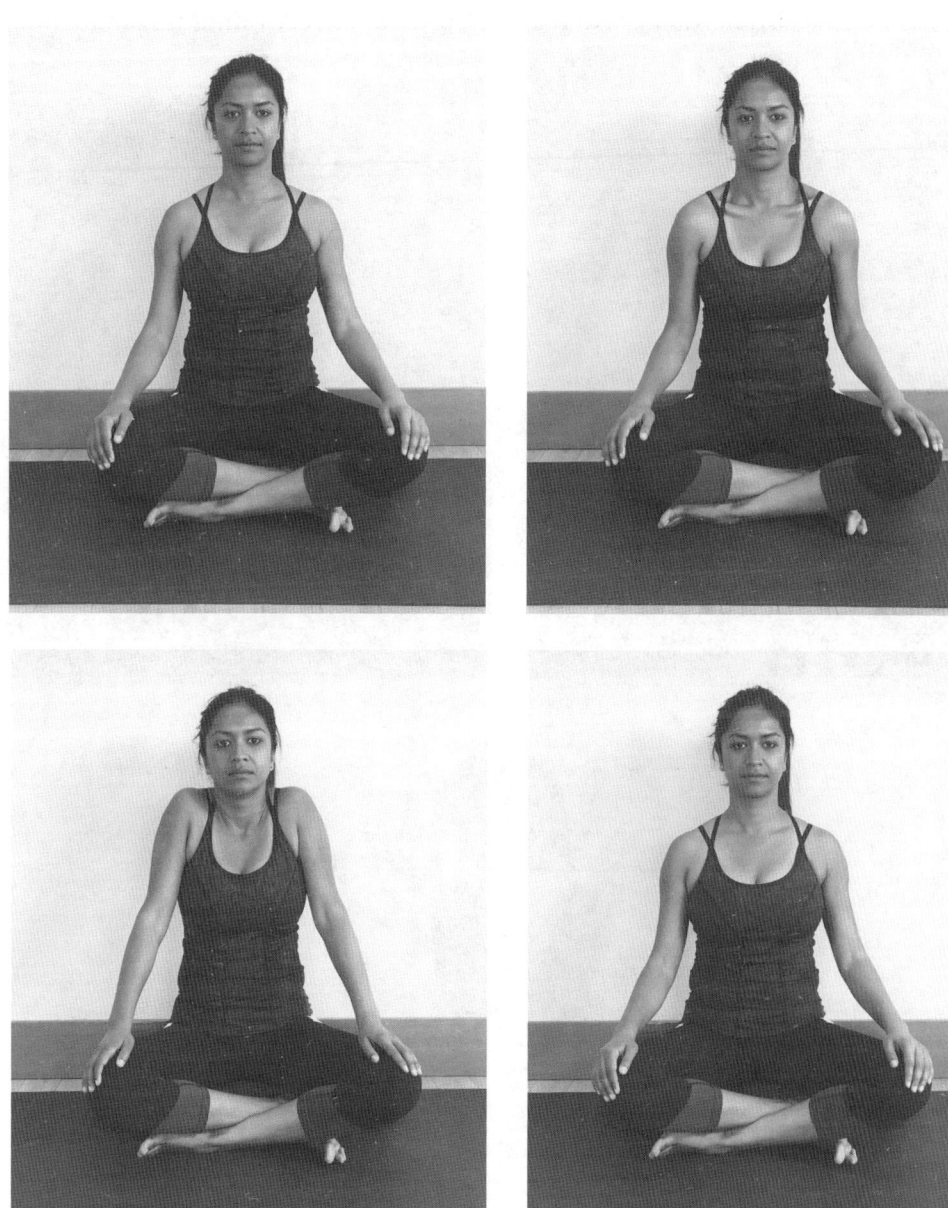

Rotación y flexión con el brazo agarrado: primera práctica

Extiende la mano izquierda alrededor de la espalda para agarrar el brazo derecho por encima del codo. Usa la mano izquierda para tirar del hombro derecho ligeramente hacia atrás y hacia abajo. Gira la cabeza hacia el hombro izquierdo. En las inspiraciones alza levemente la barbilla; en las espiraciones acerca más el mentón al hombro izquierdo. Mantén la postura durante varias respiraciones con la barbilla hacia el hombro y prueba a inclinar muy levemente la cabeza a la izquierda y a la derecha. Repite varias veces antes de cambiar de lado.

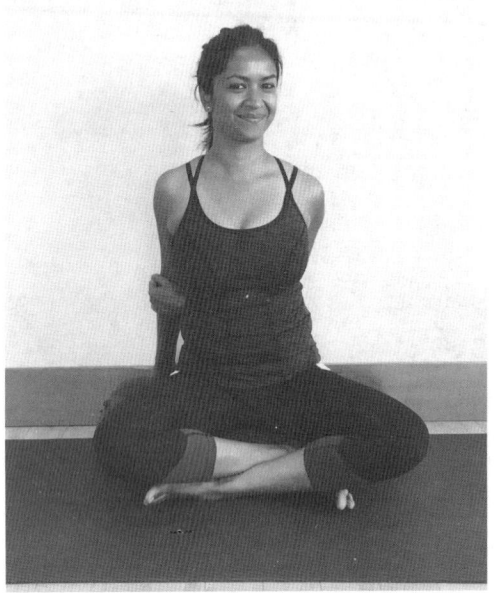
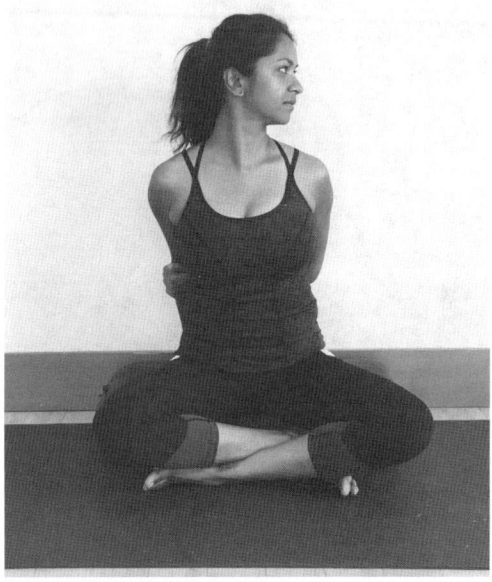
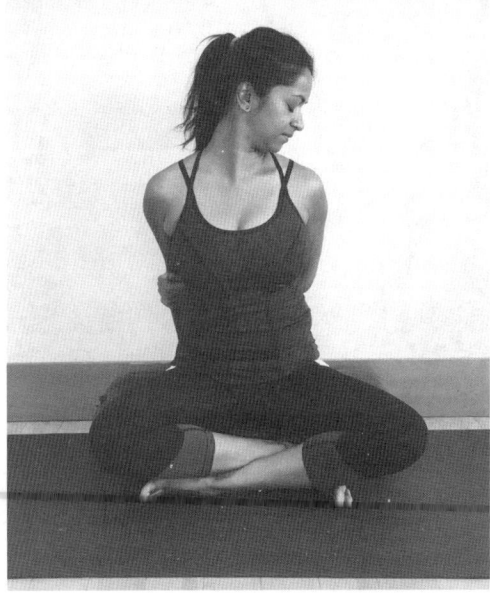

Curar enfermedades musculoesqueléticas

Rotación y flexión con el brazo agarrado: segunda práctica

Agarra el brazo, gira la cabeza hacia el hombro izquierdo y lleva la barbilla hacia el hombro como se describió en la primera práctica. Muy lenta y delicadamente, tira de la barbilla hacia la clavícula distal izquierda y luego gírala por completo hacia la clavícula distal derecha. Alza ligeramente la barbilla, luego llévala hacia la clavícula distal derecha y al otro lado a la izquierda. Repite varias veces antes de cambiar de lado.

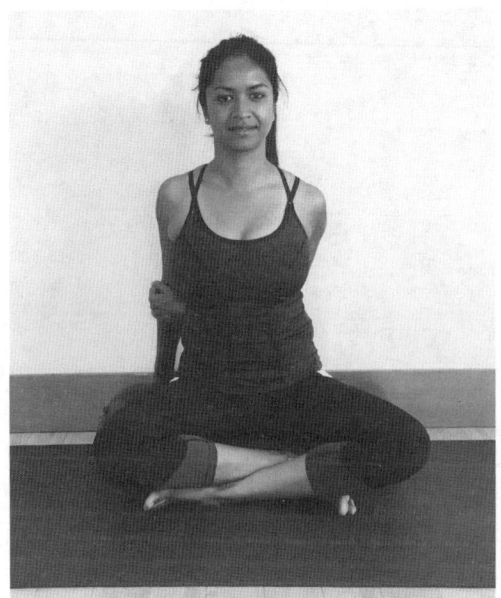
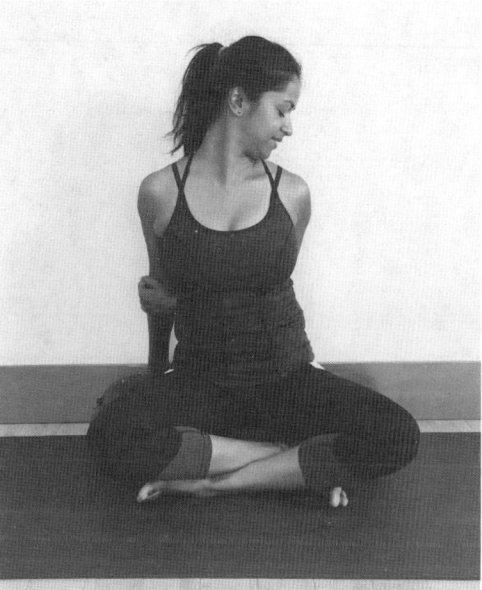
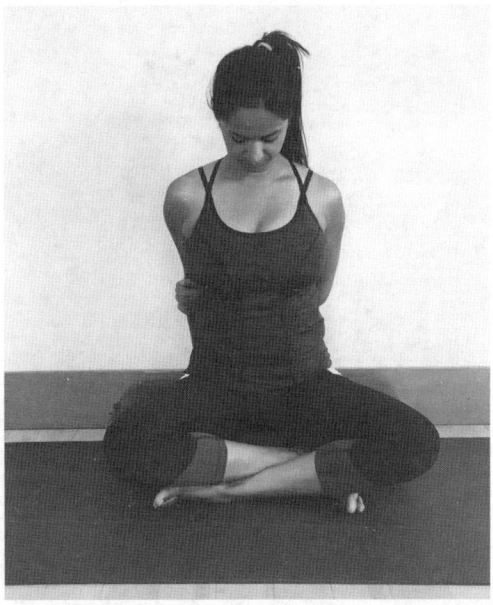

Yogaterapia

Rotación y flexión con el brazo agarrado: tercera práctica

Agarra el brazo como se describe en la primera práctica. Inclina lentamente y con cuidado la cabeza hacia la izquierda, llevando la oreja derecha hacia el hombro del mismo lado. Alza lentamente la cabeza hasta la posición inicial. Repite varias veces antes de cambiar de lado.

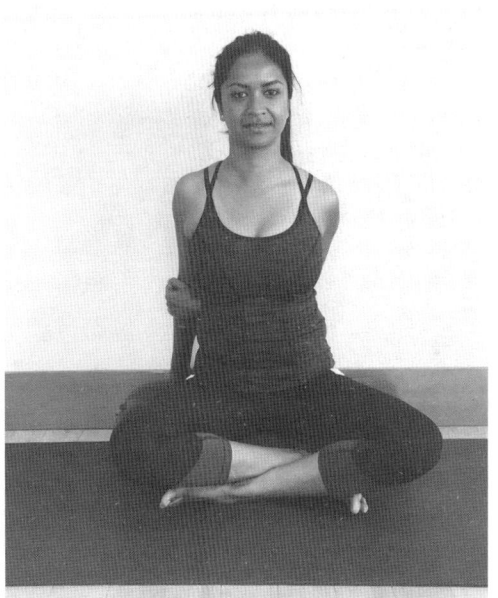
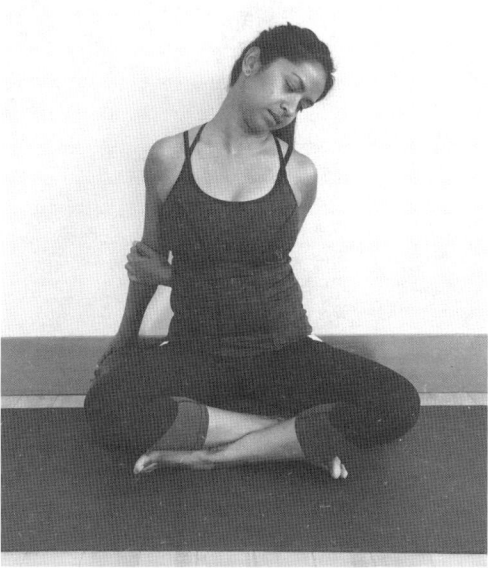
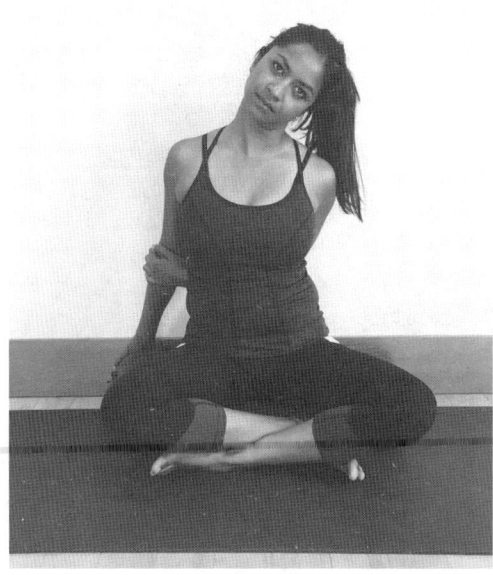

Curar enfermedades musculoesqueléticas

Brazos en *Garudasana* (postura del águila)

Coloca los brazos como en *Garudasana*. Si no puedes cruzar los codos, utiliza un brazo para ayudar a tirar del brazo opuesto directamente por encima de la parte superior del tórax. Tira de los omóplatos hacia abajo, lejos del cuello y contra la parte trasera de las costillas. Mantén esta posición mientras respiras profundamente y pruebas a hacer movimientos muy leves de cabeza en todas las direcciones excepto hacia atrás. No extiendas excesivamente el cuello. Repite con el otro lado.

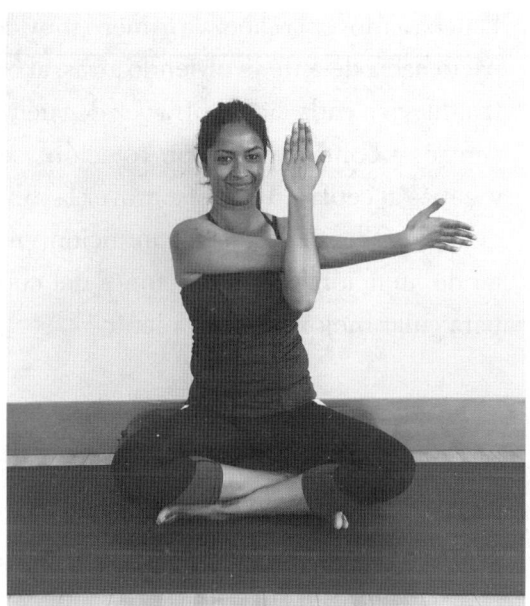
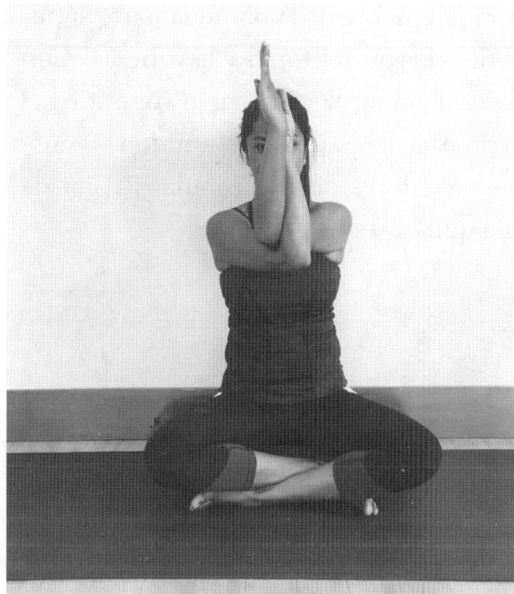

Virabhadrasana II (el guerrero II): práctica de brazos

Sentado (o de pie) en la postura del guerrero II, abduce lentamente los brazos hasta situarlos paralelos al suelo; después vuelve a soltarlos lentamente a los lados. Repite este ejercicio de «deslizamiento nervioso» de diez a quince veces para ayudar a restablecer la capacidad de los nervios de estirarse a través de esta amplitud de movimiento.

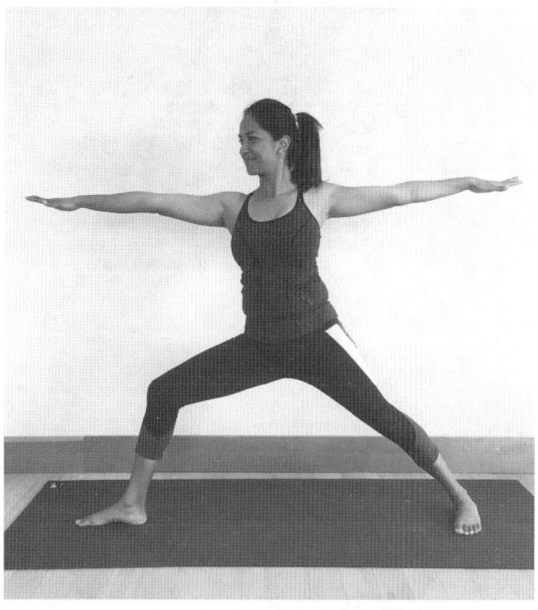

Yogaterapia

Urdhva Hastasana (postura de las manos alzadas): estiramiento contra pared

De pie en *Tadasana* (postura de la montaña), coloca los brazos con los codos ligeramente más abajo de la altura de los hombros y flexionados a noventa grados, con las palmas tocando la pared. En cada inspiración, separa levemente de la pared la parte superior del cuerpo (el torso y la cabeza). Con cada espiración, lleva la parte superior del cuerpo hacia la esquina, estirando los músculos elevadores de la escápula. Repite de diez a quince veces.

Brazos en Tadasana con Prasarita C

De pie en *Tadasana*, entrelaza los dedos detrás de la espalda. Si te resulta difícil entrelazarlos, sostén una correa entre las manos por detrás de la espalda. Levanta los brazos separándolos de la espalda solo en la medida en que el pecho no se hunda y los hombros no se levanten hacia el cuello. Prueba a mover la cabeza, primero muy despacio hacia delante y volviendo atrás, al centro, luego a cada lado y otra vez de vuelta al centro, a continuación con rotación y una vez más al centro. Prueba a mover la cabeza dejándote llevar más por la intuición, prestando atención a las sensaciones del cuello para guiar mejor los movimientos.

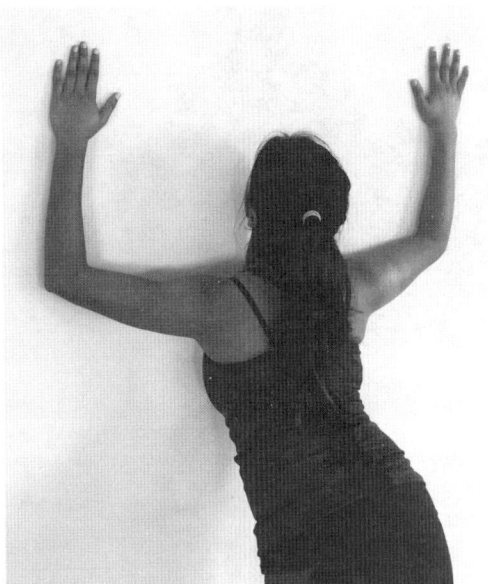

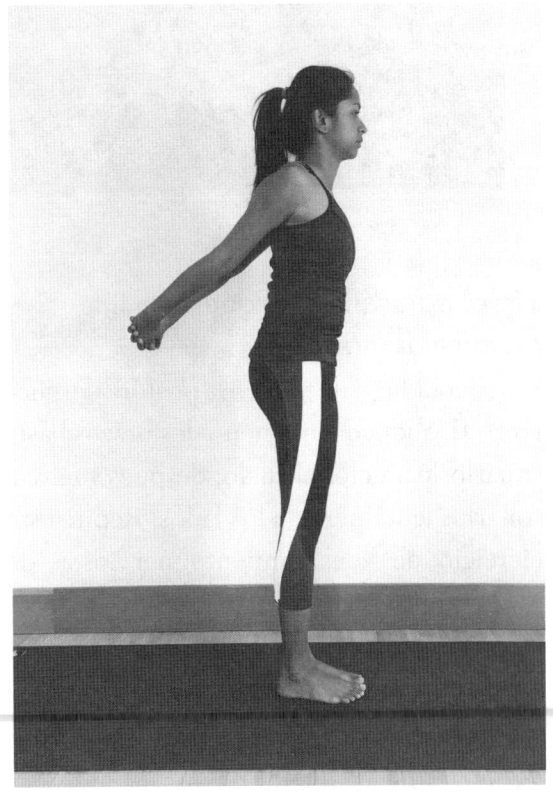

Curar enfermedades musculoesqueléticas

Anahatasana (postura del cachorro de perro o postura del corazón conmovido)

Empieza a gatas en *Bidalasana* (postura del gato). Extiende los brazos hacia delante desde los hombros y presiona las manos firme y uniformemente contra el suelo. Intenta girar los omóplatos hacia fuera alejándolos de la columna. Con cada inspiración levanta el pecho separándolo del suelo. Con cada espiración estira el pecho hacia el suelo. Repite de diez a quince veces antes de mantener el tórax inclinado hacia el suelo durante un máximo de dos minutos.

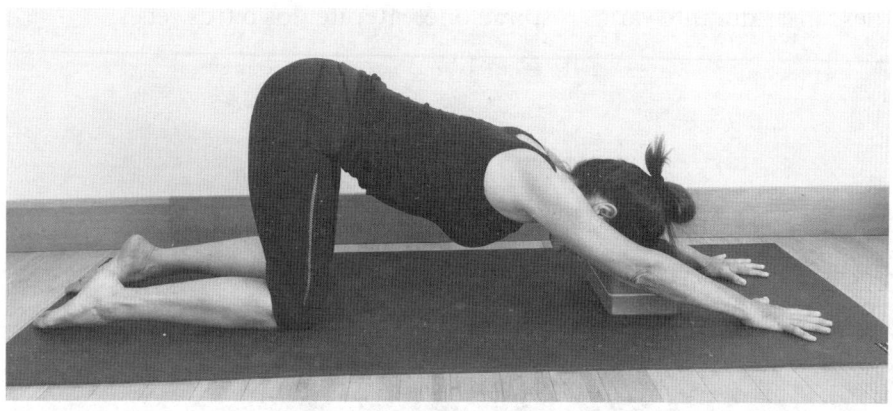

Salabhasana A (postura de la langosta): primera práctica de fortalecimiento dinámico

Tendido bocabajo con los brazos en el suelo a lo largo de los lados del cuerpo y las piernas juntas, presiona firmemente los empeines sobre la esterilla para activar las piernas mientras orientas la rabadilla ligeramente hacia los talones. Con la inspiración, levanta muy despacio y levemente el pecho y la cabeza del suelo mientras mantienes la forma natural del cuello (no intentes levantar las orejas por encima de los hombros). Con la espiración, suelta muy lentamente el pecho y la cabeza dejándolos caer al suelo. Respira unas cuantas veces para descansar y relajarte completamente; luego repite varias veces. Procura alzarte un poco más cada vez.

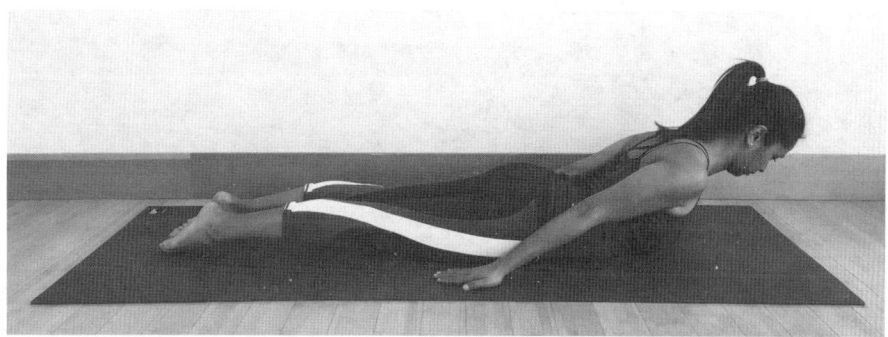

Setu Bandha Sarvangasana (postura del puente): variación

Tumbado bocarriba, coloca los pies cerca de las caderas y alineados con ellas para prepararte para *Setu Bandha Sarvangasana*. Levanta lentamente la pelvis mientras alargas la rabadilla hacia las rodillas y al mismo tiempo extiende los brazos por encima de la cabeza hasta el suelo. Mientras la pelvis está en su máximo punto de elevación con respecto al suelo, levanta los talones para alargar más fácilmente la rabadilla hacia ellos mientras dejas caer la columna lentamente al suelo vértebra a vértebra desde arriba hasta abajo. Repite de diez a quince veces y luego mantén la postura del puente de cinco a ocho respiraciones antes de descender muy despacio y descansar durante varias respiraciones. Repite dos o tres veces.

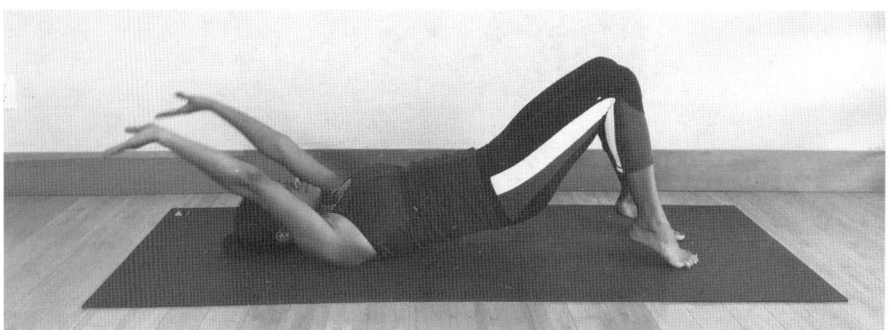

Savasana (postura del cadáver)

Dobla o enrolla una manta hasta alcanzar aproximadamente de dos y medio a siete centímetros y medio de espesor al comprimirla. Túmbate bocarriba (como en *Savasana*) con la manta bajo los omóplatos. Coloca un cojín bajo la cabeza para asegurar que el cuello esté cómodo (no debe haber más presión en él que al permanecer tumbado bocarriba sin la manta bajo los omóplatos). Respira profundamente centrándote en cada espiración en expandirte en el área apoyada sobre la manta. Con las espiraciones, deja que todo se relaje y se suelte. Tras dos minutos de respiración profunda, sencillamente relájate y permanece en esta posición durante todo el tiempo que te sientas cómodo.

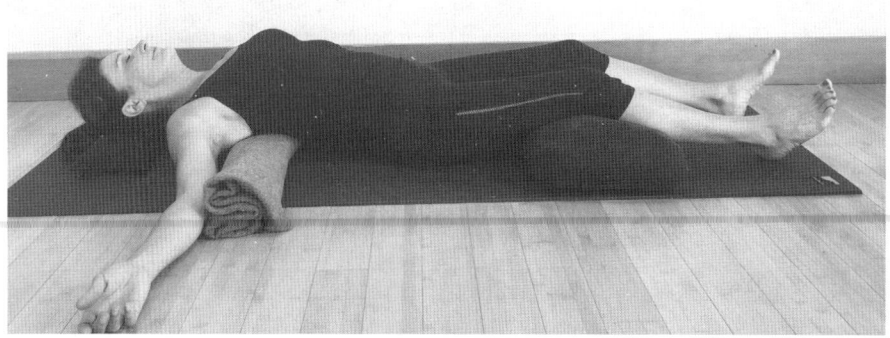

Curar enfermedades musculoesqueléticas

ENFERMEDADES DE LOS HOMBROS, LOS BRAZOS Y LAS MANOS

Capsulitis adhesiva de la articulación del hombro

La capsulitis adhesiva, llamada coloquialmente «hombro congelado», es una afección dolorosa del hombro que dificulta la abducción del brazo. Ampliamente considerada idiopática (de causa desconocida o confusa), la afección se caracteriza por adherencias fibrosas (cicatrización) e inflamación entre la cápsula articular de la articulación glenohumeral (comúnmente llamada articulación del hombro), el manguito rotador, la bursa subacromial y el músculo deltoides.[82] La inflamación y las adherencias causan dolor crónico y limitan en gran medida la amplitud de movimiento. Realmente no está congelado; de hecho, el hombro con capsulitis adhesiva está muy caliente debido a la inflamación; sin embargo, es capaz de moverse, aunque con dolor. Pero el dolor inhibe el movimiento, y cuando hay menos movimiento se producen una mayor adherencia y más dolor.

LA EXPERIENCIA DOLOROSA

El carácter insidioso de la capsulitis adhesiva se debe en parte a que causa un dolor agudo intenso al mover el brazo en ciertas direcciones (en particular la abducción) y a menudo un dolor sordo aún mayor cuando se está acostado o en una posición restringida. Los movimientos sencillos, sobre todo los que implican la rotación externa, pueden ser extremadamente dolorosos. La aparición gradual del dolor y la restricción de movimiento durante un periodo de varias semanas o varios meses normalmente da paso, tras alrededor de seis meses, a una disminución del dolor con una mejora de la amplitud de movimiento. La afección

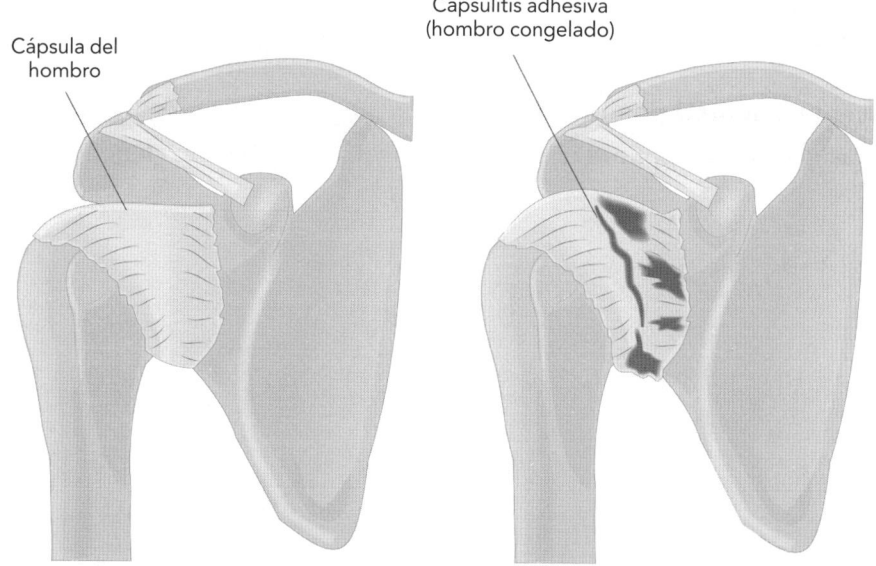

Cápsula del hombro

Capsulitis adhesiva (hombro congelado)

generalmente tarda de seis meses a dos años en curarse. A medida que se cura, el dolor puede disminuir incluso sin mejoría en la amplitud de movimiento.

LAS CAUSAS CONOCIDAS

Aunque no están claras las causas específicas, hay varios factores de riesgo para las adherencias que crean el hombro congelado.[83] El principal factor de riesgo es la edad.[84] Un estilo de vida sedentario y un trabajo que conlleve poca actividad física también aumentan el riesgo de desarrollar este trastorno. Otros factores son los accidentes (comenzando con dislocaciones glenohumerales), la tendinitis supraespinosa, el desgarro parcial del manguito rotador, la diabetes y las enfermedades del tejido conectivo. Una vez que hay alguna adherencia, el movimiento se vuelve doloroso. Lo normal es que al sentir un mayor dolor cuando intentamos mover la articulación, la movamos menos. Cuanto menos se mueve, mayor es el desarrollo de adherencias.

CÓMO SE CURA

Aunque el tiempo puede curar la mayoría de las dolencias, no es la fuente principal de curación de la capsulitis adhesiva. A diferencia de la mayoría de los trastornos musculoesqueléticos, que requieren reposo para curar, un hombro congelado se beneficia de la gama completa de movimientos en la articulación glenohumeral. Una resonancia magnética puede ayudar a identificar áreas específicas de adherencia que se pueden tratar con fisioterapia.

CURAR CON PRÁCTICAS DE ASANA

El objetivo principal de la asana consiste en restablecer la amplitud de movimiento sin dolor por medio de un estiramiento específico. También nos centramos en el fortalecimiento del manguito rotador.

Restablecer la amplitud de movimiento

Para restablecer la amplitud de movimiento en la articulación glenohumeral, realiza estas asanas:

Curar enfermedades musculoesqueléticas

Tadasana (postura de la montaña) balanceando el brazo

Parado en *Tadasana* al lado de una silla, coloca la mano del lado sano en la silla e inclínate levemente hacia delante para permitir que el brazo que deseas curar cuelgue abajo de la articulación del hombro. Mueve lentamente el brazo como un péndulo, luego alrededor en círculos, durante uno o dos minutos. Repita varias veces todos los días.

Garudasana (postura del águila): posición preparatoria del hombro

De pie en *Tadasana* o sentado en *Sukhasana*, usa el brazo sano para ayudar a levantar y tirar suavemente del brazo afectado cruzándolo sobre el tórax en aducción. Prueba a girar alternativamente el brazo en rotación externa e interna. Mantén esta postura y explórala durante uno o dos minutos varias veces diariamente.

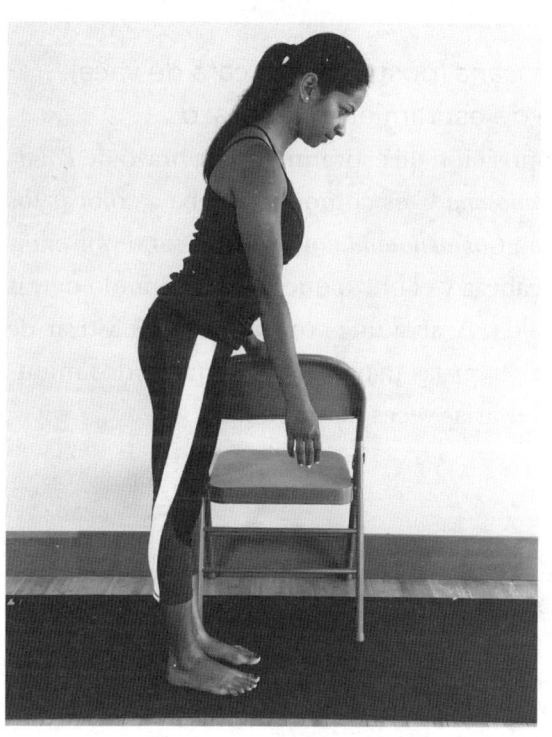
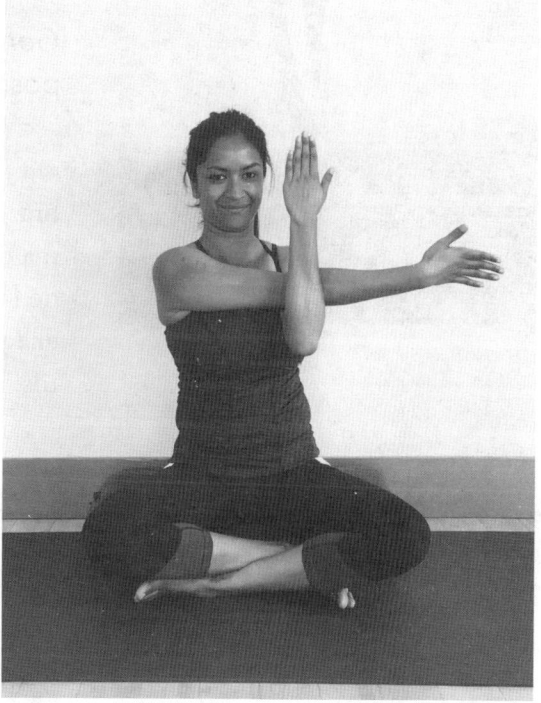

Yogaterapia

Prasarita Padottanasana C (flexión anterior en ángulo amplio C): posición de estiramiento de brazo

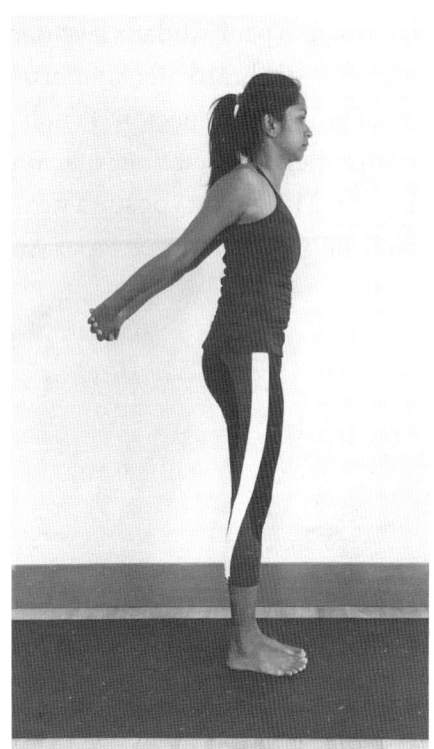

De pie en *Tadasana*, agarra una correa en las manos por detrás de la espalda separada de esta a la distancia del hombro. Usa el brazo sano para tirar suavemente del brazo que se está curando separándolo más de la espalda. Espera uno o dos minutos. Repite varias veces todos los días.

Gomukhasana (postura de la cara de vaca): posición de estiramiento de brazo

Si la posición de estiramiento de brazo de *Prasarita Padottanasana* C es cómoda, prueba a colocar los brazos para *Gomukhasana* con el brazo sano por encima de la cabeza y el brazo que se está curando detrás de la espalda. Agarra una correa y prueba a tirar de ella para acercar las manos. Espera uno o dos minutos. Repite varias veces diariamente.

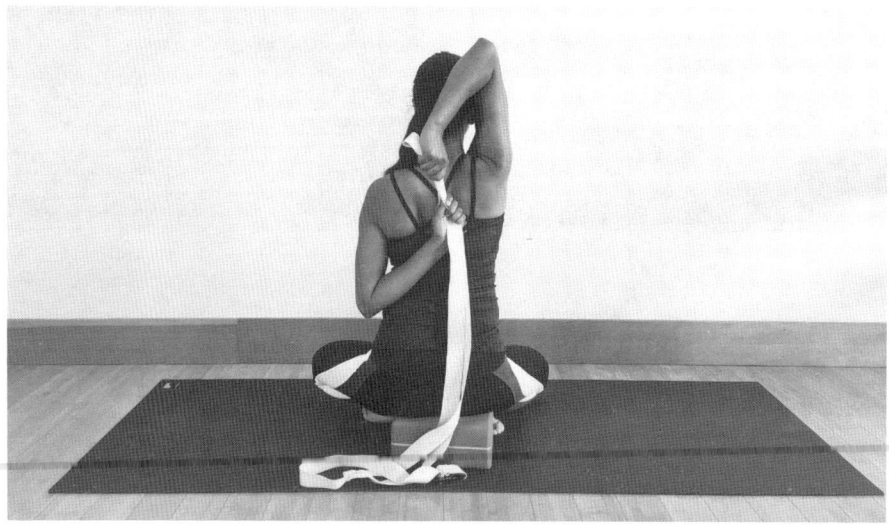

Curar enfermedades musculoesqueléticas

Caminar con los dedos en *Tadasana*

De pie frente a una pared con los dedos sobre esta a la altura de la cadera, recorre la pared con la punta de los dedos subiendo por ella en tanto en cuanto te sientas cómodo haciéndolo. Repite varias veces diariamente.

Bidalasana (postura del gato) a *Utthita Balasana* (postura extendida del niño)

Si no sientes molestias en el hombro afectado mientras estás a gatas en *Bidalasana*, inspira profundamente con la sensación de abrir más espacio en él. En la espiración tira lentamente de los isquiones hacia los talones mientras mantienes las manos en su sitio, estirando solo en la medida en que estés cómodo. En cada inspiración álzate levemente cuando alcances el punto máximo de estiramiento, y en cada espiración trata de estirar un poco más. Continúa explorando de esta manera durante uno o dos minutos. Repite varias veces diariamente.

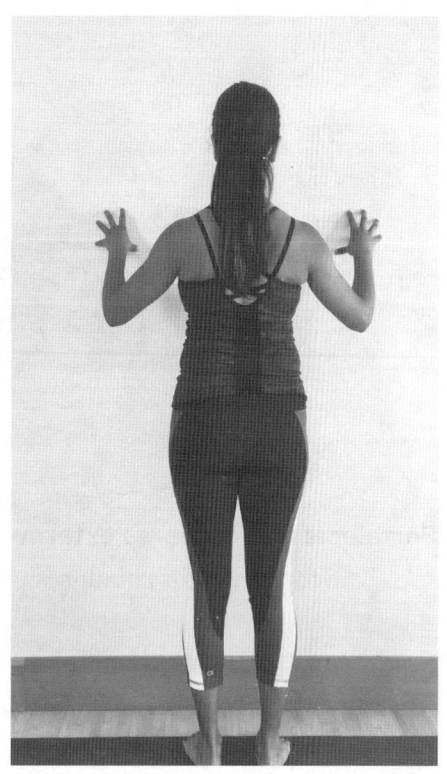

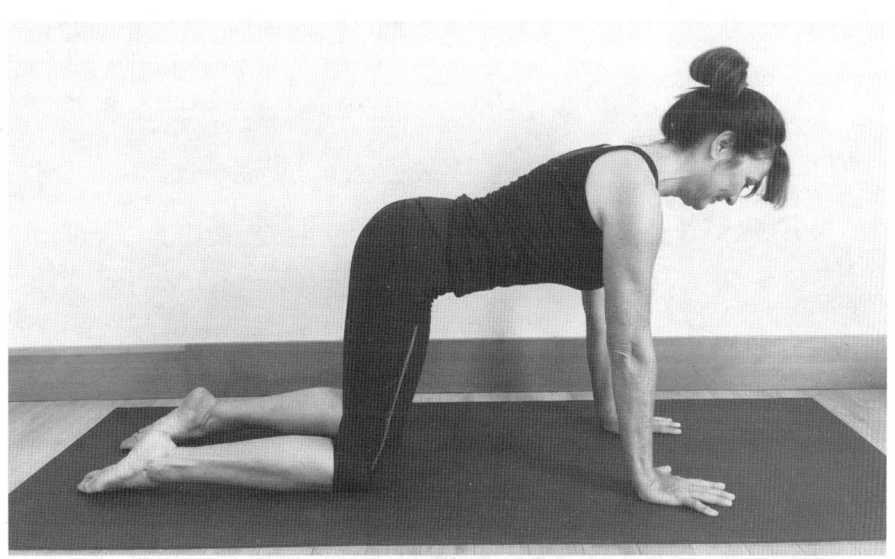

Yogaterapia

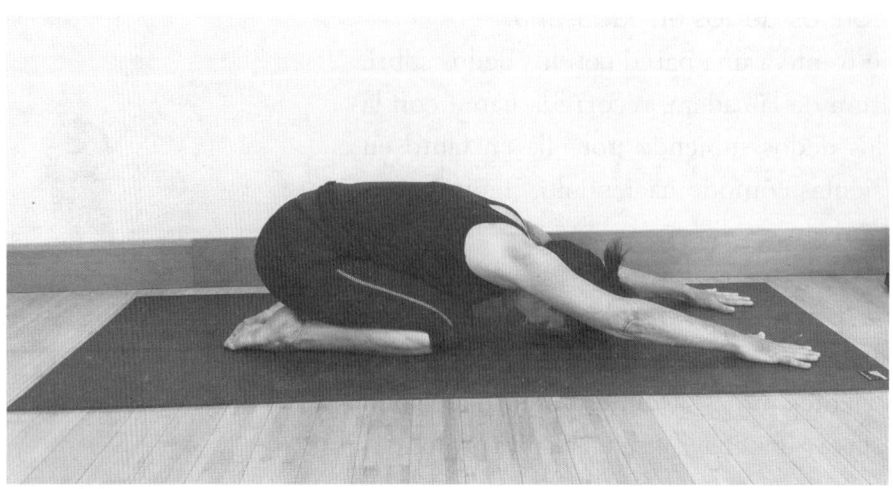

Fortalecer los rotadores externos

Para fortalecer los rotadores externos, realiza estas asanas:

Sukhasana (postura sencilla)

Sentado cómodamente (si es necesario siéntate sobre un cojín o apoyado contra una pared), dobla los codos a noventa grados con los pulgares apuntando hacia arriba. Manteniendo los codos unidos a los costados y los antebrazos paralelos al suelo, gira lentamente los brazos hacia el exterior lo máximo posible siempre que no sientas dolor y mantén esta posición de cinco a diez respiraciones. Vuelve lentamente a la posición inicial. Repite de diez a quince veces.

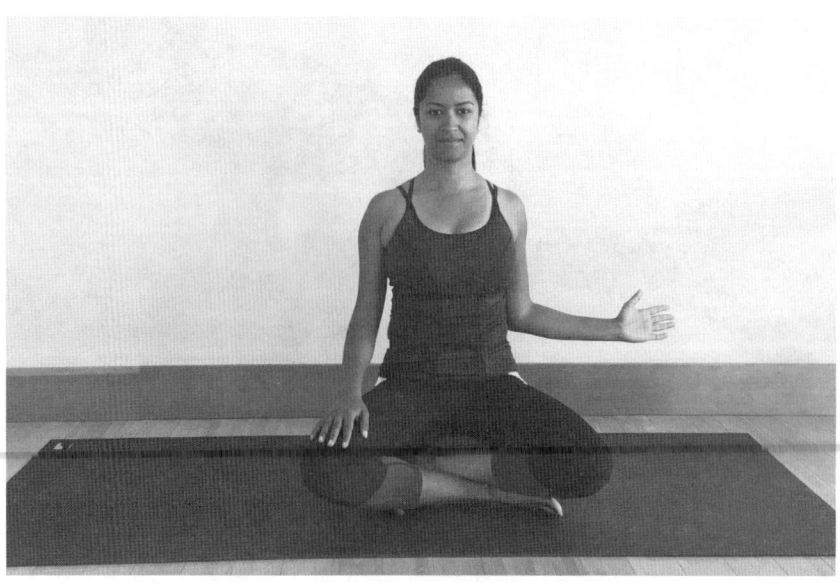

Curar enfermedades musculoesqueléticas

Parsva Savasana (postura del cadáver lateral): rotaciones de hombro

Tendido sobre el lado del hombro sano, apoya el codo del hombro afectado en la cadera del mismo lado con la mano en el suelo. Manteniendo el codo sobre la cadera, gira despacio el antebrazo hacia fuera todo lo posible mientras no haya dolor, y luego vuelve a soltarlo lentamente en el suelo. Prueba a mantener esa posición alzada (girada hacia fuera) de cinco a diez respiraciones. Repite de diez a quince veces. Cuando esto sea relativamente fácil, haz los mismos movimientos con un peso muy ligero en la mano.

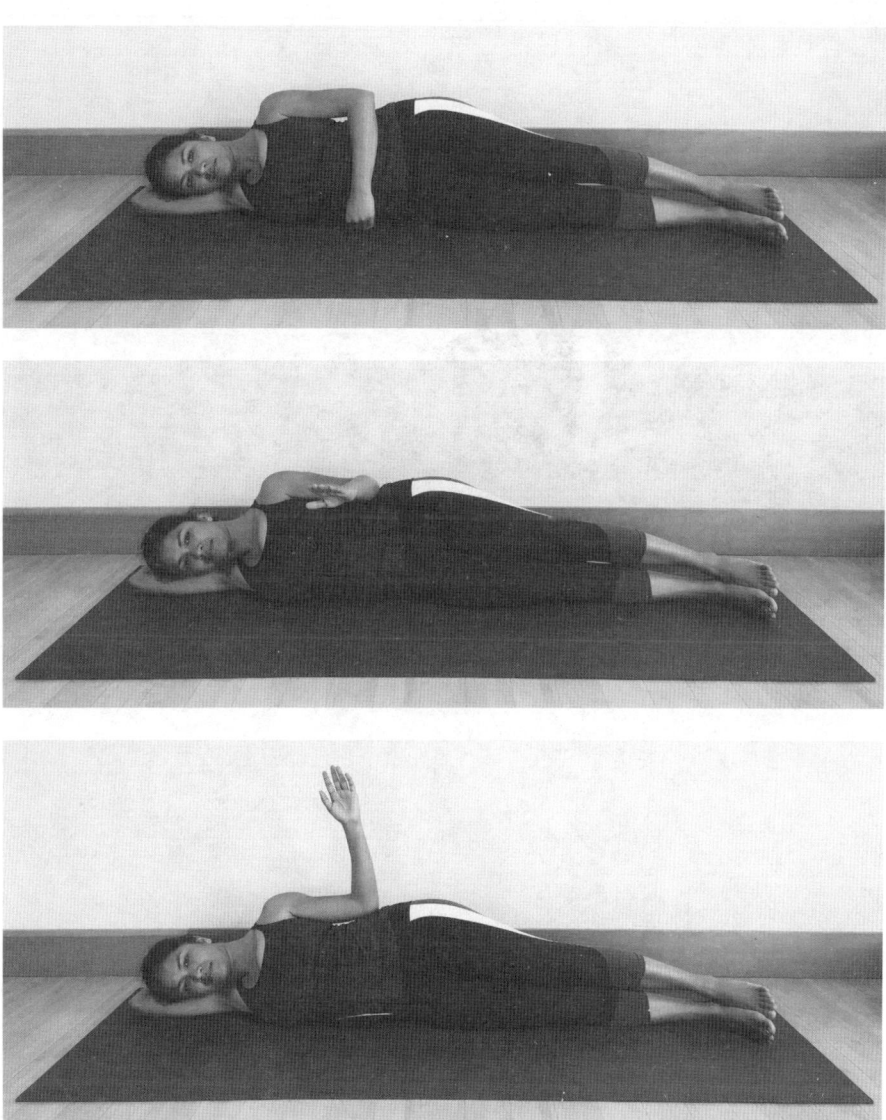

Anahatasana (postura del cachorro de perro): rotaciones de hombro

Prueba este ejercicio una vez que haya suficiente amplitud de movimiento para colocar los brazos sobre la cabeza sin dolor. Comienza a gatas en *Bidalasana*. Extiende los brazos hacia delante desde los hombros y presiona las manos firme y uniformemente contra el suelo. Gira lentamente los omóplatos hacia la columna (girando los brazos internamente); luego invierte este movimiento, girando externamente los omóplatos para alejarlos de la columna vertebral. Céntrate en el movimiento lento y constante. Prueba a mantener la posición girada externamente durante un periodo de cinco a diez respiraciones.

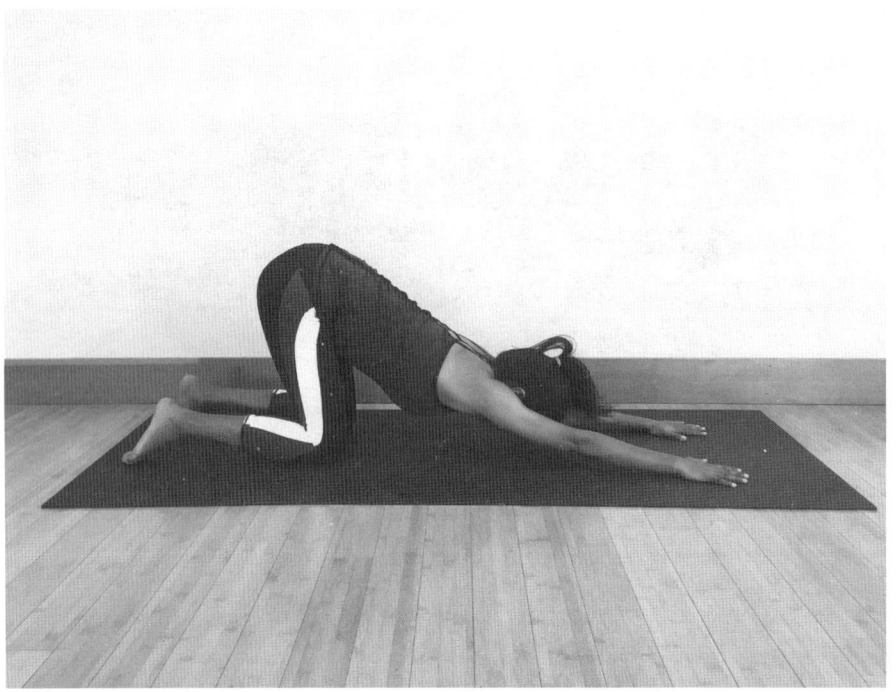

Curar enfermedades musculoesqueléticas

Fortalecer los rotadores internos

Para fortalecer los rotadores internos, sigue estas asanas:

Savasana (postura del cadáver): rotaciones de hombro

Tumbado bocarriba, flexiona el codo del lado afectado noventa grados con los dedos apuntando hacia arriba. Manteniendo el codo junto al costado, gira lentamente el brazo hacia fuera solo en la medida en que te resulte cómodo. Vuelve a alzar el brazo más lentamente (rotándolo hacia dentro de vuelta a la posición del principio). Repite de diez a quince veces.

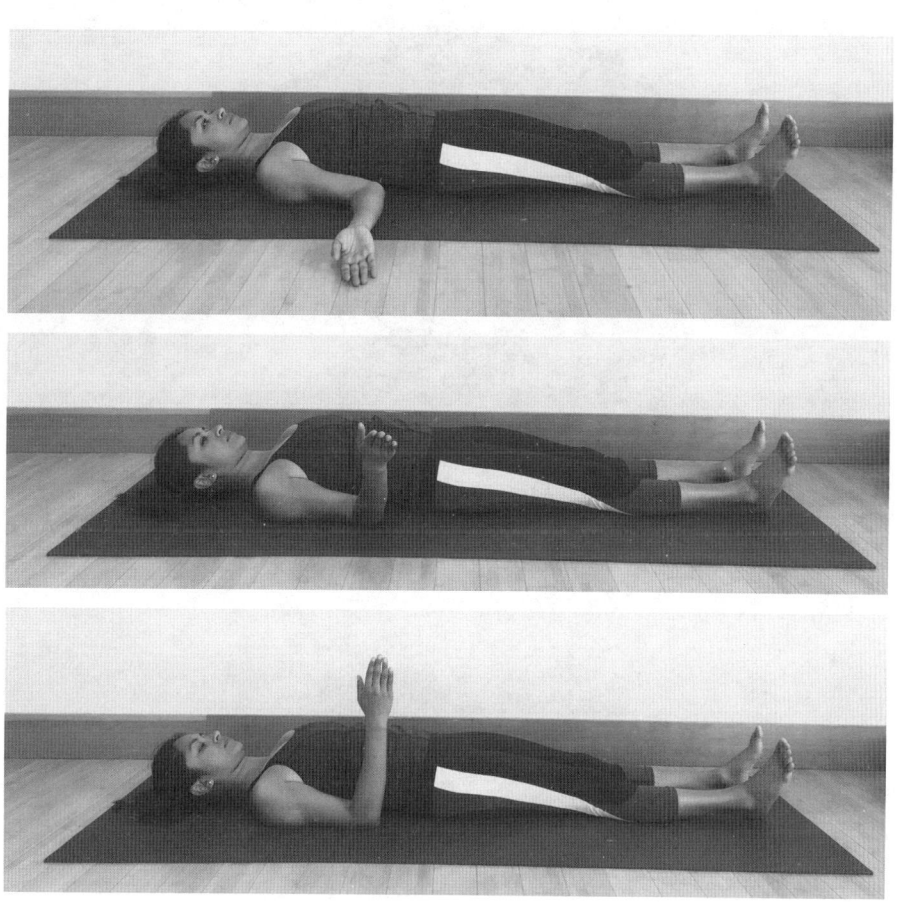

Yogaterapia

Parsva Savasana (postura del cadáver lateral): rotaciones de hombros

Tendido sobre el lado del hombro afectado en un banco o en unos cojines apilados con el hombro y el codo sobre el borde del apoyo elevado, flexiona el codo a noventa grados. Manteniendo el codo sobre el apoyo, gira lentamente el brazo hacia fuera todo lo posible mientras no haya dolor y luego gíralo lentamente hacia dentro para llevar la mano a lo ancho del torso (manteniendo el codo sobre el apoyo). Repite de diez a quince veces. Cuando esto sea relativamente fácil, haz los mismos movimientos con un peso muy ligero en la mano.

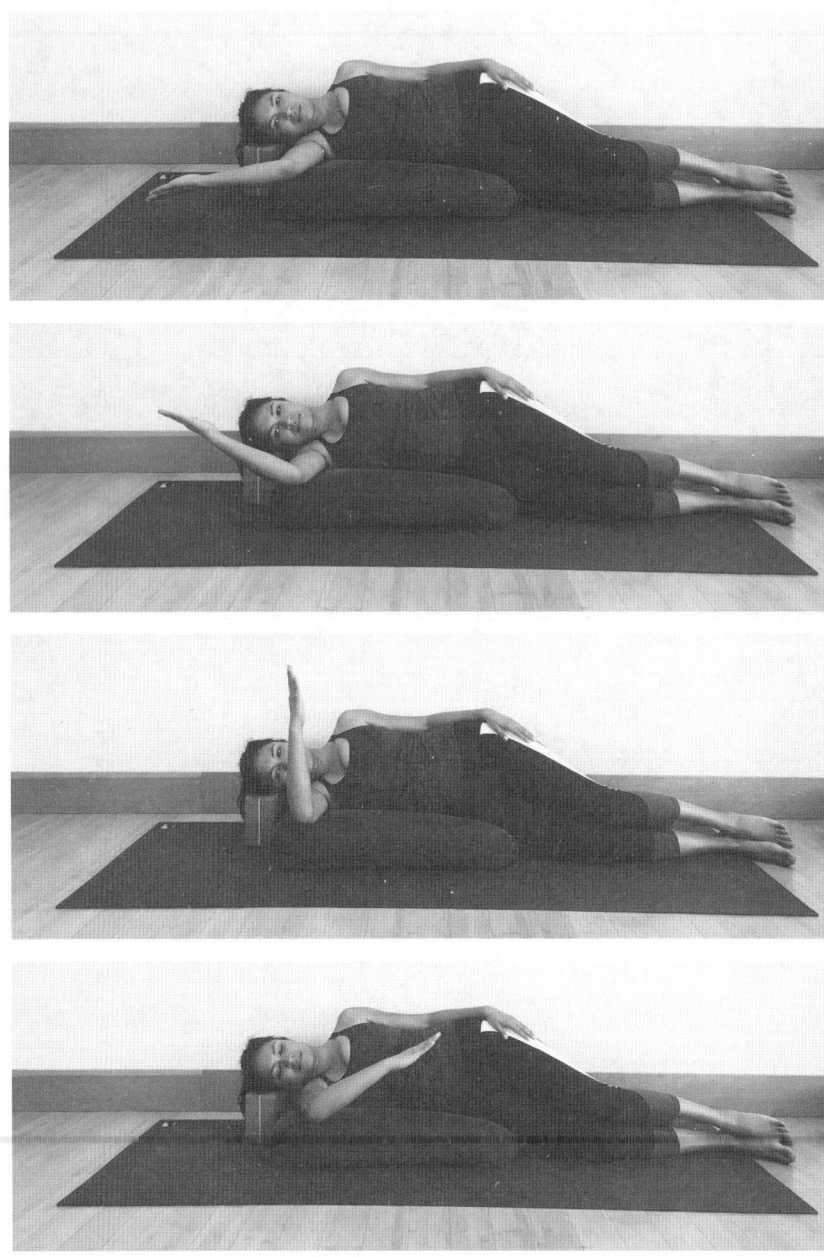

Curar enfermedades musculoesqueléticas

Fortalecer los abductores

Para fortalecer los abductores, realiza estas asanas:

Ardha Urdhva Hastasana (media postura de las manos alzadas)

De pie en *Tadasana*, gira ligeramente hacia dentro los brazos hasta que las puntas del pulgar apunten hacia las caderas (observa que esta es la rotación opuesta a la que generalmente se hace como preparación para extender los brazos hacia fuera y por encima de la cabeza). Manteniendo los omóplatos ligeramente arraigados hacia abajo contra las costillas y los extremos superiores de los hombros nivelados uno con otro, extiéndete completamente a través de los brazos, codos y dedos. Muy lentamente alza los brazos hacia fuera lateralmente (abducción) y hacia arriba hasta que estén paralelos al suelo. Álzalos todo lo posible siempre que no haya dolor. Lentamente baja los brazos hacia los lados. Repite de diez a quince veces. Prueba a mantener los brazos en abducción todo el tiempo que puedas siempre que no haya dolor. Si esto te resulta muy fácil y los hombros no se elevan, prueba a hacer los mismos movimientos con pesos muy ligeros en las manos. Prueba a realizar esta misma serie de movimientos con todas las asanas en las que los brazos son abducidos a noventa grados, como en *Virabhadrasana* II (postura del guerrero II).

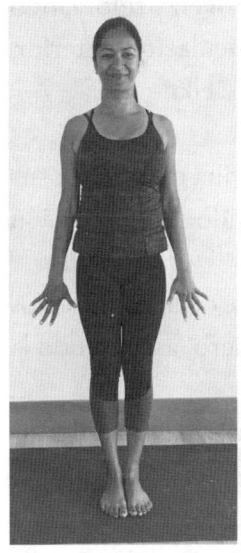 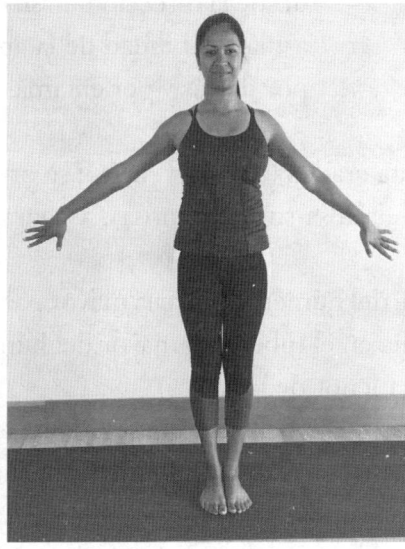 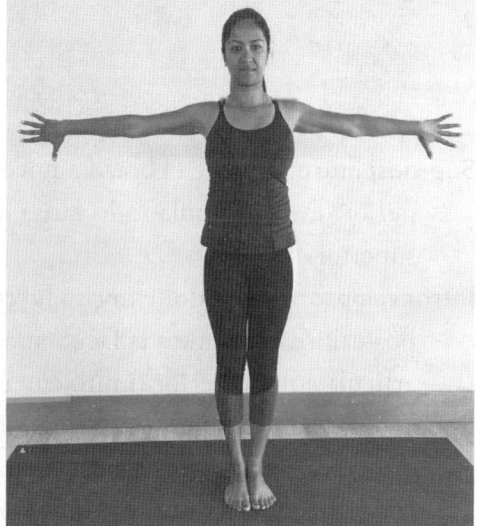

Desgarro del manguito rotador

La cintura escapular (también llamada cintura pectoral) es un complejo de tres articulaciones, una de las cuales, la articulación esférica glenohumeral, se conoce comúnmente como la articulación del hombro. La articulación glenohumeral, donde el húmero proximal se articula con la fosa glenoidea del omóplato, es donde se produce casi todo el movimiento al mover la parte superior del brazo. Los movimientos en esta articulación implican movimientos en las otras dos articulaciones de la cintura escapular (esteroclavicular y acromioclavicular). Todos son movilizados y estabilizados por un conjunto complejo de ligamentos, músculos y tendones.

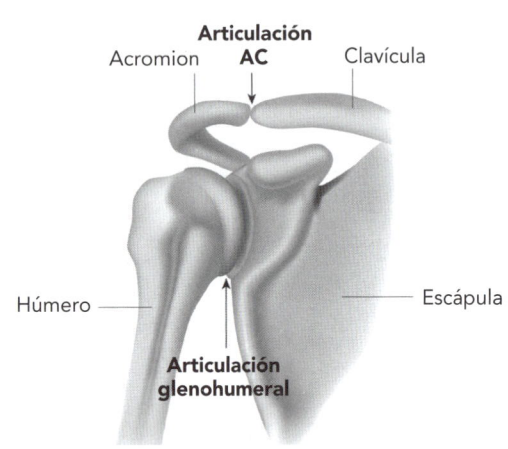

Figura 23.14. La articulación glenohumeral

El manguito rotador es una estructura musculotendinosa que rodea, moviliza y estabiliza la articulación glenohumeral, asegurando («esposando») la cabeza relativamente grande del hueso del brazo a la fosa glenoidea, cuya forma recuerda a la del soporte poco profundo en el que se colocan las pelotas de golf. Consta de cuatro músculos (supraespinoso, infraespinoso, redondo menor y subescapular) conocidos como SIRS. Los tendones de estos músculos se entrelazan con la cápsula articular fibrosa de la articulación glenohumeral, asegurando el húmero desde la dirección de su origen y reforzando así la estabilidad de la articulación anterior, por detrás y por encima de ella.

Supraespinoso: abduce el brazo a noventa grados (a ras del suelo); se origina en la parte superior de la escápula (a lo largo de la fosa supraespinosa), asegurando la articulación superior.

Infraespinoso: un rotador externo fuerte del húmero, cubre la mayor parte de los omóplatos posteriores y se une a la faceta media en el tubérculo mayor del húmero, asegurando la articulación posterior (junto con el menor de los teres).

Redondo menor: también es un rotador externo del húmero; se origina en el ángulo inferior de la escápula y se une a la faceta inferior en el tubérculo mayor del húmero, asegurando la articulación posterior (junto con el supraespinoso).

Subescapular: es un rotador interno y un aductor del húmero; tira de su origen en la superficie anterior de la escápula a su inserción en el tubérculo menor del húmero, asegurando la articulación anterior.

Las lesiones, las afecciones y la debilidad o tirantez muscular asociadas con estas, perjudican a las funciones estabilizadoras y de movilización de los músculos del manguito rotador, causando a menudo movimientos dolorosos y aumentando la propensión a la subluxación o dislocación de la articulación glenohumeral.[85] Es la articulación del cuerpo que se disloca más frecuentemente y la mayoría de las luxaciones ocurren en la parte inferior, ya que no hay un músculo del manguito rotador con una inserción o funda inferiores. Los desgarros del manguito rotador (parciales y completos) pueden producirse debido a un trauma agudo, movimiento repetitivo (especialmente en deportes como el voleibol, en el cual los brazos realizan movimientos intensos por encima de la cabeza) o enfermedad (particularmente la tendinitis degenerativa en mujeres menopáusicas y personas mayores).[86]

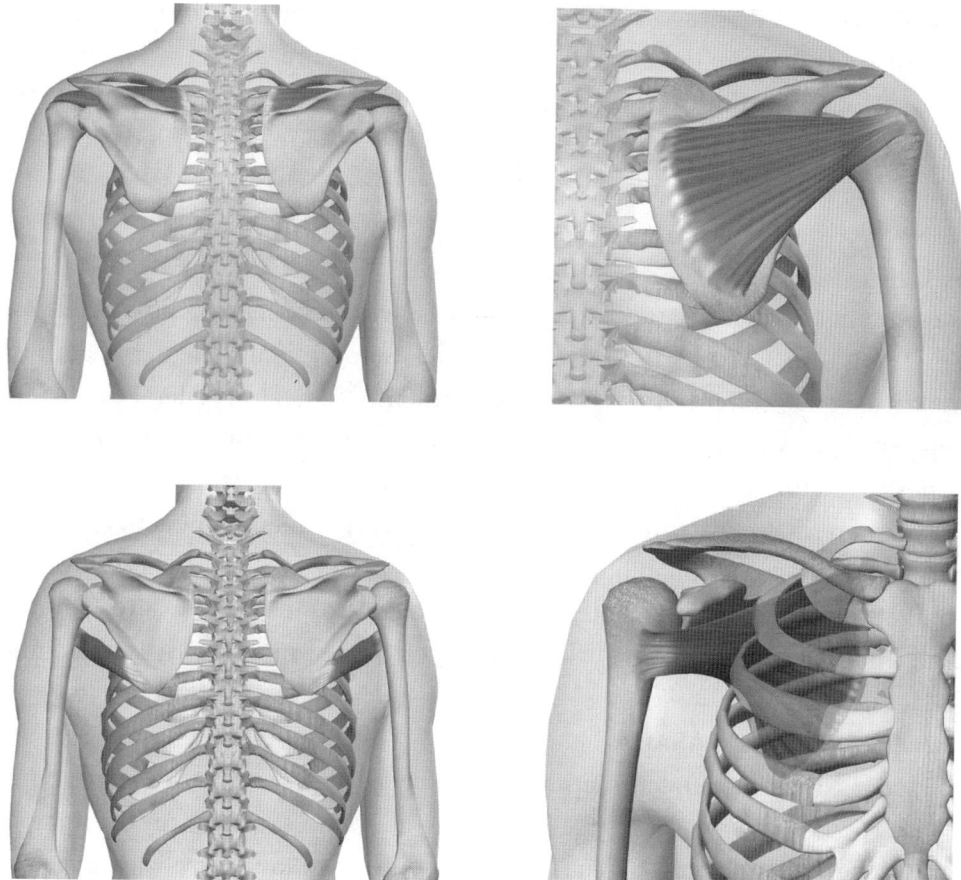

Figuras 23.15-23.18. El manguito rotador

LA EXPERIENCIA DOLOROSA

La mayoría de las lesiones y afecciones del manguito rotador causan un dolor sordo profundo en el hombro, especialmente al mover el brazo por encima de la cabeza y al abducirlo. El dolor tiende a limitarse al hombro y no se transfiere al codo (si lo hace, puede haber un nervio comprimido en el cuello o una cintura escapular mayor). Un desgarro agudo que ocurre con la subluxación o dislocación causa inmediatamente un dolor agudo intenso, y cuando se restablece la articulación, se siente un dolor sordo profundo durante al menos unos cuantos días. Si hay un desgarro crónico del tendón –que aumenta la probabilidad de subluxación–, el dolor se incrementará gradualmente junto con una sensación creciente de debilidad y una amplitud de movimiento cada vez más limitada (especialmente al tratar de llevar el brazo detrás de la espalda).

LAS CAUSAS CONOCIDAS

Hay varios factores de riesgo asociados con el desgarro del manguito rotador: el movimiento repetitivo de la mano del brazo dominante, la edad avanzada, el sexo, el tabaquismo y las posturas cifóticas-lordóticas; todo esto predispone a los desgarros.[87] La fuerza traumática es la causa principal de los desgarros totales, la subluxación (una dislocación parcial) y la luxación.

CÓMO SE CURA

Existen opiniones médicas muy diversas sobre las lesiones del manguito rotador y la mejor manera de curarlas, y la incertidumbre acerca del asesoramiento que deberíamos prestar con referencia a ejercicios específicos para su tratamiento.[88] La salud general de los músculos del manguito rotador y los tendones (su calidad tisular) afecta significativamente a su curación. Los desgarros totales requieren tratamiento quirúrgico, mientras que incluso algunos desgarros parciales sin reconstruir que no se tratan quirúrgicamente pueden ocasionar complicaciones, entre ellas más probabilidades de desgarros totales.[89] Muchos desgarros parciales pueden tratarse eficazmente con fisioterapia,[90] con ejercicios diarios que alternen un día de prácticas de amplitud de movimiento y flexibilidad con otro de prácticas de fortalecimiento.[91]

CURAR CON PRÁCTICAS DE ASANA

Las prácticas de asana pueden adaptarse para fortalecer, estirar y tonificar los músculos del manguito rotador una vez que los tendones rasgados han sanado y un fisioterapeuta ha ayudado a recuperar la amplitud parcial de movimiento usando la movilización pasiva de la articulación glenohumeral. Las asanas deben centrarse en el restablecimiento equilibrado de la fuerza y la flexibilidad.

Aquí veremos las asanas para fortalecer cada uno de los cuatro músculos del manguito rotador y para restablecer una amplitud saludable de movimiento.

Fortalecer los músculos

Para fortalecer el músculo supraespinoso, realiza esta asana:

Curar enfermedades musculoesqueléticas

Ardha Urdhva Hastasana (media postura de las manos alzadas)

De pie en *Tadasana*, gira ligeramente hacia dentro los brazos hasta que las puntas de los pulgares apunten hacia las caderas (observa que esta es la rotación opuesta a la que generalmente se hace como preparación para extender los brazos hacia fuera y por encima de la cabeza). Manteniendo los omóplatos ligeramente arraigados hacia abajo contra las costillas y los extremos superiores de los hombros nivelados uno con otro, extiéndete completamente a través de los brazos, codos y dedos. Muy lentamente alza los brazos hacia fuera lateralmente (abducción) y hacia arriba hasta que estén paralelos al suelo.

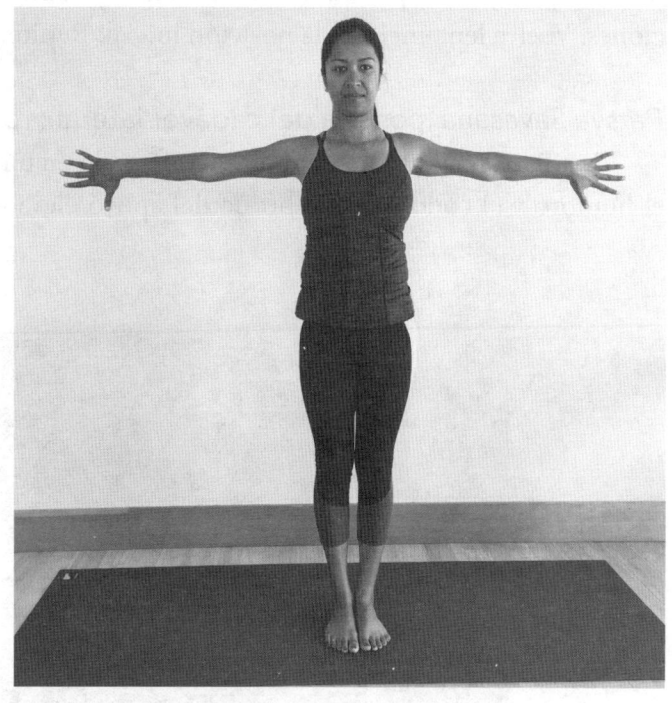

Álzalos todo lo posible siempre que no haya dolor. Lentamente baja los brazos hacia los lados. Repite de diez a quince veces. Prueba a mantener los brazos en abducción todo el tiempo que puedas siempre que no haya dolor. Si esto te resulta muy fácil y los hombros no se elevan, prueba a hacer los mismos movimientos con pesos muy ligeros en las manos. Prueba a realizar esta misma serie de movimientos con todas las asanas en las que los brazos son abducidos a noventa grados, como en *Virabhadrasana* II (postura del guerrero II).

Para fortalecer el músculo infraespinoso y el músculo redondo menor realiza estas asanas:

Sukhasana (postura sencilla): rotaciones de hombro

Sentado cómodamente (si es necesario siéntate sobre un cojín o apoyado contra una pared), dobla los codos a noventa grados con los pulgares apuntando hacia arriba. Manteniendo los codos

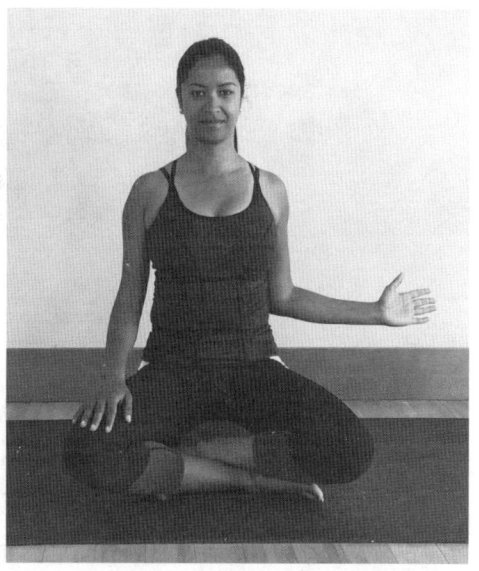

a los lados y los antebrazos paralelos al suelo, gira lentamente los brazos hacia el exterior lo máximo posible siempre que no sientas dolor y mantén esta posición de cinco a diez respiraciones. Vuelve lentamente a la posición inicial. Repite de diez a quince veces.

Parsva Savasana (postura del cadáver lateral): rotaciones de hombro

Tendido sobre el lado del hombro afectado en un banco o en unos cojines apilados con el hombro y el codo sobre el borde del apoyo elevado, flexiona el codo a noventa grados.

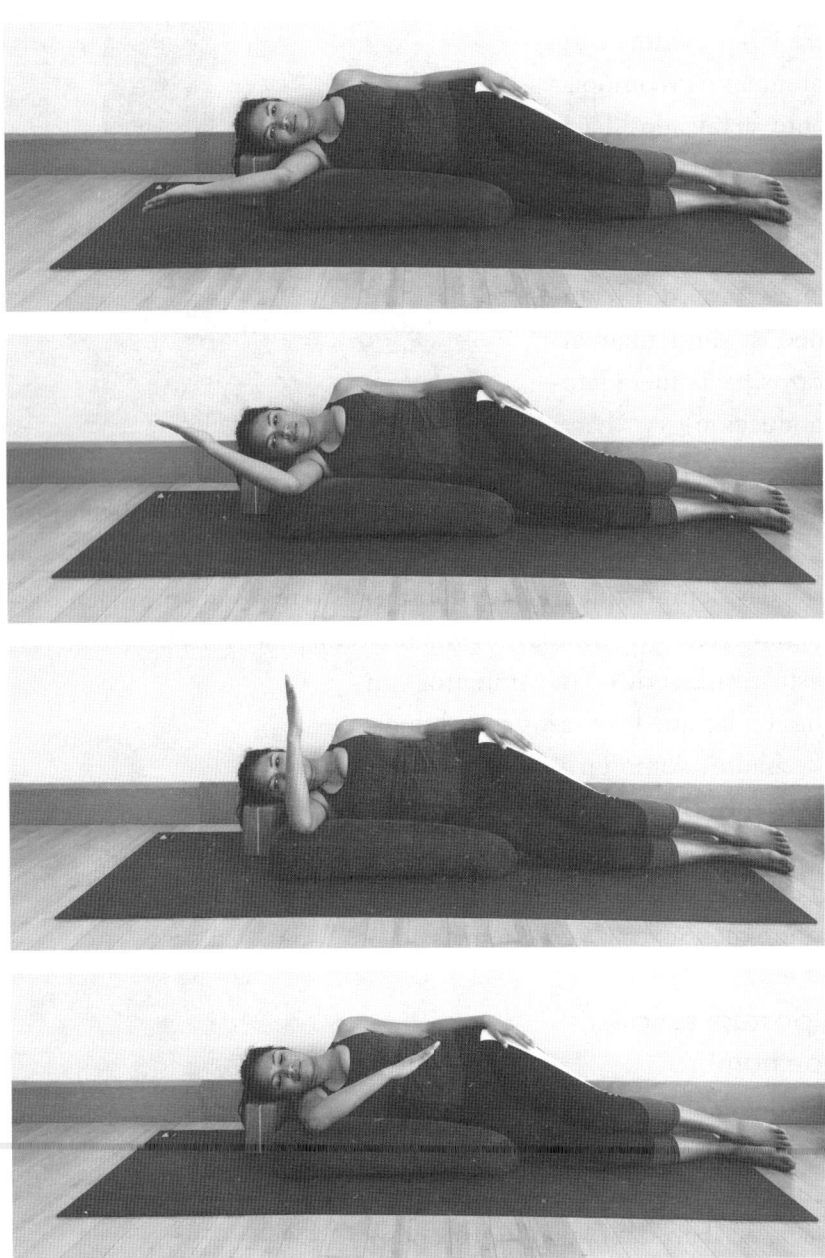

Manteniendo el codo sobre el apoyo, gira lentamente el brazo hacia fuera todo lo posible siempre que no haya dolor y luego gíralo lentamente hacia dentro para llevar la mano a lo ancho del torso (manteniendo el codo sobre el apoyo). Repite de diez a quince veces. Cuando esto sea relativamente fácil, haz los mismos movimientos con un peso muy ligero en la mano.

Anahatasana (postura del cachorro de perro): rotaciones de hombro

Prueba este ejercicio una vez que haya suficiente amplitud de movimiento para colocar los brazos sobre la cabeza sin dolor. Comienza a gatas en *Bidalasana* (postura del gato). Extiende los brazos hacia delante desde los hombros y presiona las manos firme y uniformemente contra el suelo. Gira lentamente los omóplatos hacia la columna (girando los brazos internamente); luego invierte este movimiento, girando externamente los omóplatos para alejarlos de la columna vertebral. Céntrate en el movimiento lento y constante. Prueba a mantener la posición girada externamente durante un periodo de cinco a diez respiraciones.

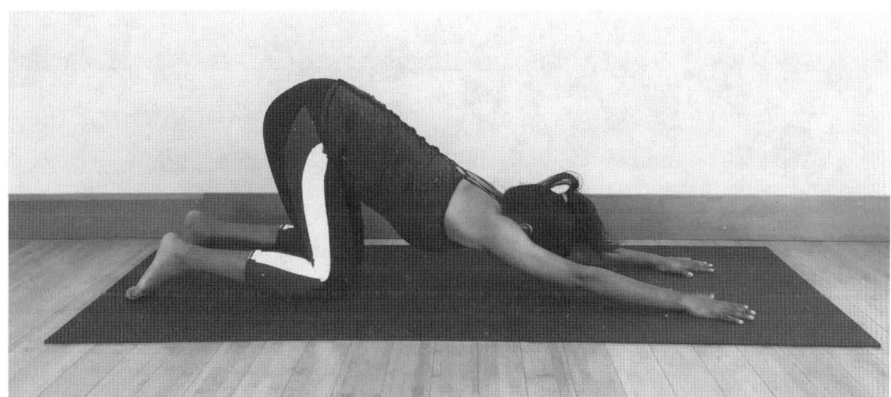

Hay muy poco que uno puede hacer para fortalecer el músculo subescapular en las asanas básicas. Por lo general actúa con el dorsal ancho y el redondo mayor en las actividades de tracción tales como montañismo o abdominales.

Yogaterapia

Savasana (postura del cadáver): rotaciones de hombro

Tumbado bocarriba, flexiona el codo del lado afectado noventa grados con los dedos apuntando hacia arriba. Manteniendo el codo junto al costado, gira lentamente el brazo hacia fuera solo en la medida en que te resulte cómodo. Vuelve a alzar el brazo más lentamente (rotándolo hacia dentro de vuelta a la posición del principio). Repite de diez a quince veces.

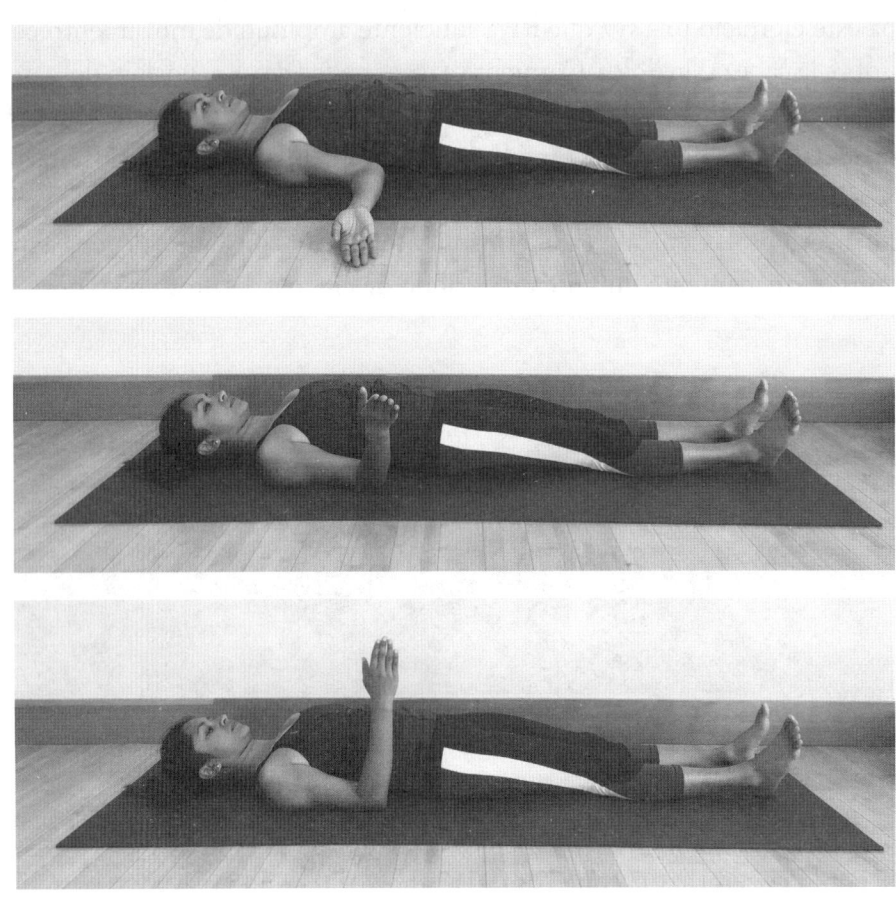

Curar enfermedades musculoesqueléticas

Parsva Savasana (postura del cadáver lateral: rotaciones de hombro

Tendido sobre el lado del hombro afectado en un banco o en unos cojines apilados con el hombro y el codo sobre el borde del apoyo elevado, flexiona el codo a noventa grados. Manteniendo el codo sobre el apoyo, gira lentamente el brazo hacia fuera todo lo posible siempre que no haya dolor y luego gíralo lentamente hacia dentro para llevar la mano a lo ancho del torso (manteniendo el codo sobre el apoyo). Repite de diez a quince veces. Cuando esto sea relativamente fácil, haz los mismos movimientos con un peso muy ligero en la mano.

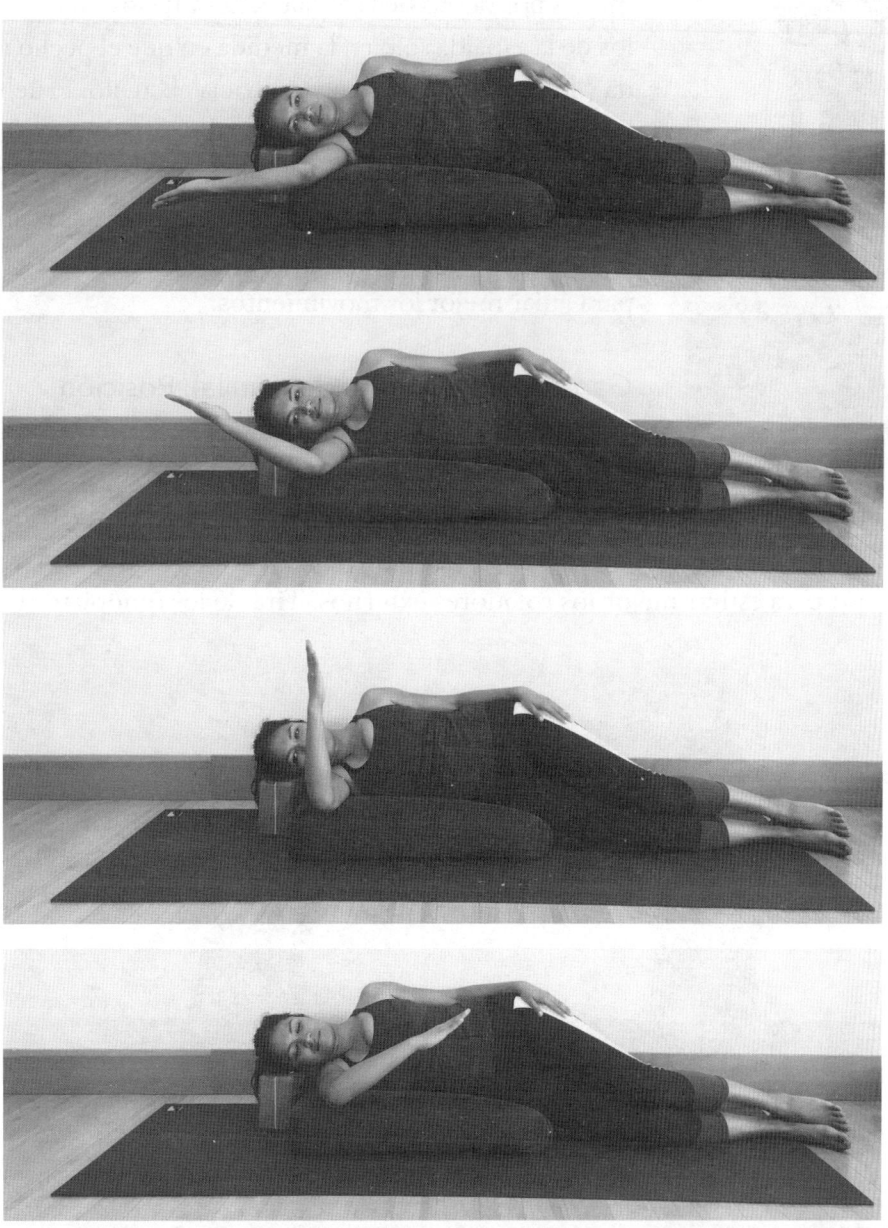

Yogaterapia

Restablecer la amplitud de movimiento

Para restablecer la amplitud de movimiento de la articulación glenohumeral sigue estos pasos:

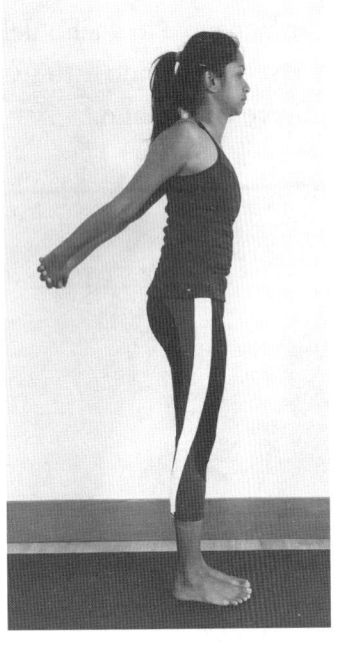

Tadasana (postura de la montaña) con brazos en Prasarita C

De pie en *Tadasana*, entrelaza los dedos por detrás de la espalda. Si es difícil entrelazarlos, sujeta una correa entre las manos por detrás de la espalda. Levanta los brazos separándolos de la espalda solo en la medida en que el pecho no se hunda y los hombros no se eleven hacia el cuello. Prueba a mover la cabeza, primero muy despacio hacia delante y de nuevo al centro, luego a cada lado y de vuelta al centro y por último, en rotación y otra vez al centro. Prueba a mover la cabeza intuitivamente, prestando atención a las sensaciones en el cuello para guiar mejor los movimientos.

Garudasana (postura del águila). Posición preparatoria de brazos

Coloca los brazos como en *Garudasana*. Si no puedes cruzar los codos, ayúdate con un brazo para tirar del brazo opuesto directamente por encima de la parte superior del tórax (en aducción). Trata de girar el brazo hacia dentro (dándole la vuelta para que el pulgar señale hacia abajo) para estirar mejor los rotadores externos. Tira de los omóplatos hacia abajo,

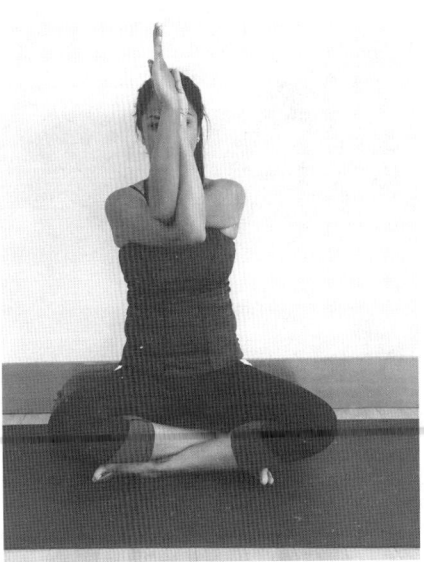 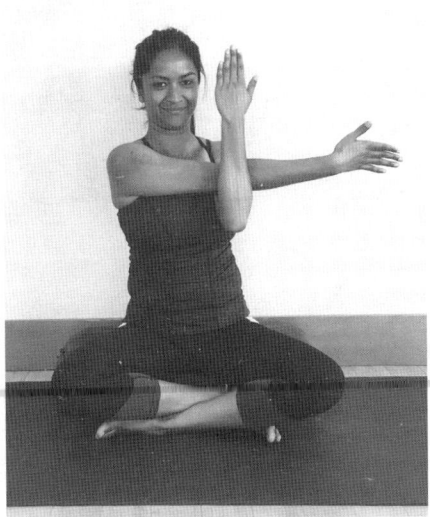

lejos del cuello y contra la parte trasera de las costillas. Mantén esta posición mientras respiras profundamente y pruebas a hacer movimientos muy leves de cabeza en todas las direcciones excepto hacia atrás. No extiendas excesivamente el cuello.

Anahatasana (postura del cachorro de perro o postura del corazón conmovido)

Empieza a gatas en *Bidalasana* (postura del gato). Extiende los brazos hacia delante desde los hombros y presiona las manos firme y uniformemente contra el suelo. Intenta girar los omóplatos hacia afuera alejándolos de la columna. Con cada inspiración levanta el pecho separándolo del suelo. Con cada espiración estira el pecho hacia el suelo. Repite de diez a quince veces antes de mantener el tórax inclinado hacia el suelo durante un máximo de dos minutos.

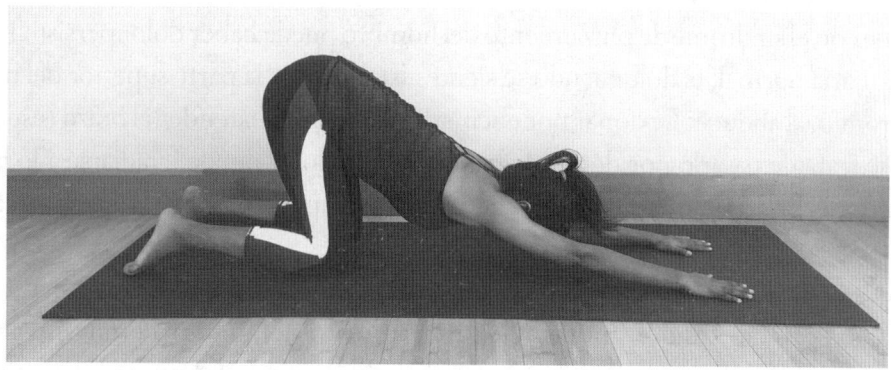

El síndrome de pinzamiento del hombro

El síndrome de pinzamiento del hombro (SIS) es la dolencia más común del hombro: la tercera parte de los adultos que se quejan de problemas del hombro padecen este trastorno.[92] Es común porque el tendón del supraespinoso cruza sobre la bursa subacromial por un espacio muy reducido. Cuando esta bursa se inflama (bursitis subacromial), el espacio entre el arco coracoacromial de la escápula y la cabeza humeral puede comprimir la bursa subacromial, los tendones del manguito rotador y el

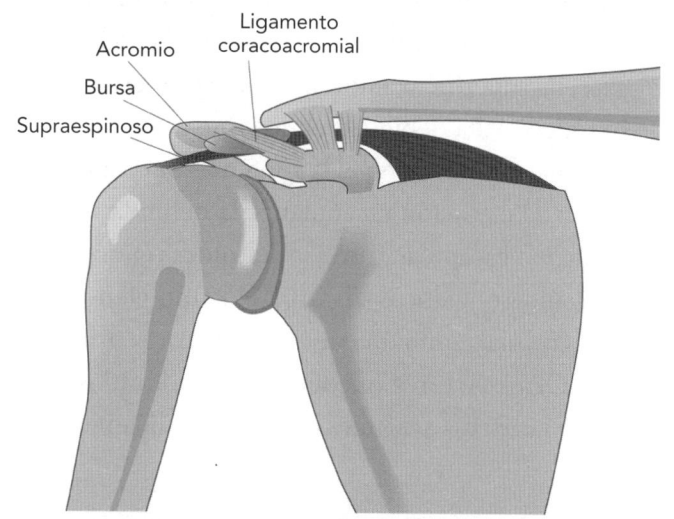

tendón del bíceps. El síndrome de pinzamiento del hombro, también llamado síndrome de pinzamiento subacromial o síndrome doloroso del arco,* causa dolor al abducir el brazo y al levantarlo por encima de la cabeza.

Al abducir los brazos a una posición por encima de la cabeza, la brecha entre la cabeza humeral y la apófisis acromial disminuye. Si se intenta con los brazos girados hacia dentro, la brecha se cierra más inmediatamente, inhibiendo una mayor abducción. El simple hecho de girar los brazos hacia el exterior antes de la abducción coloca la cabeza humeral de manera que permite un movimiento sin compresión, a menos que haya algo más que cierre la brecha. La inflamación de la bursa subacromial es una de las principales causas sospechosas de reducir la brecha; la otra es un ritmo glenoescapular defectuoso.

LA EXPERIENCIA DOLOROSA

Aunque con el síndrome de pinzamiento del hombro puede haber dolor persistente durante la actividad diaria normal, el dolor agudo se siente alrededor de la parte superior del hombro, al lado del acromio, al abducir, flexionar por encima de la cabeza o extender el brazo (especialmente cuando se trata de pasarlo por detrás de la espalda). El dolor puede irradiarse a lo largo de la parte exterior del brazo y también puede estar presente al apoyarse sobre ese hombro al dormir.

LAS CAUSAS CONOCIDAS

Las causas principales del síndrome de pinzamiento del hombro están interrelacionadas: mala postura, debilidad del manguito rotador, ritmo escapulohumeral defectuoso (particularmente con movimientos repetitivos como hacer saludos al sol en las clases de yoga de estilo fluido) e inestabilidad escapular. En el ritmo glenohumeral y escapulohumeral sano, que comienza con una postura y un manguito rotador saludables, los brazos girados externamente abducen y la escápula se eleva en un ritmo coordinado. Esto causa que la apófisis acromial (la estructura ósea puntiaguda en la parte lateral más alta de los omóplatos, la parte externa superior del hombro) se eleve, creando así más espacio para que la cabeza humeral se mueva.[93] La debilidad en los músculos del manguito rotador inhibe la adecuada rotación externa; la tirantez en el la zona más baja del trapecio, la anterior del serrato y el romboides inhibe la elevación escapular; y la debilidad en el elevador de la escápula limita aún más la elevación escapular. Con los deltoides rígidos o disfuncionales, esta combinación de factores musculoesqueléticos disturba el ritmo glenohumeral y escapulohumeral sano, con la bursa subacromial como una de las estructuras primarias afectadas.

Otros factores pueden estar implicados en el síndrome de pinzamiento del hombro, como la artritis acromioclavicular, los ligamentos calcificados y las anomalías estructurales.

---

* N. del T.: o sencillamente hombro doloroso.

CÓMO SE CURA

Generalmente, el síndrome de pinzamiento del hombro se puede tratar con fisioterapia, aunque en algunos casos se recomienda la cirugía artroscópica. Los corticoesteroides se suelen prescribir en caso de pinzamiento persistente. Existe un interés creciente y algunas pruebas de apoyo de la eficacia de la acupuntura y el vendaje y el masaje terapéuticos.

CURAR CON PRÁCTICAS DE ASANA

Las prácticas de asana de yoga pueden ayudar a apoyar muchos de los tratamientos de fisioterapia indicados para el síndrome de pinzamiento del hombro. Esto comienza con la corrección postural. Varias prácticas de asana pueden mejorar el movimiento y el ritmo escapular, aumentar la amplitud de movimiento en la articulación del hombro y fortalecer el manguito rotador.

Reducir la tensión e incrementar la amplitud de movimiento

Para reducir la tensión muscular e incrementar la amplitud de movimiento, realiza estas asanas:

Tadasana (postura de la montaña)

Explora todos los elementos de *Tadasana* para ayudar a desarrollar o restaurar la postura erguida básica de pie con una línea relativamente recta (línea gravitacional) que va del tobillo (maléolo lateral) a la oreja, atravesando la rodilla, la cadera (trocánter mayor) y el hombro. Empieza con *pada bandha* en los pies, activa las piernas, establece la neutralidad pélvica en la columna con sus curvas naturales y mantén la posición de la cabeza nivelada en lo alto de la columna. Teniendo en cuenta cualquier desviación de esta postura, estira gradualmente, consolida y estabiliza cómodamente en esta forma al estar de pie. Para avanzar hacia una mayor integridad postural, prueba las siguientes prácticas, que hacen hincapié en la columna vertebral y en la cintura escapular.

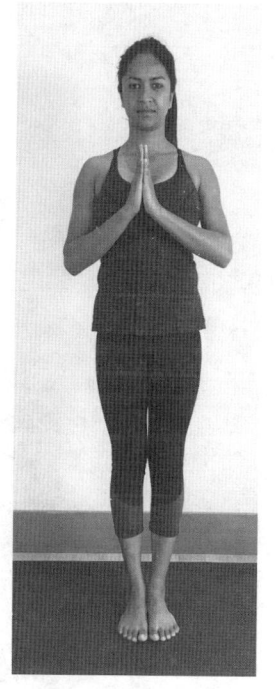

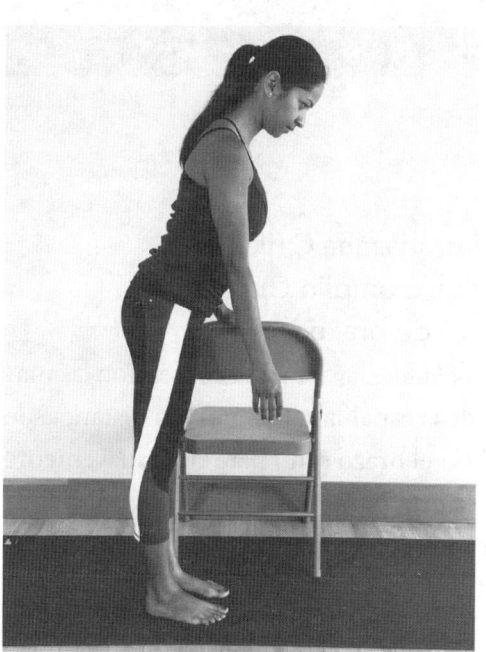

Tadasana con balanceo de brazos

De pie en *Tadasana* al lado de una silla, coloca la mano del lado sano en la silla e inclínate levemente hacia delante para permitir que el brazo afectado cuelgue de la articulación del hombro. Mueve lentamente el brazo como un péndulo, luego alrededor en círculos, durante uno o dos minutos. Repite varias veces diariamente.

Garudasana (postura del águila): postura preparatoria de hombro

De pie en *Tadasana* o sentado en *Sukhasana*, usa el brazo sano para ayudar a levantar y tirar suavemente del brazo afectado cruzándolo sobre el tórax en aducción. Prueba a girar alternativamente el brazo en rotación externa e interna. Mantén esta postura y explórala durante uno o dos minutos varias veces diariamente.

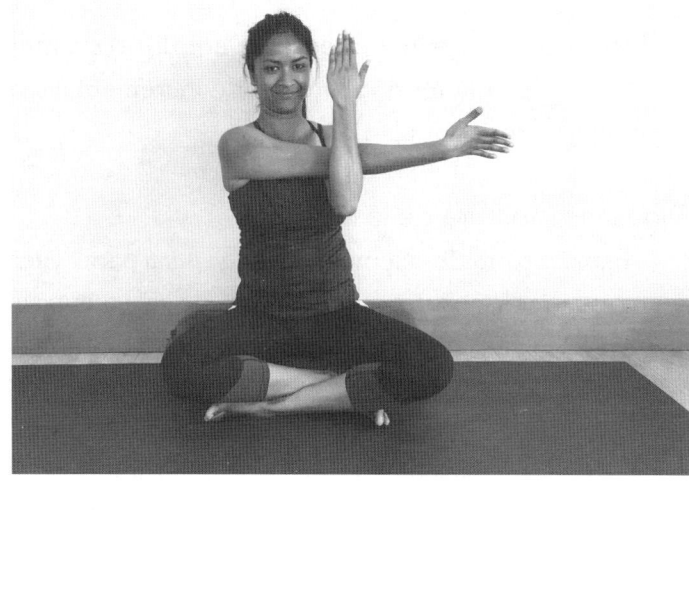

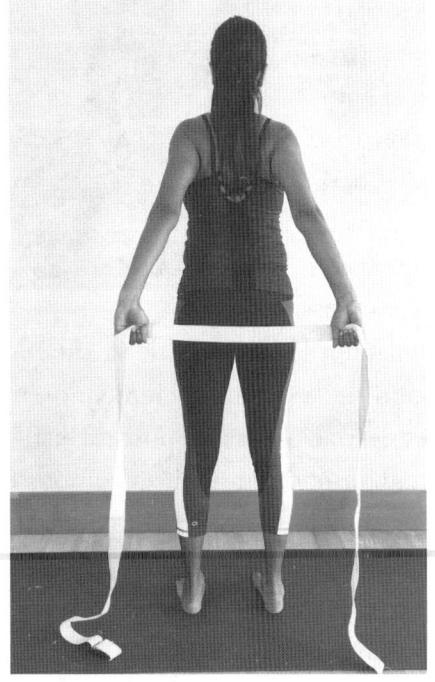

Prasarita Padottanasana C (flexión anterior en ángulo amplio C): postura de estiramiento de brazo

De pie en *Tadasana*, agarra una correa con las manos por detrás de la espalda separadas a la distancia de los hombros. Usa el brazo sano para tirar suavemente del brazo que se está curando separándolo más de la espalda. Espera uno o dos minutos. Repite varias veces diariamente.

Curar enfermedades musculoesqueléticas

Gomukhasana (postura de la cara de vaca): postura de estiramiento de brazo

Si la posición del estiramiento del brazo de *Prasarita Padottanasana* C es cómoda, prueba a colocar los brazos para *Gomukhasana* con el brazo sano por encima de la cabeza y el brazo que se está curando detrás de la espalda. Agarra una correa y prueba a tirar de ella para acercar las manos. Espera uno o dos minutos. Repite varias veces diariamente.

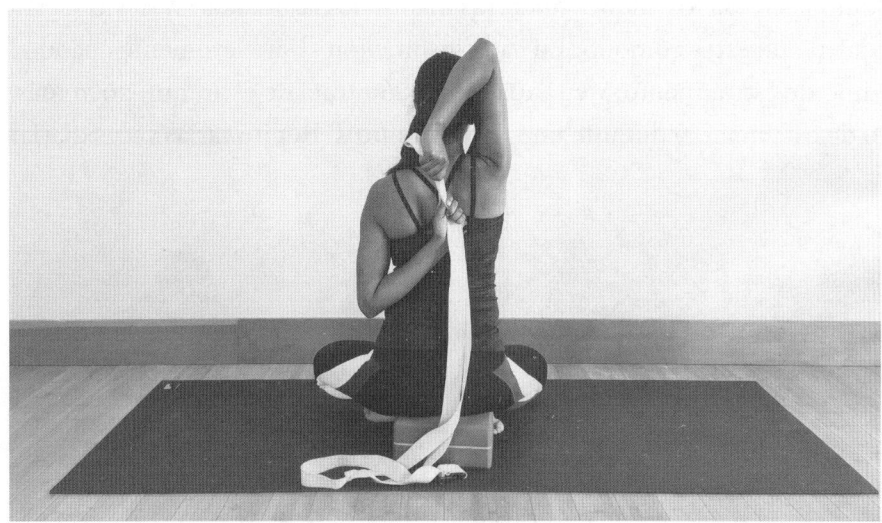

Caminar con los dedos en *Tadasana*

De pie frente a una pared con los dedos sobre esta a la altura de la cadera, recorre la pared con la punta de los dedos subiendo por ella en tanto en cuanto te sientas cómodo haciéndolo. Repite varias veces diariamente.

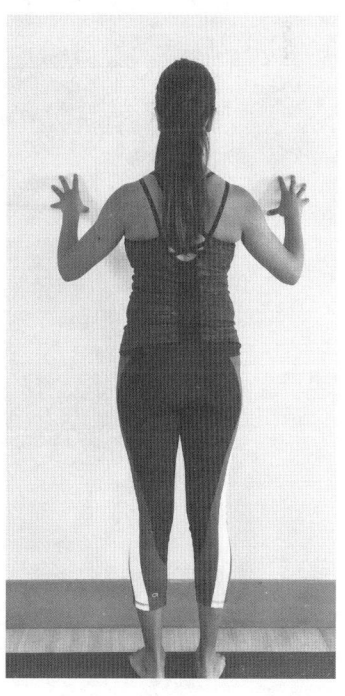

Fortalecer y estabilizar

Para fortalecer y estabilizar a través de la cintura escapular, realiza estas asanas:

Bidalasana (postura del gato) a *Utthita Balasana* (postura extendida del niño)

Si no sientes molestias en el hombro afectado mientras estás a gatas en *Bidalasana*, inspira profundamente con la sensación de abrir más espacio en él. En la espiración tira lentamente de los isquiones hacia los talones mientras mantienes las manos en su sitio, estirando solo en la medida en que estés cómodo. En cada inspiración álzate levemente cuando alcances el punto máximo de estiramiento, y en cada espiración trata de estirar un poco más. Continúa explorando de esta manera durante uno o dos minutos. Repite varias veces diariamente.

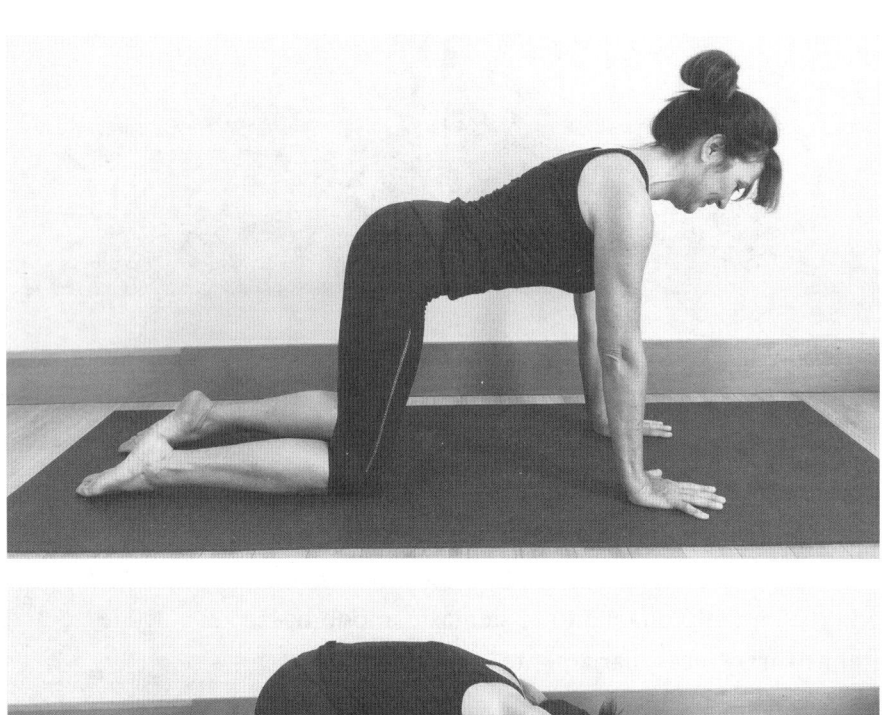

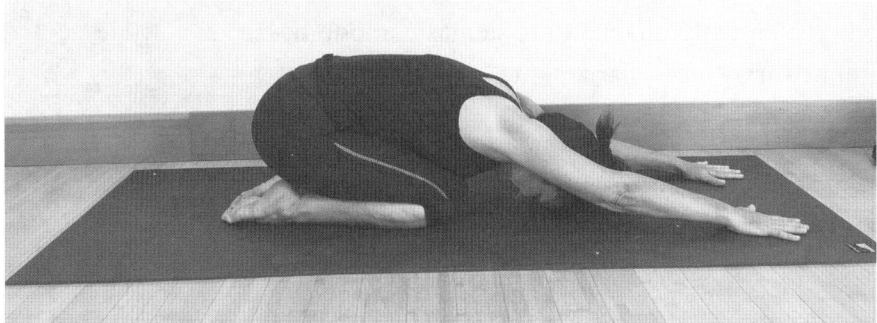

Sukhasana (postura sencilla): rotaciones de hombro

Sentado cómodamente (si es necesario siéntate sobre un cojín o apoyado contra una pared), dobla los codos a noventa grados con los pulgares apuntando hacia arriba. Manteniendo los codos unidos a los costados y los antebrazos paralelos al suelo, gira lentamente los brazos hacia el exterior lo máximo posible siempre que no sientas dolor y mantén esta posición de cinco a diez respiraciones. Vuelve lentamente a la posición inicial. Repite de diez a quince veces.

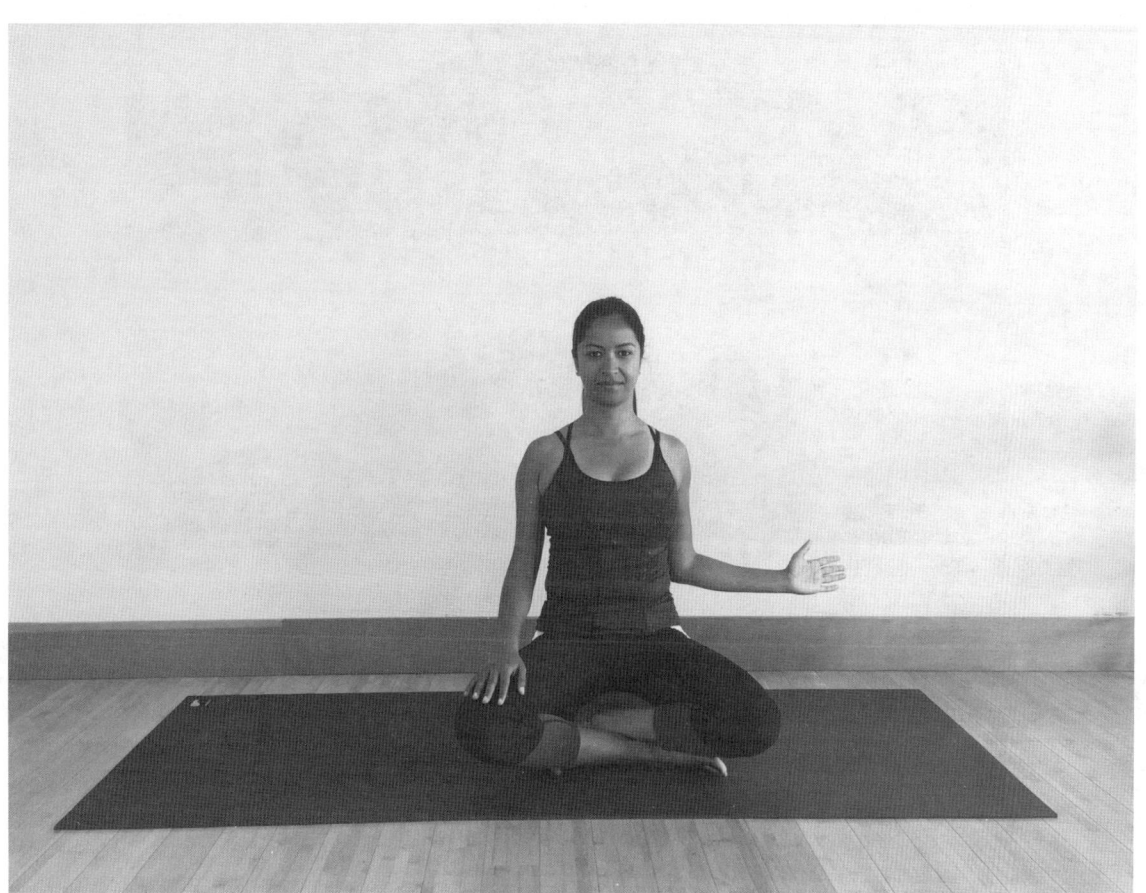

Yogaterapia

Parsva Savasana (postura del cadáver lateral): rotaciones de hombro

Tendido sobre el lado del hombro afectado en un banco o en unos cojines apilados con el hombro y el codo sobre el borde del apoyo elevado, flexiona el codo a noventa grados. Manteniendo el codo sobre el apoyo, gira lentamente el brazo hacia fuera todo lo posible siempre que no haya dolor y luego gíralo lentamente hacia dentro para llevar la mano a lo ancho del torso (manteniendo el codo sobre el apoyo). Repite de diez a quince veces. Cuando esto sea relativamente fácil, haz los mismos movimientos con un peso muy ligero en la mano.

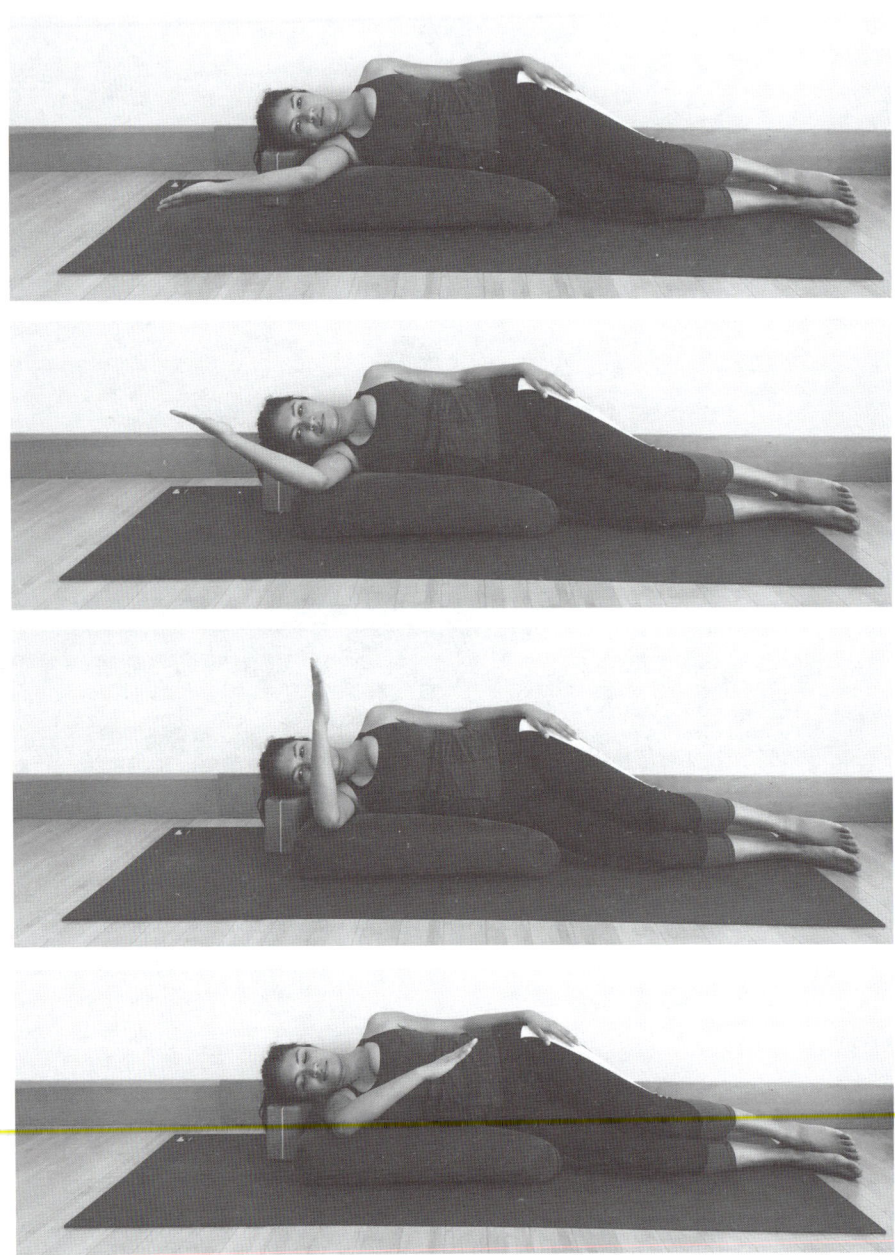

Curar enfermedades musculoesqueléticas

Anahatasana (postura del cachorro de perro): rotaciones de hombro

Prueba este ejercicio una vez que haya suficiente amplitud de movimiento para colocar los brazos sobre la cabeza sin dolor. Comienza a gatas en *Bidalasana*. Extiende los brazos hacia delante desde los hombros y presiona las manos firme y uniformemente contra el suelo. Gira lentamente los omóplatos hacia la columna 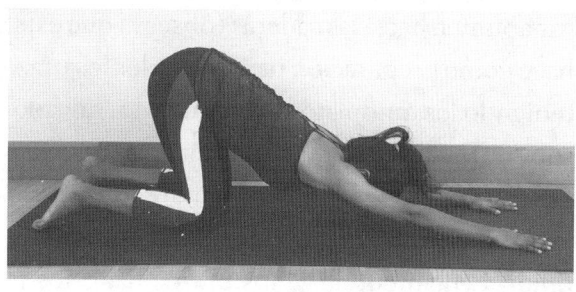 (girando los brazos internamente); luego invierte este movimiento, girando externamente los omóplatos para alejarlos de la columna vertebral. Céntrate en el movimiento lento y constante. Prueba a mantener la posición girada externamente durante un periodo de cinco a diez respiraciones.

Savasana (postura del cadáver): rotaciones de hombro

Tumbado bocarriba, flexiona el codo del lado afectado noventa grados con los dedos apuntando hacia arriba. Manteniendo el codo junto al costado, gira lentamente el brazo hacia fuera solo en la medida en que te resulte cómodo. Vuelve a alzar el brazo más lentamente (rotándolo hacia dentro de vuelta a la posición del principio). Repite de diez a quince veces.

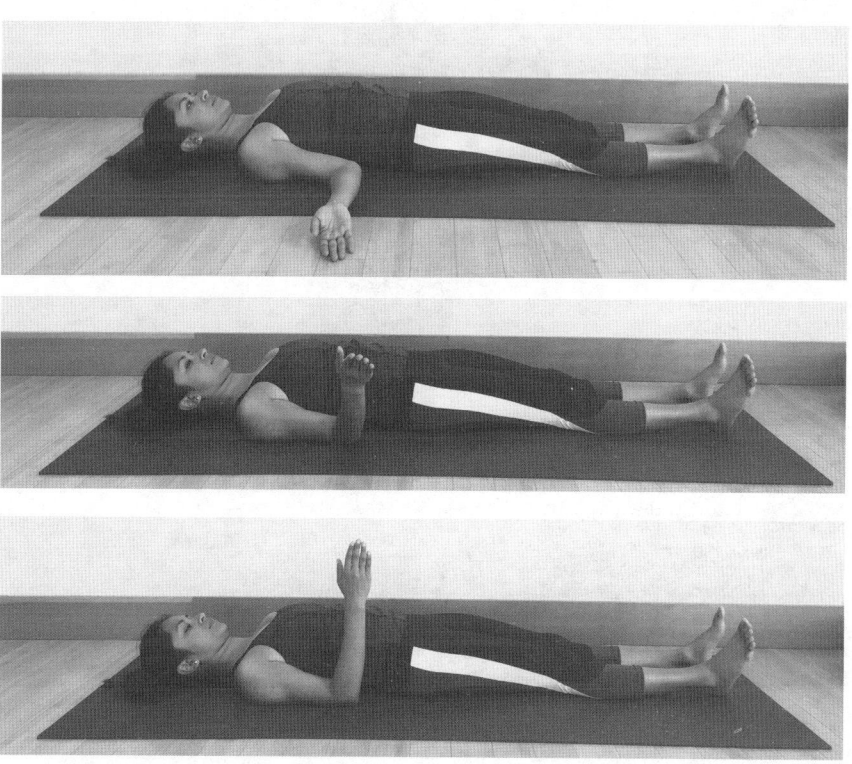

Yogaterapia

Ardha Urdhva Hastasana (media postura de las manos alzadas)

De pie en *Tadasana*, gira ligeramente hacia dentro los brazos hasta que las puntas del pulgar apunten hacia las caderas (observa que esta es la rotación opuesta a la que generalmente se hace como preparación para extender los brazos hacia fuera y por encima de la cabeza). Manteniendo los omóplatos ligeramente arraigados hacia abajo contra las costillas y los extremos superiores de los hombros nivelados uno con otro, extiéndete completamente a través de los brazos, codos y dedos. Muy lentamente alza los brazos hacia fuera lateralmente (abducción) y hacia arriba hasta que estén paralelos al suelo. Álzalos todo lo posible siempre que no haya dolor. Lentamente baja los brazos hacia los lados. Repite de diez a quince veces. Prueba a mantener los brazos en abducción todo el tiempo que puedas siempre que no haya dolor. Si esto te resulta muy fácil y los hombros no se elevan, prueba a hacer los mismos movimientos con pesos muy ligeros en las manos. Prueba a realizar esta misma serie de movimientos con todas las asanas en las que los brazos son abducidos a noventa grados, como en *Virabhadrasana* II (postura del guerrero II).

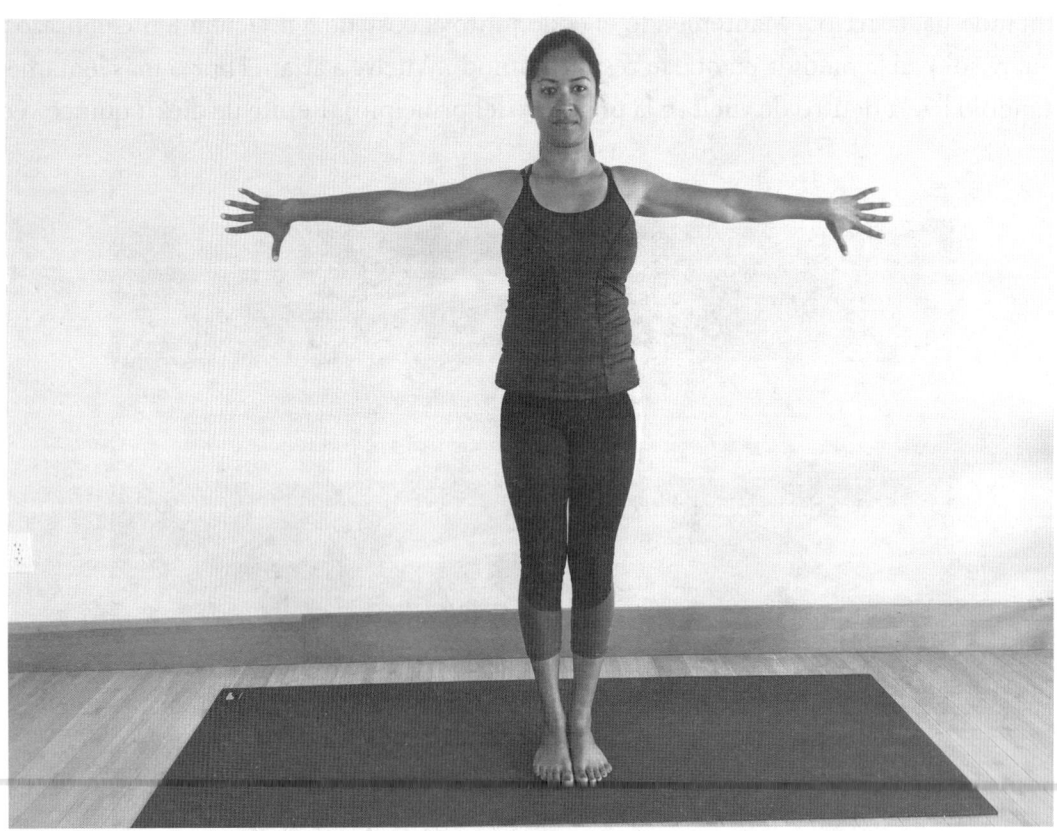

Curar enfermedades musculoesqueléticas

Phalakasana (postura de la plancha) con pared

Comienza de pie frente a una pared (separa los pies de la pared a la longitud de un brazo) en *Tadasana* y apoya las manos en la pared a la altura de una mano por debajo de los hombros con los codos completamente extendidos. Dobla lentamente los codos para acercar la parte superior del cuerpo a la pared y luego invierte este movimiento, empujando para separarte de la pared hasta que los brazos estén completamente estirados. Con los omóplatos arraigados por la espalda hacia abajo, repite de diez a quince veces y luego mantén la posición del codo completamente extendido durante un minuto.

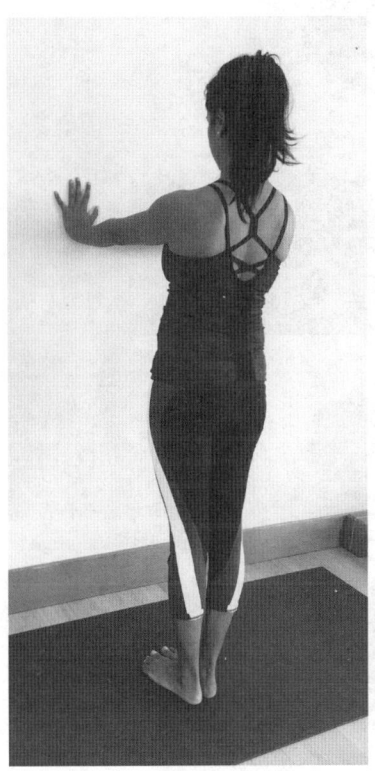
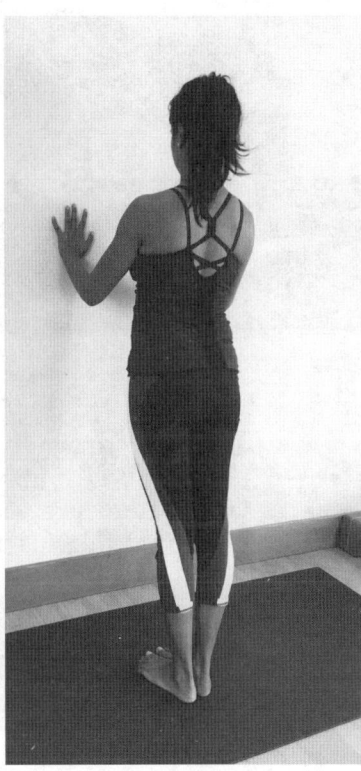
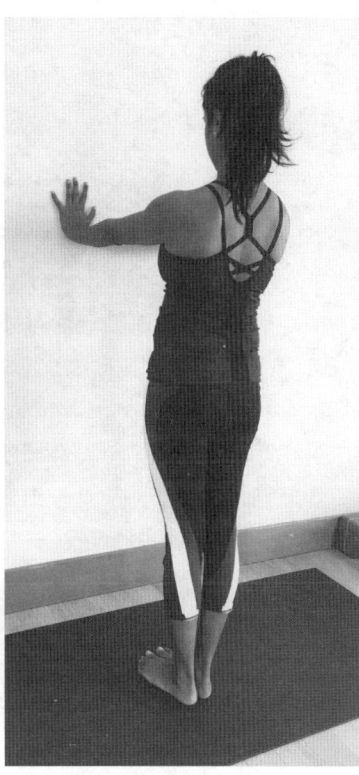

Yogaterapia

Bidalasana: activación de la escápula

Comenzando en la forma básica de *Bidalasana* con los codos completamente extendidos, lleva el pecho lentamente hacia el suelo sin doblar los codos; luego invierte este movimiento despacio empujando el pecho hacia arriba y separándolo del suelo. Trata de mantener los omóplatos arraigados contra las costillas posteriores y tan abajo por la espalda (lejos del cuello) como sea posible. Continúa con este movimiento muy lento de diez a quince veces. A continuación, llega al punto intermedio de este movimiento y mantenlo durante un minuto mientras sigues centrándote en que los omóplatos permanezcan hacia abajo y lejos del cuello.

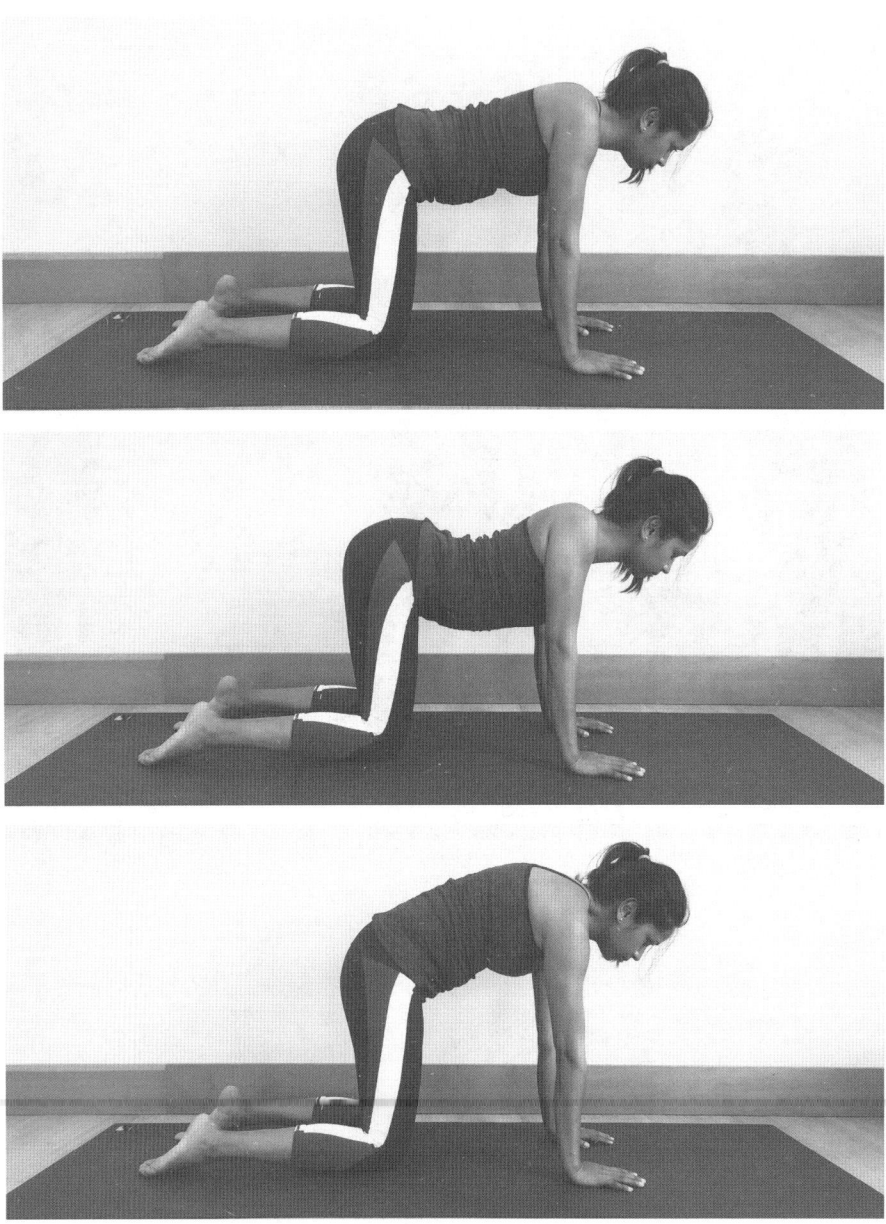

Phalakasana (postura de la plancha)

Colócate en la postura básica de *Phalakasana*. Si te resulta incómodo, sigue con la práctica de activación de la escápula en *Bidalasana* que acabo de describir. Si estás cómodo, lleva lentamente el pecho hacia el suelo sin doblar los codos; luego invierte este movimiento despacio presionando el pecho hacia arriba para alejarlo del suelo. Mantén los brazos rectos y los omóplatos arraigados hacia abajo y contra la parte trasera de las costillas. Repite este movimiento muy lenta de diez a quince veces. A continuación, llega a su punto intermedio y mantenlo durante un minuto mientras sigues centrándote en que los omóplatos permanezcan bajos y alejados del cuello.

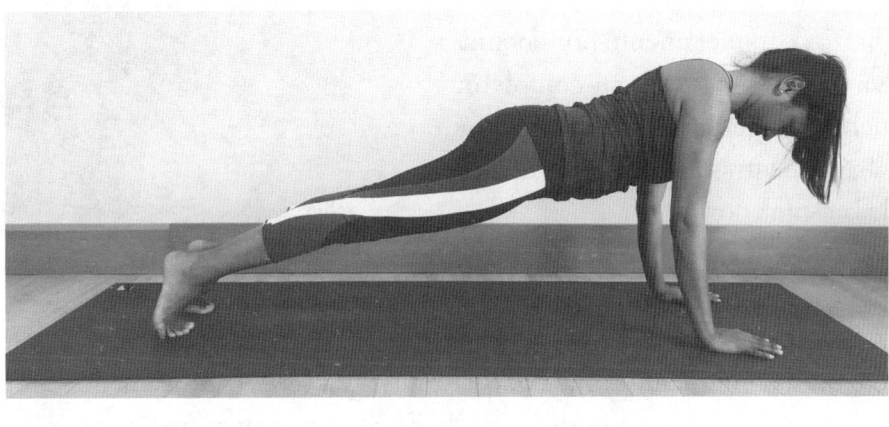

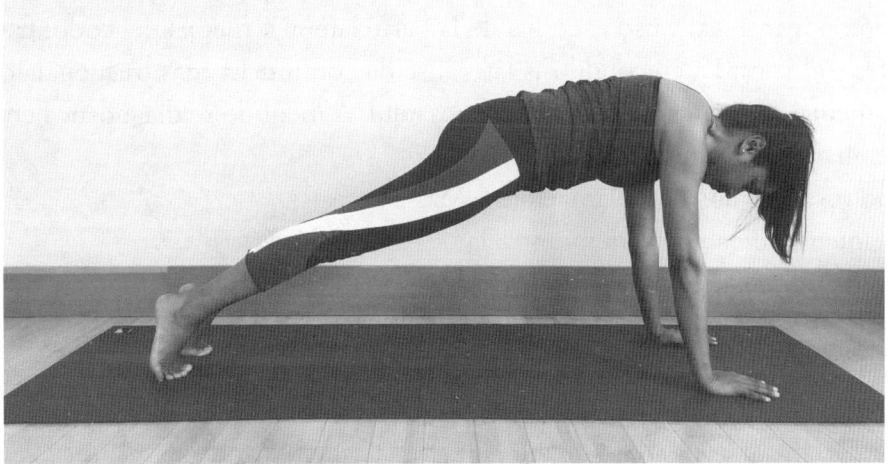

Urdhva Hastasana (postura de las manos alzadas): estiramiento con pared

De pie en *Tadasana*, coloca los brazos con los codos ligeramente por debajo de la altura de los hombros y doblados a noventa grados, con las palmas tocando la pared. En cada inspiración, separa ligeramente de la pared la parte superior del cuerpo (torso y cabeza). En cada espiración, lleva la parte superior del cuerpo hacia la pared, estirando los músculos elevadores de la escápula. Repite de diez a quince veces. Si te sientes cómodo, prueba a estirar los brazos completamente por encima de la cabeza en *Urdhva Hastasana* completo; después vuelve a enraizar los omóplatos por la espalda abajo mientras intentas girarlos alejándolos de la espina dorsal

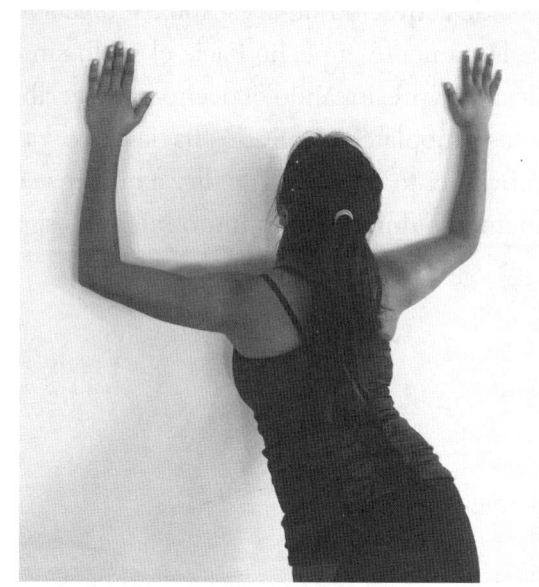

Tendinopatía (codo de tenista)

Se la conoce comúnmente como codo de tenista y a veces erróneamente como tendinitis (inflamación) del codo, tendinosis del codo —más técnicamente epicondilosis—. Se trata de una lesión por mal uso y uso excesivo de la parte lateral o medial del codo, frecuente en los deportes y el yoga. La epicondilosis lateral se da con mucha más frecuencia que la epicondilosis medial y es en la que nos centramos aquí. A menudo se diagnostica como tendinitis. Sin embargo, el examen minucioso de esta afección no revela signos de inflamación.[94] Más bien, el examen microscópico demuestra la degeneración de una sustancia (angiofibroblastos) del extensor del codo (tríceps braquial y acóneo) y el tendón extensor de la muñeca (músculos extensor radial corto y extensor radial largo del carpio), lo que los desestabiliza y los debilita.[95] Aunque es una patología común entre los atletas, también se da en alrededor del 1 al 3 % de la población en general y es más frecuente entre los carpinteros que entre los tenistas.[96]

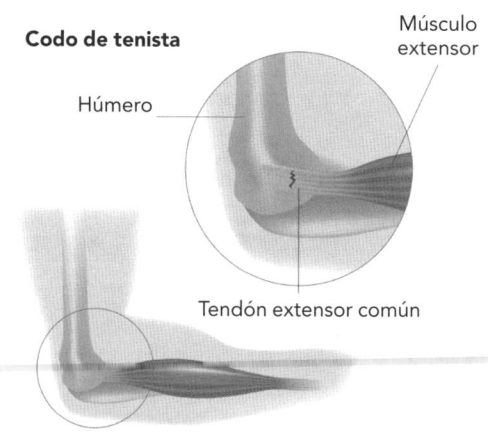

Codo de tenista

Músculo extensor
Húmero
Tendón extensor común

Brazo derecho, parte lateral (exterior)

Curar enfermedades musculoesqueléticas

LA EXPERIENCIA DOLOROSA

La tendinopatía se siente como un dolor agudo en la parte lateral del codo o alrededor de esta, especialmente al levantarlo, resistiendo la gravedad, en movimientos tales como la transición de *Phalakasana* (postura de la plancha) a *Chaturanga Dandasana* (postura del bastón con cuatro miembros) y a *Urdhva Mukha Svanasana* (postura del perro hacia arriba) o al agarrar algo con la mano. Puede haber sensibilidad en el epicóndilo lateral incluso en reposo, y el dolor puede irradiarse hasta el antebrazo o la parte superior del brazo. También puede haber hinchazón y rigidez.

LAS CAUSAS CONOCIDAS

Las principales causas de la tendinopatía son el uso erróneo del codo (una biomecánica deficiente)[97] y un uso excesivo, que observo con frecuencia entre estudiantes del yoga, especialmente en prácticas de estilo dinámico. Su denominación popular «codo de tenista» surge de una técnica de golpe de revés incorrecta del tenis en la que la fuerza se genera en el antebrazo en lugar de en el hombro y en la rotación realizada a través del torso. Aunque puede ser causada por un impacto, generalmente es una lesión debida al uso inadecuado o al esfuerzo repetitivo que conlleva desgaste y desgarro de los tendones relativamente avasculares. La tensión gradualmente creciente en los tendones causa su degeneración, que a su vez conduce al desorden de sus fibras de colágeno (no a su inflamación).[98]

CÓMO SE CURA

La tendinopatía se cura muy lentamente: por lo general puede tardar de varias semanas a muchos meses en solucionarse por sí misma. Es importante limitar las actividades que la causan mientras se desarrolla una biomecánica más sana del uso de la mano, el antebrazo y el brazo. Se ha demostrado que el entablillado de la mano y de la muñeca, así como la colocación de un soporte justo debajo del codo, solo durante alguna actividad importante, ayudan a curar los tendones enfermos.[99] El masaje profundo en los tejidos afectados y a su alrededor, incluida la técnica de liberación activa de movilización del tejido blando, ha demostrado su eficacia, al igual que la acupuntura.[100] En algunas afecciones crónicas se utilizan las inyecciones de esteroides y la cirugía.[101]

CURAR CON PRÁCTICAS DE ASANA

El objetivo principal de la asana es el mayor desarrollo de flexibilidad y fuerza en los músculos extensores y flexores de la muñeca, fortaleciendo la cintura escapular de maneras que apoyan la biomecánica más sana en el uso de brazos y codos, y desarrollando esas biomecánicas más saludables.

Desarrollar una mayor fuerza y flexibilidad

Para desarrollar mayor flexibilidad y fuerza en el extensor de la muñeca y en los músculos flexores, comienza con las prácticas generales de terapia de muñeca. Estas prácticas pueden ayudar a desarrollar flexibilidad en los músculos del antebrazo.

Shishulasana (postura del delfín): movimientos preparatorios de antebrazo

Comenzando a gatas en *Bidalasana* (postura del gato), lleva los codos al suelo bajo los hombros con los antebrazos alineados directamente hacia adelante desde los codos. Presiona los hombros alejándolos de las manos y enraíza los omóplatos hacia abajo contra la parte posterior de las costillas. Rota muy lentamente los antebrazos para girar las palmas hacia arriba; luego invierte este movimiento y presiona lentamente las palmas contra el suelo. Alterna hacia delante y hacia atrás en este movimiento de supinación-pronación, y después de hacer de diez a quince repeticiones, mantén cada posición completamente rotada hasta un minuto. Finalmente, mueve las muñecas y date un automasaje por los antebrazos y en los huesos de las muñecas.

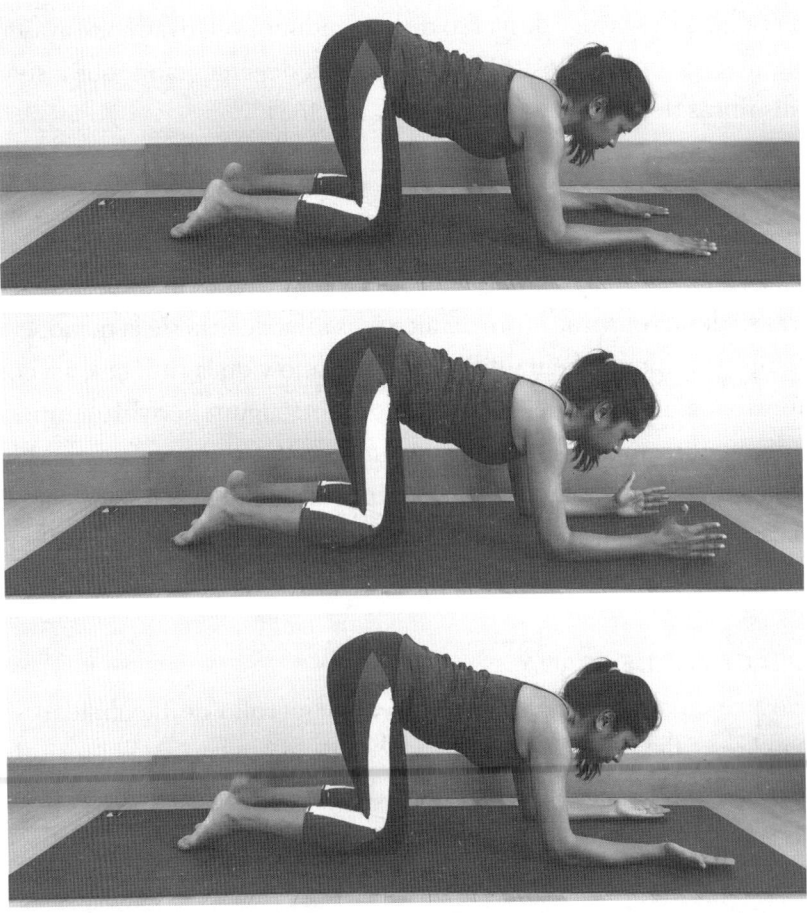

Curar enfermedades musculoesqueléticas

Anahatasana (postura del cachorro de perro): movimientos de antebrazo

Extiende los brazos hacia delante desde los hombros y presiona las manos firme y uniformemente contra el suelo. Rota lentamente los omóplatos hacia la columna vertebral (girando los brazos internamente); luego invierte este movimiento, girando externamente los omóplatos y alejándolos así de la columna. Manteniendo la posición rotada externamente de la parte superior de los brazos, procede como se ha descrito anteriormente para la postura preparatoria de *Shishulasana* rotando muy lentamente los antebrazos para girar las palmas hacia arriba y luego invirtiendo este movimiento para presionar lentamente las palmas contra el suelo. Alterna hacia delante y hacia atrás en este movimiento de supinación-pronación, y después de hacer de diez a quince repeticiones, mantén cada posición completamente rotada hasta un minuto.

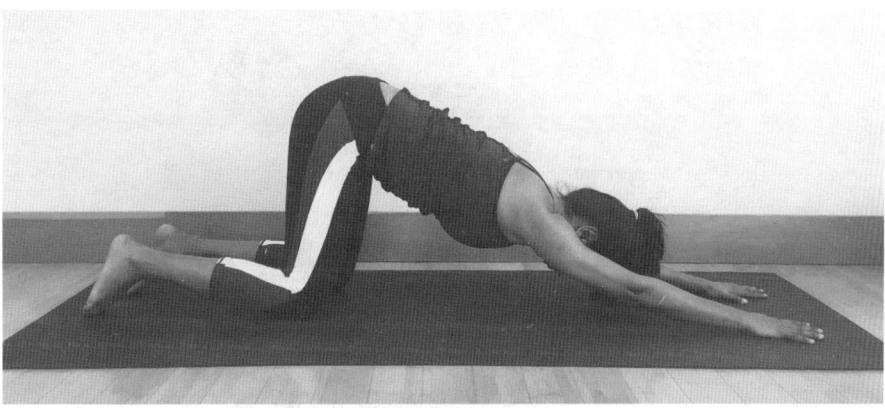

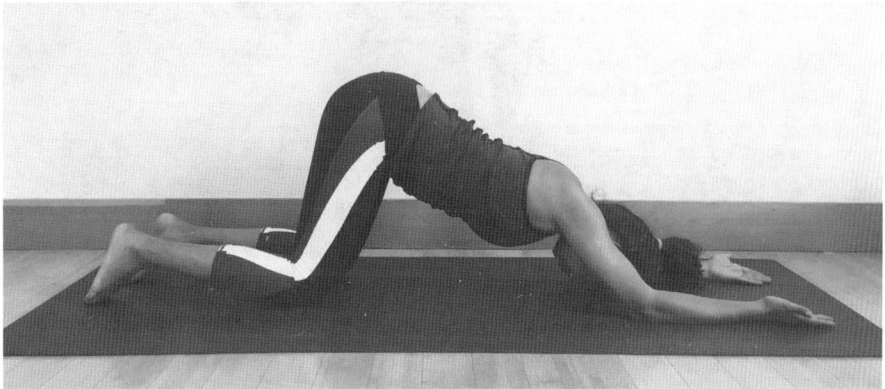

Yogaterapia

Fortalecer la cintura escapular

Para fortalecer la cintura escapular, realiza estas asanas:

Bidalasana (postura del gato): activación de la escápula

Comenzando en la forma básica de *Bidalasana* con los codos completamente extendidos, lleva el pecho hacia el suelo despacio y sin doblar los codos; luego invierte lentamente este movimiento empujando el pecho hacia arriba para separarlo del suelo. Trata de mantener los omóplatos arraigados contra la parte posterior de las costillas y lo más alejados espalda abajo (lejos del cuello) que sea posible. Repite este movimiento muy lentamente de diez a quince veces. A continuación, llega al punto intermedio del movimiento y mantenlo durante un minuto mientras continúas centrándote en que los omóplatos permanezcan hacia abajo lejos del cuello y en mantener el torso firme en la posición intermedia.

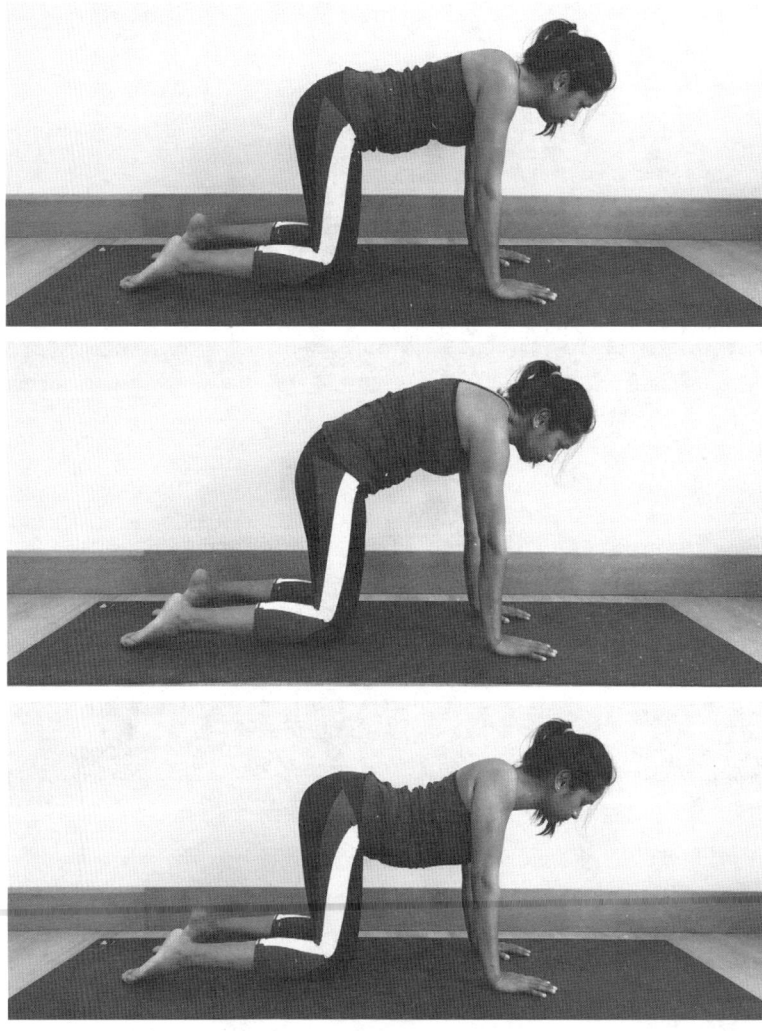

Curar enfermedades musculoesqueléticas

Phalakasana (postura de la plancha)

Colócate en la postura básica de *Phalakasana*. Si te resulta incómodo, sigue con la práctica de activación de la escápula en *Bidalasana* que acabo de describir. Si estás cómodo, lleva lentamente el pecho hacia el suelo sin doblar los codos; luego invierte este movimiento despacio presionando el pecho hacia arriba para alejarlo del suelo. Mantén los brazos rectos y los omóplatos arraigados hacia abajo y contra la parte posterior de las costillas. Repite este movimiento muy lentamente de diez a quince veces. A continuación, llega a su punto intermedio y mantenlo durante un minuto mientras sigues centrándote en que los omóplatos permanezcan bajos y alejados del cuello.

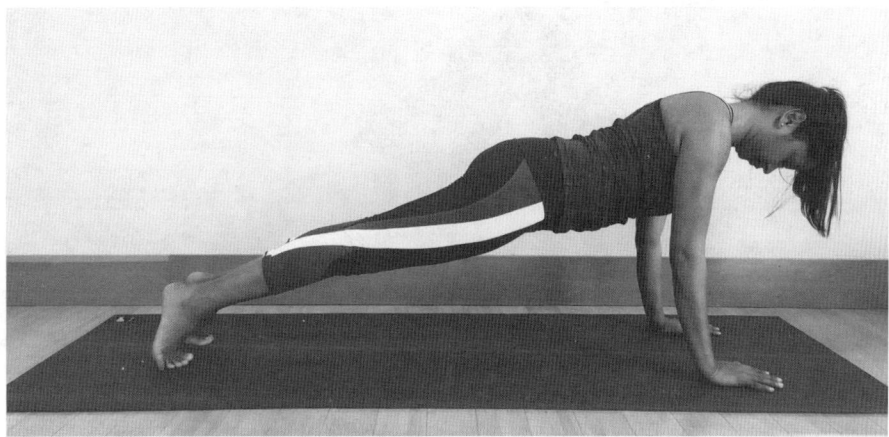

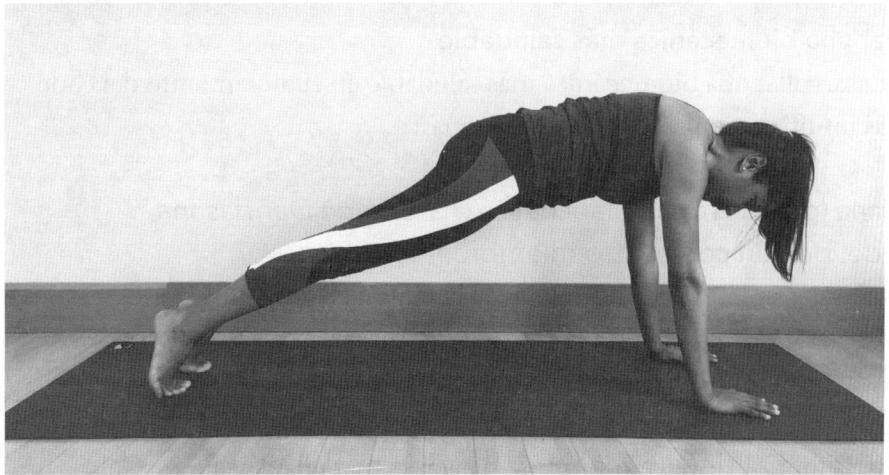

Yogaterapia

Adho Mukha Svanasana (postura del perro mirando hacia abajo)

Colocándote en la forma básica de *Adho Mukha Svanasana*, dobla ambas rodillas y comienza a pedalear lentamente: acerca un talón al suelo y cuando lo subas baja el otro. Estabiliza gradualmente las piernas; podrías mantener las rodillas dobladas para que sea más fácil aguantar esta posición con los tendones y las caderas rígidos. Enraíza de manera uniforme a través de las manos, presionando firmemente hacia abajo a través de los nudillos de los dedos índice, y gira los omóplatos hacia fuera separándolos ampliamente de la columna. Mantén mientras te resulte cómodo hacerlo, y luego descansa en *Balasana* (postura del niño).

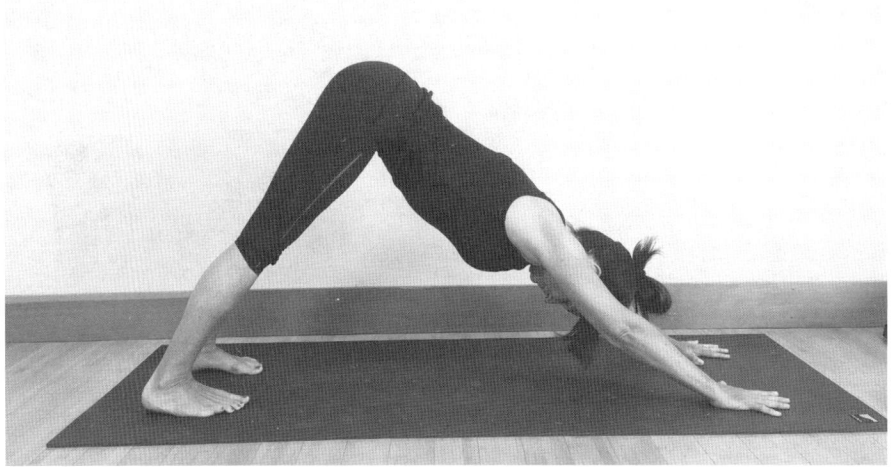

Desarrollar una biomecánica más saludable

Para desarrollar una biomecánica más saludable en el movimiento del codo (y fortalecer aún más la cintura escapular), raliza estas asanas:

Phalakasana (postura de la plancha) a *Chaturanga Dandasana* (postura del bastón con cuatro miembros)

Al explorar este movimiento, plantéate mantener las rodillas en el suelo a menos que puedas hacerlo de forma estable y cómoda con las piernas rectas y activas. Los aspectos fundamentales de este movimiento en lo referente las articulaciones del codo son asegurarse de que estas se alineen directamente con los hombros y las muñecas, en lugar de torcerse hacia dentro o hacia fuera, y de que no se muevan hacia dentro ni hacia fuera. Coloca un cojín grueso y firme (de por lo menos quince centímetros de espesor) debajo del tórax en la forma básica de *Phalakasana*. Si las piernas están rectas, presiona los talones como si se apoyaran en una pared mientras mantienes los omóplatos arraigados contra la parte posterior de las costillas y creas una sensación de sacar el esternón hacia delante. Mantén las orejas niveladas con los hombros en lugar de extender o flexionar el cuello. En una espiración, dobla lentamente los codos hasta que los hombros estén justo a la misma altura que ellos (esto es *Chaturanga Dandasana*) y trata de mantener esta posición durante una o dos respiraciones antes de dejarte caer en el cojín. Procura no dejar nunca que los hombros queden por debajo de los codos en *Chaturanga Dandasana* porque al hacerlo se ejerce una fuerza excesiva en la parte frontal (anterior) de la cápsula de la articulación del hombro y un movimiento repetitivo de ese tipo puede causar desgarros en el labrum. Con mayor fuerza, mantén la postura durante más tiempo antes de volver a presionar en *Phalakasana*.

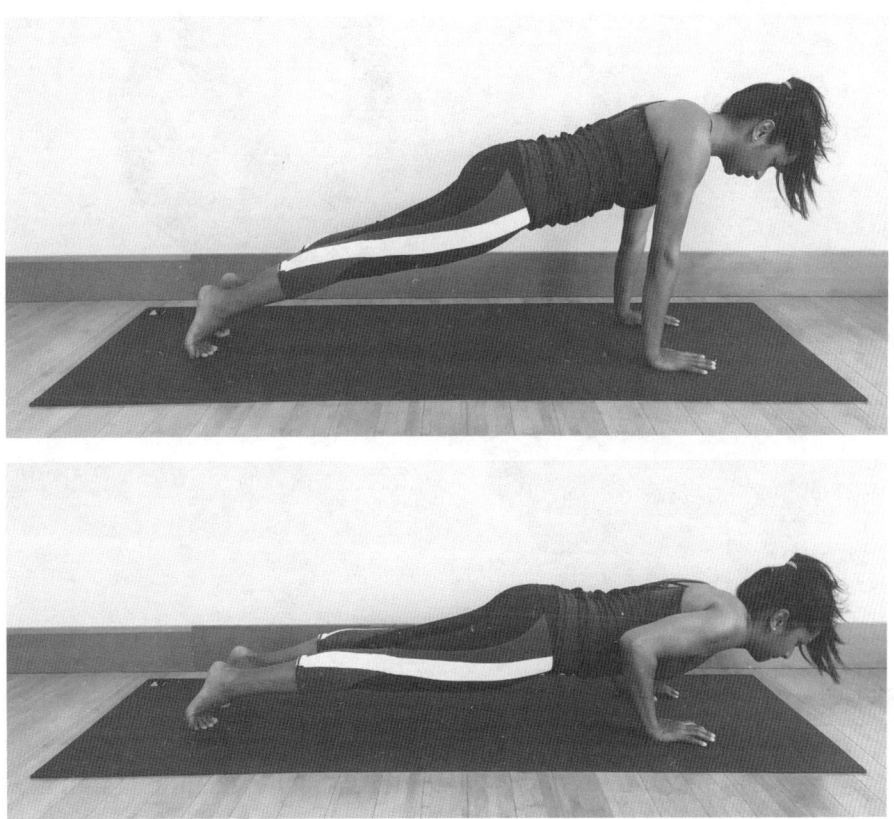

Dolor de muñeca y síndrome del túnel carpiano

Aunque está claro que *dolor de muñeca* es una descripción excesivamente general y el síndrome del túnel carpiano (STC) es un diagnóstico específico, expongo ambos términos conjuntamente debido a los diversos factores interrelacionados que se dan en ambos. El dolor de la muñeca en la gran mayoría de los casos se extiende más allá de ella, especialmente a la mano, e incluso cuando no lo hace, su causa puede derivar de factores extrínsecos a la muñeca misma.[102] El dolor también puede manifestarse en diferentes partes de la muñeca,

Yogaterapia

ofreciendo algunas pistas acerca de la causa. El STC se presenta cuando el nervio mediano está atrapado en el pequeño conducto en el lado palmar de la articulación de la muñeca a través del cual se transmiten varios tendones y pasa el nervio medial.[103] La inflamación de los tendones ejerce presión sobre el nervio, causando dolor o malestar en la muñeca, los dedos (pulgar, índice y dedo corazón) y a veces hasta el antebrazo. El dolor de la muñeca y de la mano también puede manifestarse en el anular y el meñique debido a la presión sobre el nervio cubital.[104]

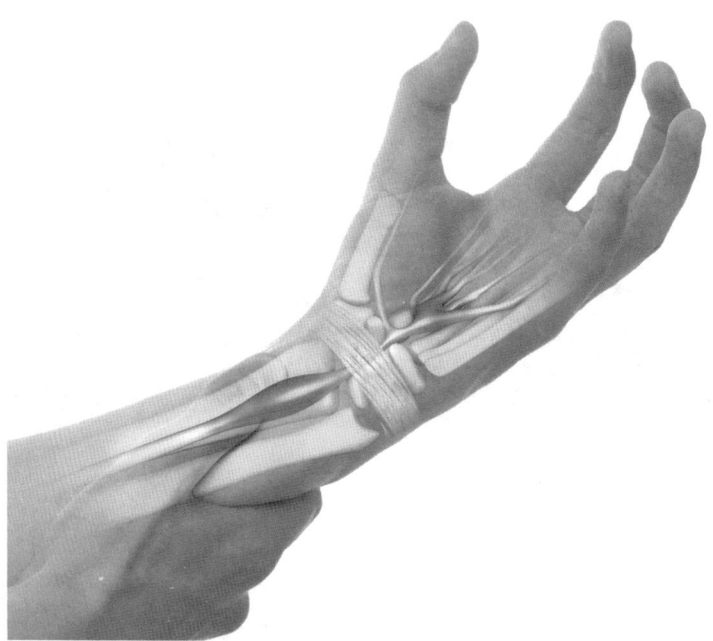

LA EXPERIENCIA DOLOROSA

El STC se experimenta generalmente como sensación de hormigueo, de quemazón, de «ser pinchado con agujas y alfileres», a menudo por la noche, cuando la muñeca y la mano están inactivas. El pinzamiento del nervio cubital causa más hormigueo y entumecimiento en los dedos afectados, junto con la posible interrupción de la función motriz. Un dolor más intenso en la muñeca producido por un golpe que implique fractura del hueso o rasgaduras del ligamento se siente como un dolor agudo en la misma muñeca además de adormecimiento en la mano debido a la inflamación y a la presión nerviosa relacionada con esta.

LAS CAUSAS CONOCIDAS

El dolor agudo o crónico en las muñecas y las manos puede surgir de diversas fuentes, lo que normalmente dificulta el diagnóstico. Un impacto traumático, como por ejemplo una caída y parar el golpe de esta con la muñeca, puede causar fracturas del hueso, esguinces del ligamento y desgarros y contusiones.[105] El dolor crónico que aumenta de manera gradual es mucho más común y se presenta normalmente debido a la tensión repetitiva, incluidas las clases de yoga en las que hay una tremenda presión en las articulaciones de la muñeca, mientras están en extensión (como ocurre en la postura de la plancha, *Chaturanga Dandasana*, las perro mirando hacia arriba y perro mirando hacia abajo y también en todos los equilibrios de brazo, excepto aquellos con los antebrazos en el suelo). A menudo los padres de bebés y niños pequeños desarrollan síntomas de la muñeca relacionados con la tensión repetitiva que surge de la forma en que toman en brazos a su hijo.[106]

Por lo general, el diagnóstico médico puede identificar las causas específicas del dolor de muñeca. El dolor crónico no traumático es en gran medida el más común y normalmente viene causado por la tendinopatía o pinzamiento del nervio. Para que se clasifique técnicamente como STC es necesario identificar el pinzamiento del nervio medial en el mismo túnel carpiano, a pesar de que todos los síntomas del STC que se presentan surgen tanto del pinzamiento del nervio medial en el plexo braquial o en el codo como de la inflamación de los tendones flexores en el túnel carpiano. El codo es también la localización más probable de un pinzamiento del nervio cubital, que en yoga se puede causar o exacerbar por el desalineamiento de los codos al aguantar peso, sobre todo en los movimientos dinámicos.[107] Cuando el dolor se siente principalmente en la base del pulgar o al usar este dedo, se debería hacer un examen para comprobar si se sufre de tenosinovitis de Quervain; la forma de hacerlo es rodear el pulgar con los demás dedos de la mano y abducir la articulación derecha para determinar si produce dolor en la base del pulgar, que es una prueba positiva.[108]

CÓMO SE CURA

La curación depende de la afección y de su causa. En casos de sensibilidad o tensión persistentes de la muñeca son recomendables el hielo, colocar una tablilla a la hora de dormir (debido a que tendemos a flexionar la muñeca y a ejercer presión sobre ella con los movimientos naturales que se producen mientras dormimos) y los agentes antiinflamatorios (entre ellos la cúrcuma y el jengibre). Las lesiones por tensión repetitiva nos invitan a reducir o detener las acciones repetitivas y a evaluar la dinámica de la postura y el movimiento de estas. En la práctica del yoga, se puede jugar de diversas formas con una ligera modificación de la posición y la acción enérgica para ejercer presión de manera variable en las muñecas, mientras que los apoyos minimizan la presión producida al extender la muñeca. Las lesiones agudas a menudo requieren atención médica, lo mismo que muchas afecciones crónicas.

Yogaterapia

CURAR CON PRÁCTICAS DE ASANA

A los estudiantes que experimentan dolor de muñeca crónico o STC les puede resultar beneficioso calentar los dedos, manos, brazos y hombros antes de comenzar la práctica. El masaje de la muñeca y del antebrazo también es eficaz para ayudar a reducir el dolor. Mientras el dolor sea leve, las siguientes prácticas pueden ser curativas:

Prácticas específicas para la muñeca

Terapia de muñeca en *Tadasana*

Gira suavemente las muñecas en toda su amplitud de movimiento circular, cambiando repetidamente de dirección; luego sacúdelas suavemente durante unos treinta segundos. Esto puede incorporarse de forma breve en cada saludo al sol.

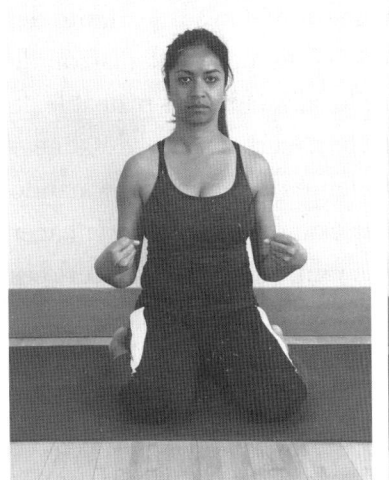
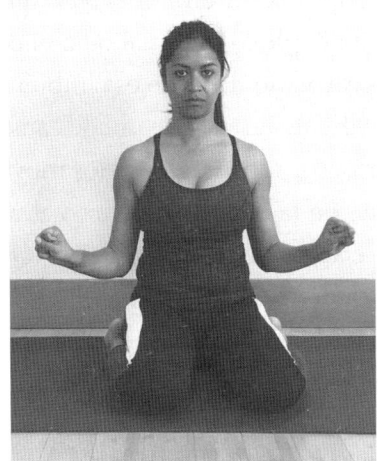
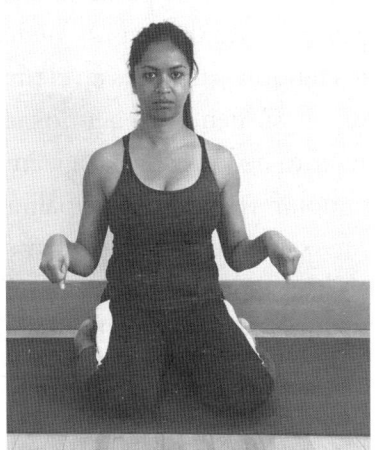

Uttanasana con muñecas en *Pratikriyasana*

Cada vez que te pliegues en *Uttanasana* en los saludos al sol, coloca la parte posterior de las muñecas hacia el suelo o sobre él y cierra el puño con suavidad. Para las muñecas esto resulta menos intenso que *Pada Hastasana* (además, pueden hacerlo más estudiantes y puede practicarse fácilmente al espirar en *Uttanasana*).

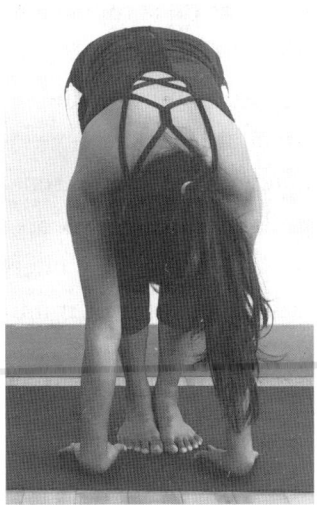

Bombeo de muñeca

Sosteniendo los dedos de una mano con los de la otra, mueve la muñeca hacia delante y hacia atrás mientras ofreces resistencia al movimiento con la mano opuesta. Si no hay dolor, repite durante uno o dos minutos.

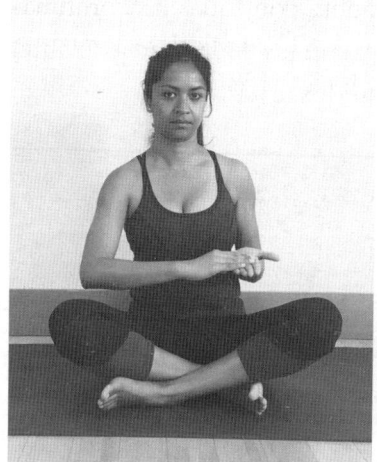
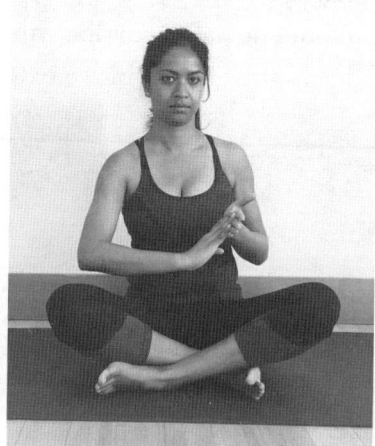
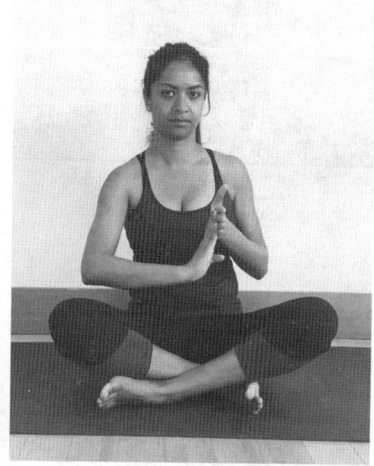

Anjali mudra (sello reverencial)

Presiona las palmas y los dedos (desde los nudillos hasta las puntas de los dedos) juntándolos firmemente en el pecho en posición de oración de uno a dos minutos. Esto se conoce también como la prueba de Phalen invertida; si en treinta segundos se produce una sensación ardiente en la articulación de la muñeca, esto podría indicar un STC. Invierte la posición de las manos, colocando la parte posterior de las muñecas y de las manos juntas, y presiona firmemente durante un minuto como máximo (prueba de Phalen).

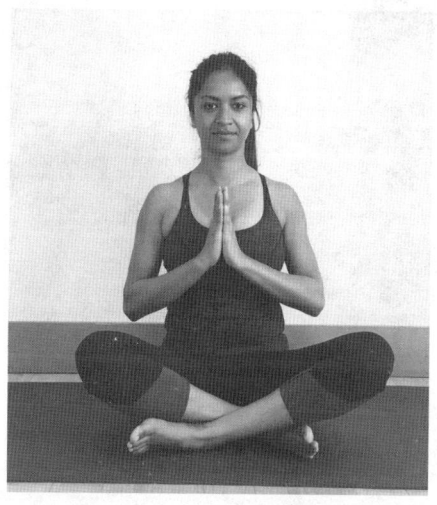
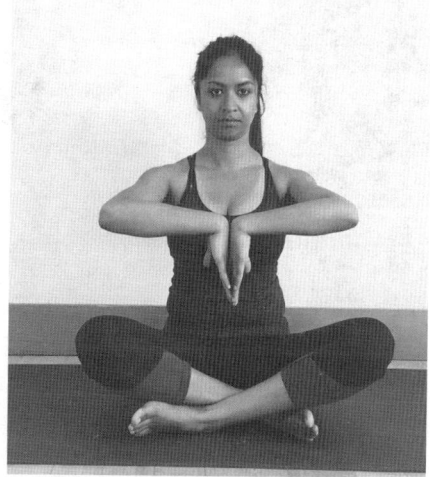

Yogaterapia

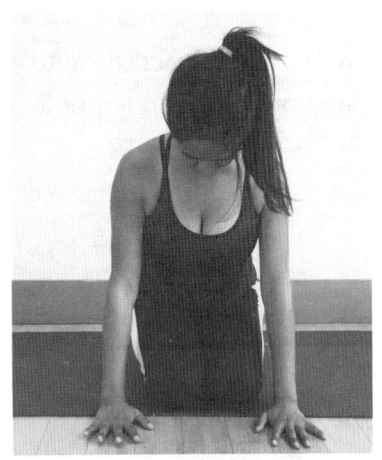

Baile de manos

Arrodillado cómodamente, coloca las manos en el suelo con los dedos apuntando hacia delante, y después hacia los lados; luego gira las palmas hacia arriba, después hacia abajo con los dedos extendidos, hacia arriba con los dedos hacia atrás, y sigue de esta manera con todas las combinaciones de palmas arriba y abajo con los dedos hacia delante, hacia atrás, encogidos y extendidos.

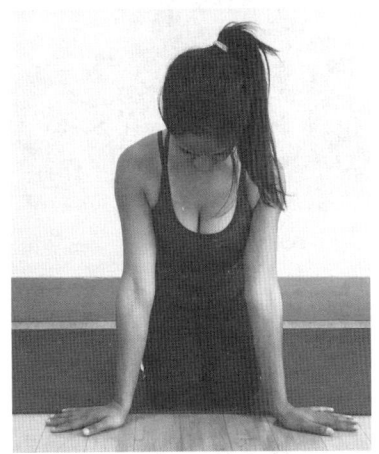 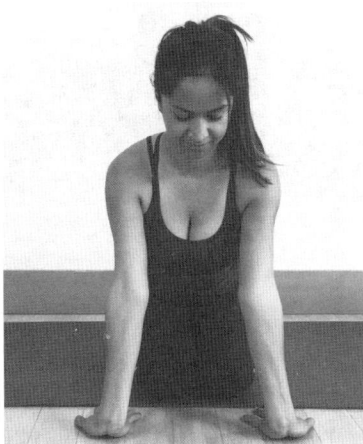 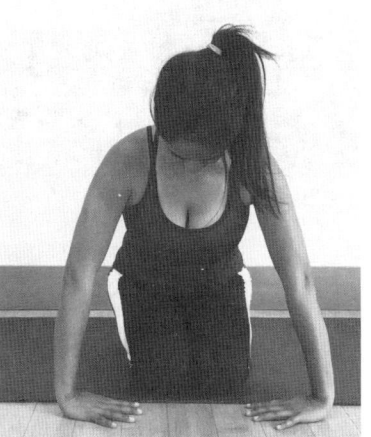

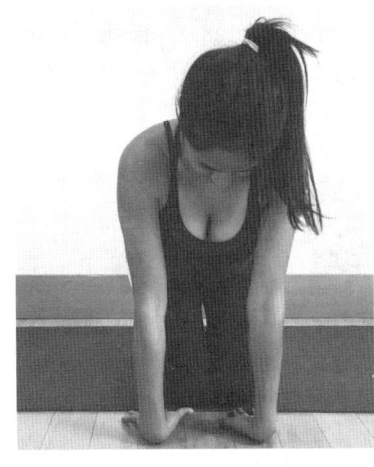 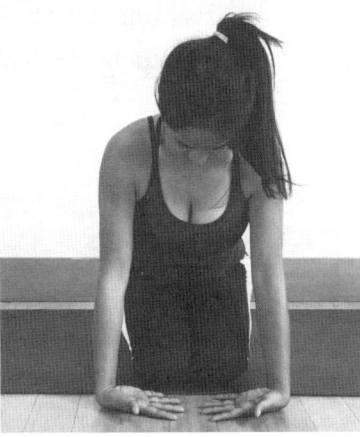 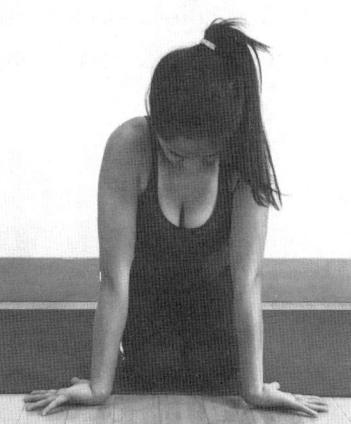

TERAPIA BÁSICA DE MUÑECA

Para los estudiantes y los clientes que experimentan dolor leve de muñeca puede ser recomendable calentar los dedos, manos, brazos y hombros antes de comenzar su práctica. El masaje de la muñeca y del antebrazo es también eficaz para ayudar a reducir el dolor. Siempre que el dolor sea leve, los siguientes ejercicios pueden ser curativos:

Terapia de muñeca en *Tadasana*

Gira suavemente las muñecas en toda su amplitud de movimiento circular, cambiando repetidamente de dirección; luego sacúdelas suavemente durante unos treinta segundos. Esto puede incorporarse de forma breve en cada saludo al sol.

Uttanasana con muñecas en *Pratikriyasana*

Cada vez que te pliegues en *Uttanasana* en los saludos al sol, coloca la parte posterior de las muñecas hacia el suelo o sobre él y cierra el puño con suavidad. Para las muñecas esto resulta menos intenso que *Pada Hastasana* (además, pueden hacerlo más estudiantes y puede practicarse fácilmente al espirar en *Uttanasana*).

Bombeo de muñeca

Sosteniendo los dedos de una mano con los de la otra, mueve la muñeca hacia delante y hacia atrás mientras ofreces resistencia al movimiento con la mano opuesta. Si no hay dolor, repite durante uno o dos minutos.

Anjali mudra

Presiona las palmas y los dedos (desde los nudillos hasta las puntas de los dedos) juntándolos firmemente en el pecho en posición de oración de uno a dos minutos. Esto se conoce también como la prueba de Phalen invertida; si en treinta segundos se produce una sensación ardiente en la articulación de la muñeca, esto podría indicar un STC. Invierte la posición de las manos, colocando la parte posterior de las muñecas y de las manos juntas, y presiona firmemente durante un minuto como máximo (prueba de Phalen).

Baile de manos

Arrodillado cómodamente, coloca las manos en el suelo con los dedos apuntando hacia delante y después hacia los lados; luego gira las palmas hacia arriba, después hacia abajo con los dedos extendidos, hacia arriba con los dedos hacia atrás, y sigue de esta manera con todas las combinaciones de palmas arriba y abajo con los dedos hacia delante, hacia atrás, encogidos y extendidos.

En caso de sensibilidad o tensión persistentes en la muñeca, son recomendables el hielo, colocar una tablilla a la hora de dormir, los agentes antiinflamatorios (entre ellos la cúrcuma y el jengibre), la acupuntura y otros tratamientos alternativos. Anima a los estudiantes y clientes a investigar todas las medidas posibles y a consultar con un médico para una orientación complementaria.

Yogaterapia

Prácticas para el cuello y la cintura escapular

Para tratar la presión de los nervios en el plexo braquial y la cintura escapular, sigue estos pasos:

Giros de hombros

Gira los hombros hacia delante, hacia arriba, hacia atrás y hacia abajo varias veces; luego hazlo en la dirección opuesta. Presta mucha atención al dolor; interrumpe el movimiento si te resulta doloroso.

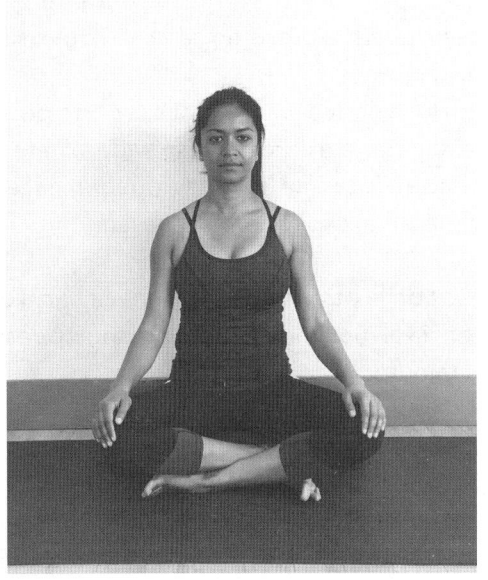
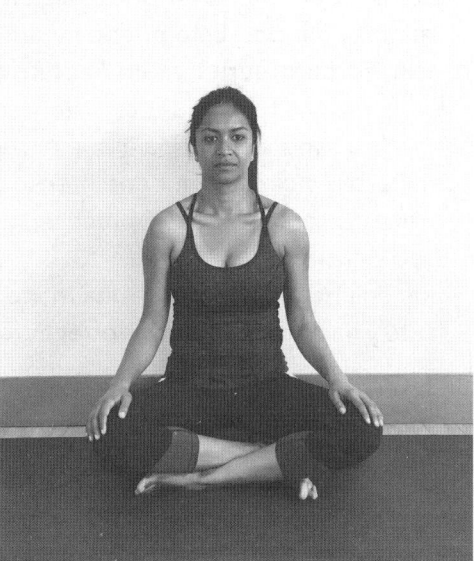
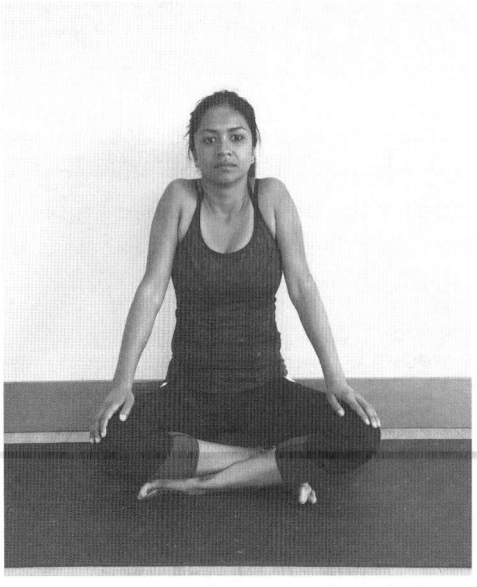
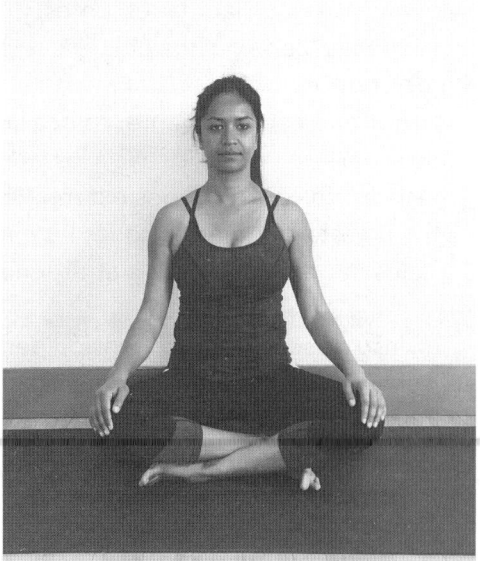

Curar enfermedades musculoesqueléticas

Rotación y flexión con el brazo agarrado: primera práctica

Extiende la mano izquierda alrededor de la espalda para agarrar el brazo derecho por encima del codo. Usa la mano izquierda para tirar del hombro derecho ligeramente hacia atrás y hacia abajo. Gira la cabeza hacia el hombro izquierdo. En las inspiraciones alza levemente la barbilla; en las espiraciones acerca más el mentón al hombro izquierdo. Mantén la postura durante varias respiraciones con la barbilla hacia el hombro y prueba a inclinar muy levemente la cabeza a la derecha y a la izquierda. Repite varias veces antes de cambiar de lado.

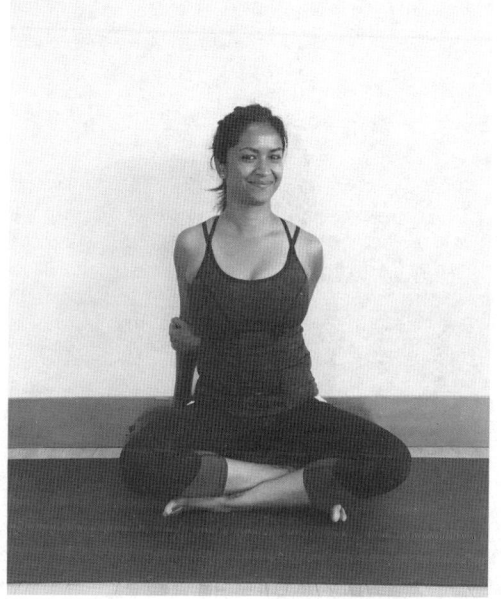
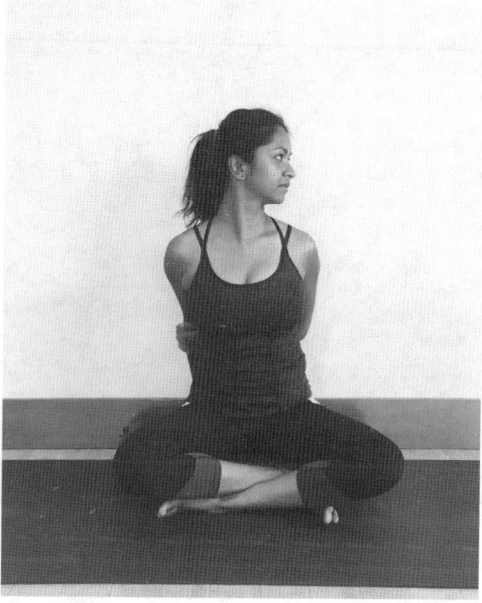
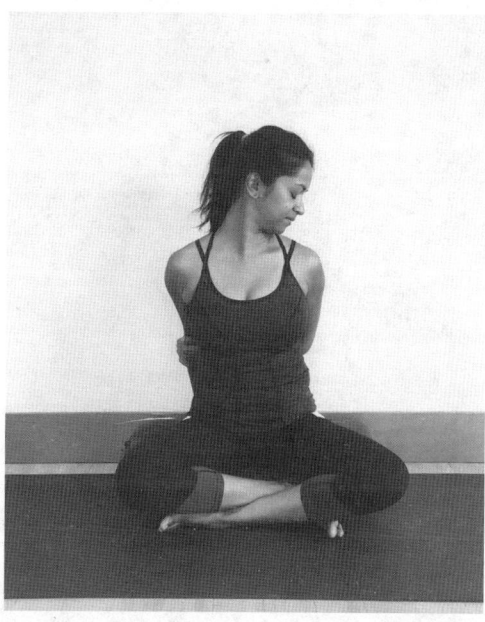

Yogaterapia

Rotación y flexión con el brazo agarrado: segunda práctica

Agarra el brazo, gira la cabeza hacia el hombro izquierdo y lleva la barbilla hacia el hombro como se describió en la primera práctica. Muy lenta y delicadamente, tira de la barbilla hacia la clavícula distal izquierda y luego gírala por completo hacia la clavícula distal derecha. Alza ligeramente la barbilla; luego llévala hacia la clavícula distal izquierda y al otro lado a la derecha. Repite varias veces antes de cambiar de lado.

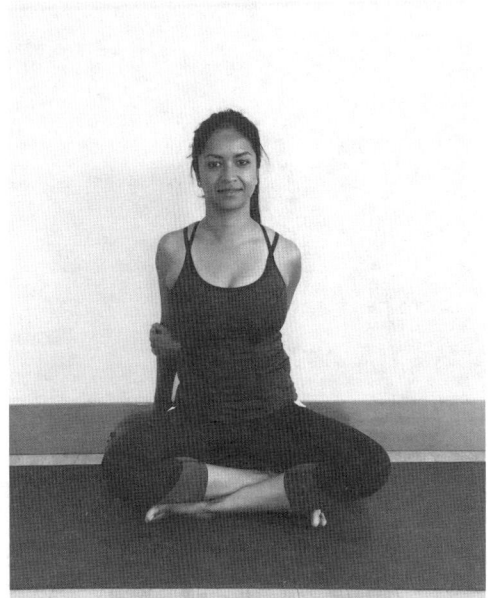
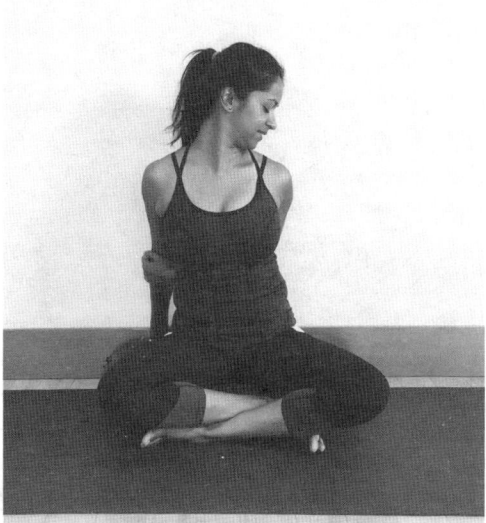
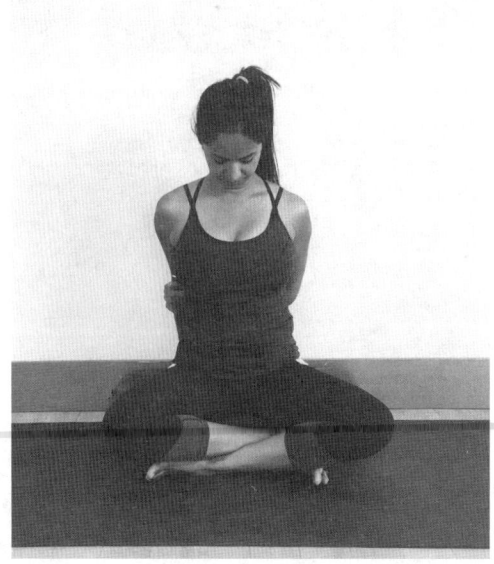

Rotación y flexión con el brazo agarrado: tercera práctica

Agarra el brazo como se describe en la primera práctica. Inclina lentamente y con cuidado la cabeza hacia la izquierda, llevando la oreja izquierda hacia el hombro del mismo lado. Alza lentamente la cabeza hasta la posición inicial. Repite varias veces antes de cambiar de lado.

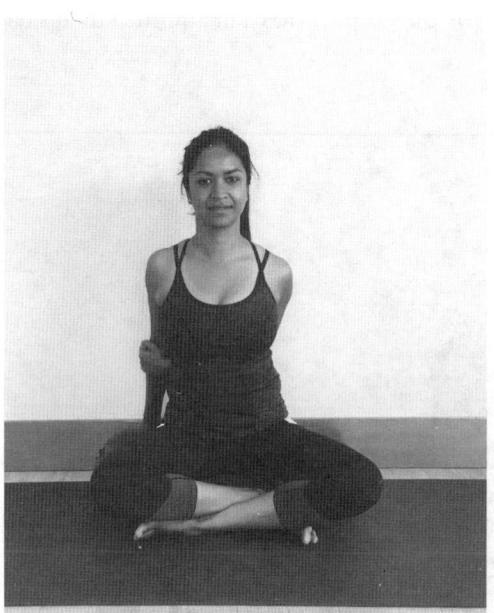
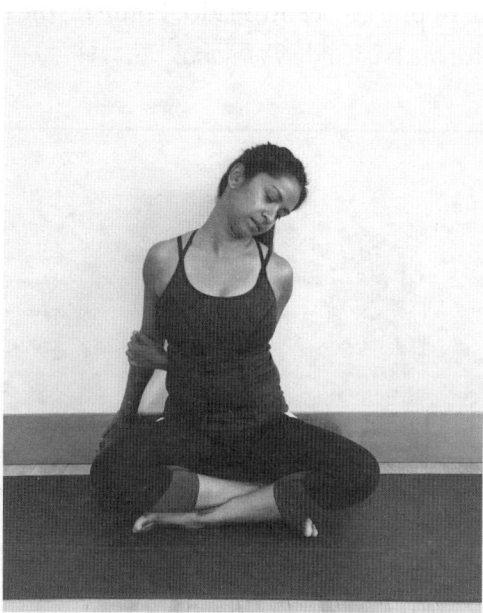
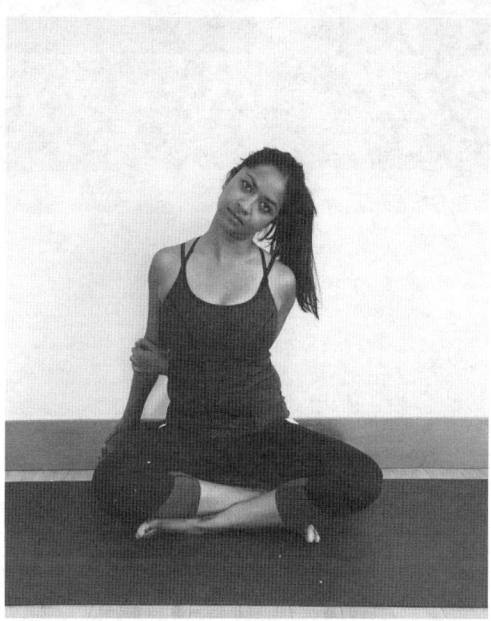

Brazos en *Garudasana* (postura del águila)

Coloca los brazos como en *Garudasana*. Si no puedes cruzar los codos, utiliza un brazo para ayudarte a cruzar el brazo opuesto directamente sobre la parte superior del tórax. Empuja los omóplatos hacia abajo lejos del cuello y contra la parte posterior de las costillas. Mantén esta posición mientras respiras profundamente y pruebas a realizar movimientos muy leves de cabeza en todas las direcciones excepto hacia atrás. No extiendas excesivamente el cuello. Repite con el otro lado. Ponte de pie con los pies separados a la anchura de las caderas en la forma básica de *Tadasana*.

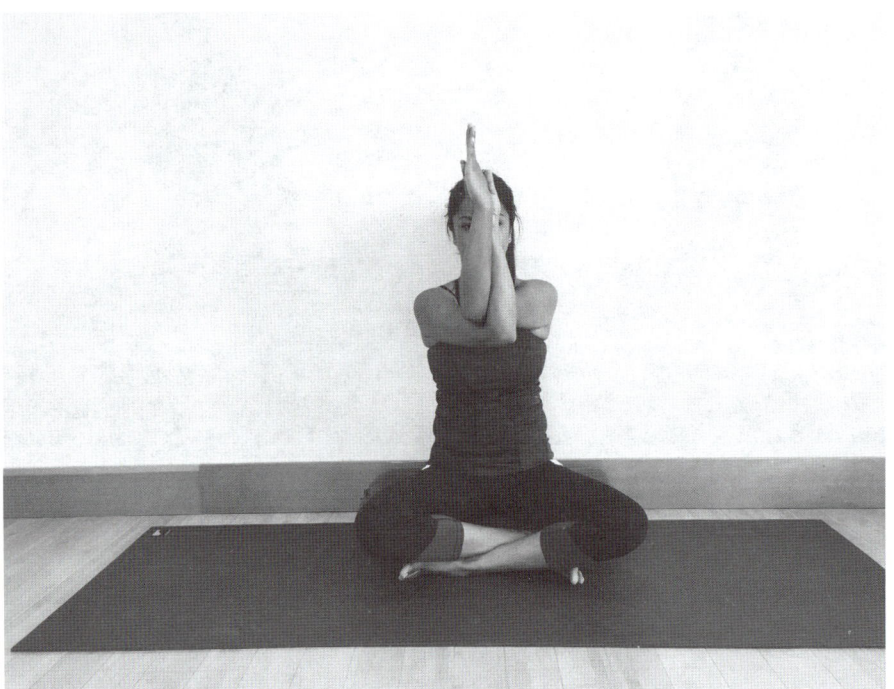

24
Trastornos mentales, emocionales y de la conducta

La felicidad consistía únicamente en estar en armonía con las pocas cosas que me rodeaban, era una sensación de contento y bienestar en la que no había que cambiar ni desarrollar nada

Herman Hesse

A la pérdida de contacto con la realidad se la llama psicosis. Sin usar este término, los antiguos yoguis describieron este trastorno en términos espirituales como un sufrimiento existencial arraigado en el engaño. La realidad perdida era espiritual, la esencia de uno mismo como ser espiritual; la ilusión surgía de pensar que cualquier cosa no espiritual tiene una importancia fundamental. Todos los problemas personales se consideraban temas espirituales que se resolvían con la práctica espiritual o ritual. Esta idea la encontramos a lo largo de toda la historia del yoga y se suele ver como la razón de ser de esta disciplina.

Los *Yoga Sutras* de Patanjali se centran en el pensamiento mismo como problema básico y anuncian la solución en su primer y fundamental aforismo: *chitta vrtti nirodha*, que se traduce como 'calmar las fluctuaciones de la mente'. Se dice que el «yo verdadero» reside más allá de todo pensamiento, tal y como afirmaba Lao Tzu en la primera estrofa del *Tao Te Ching*: «El Tao esencial es el Tao que no se puede explicar».[1] El pensamiento se considera inherentemente problemático al verse como una abstracción de la realidad en lugar de ser algo real en sí mismo. A la mente basada en el ego, reactiva, imaginativa y aferrada a las cosas se la considera tanto causa como efecto de una ignorancia soterrada (*avidya*), no meramente sobre los asuntos mundanos sino acerca de la realidad misma. Los velos entrelazados de la ilusión y la ignorancia inhiben o perturban la verdadera percepción y autocomprensión; como consecuencia de esto, sufrimos.

Sin embargo, hay esperanza: se nos ofrecen métodos y prácticas para calmar las fluctuaciones de la mente. Una parte esencial de la práctica consiste en el *pratyahara*, 'aislamiento sensorial' («para aliviar a los sentidos de sus distracciones externas»), para el propósito inicial de alcanzar *dharana*, una conciencia centrada de manera primordial en el interior. Al adoptar un enfoque más meditativo, la mente alcanza un estado meditativo puro llamado *dhyana*, que conduce al fruto inicial de la práctica: un estado de consciencia pura denominado originalmente *samadhi* en el *Maitri Upanishad*.

Según lo prometido por Patanjali en el siglo IV de nuestra era, los mayores frutos de ser constantes con los métodos y las prácticas de este yoga son la bienaventuranza, los diversos superpoderes paranormales, el ascenso espiritual e incluso la trascendencia de esta vida mortal.

La psicología moderna contempla y a la vez descarta estas ideas. A pesar de que enfoques como la psicología junguiana aprovechan el concepto de eliminación de los velos de la ilusión con el fin de vernos más claramente en el espejo autorreflexivo de la conciencia, gran parte de la psicología clínica tiene como objetivo fortalecer el ego y el propio concepto de uno mismo para vivir con claridad mental y tranquilidad emocional en este mundo.[2] Ambos pueden hacernos la vida mejor y más íntegra mientras vivimos en la realidad de este mundo, y el yoga y el tantra ofrecen diversos conceptos que pueden ser aplicados en el trabajo con una amplia gama de las dificultades derivadas de nuestros trastornos de salud mental y emocional.

Por ejemplo, las asanas ofrecen un rico simbolismo para reflexionar sobre las cualidades de nuestras propias vivencias. *Tadasana* (postura de la montaña) puede servir como un espejo de cómo encarnamos el enraizamiento en nuestras vidas, y la relación entre el estado de nuestro enraizamiento y cómo creamos el espacio en nuestras vidas. Las posturas del guerrero nos invitan a sentir la intensidad de permanecer en medio de circunstancias desafiantes sin perder la calma y una conciencia centrada y estable. Las flexiones anteriores sentadas, en las que nos plegamos sobre nosotros mismos, nos abren a una autorreflexión más profunda y más tranquila, incluso en las sombras que se manifiestan como una parte de los ritmos normales de la vida. Las inversiones vuelven nuestro mundo del revés, ofreciéndonos una perspectiva diferente de estar en el plano terrenal.

También tenemos una rica gama de *mudras* de yoga, gestos (como la inclinación de cabeza) que pueden significar abrirse a nuevas posibilidades y dejar ir las cosas que son obstáculos. El *jnana mudra*, la posición popular de la mano o el dedo con las extremidades de los pulgares y de los índices tocándose, puede indicar una apertura a un mayor sentido de la totalidad o unidad mientras que los tres dedos extendidos representan el desprenderse de los obstáculos a esa sensación en la vida diaria. En todo esto hay un universo infinito de visualizaciones que podemos explorar, encarnando en la conciencia las visiones o intenciones que tenemos acerca de vivir una vida más libre y emancipada, o *jivanmukti*. El concepto de *tapas* nos invita a seguir con la práctica, a perseverar incluso en medio de la intensidad de lo que se nos revela, mientras nos abrimos a una satisfacción más profunda, *santosa*, independientemente de cualquier otra cosa que esté sucediendo.

Trastornos mentales, emocionales y de la conducta

Todo esto lo experimenta de manera diferente en su vida cada uno de quienes realizan estas prácticas. Cada asana, cada aliento y cada momento en el que somos conscientes de nosotros mismos son una oportunidad para descubrir aquello hacia lo que nos sentimos atraídos, aquello a lo que oponemos resistencia, lo que disfrutamos o lo que no nos gusta, con una oportunidad para alcanzar una comprensión más profunda que nos permita discernir mejor los patrones de reacciones mentales, emocionales y físicas. Profundizando aún más, podemos plantearnos los efectos generales de las asanas en la energía, el humor y las tendencias mentales, y luego explorar la asana, el pranayama y las prácticas de la meditación que pueden realzar nuestra sensación de estar más completamente despiertos, en equilibrio y cómodos en la vida.

Aquí me centraré en varios de los problemas de salud mental y emocional más comunes y explicaré cuáles son y cómo se pueden realizar prácticas de yoga para cultivar una mejor salud psicológica. Estas afecciones se explican en el *Manual de diagnóstico y estadística de los trastornos mentales de la Asociación Estadounidense de Psiquiatría*, quinta edición (DSM-V por sus siglas en inglés), una herramienta de clasificación y diagnóstico no exenta de controversia.[3] Sin olvidar las controversias, el DSM-V nos proporciona el conocimiento occidental más actualizado y unificado acerca de todos los trastornos mentales y emocionales conocidos, entre ellos la visión más avanzada de la neurociencia de la psicología. Podemos utilizarlo para hacernos una mejor idea de cómo suelen entender y tratar a las personas con problemas de salud mental los profesionales de este campo mientras reconocemos que los mismos puntos fuertes de esta obra (principalmente su análisis y presentación sistemáticos de las investigaciones más avanzadas) pueden constituir también su mayor debilidad ya que algunos de los trastornos están distorsionados por el sesgo profesional o por intereses científicos y económicos.

DESARROLLAR LA SALUD EMOCIONAL Y MENTAL

Vivimos en un mundo en el que el estrés y la ansiedad son cada vez más habituales. Según un estudio sobre el estrés en los Estados Unidos llevado a cabo en 2009 por la Asociación Estadounidense de Psicología, el 42 % de los adultos estadounidenses señalaron un aumento en el estrés durante el año anterior, con un total del 75 % de adultos que experimentaron niveles de estrés de moderado a alto[4] (por supuesto, esta estadística es probablemente más elevada debido a que se corresponde con el año en el que se produjo el mayor desplome económico en más de setenta y cinco años). Las tres reacciones principales del estrés son los problemas para dormir (47 %), la irritabilidad o la ira (45 %), y la fatiga (43 %). Incluso los niños (el 24 % de los adolescentes y el 14 % de los niños más pequeños) presentan estrés, con un 45 % con problemas para dormir y un 36 % con dolores de cabeza relacionados con el estrés. Y si bien las causas inmediatas no son sorprendentes (el dinero, el trabajo, las responsabilidades familiares, los problemas de relación y las preocupaciones personales de salud ocupan los primeros puestos en la lista de los adultos), los medios para gestionar todo ello resultan inquietantemente estresantes, aunque no sean del todo sorprendentes: el 35 % navega por Internet, el 26 % come y el 13 % fuma para reducir el estrés. Muchas de estas y otras soluciones a corto plazo son en última instancia fuentes de mayor estrés y ansiedad.

No es de extrañar que la industria farmacéutica vea una oportunidad de mercado en este asunto y la aproveche (o, dicho de otra manera, reaccionamos a las crisis humanas con medicamentos supuestamente estabilizadores): se vendieron más de 10.000 millones de dólares en fármacos antipsicóticos y antidepresivos con prescripción médica a los estadounidenses solo en 2010, prácticamente el doble del dinero gastado en yoga por casi veinte millones de estadounidenses en el mismo año.[5] Aunque los medicamentos recetados son vitales para algunos pacientes que experimentan síntomas de desequilibrio emocional o mental, tal vez muchos otros encuentren una solución más saludable y duradera a través de prácticas de conciencia del cuerpo-mente como las que ofrece el yoga. De hecho, según el estudio de la Asociación Estadounidense de Psicología, el 7 % de los estadounidenses lo practican para reducir el estrés. La pregunta es: ¿están siguiendo una práctica de yoga que reduzca el estrés?

Antes de abordar esta cuestión, es importante tener en cuenta la otra cara de la moneda de la salud emocional y mental: la depresión. Aunque la ansiedad y la depresión a menudo están estrechamente asociadas, muchas personas están deprimidas o «se sienten hundidas» pero no ansiosas (o viceversa). Mientras tanto, es importante señalar que el hecho de sentirse triste o bajo de ánimo, que por lo general se considera algo negativo, a un nivel sutil puede ser beneficioso para ayudar a alguien a lidiar con ciertas circunstancias. Percibir la tristeza de alguien atrae el apoyo social, puede ayudar a aliviar su sufrimiento y puede «servirle de lección» volviéndolo más realista.[6] No obstante, en el caso de la depresión crónica, sin lugar a dudas, necesitamos encontrar una manera saludable de cultivar una mayor estabilidad emocional y una satisfacción vital más profunda.

Bajo la perspectiva tradicional del yoga, las tendencias hacia la ansiedad y la depresión son sintomáticas de un desequilibrio energético subyacente que refleja ya sea un estado rajásico o tamásico: rajásico cuando uno está inquieto o ansioso; tamásico cuando está letárgico o deprimido.

A cada uno de estos estados podemos ofrecerle una prescripción muy general de yoga:

- Si es rajásico, podemos ofrecer a los estudiantes y clientes lo siguiente:
    * Una práctica de asana más lenta que incluya permanecer durante periodos prolongados en flexiones anteriores.
    * Un *Savasana* (postura del cadáver) prolongado.

- Formas relajantes de pranayama como *nadi shodhana* (el simple acto de respirar conscientemente es relajante).
- Prácticas de meditación con los ojos cerrados en las que se exploran los ritmos que enlentecen el pensamiento.
• Si es tamásico, podemos ofrecer a los estudiantes y clientes lo siguiente:
- Un estilo más vigoroso y fluido de asanas que incluya una serie prolongada de estimulantes flexiones posteriores, equilibrios sobre brazos y torsiones.
- Formas vigorizantes de pranayama como *kapalabhati* y *bastrika*.
- Prácticas de meditación guiada en las que los ojos permanecen abiertos con una clara *dristi* (mirada enfocada) y una calidad de atención plena orientada a estar completamente despierto.

En las páginas siguientes estudiaremos varias afecciones humanas a las que nos solemos referir generalmente como trastornos emocionales, de salud mental o del comportamiento, todas las cuales ocurren en un cuerpo-mente en el que pueden darse otras afecciones relacionadas con la salud que sean significativas en su manifestación y en su intensidad relativa. Incluso un esguince de tobillo, por no hablar de una enfermedad potencialmente mortal, puede desencadenar una depresión. Podemos seguir aplicando estas prescripciones de práctica de yoga muy general con adaptaciones que las hagan apropiadas a diversas afecciones específicas mentales y emocionales, de forma que se aprovechen la teoría y la práctica del yoga tradicional, al tiempo que reconocemos y aplicamos conocimientos y prácticas modernos que se encuentran más allá del mundo del yoga.

EL ALZHÉIMER

Según nuestros conocimientos, las funciones cognitivas de la mente tienen lugar en el cerebro, un órgano al que no se le concede una importancia significativa (en la mayoría de las ocasiones ni siquiera se reconoce su existencia) en los antiguos textos yóguicos, a pesar de que la máxima de Patanjali de *chitta vrtti nirodoha*, «calmar las fluctuaciones de la mente», es un tema central del yoga. Este órgano preeminente de los mamíferos puede sufrir trastornos de consecuencias mucho más trascendentales para la vida diaria que la «mente de mono» (que ciertamente surge de su interior) que el yoga aspira a dominar, aprovechar o dirigir de manera consciente. Entre los trastornos cerebrales más comunes está la demencia, un grupo de síntomas que interrumpen y perturban la función cognitiva normal y que se suele creer de forma equivocada que están relacionados exclusivamente con el envejecimiento. El yoga puede tener un papel significativo que desempeñar en la reducción de la incidencia de la demencia y sus síntomas en su forma más común, el alzhéimer, conocido como tal por la obra de principios del siglo XX del psiquiatra alemán Alois Alzheimer.

El alzhéimer es un trastorno neurológico crónico y progresivo caracterizado por la discapacidad cognitiva y funcional que causa la mayoría de los casos de demencia.[7] Su naturaleza insidiosa se debe en parte a su manifestación silenciosa pero gradual y persistente, que empeora con el tiempo.[8] El proceso fisiopatológico del alzhéimer comienza a desarrollarse antes de experimentar el deterioro cognitivo leve que define su etapa diagnosticada inicial. En su etapa predemencia (o preclínica), los síntomas incluyen una apatía generalizada, falta de atención a las actividades diarias básicas, irritabilidad y debilidad de la memoria relacional.[9] A medida que aumenta este deterioro cognitivo leve, empeoran los problemas de memoria, particularmente con respecto a nuevas experiencias. En algunos hay dificultades con la memoria, el uso del lenguaje escrito y hablado que inhibe la comunicación básica, así como lo que eran funciones fáciles, como conducir un coche.[10] A medida que la afección empeora, puede llegar a ser difícil recordar incluso a los amigos y seres queridos más cercanos; puede haber delirios y problemas fisiológicos como la incontinencia urinaria. Estos trastornos pueden empeorar en su etapa más avanzada, aun cuando aparentemente se esté pasando por momentos en los que el sujeto recuerda y reconoce, aunque ahora depende por completo del cuidado de otros.

La experiencia dolorosa

Se ha escrito tanto acerca de las experiencias del cuidador del paciente de alzhéimer como de la vivencia personal de este trastorno. Hay una amplia gama de sentimientos descritos por aquellos que sufren la enfermedad, entre ellos una creciente sensación de pérdida: pérdida de todo lo más significativo en la vida, comenzando por la conexión con los seres más queridos, y con esto una sensación de aislamiento y soledad. El empeoramiento del trastorno implica profunda tristeza, confusión y ansiedad, y con estas emociones el miedo, la paranoia y la ira.

Las causas conocidas

Aunque los factores genéticos parecen significativos en muchos casos de alzhéimer, las causas siguen siendo en gran parte desconocidas, a pesar de los miles de millones de dólares invertidos en la investigación de su etiología y fisiopatología. Las teorías más prometedoras implican la síntesis de la proteína que afecta a los neurotransmisores en lo que se ha descrito como «marañas» en el cerebro, una patología que parece tener marcadores genéticos. Actualmente hay en marcha estudios que investigan otros muchos factores, como las enfermedades

Trastornos mentales, emocionales y de la conducta

vasculares y metabólicas, la alimentación, el ejercicio, las relaciones sociales y la estimulación mental de por vida (es decir, el nuevo aprendizaje, que los prometedores campos de la neuroplasticidad y la psiconeuroinmunología exploran en la actualidad).

Cómo se cura

Steven Sabat nos proporciona una perspectiva lúcida de las complejidades de la vivencia personal del alzhéimer.[11] La profundidad de su trabajo consiste en destacar que puede haber belleza y valor en medio de las disfunciones humanas más perturbadoras, un antídoto para los prejuicios estigmatizantes que pueden seguir acosando a un enfermo de alzhéimer, así como a sus cuidadores. Aunque la ciencia médica está progresando en su comprensión de la enfermedad de maneras que pueden llevar a tratamientos que retarden su progresión, el yoga y otras modalidades curativas complementarias ofrecen prácticas que pueden ayudar a prevenirla y mejorar la calidad de vida de quienes hoy en día la padecen, así como la de sus cuidadores.[12]

Curar con yoga

Varios estudios recientes tratan de demostrar que el yoga ofrece esperanzas para la curación de los pacientes del alzhéimer y beneficia también a sus cuidadores. Desafortunadamente, la mayoría de estos estudios están mal diseñados. Uno de los más sólidos aporta pruebas que respaldan los beneficios del yoga para los cuidadores de enfermos de alzhéimer.[13] Por ejemplo, se descubrió que el rendimiento del nervio verbal había mejorado la conectividad funcional tras doce semanas de clases de *kundalini yoga* y Entrenamiento para la Mejora de la Memoria (MET por sus siglas en inglés) en un estudio realizado en el Centro de Longevidad de la Universidad de California en Los Ángeles.[14] No se estudió si eran ciertos elementos de las clases de yoga (sintonización, calentamiento, pranayama, *kriya* y meditación) o solo su combinación lo que tenía una eficacia específica, como tampoco se estudió si estas técnicas tenían eficacia por separado o en conjunción con el entrenamiento MET. Además, el tamaño muestral del estudio fue muy reducido (catorce muestras). Un estudio más prometedor y mejor diseñado del programa de yoga en silla Sit «N» Fit ('Sentado y en forma') ha demostrado la eficacia en la mejora de la función en varias medidas físicas en adultos mayores, entre ellas la marcha y el equilibrio.[15] La principal limitación de este estudio es su tamaño muestral muy reducido y la ausencia de un grupo de control.

TRASTORNO POR DÉFICIT DE ATENCIÓN CON HIPERACTIVIDAD (TDAH)

Vivir en un mundo trepidante lleno de estímulos atractivos puede dificultar la concentración. Si a esto le añadimos una tendencia a ser extremadamente activo e impulsivo, tenemos los tres síntomas principales del trastorno por déficit de atención con hiperactividad (TDAH): falta de atención, hiperactividad e impulsividad. Aunque el significado de todas estas tendencias varía y pueden ser fuentes de tremenda creatividad y productividad, también pueden causar problemas personales e interpersonales. En la actualidad alrededor del 11 % de los niños estadounidenses (más el 4 % de los adultos) reciben un diagnóstico de TDAH, una proporción que está aumentando de un 15 a un 20 % al año, y en la que los niños tienen tres veces más probabilidades que las niñas de recibir este diagnóstico. También es de vital importancia apreciar cómo el TDAH aparece en muchas afecciones en las que se pueden confundir diversas tendencias humanas naturales con enfermedades, lo que lleva a que ciertos comportamientos sean estigmatizados de maneras que causan dificultades o las complican.[16]

El TDAH normalmente comienza en la niñez (se clasifica como trastorno del neurodesarrollo de niños y adolescentes) y puede extenderse hasta bien entrada la edad adulta. En muchos casos, es un trastorno benigno, con síntomas de impulsividad, hiperactividad o escasa atención que suelen ser prácticamente normales a ciertas edades. El TDAH alcanza un nivel problemático cuando estas tendencias causan un deterioro funcional significativo en la escuela, el trabajo y otras actividades.

La experiencia dolorosa

El TDAH impacta negativamente en el aprendizaje en el aula y puede conducir a relaciones sociales problemáticas. Con la dificultad de prestar atención, es muy complicado aprender, lo que puede ocasionar una falta de autoestima y dificultades para relacionarse con los compañeros. Con la hiperactividad y la impulsividad, es muy difícil estarse quieto y ser paciente, lo que puede conducir a dificultades de comportamiento y a una tendencia a violar las normas aceptadas de interacción en el aula, el lugar de trabajo o el hogar. Las dificultades conductuales a su vez llevan a una interacción social más complicada, con menos aceptación por parte de los demás, y a sentimientos de vergüenza, desintegración social, alienación, inseguridad y depresión. A la mayoría de los niños con TDAH también se les diagnostican otros trastornos,[17] entre ellos discapacidades de aprendizaje y trastornos relacionados con el estado de ánimo, el sueño y la drogadicción.

Las causas conocidas

Al igual que sucede en la mayoría de los trastornos de salud, en el TDAH están en juego variables internas y externas.[18] Sabemos que la epidemiología es un factor.[19] Asimismo, sabemos que los factores medioambientales son cada vez más significativos, especialmente con la presencia omnipresente de televisores, ordenadores y dispositivos electrónicos de mano.[20]

Cómo se cura

Los tratamientos para curar el TDAH o vivir más fácilmente con él varían dependiendo de si hablamos de un niño o un adulto y de las causas conocidas y la gravedad de los síntomas. En muchos casos, particularmente entre adultos, la medicación es la forma principal de tratamiento, a menudo en conjunción con terapias conductuales. Las intervenciones farmacológicas también son comunes con niños y adolescentes, y generalmente se realizan en conjunción con diversas formas de terapia conductual (orientación interpersonal, terapia familiar, capacitación en habilidades sociales, grupos de apoyo, etc.).[21] Hay cada vez más pruebas en favor del ejercicio físico para la reducción los síntomas del TDAH[22] así como de las modalidades derivadas de la medicina alternativa y complementaria.

Curar con el yoga

Quizá el beneficio primordial del yoga es cómo nos ayuda a serenarnos. También nos puede ayudar a enfocar y controlar nuestros impulsos naturales. Parte de su eficacia potencial en la curación o la gestión del TDAH es que nos exhorta, e incluso nos exige, a mantener la atención centrada y a realizar movimientos lentos en actividades que pueden ser excitantes. Así como podríamos comenzar la mayoría de las prácticas de yoga con *ujjayi pranayama*, el poder de *ujjayi* (respiración controlada) en aquellos con TDAH les proporciona una sensación de tener más control de sus pensamientos y comportamientos, que es la esencia de la curación del TDAH. Recomiendo guiar a los clientes a *ujjayi*, *viloma*, *sama/cisma vritti* y *nadi shodhana pranayamas* en cada sesión de práctica, centrándose en mantenerse conscientes de la respiración. Esta mayor concentración en la respiración puede contribuir a que estemos más centrados y en control en medio de otras actividades como el trabajo, las tareas domésticas y las actividades sociales.

Las prácticas de asana también contribuyen al autocontrol, especialmente aquellas posturas que no se pueden realizar bien sin concentrarse. Las posturas de equilibrio son perfectas en este sentido, ya que sin concentrar la atención uno tiene gran dificultad para mantener el equilibrio. Ofrecer una variedad de asanas de equilibrio de pie —comenzando con *Tadasana* (postura de la montaña), *Garudasana* (postura del águila) y *Ardha Chandrasana* (postura de la media luna)– puede ayudar a mantener al cliente interesado y centrado. Si este tiene las muñecas y los hombros sanos, proponle los equilibrios sobre brazos, comenzando con *Bakasana* (postura de la grulla) y *Adho Mukha Svanasana* (perro mirando hacia abajo).

Aunque estas prácticas nos sacan más de la cabeza y nos hacen entrar más en el cuerpo, también nos invitan a estar presentes conscientemente en nuestra experiencia inmediata, lo que puede ayudarnos a calmar la mente y reducir la impulsividad. Yendo más lejos, podemos probar las herramientas de meditación presentadas en el capítulo veintidós para cultivar una mente más tranquila y abierta a vivir con mayor serenidad.

TOXICOMANÍA

Hay ideas muy diferentes acerca de lo que constituye la toxicomanía. Para algunos, cualquier consumo de ciertas sustancias implica una autolesión ya que la sustancia se considera inherentemente perjudicial. Otros tienen en cuenta la edad y afirman que cualquier consumo de ciertas sustancias es una autolesión entre quienes se encuentran por debajo de la edad en que se permite su consumo legal, mientras que ese mismo consumo entre los adultos lo consideran dentro de lo normal.[23] Asimismo, hay ideas muy diferentes acerca de qué sustancias, o cantidades de ciertas sustancias, se consideran perjudiciales.[24] Otros factores son el estado o las actividades de una persona, como el embarazo, ciertos trastornos de salud y determinados requisitos para algunas aptitudes (como conducir un coche u operar otra maquinaria), que elevan lo que de otra manera podrían ser considerados niveles moderados y aceptables de consumo y no toxicomanía o comportamiento de alto riesgo.

Estas cuestiones se reflejan en la guía proporcionada por los Centros de Control de Enfermedades (CDC por sus siglas en inglés) de los Estados Unidos en relación con el consumo moderado de alcohol.[25] A pesar de que enfatizan que el consumo de alcohol está asociado con varios riesgos para la salud (accidentes automovilísticos, violencia, conductas sexuales de riesgo, presión arterial alta y algunos cánceres), los riesgos identificados varían según las diversas poblaciones, la edad y el estado de salud. Los CDC reconocen que muchos estudios demuestran que el consumo moderado de alcohol puede reducir el riesgo de cardiopatía, pero matizan esta información al señalar que hay hallazgos contrarios en otros estudios. También señalan que el consumo excesivo de alcohol es responsable de ochenta y ocho mil muertes en los Estados Unidos cada año.

Para algunos, la toxicomanía es cualquier consumo de sustancias ilícitas, con el vocablo *ilícito* definido principalmente en términos jurídicos. Así, el informe mundial de las Naciones Unidas sobre drogas indica que alrededor del 5 % de la población mundial, o doscientos treinta millones de personas, ha consumido alguna sustancia ilícita, entre ellas veintisiete millones que las toman de forma recurrente, lo que les provoca problemas de salud.[26] Al abordar únicamente las drogas ilegales, estos datos no incluyen las drogas usadas más habitualmente, algunas de las cuales, como el tabaco y el alcohol, tienen consecuencias extremadamente graves para la salud. El informe incluye el cannabis, al que cada vez se le encuentra una gama más amplia de efectos potencialmente beneficiosos para los aquejados de diversas afecciones que van desde el cáncer y el sida hasta el insomnio y la ansiedad, aunque también puede estar asociado con problemas de salud.[27]

Por lo tanto, nos quedamos con una definición mucho menos que precisa de lo que constituye la toxicomanía. A riesgo de generalizar en exceso, podemos considerar que sobreviene cuando el consumo habitual de una sustancia le causa daño al consumidor o a los demás, dejando a un lado el hecho de que muchas de las llamadas sustancias alimenticias, como el almidón de maíz genéticamente modificado o el azúcar refinado, podrían entrar en esta definición. Ni siquiera esta definición tan general está exenta de problemas, especialmente porque todo el debate tiene una gran carga emocional.[28]

La experiencia dolorosa

El que abusa de una sustancia y el que observa las acciones del que lo hace normalmente perciben ese mismo comportamiento de manera muy distinta. Cuando uno está bajo la influencia de una sustancia, la percepción llega a distorsionarse hasta el punto de no darse cuenta de que está afectado; de ese modo, puede reaccionar de forma impulsiva, o ponerse a sí mismo o a alguien más en una situación de riesgo de daños. A menudo, incluso estando bajo la influencia de sustancias, se suele negar la adicción o sus consecuencias. Muchos fumadores niegan las consecuencias del tabaco para la salud pese a las pruebas abrumadoras de que es extremadamente tóxico y de que fumar causa trastornos pulmonares y cáncer.

Sin embargo, cuando los hábitos de consumo de sustancias intoxicantes alcanzan el nivel de riesgo de daño, encontramos varias experiencias dolorosas: una variedad de problemas sistémicos de salud, dificultades en la interacción social, una tendencia al aislamiento social, accidentes automovilísticos, comportamientos sexuales de riesgo, ideas suicidas y suicidio, abuso infantil, violencia doméstica, ataques de pánico, trastornos del estado de ánimo, y los efectos físicos y psicológicos de la dependencia química y el síndrome de abstinencia.

Las causas conocidas

El uso es ampliamente considerado como el origen del abuso. Aunque esto puede ser cierto (parece casi una redundancia), la mayoría de las personas que consumen sustancias intoxicantes no abusa de ellas. Por lo tanto, el uso no se puede considerar la causa del abuso, sino solamente un factor asociado que se convierte en determinante o causal en combinación con otros factores. Pese a que el consumo de tabaco, alcohol y otras drogas suele comenzar en la adolescencia, el conjunto de las condiciones de nuestra experiencia vital (los efectos interrelacionados de determinados aspectos del desarrollo infantil inicial, la dinámica familiar como en los casos de una convivencia caótica o de abuso emocional, la falta de relaciones sociales saludables y de un concepto positivo de uno mismo, el bajo rendimiento escolar, las malas relaciones con los compañeros o las experiencias traumáticas) desempeña un papel en la tendencia a pasar del uso al abuso. Con muchas sustancias, el consumo repetido causa cambios en los neurotransmisores que crean dependencia de la sustancia para el placer. También hay factores genéticos que pueden afectar a las tendencias adictivas.

Cómo se cura

Aquí la curación tiene dos significados: detener el uso o abuso y abordar los impactos en la salud causados por el abuso. La toxicomanía puede tener graves consecuencias para la salud, y el impacto del exceso de alcohol y de otras drogas en el cerebro y en otros órganos está bien documentado. El primer paso para la curación es dejar de consumir la sustancia. Dependiendo de esta y del estado general de salud de la persona, existen infinidad de métodos a los que se puede recurrir para lograr este cambio de comportamiento, entre ellos la autodisciplina, la participación en un programa de recuperación basado en la autoayuda como Alcohólicos Anónimos o Narcóticos Anónimos, psicoterapia (particularmente terapia cognitivo-conductual y terapia familiar) y hospitalizaciones que pueden conllevar la administración de medicamentos (como la metadona en el tratamiento de la adicción a opiáceos).

Como el cuerpo-mente forma un solo organismo, no se puede abordar por completo la toxicomanía sin referirse a los aspectos físicos, mentales y emocionales de este trastorno. El coste para la salud física del abuso de sustancias a menudo conlleva un impacto grave en los órganos internos, especialmente el cerebro, el hígado y el corazón. Una nutrición saludable, que podría requerir orientación nutricional y asistencia, es un componente esencial para restaurar la función sana de estos órganos y la fisiología general. También lo es el ejercicio, en el que el yoga tiene mucho que ofrecer. La mayoría de los programas de tratamiento de alta calidad de la toxicomanía tanto en el hogar como en centros ofrece también servicios de tratamiento de salud mental totalmente integrados junto con otros servicios, como un proceso grupal de doce pasos, nutrición, ejercicio y planificación para un futuro saludable. Los servicios de tratamiento de salud mental pueden consistir en orientación individual y grupal, medicamentos y servicios de apoyo como la gestión de casos. Estos servicios cada vez se proporcionan más dentro de un modelo de recuperación caracterizado por una gran confianza, que algunos llamarían esperanza, en que el individuo bajo tratamiento puede sanar completamente. Así, además de abordar asuntos del hogar (tener un lugar seguro y estable para vivir) y la salud, uno también se ocupa de su propósito más elevado en la vida, lo cual incluye llevar a cabo actividades diarias significativas y una red saludable de apoyo comunitario. Las prácticas de yoga pueden ser parte de estas estrategias de recuperación.

Curar con el yoga

Hay una integración creciente del yoga en la corriente principal de los servicios de recuperación, incluso en instituciones relativamente conservadoras como la Oficina de Veteranos de los Estados Unidos, donde hasta hace poco era considerado una terapia puramente alternativa, pero cada vez se considera más un componente integral de los servicios de recuperación, particularmente en aquellos casos que presentan comorbilidad de toxicomanía y trastorno de estrés postraumático (TEPT).[29] Las prácticas de asana de yoga proporcionan a los individuos en rehabilitación una manera saludable de estar en su cuerpo-mente aceptándose y afirmándose a sí mismos, que les permite sentir la plenitud de su físico libre de sustancias nocivas y recuperar (o descubrir) un sentido de integridad y vitalidad libre de adicciones.

Los programas de yoga y recuperación están ahora ampliamente disponibles, incluso en los centros de la Oficina de Veteranos de los Estados Unidos, así como en instituciones de yoga respetadas como el Centro Kripalu para el Yoga y la Salud, el Instituto Esalen y las conferencias de *Yoga Journal*. Lo mismo que quienes no tienen problemas de abuso de sustancias encuentran en el yoga un medio para vivir relativamente libres de estrés en medio de condiciones estresantes, esta disciplina proporciona a aquellos en recuperación una manera de resistir más fácilmente los impulsos que pueden llevarlos de nuevo al consumo de sustancias tóxicas.[30] En lugar de un conjunto restringido de prácticas de asana prescritas para todos los individuos en recuperación, se debería aprovechar toda la variedad del yoga para ofrecer prácticas que se adapten a las circunstancias únicas de cada estudiante o cliente individual, teniendo en cuenta particularmente asanas y prácticas de pranayama que estén indicadas o contraindicadas para otras afecciones e intenciones del individuo. Las visualizaciones holísticas de autoafirmación pueden integrarse en estas prácticas como herramientas activas para aumentar la generación de las cualidades curativas que podrían ayudar a la recuperación.

DEPRESIÓN Y ANSIEDAD

Como seres humanos, compartimos una gran diversidad de estados emocionales, entre ellos sentimientos de tristeza y melancolía, y crisis existenciales que suelen etiquetarse como depresión, y como tales son considerados enfermizos, aun cuando se trata de respuestas normales a los acontecimientos de la vida. Los mismos acontecimientos pueden llevarnos también a ese estado de profunda intranquilidad y aprensión característico de la ansiedad y a la afección interrelacionada del trastorno distímico. El diagnóstico clínico de depresión tiene en cuenta la intensidad y la persistencia de síntomas específicos como la tristeza, la desesperanza o el pesimismo, la irritabilidad, la pérdida de interés en lo que alguna vez fueron actividades agradables, las ideas suicidas o las dificultades para dormir, comer o trabajar. La definición técnica de la depresión dada en el *DSM-V* distingue el trastorno depresivo persistente, un humor depresivo que dure por lo menos dos años, la depresión perinatal (también conocida como depresión posparto), la depresión psicótica (que conlleva una cierta forma de psicosis) y el trastorno afectivo estacional (depresión invernal provocada por la disminución de la luz solar). Hay una vasta variedad de condiciones y experiencias dentro de cada una de estas categorías psicológicas. El *DSM-V* también distingue entre la depresión episódica y la depresión habitual, que puede llegar a formar una parte central del sentido de uno mismo. Estas afecciones a menudo son concomitantes con la ansiedad, que puede ser un trastorno de ansiedad generalizada, un trastorno de pánico o un trastorno de ansiedad social.

La experiencia dolorosa

Aunque la depresión aguda o crónica puede ser perjudicial y llevar a comportamientos dañinos, la depresión leve puede ser una estrategia eficaz para salir adelante, un medio de introspección profunda que en última instancia nos abre a una idea más clara y saludable de nosotros mismos, los demás y nuestra situación vital, además de una llamada de auxilio. Cuando es aguda o crónica, la depresión es una experiencia terrible: el estilo de vida que antes era positivo da paso a comportamientos derrotistas y autodestructivos. Algunos de sus efectos habituales son el aislamiento social, el consumo de drogas y el abandono del cuidado personal.

Con la ansiedad (también una parte normal de la vida cuando nos sentimos inquietos por anticiparnos a algo) el temor y la aprensión pueden llegar fácilmente a interferir en nuestra vida normal, perjudicando nuestro trabajo, relaciones y sentido de la integridad. El trastorno de ansiedad generalizada se manifiesta como inquietud, fatiga física y mental, irritabilidad, preocupación obsesiva, tensión muscular y problemas de sueño. El trastorno de pánico se caracteriza por sensaciones repentinas de miedo y estar fuera de control, mientras que el desorden de ansiedad social viene acompañado por miedo a las situaciones sociales, especialmente cuando hay una sensación de ser juzgado.

Las causas conocidas

La depresión puede ser causada por una amplia gama de circunstancias, comenzando por las condiciones de vida durante la niñez, particularmente el abandono, el maltrato físico y el abuso sexual.[31] Muchos acontecimientos de la vida (algunos de los cuales son, más que

Trastornos mentales, emocionales y de la conducta

«acontecimientos», circunstancias permanentes) pueden desencadenar una reacción depresiva: la enfermedad; los cambios importantes en la vida; la experiencia de vivir en una sociedad racista, sexista, segregacionista o discriminatoria en algún otro sentido; las dificultades económicas; la violencia; la pérdida; el aislamiento social y las relaciones sociales difíciles.[32] El abuso de las drogas (incluso el simple consumo de algunas sustancias y sin duda el de una amplia variedad de medicamentos aprobados por la Administración de Alimentos y Medicamentos estadounidense puede causar o agravar los trastornos del estado de ánimo. También hay factores fisiológicos que pueden crear desequilibrios químicos en el cerebro que causan depresión emocional. Estas mismas variables conducen a menudo a la ansiedad, sobre todo entre aquellos que son generalmente tímidos, se sienten débiles o están atravesando circunstancias vitales estresantes.

Cómo se cura

El tiempo cura la mayoría de las depresiones, especialmente cuando uno es capaz de intentar estar activo, pasar tiempo con los demás y confiar en ellos, así como evitar los desencadenantes conocidos. Cuando la depresión es persistente o se experimenta con otros problemas de salud como la ansiedad aguda o el abuso de sustancias, esto puede indicar la conveniencia de un tratamiento. Los tratamientos más comunes para la depresión y la ansiedad son alguna forma de psicoterapia, particularmente la terapia cognitivo-conductual, y medicación antidepresiva, a veces en combinación.[33] En casos de depresión crónica grave en la que los medicamentos no son la terapia eficaz, se suele recomendar el tratamiento electroconvulsivo.

Aparentemente todas las formas de terapia alternativa y complementaria ofrecen algún valor para curar la depresión y la ansiedad.[34] La meditación basada en la atención plena como herramienta en la terapia cognitiva ha ganado una fuerza significativa como método eficaz para reducir la depresión (y la ansiedad) a través de una amplia variedad de escenarios. Ahora, treinta y cinco años después del trabajo pionero de Jon Kabat-Zinn, tenemos pruebas importantes de su eficacia.[35] También tenemos pruebas cada vez más significativas de la eficacia de otras prácticas budistas basadas en la meditación, como el *vipassana*, en la curación de la depresión y ansiedad.[36]

Curar con el yoga

Como se señaló al principio de este capítulo, muchas teorías y prácticas de yoga desde la Antigüedad hasta nuestros días se centran en la salud mental, incluyendo los *Yoga Sutras* de Patanjali, que establece el propósito básico del yoga como *chitta vrtti nirodha*, «calmar las fluctuaciones de la mente». Desde finales del siglo XX y hasta el presente encontramos numerosas elaboraciones y refinamientos de esta idea,[37] y muy recientemente pruebas de su eficacia en diversos estudios bien diseñados, cada uno de los cuales ofrece una visión específica de las prácticas adecuadas de yoga para la curación de la depresión y ansiedad.[38]

La esencia de la terapia de yoga para la curación de la depresión y la ansiedad consiste en la apertura a la autoaceptación, mientras recorremos un camino de prácticas que nos cambian la vida. Las prácticas de corporización de asana pueden ayudar a llevarnos al momento presente, reduciendo así la tendencia a revivir episodios de vida pasados o a obsesionarnos con algo que aún no ha sucedido. Como se explicó antes con respecto a la somática y la conciencia, las asanas de yoga pueden ser una herramienta para volver a experimentar el cuerpo-mente de forma positiva, arraigando las emociones negativas corporizadas al tiempo que se cultiva un cuerpo-mente más sereno y alegre. La idea básica aquí es experimentar cada momento de cualquier asana como si estuviéramos abriendo diferentes ventanas a nuestras tendencias en la vida, lo que nos permite vernos más claramente a través de los diversos pensamientos y sentimientos que surgen en reacción a una asana en ese momento inmediato.

Al añadir las prácticas de respiración, comenzando con el *ujjayi amidasana* básico, podemos experimentar con la manera en la que la calidad de la respiración afecta a la calidad de la conciencia de uno mismo. Mientras inspiramos, tendemos a sentir una conciencia más expansiva, un espacio mayor y más ligero en el interior en el que hay un gran potencial para una visión personal más profunda. A medida que liberamos la respiración, tendemos a asentarnos, calmarnos y tranquilizarnos por dentro, especialmente en la pausa natural que se produce al quedarnos sin aliento. Permanecer en la práctica sencilla de la meditación utilizando la respiración como mantra puede permitirnos desprendernos gradualmente de los patrones autolimitadores y autodestructivos de la reacción mental y emocional a las circunstancias de la vida, aun cuando nos encontremos expuestos a los mismos desencadenantes que de otro modo causarían episodios de ansiedad o depresión. Así, es en las prácticas combinadas de asana, pranayama y meditación donde más encontramos los efectos curativos del yoga para la depresión y la ansiedad. En mi libro *Secuencias de Yoga: cómo crear magníficas clases de yoga*, encontrarás prácticas diseñadas específicamente para ayudar a tratar estos problemas.[39]

INSOMNIO

El insomnio es un trastorno común del sueño que se caracteriza por la dificultad para conciliar el sueño, la dificultad para dormir profundamente o ambas cosas. Estos trastornos se describen más técnicamente como insomnio del inicio del sueño (SOI por sus siglas en inglés) e insomnio del mantenimiento del sueño (SMI por sus siglas en inglés).[40] Además de estos tipos de insomnio, el *DSM-V* añade a la definición más amplia el despertar temprano por la mañana con la incapacidad de volver a dormir, junto con la perturbación de actividades diarias normales, y la dificultad para dormir por lo menos tres noches por semana durante tres o más meses. Aunque no está contemplado en los criterios del *DSM-V*, también hay mucha gente que padece insomnio transitorio, una afección diferente de los trastornos agudos y crónicos del sueño y que pese a no provocar una privación importante del sueño y todos los problemas en el funcionamiento diario que estos ocasionan, es motivo de inquietud. Asimismo, nos encontramos con una percepción errónea de los patrones de sueño que hace que alguien crea que tiene insomnio a pesar de no sufrir SOI ni SMI.[41]

La experiencia dolorosa

El insomnio causa estrés tanto por el intento de dormir como debido a la privación del sueño, lo que ocasiona fatiga diurna, torpeza, irritabilidad y función cognitiva debilitada.[42] También agrava las diversas afecciones concomitantes, particularmente la depresión y la ansiedad,[43] y puede causar muchos otros problemas de salud, entre ellos aumento de los niveles de la hormona de la tensión, diabetes, dolor muscular, cefaleas, temblores y lapsus de memoria.[44]

Las causas conocidas

Como sucede con muchos trastornos, el insomnio puede ser la causa y el efecto de otras afecciones.

Hay pruebas fehacientes de la comorbilidad del insomnio y otras afecciones y trastornos del comportamiento que van desde la depresión y la diabetes hasta la cicatrización de las heridas.[45] El consumo de drogas (entre ellas el alcohol y la cafeína), los cambios hormonales, el dolor, la enfermedad cardíaca, la artritis, los regímenes no equilibrados de ejercicio y una variedad de trastornos de salud mental (como el TEPT, el TDAH, el trastorno bipolar, la depresión y el trastorno de ansiedad generalizada) están asociados con el insomnio.

Hay dos teorías principales que se disputan la explicación del insomnio: la cognitiva, en la cual intervienen el ensimismamiento y la excitación excesiva, y la fisiológica, en la cual intervienen los niveles urinarios del cortisol, la utilización de la glucosa y los factores metabólicos.[46] Los factores hormonales también parecen ser significativos, con mujeres posmenopáusicas que experimentan un insomnio significativamente mayor que los hombres.[47]

Cómo se cura

Aunque nunca se ha estudiado científicamente, hay un número considerable de pruebas anecdóticas que señalan que la lectura de libros impresos (no *ebooks*) es uno de los antídotos eficaces para el insomnio.

En la mayoría de los casos de insomnio clínico se suelen prescribir sedantes, a pesar de que los medicamentos son un tratamiento secundario.[48] La melatonina, los antihistamínicos, los antidepresivos y los antipsicóticos se prescriben habitualmente, al igual que hierbas como la raíz de valeriana, el cannabis y la pasiflora. El tratamiento médico primario consiste en la higiene del sueño, que incluye un horario regular del sueño, actividades no estimulantes antes de acostarse, ejercicio moderado mucho antes de intentar dormir, evitar estimulantes y crear un ambiente propicio del sueño (silencioso, oscuro y cómodo). Las investigaciones demuestran que la terapia conductual cognitiva es igual de efectiva que los medicamentos en el tratamiento a corto plazo, aunque a menudo se administran en combinación.[49]

Curar con el yoga

Existen indicios considerables de que el yoga ayuda a dormir, incluso en aquellos con otros problemas de salud mucho más graves.[50] Como sucede con muchas otras afecciones, los beneficios del yoga se obtienen con una práctica ordenada y consistente. Lo ideal sería realizar las prácticas de asana que son altamente estimulantes (estilos fluidos, posturas de pie múltiples conectadas entre sí, flexiones posteriores, movimientos profundos del núcleo abdominal y equilibrios sobre brazos) durante la primera parte del día. Las flexiones anteriores sentadas y supinas y las aperturas de cadera tienen un efecto relajante, especialmente cuando se mantienen durante al menos varios minutos con poco o nada de esfuerzo. Las formas con apoyos de *Paschimottanasana* (flexión anterior sentada), *Viparita Karani* (postura activa invertida), *Supta Baddha Konasana* (postura inclinada del ángulo con ayuda) y Savasana (postura del cadáver) son todas profundamente relajantes. *Nadi shodhana pranayama* también es relajante. El método de contar descrito en el capítulo veintidós es uno de los métodos más relajantes de meditación.

25
Prácticas para un sistema reproductor saludable

El estado físico de los hombres y las mujeres cambia considerablemente durante toda su vida. La mayoría de los cambios son parecidos cuando tenemos en cuenta el amplio alcance del desarrollo humano físico, emocional y mental desde la temprana infancia hasta los últimos momentos de la vida. Sin embargo, en ese periplo se dan varios factores que, a la hora de crear secuencias de yoga, nos llevan a prestarles una especial consideración a los estados de las mujeres. Pese a que indudablemente la aparición de la pubertad es muy importante en los chicos, los cambios que sufren son insignificantes comparados con los cambios hormonales, físicos y psicológicos a mayor escala que experimentan las chicas con la menarquia (el inicio de la menstruación) y la recurrencia cíclica de la menstruación hasta la menopausia. Aunque compartir la experiencia del embarazo y el nacimiento puede tener una gran importancia para los hombres, esto es todavía más insignificante comparado con estar embarazada, dar a luz, amamantar y recuperarse en el periodo de posparto. Y aunque los hombres suelen sufrir bastantes trastornos emocionales y físicos cuando llegan a la etapa media de su vida, los cambios hormonales que se producen con la menopausia pueden aumentar en gran medida la sensación del tremendo cambio que implica pasar a una nueva fase vital.

Hasta el pasado siglo XX la mayoría de los textos sobre la práctica del yoga no establecían diferencias entre hombres y mujeres principalmente porque en gran medida esta disciplina pertenecía a los hombres (y en especial a los hombres de las castas superiores del sistema social jerárquico de la India). De hecho, durante la mayor parte de la historia del yoga, las mujeres han estado excluidas de esta práctica, reflejando así el «entorno social y cultural opresivo en el que surgió la tradición del yoga» en la India, particularmente durante el periodo brahmanista en el que las mujeres, como nos recuerda Janice Gates, eran consideradas «impuras» y por tanto los gurús las declaraban no aptas para las prácticas espiritualmente iluminadoras del yoga.[1]

Solo mucho más tarde, con el desarrollo del yoga en Occidente, empezamos a ver una orientación específica que atiende a las necesidades y circunstancias especiales de las mujeres, a pesar de que frecuentemente siga estando impregnado de los viejos prejuicios patriarcales y sexistas sobre ellas.

Descubrimos que, incluso cuando no son sexistas, muchas de las prescripciones que se hacen para las mujeres (con frecuencia dadas por ellas mismas) están basadas, más que en la ciencia, en hipótesis y supersticiones anecdóticas o en presunciones sin fundamento que van pasando repetidamente de maestro a estudiante. Por ejemplo, en el libro más destacado del yoga para mujeres, *Yoga: A Gem for Women* [Yoga: una joya para la mujer], Geeta Iyengar reitera la advertencia de su padre de no practicar yoga durante la menstruación, con estas palabras: «Durante la regla (48-72 horas) es aconsejable abstenerse por completo. No se deberían practicar asanas. La práctica normal se puede reemprender a partir del cuarto o quinto día».[2] Continúa diciendo que pueden hacerse algunas flexiones anteriores durante la menstruación para reducir la tensión. Más recientemente, en *The Women's Book of Yoga: Asana and Pranayama for All Phases of the Menstrual Cycle* [El libro del yoga para mujeres: asana y pranayama para todas las fases del ciclo menstrual], Bobby Clennell permite ciertas prácticas durante el ciclo menstrual, al tiempo que, siguiendo las enseñanzas de B. K. S. Iyengar, las de Geeta Iyengar y las de otros destacados maestros, realiza la siguiente afirmación discutible sobre la relación existente entre la inversión y la menstruación:

> Si colocamos el cuerpo cabeza abajo, este proceso [de descarga menstrual] se ve afectado, y puede forzar el flujo menstrual de vuelta a la cavidad menstrual y hacer que siga desde ahí a través de las trompas de Falopio, con lo que el útero tendrá que realizar una función que no es la que le corresponde [...]. Como la naturaleza del proceso menstrual es de descarga, es de sentido común tomar la precaución de evitar esas posturas. No practiques ninguna inversión hasta que el flujo menstrual haya cesado por completo.[3]

Hoy en día esta es una noción de «sentido común» en el mundo del yoga solo porque se ha repetido *mutatis mutandis, ad nauseaum* durante las últimas dos generaciones. Sin embargo, la descarga menstrual no se ve más afectada por su relación con la gravedad que el paso de la comida o el agua por el cuerpo. Intenta tragar un sorbo de agua haciendo *Adho Mukha Svanasana* (postura del perro mirando hacia abajo) o *Sirsasana* (postura sobre la cabeza); ¿el agua se queda en la boca, inunda los senos nasales o pasa por la garganta y llega al estómago? Tal y como confirman los estudios de la División Médica de la NASA sobre mujeres en entornos de gravedad cero, la ciencia médica en su conjunto ha establecido que la expulsión del flujo menstrual viene causada por la presión intrauterina e intravaginal inducida hormonalmente y por la acción peristáltica de los músculos, que no se ven afectados de manera apreciable por la gravedad.[4] Por eso es por lo que las hembras de otras especies que caminan a cuatro patas no tienen problemas para desarrollar un ciclo menstrual saludable a pesar de no tener una alineación vertical con la gravedad, y este es el motivo por el que una mujer que está menstruando fluirá normalmente tanto acostada sobre el vientre como sobre la espalda a pesar de que el útero y la vagina se encuentren en relación opuesta a la gravedad.[5]

El tema de la inversión y la menstruación suele presentarse no como una cuestión de gravedad, sino de la energía sutil, en concreto de *apana-vayu*, de la que se dice que es la fuerza energética responsable del movimiento «hacia abajo». Así, se afirma que estar bocabajo perjudica a la función de *apana-vayu* en los procesos eliminatorios, disturbando el flujo menstrual sano y causando la menstruación retrógrada. A pesar de la falta de pruebas para apoyar esta idea, es especialmente curioso porque de repente la energía sutil está sometida a la energía material básica de la gravedad. Ten en cuenta que la micción, que se puede hacer invertido, también se rige por *apana-vayu* (se podría probar esto en una bañera para confirmarlo).

Utilizo esto como ejemplo de una información equívoca que se convierte en una especie de leyenda urbana del yoga y que luego, al crear las secuencias para las mujeres y en otros casos, se da por un hecho establecido. Sería interesante estudiar si estas falacias tienen su origen en suposiciones patriarcales o sexistas, y cómo y hasta qué punto es así, pero esto sobrepasaría el alcance y el propósito de este libro. Más bien, para nuestros objetivos este es un ejemplo que nos hace ver la importancia de preguntarnos siempre «por qué» o «por qué no» cuando nos dicen que algo no se debe hacer o que debe hacerse solo de cierta manera o en un determinado momento. Merece la pena estudiar, comentar y, por último, plantearse a través de la propia experiencia personal la validez de varias advertencias para las mujeres (y no solo para ellas, prácticamente las hay para todo el mundo) en el yoga.

Lo ideal sería que las mujeres (y los hombres) se basaran en estos planteamientos, que combinan la evidencia con el intercambio de conocimientos y experiencias, para decidir qué hacer o no hacer en su práctica personal de yoga a través del ciclo más amplio de sus vidas. Al tratar el tema de los consejos sobre la menstruación y la inversión, la veterana profesora Barbara Benagh afirma que «dado que no hay estudios que den alguna razón convincente por la que habría que evitar las inversiones durante la menstruación, y teniendo en cuenta que la menstruación afecta de forma diferente a cada mujer y puede variar de ciclo a ciclo, opino que cada una es responsable de tomar su propia decisión».[6]

Yogaterapia

PRÁCTICAS PARA LA SALUD DEL SISTEMA REPRODUCTOR FEMENINO

No tengo miedo. He nacido para hacer esto.
Juana de Arco

La práctica del yoga durante la menstruación

Lo mismo que cada estudiante llega al yoga de una manera única, las mujeres experimentan su ciclo menstrual de diferentes formas. Para algunas, la menstruación es sencilla y sin complicaciones, mientras que para otras puede ser dolorosa y preocupante. Como he comentado antes, la mayor parte de los textos sobre yoga para mujeres aconsejan una práctica modificada en la que resaltan las posturas básicas restauradoras, la ausencia de inversiones o abstenerse por completo de practicar. Y sin embargo, muchas estudiantes activas de yoga continúan con su práctica habitual durante la menstruación (haciendo también inversiones) durante décadas sin sufrir ningún tipo de daños. Lo que esto sugiere es que la mejor orientación para practicar durante la menstruación la da la experiencia personal y la intuición de cada estudiante. La pregunta fundamental que hay que hacerse es: «¿Cómo me siento?». Es muy posible que se sufran calambres, hinchazón, fatiga u otras molestias; en este caso es recomendable una práctica relajante que ayude a reducir la presión en el útero y el abdomen, como la que se describe en la siguiente secuencia.

SECUENCIA BÁSICA DE PRÁCTICA DE ASANA PARA ALIVIAR LAS MOLESTIAS DE LA MENSTRUACIÓN

1. *Supta Baddha Konasana*: apoya la espalda y la cabeza sobre un conjunto de cojines o de mantas dobladas y deja que los muslos y los brazos se suelten cayendo al suelo. Quédate en esta postura de cinco a diez minutos.
2. *Apanasana*: suavemente tira de las rodillas hacia el pecho y muévelas alrededor en círculos gradualmente más amplios durante uno o dos minutos.
3. *Ananda Balasana*: agarra los pies para tirar de las rodillas hacia el suelo y mécete ligera y suavemente de lado a lado durante un minuto.
4. *Supta Padangusthasana*: extiende una pierna hacia uno de los lados y permite que descanse sobre un cojín. Mantén la postura durante un minuto, cambia de lado y repite.
5. *Supta Virasana*: apoyada como para *Supta Baddha Konasana*, coloca una cinta alrededor de los muslos para evitar que se abran y para reducir la presión de la zona lumbar. Permanece en esta postura de dos a cinco minutos.
6. *Bidalasana*: mantén durante un minuto, extendiendo alternativamente las piernas hacia atrás para aliviar la tensión a través de las rodillas.

7. **Adho Mukha Svanasana**: mantén durante un minuto antes de descansar en *Balasana* durante cinco respiraciones. Repite de dos a cuatro veces.
8. **Setu Bandha Sarvangasana**: mantén la rabadilla muy ligeramente hacia dentro para lograr comodidad en la zona lumbar mientras centras la flexión anterior más hacia arriba por la columna y en el interior del centro del corazón. Repite una o dos veces.
9. **Supta Parivartanasana**: empuja la parte superior de la cadera alejándola de los hombros mientras presionas la cara posterior de la pierna que queda más abajo para reducir la presión de la zona lumbar y de las articulaciones sacroilíacas. Mantén durante un minuto, cambia de lado y repite dos veces.
10. **Gomukhasana**: mantén de uno a tres minutos por cada lado.
11. **Upavista Konasana**: mantén de dos a cinco minutos. Puedes colocar varios cojines bajo el torso y la cabeza.
12. **Paschimottanasana**: mantén la postura de uno a tres minutos. Puedes colocar varios cojines bajo el torso y la cabeza.
13. **Viparita Karani**: eleva la pelvis sobre unos cojines, deja caer los brazos al suelo y pásalos por encima de la cabeza y permanece así de cinco a diez minutos.

Practicar yoga durante y después del embarazo

¿Qué secuencias de asanas de yoga son beneficiosas o posiblemente arriesgadas durante el embarazo y al principio del periodo de posparto (y durante los periodos prolongados de lactancia)? ¿Qué asanas están indicadas y contraindicadas durante cada trimestre? ¿Cómo varían estas prescripciones dependiendo de cada mujer y de circunstancias específicas como la edad, el número de embarazos previos y otros factores?

Estas y otras preguntas relativas al trabajo con estudiantes embarazadas no aparecieron en la bibliografía sobre el yoga hasta el pasado siglo XX. Observando desde una perspectiva más amplia la cuestión general del ejercicio y el embarazo, encontramos enfoques muy distintos en los modernos textos históricos, empezando por el *Tratado de partería*, de Alexander Hamilton, publicado en 1781, que recomendaba el ejercicio moderado, «evitando la agitación del cuerpo por el ejercicio violento o impropio, como el producido por las sacudidas de un carruaje [,] montar a caballo, bailar y cualquier cosa que perturbe el cuerpo o el alma».[7] En el siglo XIX el estudio científico del ejercicio y sus repercusiones en el parto llega en todos los casos a conclusiones similares que muestran una relación entre la actividad atlética y el peso más bajo del bebé al nacer, lo cual condujo a una legislación en varios países (pero no en los Estados Unidos) que prohibía el trabajo de las mujeres en las semanas precedentes y posteriores al parto.

Yogaterapia

A principios del siglo XX descubrimos una lista de restricciones arbitrarias de la actividad, surgidas más de los prejuicios culturales y sociales que del estudio científico. En un ejemplar de *Modern Motherhood* [La maternidad moderna] del año 1935 se afirma que están permitidos «bañarse, nadar, el golf y el baile, pero no caminar excesivamente, montar a caballo ni jugar al tenis», aunque observa al mismo tiempo que algunas embarazadas no sufren ningún trastorno por realizar estas actividades. Sin embargo, también en los años treinta, la escritora británica y defensora de la mujer Kathleen Vaughan proponía que había que mejorar la flexibilidad de las articulaciones acuclillándose para ampliar el canal de salida pélvico así como adoptando posturas como *Baddha Konasana* y ejercicios de suelo pélvico para evitar desgarres en el perineo. Aun así, durante los años cuarenta y cincuenta, la mayoría de las publicaciones aconsejaban una actividad muy moderada y nada de deportes, lo que dio lugar en la década de los cincuenta a la crítica de Vaughan de la vida sedentaria de las mujeres inglesas en *Exercises before Childbirth* [Ejercicios antes del parto], de 1951, que presenta los beneficios psicológicos de un grupo de ejercicios habitual durante el embarazo.[8]

En los años setenta, y a principios de los ochenta, vemos cómo el énfasis cambia a tener control sobre el cuerpo y a obtener una sensación de bienestar, pero la orientación suele ignorar los cambios fisiológicos básicos como el síndrome de compresión aórtica, la laxitud de las articulaciones y los ligamentos, la exagerada lordosis lumbar y los trastornos de compresión abdominal. También empezamos a encontrarnos con la hipótesis no lo suficientemente estudiada de que cualquier pequeño error en la dieta o el hecho de no someterse a determinado régimen de ejercicios prenatales podrían dañar al feto o a la madre. Esto hizo que muchas embarazadas se embarcaran rápidamente en programas de ejercicios con frecuencia, predisponiéndose (y predisponiendo a sus bebés) a daños físicos. En los últimos treinta años hemos llegado a entender mucho mejor la relación entre ejercicio y embarazo, entre otras cosas que hay pruebas evidentes de que las actividades cotidianas normales de ninguna manera ponen en peligro a la madre o al hijo a menos que exista un trastorno patológico importante. La nueva sabiduría popular ofrece varias sugerencias con relación al ejercicio durante el embarazo: debe realizarse de manera habitual, no intermitente, y sin carácter competitivo; si es vigoroso, hay que evitar hacerlo en un entorno de calor o humedad intensos o cuando se tiene una fiebre alta; han de evitarse también los movimientos muy rápidos y las sacudidas, así como la flexión y la extensión profundas de las articulaciones; y si hasta ese momento se ha llevado una vida sedentaria, es necesario empezar con ejercicios muy sencillos.

Estas nociones surgen principalmente del enfoque del modelo occidental médico y científico, que en su mayor parte aún sigue asumiendo la separación entre el cuerpo y la mente. Llevada al extremo, esta perspectiva considera los pensamientos y los sentimientos como prácticamente irrelevantes para el bienestar físico, por lo que su forma de tratar los trastornos y problemas físicos es por medio de la terapia puramente física, los medicamentos o la cirugía. Y sin embargo, tenemos suficientes pruebas de que las emociones son un factor extremadamente importante durante el embarazo y el parto; los miedos que nos corroen, la falta de compromiso y otros trastornos de tipo emocional pueden influir directamente en la fisiología del cuerpo.[9] Cada vez son más los hospitales y centros de maternidad que reconocen que dejar fluir las emociones facilita el parto, y en consecuencia ofrecen un entorno más sosegado e incluso fomentan técnicas de respiración consciente y meditación para facilitar el proceso del parto y el alumbramiento.

A todas las estudiantes embarazadas les puede beneficiar conectar y fortalecer más la estructura, los músculos y los órganos de la pelvis. Lo ideal sería que esto empezara mucho antes del embarazo con una práctica más focalizada de *mula bandha* que las ayude a fortificar y avivar la conciencia de los músculos y de los órganos de la parte baja de la pelvis. *Mula bandha* ayuda a desarrollar un conjunto más fuerte y más flexible de músculos perineales, a conocer mejor los órganos de la parte baja de la pelvis y de toda la estructura de apoyo que los rodea, a atravesar el proceso del parto con una mayor facilidad y a disminuir varios riesgos físicos que se producen a menudo normalmente durante el embarazo, la dilatación y el parto, como los desgarros perineales (o una necesidad más reducida de episotomías), la incontinencia urinaria y el prolapso vaginal. Practicando el *mula bandha* básico las mujeres pueden desarrollar una conciencia y un control más sutiles de todos los músculos superficiales del suelo perineal y, en la parte superior, de las capas profundas de los músculos pélvicos que rodean y sostienen a la vejiga, la vagina y el recto. Con esta práctica también desarrollan la capacidad de diferenciar, y de tensar o relajar de manera diferenciada, los músculos que actúan sobre la pelvis desde arriba y desde abajo.[10] Gracias a esta toma de conciencia las mujeres pueden participar en el proceso del parto con una mayor seguridad y de una manera más alerta.

Puede resultarnos útil dividir a las estudiantes embarazadas en dos categorías generales: por un lado, las que llevan un estilo de vida sedentario y tienen problemas de salud o un embarazo con niveles elevados de riesgo, y por otro, las que llevan un estilo de vida activo, con buena salud general y un embarazo con un nivel mínimo de riesgo. A quienes se encuentran en la primera categoría habría que aconsejarles que asistieran a clases diseñadas específicamente para estudiantes embarazadas, lo que por regla general se conoce como yoga prenatal. A las pertenecientes a la segunda categoría habría que alentarlas a asistir a clases normales de yoga con profesores que estén preparados para darles una orientación que tenga en cuenta cuándo y cómo modificar su práctica. Habría que aconsejar a las mujeres de la segunda categoría que ya están practicando con asiduidad que hicieran prácticas de mantenimiento además de las modificaciones que se exponen más adelante; el embarazo no es el momento para empezar una práctica enérgica de yoga ni para intentar asanas nuevas o más complicadas.[11] A continuación ofrezco diferentes secuencias para estos dos grupos relativamente diferenciados de embarazadas en cada trimestre de gestación.

Yogaterapia

Prácticas de yoga según la fase del embarazo

DIRECTRICES Y PRÁCTICAS GENERALES PARA EL PRIMER TRIMESTRE

- Durante el periodo inicial de embarazo y hasta alrededor de la decimotercera semana, las estudiantes deberían hacer pocos esfuerzos mientras se ajustan a los cambios hormonales y energéticos en una etapa de transformación que frecuentemente es intensa y delicada. Este es el momento de centrarse más, bajar un poco el ritmo, prestar más atención al interior y crear un entorno favorable para que el óvulo se convierta en un feto sano.
- Practica *ujjayi pranayama*. No hagas *kapalabhati pranayama* ni ninguna otra técnica de respiración que conlleve una acción de bombeo en el vientre.
- No sacudas el cuerpo saltando a las asanas (si la estudiante ha desarrollado bien la técnica de flotar, se sentirá cómoda siguiendo con ella).
- Reduce al mínimo las torsiones (para disminuir los tirones del ligamento ancho que se conecta al útero); al hacer una torsión, concentra el movimiento en el tramo superior de la zona torácica de la columna.
- Haz ejercicios básicos de toma de conciencia de la pelvis.
- El feto es muy pequeño y el útero está bien protegido dentro de la pelvis; por eso las estudiantes pueden recostarse sobre el vientre (hasta que empiece a notarse el embarazo).
- Toma una mayor conciencia de la pelvis haciendo Bridge Rolls, es decir, ondular la pelvis y la columna lentamente dentro y fuera de *Setu Bandhasana* (postura apoyada del puente), *Supta Baddha Konasana* (postura reclinada del ángulo obligado), *Swastikasana* (postura propicia), *Vajrasana* (postura del relámpago), *Virasana* (postura del héroe), *Upavista Konasana* (postura plegada hacia delante con amplio ángulo), *Gomukhasana* (postura de la cara de vaca), *Ananda Balasana* (postura del bebé feliz), y *Eka Pada Rajakapotasana* Prep (postura preparatoria del rey palomo sobre una pierna). Familiarízate con *Malasana* (postura de la guirnalda).
- Haz varios ejercicios para la fuerza y apertura de hombros (ver el análisis anterior sobre los hombros en el capítulo veintitrés).
- Explora *Utthita Trikonasana* (postura del triángulo extendido), *Virabhadrasana* II (postura del guerrero II), y *Utthita Parsvakonasana* (postura del ángulo lateral extendido) como aperturas de cadera que estimulan la circulación en las piernas y ayudan a desarrollar unas piernas y unos pies fuertes, creando una base más estable para la distribución de peso descentrada que muy pronto aparecerá.
- Mientras todavía estás en el primer trimestre, empieza a explorar las asanas y los apoyos que se usan en el segundo y tercer trimestres.

Prácticas para un sistema reproductor saludable

Práctica de asanas básicas para el primer trimestre del embarazo –principiante
1. *Sukhasana*: uno a dos minutos. Bienvenida, establece el propósito, empieza la orientación.
2. *Bidalasana*: dos minutos, moviendo toda la columna y la pelvis con los estiramientos del gato y el perro.
3. *Virasana*: explora *mula bandha*.
4. *Bidalasana*: cinco respiraciones.
5. *Adho Mukha Svanasana*: diez respiraciones. Explica el alineamiento básico y las acciones energéticas.
6. *Surya Namaskara* clásico: tres veces.
7. *Virabhadrasana* II: cinco respiraciones en cada lado. Prepárate desde la posición de Prasarita Padottanasana.
8. *Utthita Parsvakonasana*: cinco respiraciones en cada lado.
9. *Utthita Trikonasana*: cinco respiraciones en cada lado; luego pasa a *Tadasana*.
10. *Malasana*: uno o dos minutos. Usa apoyos para hacerla accesible.
11. *Supta Padangusthasana*: cinco respiraciones en cada lado.
12. *Apanasana*: cinco respiraciones.
13. *Ananda Balasana*: diez respiraciones.
14. *Setu Bandha Sarvangasana*: cinco respiraciones. Repite una o dos veces.
15. *Bharadvajrasana* A: cinco respiraciones en cada lado; un 60 % de la torsión centrada en la parte superior de la columna.
16. *Gomukhasana*: cinco respiraciones en cada lado.
17. *Dandasana*: cinco respiraciones.
18. *Upavista Konasana*: dos minutos.
19. *Baddha Konasana*: dos minutos.
20. *Paschimottanasana*: dos minutos.
21. *Viparita Karani*: cinco minutos.
22. *Savasana*: de cinco a diez minutos.
23. *Sukhasana*: meditación.

Práctica de asanas para el primer trimestre del embarazo –*yoguini* sana y experimentada
1. *Sukhasana*: de tres a cinco minutos. Bienvenida, establece el propósito, comienza la orientación.
2. *Bidalasana*: cinco rondas de estiramientos del gato y el perro.
3. *Adho Mukha Svanasana*: diez respiraciones.
4. *Surya Namaskara* clásico: dos veces.

Yogaterapia

5. *Malasana*: mantén durante un minuto mientras tensas y relajas repetidamente en *mula bandha*.
6. **Surya Namaskara A**: dos veces.
7. *Malasana*: mantén durante un minuto mientras tensas y relajas repetidamente en *mula bandha*.
8. **Surya Namaskara B**: dos veces.
9. *Balasana*: descansa durante un minuto; luego ve a *Tadasana*.
10. *Vrksasana*: diez respiraciones en cada lado.
11. *Virabhadrasana* II: cinco respiraciones en cada lado. Prepárate desde la posición de Prasarita.
12. *Utthita Parsvakonasana*: cinco respiraciones en cada lado.
13. *Utthita Trikonasana*: cinco respiraciones en cada lado.
14. *Ardha Chandrasana*: cinco respiraciones en cada lado.
15. *Garudasana*: cinco respiraciones en cada lado.
16. *Prasarita Padottanasana* A: diez respiraciones.
17. *Prasarita Padottanasana* C: diez respiraciones.
18. *Malasana*: dos minutos.
19. *Dandasana*: cinco respiraciones.
20. *Setu Bandha Sarvangasana*: cinco respiraciones. Repite tres o cuatro veces.
21. *Apanasana*: diez respiraciones. Mueve las rodillas en círculo.
22. *Bharadvajrasana* A: cinco respiraciones en cada lado.
23. *Gomukhasana*: cinco respiraciones en cada lado.
24. *Upavista Konasana*: diez respiraciones.
25. *Baddha Konasana*: diez respiraciones.
26. *Dandasana*: cinco respiraciones.
27. *Paschimottanasana*: dos minutos.
28. *Halasana*: cinco respiraciones.
29. *Salamba Sarvangasana*: dos a tres minutos.
30. *Karnapidasana*: cinco respiraciones.
31. *Uttana Padasana*: cinco respiraciones.
32. *Savasana*: de cinco a diez minutos.
33. *Sukhasana*: cinco minutos de meditación guiada del corazón al vientre.

DIRECTRICES Y PRÁCTICAS GENERALES PARA EL SEGUNDO TRIMESTRE

- Con la placenta a pleno funcionamiento, los niveles hormonales se equilibran y la gestación suele quedar sólidamente establecida. Este es el momento adecuado para centrarse en desarrollar la fuerza y la resistencia, para volverse más consciente de la pelvis

Prácticas para un sistema reproductor saludable

y de la columna y para desarrollar un mayor apoyo interno que contrarreste el inevitable desequilibrio e comodidad que se producirán a medida que vaya creciendo el feto. El tamaño del vientre varía mucho en el segundo trimestre; en cada mujer los signos del embarazo empiezan en un momento diferente. Cuando la gestación comienza a notarse, la pelvis ya ha dejado de proteger al útero, así que es el momento de adaptar las asanas teniendo esto en cuenta. Hacia la mitad del segundo trimestre, las estudiantes deben prestar más atención a cualquier sensación de entumecimiento mientras están recostadas sobre la espalda ya que el peso creciente del bebé puede ejercer presión sobre la vena cava, limitando el flujo de la sangre que regresa al corazón de la madre.

- Evita los movimientos bruscos, el trabajo abdominal intenso como en las bicicletas yóguicas y *Navasana* (postura del barco) y *kapalabhati pranayama*. Es importante evitar la presión en el abdomen y desarrollar un vientre flexible; las atletas con músculos abdominales rígidos tienen el mayor riesgo de sufrir desgarros perineales e incontinencia urinaria como consecuencia de la presión descendente.
- Emplea ejercicios de neutralidad pélvica en *Tadasana* (postura de la montaña) y *Urdhva Hastasana* (postura de las manos hacia arriba) para cultivar el alineamiento de la columna y continúa con la práctica de Bridge Rols.
- Practica Surya Namaskara (saludos al sol) con los pies separados *Tadasana*, retrocede a *Phalakasana* (postura de la plancha) y usa mantas dobladas para apoyar las costillas y la cadera al recostarte bocabajo como preparación para *Salabhasana* (postura de la langosta) o *Urdhva Mukha Svanasana* (postura del perro mirando hacia arriba). Integra la postura en cuclillas en los saludos.
- Practica las asanas de pie para desarrollar o mantener la fuerza de las piernas y abrir las caderas y la pelvis (modificar y usar una pared o una silla como apoyo cuando se requiera): *Vrksasana* (postura del árbol), *Garudasana* (postura del águila), *Anjaneyasana* (postura de la estocada baja), *Ashta Chandrasana* (postura de la media luna), *Virabhadrasana* I y II (posturas del guerrero I y II), *Utthita Trikonasana* (postura del triángulo extendido), *Parsvottanasana* (postura del estiramiento lateral intenso), y *Utthita Parsvakonasana* (postura lateral del ángulo extendido).
- Prueba varias aperturas de cadera sentadas y flexiones anteriores: *Baddha Konasana* (postura del ángulo con ayuda), *Upavista Konasana* (flexión anterior sentada en ángulo amplio), *Parivrtta Janu Sirsasana* (postura invertida de la cabeza a la rodilla), *Bharadvajrasana* (postura del sabio Bharadvaj), *Eka Pada Rajakapotasana* Prep (postura preparatoria del rey palomo sobre una pierna), *Gomukhasana* (postura de la cara de vaca), *Dandasana* (postura del bastón), *Paschimottanasana* (postura de flexión anterior sentada), y con las piernas separadas, *Marichyasana* A (postura del sabio Marichi), y *Janu Sirsasana* (flexión

anterior de la cabeza a la rodilla). Libera la presión de la articulación sacroilíaca con las rodillas ampliamente separadas en *Balasana* (postura del niño).

- Para la relajación, prueba *Viparita Karani* (postura activa invertida) con las piernas rectas apoyadas en la pared, separadas, y con los pies juntos y las rodillas separadas; eleva los pies en *Baddha Konasana*; levanta las caderas y las piernas apoyándolas en un cojín largo en *Savasana*.
- A partir de la semana veinticinco de embarazo aproximadamente, presta más atención a cualquier sensación de entumecimiento u hormigueo al recostarte sobre la espalda ya que esto puede ser una indicación de que el feto está ejerciendo presión sobre la vena cava, la «vena de la vida» que devuelve la sangre al corazón desde las extremidades inferiores. Ve aumentando progresivamente los apoyos para la columna, los hombros y la cabeza cuando estés recostada sobre la espalda, hasta llegar a una inclinación de alrededor de cuarenta y cinco grados al acercarte a la fecha de dar a luz.

Práctica de asanas para el segundo trimestre del embarazo –principiante

1. *Sukhasana*: uno o dos minutos. Bienvenida, establece el propósito, empieza la orientación.
2. *Parivrtta Sukhasana*: mantén cada lado durante diez respiraciones, centrándote en crear la torsión desde la región torácica media de la columna para arriba, manteniendo el abdomen blando y amplio.
3. *Bidalasana*: cinco veces los movimientos del gato y el perro.
4. *Virasana*: mantén durante dos minutos, tensando y relajando alternativamente en *mula bandha*.
5. *Bidalasana*: estira una pierna atrás y luego la otra, presionando hacia atrás con el talón para aliviar la tensión de las rodillas.
6. *Adho Mukha Svanasana*: un minuto.
7. *Surya Namaskara* clásico: tres veces, descansando entre vez y vez durante varias respiraciones en *Tadasana*.
8. *Balasana*: un minuto.
9. *Virabhadrasana* II: prepárate desde la posición de *Prasarita* y mantén cada lado de cinco a diez respiraciones.
10. *Utthita Parsvakonasana*: de cinco a diez respiraciones en cada lado.
11. *Utthita Trikonasana*: de cinco a diez respiraciones en cada lado. Practica con la pared para obtener un mayor respaldo.
12. *Vrksasana*: se aconseja usar la pared para obtener un mayor respaldo. Mantén cada lado durante un minuto.
13. *Prasarita Padottanasana* C: un minuto.

14. *Malasana*: dos minutos.
15. *Salabhasana* A: coloca apoyos bajo las caderas, las piernas, el pecho y la frente para asegurarte de que el vientre no está presionado. Tensa y relaja cinco veces, luego mantén la postura durante cinco respiraciones. Repite tres veces.
16. *Setu Bandha Sarvangasana*: mantén la rabadilla hacia dentro para elevar el arco por la columna y reducir la presión sobre el vientre. Mantén durante cinco respiraciones y repite una o dos veces.
17. *Ananda Balasana*: un minuto, mécete suavemente de lado a lado sobre el sacro.
18. *Bharadvajrasana* A: de cinco a diez respiraciones en cada lado, centrando la torsión en el área torácica superior.
19. *Dandasana*: un minuto, concentrándote en enraizar los isquiones para extender completamente las piernas y la columna.
20. *Upavista Konasana*: dos minutos.
21. *Paschimottanasana*: dos minutos.
22. *Supta Baddha Konasana*: haz una práctica de respiración centrada profundamente en el corazón de tres a cinco minutos.
23. *Viparita Karani*: de cinco a diez minutos con un cojín bajo el sacro. Alterna las posiciones de las piernas (forma básica, ampliamente separadas, rodillas separadas, con los pies juntos).
24. *Sukhasana*: cinco minutos de meditación guiada del corazón al vientre.

Práctica de asanas para el segundo trimestre del embarazo –*yoguini* sana y experimentada

1. *Sukhasana*: de tres a cinco minutos. Bienvenida, establece el propósito, empieza la orientación.
2. *Bidalasana*: cinco veces el estiramiento del gato y el perro.
3. *Surya Namaskara* clásico: dos veces.
4. *Malasana*: mantén durante un minuto mientras tensas y relajas repetidamente en *mula bandha*.
5. *Surya Namaskara* B: tres veces.
6. *Malasana*: dos minutos mientras tensas y relajas repetidamente en *mula bandha*.
7. *Vrksasana*: un minuto en cada lado.
8. *Virabhadrasana* II: de cinco a diez respiraciones en cada lado. Prepárate desde la posición de *Prasarita*.
9. *Utthita Parsvakonasana*: de cinco a diez respiraciones en cada lado.
10. *Utthita Trikonasana*: de cinco a diez respiraciones en cada lado.

11. *Ardha Chandrasana*: de cinco a diez respiraciones en cada lado. Practica junto a una pared, si no estás segura de mantener el equilibrio.
12. *Garudasana*: un minuto en cada lado.
13. *Prasarita Padottanasana* A: cinco respiraciones.
14. *Prasarita Padottanasana* C: cinco respiraciones.
15. *Malasana*: un minuto mientras tensas y relajas repetidamente en *mula bandha*.
16. *Uttanasana*: cinco respiraciones. Retrocede a *Adho Mukha Svanasana*.
17. *Adho Mukha Svanasana*: un minuto.
18. *Balasana*: un minuto.
19. *Salabhasana* A: coloca apoyos bajo las caderas, las piernas, el pecho y la frente para asegurarte de que el vientre no está presionado. Tensa y relaja cinco veces, luego mantén la postura durante cinco respiraciones. Repite tres veces.
20. *Ustrasana*: de cinco a diez respiraciones. Repite una o dos veces.
21. *Balasana*: de cinco a diez respiraciones.
22. *Supta Parivartanasana*: un minuto en cada lado.
23. *Ananda Balasana*: un minuto.
24. *Dandasana*: un minuto, cultivando *mula bandha*.
25. *Upavista Konasana*: uno o dos minutos.
26. *Baddha Konasana*: uno o dos minutos.
27. *Parivrtta Janu Sirsasana*: de cinco a diez respiraciones en cada lado.
28. *Paschimottanasana*: mantén durante un minuto, separando más las piernas para encajar el vientre
29. *Balasana*: cinco respiraciones.
30. *Halasana*: cinco respiraciones.
31. *Salamba Sarvangasana*: de dos a tres minutos. Prueba variaciones de pierna.
32. *Karnapidasana*: cinco respiraciones.
33. *Uttana Padasana* Prep: cinco respiraciones.
34. *Savasana*: de cinco a diez minutos.
35. *Sukhasana*: cinco minutos de meditación guiada del corazón al vientre.

DIRECTRICES Y PRÁCTICAS GENERALES PARA EL TERCER TRIMESTRE

Este es el momento de volver a centrarse en cultivar la energía, sobre todo descansando en medio de las asanas para permitirle al cuerpo asimilar mejor la práctica. A medida que el peso del feto va ejerciendo mayor presión en la vena cava es cada vez más importante acortar el tiempo empleado yaciendo en la posición supina. Los niveles de la hormona relaxina son ahora lo suficientemente altos para causar un ablandamiento de todos los ligamentos del cuerpo (no solo de la pelvis), lo que en muchos casos (al estirarse los ligamentos calcaneonaviculares) provoca arcos caídos, debilidad en las rodillas e inestabilidad en la articulación sacroilíaca y en otras articulaciones de todo el organismo.

- Sigue trabajando en el alineamiento postural para aumentar el apoyo a la columna.
- Acostúmbrate a usar cada vez más la silla para apoyarte en varias asanas de pie y sentadas (entre ellas *Virabhadrasana* y *Malasana*).
- Intenta ser cada vez más consciente de cualquier sensación de entumecimiento u hormigueo al yacer sobre la espalda, ya que esto podría indicar una presión excesiva en la vena cava.
- Ten en cuenta que después de la semana treinta y cuatro *Adho Mukha Svanasana* y otras inversiones pueden causar (¡o revertir!) la presentación podálica.
- Empieza a hacer visualizaciones del parto al ponerte en cuclillas y en otras abducciones de cadera.
- Prueba a usar un cojín alto para cuando mantengas *Supta Baddha Konasana* durante un periodo prolongado de tiempo.
- Ve aumentando progresivamente el tiempo de descanso en *Savasana*, recostada de lado con cojines entre las rodillas, bajo la cabeza y bajo la parte superior del brazo para descansar y relajarte más fácilmente.

Práctica de asanas para el tercer trimestre del embarazo –principiante

1. *Supta Baddha Konasana*: de cinco a diez minutos. Coloca cojines bajo la espalda hasta descansar en un ángulo de cuarenta y cinco grados y ofrece un amplio apoyo a la cabeza y a los brazos.
2. *Upavista Konasana*: cinco minutos. Coloca apoyos para el pecho y la frente.
3. *Marichyasana* A variación: dos minutos en cada lado. Siéntate con la espalda recta y usa una mano para tirar de la rodilla alzada, la otra mano para tirar de la rodilla contraria, y alivia la presión de la sínfisis púbica.
4. *Parivrtta Janu Sirsasana*: de cinco a diez respiraciones en cada lado; luego repite.
5. *Bidalasana*: diez veces de estiramientos del gato y el perro; luego descansa en *Balasana* con las rodillas ampliamente abiertas.
6. *Anahatasana*: diez respiraciones.
7. *Malasana*: de uno a dos minutos. Usa una pared como respaldo.
8. *Tadasana*: cinco respiraciones.
9. *Vrksasana*: un minuto en cada lado; luego repite. Usa una pared como respaldo.
10. *Virabhadrasana* II: de uno a dos minutos. Coloca una silla bajo el isquion de la pierna flexionada.
11. *Utthita Parsvakonasana*: de cinco a diez respiraciones en cada lado.

Yogaterapia

12. *Dandasana*: un minuto.
13. *Paschimottanasana*: dos o tres minutos.
14. *Uttana Padasana* Prep: un minuto.
15. *Viparita Karani*: de cinco a diez minutos.
16. *Sukhasana*: cinco minutos de meditación guiada del corazón al vientre.

Práctica de asanas para el tercer trimestre del embarazo –*yoguini* sana y experimentada

1. *Supta Baddha Konasana*: de cinco a diez minutos. Apoya la espalda hasta un ángulo de cuarenta y cinco grados.
2. *Upavista Konasana*: cinco minutos. Apoya el pecho y la frente en cojines.
3. *Marichyasana A variación*: dos minutos en cada lado. Siéntate con la espalda erguida y con un brazo para empujar hacia fuera la rodilla levantada; la otra mano tira del pie contrario (usa una cinta para mantener la espalda recta).
4. *Parivrtta Janu Sirsasana*: de cinco a diez respiraciones en cada lado.
5. *Bidalasana*: diez estiramientos del gato y el perro; luego descansa en *Balasana*.
6. *Anahatasana*: diez respiraciones.
7. *Adho Mukha Svanasana*: un minuto. *Deja de hacer esta asana invertida a partir de la semana treinta y tres.*
8. *Uttanasana*: dos minutos.
9. *Malasana*: de dos a tres minutos. Usa una pared para apoyarte.
10. *Tadasana*: cinco respiraciones.
11. *Vrksasana*: un minuto en cada lado. Usa una pared para apoyarte.
12. *Virabhadrasana* II: de cinco a diez respiraciones en cada lado.
13. *Utthita Parsvakonasana*: de cinco a diez respiraciones en cada lado.
14. *Utthita Trikonasana*: cinco a diez respiraciones en cada lado.
15. *Garudasana*: dos minutos en cada lado.
16. *Prasarita Padottanasana* C: un minuto. Para reducir al máximo el mareo, levántate lentamente hasta ponerte de pie.
17. *Dandasana*: un minuto.
18. *Upavista Konasana*: uno o dos minutos.
19. *Parivrtta Janu Sirsasana*: dos minutos en cada lado.
20. *Baddha Konasana*: dos minutos.
21. *Paschimottanasana*: de dos a tres minutos.
22. *Uttana Padasana* Prep: un minuto.
23. *Viparita Karani variación*: de cinco a diez minutos.
24. *Sukhasana*: cinco minutos de meditación guiada del corazón al vientre.

Prácticas para un sistema reproductor saludable

Práctica de asanas para el tercer trimestre del embarazo –durante el alumbramiento
1. **Balanceo pélvico de pie**: de pie con los pies a medio metro de una pared separados a la anchura de la esterilla, extiende las manos hasta la pared y mueve las caderas de un lado al otro con un movimiento circular para inducir el alumbramiento y reducir el malestar.
2. *Bidalasana*: gira las caderas de un lado al otro al tiempo que arqueas la columna como un gato durante las contracciones.
3. *Anahatasana*: prueba *Anahatasana* si el alumbramiento va muy rápido y es excesivamente intenso.
4. *Balasana*: modifícala colocando las rodillas ampliamente separadas, manteniendo el torso relativamente erguido, colocando las manos en el suelo e inclinándote ligeramente hacia delante.
5. *Malasana*: siéntate en un cojín y reclínate ligeramente hacia atrás contra una pelota de ejercicio. Ten a alguien detrás que te levante los hombros y te ayude a aliviar la presión en la pelvis.
6. *Parivrtta Janu Sirsasana*: manteniendo la rodilla flexionada alzada, presiónala hacia fuera mientras tiras del otro pie o pierna para relajar la sínfisis púbica.
7. *Anjaneyasana*: con las piernas completamente en lateral ligeramente separadas, desplaza las caderas adelante y atrás, primero en un lado y luego en el otro para relajar la sínfisis púbica.

DIRECTRICES Y PRÁCTICAS GENERALES PARA LA RECUPERACIÓN POSPARTO

Es importante que, tras dar a luz, las nuevas madres aumenten gradualmente la energía, que vuelvan a desarrollar la fuerza muscular y a cultivar una mayor resistencia física. No debería haber presión en el abdomen como consecuencia del ejercicio de la musculatura abdominal ni practicarse *kapalabhati pranayama* durante al menos seis semanas (más si hubo una episiotomía o un desgarro perineal; deja un tiempo para la recuperación total antes de empezar con los ejercicios del suelo pélvico); gradualmente vuelve a tonificar la musculatura abdominal. Todavía hay niveles elevados de la hormona relaxina hasta unos dos meses después del parto o del final del periodo de lactancia materna, si se está amamantando, así que aconseja a las estudiantes que sigan la práctica en un 80 % al hacer estiramientos profundos (especialmente flexiones anteriores y flexiones posteriores).

Práctica de asanas para la recuperación posparto
1. *Anahatasana*: un minuto, moviendo las rodillas unidas en círculos.
2. *Jathara Parivartanasana*: mantén las rodillas flexionadas y muévelas lenta y ligeramente de un lado al otro para estirar y fortalecer suavemente los músculos abdominales.

Yogaterapia

3. *Bidalasana*: rota la pelvis hacia delante y hacia atrás al tiempo que haces un movimiento ondulatorio que sube por la columna de dos a tres minutos.
4. *Urdhva Mukha Pasasana*: de uno a dos minutos en cada lado.
5. *Balasana*: cinco respiraciones.
6. *Anahatasana*: respira profundamente mientras estiras los hombros y el pecho.
7. *Salabhasana* A: muévete hacia dentro y hacia fuera con el flujo de la respiración durante cinco ciclos de respiración; luego relájate y descansa.
8. *Salabhasana* C: de cinco a diez respiraciones.
9. *Adho Mukha Svanasana*: cinco respiraciones; luego descansa en *Balasana*.
10. *Prasarita Padottanasana* C: un minuto.
11. *Virabhadrasana* II: cinco respiraciones en cada lado. Mantén una separación menor de lo habitual entre las piernas y no hagas la estocada muy profunda.
12. *Utthita Parsvakonasana*: cinco respiraciones. Mantén una separación menor de lo habitual entre las piernas y sigue sin hacer la estocada muy profunda.
13. *Utthita Trikonasana*: cinco respiraciones en cada lado, prestando atención a no estirarte excesivamente por las ingles y la pelvis baja.
14. *Tadasana*: vuelve a concentrarte con claridad en tu propósito.
15. *Garudasana*: de cinco a diez respiraciones en cada lado.
16. *Surya Namaskara* A: muévete lentamente, colócate en *Phalakasana*; podrías poner las rodillas, el pecho y la barbilla en el suelo y hacer *Salabhasana* A en lugar de *Urdhva Mukha Svanasana*. Mantén *Adho Mukha Svanasana* durante cinco respiraciones.
17. *Balasana*: un minuto.
18. *Gomukhasana*: uno o dos minutos en cada lado.
19. *Apanasana*: cinco respiraciones.
20. *Estiramientos pélvicos*: diez veces.
21. *Bicicletas yóguicas*: un minuto.
22. *Dandasana*: cinco respiraciones.
23. *Paschimottanasana*: dos minutos.
24. *Viparita Dandasana*: cinco minutos.
25. *Savasana*: cinco minutos.
26. *Sukhasana*: meditación calmante centrada en el corazón.

Prácticas de yoga para mantener el bienestar durante la menopausia

Al igual que la menarquia y el embarazo señalan cambios vitales potencialmente profundos, la transición a la menopausia es una poderosa ocasión para detenerse y reflexionar en la vida de una mujer. En contra de lo que suele creerse, la menopausia no es una enfermedad sino una transición natural que todas las mujeres fértiles experimentan en su ciclo vital, normalmente entre los cuarenta y cinco y los cincuenta y cinco años, con síntomas que duran cinco o más años después de su último periodo.[12] Los ovarios reducen gradualmente su producción de estrógeno y progesterona, y esto provoca cambios en todo el sistema reproductivo de la mujer. La vagina se va acortando, al tiempo que sus paredes se vuelven más finas y menos elásticas, las secreciones lubricantes se vuelven acuosas y los labios se atrofian. La menstruación es irregular durante un periodo de unos tres años antes de acabar por completo.

Durante ese tiempo se producen síntomas; algunos de los más comunes son los sofocos, los sudores nocturnos, el insomnio, la piel enrojecida y reseca, el ritmo cardiaco irregular, los cambios de humor, los dolores de cabeza, la falta de memoria, la disminución de la libido, la incontinencia urinaria y las molestias y los dolores de las articulaciones. Muchas mujeres se quejan de sentirse incomprendidas o poco valoradas por sus parejas, sus hijos y sus amigos, lo que aumenta sus sentimientos de soledad, ansiedad, depresión y otros desequilibrios emocionales y mentales. Muchas de las que sufren síntomas graves recurren a la terapia hormonal, que está contraindicada para algunas mujeres, mientras que muchas otras toman medicamentos bajo receta para aliviar los síntomas específicos como la depresión y los sofocos. Una de las consecuencias a largo plazo de la disminución de los niveles de estrógenos puede ser la pérdida de masa ósea y finalmente la osteopenia o la osteoporosis, lo que puede provocar varios problemas de salud.

La forma más segura de disminuir o eliminar algunos de los síntomas de la menopausia es mantener la salud general, empezando por no fumar, hacer ejercicio habitualmente y seguir una dieta nutritiva. También hay muchas prácticas alternativas de salud, como la acupuntura y el yoga, que han resultado útiles para ayudar a sobrellevar mejor los síntomas de la menopausia. Aquí me centraré en las secuencias de asanas de yoga que pueden ayudar a mantener el bienestar general y la salud reduciendo los efectos de los bochornos, la osteoporosis y los desequilibrios emocionales.[13]

Práctica de asanas para los síntomas de los sofocos
1. *Viparita Karani*: coloca un cojín bajo el sacro y permanece así de cinco a diez minutos. Prueba a cambiar la posición de las piernas para reducir la tensión en ellas.
2. *Apanasana*: un minuto.
3. *Ananda Balasana*: un minuto, y luego ponte sobre las manos y las rodillas.
4. *Adho Mukha Svanasana*: uno o dos minutos. Si resulta excesivamente intenso, haz *Anahatasana*.
5. *Balasana*: un minuto.
6. *Uttanasana*: dos minutos. *Nota: contraindicada si se tiene osteoporosis avanzada.*

7. *Halasana*: de tres a cinco minutos con los hombros y la espalda apoyados sobre mantas y las piernas descansando sobre una silla. *Nota: contraindicada si se tiene osteoporosis avanzada.*
8. *Salamba Sarvangasana*: de tres a cinco minutos.
9. *Karnapidasana*: de cinco a diez respiraciones. *Nota: contraindicada si se tiene osteoporosis avanzada.*
10. *Uttana Padasana* Prep: quédate en la posición preparatoria con las piernas sobre el suelo.
11. *Viparita Karani*: descansa durante cinco minutos con cojines y posiciones alternativas como en la primera postura de esta secuencia.

Práctica de asanas para la salud ósea –previniendo la osteoporosis
1. *Sukhasana*: de tres a cinco minutos.
2. *Bidalasana*: extiende alternativamente el brazo y la pierna contrarios y mantenlos así durante cinco respiraciones en cada lado. Extiende alternativamente el brazo y la pierna levantados hacia fuera y vuelve hacia el centro cinco veces.
3. *Phalakasana*: de cinco a diez respiraciones.
4. *Balasana*: cinco respiraciones.
5. *Adho Mukha Svanasana*: diez respiraciones.
6. *Ardha Uttanasana*: cinco respiraciones.
7. *Uttanasana*: cinco respiraciones.
8. *Tadasana*: diez respiraciones.
9. *Utkatasana*: cinco respiraciones. Presiona hasta ponerte de pie y repite dos veces.
10. *Virabhadrasana* II: de cinco a diez respiraciones en cada lado. Prepárate desde la posición de *Prasarita*.
11. *Utthita Parsvakonasana*: de cinco a diez respiraciones en cada lado.
12. *Utthita Trikonasana*: de cinco a diez respiraciones en cada lado.
13. *Prasarita Padottanasana* A: un minuto, levántate lentamente y avanza a *Tadasana*.
14. *Vrksasana*: mantén cada lado durante un minuto.
15. *Garudasana*: un minuto en cada lado. Retrocede a *Adho Mukha Svanasana*.
16. *Adho Mukha Svanasana*: de uno a dos minutos. Los estudiantes más fuertes pueden acercarse a una pared y probar a hacer la postura invertida sobre las manos durante un minuto, descansar y repetir.
17. *Phalakasana*: cinco respiraciones; luego baja hasta el suelo y descansa.
18. *Salabhasana* A: tres veces cinco respiraciones cada una.
19. *Setu Bandha Sarvangasana*: dos o tres veces, cinco respiraciones cada una. Descansa en *Apanasana* o en *Supta Baddha Konasana*, o haz la siguiente asana.

Prácticas para un sistema reproductor saludable

20. *Urdhva Dhanurasana*: de una a tres veces, cinco respiraciones cada una.
21. *Supta Parivartanasana*: cinco respiraciones en cada lado.
22. *Supta Padangusthasana* B: diez respiraciones en cada lado.
23. *Ananda Balasana*: cinco respiraciones.
24. *Apanasana*: cinco respiraciones.
25. *Dandasana*: cinco respiraciones.
26. *Upavista Konasana*: diez respiraciones.
27. *Baddha Konasana*: diez respiraciones.
28. *Paschimottanasana*: dos minutos.
29. *Viparita Karani*: cinco minutos.
30. *Savasana*: de cinco a diez minutos.
31. *Sukhasana*: meditación.

Práctica de asanas para reducir los cambios de humor

1. *Sukhasana*: de tres a cinco minutos.
2. *Supta Baddha Konasana*: de cinco a diez minutos, apoyado cómodamente.
3. *Swastikasana*: de dos a tres minutos en cada lado.
4. *Bidalasana*: estiramientos del gato y el perro cinco veces.
5. *Adho Mukha Svanasana*: uno o dos minutos.
6. *Balasana*: de cinco a diez respiraciones.
7. *Virabhadrasana* II: de cinco a diez respiraciones en cada lado.
8. *Utthita Trikonasana*: de cinco a diez respiraciones en cada lado.
9. *Parivrtta Ardha Prasarita*: de cinco a diez respiraciones en cada lado.
10. *Malasana*: un minuto; luego ve a *Tadasana*.
11. *Vrksasana*: un minuto en cada lado.
12. *Surya Namaskara* A: un minuto, luego recuéstate bocabajo.
13. *Salabhasana* A: tres veces durante una, tres y luego cinco respiraciones.
14. *Dhanurasana*: de cinco a diez respiraciones; repite dos o tres veces.
15. *Balasana*: de cinco a diez respiraciones.
16. *Supta Parivartanasana*: cinco respiraciones en cada lado. Repite dos veces.
17. *Dandasana*: un minuto.
18. *Paschimottanasana*: uno o dos minutos.
19. *Halasana*: cinco respiraciones, o haz *Viparita Karani* hasta *Savasana*.
20. *Salamba Sarvangasana*: dos a tres minutos.
21. *Karnapidasana*: cinco respiraciones.
22. *Uttana Padasana*: cinco respiraciones.
23. *Savasana*: de cinco a diez minutos.

24. **Sukhasana**: haz *nadi shodhana pranayama* durante cinco minutos; luego una meditación centrada en el corazón.

Infertilidad

Existen diferentes definiciones de la infertilidad, la mayoría de las cuales se aplica solo a las mujeres a pesar de que también los hombres tienen problemas de fertilidad. El concepto epidemiológico de la infertilidad hace referencia a la incapacidad de concebir o llevar a término un embarazo. Aunque las condiciones subyacentes son fundamentalmente biológicas (y están relacionadas con la salud general de los sistemas reproductivos y endocrinos), los factores psicológicos y medioambientales pueden tener una gran importancia.[14] Todos esos factores combinados suman aproximadamente el 5 % de la infertilidad global.[15] Las enfermedades de transmisión sexual, en particular la clamidia y la gonorrea, parecen ser la causa principal, mientras que el resto de las causas conocidas son la diabetes, los trastornos de la tiroides, la enfermedad celíaca y ciertas toxinas ambientales.[16]

El enfoque de la yogaterapia sobre la infertilidad empieza por cultivar la salud general por medio de una práctica de yoga y un modo de vida bien equilibrados, en concreto seguir una dieta nutritiva, dormir bien y realizar actividades saludables. Esta afirmación general se hace en el contexto de los últimos y profundos conocimientos sobre la patofisiología de la infertilidad cada vez más basados en la ciencia genómica que apuntan crecientemente a los diferentes cursos que puede tomar la infertilidad y con ello a diversas terapias basadas en fármacos.

La infertilidad suele tratarse en la mayoría de los casos como un asunto de pareja, aunque muchos individuos buscan resolver este problema independientemente. El yoga puede beneficiar tanto a las mujeres como a los hombres, sobre todo teniendo en cuenta que la asistencia médica para la fertilización puede tener un coste exorbitante y la mayoría de los seguros de salud no cubren este supuesto.[17] Una de las desafortunadas ironías del caso es que las evaluaciones y los tratamientos de fertilidad con frecuencia revelan otras afecciones subyacentes, y sin embargo, debido a la falta de recursos, estas afecciones no se descubren hasta que desarrollan síntomas.[18]

Las prácticas de asanas de yoga para la fertilidad de la mujer se centran en una práctica holística complementada por asanas específicas que pueden aumentar la circulación en los órganos reproductivos y hacernos más conscientes de ellos. Algunas de estas asanas son *Baddha Konasana* (postura del ángulo con ayuda), *Supta Baddha Konasana* (postura reclinada del de ángulo con ayuda), *Malasana* (postura de la guirnalda), *Ananda Balasana* (postura del bebé feliz), *Gomukhasana* (postura de la cara de vaca) y asanas de pie con las caderas rotadas hacia fuera como *Virabhadrasana* II (postura del guerrero II) que conllevan una tensión y una relajación significativas de los músculos que sujetan la parte inferior de la pelvis. Cada una de estas asanas se puede practicar de formas que usan acciones en *mula bandha* para estimular más los músculos de la parte baja de la pelvis y hacernos más conscientes de ellos.[19] Una práctica más general de asanas (una práctica bien equilibrada que incluya ejemplos de cada familia de asanas) puede ayudar al equilibrio hormonal y mejorar el funcionamiento del sistema endocrino.

La infertilidad masculina se debe principalmente a un número bajo de espermatozoides, que a su vez es causado principalmente por disfunciones del sistema endocrino que suelen tener su origen en el estilo de vida.[20] Al igual que en el caso de las mujeres, la práctica de yoga principal es una serie general de asanas bien equilibradas que brinda fuerza, flexibilidad y vitalidad a todo el cuerpo-mente. Las prácticas de meditación y visualización pueden plasmar una sensación de vitalidad y contribuir a una visión más positiva de la vida, que a su vez puede reforzar las opciones de estilo de vida saludables que hacen hincapié en la nutrición, el descanso y el ejercicio equilibrado.

Endometriosis

La endometriosis es un desorden ginecológico común que se caracteriza por que el tejido de la pared uterina crece fuera del útero, sobre todo en los ovarios y las trompas de Falopio.[21] En casos muy poco frecuentes, puede desarrollarse en otra parte del cuerpo, por lo general en la pared abdominal pero también en los pulmones, la pleura, los riñones, el cerebro y las extremidades.[22] Con una endometriosis uterina grave, las mujeres corren el riesgo de sufrir daños en el tejido ovárico, que pueden provocar una disminución de la reserva ovárica y, en aproximadamente la mitad de todos los casos, infertilidad. La endometriosis afecta a alrededor del 10 % de las mujeres, sobre todo entre los treinta y los cuarenta y tantos años, aunque puede afectar a las preadolescentes.

Normalmente alguien se da cuenta de que tiene endometriosis debido al dolor pélvico, aunque esta afección pueda ser relativamente asintomática (alrededor del 25 % de las mujeres con endometriosis no presentan síntomas) y por lo tanto puede permanecer sin ser detectada. A menudo se asocia con dolor pélvico recurrente o crónico y relaciones sexuales dolorosas, aunque en el 75 % de las mujeres el dolor relacionado con este trastorno solo se produce durante la menstruación. No hay relación entre la endometriosis y el dolor, por lo que algunas mujeres experimentan calambres intensos o un dolor punzante mientras que otras no sienten ningún dolor. Puede tener relación con el cáncer de ovario.[23]

Aunque la menstruación retrógrada generalmente se considera idiopática, puede explicar muchos casos, lo que lleva a los investigadores médicos principales a señalar los factores genéticos y las circunstancias del entorno para explicar su fisiopatología.[24] Además de una causa específica desconocida, tampoco existe una cura conocida para esta afección. El tratamiento se centra generalmente en el control del dolor por medios no quirúrgicos, aunque la cirugía se utilice para aliviarlo mediante la erradicación de la endometriosis o, en casos graves, mediante la histerectomía. Otra estrategia consiste en tratamientos hormonales diseñados para bloquear la producción de estrógeno.

El tratamiento no quirúrgico del dolor puede enfocarse de varias maneras, incluso con analgésicos AINES (fármacos antiinflamatorios no esteroideos) que bloquean la producción de protaglandina y medicamentos modificadores del dolor que alteran la percepción que se tiene de este.[25] A algunas mujeres una bolsa de agua caliente o un baño caliente les ayuda a aliviar el dolor y a reducir el estrés relacionado con él. Las prácticas basadas en el yoga y otras formas de ejercicio físico pueden utilizarse con el fin de ayudar a manejar o reducir el estrés y la ansiedad, para fortalecer y relajar el suelo pélvico y, en los cuidados posoperatorios, para reforzar los músculos abdominales y lumbares que corren peligro.[26] Para explorar ejercicios de la pelvis, ver la obra de Blandine Calais-Germain *The Female Pelvis* [La pelvis femenina].[27] Consulta los ejercicios de la zona lumbar que se dan en el capítulo veintitrés para fortalecer los músculos abdominales y lumbares. Los ejercicios sencillos de respiración, en particular la forma básica de *nadi shodhana*, pueden ayudar a la relajación, especialmente al hacerlos junto con prácticas de la visualización focalizadas en el ablandamiento y la relajación.

PRÁCTICAS PARA LA SALUD DEL SISTEMA REPRODUCTOR MASCULINO

Prostatitis

Como expuse anteriormente, a partir de los cuarenta años la glándula prostática masculina tiende a inflamarse en los hombres, causando una afección con frecuencia dolorosa que es el trastorno de salud más común en los de mayor edad. La glándula envuelve la uretra justo por debajo de la vejiga. Con la prostatitis, la uretra se comprime. En la inmensa mayoría de los casos (95 %) la prostatitis es una hiperplasia prostática benigna, que inhibe la micción, con lo que se crea la necesidad de orinar con más frecuencia, vacilación al iniciar la micción y una sensación de no vaciar del todo la vejiga. La glándula se inflama debido a un aumento en la actividad enzimática de la aromatasa y de la reductasa 5-alfa, causando una disminución de la testosterona y el aumento de estrógenos, que constituye el factor principal que provoca el crecimiento de la próstata.

El procedimiento básico para evaluar el estado de la próstata es un examen físico rectal. En lugar de utilizarse solo para descubrir si alguien padece prostatitis, este procedimiento puede servir también para identificar bultos que podrían indicar la presencia de cáncer de próstata. Los exámenes de sangre y otras formas de examen urológico permiten diferenciar las afecciones. La gravedad de la prostatitis sugiere el tratamiento apropiado; así, las afecciones graves por lo general se tratan con alfa-bloqueantes, inhibidores de la reductasa e incluso inhibidores de la fosfodiesterasa-5 que suelen prescribirse más comúnmente para la disfunción eréctil.

Habitualmente se recomiendan las prácticas posturales del yoga que estimulan la circulación en la región pélvica inferior con objeto de ayudar a reducir la incidencia o la gravedad de la prostatitis. Sin citar ninguna prueba de su eficacia, la publicación *Yoga Journal* recomienda *Paripurna Navasana* (postura completa del barco), *Baddha Konasana* (postura del ángulo con ayuda), *Supta Padangusthasana* (postura en torsión del dedo gordo del pie), *Salambha Sirsasana* I (postura invertida con apoyo I) y *Salambha Sarvangasana* (postura sobre los hombros con apoyo),[28] omitiendo curiosamente las prácticas de *mula bandha* en las que los músculos del suelo pélvico participan directamente. El protocolo Wise-Anderson, también llamado el protocolo de Stanford, emplea asanas sencillas como *Baddha Konasana* (postura del ángulo con ayuda) junto con ejercicios paradójicos de relajación que en yoga se describirían como la tensión y la relajación repetitiva en *mula bandha*, que ha resultado ser útil para reducir la presión sobre la glándula prostática.[29]

Un factor significativo que afecta a la salud de la próstata y a otros trastornos del sistema reproductivo masculino es la reticencia común entre los hombres a buscar tratamientos médicos o alternativos para las afecciones que consideran relacionadas con su masculinidad; la otra cara de esta moneda son los proveedores de tratamientos que no tienen en cuenta esta susceptibilidad de muchos hombres.[30] El yoga puede reducir esta inhibición ayudándolos a cultivar la aceptación de sí mismos tal y como son.

Disfunción eréctil

La disfunción eréctil (DE) es la incapacidad para desarrollar o mantener una erección lo suficientemente firme para lograr una relación sexual satisfactoria. Tiene un efecto significativo en la calidad de vida del hombre y en la de su pareja.[31] La erección se produce por efecto de la hinchazón que provoca la sangre en el pene, generalmente como resultado de la excitación sexual debida a la estimulación física directa del pene (erección refleja) o a la estimulación emocional o erótica (erección psicogénica).[32] El consumo de nicotina es una de las principales causas de esta afección debido a la contracción arterial,[33] mientras que la diabetes, la depresión, las enfermedades cardíacas, los trastornos neurológicos, los efectos de la cirugía de próstata y la insuficiencia renal son causas adicionales (y, con la depresión, una causalidad mutua).[34]

Los medicamentos orales, en particular los inhibidores de la fosfodiesterasa-5 conocidos por sus marcas como Viagra, Cialis y Levitra, son algunos de los tratamientos más ampliamente utilizados para la DE. Todos pueden tener diversos efectos secundarios, entre ellos dolor de cabeza, diarrea, calambres musculares, congestión de los senos nasales y enrojecimiento de la cara y el cuello. En casos extremos, se utilizan procedimientos quirúrgicos, como implantes protésicos. Cuando la disfunción es causada por una inhibición de la erección psicogénica, se recomienda el tratamiento psicológico.

No hay estudios sobre las prácticas de yoga y la DE, aunque los practicantes suelen afirmar que hacer yoga conlleva erecciones más fuertes o más sostenidas. La relajación mental y los efectos calmantes a nivel emocional de algunas prácticas de yoga podrían ayudar a la erección psicogénica, mientras que las prácticas que prestan más atención al suelo pélvico y a los órganos pélvicos inferiores pueden ayudar tanto a la erección refleja como a la psicogénica.

Sexta parte

EPÍLOGO: EL FUTURO PROMETEDOR DE LA YOGATERAPIA

Aunque los futuristas pueden añadir una rica complejidad a las reflexiones sobre lo que sucederá el día de mañana, en la yogaterapia preferimos apoyarnos sencillamente y con firmeza en el yoga que se extiende desde la Antigüedad hasta nuestros días, para sugerir y recomendar posibilidades realistas de prácticas que puedan sernos útiles mientras avanzamos en nuestro recorrido en este planeta que gira y se tambalea por el espacio y el tiempo, con su ecología amenazada y una amplia gama de desafíos y oportunidades para nuestras afecciones. Nos unimos a los antiguos yoguis, envueltos como estamos en velos de ilusión y perplejidad, incluso en pleno siglo XXI, mientras hacemos todo lo posible por entender la naturaleza de la existencia, nuestras afecciones y cómo mejorar nuestras vidas con las acciones más claras y saludables, algunas de las cuales se descubren intuitivamente, aunque podrían tener una base científica.

Utilizamos las fuentes de conocimiento a nuestro alcance para tomar decisiones cruciales con objeto de intentar curar o sanar las afecciones que nos aquejan. En potencia somos seres vitales dotados de capacidades de autocuración que pueden reforzarse con prácticas que fomentan el bienestar o verse terriblemente afectadas por la enfermedad y el comportamiento disfuncional, y sin embargo, estamos haciendo grandes progresos en la salud global gracias a conocimientos cada vez más profundos en conjunción con una exploración abierta y una investigación sistemática.

Yogaterapia

En el mundo del yoga se debate sanamente acerca de la eficacia de las prácticas de esta disciplina para el tratamiento de las afecciones. Hay un diálogo sobre la propia definición de la yogaterapia, el papel del yogaterapeuta, los requisitos de formación y experiencia para alcanzar la competencia en el ofrecimiento de yoga terapéutico, la relación entre la yogaterapia y otras modalidades curativas y la calidad de los estudios que aseguran los beneficios y las contraindicaciones de varias técnicas de yoga para distintas afecciones. La Asociación Internacional de Terapeutas de Yoga publica artículos examinados por expertos con las conclusiones de estudios cada vez mejor diseñados sobre las vastas aplicaciones terapéuticas del yoga y patrocina una conferencia anual en la que la comunidad de la yogaterapia se une para compartir conocimientos y seguir desarrollando esta terapia como un modelo para la curación. También encontramos cada vez más libros de gran calidad centrados en la aplicación del yoga a diversas afecciones que van desde el asma y el cáncer hasta la artritis y la toxicomanía.

Como comenté en el capítulo dieciseis, estamos discerniendo con mayor claridad el concepto de yogaterapia y la diferenciación de los papeles superpuestos del profesor de yoga y el yogaterapeuta. Esto es prometedor para todos los interesados: tanto los profesores de yoga y sus estudiantes como los yogaterapeutas y sus clientes. Esta claridad solo puede contribuir a la mayor integración de los beneficios terapéuticos del yoga en el sistema general de asistencia sanitaria, especialmente porque cuando nos escuchamos los unos a los otros, podemos asegurar que haya menos iatrogenia* entre aquellos cuyos propósitos o métodos no son completamente apropiados ni se basan en conocimientos sólidos, mientras que damos relevancia y apoyo a quienes tienen los propósitos y los métodos adecuados.

Mientras continuemos enraizando nuestras prácticas en las motivaciones fundamentales del yoga (disminuir el sufrimiento, vivir de manera más despierta, mejorar la vida) y permanezcamos abiertos a los nuevos descubrimientos, la yogaterapia se irá convirtiendo cada vez más en una fuente de curación y nos ayudará a crear el Cielo en la Tierra. Esta es nuestra promesa, y la mejor forma de cumplirla es respiración a respiración.

---

* N. del T.: un daño en la salud, causado o provocado por un acto médico involuntario.

Notas

Introducción
1. *Yoga Journal* (2015).
2. Ver D. G. White (2012).
3. Aunque normalmente pensamos que el yoga es una práctica curativa, también hay muchos estudiantes que sufren lesiones al realizarla o cuyas afecciones empeoran, en lugar de mejorar, al adoptar ciertas prácticas de yoga. Para más información, ver Broad (2012a, 2012b).
4. Ver Grad (2002, 982).
5. En inglés ambas definiciones respetan la raíz etimológica del término *health*, del inglés antiguo *health*, que significa 'entereza', y del protogermánico anterior *hailitho*, del protoindoeuropeo *kailo*, que significa 'entero'. Ver *Wiktionary* (2017).
6. Organización Mundial de la Salud (2016).
7. A lo largo de este libro utilizo el neologismo cuerpo-mente en consonancia con la visión de que el cuerpo y la mente no están separados sino que son más bien un todo —y en mi opinión (y en la de muchos otros no dualistas) sintiendo que este todo es parte de la esencia de la práctica del yoga y de la curación—. Esta visión contrasta con las perspectivas dualistas dominantes tanto en la filosofía oriental como en la occidental y es uno de los temas centrales del libro y de las modalidades curativas que examinamos en él y que están dirigidas principalmente a cultivar una vida lo más sana posible.
8. Desde los primeros tiempos del yoga hasta el presente, desde la India hasta todo el mundo, los fundadores y formadores de prácticamente todos los métodos de yoga (incluidos linajes o marcas) han asegurado que su forma era la más auténtica o beneficiosa, reivindicando cierta noción de *ortopraxia* (práctica correcta) que solo ellos o los maestros designados por ellos pueden ofrecer. Rechazo esta arrogancia.
9. IAYT (2012).

PRIMERA PARTE
1. Para investigar, ver Sjoman (1999), De Michelis (2004), Singleton (2010) y D. G. White (2000; 2012).

Capítulo 1
1. El sufrimiento generalizado tal y como se describe en *Bhagavad Gita* tiene su origen en *maya*, 'la ilusión', mientras que para Patanjali el problema fundamental es *avidya*, 'la ignorancia'. Ambas fuentes consideran la liberación y la conciencia clara como sinónimos.

Yogaterapia

2. *Merriam-Webster* (2017).
3. En *The Yoga Tradition* [La tradición del yoga], Feuerstein (2001) revela la pluralidad y la diversidad a través de los tiempos mientras expone una tradición singular.
4. Para investigar más profundamente esta idea y lo que sigue a continuación, ver D. G. White (2012).
5. Ver Monier Williams (1899).
6. Prabhavananda e Isherwood (1944).
7. David G. White (2012, 4). Las otras cinco ramas de la filosofía india son *yoga*, *nyaya*, *vaisheshika*, *mimamsa* y *vedanta*.
8. Vivekananda (1956). Ver David G. White (2014) sobre la historicidad de los *Yoga Sutras* y cómo sus múltiples interpretaciones y comentarios bastante diferentes están enraizados en las auténticas vidas de sus traductores y comentadores.
9. La mayoría de las lecturas y debates sobre los *Yoga Sutras* ignora el último de estos dos capítulos, quizá porque pone a prueba la credulidad en una época moderna que exige evidencias para las afirmaciones sobre temas paranormales.
10. David G. White (2012, 7).
11. El caso paradigmático de dicha afirmación se encuentra en Choudhury (2000, 3).
12. Un excelente ejemplo es Frawley (1999, 3). Pese a afirmar que el yoga «ha mantenido una línea ininterrumpida de desarrollo», en la siguiente página dice prácticamente lo contrario, observando que «el yoga es una síntesis de la sabiduría de miles de sabios a lo largo de los tiempos [...] adaptado a las exigencias particulares de cada época y cada individuo». ¿En qué quedamos: ininterrumpido o adaptado? Este en absoluto es un caso aislado: Burgin (2016), en el capítulo «Historia del yoga» del libro *Yoga Basics* [Conceptos básicos del yoga], habla de cinco mil y de diez mil años de antigüedad.
13. Cushman (2007) nos da «5.000 años de innovación». Ver también Crangle (1994, 4-7), desde el 3300 a. C., Zimmer (1951, 21) para el periodo prevédico, y Samuel (2008), sobre el movimiento Sramana.
14. Normalmente estos estilos rechazan la etiqueta *estilo*, que sugiere que son uno de muchos, y en su lugar utilizan la expresión *la práctica*, que implica que la suya es la auténtica.
15. Krishnamacharya y sus principales biógrafos (o hagiógrafos) —su hijo T. V. K. Desikachar, su nieto Kausthab Desikachar y el estudiante A. G. Mohan— dan esta y otras explicaciones al conocimiento del yoga de Krishnamacharya, añadiendo el mito de que él y Pattabhi Jois descubrieron el sistema *Ashtanga Vinyasa* en un antiguo manuscrito que encontraron en la Biblioteca de Calcuta (y que se dice que luego fue devorado por las hormigas) y la historia de que Krishnamacharya vivió durante siete años en el Tíbet, donde aprendió el conocimiento existente del yoga de su última fuente viva, Sri Bramacharya. Para saber más, ver Sjoman (1999), Singleton (2010) y David G. White (2014), especialmente el capítulo de White sobre «El extraño caso de Tirimulai Krishnamacharya».
16. Ver Eliade (1969), Feuerstein (2001), Stephens (2010) y David G. White (2009; 2012).
17. La afirmación engañosa de que una práctica tan culturalmente significativa de alguna manera escapó a los primeros escritos y a la iconografía se ve contradicha por la mención o representación de todas las demás prácticas de importancia cultural. ¿Por qué iba a excluirse únicamente el yoga?
18. Witzel (1997).
19. Michaels (2004).
20. Feuerstein (2001).
21. Mi fuente principal para la transliteración de los Upanishads clásicos es Roebuck (2000).
22. Aiyar (1914).
23. Malinar (2008, 207).
24. Vivekananda (1956).
25. Bouanchaud (1999).
26. Feuerstein (2001, 341).
27. David G. White (2000).

28. Tigunait (1999, 104-105).
29. Davidson (2003).
30. Feuerstein (2001, 343).
31. Odier (2004).
32. Para investigar los diferentes mundos del tantra, ver David G. White (1996; 2000; 2003; 2009).
33. Muktibodhananda (1985, 190-227).
34. Ibíd., verso 17.
35. Iyengar (1985, 10).
36. Muktibodhananda (1985, verso 44).
37. Ibíd., verso 150.

Capítulo 2
1. Para ejemplos acerca del yoga y el ayurveda, ver Singh y otros (2002), Mackenzie y Rakel (2006, 215), Lad (1985, 3) y Frawley (1999, 3).
2. Zysk (1998).
3. Zimmer (1948, 2-3) y Wujastyk (2003, xxviii-xxix).
4. Frawley (1999, 5) parece ser el primero en hacer esta afirmación sin fundamento y la fuente a la que más tarde otros señalan como referente para validar sus declaraciones.
5. Wujastyk (2003, 260). Para investigar más, ver Zysk (1998) y Chattopadhyaya (1979), observando que estas fuentes son anteriores a la publicación de muchas obras que hacen esas falsas declaraciones.
6. Ver Bolling (1962, 762-772) y Zimmer (1948).
7. Sobre las fuentes, para el *Caraka Samhits* uso P. V. Sharma (1992); para el Sushruta Samhits uso P. V. Sharma (2001).
8. P. V. Sharma (1992, 185-190). Este desarrollo coincide claramente con los avances de la medicina griega en el siglo v a. C., en el que Hipócrates sustituye las nociones divinas de la medicina por la observación racional como base del conocimiento médico y las oraciones y los sacrificios dan paso a tratamientos basados en mantener equilibrado el cuerpo.
9. Wujastyk (2012, 32).
10. Wujastyk (2003, 193-196 *passim*).
11. *Ashtangasamgraha* de Vagbhata (1999) cubre gran parte del mismo material pero debido a problemas del texto solo recientemente se ha incorporado en el programa ayurvédico. Para más información sobre esto, ver Zysk (1991, 114-116).
12. Con el *manuscrito Bower* encontramos pruebas del conocimiento y la práctica ayurvédicos en el siglo vi de nuestra era en China que pueden preceder a la obra de Vagbhata. Ver Hoernle (1987) y Wujastyk (2012, 149-151).
13. Wujastyk (2003, 168).
14. Este pasaje resume la máxima expresión de *prakriti* cuando la fuerza material del universo se manifiesta en el ser humano. Para detalles sobre el proceso, ver el capítulo 3. Zimmer (1948, 164) explica cómo en muchas tradiciones —desde las relatadas por el griego Homero hasta un jefe de los indios pueblo conversando con Carl Jung (y podríamos añadir el *Surya* de los indios)— el corazón es considerado el asiento de las emociones y la conciencia.
15. Wujastyk (2003, 272).
16. Tanto para apreciar la eficacia del ayurveda como para evaluarla, uno podría plantearse medir ciertas realidades mensurables, como la esperanza de vida. Aunque la esperanza de vida en la India y en Europa es parecida antes del surgimiento de la medicina científica occidental (aproximadamente treinta años en el 1500), para 1900 la esperanza de vida en Europa ha aumentado a cuarenta y nueve mientras que en la India sigue siendo de alrededor de treinta.

17. Algunas definiciones más específicas de *kaivalya* son 'aislamiento' (en los *Vamana Puranas*), 'unidad absoluta' (en los *Bhagavata Puranas*) y 'el desapego del alma de la materia o de futuras transmigraciones' (en el *Mahabharata*) (Monier-Williams 1899, 311).
18. El capítulo 4 de los *Yoga Sutras* de Patanjali se titula «Kaivalya Pada». Hay algunas pruebas (en concreto la forma de sánscrito en la que está redactado) de que este podría haber sido escrito por otro autor cientos de años después de Patanjali con la intención de brindar una coherencia filosófica diferente al resto de la obra. Ver David G. White (2014) para profundizar en esta cuestión de la utilización de la filología en la correcta identificación de la autoría.
19. Ver Larson y Bhattacharya (2008, 32-51) para una introducción a la filosofía Samkhya que intenta clarificar su evolución histórica y sus conceptos principales, entre ellos las diferencias y puntos comunes más importantes entre la filosofía Samkhya y la filosofía del yoga.
20. Larson y Bhattacharya (2008, 89).
21. Otros enfoques sobre *purusha*, como los que aparecen en Advaita Vedanta, aseguran que *purusha* es una conciencia singular, no plural (Arvind Sharma 1997, 155-157).
22. Monier-Williams (1899, 1135).
23. Ibíd., 863.
24. Ibíd., 438.
25. Wujastyk (2003, 277-278).
26. Larson y Bhattacharya (2008, 80).
27. P. V. Sharma (1992, 59).
28. Mehta (2002, 313).
29. Wujastyk (2003, 274).
30. Lad (2001, 29).
31. Tiwari (1995, 5). Si acudimos a las fuentes materiales antiguas originales para conocer mejor el concepto de *dosha*, vemos que el *Rigveda* emplea el término con el significado de 'oscuridad' y 'noche', mientras que los *Upanishads* y el *Mahabharata* lo usan con el significado de 'falta', 'vicio', 'deficiencia', 'deseo' y 'desventaja'. En el *Compedium* de Sushruta, en el que el término se aplica al ayurveda, encontramos 'alteración', 'afección', 'elemento mórbido' y 'enfermedad', cada uno aplicado a los tres humores mismos (junto con *doshabheda*, una enfermedad particular de los tres humores). Para su etimología y uso, ver Monier-Williams (1899, 498).
32. Wujastyk (2003, 74).
33. Ibíd., 116-117.
34. Ibíd., 206.
35. Ibíd., 274.
36. Como explico más adelante en este capítulo, prácticamente todas las fuentes, desde las antiguas hasta las contemporáneas, nos dan descripciones algo (a veces muy) diferentes de los doshas y elementos de manifestación de los *prakriti*. Para una explicación de las fuentes originales, ver Kutumbiah (1969), especialmente sobre la doctrina de *tridosha*, y Svoboda (1988) y Svoboda y Lad (1995).
37. Lad (2001, 45).
38. Tiwari (1995, 7).
39. Pole (2013).
40. También hay cinco *vayus* inferiores: *naga* (eructar), *kurma* (parpadear), *krekara* (toser y estornudar), *devadatta* (bostezar) y *dhanamjaya* (el aire que hincha un cadáver). La explicación más antigua sobre *prana-vayu* está en el *Artharaveda*.
41. Lad (2001, 46, 48) y Remski (2012, 39).
42. En una obra anterior (Stephens 2010, 52), comparto la sugerencia, que ahora me parece que se presta a confusión, de que el *vayus* (o lo que es lo mismo, los chakras) tiene ciertas localizaciones físicas claramente identificables. Dicho de otro modo, estas asociaciones son misteriosas, metafóricas y erróneas.

43. Lad (2001, 51).
44. Wujastyk (2003, 15).
45. Lad (2001, 15).
46. Tiwari (1995, 11) y Lad (2001, 56).
47. Wujastyk (2003, 273).
48. Lad (2001, 67).
49. Pole (2013, 20).
50. Tiwari (1995, 14). Lad (2001, 71) añade la columna.
51. Ver Kutumbiah (1969, 60-67).
52. Wujastyk (2003, 272).
53. Kutumbiah (1969, 70).

Capítulo 3

1. El vitalismo supone un desequilibrio de las fuerzas vitales asociadas con los cuatro humores como causa de enfermedad, similar al desequilibrio ayurvédico en las *gunas*.
2. Farmer (2003). El campo de la antropología médica también profundiza en la relación entre la desigualdad y la salud. Para investigar más, ver Nichter (2008).
3. El *papiro de Edwin Smith* es un texto médico egipcio de alrededor del 1600 a. C. que ofrece el enfoque racional y científico de la medicina más antiguo que se conoce. Ver Ghalioungui (1965), James Allen (2005) y Nunn (1996).
4. El término *humor* viene del griego *chymos*, que significa 'jugo'. Los cuatro humores están estrechamente relacionados con los cuatro elementos: tierra (bilis negra), fuego (bilis amarilla), agua (flema) y aire (sangre). Observa las similitudes con las categorías de cualidades de Samkhya y ayurveda.
5. Sobre el papel de la teología en la biología, ver Beckner (1969), Brandon (1981), Mayr (1988) y Wimsatt (1972).
6. De Vos (2010, 28-47).
7. Ver Potter y Mattingly (2002, 63).
8. Majno (1975, 395).
9. Bynum (2008, 15).
10. Para un análisis de *Sobre el diagnóstico y la cura de la pasión del alma* de Galeno, ver Hankinson (1991, 197-233).
11. Kohn (2008, 245).
12. Tuchman (1978, 116-125). Lucrecio (2007), justo antes del comienzo de nuestra era (aproximadamente en el año 50 a. C.) expone muchas de las asunciones sin fundamento que subyacen en el pensamiento anticientífico y la mistificación en su poema radical *De la naturaleza de las cosas*. Perdido durante mil quinientos años, su descubrimiento en el siglo XV por el emisario papal Poggio Bracciolini es considerado uno de los factores principales que alumbraron el Renacimiento. Ver Greenblatt (2011).
13. Infusino y otros (1965), Olmi (2006) y Siraisi (1990).
14. Ver T. K. Stewart (1995, 389-397) y Ferrari (2015). La India no fue el único país en responder de forma supersticiosa a la viruela. En China se complacía a la diosa T'ou-Shen Niang-Niang, que se decía que atacaba principalmente a los niños atractivos, por lo que se les aconsejaba llevar una máscara para que parecieran feos. En Europa mucha gente creía que había un demonio de la viruela que tenía miedo al color rojo, por eso se trasladaba a las víctimas a habitaciones pintadas de rojo. Estas reacciones desconcertantes aparecen en todas las regiones y culturas del mundo. Existe una gran cantidad de fuentes sobre la superstición y la viruela. Un buen punto de partida para seguir investigando es McNeill (1977).
15. En el momento de escribir esto, encontramos un número creciente de esos estudios, entre ellos varios con resultados publicados en *Journal of Yoga Therapy*.

16. Para una explicación sobre la creencia, la experiencia y la práctica médica en las diferentes culturas, ver Good (1994).

Capítulo 4
1. Max Roser (2017). Los relatos anecdóticos acerca de determinados individuos de la India y China cuyas vidas tuvieron una duración increíble (entre ciento cincuenta y trescientos años) deberían considerarse como mitos o excepciones que no hay que creer porque se carece de pruebas.
2. Una vez más, es importante señalar que el promedio de la esperanza de vida en el mundo en el 1500 a. C. era de unos treinta años. Coincidiendo con el surgimiento de la medicina científica, encontramos pruebas evidentes de que la esperanza de vida se elevó en aquellos países en los que esta se aplicaba, mientras que aquellos que se basaban principalmente en las formas tradicionales de medicina empezaron a experimentar un incremento de la esperanza de vida solo tras adoptar la medicina científica (en lo que se conoce como la *transición de la salud*). Estos datos son un jarro de agua fría para las declaraciones de eficacia de muchos enfoques tradicionales, a pesar de que algunos aspectos de estos enfoques son prometedores.
3. Evidentemente, la desigualdad y la injusticia sociales siguen estando muy extendidas y esto se ve claramente en la propensión a desarrollar ciertas enfermedades y en la esperanza de vida relativa dependiendo de la raza y la clase social. Para conocer la importancia de la clase social en el auge de la medicina científica, ver Starr (1982).
4. Al explicar los avances en la salud y la esperanza de vida se atribuye el mérito tanto a la reducción de factores de riesgo como a la eficacia médica. Sigue sin estar claro cómo distribuir ese mérito de forma equilibrada. Con relación a la enfermedad coronaria, ver Ford y otros (2007).
5. Sobre la vacuna BCG, ver Bonah (2005, 669-721). Sledzik y Bellantoni (1994, 269-274) analizan la creencia popular de los vampiros en Nueva Inglaterra. La reciente aparición de cepas de tuberculosis resistentes a los fármacos llevó a la Organización Internacional de la Salud a declarar una emergencia sanitaria global cuya mayor preocupación es la India, que en el 2010 tenía el mayor número de casos a nivel mundial debido a un control deficiente de la enfermedad. Sobre la tuberculosis en la India actualmente, ver Mishra (2013, 71-78).
6. PAHO.org (2017).
7. Flexner (1910).
8. Cooke y otros (2006, 1339-1344) miden los efectos del impacto de Flexner tras un siglo de su reconocido informe, entre ellos la creciente tendencia de las facultades médicas a preocuparse por asuntos como las cuotas de mercado, las unidades de servicio y la capitación.
9. Curiosamente, muchos programas de formación de profesores y terapeutas de yoga son notablemente exigentes y estresantes, como si los hubieran diseñado así a propósito.
10. Hay pruebas recientes en los resultados de la evaluación de seguridad hospitalaria de la primavera del 2015 del Grupo Leapfrog (2015) que informan que el 41 % de los 2.523 hospitales estadounidenses inspeccionados entre el 2014 y el 2015 recibió un grado C, D o F en seguridad de los pacientes debido a errores médicos, lesiones, accidentes e infecciones.
11. Weil (1998, 51).
12. Hurley (2006, 182).
13. Ibíd., 184.
14. Ibíd., 184.
15. Ibíd., 184.
16. Ibíd., 189.
17. NCCIH (2017).
18. Ibíd.
19. Sobre los niños de la «generación del *boom*» y otros que acuden a proveedores de medicina alternativa, ver Tindle y otros (2005).

20. Snyderman y Weil (2002). Para seguir investigando, ver Chopra (2000; 2015) y Weil (1995; 1998; 2004; 2007).
21. Aunque esta es una prueba puramente anecdótica, las clases públicas de yoga que enseño en Santa Cruz (California) están llenas de toda clase de científicos asociados con nuestro campus local de la Universidad de California: astrónomos, astrofísicos, biólogos moleculares, científicos marinos, antropólogos y químicos, entre otros, desde estudiantes graduados hasta todos los rangos de personal docente e investigadores científicos puros. La mayoría no cree en la magia ni en milagros, y sin embargo, les fascinan los misterios, y todos parecen encontrar en el yoga algo que aporta comodidad y sentido a sus vidas.
22. Lerner (1996, 15).
23. Sobre la esperanza, ver también Buchholz (2012) y Siegel (1986).
24. Siegel (1986).
25. Los psiconeuroinmunólogos están produciendo un corpus cada vez más importante de pruebas científicas sobre la relación entre el estrés psicológico y el sistema inmunitario. Para un análisis general de este ámbito, ver Vedhara e Irwin (2005). Zorrilla y otros (2001) para consultar datos sobre estado mental y ensayos inmunológicos. Para más información sobre el estrés y la desregulación de las citoquinas (también denominadas citocinas), ver Elenkov (2005).
26. Aunque también encontramos algunos servicios gratuitos y de coste reducido ofrecidos por muchos proveedores de las comunidades de yoga y de salud alternativa, la mayor parte de los mejores y más brillantes cobran precios elevados por sus servicios y ofrecen poco o nada de forma desinteresada o basándose en la escala de ingresos. Al mismo tiempo, no es raro encontrar clases de yoga en la mayoría de las ciudades importantes a 20 dólares o más y programas de capacitación de doscientas horas para profesores de yoga que cobran más de 5.000 dólares pese a tener formadores sin experiencia, un programa deficientemente desarrollado y una adherencia mínima a los criterios extremadamente flexibles de la Alianza de Yoga, para los cuales no se exige responsabilidad.
27. St. Suaver y otros (2013) identifican las razones más comunes por las que la gente solicitó atención primaria en los Estados Unidos en el 2013 como trastornos de la piel (42,7 %), artritis y otros trastornos de las articulaciones (33,6 %), problemas de espalda (23,9 %), trastornos del metabolismo lipídico (22,4 %), y afecciones del tracto respiratorio superior (22,1 %), todo lo cual invita a un ámbito más amplio de opciones de tratamiento.
28. Dossey y Keegan (2016). El gran nido del ser consiste en totalidades cada vez mayores, desde la totalidad de un átomo hasta la de las moléculas, de ahí a la totalidad de una célula, etc., hasta la totalidad de nuestro ser, los ecosistemas y el planeta, con cada totalidad sucesiva compuesta de las múltiples totalidades que la constituyen y, en último término, la totalidad del universo, que luego Wilber sintetiza en un elegante modelo de cuatro cuadrantes. El modelo de Wilber es una expresión de evolución espiritual, una amplia tradición que propone un nivel más elevado de evolución conectado a un patrón cosmológico que normalmente se presenta como un proceso teleológico. Wilber, basándose en el concepto de la «gran cadena del ser» de Platón y Aristóteles, lo desarrolla para explicar cómo pasamos de la materia al cuerpo, del cuerpo a la mente y del alma al espíritu. Ver Wilber (2007) para una introducción sucinta a su pensamiento.
29. Dalen (1998, 2216).
30. Mohan y Mohan (2004, 38).
31. Lerner (1996).
32. Asociación Psicológica Estadounidense (2002).

SEGUNDA PARTE
1. Para una explicación sobre el tacto, la somática y el despertar del conocimiento consciente, ver Stephens (2014, 15-19).

Capítulo 5
1. Entre dos millones y tres millones de personas de todo el mundo contraen cáncer de piel anualmente. Ver OMS (2016).
2. *Escamoso* significa «aplastado», en referencia a las células de tejido que en su combinación estratificada nos da la capa más externa de la piel así como el recubrimiento interno de la boca, el esófago y la vagina.
3. Para más sobre el cáncer de piel, ver Gloster y Brodland (1996, 217-226), Armstrong y Kricker (2001, 8-18), Roewert-Huber y otros (2007, 47-51), Madan y otros (2006, 5-7), Stang y Jöckel (2003, 436-442), Madea y Rothschild (2010, 575-586) y Polsky y Wang (2011).
4. Stiles (2012).

Capítulo 6
1. Ver Lee y otros (2007, 456-469).
2. En los años posteriores de la vida hay una tendencia a la osteoporosis, en la que disminuye la densidad ósea y la resiliencia del hueso se debilita. Para un análisis de las prácticas de asanas apropiadas a la edad y el desarrollo, ver Stephens (2012b). Para una explicación más general sobre el crecimiento y la mecánica de los huesos, ver Caine y Lindner (1985, 51-64), Micheli (1986, 359-374), Mirbey y otros (1988, 336-340) y Ryan y Salciccioli (1976, 26-27).
3. De hecho, solo hay un hueso —el hioides, en la base de la lengua, que tiene una gran importancia en *jalandhara bandha*— que no está conectado como mínimo a otro hueso.
4. Estas son clasificaciones estructurales. Las articulaciones también pueden clasificarse funcionalmente como anfiartrodial (ligeramente movible), diartrodial (que se mueve libremente) o sinartrodial (inamovible). Hay varias maneras más de clasificar una articulación: su número de ejes de movimiento, su amplitud de movimiento y la forma de sus superficies articulares.
5. Ver Floyd (2014) para amplitud de movimiento por el grado angular de la columna, extremidades superiores y extremidades inferiores.
6. Shulman (1949).
7. Ver Tiwari (1995, 9, 17, 125-128, 230-232) y Lad (2001, 52, 132, 145-149).

Capítulo 7
1. Netter (1997, placas 488-499).
2. Todd (1937).
3. Hately (2004, 30).
4. Tiwari (1995, 25, 192, 317-318).
5. Lad (2001, 130-132).

Capítulo 8
1. Ver Höfle y otros (2010).
2. Barboi (2014).
3. McCorry (2007, 78).
4. Berthoud y Neuhuber (2000, 1-17).
5. Gómez-Pinilla y Gómez (2011, 111-116).
6. Vedhara e Irwin (2005).
7. Fox y otros (2014, 48-73), Jao y otros (2016, 9-24), Luders (2014, 82–88), y Simkin y Black (2014, 487-534).
8. Tiwari (1995, 112-113, 173-176).

Capítulo 9
1. Schiffmann (1996).

Notas

2. Muchos libros sobre la anatomía del yoga nos ayudan a comprender las asanas; sin embargo, ninguno proporciona información sobre biomecánica o relaciones neuromusculares. Ver Coulter (2010), Kaminoff y Matthews (2012), Lasater (2009) y Long (2009; 2010). Curiosamente, Lasater señala la inervación sin hablar sobre el movimiento. Calais-Germain (1991) trata el movimiento pero sin referencia a la inervación. Sueño con que estas fuentes colaboren para producir un libro de texto de la kinesiología del yoga y asociarse con Pixar para representar las fuerzas neuromusculares de cada una de al menos ciento ocho asanas, entre ellas los movimientos hacia dentro y hacia fuera de cada asana.
3. Abernathy y otros (2013).
4. Aquí estoy tratando la kinesiología como el estudio científico del movimiento humano y sus aplicaciones a la biomecánica, el yoga y otras actividades. Decididamente no me estoy planteando la metodología de diagnóstico médico llamada kinesiología aplicada.
5. Doidge (2007, 256-266), Pascual-Leone (2005, 377-401) y Young (2011, 70-80).
6. Para un estudio básico de la biomecánica, ver Abernathy y otros (2013), Cowin (2008), Hatze (1974, 189-190), Mow y Huiskes (2005) y Peterson y Bronzino (2008).
7. Esta idea puede llevarnos a preguntarnos sobre quienes se llaman a sí mismos maestros de yoga (la mayoría de ellos autoproclamados). ¿Qué han dominado? ¿La totalidad de las ochocientas cuarenta mil asanas? ¿Incluso una? ¿Qué es lo que significa en realidad dominar una asana? ¿Que esta deja de ser tu maestra? ¿Llega uno a saberlo todo, habiendo dominado los superpoderes que Patanjali presenta en el capítulo 3 de sus *Yoga Sutras*, y así es capaz de desplazarse a través del espacio, el tiempo, los cuerpos, las mentes (entre ellas la tuya y la mía) y todas y cada una de las cosas que se encuentre en el camino? Yo creo que no. Otra forma de verlo es que en el yoga no hay fin, nada que dominar, solo una práctica que nos permite vivir con más equilibrio, con una conciencia más lúcida y con unos tejidos más sanos durante el resto de nuestras vidas.
8. Wolff (1986), Frost (1994), Duncan y Turner (1995) y Liedert y otros (2005).
9. La deformación o lesión muscular es dislocación; la deformación o lesión ligamentosa es esguince.
10. La electromiografía mide la conducción funcional de los nervios registrando la actividad eléctrica producida por los músculos esqueléticos. Ver Kamen (2004). Para la variación de la activación intermuscular, ver Behm y otros (2002).
11. Hay muchos métodos diferentes para estudiar las fibras, entre ellos los de coloración histoquímica y coloración inmunohistoquímica, que se confunden comúnmente, y otros que dan medidas metabólicas directas. Para investigar más a fondo, ver Macintosh y otros (2006) y Pette y Staron (2000).
12. Hay pruebas de que una fuente externa de calentamiento (como estar en una habitación caliente) provoca una liberación más rápida de la tensión muscular solamente alrededor de las caderas. Sin embargo, la actividad vigorosa en un ambiente caliente está contraindicada en muchas circunstancias, entre ellas la edad temprana, el embarazo y la presión arterial baja o alta. Practicar yoga en una sala cálida también puede crear una falsa sensación de flexibilidad, lo que conduce a una excesiva amplitud de movimiento dado el estado normal de los músculos y los ligamentos. La tensión producida por el calor reduce asimismo la capacidad de alcanzar las tasas metabólicas máximas durante el ejercicio y puede aumentar la dificultad del gasto cardiaco. Para investigar, ver Adolph (1947), Brouha y otros (1961, 133-140), Daanen y otros (2006), Dimri y otros (1980, 43-50), King y otros (1985, 1350-1354), Nadel (1983, 134-143), Sawka (1992, 657-670) y Young (1990, 65-70).
13. Los propioceptores funcionan con otros órganos sensoriales para hacernos conscientes de la posición de nuestro cuerpo en el espacio, una cualidad de la percepción llamada *kinestesia*.
14. Para pruebas del papel de los receptores cutáneos en la propiocepción, ver Collins (2009, 3311-3315).
15. El significado literal de *hatha*, tal y como se registra por primera vez en el *Rigveda*, es 'un golpe o choque', un término de género masculino que implica hacer algo con fuerza. Ver Monier-Williams (1899, 1287).

Capítulo 10
1. Para información general, ver Katz (2010), Sherwood (2011) y Patwardhan (2012, 77-82).
2. Para más sobre esta circulación, ver Caro y otros (2012).
3. Klabunde (2005, 93-94).
4. Los fisiólogos debaten si la ley de Frank-Starling explica mejor el retorno venoso porque plantea la respuesta a un aumento en el volumen de sangre que llena el corazón como el mecanismo que determina el volumen de bombeo (el volumen de sangre bombeado desde un ventrículo con cada latido) en lugar de otras medidas como los efectos sobre el gasto cardíaco (presión diastólica, por ejemplo). Ver Reddi y Carpenter (2005).

Capítulo 11
1. Sobre la historia del sistema linfático, ver Ambrose (2006, 1-8).
2. El origen más profundo de los linfocitos son las células madre linfocíticas de la médula ósea, algunas de las cuales permanecen en la médula para madurar y se convierten en células B y células NK (células asesinas) mientras que la mayoría migra al timo para convertirse en células T (también llamadas linfocitos T). Ver Abbas y otros (2003, 115-137).

Capítulo 12
1. Taylor (1949).
2. Kirk y otros (1984, 196).
3. Para una introducción exhaustiva sobre la fisiología respiratoria, ver West (2000).
4. French (2003).
5. Barrett (2016) y Standring (2008).
6. Aunque la mayoría de las prácticas de pranayama se llevan a cabo a través de la nariz, la boca ofrece un camino más corto y directo a los pulmones y por lo tanto mayor facilidad en la inspiración y espiración de grandes cantidades de aire (como veremos con *bastrika pranayama* y *sitali pranayama*); las espiraciones completas a través de la boca también estiran el diafragma más, como explico en detalle más adelante.
7. Sobre el número de alveolos en el pulmón humano, ver Ochs y otros (2004), que sitúan el promedio en cuatrocientos ochenta millones.
8. Netter (1997, placas 180-181).
9. Calais-Germain (2005, 101).
10. Thiara y Goldman (2012, 165-166).

Capítulo 13
1. Cawadis (1941, 303-308) y Zrenner (1985).
2. Barrett y otros (2016) y Standring (2008).
3. Nussey y Whitehead (2013).
4. Estudiaremos el páncreas exocrino en el capítulo 14.

Capítulo 14
1. Bagchi y Swaroop (2017).
2. Iio y otros (2014, 72), Galley (2014, 748-760), Chuang y otros (2010, 1344-1353), Maunder y Levenstein (2008, 247-252) y Farhadi y otros (2005, 1796-1804).
3. Kong y Singh (2008, 80), Mishellany (2006, 87-94), Jalabert-Malbos (2007, 803-812), Jiffry (1981, 113-119) y Peyron (2004, 578-582).
4. Es de agradecer que la dieta vegetariana se dé por hecho entre algunos miembros de la comunidad del yoga, un estilo de vida apoyado por parte de la bibliografía del yoga, como *Light on Yoga* [Luz sobre el yoga] de B. K. S. Iyengar, donde el autor plantea dos razonamientos: en el primero, referente

a *ahimsa*, afirma (1966, 32) que «una dieta vegetariana es una necesidad para la práctica del yoga» porque de lo contrario uno participa en la muerte de «una cosa o un ser». No explica por qué matar una planta es moralmente diferente de matar una ameba de una sola célula. En segundo lugar, en relación con *saucha*, argumenta que, en última estancia, el yogui debe ser vegetariano para lograr «una atención acentuada y la evolución espiritual» (1966, 37), añadiendo que debe «evitar los alimentos agrios, amargos, salados, fuerte, picantes, rancios, insípidos, pesados y sucios».

Capítulo 15
1. Para investigar, ver Calais-Germain (2003).

Capítulo 16
1. Kucinshas y Just (2004), Siiteri y Wilson (1974) y Wilson y Reiner (1998).

TERCERA PARTE
Capítulo 17
1. Ver Nichala Joy Devi (2014) y Kraftsow (2014).
2. Ver Desikachar (1995; 1998), Mohan (1993), Payne y Usatine (2002), Mohan y Mohan (2004), Kraftsow (1999; 2002), Khalsa y otros (2016) y Payne y otros (2016).
3. Cohen y Nelson (2011).
4. Seitz (2010, 36).
5. Laurence (2010, 65-71).
6. Forbes y otros (2011, 7)
7. Ibíd, 7-8.
8. Hay muchas otras definiciones diferentes de la yogaterapia ofrecidas por colaboradores a Larry Payne y otros (2016).
9. Junta de Atención Respiratoria de California (2017).
10. IAYT (2016).
11. Broad (2012b).

Capítulo 18
1. Nichala Joy Devi (2014).
2. Estas sendas son «la senda del método» y «la senda de la práctica» tal y como las da Patanjali en los capítulos uno y dos, respectivamente, de los *Yoga Sutras*.
3. En el panorama del yoga tanto antiguo como moderno encontramos varios extremos de prácticas de automortificación.
4. Ver Monier-Williams (1899, 1275-1280). La mayoría de los comentarios sobre los *Yoga Sutras* de Patanjali hacen hincapié en el estudio de los textos sagrados, que no es un aforismo de Patanjali. ¡La única idea es la autorreflexión, no una reflexión sobre palabras impresas o habladas ni otros objetos externos!
5. Otros nos dan 'anhelo profundo', 'meditación' e incluso 'voto'. Ver David G. White (2014, 172-184). Sobre el qué –*ishvara*–, ver la explicación y conclusión de White de que «es improbable que haya nunca una palabra final sobre lo que Patanjali quiso decir con *ishvara-pranidhana*».
6. Hay una rica bibliografía sobre la disonancia cognitiva basada en la obra original de Festinger (1957), que habla entre otras cosas del papel de esta en la insistencia irracional (Elster, 1983), de cómo se puede reforzar en la correlación neural (Qin y otros 2011, 240-246; Monroe y Read, 2008, 733-759) y de modelos para solucionarla (van Harreveld y otros, 2009).
7. B. K. S. Iyengar (2001, 35).
8. Prabhavananda e Isherwood (1944, 64-65).

Yogaterapia

9. Sobre cómo la dinámica terapeuta-cliente es un factor del proceso terapéutico, ver Baldwin y otros (2007), Kuutman y Hilsenroth (2012) y Høglend (2014).
10. Frymoyer y Frymoyer (2002, 995-996).
11. Sobre la atención centrada en el paciente como uno de los seis elementos principales de la atención de alta calidad, ver Instituto de Medicina (2001, 48-51). Además, ver Beckman y Frankel (1984), Roter y otros (1997) y Gerteis y otros (1993).
12. Sobre estas y otras dimensiones emocionales y espirituales de miedo y ansiedad, ver Byock (1998) y Cassell (1991).
13. IAYT (2016, 7).
14. Asociación Estadounidense de Facultades Médicas (1999).
15. Sobre la iniciativa entre Bayer y la Academia Estadounidense de Cirujanos Ortopédicos, ver Tongue y otros (2005).
16. Weintraub (2012).
17. Algunas escuelas de terapia de yoga enseñan a los estudiantes cómo tomar el pulso, comprobar la frecuencia cardíaca con un estetoscopio, medir la amplitud de movimiento con un goniómetro y examinar la capacidad de respiración con un espirómetro. Usadas moderadamente para ayudar a la curación de un cliente, estas herramientas pueden proporcionarnos conocimientos útiles; aplicadas sin restricciones o para realizar diagnósticos médicos, estas prácticas pueden crear problemas éticos e incluso jurídicos, o peor, un diagnóstico erróneo que cause daños.
18. La escucha consciente se parece a la escucha activa, una habilidad de comunicación específica que hunde sus raíces en la obra del psicólogo humanista Carl Rogers (1951; 1980) en la terapia centrada en el cliente, que cada vez despierta un mayor interés en todas las profesiones sanitarias. Para una explicación sucinta acerca de la escucha activa en la transformación personal, ver Rogers y Farson (1987). Sobre el desarrollo y las pruebas de la escala de observación auditiva activa y cómo la escucha activa marca diferencias entre los profesionales de la salud, ver Fassaert y otros (2007, 258-264). Lang y otros (2000) recomiendan la escucha activa para obtener más información sobre las explicaciones e inquietudes de los pacientes con respecto a sus enfermedades.
19. Weintraub (2012).
20. Stephens (2014), Field (2001; 2003) y Montagu (1986).
21. Kabat-Zinn (1994) y Kornfield (1993; 2009).
22. Krishnamurti (1987; 1996) y Tolle (1999).
23. Kramer y Alstad (2009, 201) también resaltan que solo estar en el presente tiende a causar un rechazo de la propia historicidad, menospreciando así la importancia de la reflexión y la imaginación, ya que uno existe dentro del movimiento inexorable del tiempo.
24. Sobre los orígenes y principios del asesoramiento y la psicoterapia directivos, ver Thorne (1948).
25. Rogers (1951; 1961) y Maslow (1954).

Capítulo 19
1. Puede que esto te lleve a preguntarte por qué es importante que los profesores de yoga aprendamos todo lo posible sobre la anatomía y la fisiología funcionales. Al dirigir las prácticas de asana, invitamos a los estudiantes a realizar diversas posturas con diferentes efectos en las articulaciones, los músculos, los nervios y otros tejidos. En la medida en que tengas una comprensión práctica de la anatomía funcional, serás más consciente de los riesgos físicos, contraindicaciones y modificaciones relacionadas o posturas alternativas para las asanas que estás enseñando. Añade el conocimiento de la fisiología y comprenderás mejor los efectos más profundos de las asanas, como los que ejerce sobre la respiración, la digestión y la circulación. En la ausencia de ese conocimiento y esa comprensión, lo que deberíamos preguntarnos es por qué no hay criterios considerablemente más elevados de capacitación para todos los profesores de yoga, la gran mayoría de los cuales enseña asanas complejas sin apenas comprender el funcionamiento del cuerpo.

2. Cope (2012).
3. IAYT (2016, 9).
4. Stephens (2010).
5. La fascinante historia moderna de las pruebas musculares se vio profundamente afectada por la pandemia de polio a comienzos del siglo XX, comenzando por la labor de Lovett y su ayudante, Wilhemene Wright (1917). Para más información sobre la historia, ver Wright (1912), Stewart (1925), Kendall y Kendall (1949), Lilienfield (1954), Bohannon (1986), y Zimney y Kirk (1987).
6. Kendall y Kendall (1949, 26).
7. Harry Eaton Stewart (1929, 125 *pássim*).
8. Bohannon y Schaubert (2005), Dvir (1997), y Jepsen y otros (2004) comentan la variabilidad y la fiabilidad.
9. Lamb (1985, 47-55).
10. Desarrollado originalmente por Silver (1923), este es el método adoptado por la Academia Estadounidense de Cirujanos Ortopédicos, como se describe en Heckman y Greene (1994).
11. Ver Boone y Azen (1979), Bell y Hoshizaki (1981) y Kalscheur y otros (2003).
12. Sobre la neurología del envejecimiento y el equilibrio, ver Whipple y Wolfson (1989) y Lizardi y otros (1989).
13. Goebel (2008, 1).
14. Sobre los trastornos vestibulares, ver Black y Pesznecker (2006, 252–270), Vouriot y otros (2004, 239-247) y Meli y otros (2006, 259-266). Sobre trastornos ortopédicos, ver Della Volpe y otros (2006, 349-355) y Popa y otros (2006). Sobre los efectos de los medicamentos, ver Fife (2006, 103-199) y Fujisawa y otros (2006, 1-4).
15. Marchetti y Whitney (2006, 1653-1658).
16. Shumway-Cook y Woollacott (1995, 323-324).
17. Muchos grupos de estudio apoyan los resultados saludables de la meditación (Orme-Johnson 2006, Benson 1974, Kabat-Zinn y otros 1987, Rosenzweig y otros 2010, Witek-Janusek y otros 2008, Ornish 1990). Con respecto a la evaluación de la yogaterapia, estamos interesados en los resultados individuales que se producen a largo plazo.
18. Cope (2012).
19. Merton (1997, 332).
20. Cope (2012, xv- xvi).
21. Ver Stephens (2012a).
22. Como se indicó en otros lugares, no asumo que el ayurveda sea el punto de partida necesario para plantearnos la salud y el bienestar o practicar el yoga, ni mucho menos que proporcione tratamientos eficaces para todo el mundo. Más bien, lo tengo en cuenta como hago al plantear otros enfoques sobre la salud, buscando cómo y dónde sus tratamientos podrían promover la curación o la sanación.
23. Burns (1785) y Steinbeck ([1937] 1994).
24. Citado en Osterberg y Blaschke (2005, 487-497).

CUARTA PARTE
Capítulo 20
1. Muchos de estos estudios se citan en la quinta parte de la obra.
2. La práctica *ashtanga vinyasa* desarrollada por Krishnamacharya y su estudiante K. Pattabhi Jois a principios de los años treinta del pasado siglo también es considerada una forma de yogaterapia; la primera de sus seis series de secuencias se denomina *yoga chiktisa*. Sin embargo, más que una práctica adaptativa es una práctica preceptiva en la que se enseña a todos los estudiantes a realizar las mismas asanas de la misma manera, únicamente con la excepción de algún profesor que ofrece modificaciones a las secuencias, asanas y acciones dentro de ellas. En los últimos años (a raíz de la muerte de Jois en el 2009), cada vez hay más profesores de *ashtanga vinyasa* que siguen el liderazgo de David

Swenson (2007) y otros que recomiendan la modificación individualizada de las asanas (omitiendo ciertas asanas de las secuencias fijas, permitiendo la modificación de asanas e incluso fomentando el uso de apoyos, de modo que los estudiantes que carezcan de la fortaleza física requerida para este enfoque puedan explorarlas con seguridad y aprovechamiento).

3. La elaboración de una marca de yogaterapia de estilo *viniyoga* en los años noventa llevó a Desikachar a disociarse y a disociar a su padre de ese nombre. Ver Harvey (2015).
4. Desikachar (1995, 13).
5. Utilizo el neologismo *cuerpo-mente* en consonancia con la perspectiva de que el cuerpo y la mente no están separados sino que forman un todo, y de que sentir esta unidad es la esencia de la práctica del yoga. Esta visión contrasta con las perspectivas dualistas dominantes de la filosofía oriental y occidental y es uno de los temas centrales de este libro, cuya intención principal es ofrecer orientación a los estudiantes para ayudarlos a cultivar más fácilmente la conciencia clara de la totalidad de su ser, mientras se mantienen fieles al propósito que los ha llevado al yoga.
6. El yoga surgió en una cultura rica en diversas prácticas espirituales y culturales y más significativamente en las creencias relacionadas con la cultura hindú, como la filosofía Samkhya, pero no puede reducirse ni vincularse forzosamente a ningún sistema de creencias o religión. Estos lazos son una cuestión de elección. Para investigar más, ver Indra Devi (1960), Eliade (1969), Feuerstein (2001), Freeman (2010), Gates (2006), B. K. S. Iyengar (1966), Kempton (2013), Kramer y Alstad (1993), Rosen (2012), Scaravelli (1991), Stephens (2010, 2012a; 2014), David G. White (2000; 2012; 2014) y Ganga White (2007).
7. Ver Dorandi (2013, 91, 95).
8. James (1952, 306-311 *passim*).
9. McDermott (1981, 29-30).
10. Ibíd., 21-22.
11. Para un análisis crítico de cómo la obra de Dewey rescata la filosofía analítica y la fenomenología del dualismo a través de los principios del *mindfulness* y la somaestética, ver Shusterman (2008). Para una exposición brillante sobre el hábito corporizado y cómo se expresa en la postura, la emoción y el pensamiento, ver el trabajo pionero de Todd y Brackett (1920).
12. Mark Johnson (1989, 10).
13. Ibíd., 271-278. Csikszentmihalyi (1990 y 1997) explica cómo estas cualidades del ser en su implicación cotidiana con el flujo de la vida generan una felicidad más profunda por medio del desafío de ser plenamente conscientes.
14. Para una introducción general a la somática, ver Hanna (2004). Para prácticas de corporización, Mark Johnson (1995) y Don Johnson (1995). Para una antología sobre el cuerpo, la respiración y la consciencia, Macnaughton (2004); para investigar más profundamente, Lakoff y Johnson (1999) y Schusterman (2008 y 2012). Para un trabajo esencial sobre el trauma corporizado y su liberación, Levine (2010).
15. Los *Yoga Sutras* de Patanjali surgen alrededor del año 325 de nuestra era. Existen numerosas traducciones y transliteraciones frecuentemente contradictorias. Los primeros textos sobre *hatha yoga* aparecen poco más de mil años después. Para interpretaciones sumamente diferentes entre sí, compara Bouanchaud (1999), Remski (2012) y Satchidananda (1978).
16. Para una investigación profunda sobre la naturaleza de los sentidos, ver Ackerman (1990).
17. Bikram Choudhury lidera el camino del yoga competitivo, incluidos los esfuerzos actuales para establecer el yoga como un deporte olímpico. Este es un fenómeno curioso únicamente si uno ignora el origen de su estilo de yoga, que surgió en el mundo del culturismo competitivo de la India, en lugar de creer su afirmación de que su estilo (y solo su estilo) es la expresión genuina de la síntesis de Patanjali de la filosofía y el método del yoga, que o bien no entiende o bien distorsiona intencionalmente. Ver Choudhury (2000). Sobre la contradicción del yoga competitivo, ver Lorr (2012) e

IYSF (2014). Sobre la proliferación de lesiones cuando se enfoca el yoga de manera competitiva, ver Broad (2012a y 2012b).
18. Muktibodhananda (1985, 54, 67, 132).
19. Kramer (1977).
20. Stephens (2012a y 2014).
21. Stephens (2012a, 2015).
22. Stephens (2014).
23. Para una orientación detallada sobre la secuenciación, ver Stephens (2012a, 2015 y 2017).

Capítulo 21

1. Muchas perspectivas espirituales tradicionales dan primacía a «estar presentes», pero algunas también aprecian la capacidad humana natural para la reflexión y la imaginación, el contexto de percepción y el pensamiento de posibilidades alternativas. Al abrirnos a lo que Eckhart Tolle describe como el «poder del ahora» como parte de la conciencia consciente, no necesitamos limitarnos a una creencia o sentido de que «ahora» sea todo lo que hay. Para investigar más a fondo, ver Kramer y Alstad (2009).
2. Hay definiciones diferentes en los Vedas, los Upanishads, los *Yoga Sutras* de Patanjali, la literatura tántrica y la literatura clásica de *hatha yoga* de los siglos XIV al XVII. Consulta el capítulo 3 para una explicación sobre el *prana*. Para estudiar interpretaciones más recientes, ver Rosen (2002 y 2006) y B. K.S. Iyengar (1985).
3. Varias traducciones utilizan los términos *perfeccionado*, *logrado* o *maestría*. Existe un amplio debate sobre cuándo y bajo qué condiciones puede practicarse el pranayama de manera segura. Aunque B. K. S. Iyengar indica que las asanas primero deben ser perfeccionadas, en otro comentario con respecto a la inhalación, la espiración y la retención, indica que «todas deben ser realizadas, prolongadas y refinadas según la capacidad del aspirante» (2001, 165).
4. Holleman y Sen-Gupta (1999, 266-268).
5. Ibíd., 268.
6. Rosen (2002, 19).
7. Ramaswami (2005, 95-96).
8. B. K. S. Iyengar (1985, 10).
9. Bouanchaud (1999, 1.31).
10. Sobre patrones de respiración, ver Farhi (1996).
11. Ibíd., 72-73.
12. Rosen (2002, 72).
13. Estos ejercicios han sido adaptados de las prácticas anatómicas detalladas expuestas en Calais-Germain (2005, 176-203). Para músculos de inspiración y espiración, ver Netter (1997, placa 183).
14. B. K. S. Iyengar (1985, 99).
15. Ibíd.
16. Para una explicación sucinta sobre este debate, ver Ganga White (2007, 66-67).
17. La práctica de la retención de la respiración se encuentra en los *Yoga Sutras*, donde el cese de la respiración se asocia con *chitta vritti nirodha* (*Yoga Sutras*, II. 49-52). El término *kumbaka* aparece en el *Hatha Yoga Pradipika* (II. 43-46) junto con una descripción más elaborada de su práctica. Aquí nos centramos en las formas de *sahita kumbhakas*, las que se refieren a las prácticas triples de inspiración, espiración y retención. Una cuarta forma, *kevala-kumbaka*, surge espontáneamente de estas prácticas y trasciende las fases de la respiración; más allá de la técnica, en *kevala-kumbaka* el cuerpo-respiración-mente permanece en una suspensión que no requiere esfuerzo. Según el *Hatha Yoga Pradipika*, hay ocho prácticas *kumbaka* (todas *sahita*): *suryabheda*, *ujjayi*, *seetkari*, *sitali*, <u>*bhastrika*</u>, *bhramari*, *morchha* y *plavini*.
18. Más allá de la inspiración, la espiración y la retención.

Yogaterapia

19. En cuanto a *kapalabhati* y *bastrika*, B. K. Iyengar (1985, 180) nos dice: «Si la gente los realiza porque creen que así despiertan la *kundalini*, pueden sobrevenir consecuencias desastrosas para el cuerpo, los nervios y el cerebro». En cambio, el *Hatha Yoga Pradipika* (II. 66), la fuente principal de Iyengar, dice que este pranayama «despierta rápidamente la *kundalini*. Es agradable y beneficioso, y elimina la obstrucción debido al exceso de mucosidad acumulada en la entrada de *brahma nadi*».
20. Satyadharma (2003, 258, 230-231). Ver también Powell (1996).
21. Este enfoque se basa principalmente en el *Hatha Yoga Pradipika* (II. 7-9) aunque con aportaciones de Farhi (1996), Levine y MacNaughton (2004) y Rosen (2002 y 2006).
22. B. K. S. Iyengar (1985, 210).
23. Muktibodhananda (1985, 166).

Capítulo 22

1. Watts (1980, 5-6).
2. Chödron (2007, 29).
3. Para un tratamiento práctico actual, ver Cope (1999).
4. En muchas corrientes espirituales existe una tendencia a ofrecer los resultados que prometen a cambio de un compromiso con una práctica, gurú o religión específicos. Esto mismo sucede en gran parte del yoga. Para una exposición fascinante sobre el tema, ver Kramer y Alstad (2009).
5. Bouanchaud (1999, 142).
6. Watts (1980, 8).
7. Kempton (2011, 61).
8. Ibíd., 67.
9. Para una explicación de cómo *dharana* puede experimentarse en medio de diversas actividades, ver Cope (2006, 68-71).
10. Kempton (2011, 72).
11. Bouanchaud (1999, 144). Ver la exposición de Eliade (1969, 69-73).
12. Bouanchaud (1999, 187).
13. Ibíd., 216.
14. Ver Fischer-Schreiber y otros (1994).
15. Hay infinitas posibilidades de *mudra*. Para orientación, ver Hirschi (2000).
16. Para diversos enfoques sobre el uso de la respiración en la meditación, ver Kempton (2011).
17. Watts (1980, 6).
18. Esta es una versión modificada de una técnica de meditación a base de contar que aprendí de Erich Schiffmann a principios de 1991. Para más sobre este enfoque, ver Schiffmann (1996).
19. Esta perspectiva combina mis conversaciones con Sally Kempton y las que mantuve con Daniel Odier. Para conocer más sobre el enfoque de este último y su traducción del *Vijnana Bhairava*, ver Odier (2004). En el concepto de paradigmas y cambios en la manera de enfocar las ideas básicas, ver Kuhn (1996).

Capítulo 23

1. Ver Tahirian y otros (2012, 799-804) y Yin y otros (2014, 1585-1593).
2. Beeson (2014, 160-165).
3. A veces, los arcos débiles se reducen a una debilidad del tendón tibial posterior. Aunque el tibial posterior constituye una parte esencial del apoyo del arco, es una equivocación acentuar solamente este músculo en lugar del conjunto combinado de músculos cuya acción colectiva proporciona la activación equilibrada de los arcos. Para un enfoque que se centra estrechamente en el tibial posterior, ver Keller (2013).

Notas

4. Sería muy exagerado relacionar los términos ingleses «heel», 'talon' y «heal», 'sanar', ya que tienen raíces etimológicas diferentes, aunque los protogermánicos *haila*, 'sin daño' y *hanhilon*, la fuente del término de inglés antiguo *hele*, 'parte posterior del pie', ofrecen un posible vínculo.
5. Irwin (2014) proporciona una descripción clara de diferentes lesiones del tendón de Aquiles.
6. Para un estudio de la terapia de onda de choque para las lesiones de tendón de Aquiles, ver Gollwitzer y otros (2007).
7. Wilder y Sethi (2004, 55-81) y Beck (1998, 265-279).
8. Mark W. Anderson (1997, 177-180), Michael Fredericson (1996, 49-72) y Detmer (1986, 436-446).
9. Yates y White (2004, 772-780) y Niemuth y otros (2005, 15-21).
10. Korkola y Amendola (2001, 35-50).
11. Couture y Karlson (2002, 29-36).
12. Orava (1978), McNicol y otros (1981), Fredericson y otros (2000) y Linenger y Christensen (1992).
13. Devan y otros (2004).
14. Gajdosik y otros (2003) examinaron la rigidez de la banda iliotibial en relación con el SBIT (síndrome de la banda iliotibial) usando el método Ober y no encontraron correlación.
15. Fairclough y otros (2007) y Hariri y otros (2009).
16. Linenger y Christensen (1992, 98-108), McNicol y otros (1981, 76-80), Orava (1978, 69-73), Fairclough y otros (2007, 74-76), Fredericson y otros (2000, 169-175) y Gajdosik y otros (2003, 77-79).
17. Valle y otros (2015) citan varios estudios recientes de lesiones de tendones de las corvas en diversos deportes. Sobre factores que ocasionan los desgarros de los tendones de las corvas en estos y en otros deportes, ver Opar y otros (2012).
18. De Visser y otros (2012).
19. Opar y otros (2012) explican la lesión y la lesión subsecuente. Ver también Freckleton y otros (2012).
20. Alter (1998).
21. Sobre estrategias de tratamiento general para los desgarros musculares, ver Järvinen y otros (2005). Sobre la cuestión del hielo en el tratamiento de los desgarros de tendones, ver Bleakley y otros (2012). Sobre los beneficios de la compresión, ver Kwak y otros (2006).
22. Ziltener y otros (2010).
23. Lu y otros (2013, 130) y Evans (1994, 158-159).
24. Zeni (2000, 929-947).
25. Er (2014, 117–21), Ly y Swiontkowski (2008, 2254-2266) y Waters y Millis (1988, 513-526).
26. Ernst (1964, 71-83).
27. Muldoon y otros (2001, 181-185).
28. Cosman y otros (2013, 359-366) y De Paulis y otros (1998, 49-59).
29. Muldoon y otros (2001, 181-185).
30. Davis y otros (2012).
31. Estwanik y Rosenberg (1990, 59-65). Sobre el dolor referido, ver Ziprin y Foster (1999, 56-68).
32. Falvey y otros (2015).
33. Hrysomallis (2009, 1514-1517).
34. Weir y otros (2010, 99-103), Schlegel y otros (2009, 139-149) y Wiktorsson-Moller y otros (1983, 249-252).
35. CDC (2016).
36. Woo y Morrey (1982, 1295-1306), Weeden y otros (2003, 709-713) y Howell y otros (2004, 153-162).
37. Sköldenberg y otros (2010, 583–87) y Zhang y otros (2008, 1358-1363).
38. Kennon y otros (2004, 91-97).
39. Goosen y otros (2011, 200-208).

40. Windisch y otros (2007, 37-45).
41. Guvencer y otros (2009, 8-17).
42. Fishman y Zybert (1992, 358-364) y Fishman y otros (2002, 295-301).
43. Yeoman (1928, 1119-1122).
44. Judith Lasater (2012) asegura que no hay una medida objetiva de la desviación de la articulación sacroilíaca, haciendo referencia a su propio ortopedista que debate la importancia de la articulación sacroilíaca en el dolor lumbar. Sin embargo, hay una amplia gama de fuentes en la medición de la desviación de la articulación sacroilíaca. Para investigar, empieza con Kirkaldy-Willis y Bernard (1999, 206-226). Sobre el dolor lumbar asociado con la disfunción de la articulación sacroilíaca, ver Schwarzer y otros (1995, 31-37) y Arnbak y otros (2016, 237).
45. Foley y Buschbacher (2006, 997-1006) y Lippitt (1995, 369-390).
46. Lippitt (1995, 369-390) y Heller (2006).
47. MacLennan y MacLennan (1997, 760-764).
48. Existe una cierta confusión sobre el término *lordosis*, que se utiliza a menudo para describir la curvatura lordótica normal de los segmentos lumbares y cervicales de la espina dorsal *así como* su curvatura anterior excesiva, también denominada *hiperlordosis*. El término *hiperlordosis* se emplea frecuentemente para referirse a una afección dolorosa.
49. Esola y otros (1996, 71-78), Manniche y otros (1994, 317-326) y Porter (1997, 1508-1513).
50. Coventry y otros (1945, 105).
51. Haefeli y otros (2006, 15-22).
52. Zander y otros (2010, 551-557).
53. Adams y otros (2009, 384), Adams y otros (1996, 965), y Buckwalter (1976, 130-137), Backwater (1995).
54. Urban (2000, 53) y Podichetty (2006, 4).
55. Hadjipavlou y otros (2008, 1261).
56. Para una reseña bibliográfica, ver Moriguchi y otros (2016, 497-518).
57. Fon y otros (1980, 979-983).
58. Keleman (1985).
59. Goh y otros (1999, 439-448).
60. Renno y otros (2005, 113-118), Greendale y otros (2002, 1611-1614), Greendale y otros (2009, 1569-1579), e Itoi y Sinaki (1994, 1054-1059).
61. Brocklehurst y otros (1982, 534-538).
62. Este eufemismo se utilizó por primera vez en 1908. En 1934 la expresión se volvió menos adecuada socialmente al pasar a hacer referencia a una ubicación anatómica inferior.
63. Más de dos terceras partes de la población sufre dolor de cuello. Ver Nájera y otros (2015, cap. 6) y Binder (2007, 527-531).
64. March y otros (2014, 353-366) y Mattu y otros (2007, 46).
65. Brezinschek (2008, 653-654, 656-657) y Simons (2008, 157-159).
66. Cohen (2015, 284-299) y Garra y otros (2010, 484-489).
67. Dubousset (1999, 699-704) y Kouwenhoven y Castelein (2008, 2898-2908).
68. También se le da el nombre de «escoliosis idiopática adolescente», que puede continuar hasta la edad adulta, en cuyo caso se denomina «escoliosis idiopática adulta». Weinstein y otros (2008, 1527-1537), Fong y otros (2010, 1061-1071) y Haumont y otros (2011, 847-854).
69. Pehrsson (1992, 109-116).
70. Las investigaciones recientes están encontrando algunas pruebas de etiología. Ver Gorman y otros (2012, 1905-1919), Ogilvie y otros (2012, 679-681) y Montanaro y otros (2006, 21).
71. Lambert y otros (2009, 12477-12483), Čakrt y otros (2011, 161-165) y Guo y otros (2006, 437-440).
72. Bettany-Saltikov y otros (2014, 111-121), Weiss y Goodall (2008, 177-93) y Romano y otros (2012, 8).

73. Fishman y otros (2014, 16-21). Miller (2003), Krentzman (2016) y Monroe (2011) describen varias prácticas de yoga que han resultado beneficiosas en sus prácticas personales.
74. W. S. Moore (1993, 600-603).
75. J. E. Kuhn y otros (2015, 222-232), Sanders y Haug (1991), y Sadat y otros (2008, 260-263).
76. Cuetter y Bartoszek (1989, 410-419), Roos (1999, 126-129) y Wilbourn (1999, 130-137).
77. Upton y McComas (1973, 359-362).
78. Roos (1976, 771-778) y Huang y Zager (2004, 897-903).
79. Espósito y otros (1997, 598-599) y Al-Shekhlee y Katirji (2003, 383-385).
80. Povlsen y otros (2014) y Orlando y otros (2015, 934-939).
81. Kenny y otros (1993, 282-284).
82. Wadsworth (1986, 1878-1883).
83. Milgrom y otros (2008, 361-364).
84. Ewald (2011, 417-422) y Van der Windt y otros (1995, 959-964).
85. Craik y otros (2014, 547-552) y Miller y otros (2013).
86. Yamamoto y otros (2010, 116-120).
87. Brasseur y otros (2004, 857-864), Tempelhof y otros (1999, 296-299), Abate y otros (2014, 275-280), Baumgarten y otros (2010, 1534-1541), Bishop y otros (2015, 1598-1605), Carbone y otros (2012, 56-60), Yamamoto y otros (2015, 446-452) y Gumina y otros (2008, 93-96).
88. Ellman y otros (1986, 1136-1144), Gartsman (1990, 169–180), y Bartolozzi y otros (1994, 890-897).
89. Moosmayer y otros (2010, 83-91), Kim y otros (2009, 289-296), Zingg y otros (2007, 11928-11934) y Rudzki y Shaffer (2008, 691-717).
90. Ainsworth y Lewis (2007, 200-210).
91. John E. Kuhn (2009, 138-160) y Maman y otros (2009, 1898-1906).
92. Bigliani y Levine (1997, 1854-1868) y Koester y otros (2005, 452-455).
93. Kibler (1998, 325-337).
94. Pitzer y otros (2014, 833-849) y Walker-Bone y otros (2004, 642-651).
95. Kraushaar y Nirschl (1999, 259-278), Nirschl (1992, 851-870) y Regan y otros (1992, 74-76).
96. Herquelot y otros (2013, 578-588) y Hong y otros (2004, 369-373).
97. Roetert y otros (1995, 47-57) y Loftice y otros (2004, 519-530).
98. Boyer y Hastings (1999, 481-491) y Rak y otros (2004, 461-464).
99. Borkholder y otros (2004, 181-199), Strujis y otros (2001, 924-929) y Strujis y otros (2004, 462-469).
100. Brosseau y otros (2002, 4), Fink y otros (2002, 205-209) y Trinh y otros (2004, 1085-1090).
101. Smidt y otros (2002, 23-40) y Kaleli y otros (2004, 131-133).
102. Daniels y otros (2004, 1941-1948) e Ingari (2009).
103. Bickel (2010, 147-152) y Lázaro (1997, 115-117).
104. Elhassan y Steinmann (2007, 672-681) y Husarik y otros (2009, 148-156).
105. Ekenstam y otros (1984, 363-365), Dobyns y otros (1982) y Grover (1996, 341-343).
106. S. E. Anderson y otros (2004, 719-724).
107. Husarik y otros (2009, 148-156).
108. Diop y otros (2008, 1081-1084) y Wolf y otros (2009, 112-115).

Capítulo 24
1. Lao-Tzu ([1891] 1995).
2. Para investigar el interés de Jung en el yoga, ver Jung (1953).
3. Asociación Estadounidense de Psiquiatría (2015). Hay muchas controversias con el *DSM*, entre ellas acerca de la clasificación y definición de ciertos trastornos así como de los tratamientos prescritos para estos, que algunos señalan que tienen una gran influencia de los grupos operativos del *DSM*

que representan los intereses de las poderosas empresas farmacéuticas. Ver Cosgrove y otros (2006, 154-160).
4. Asociación Estadounidense de Psiquiatría (2015).
5. DeNoon (2011).
6. Para investigar esta perspectiva, ver Keedwell (2008).
7. Vinters (2015, 291-319).
8. Storandt y otros (2006, 467-473) y Knopman y otros (2012, 1576-1582).
9. Hulette y otros (1998, 1168-1274) y Sperling y otros (2011, 280-292).
10. Johnson y otros (2009, 1254-1559) y Wadley y otros (2009, 87-94).
11. Sabat (2001).
12. Ashford y otros (2015).
13. Waelde y otros (2004) y Danucalov y otros (2015).
14. Eyre y otros (2016).
15. McCaffrey y otros (2014).
16. Kleinman y Kleinman (2011, 275-301).
17. Walitza y otros (2012, 467-473).
18. Thapar y otros (2013, 3-16).
19. Barkley (2000, 1064-1068) y Rowland y otros (2002, 162-170).
20. Burt (2009, 608-637), Gilbert-Diamond y otros (2014, 427-434), Lo y otros (2015, 1-3) y Jeffrey G. Johnson y otros (2007, 480-486).
21. Bidwell y otros (2011, 262-274).
22. Kamp y otros (2014, 709-714).
23. Burke y otros (2005, 7770-7776).
24. Lowinson y otros (2005).
25. Stahre y otros (2004, 866-870).
26. Naciones Unidas (2016).
27. A pesar de la clasificación del cannabis del Gobierno de los Estados Unidos como narcótico del programa 1 (igual que la heroína), que restringe seriamente la investigación sobre sus efectos, hay abundante bibliografía científica emergente sobre lo que se conoce popularmente como marihuana medicinal. Para investigar, ver *The National Academies of Sciences, Engineering, and Medicine* (2017), Carlini (2004, 461-467), Baker y otros (2003, 291-298), Voth (2001, 305-306), Pertwee (2006, 163-171), Ben Amar (2006, 1-25), Zuardi (2006, 153-157), Ashton (1999, 637-649), Elikkottil y otros (2009, 341-357), O'Connell y Bou-Matar (2007, 16), Wilkins (2006, 16-18), Crippa y otros (2009, 515-523), Furler (2004, 215 -228), Raphael y otros (2005, 161-176), y Reiman (2009, 35-39).
28. Jenkins (1999).
29. Carter y otros (2013, 3), Smith y otros (2007, 16), Reddy y otros (2014, 750-756), Jacobson y otros (2009, 613-622) y White y otros (2011, 27).
30. Bock y otros (2012, 240-248), Shaffer y otros (1997, 57-66) y Vedamurthachar y otros (2006, 249-253).
31. Akiskal (1983, 11-20), Chu y otros (2010, 624-645) y Qualter y otros (2010, 493-501).
32. Blazer y otros (1994, 979-986), Cole y Dendukuri (2003, 1147-1156), Jackson y otros (2004, 196-207), Jacobi y otros (2004, 597-611), Lorant y otros (2003, 98-112), Nolen-Hoeksema y Morrow (1991, 115-121) y Williams y otros (2007, 305-315).
33. Thase y otros (1997, 1009-1015).
34. Hofmann y otros (2010, 169-183), Kessler y otros (2001, 289-294), Payne y Crane-Godreau (2015, 71) y Walsh y Shapiro (2006, 227-239).
35. Kabat-Zinn (1982, 33-47), Barnhofer y otros (2009, 366-373), Dobkin (2008, 8-16), Kenny y Williams (2007, 617-625) y Kingston y otros (2007, 193-203).

36. Weissman y Weissman (1996).
37. Rama (1976), Weintraub (2004), Forbes (2011), Emerson (2015), Emerson y Hopper (2011), y Emerson y otros (2009).
38. Bershadsky y otros (2014, 106-113), Gard y otros (2014, 770), Kinser y otros (2012, 118-126), Kinser y otros (2014, 377-383), Balasubramaniam y otros (2012, 117) y Telles y otros (2015, 260-265).
39. Stephens (2014).
40. Roth (2007, 7-10).
41. Rosa y Bonnet (2000, 97-111).
42. Alhola y Polo-Kantola (2007, 553-567), Carney y otros (2013, 567-575) y Morin y otros (2009, 447-453).
43. Carney y otros (2013, 567-575).
44. Riemann y otros (2009, 1754-1760), Spiegel y otros (1999, 1435-1439), Alhola y Polo-Kantola (2007, 553-567) y Joo (2013, 1552-1568).
45. Staner (2010, 35-46), Jansson y Linton (2006, 383-397) y Vollrath y otros (1989, 113-124).
46. Riemann y otros (2010, 19-31), Drake y otros (2011, 1179-1188) y Pillai y Drake (2014).
47. Shaver y Woods (2015, 899-915).
48. Qaseem y otros (2016, 125-133).
49. Smith y otros (2002, 5-11).
50. Mustian y otros (2014, 164-168), Balasubramaniam y otros (2012, 117), Ray y otros (2011, 241-294) y Bertisch y otros (2012, 681-691).

Capítulo 25

1. Gates (2006) pasa luego a examinar la poderosa emergencia de mujeres en el yoga que continúa hoy en día como la fuente principal de creatividad en esta disciplina.
2. Geeta Iyengar (2002).
3. Clennell (2007).
4. El flujo menstrual puede ser bloqueado por la endometriosis, la dismenorrea primaria (calambres menstruales), la estenosis cervical (cicatrización alrededor de la abertura cervical), las anomalías congénitas del tracto reproductivo o la adenomiosis (el crecimiento de las glándulas en los músculos uterinos que, cuando el tejido está desprendido, no tiene a donde ir). En los primeros años de la participación de las mujeres en los programas espaciales de la NASA, el personal de investigación médica, formado predominantemente por hombres, cuestionó por primera vez la aptitud emocional de las mujeres durante la menstruación. Tras una generación de mujeres en el espacio desde la lucha inaugural de Sally Ride en 1983, la cuestión se ha resuelto. Ver artículos de *National Geographic* (http://phenomena.nationalgeographic.com/2016/04/22/how-do-women-deal-withhaving-a-period-in-space/), *The Atlantic* (http://www.theatlantic.com/health/archive/2016/04/menstruating-in-space/479229/) y otras publicaciones populares que relatan la experiencia de una generación de astronautas femeninas. Para investigar más a fondo, ver Porth y Martin (2008, 1056-1065) y Moore y Dalley (2006, 105-112 y 410-442).
5. Muchos profesores de yoga aducen nuevos argumentos contra la inversión durante la menstruación basados en el movimiento y los efectos del *prana*, específicamente la idea de que la función de *apanavayu* en la expulsión de los materiales innecesarios del cuerpo (orina, heces, flujo menstrual) se interrumpe. Esta es una propuesta curiosa, dado que todos los *prana-vayus* se manifiestan como parte de una energía sutil que suele presentarse como funcionando más allá de las fuerzas materiales como la gravedad.
6. Benagh (2003).
7. Mittlemark y otros (1991).
8. Vaughan (1951).

9. Para casos fascinantes de cómo el miedo puede limitar la dilatación cervical de la mujer durante el alumbramiento, ver Gaskin (2003, 133-142).
10. Para ejercicios específicos, ver Calais-Germain (2003). Este libro debería ser lectura obligatoria para todos los profesores de yoga prenatal y posnatal; también habría que animar a todas las mujeres a leerlo.
11. Para las modificaciones específicas de asanas al trabajar con estas dos clases de estudiantes, hay libros prenatales y posnatales excelentes que se ajustan estrictamente a ambos grupos: para clases prenatales y posnatales más básicas, ver Balaskas (1994); para clases normales de yoga y estudiantes experimentados, ver Freedman (2004).
12. El término *menopausia* se utiliza a menudo indistintamente para describir los estados y las fases muy diferentes de la perimenopausia y la posmenopausia (la primera marca el inicio de los cambios hormonales que finalmente conducirán a la posmenopausia, cuando ya no hay ciclo menstrual). La distinción es de vital importancia ya que existen diferentes síntomas y protocolos de tratamiento que, si se confunden, pueden crear diversos problemas. Para una excelente fuente sobre la menopausia en general, ver Edelman (2009). Para una perspectiva más holística, ver Boice (2007).
13. Para un maravilloso recurso sobre el yoga y la menopausia escrito desde la perspectiva Iyengar, ver Francina (2003).
14. Boivin y otros (2007, 1506-1512) y Greil y otros (1988, 172-199).
15. Olive y Pritts (2006, 529-553) y WHO (2017).
16. Livshits y Seidman (2009, 701-707), Lis y otros (2015, 418-426), Zenzes (2000, 122-131) y Tersigni y otros (2014, 582-593).
17. Meng y otros (2005, 1926-1931), Jain y otros (2002, 661-666) y Bitler y Schmidt (2012, 125-149).
18. Kolettis y Sabanegh (2001, 178-180), T. J. Walsh y otros (2010, 2140-2147) y Jensen y otros (2009, 559-565).
19. Para ejercicios específicos diseñados para elevar la conciencia, el control y la relajación de los músculos que afectan a los órganos de la parte baja de la pelvis, ver Calais-Germain (2003).
20. Eisenberg y otros (2013, 1030-1034).
21. Cramer y otros (2002, 11-22, 34-36, 396-406).
22. Para ejemplos, ver Giangarra y otros (1987, 290-292) y Wang y otros (2016, 497-503).
23. Pearce y otros (2012, 385-394).
24. Van der Linden (1996, 53-65).
25. Johnson y Hummelsho (2013, 1552-1568), Dunselman y otros (2014, 400-412) y Burney y Giudice (2012, 511-519).
26. Warren y Perlroth (2001, 3-11), Dhillon y Holt (2003, 156-164), Carpenter y otros (1995, 299-304) y Bergström y otros (2005, 380-383).
27. Calais-Germain (2003).
28. *Yoga Journal* (2017).
29. Anderson y otros (2011, 1294-1299).
30. Sandman y otros (2000).
31. Pereira (2011, 53-58), Rubio-Aurioles y otros (2009, 1314-1323) y Wagner y otros (2000, 144-146).
32. Selvin y otros (2007, 151-157).
33. Mannino y otros (1994, 1003-1008), Shabsigh y otros (1991, 227-231) y Hirshkowitz y otros (1992, 101-107).
34. Selvin y otros (2007, 151-57), Nicolosi (2004, 235-243) y Perelman (2011, 1125-1139).

Bibliografía

Abate, M., C. Schivone, L. Di Carlo y V. Salini. 2014. «Prevalence of and Risk Factors for Asymptomatic Rotator Cuff Tears in Postmenopausal Women». *Menopause* 21 (3): 275-280.
Abbas, Abul K., Andrew H. Lichtman y J. S. Pober. 2003. «Antigen Processing and Presentation to T Lymphocytes». En *Cellular and Molecular Immunology*, 115-137. 5.ª ed. Filadelfia: Elsevier Saunders.
Abernathy, Bruce, Vaughn Kippers, Stephanie Hanrahan, Marcus Pandy, Ali McManus y Laurel Mackinnon. 2013. *Biophysical Foundations of Human Movement*. 3.ª ed. Champaign, IL: Human Kinetics.
Ackerman, Diane. 1990. *A Natural History of the Senses*. Nueva York: Random House.
Adams, M. A., P. Dolan y D. S. McNally. 2009. «The Internal Mechanical Functioning of Intervertebral Discs and Articular Cartilage, and Its Relevance to Matrix Biology». *Matrix Biology* 28: 384.
Adams, M. A., D. S. McNally y P. Dolan. 1996. «"Stress" Distributions Inside Intervertebral Discs. The Effects of Age and Degeneration». *Journal of Bone and Joint Surgery* (Gran Bretaña) 78: 965.
Adolph, Edward Frederick. 1947. *Physiology of Man in the Desert*. Nueva York: Interscience Publishers, Inc.
Ainsworth, Roberta y Jeremy S. Lewis. 2007. «Exercise Therapy for the Conservative Management of Full Thickness Tears of the Rotator Cuff: A Systematic Review». *British Journal of Sports Medicine* 41 (4): 200-210.
Aiyar, K. Narayanasvami, trad. (1914) 2009. *Thirty Minor Upanishads*. Santa Cruz, CA: Evinity Publishing.
Akiskal, H. S. 1983. «Dysthymic Disorder: Psychopathology of Proposed Chronic Depressive Subtypes». *American Journal of Psychiatry* 140: 11-20.
Alhola, Paula y Päivi Polo-Kantola. 2007. «Sleep Deprivation: Impact on Cognitive Performance». *Neuropsychiatric Disease and Treatment* 3 (5): 553-567.
Allen, Colin, Marc Bekoff y George Lauder. 1998. *Nature's Purposes: Analyses of Function and Design in Biology*. Cambridge, MA: The MIT Press.
Allen, James. 2005. *The Art of Medicine in Ancient Egypt*. New Haven, CT: Yoga University Press.
Al-Shekhlee, Amer y Bashar Katirji. 2003. «Spinal Accessory Neuropathy, Droopy Shoulder, and Thoracic Outlet Syndrome». *Muscle & Nerve* 28 (3): 383-385.
Alter, Michael J. 1998. *Science of Flexibility*. 2.ª ed. Champaign, IL: Human Kinetics.
Ambrose, Charles T. 2006. «Immunology's First Priority Dispute —An Account of the 17th-Century Rudbeck-Bartholin Feud». *Cellular Immunology* 242 (1).
American Association of Medical Colleges. 1999. *Annual Report: Closing the Gaps —A Resolution for the New Millennium*. Washington, D.C.: American Association of Medical Colleges.
American Psychiatric Association. 2015. *Diagnostic and Statistical Manual of Mental Disorders*. 5.ª ed. Arlington, Virginia: American Psychiatric Publishing.

American Psychological Association. 2002. «Criteria for Evaluating Treatment Guidelines». *American Psychology* 57 (12): 1052-1059.

———. «Stress in America 2009». 2009. *American Psychological Association*. www.apa.org/news/press/releases/stress/2009/stress-exec-summary.pdf.

Anderson, Mark W., Viviane Ugalde, Mark Batt y Jose Gacayan. 1997. «Shin Splints: MRI Appearance in a Preliminary Study». *Radiology* 204 (1): 177-180.

Anderson, R. U., D. Wise, T. Sawyer, P. Glowe y E. K. Orenberg. 2011. «6-Day Intensive Treatment Protocol for Refractory Chronic Prostatitis/Chronic Pelvic Pain Syndrome Using Myofascial Release and Paradoxical Relaxation Training». *Journal of Urology* 185 (4): 1294-1299.

Anderson, S. E., L. S. Steinbach, D. de Monaco, H. M. Bonel, Y. Hurtienne y E. Voegelin. 2004. «"Baby Wrist": MRI of an Overuse Syndrome in Mothers». *AJR American Journal of Roentgenology* 182 (3): 719-724.

Armstrong B. K. y A. Kricker. 2001. «The Epidemiology of UV Induced Skin Cancer». *Journal of Photochemistry and Photobiology* 63: 8-18.

Arnbak, Bodil, Rikke Krüger Jensen, Claus Manniche, Ilover Hendricks, Peter Kent, Anne Grehe Jurik y Tue Secher Jensen. 2016. «Identification of Subgroups of Inflammatory and Degenerative MRI Findings in the Spine and Sacroiliac Joints: A Latent Class Analysis of 1037 Patients with Persistent Low Back Pain». *Arthritis Research & Therapy* 18 (1): 237.

Ashford, J. W., L. Mahoney y T. Burkett. 2015. «A Role for Complementary and Integrative Medicine in Alzheimer's Disease Prevention». *Journal of Alzheimer's Disease* 487 (1): 13-14.

Ashton, C. H. 1999. «Adverse Effects of Cannabis and Cannabinoids». *British Journal of Anaesthesia* 83: 637-649.

Backwater, J. A. 1995. «Aging and Degeneration of the Human Intervertebral Disc». *Spine* 20: 1307.

Bagchi, Debasis y Anand Swaroop, eds. 2017. *Food Toxicology*. Boca Raton, FL: CRC Press.

Baker, D., G. Pryce, G. Giovannoni y A. J. Thompson. 2003. «The Therapeutic Potential of Cannabis». *Lancet: Neurology* 2: 291-298.

Balaskas, Janet. 1994. *Preparing for Birth with Yoga: Exercises for Pregnancy and Childbirth*. Shaftesbury, CT: Element Books.

Balasubramaniam, M., S. Telles y P. M. Doraiswamy. 2012. «Yoga on Our Minds: A Systematic Review of Yoga for Neuropsychiatric Disorders». *Frontiers in Psychiatry* 3: 117.

Baldwin, Scott A., Bruce E. Wampold y Zac E. Imel. 2007. «Untangling the Alliance-Outcome Correlation: Exploring the Relative Importance of Therapist and Patient Variability in the Alliance». *Journal of Consulting and Clinical Psychology* 75 (6): 842.

Barboi, Alexandru y Vivialyn Cadell. 2014. «Blood Pressure Dipping During the Deep Breathing Maneuver (BPDB) While Supine May Be a Marker of Severe Sympathetic Denervation». *Neurology* 82 (10) supl.: 6-90.

Barkley, Russell A. y Paul J. Lombroso. 2000. «Genetics of Childhood Disorders: XVII. ADHD, Part 1: The Executive Functions and ADHD». *Journal of the American Academy of Child & Adolescent Psychiatry* 39 (8): 1064-1068.

Barnhofer, T., C. Crane, E. Hargus, M. Amarasinghe, R. Winder y J. M. G. Williams. 2009. «Mindfulness-Based Cognitive Therapy as a Treatment for Chronic Depression: A Preliminary Study». *Behaviour Research and Therapy* 47: 366-373.

Barrett, Kim E., Susan M. Barman, Scott Boitano y Heddwen L. Brooks. 2016. *Ganong's Review of Medical Physiology*. 25.ª ed. Nueva York: McGraw Hill Education.

Bartolozzi, A., D. Andreychik y S. Ahmad. 1994. «Determinants of Outcome in the Treatment of Rotator Cuff Disease». *Clinical Orthopaedics and Related Research* 308: 90-97.

Baumgarten, K. M., D. Gerlach, L. M. Galatz, S. A. Teefey, W. D. Middleton, K. Ditsios y K. Yamaguchi. 2010. «Cigarette Smoking Increases the Risk for Rotator Cuff Tears». *Clinical Orthopaedics and Related Research* 468 (6): 1534-1541.

Beck, B. R. 1998. «Tibial Stress Injuries: An Aetiological Review for the Purposes of Guiding Management». *Sports Medicine* 26 (4): 265-279.
Beckman, Howard B. y Richard M. Frankel. 1984. «The Effect of Physician Behavior on the Collection of Data». *Annals of Internal Medicine* 101 (5): 692-696.
Beckner, Morton. 1969. «Function and Teleology». *Journal of History of Biology* 2: 151-164.
Beeson, Paul. 2014. «Plantar Fasciopathy: Revisiting the Risk Factors». *The Journal of Foot and Ankle Surgery* 20 (3): 160-165.
Behm, David G., Kenneth Anderson y Robert S. Curnew. 2002. «Muscle Force and Activation Under Stable and Unstable Conditions». *Journal of Strength & Conditioning Research* 16 (3): 416-422.
Bell, R. D. y T. B. Hoshizaki. 1981. «Relationships of Age and Sex with Range of Motion of Seventeen Joint Actions in Humans». *Journal Canadien des Sciences Appliquees au Sport [Canadian Journal of Applied Sport Sciences]* 6 (4): 202-206.
Ben Amar, M. 2006. «Cannabinoids in Medicine: A Review of Their Therapeutic Potential». *Journal of Ethnopharmacology* 105: 1-25.
Benagh, Barbara. 2003. «Inversions and Menstruation». *Yoga Journal*, http://yogajournal.com/practice/546_I.cfm.
Benson, Herbert. 1974. «Decreased Alcohol Intake Associated with the Practice of Meditation: A Retrospective Investigation». *Annals of the New York Academy of Sciences* 233 (1): 174-177.
Bergström, I., B. Freyschuss, H. Jacobsson y B. M. Landgren. 2005. «The Effect of Physical Training on Bone Mineral Density in Women with Endometriosis Treated with GnRH Analogs: A Pilot Study». *Acta Obstetrics et Gynecologica Scandanavia* 84 (4): 380-383.
Bershadsky, S., L. Trumpfheller, H. B. Kimble, D. Pipaloff e I. S. Yim. 2014. «The Effect of Prenatal Hatha Yoga on Affect, Cortisol and Depressive Symptoms». *Complementary Therapies in Clinical Practice* 20 (2), 106-113.
Berthoud, Hans-Rudolf y Winfried L. Neuhuber. 2000. «Functional and Chemical Anatomy of the Afferent Vagal System». *Autonomic Neuroscience* 85 (1): 1-17.
Bertisch, S. M., R. E. Wells, M. T. Smith y E. P. McCarthy. 2012. «Use of Relaxation Techniques and Complementary and Alternative Medicine by American Adults with Insomnia Symptoms: Results from a National Survey». *Journal of Clinical Sleep Medicine* 8 (6): 681-691.
Bettany-Saltikov, Josette, Eric Parent, Michele Romano, Monica Villagrasa y S. Negrini. 2014. «Physiotherapeutic Scoliosis —Specific Exercises for Adolescents with Idiopathic Scoliosis». *European Journal of Physical Rehabilitation Medicine* 50 (1): 111-121.
Bickel, K. D. 2010. «Carpal Tunnel Syndrome». *The Journal of Hand Surgery* 35 (1): 147-152.
Bidwell, L. C., F. J. McClernon y S. H. Kollins. 2011. «Cognitive Enhancers for the Treatment of ADHD». *Pharmacology, Biochemistry, and Behavior* 99 (2): 262-274.
Bigliani, Louis U. y William N. Levine. 1997. «Current Concepts Review —Subacromial Impingement Syndrome». *Journal of Bone and Joint Surgery* (Estados Unidos) 79 (12): 1854-1868.
Binder, Allan I. 2007. «Cervical Spondylosis and Neck Pain». *BMJ: British Medical Journal* 334 (7592): 527-531.
Bishop, J. Y., J. E. Santiago-Torres, N. Rimmke y D. C. Flanigan. 2015. «Smoking Predisposes to Rotator Cuff Pathology and Shoulder Dysfunction: A Systematic Review». *Arthroscopy: The Journal of Arthroscopic and Related Surgery* 31 (8): 1598-1605.
Bitler, M. P. y L. Schmidt. 2012. «Utilization of Infertility Treatments: The Effects of Insurance Mandates». *Demography* 49: 125-149.
Black, F. O. y S. Pesznecker. 2006. «Chapter 17: Vestibular Ototoxicity». En *Pharmacology and Ototoxicity for Audiologists*, editado por K. C. M. Campbell, 252-270. Independence, KY: Delmar Cengage Learning.
Blavatsky, H. P. 1888. *The Secret Doctrine*. 2 vols. Londres: The Theosophical Publishing Company.

Blazer D. G., R. C. Kessler, K. A. McGonagle y M. S. Swartz. 1994. «The Prevalence and Distribution of Major Depression in a National Community Sample: The National Comorbidity Survey». *American Journal of Psychiatry* 151: 979-986.

Bleakley, C. M., J. T. Costello y P. D. Glasgow. 2012. «Should Athletes Return to Sport After Applying Ice?». *Sports Medicine* 42 (1): 69-87.

Bock, B. C., J. L. Fava y R. Gaskins. 2012. «Yoga as a Complementary Treatment for Smoking Cessation in Women». *Journal of Women's Health* 21: 240-248.

Bohannon, Richard. 1986. «Manual Muscle Test Scores and Dynamometer Test Scores of Knee Extension Strength». *Archives of Physical Medicine and Rehabilitation* 67 (6): 390-392.

Bohannon, Richard y Karen Schaubert. 2005. «Reliability and Validity of Three Strength Measures Obtained from Community-Dwelling Elderly Persons». *The Journal of Strength & Conditioning Research* 19 (3): 717-720.

Boice, Judith. 2007. *Menopause with Science and Soul: A Guidebook for Navigating the Journey*. Berkeley, CA: Celestial Arts.

Boivin J., L. Bunting, J. A. Collins y K. G. Nygren. 2007. «International Estimates of Infertility Prevalence and Treatment Seeking: Potential Need and Demand for Infertility Medical Care». *Human Reproduction* 22: 1506-1512.

Bolling, G. M. 1962. «Disease and Medicine (Vedic)». En *Encyclopaedia of Religion and Ethics*, editado por James Hastings, 762-772, vol. 4. Nueva York: Scribner.

Bonah, Christian. 2005. «The "Experimental Stable" of the BCG Vaccine: Safety, Efficacy, Proof, and Standards, 1921-1933». *Studies in History and Philosophy of Science Part C: Studies in History and Philosophy of Biological and Biomedical Sciences* 36 (4): 669-721.

Boone, Donna C. y Stanley P. Azen. 1979. «Normal Range of Motion of Joints in Male Subjects». *The Journal of Bone and Joint Surgery* (Estados Unidos) 61 (5): 756-759.

Borkholder, C. D., V. A. Hill y E. E. Fess. 2004. «The Efficacy of Splinting for Lateral Epicondylitis: A Systematic Review». *Journal of Hand Therapy* 17 (2): 181-199.

Bouanchaud, Bernard. 1999. *The Essence of Yoga: Reflections on the Yoga Sutras of Patanjali*. Nueva York: Sterling.

Boudry, G., C. I. Cheeseman y M. H. Perdue. 2007. «Psychological Stress Impairs Na+-Dependent Glucose Absorption and Increases GLUT2 Expression in the Rat Jejunal Brush-Border Membrane». *American Journal of Physiology-Regulatory, Integrative and Comparative Physiology* 292: 862-867.

Boyer, Martin I. y Hill Hastings. 1999. «"Lateral Tennis Elbow": Is There Any Science Out There?». *Journal of Shoulder and Elbow Surgery* 8 (5): 481-491.

Brandon, R. N. 1981. «Biological Teleology: Questions and Explanations». *Studies in the History and Philosophy of Science* 12: 91-105.

Brasseur, J. L., O. Lucidarme, M. Tardieu, M. Tordeur, B. Montalvan, J. Pariet, P. Le Goux, A. Gires y P. Grenier. 2004. «Ultrasonographic Rotator-Cuff Changes in Veteran Tennis Players: The Effect of Hand Dominance and Comparison with Clinical Findings». *European Radiology* 14 (5): 857-864.

Brezinschek, H. P. 2008. «Mechanismen des Muskelschmerzes: Bedeutung von Trigger Points und Tender Points» [Mechanisms of Muscle Pain: Significance of Trigger Points and Tender Points]. *Zeitschrift für Rheumatologie* (en alemán) 67 (8): 653-654, 656-657.

Brinker, M. R. y M. D. Miller. 1999. «The Adult Hip». En *Fundamentals of Orthopedics*, 269-285. Filadelfia: W. B. Saunders.

Broad, William J. 2012a. «How Yoga Can Wreck Your Body». *New York Times*, 5 de enero.

———. 2012b. *The Science of Yoga: The Risks and Rewards*. Londres: Simon & Schuster.

Brocklehurst, J. C., Duncan Robertson y Pauline James-Groom. 1982. «Skeletal Deformities in the Elderly and Their Effect on Postural Sway». *Journal of the American Geriatrics Society* 30: 534-538.

Bronzino, Joseph D., ed. 2008. *Biomechanics: Principles and Applications*, 2.ª ed. rev. Boca Raton: CRC Press.

Brosseau, L., L. Casimiro, S. Milne, B. Shea, P. Tugwell y G. Wells. 2002. «Deep Transverse Friction Massage for Treating Tendinitis». *The Cochrane Database of Systematic Reviews* 4: CD003528.

Brouha, Lucien, P. E. Smith, R. De Lanne y Mary E. Maxfield. 1961. «Physiological Reactions of Men and Women During Muscular Activity and Recovery in Various Environments». *Journal of Applied Physiology* 16 (1): 133-140.

Buchholz, William. 2012. *Living Beyond Expectations: Stories Patients Have Taught Me About Living Longer and Better Lives*. Bloomington, IN: Xlibris Corporation.

Buckwalter. 1976. 130-137.

Burgin, Timothy. 2014. «History of Yoga». *Yoga Basics*. www.yogabasics.com/learn/history-of-yoga/.

Burke, P. J., J. O'Sullivan y B. L. Vaughan. 2005. «Adolescent Substance Use: Brief Interventions by Emergency Care Providers». *Pediatric Emergency Care* 21 (11): 770-776.

Burney, R. O. y L. C. Giudice. 2012. «Pathogenesis and Pathophysiology of Endometriosis». *Fertility and Sterility* 98: 511-519.

Burns, Robert. 1785. «To a Mouse, On Turning Up in Her Nest with the Plough». www.robertburns.org/works/75.shtml.

Burt, S. Alexandra. 2009. «Rethinking Environmental Contributions to Child and Adolescent Psychopathology: A Meta-analysis of Shared Environmental Influences». *Psychological Bulletin* 135 (4): 608.

Bynum, W. F. 2008. *History of Medicine: A Very Short Introduction*. Oxford: Oxford University Press.

Byock, Ira. 1998. *Dying Well: Peace and Possibilities at the End of Life*. Nueva York: Riverhead Books.

Caine, Dennis J. y Koenraad J. Lindner. 1985. «Overuse Injuries of Growing Bones: The Young Female Gymnast at Risk?». *Physician and Sportsmedicine* 13 (12): 51-64.

Čakrt, Ondrej, Kryštof Slabý, Lucie Viktorinová, Pavel Kolár y Jaroslav Jerábek. 2015. «Subjective Visual Vertical in Patients with Idiopathic Scoliosis». *Journal of Vestibular Research* 25 (5-6): 195-199.

Calais-Germain, Blandine. 1991. *Anatomy of Movement*. Seattle: Eastland.

———. 2003. *The Female Pelvis: Anatomy and Exercises*. Seattle: Eastland.

———. 2005. *Anatomy of Breathing*. Seattle: Eastland.

Carbone, S., S. Gumina, V. Arceri, V. Campagna, C. Fagnani y F. Postacchini. 2012. «The Impact of Preoperative Smoking Habit on Rotator Cuff Tear: Cigarette Smoking Influences Rotator Cuff Tear Sizes». *Journal of Shoulder and Elbow Surgery* 21 (1): 56-60.

Carlini, E. A. 2004. «The Good and the Bad Effects of (−) Trans-Delta-9-Tetrahydrocannabinol (Δ9-THC) on Humans». *Toxicon* 44 (4): 461-467.

Carney, C. E., A. L. Harris, A. Falco y J. D. Edinger. 2013. «The Relation Between Insomnia Symptoms, Mood, and Rumination About Insomnia Symptoms». *Journal of Clinical Sleep Medicine* 9: 567-575.

Caro, C. G., T. J. Pedley, R. C. Schroter y W. A. Seed. 2012. *The Mechanics of the Circulation*. 2.ª ed. Cambridge: Cambridge University Press.

Carpenter, S. E., B. Tjaden, J. A. Rock y A. Kimball. 1995. «The Effect of Regular Exercise on Women Receiving Danazol for Treatment of Endometriosis». *International Journal of Gynaecology and Obstetrics* 49: 299-304.

Carter J. J., P. L. Gerbarg y R. P. Brown. 2013. «Multi-component Yoga Breath Program for Vietnam Veteran Post Traumatic Stress Disorder: Randomized Controlled Trial». *Journal of Traumatic Stress Disorders and Treatment* 2 (3).

Cassell, Eric J. 1991. *The Nature of Suffering: And the Goals of Medicine*. Nueva York: Oxford University Press.

Cawadis, A. P. 1941. «The Story of Endocrinology». *Proceedings of the Royal Society of Medicine* 34 (6): 303-308.

Centers for Disease Control and Prevention. 2016. «Alcohol Use and Your Health». www.cdc.gov/alcohol/fact-sheets/alcohol-use.htm.

Chattopadhyaya, Debiprasad. 1979. *Lenin, the Philosopher*. Nueva Delhi: Sterling.

Chödron, Pema. 2007. *Always Maintain a Joyful Mind: And Other Lojong Teachings on Awakening Compassion and Fearlessness*. Boston: Shambhala Publications. 29.

Chopra, Deepak. 2000. *Perfect Health: The Complete Mind/Body Guide*. Nueva York: Random House.

———. 2015. *Quantum Healing: Exploring the Frontier of Mind/Body Medicine*. Edición adaptada y revisada. Nueva York: Bantam Books.

Choudhury, Bikram y Bonnie Jones Reynolds. 2000. *Bikram's Beginning Yoga Class*. Nueva York: Tarcher.

Chu P. S., D. A. Saucier y E. Hafner. 2010. «Meta-analysis of the Relationships Between Social Support and Well-Being in Children and Adolescents». *Journal of Social and Clinical Psychology* 29: 624-645.

Chuang, J. C., H. Cui, B. L. Mason, M. Mahgoub, A. L. Bookout, H. G. Yu y M. Perello, et al. 2010. «Chronic Social Defeat Stress Disrupts Regulation of Lipid Synthesis». *Journal of Lipid Research* 51: 1344-1353.

Clennell, Bobby. 2007. *The Woman's Yoga Book: Asana and Pranayama for All Phases of the Menstrual Cycle*. Berkeley, CA: Rodmell.

Cohen, M. H. y H. Nelson. 2011. «Licensure of Complementary and Alternative Practitioners». *Policy forum. Virtual Mentor* 13 (6): 374-378.

Cohen, S. P. 2015. «Epidemiology, Diagnosis, and Treatment of Neck Pain». *Mayo Clinic Proceedings* 90 (2): 284-299.

Cole, M. G. y N. Dendukuri. 2003. «Risk Factors for Depression Among Elderly Community Subjects: A Systematic Review and Meta-analysis». *American Journal of Psychiatry* 160: 1147-1156.

Collins, Amber T., J. Troy Blackburn, Chris W. Olcott, Douglas R. Dirschl y Paul S. Weinhold. 2009. «The Effects of Stochastic Resonance Electrical Stimulation and Neoprene Sleeve on Knee Propioception». *Journal of Orthopaedic Surgery and Research* 4 (1): 3311-3315.

Cooke, Molly, David M. Irby, William Sullivan y Kenneth M. Ludmerer. 2006. «American Medical Education 100 Years After the Flexner Report». *New England Journal of Medicine* 355 (1): 1339-1344.

Cope, Stephen. 1999. *Yoga and the Quest for the True Self*. Nueva York: Bantam.

———. 2006 *The Wisdom of Yoga: A Seeker's Guide to Extraordinary Living*. Nueva York: Bantam-Bell.

———. 2012. *The Great Work of Your Life: A Guide for the Journey to Your True Calling*. Nueva York: Bantam.

Cosgrove, Lisa, Sheldon Krimsky, Manisha Vijayaraghavan y Lisa Schneider. 2006. «Financial Ties Between DSM-IV Panel Members and the Pharmaceutical Industry». *Psychotherapy and Psychosomatics* 75 (3): 154-160.

Cosman, F., J. Ruffing, M. Zio, J. Uhorchak, S. Ralston, S. Tendy, F. E. McGuigan, R. Lindsay y J. Nieves. 2013. «Determinants of Stress Fracture Risk in United States Military Academy Cadets». *Bone* 55 (2): 359-366.

Coulter, H. David. 2010. *Anatomy of Hatha Yoga: A Manual for Students, Teachers, and Practitioners*. Honesdale, PA: Body and Breath.

Couture, Christopher J. y Kristine A. Karlson. 2002. «Tibial Stress Injuries: Decisive Diagnosis and Treatment of "Shin Splints"». *The Physician and Sports Medicine* 30 (6): 29-36.

Coventry, Mark B., Ralph K. Ghormley y James W. Kernohan. 1945. «The Intervertebral Disc: Its Microscopic Anatomy and Pathology: Part I Anatomy, Development, and Physiology». *Journal of Bone and Joint Surgery* (American) 27: 105.

Cowin, Stephen C., ed. 2008. *Bone Mechanics Handbook*. 2.ª ed. Nueva York: Informa Healthcare.

Craik, Johnathan D., Ravi Mallina, Vijayraj Ramasamy y Nick J. Little. 2014. «Human Evolution and Tears of the Rotator Cuff». *International Orthopaedics* 38 (3): 547-552.

Cramer, Daniel W. y Stacey A. Missmer. 2002. «The Epidemiology of Endometriosis». *Annals of the New York Academy of Science*. 955: 11-22, 34-36, 396-406.

Crangle, Edward Fitzpatrick. 1994. *The Origin and Development of Early Indian Contemplative Practices*. Wiesbaden, Alemania: Harrassowitz Verlag.

Crippa, J. A., A. W. Zuardi y R. Martín-Santos. 2009. «Cannabis and Anxiety: A Critical Review of the Evidence». *Human Psychopharmacology* 24: 515-523.

Csikszentmihalyi, Mihaly. 1990. *Flow. The Psychology of Optimal Experience*. Nueva York: HarperPerennial.

———. 1997. *Finding Flow: The Psychology of Engagement with Everyday Life*. Nueva York: Basic Books.

Cuetter, Albert C. y David M. Bartoszek. 1989. «The Thoracic Outlet Syndrome: Controversies, Overdiagnosis, Overtreatment, and Recommendations for Management». *Muscle & Nerve* 12 (5): 410-419.

Cushman, Anne. 2007. «New Pieces of Yoga History Shed More Light on the Practice». *Yoga Journal*. www.yogajournal.com/article/philosophy/new-light-on-yoga/.

Daanen, H. A., E. M. van Es y J. L. de Graaf. 2006. «Heat Strain and Gross Efficiency During Endurance Exercise After Lower, Upper, or Whole Body Precooling in the Heat». *International Journal of Sports Medicine* 27 (5): 379-388.

Dalen, James E. 1998. «Conventional and Unconventional Medicine: Can They Be Integrated?». *Archives of Internal Medicine* 158 (20): 2215-2224.

Daniels, J. M. II, E. G. Zook y J. M. Lynch. 2004. «Hand and Wrist Injuries: Part I. Non-emergent Evaluation». *American Family Physician* 69 (8): 1941-1948.

Danucalov, Marcelo, Elisa Kozasa, Rui Afonso, José Galduroz y José Leite. 2015. «Yoga and Compassion Meditation Program Improve Quality of Life and Self-Compassion in Family Caregivers of Alzheimer's Disease Patients: A Randomized Controlled Trial». *Geriatrics and Gerontology International*. Consultado el 21 de diciembre. doi:10.1111/ggi.12675.

Davidson, Ronald M. 2003. *Indian Esoteric Buddhism: A Social History of the Tantric Movement*. Nueva York: Oxford University Press.

Davis, J. A., M. D. Stringer y S. J. Woodley. 2012. «New Insights into the Proximal Tendons of Adductor Longus, Adductor Brevis and Gracilis». *British Journal of Sports Medicine* 46 (12): 871-876.

Della Volpe, R., T. Popa, F. Ginanneschi, R. Spidalieri, R. Mazzocchio y A. Rossi. 2006. «Changes in Coordination of Postural Control During Dynamic Stance in Chronic Low Back Pain Patients». *Gait Posture* 24 (3): 349-355.

De Michelis, Elizabeth. 2004. *A History of Modern Yoga*. Nueva York: Continuum.

DeNoon, Daniel J. 2011. «The 10 Most Prescribed Drugs». *WebMD*. www.webmd.com/drug-medication/news/20110420/the-10-most-prescribed-drugs#1.

Dent v. West Virginia. 129 U.S. (1889). https://supreme.justia.com/cases/federal/us/129/114/case.html.

De Paulis, F., A. Cacchio, O. Michelini, A. Damiani y R. Saggini. 1998. «Sports Injuries in the Pelvis and Hip: Diagnostic Imaging». *European Journal of Radiology* 27: 49-59.

Desikachar, T. K. V. 1995. *The Heart of Yoga: Developing a Personal Practice*. Rochester, Vermont: Inner Traditions International.

———. 1998. *Health, Healing, and Beyond: Yoga and the Living Tradition of T. Krishnamachaya*. Nueva York: North Point Press.

Detmer, Don E. 1986. «Chronic Shin Splints: Classification and Management of Medial Tibial Stress Syndrome». *Sports Medicine* 3 (6): 436-446.

Devan, Michelle R., Linda S. Pescatello, Pouran Faghri y Jeffrey Anderson. 2004. «A Prospective Study of Overuse Knee Injuries Among Female Athletes with Muscle Imbalances and Structural Abnormalities». *Journal of Athletic Training* 39 (3): 263.

Devi, Indra. 1960. *Yoga for You: A Complete 6 Weeks' Course for Home Practice*. Preston, Gran Bretaña: A. Thomas & Co.

———. 1969. *Renew Your Life Through Yoga*. Nueva York: Warner Books.

Devi, Nichala Joy. 2000. *The Healing Path of Yoga: Time-Honored Wisdom and Scientifically Proven Methods that Alleviate Stress, Open Your Heart, and Enrich Your Life*. CreateSpace Independent Publishing Platform.

———. 2014. «Yoga Teaching or Yoga Therapy». *International Journal of Yoga Therapy* (24): 9-10.

De Visser, H. M., M. Reijman, M. P. Heijboer y P. K. Bos. 2012. «Risk Factors of Recurrent Hamstring Injuries: A Systematic Review». *British Journal of Sports Medicine* 46 (2): 124-130.

De Vos, Paula. 2010. «European Materia Medica in Historical Texts: Longevity of a Tradition and Implications for Future Use». *Journal of Ethnopharmacology* 132 (1): 28-47.

Dhillon, P. K. y V. L. Holt. 2003. «Recreational Physical Activity and Endometrioma Risk». *American Journal of Epidemiology* 158: 156-164.

Dimri, G. P., M. S. Malhotra, J. Sen Gupta, T. Sampath Kumar y B. S. Arora. 1980. «Alterations in Aerobic-Anaerobic Proportions of Metabolism During Work in Heat». *European Journal of Applied Physiology and Occupational Physiology* 45 (1): 43-50.

Diop, A. N., S. Ba-Diop, J. C. Sane, Alfidya A. Tomolet, M. H. Sy, L. Boyer y M. Badiane. 2008. «Role of US in the Management of de Quervain's Tenosynovitis: Review of 22 Cases». *Journal de Radioligie* 89 (9, parte 1): 1081-1084.

Dobkin P. L. 2008. «Mindfulness-based Stress Reduction: What Processes Are at Work?». *Complementary Therapies in Clinical Practice* 14: 8-16.

Dobyns, J. H., R. D. Beckerball y F. S. Bryon. 1982. «Fractures of the Hand and Wrist». En *Hand Surgery*, editado por J. E. Flynn. 3.ª ed. Baltimore, MD: Williams and Wilkins.

Doidge, Norman. 2007. *The Brain That Changes Itself: Stories of Personal Triumph from the Frontiers of Brain Science*. Londres: Penguin.

Dorandi, Tiziano, ed. 2013. *Diogenes Laertius: Lives of Eminent Philosophers*. Vol. 50. París: Cambridge University Press.

Dossey, Barbara. 2008. *Florence Nightingale: Mystic, Visionary, Healer*. Filadelfia: F. A. Davis Company.

Dossey, Barbara y Lynn Keegan, eds. 2016. *Holistic Nursing: A Handbook for Practice*. Burlington, MA: Jones and Bartlett Learning.

Drake, C. L., N. P. Friedman, K. P. Wright Jr. y T. Roth. 2011. «Sleep Reactivity and Insomnia: Genetic and Environmental Influences». *Sleep* 34 (9): 1179-1188.

Dubousset, J. 1999. «Idiopathic Scoliosis. Definition-Pathology-Classification-Etiology». *Bulletin de l'Académie Nationale Médecine* 183 (4): 699-704.

Duncan, R. L. y C. H. Turner. 1995. «Mechanotransduction and the Functional Response of Bone to Mechanical Strain». *Calcified Tissue International* 57 (5): 344-358.

Dunselman, G. A., N. Vermeulen y C. Becker. 2014. «ESHRE Guideline: Management of Women with Endometriosis». *Human Reproduction* 29: 400-412.

Dvir, Zeevi. 1997. «Grade 4 in Manual Muscle Testing: The Problem with Submaximal Strength Assessment». *Clinical Rehabilitation* 11 (1).

Edelman, Julia Schlam. 2009. *Menopause Matters: Your Guide to a Long and Healthy Life*. Baltimore: Johns Hopkins University Press.

Eisenberg, M. L., R. B. Lathi, V. L. Baker, L. M. Westphal y A. A. Milki. 2013. «Frequency of the Male Infertility Evaluation: Data from the National Survey of Family Growth». *Journal of Urology* 189: 1030-1034.

Ekenstam, F. W., A. K. Palmer y R. R. Glisson. 1984. «The Load on the Radius and Ulna in Different Positions of the Wrist and Forearm. A Cadaver Study». *Acta Orthopaedica Scandinavica* 55 (3): 363-365.

Elenkov, I. J., D. G. Iessoni, A. Daly, A. G. Harris y G. P. Chrousos. 2005. «Cytokine Dysregulation, Inflammation and Well-Being». *Neuroimmunomodulation* 12 (5): 255-269.

Eliade, Mircea. 1969. *Yoga: Immortality and Freedom*. Nueva York: Pantheon.

Elhassan, B. y S. P. Steinmann. 2007. «Entrapment Neuropathy of the Ulnar Nerve». *Journal of the American Academy of Orthopedic Surgeons* 15 (11): 672-681.

Elikkottil, J., P. Gupta y K. Gupta. 2009. «The Analgesic Potential of Cannabinoids». *Journal of Opioid Management* 5: 341-357.

Ellman, Harvard, Gregory Hanker y Michael Bayer. 1986. «Repair of the Rotator Cuff. End-Result Study of Factors Influencing Reconstruction». *Journal of Bone and Joint Surgery* (American) 68 (8): 1136-1144.

Elster, Jon. 1983. *Explaining Technical Change: A Case Study in the Philosophy of Science*. Cambridge: Cambridge University Press.

Emerson, David. 2015. *Trauma-Sensitive Yoga: Bringing the Body into Treatment*. Nueva York: W. W. Norton and Company.

Emerson, David y Elizabeth Hopper. 2011. *Overcoming Trauma Through Yoga: Reclaiming Your Body*. Berkeley, CA: North Atlantic Books.

Emerson, David, R. Sharma, S. Chaudhry y J. Turner. 2009. «Trauma-Sensitive Yoga: Principles, Practice, and Research». *International Journal of Yoga Therapy* 19: 123-128.

Er, Mehmet S., Mehmet Eroglu y Levent Altinel. 2014. «Femoral Neck Stress Fracture in Children: A Case Report, Up-to-Date Review, and Diagnostic Algorithm». *Journal of Pediatric Orthopaedics* B 23 (2): 117-121.

Ernst, J. 1964. «Stress Fracture of the Neck of the Femur». *Journal of Trauma and Acute Care Surgery* 4 (1): 71-83.

Esola, M. A., P. W. McClure, G. K. Fitzpatrick y S. Siegler. 1996. «Analysis of Lumbar Spine and Hip Motion During Forward Bending in Subjects with and Without a History of Low Back Pain». *Spine* 21 (1): 71-78.

Espósito, M. D., John A. Arrington, M. N. Blackshear, F. R. Murtagh y M. L. Silbiger. 1997. «Thoracic Outlet Syndrome in a Throwing Athlete Diagnosed with MRI and MRA». *Journal of Magnetic Resonance Imaging* 7 (3): 598-599.

Estwanik, Joseph J., Beth Sloane y Michael A. Rosenberg. 1990. «Groin Strain and Other Possible Causes of Groin Pain». *The Physician and Sports Medicine* 18 (2): 54-65.

Evans, P. D., C. Wilson y K. Lyons. 1994. «Comparison of MRI with Bone Scanning for Suspected Hip Fracture in Elderly Patients». *Bone & Joint Journal* 76 (1): 158-159.

Ewald, Anthony. 2011. «Adhesive Capsulitis: A Review». *American Family Physician* 83 (4).

Eyre, H. A., B. Acevedo, H. Yang, P. Siddarth, K. Van Dyk, L. Ercoli, A. M. Leaver, et al. 2016. «Changes in Neural Connectivity and Memory Following a Yoga Intervention for Older Adults: A Pilot Study». *Journal of Alzheimer's Disease* 52 (2): 673-684.

Fairclough, J., K. Hayashi, H. Toumi, K. Lyons, G. Bydder, N. Phillips, T. M. Best y M. Benjamin. 2007. «Is Band Syndrome Really a Friction Syndrome?». *Journal of Science and Medicine in Sport* 10 (2): 74-76.

Falvey, É. C., E. King, S. Kinsella y A. Franklyn-Miller. 2015. «Athletic Groin Pain (Part 1): A Prospective Anatomical Diagnosis of 382 Patients—Clinical Findings, MRI Findings and Patient-Reported Outcome Measures at Baseline». *British Journal of Sports Medicine*. doi:10.1136/bjsports-2015-094912.

Farhadi, A., A. Keshavarzian, L. D. van de Kar, S. Jakate, A. Domm y L. Zhang. 2005. «Heightened Responses to Stressors in Patients with Inflammatory Bowel Disease». *American Journal of Gastroenterology* 100: 1796-1804.

Farhi, Donna. 1996. *The Breathing Book: Good Health and Vitality Through Essential Breath Work*. Nueva York: Henry Holt.

———. 2006. *Teaching Yoga: Exploring the Teacher-Student Relationship*. Berkeley, CA: Rodmell Press.

Farmer, Paul. 2003. *Pathologies of Power: Health, Human Rights, and the New War on the Poor*. Berkeley: University of California Press.

Fassaert, Thijs, Sandra van Dulmen, François Schellevis y Jozien Bensing. 2007. «Active Listening in Medical Consultations: Development of the Active Listening Observation Scale (ALOS-global)». *Patient Education and Counseling* 68 (3): 258-264.

Ferrari, Fabrizio M. 2015. *Religion, Devotion and Medicine in North India. The Healing Power of Sitala*. Londres: Bloomsbury.

Festinger, Leon. 1957. *A Theory of Cognitive Dissonance*. Stanford, CA: Stanford University Press.

Feuerstein, Georg. 2001. *The Yoga Tradition: Its History, Literature, Philosophy, and Practice*. Prescott, AZ: Hohm Press.

Field, Tiffany. 2001. *Touch*. Cambridge, MA: MIT Press.

———. 2003. *Touch Therapy*. Filadelfia: Churchill Livingstone.

Fife, T. D., D. Blum y R. S. Fisher. 2006. «Measuring the Effects of Antiepileptic Medications on Balance in Older People». *Epilepsy Research* 70 (2-3): 103-109.

Fink, M., E. Wolkenstein, M. Karst y A. Gehrke. 2002. «Acupuncture in Chronic Epicondylitis: A Randomized Controlled Trial». *Rheumatology* 41 (2): 205-209.

Fischer-Schreiber, Franz-Karl Ehrhard, Kurt Friedrichs y Michael S. Diener. *Encyclopedia of Eastern Philosophy and Religion*. Boston: Shambhala, 1994.

Fishman, Loren M. 2014. *Healing Yoga: Proven Postures to Treat Twenty Common Ailments*. Nueva York: W. W. Norton.

Fishman, Loren M., George W. Dombi, Christopher Michaelsen, Stephen Ringel, Jacob Rozbruch, Bernard Rosner y Cheryl Weber. 2002. «Piriformis Syndrome: Diagnosis, Treatment, and Outcome —A 10-Year Study». *Archives of Physical Medicine and Rehabilitation* 83 (3): 295-301.

Fishman, Loren M., Erik J. Groessl y Karen J. Sherman. 2014. «Serial Case Reporting Yoga for Idiopathic and Degenerative Scoliosis». *Global Advances in Health and Medicine* 3 (5): 16-21.

Fishman, Loren M. y Patricia A. Zybert. 1992. «Electrophysiologic Evidence of Piriformis Syndrome». *Archives of Physical Medicine and Rehabilitation* 73 (4): 359-364.

Flexner, Abraham. 1910. *Medical Education in the United States and Canada: A Report to the Carnegie Foundation for the Advancement of Teaching*. Nueva York: The Carnegie Foundation for the Advancement of Teaching.

Floyd, R. T. y Clem W. Thompson. 2014. *Manual of Structural Kinesiology*. Nueva York: McGraw-Hill Education.

Foley, Brian S. y Ralph M. Buschbacher. 2006. «Sacroiliac Joint Pain: Anatomy, Biomechanics, Diagnosis, and Treatment». *American Journal of Physical Medicine & Rehabilitation* 85 (12): 997-1006.

Fon, G. T., M. J. Pitt y A. C. Thies Jr. 1980. «Thoracic Kyphosis: Range in Normal Subjects». *American Journal of Roentgenology* 134 (5): 979-983.

Fong, D. Y., C. F. Lee, K. M. Cheung, J. C. Cheng, B. K. Ng, T. P. Lam, K. H. Mak, P. S. Yip y K. D. Luk. 2010. «A Meta-analysis of the Clinical Effectiveness of School Scoliosis Screening». *Spine* 35: 1061-1071.

Forbes, Bo. 2011. *Yoga for Emotional Balance: Simple Practices to Help Relieve Anxiety and Depression*. Boston: Shambhala Publications.

Forbes, Bo, Fiona Akhtar y Laura Douglass. 2011. «Training Issues in Yoga Therapy and Mental Health Treatment». *International Journal of Yoga Therapy* 21 (1): 7-11.

Ford, Earl S., Umed A. Ajani, Janet B. Croft, Julia A. Critchley, Darwin R. Labarthe, Thomas E. Kottke, Wayne H. Giles y Simon Capewell. 2007. «Explaining the Decrease in U.S. Deaths from Coronary Disease, 1980-2000». *The New England Journal of Medicine* 356: 2388-2398.

Fox, Kieran C., Savannah Nijeboer, Matthew L. Dixon, James L. Floman, Melissa Ellamil, Samuel P. Rumak, Peter Sedlmeier y Kalina Christoff. 2014. «Is Meditation Associated with Altered Brain Structure? A Systematic Review and Meta-analysis of Morphometric Neuroimaging in Meditation Practitioners». *Neuroscience Biobehavioral Reviews* 43: 48-73.

Francina, Suzi. 2003. *Yoga and the Wisdom of Menopause: A Guide to Physical, Emotional, and Spiritual Health at Midlife and Beyond*. Deerfield Beach, FL: Health Communications.

Frawley, David. 1999. *Yoga and Ayurveda: Self-Healing and Self-Realization*. Twin Lakes, WI: Lotus Light Publishing.

Freckleton, Grant y Tania Pizzari. 2012. «Risk Factors for Hamstring Muscle Strain Injury in Sport: A Systematic Review and Meta-analysis». *British Journal of Sports Medicine*. doi:10.1136/bjsports-2011-090664.

Fredericson, M., C. L. Cookingham, A. M. Chaudhari, B. C. Dowdell, N. Oestreicher y S. A. Sahrmann. 2000. «Hip Abductor Weakness in Distance Runners with Iliotibial Band Syndrome». *Clinical Journal of Sport Medicine* 10 (3): 169-175.

Fredericson, Michael. 1996. «Common Injuries in Runners: Diagnosis, Rehabilitation and Prevention». *Sports Medicine* 21 (1): 49-72.

Freedman, Françoise Barbira. 2004. *Yoga for Pregnancy, Birth and Beyond*. Londres: Dorling Kindersley Ltd.

Freeman, Richard. 2010. *The Mirror of Yoga Awakening the Intelligence of Body and Mind*. 2.ª ed. Boulder, CO: Shambhala Publications.

French, Roger Kenneth. 2003. *Medicine Before Science: The Rational and Learned Doctor from the Middle Ages to the Enlightenment*. Cambridge, Reino Unido: Cambridge University Press.
Frost, Harold M. 1994. «Wolff's Law and Bone's Structural Adaptations to Mechanical Usage: An Overview for Clinicians». *The Angle Orthodontist* 64 (3): 175-188.
Frymoyer, John W. y Nan P. Frymoyer. 2002. «Physician Patient Communication: A Lost Art?». *Journal of the American Academy of Orthopaedic Surgeons* 10 (2): 95-105.
Fujisawa, T., S. Takuma, H. Koseki y K. Kimura. 2006. «Recovery of Intentional Dynamic Balance Function After Intravenous Sedation with Midazolam in Young and Elderly Subjects». *European Journal of Anaesthesiology* 23 (5): 1-4.
Furler, M. D., T. R. Einarson, M. Millson, S. Walmsley y R. Bendayan. 2004. «Medicinal and Recreational Marijuana Use by Patients Infected with HIV». *AIDS Patient Care and STDs* 18: 215-228.
Gajdosik, R. L., M. M. Sandler y H. L. Marr. 2003. «Influence of Knee Positions and Gender on the Ober Test for Length of the Iliotibial Band». *Clinical Biomechanics* 18 (1): 77-79.
Galley, J. D. y M. T. Bailey. 2014. «Impact of Stressor Exposure on the Interplay Between Commensal Microbiota and Host Inflammation». *Gut Microbe* 5: 748-760.
Gard T., J. J. Noggle, C. L. Park, D. R. Vago y A. Wilson. 2014. «Potential Self-Regulatory Mechanisms of Yoga for Psychological Health». *Frontiers in Human Neuroscience* 8: 770.
Garra, G., A. J. Singer, R. Leno, B. R. Taira, N. Gupta, B. Mathaikutty y H. J. Thode. 2010. «Heat or Cold Packs for Neck and Back Strain: A Randomized Controlled Trial of Efficacy». *Academic Emergency Medicine* 17 (5): 484-489.
Gartsman, Gary M. 1990. «Arthroscopic Acromioplasty for Lesions of the Rotator Cuff». *Journal of Bone and Joint Surgery* (American) 72 (2): 169-180.
Gaskin, Ina May. 2003. *Ina May's Guide to Childbirth*. Nueva York: Bantam.
Gates, Janice. 2006. *Yogini: The Power of Women in Yoga*. San Rafael, CA: Mandala Publications.
Gerteis, Margaret, Susan Edgman-Levitan, Jennifer Daley y Thomas L. Delbanco, eds. 1993. *Through the Patient's Eyes: Understanding and Promoting Patient-Centered Care*. San Francisco: Jossey-Bass.
Ghalioungui, Paul. 1965. *Magic and Medical Science in Ancient Egypt*. Nueva York: Barnes and Noble.
Giangarra, C., G. Gallo y R. Newman. 1987. «Endometriosis in the Biceps Femoris. A Case Report and Review of the Literature». *Journal of Bone and Joint Surgery* (American) 69 (2): 290-292.
Gilbert-Diamond, Diane, Li Zhigang, Anna M. Adachi-Mejia, Auden C. McClure y James D. Sargent. 2014. «Association of a Television in the Bedroom with Increased Adiposity Gain in a Nationally Representative Sample of Children and Adolescents». *JAMA Pediatrics* 168 (5): 427-434.
Gloster H. M. Jr. y D. G. Brodland. 1996. «The Epidemiology of Skin Cancer». *Dermatological Surgery* 22: 217-226.
Goebel, Joel A., ed. 2008. *Practical Management of the Dizzy Patient*. Filadelfia: Lippincott Williams and Wilkins.
Goh, S., R. I. Price, P. J. Leedman y K. P. Singer. 1999. «The Relative Influence of Vertebral Body and Intervertebral Disc Shape on Thoracic Kyphosis». *Clinical Biomechanics* 14: 439-448.
Gollwitzer, H., P. Diehl, A. von Korff, V. W. Rahlfs y L. Gerdesmeyer. 2007. «Extracorporeal Shock Wave Therapy for Chronic Painful Heel Syndrome: A Prospective, Double Blind, Randomized Trial Assessing the Efficacy of a New Electromagnetic Shock Wave Device». *Journal of Foot and Ankle Surgery* 46 (5): 348-357.
Gómez-Pinilla, F. y A. G. Gómez. 2011. «The Influence of Dietary Factors in Central Nervous System Plasticity and Injury Recovery». *American Academy of Physical Medicine and Rehabilitation* 3 (6 0 1): 111-116.
Good, Byron J. 1994. *Medicine, Rationality and Experience: An Anthropological Perspective*. Nueva York: Cambridge University Press.

Goosen, Jon H. M., Boudewijn J. Kollen, René M. Castelein, Bart M. Kuipers y Cees C. Verheyen. 2011. «Minimally Invasive Versus Classic Procedures in Total Hip Arthroplasty: A Double-Blind Randomized Controlled Trial». *Clinical Orthopaedics and Related Research* 469 (1): 200-208.

Gorman, Kristen Fay, Cédric Julien y Alain Moreau. 2012. «The Genetic Epidemiology of Idiopathic Scoliosis». *European Spine Journal* 21 (10): 1905-1919.

Grad, Frank P. 2002. «The Preamble of the Constitution of the World Health Organization». *Bulletin of the World Health Organization* 80 (12).

Greenblatt, Stephen. 2011. *The Swerve: How the World Became Modern*. Nueva York: W. W. Norton and Company.

Greendale, G.A., M. H. Huang, A. S. Karlamangla, L. Seeger y S. Crawford. 2009. «Yoga Decreases Kyphosis in Senior Women and Men with Adult-Onset Hyperkyphosis: Results of a Randomized Controlled Trial». *Journal of the American Geriatrics Society* 57: 1569-1579.

Greendale, Gail A., Anna McDivit, Leanne Seeger y Mai-Hua Huang. 2002. «Yoga for Women with Hyperkyphosis: Results of a Pilot Study». *American Journal of Public Health* 92: 1611-1614.

Greil A. L., T. A. Leitko y K. L. Porter. 1988. «Infertility: His and Hers». *Gender and Society* 2: 172-199.

Grover R. 1996. «Clinical Assessment of Scaphoid Injuries and the Detection of Fractures». *Journal of Hand Surgery* (Britain) 21 (3): 341-343.

Gumina, Stefano, Giantony Di Giorgio, Franco Postacchini y Roberto Postacchini. 2008. «Subacromial Space in Adult Patients with Thoracic Hyperkyphosis and in Healthy Volunteers». *La Chirurgia Degli Organi di Movimento* 91 (2): 93-96.

Guo, X., W. W. Chau, C. W. Hui-Chan, C. S. Cheung, W. W. Tsang y J. C. Cheng. 2006. «Balance Control in Adolescents with Idiopathic Scoliosis and Disturbed Somatosensory Function». *Spine* 31 (14): E437-40.

Guvencer, M., C. Iyem, P. Akyer, S. Tetik y S. Naderi. 2009. «Variations in the High Division of the Sciatic Nerve and Relationship Between the Sciatic Nerve and the Piriformis». *Turkish Neurosurgery* 2: 139-144.

Hadjipavlou, A. G., M. N. Tzermiadianos, N. Bogduk y M. R. Zindrick. 2008. «The Pathophysiology of Disc Degeneration: A Critical Review». *Journal of Bone and Joint Surgery* (American) 90: 1261.

Haefeli et al. 2006. 15-22.

Hankinson, R. James. 1991. «Galen's Anatomy of the Soul». *Phronesis* 36 (2): 197-233.

Hanna, Thomas. 2004. *Somatics: Reawakening the Mind's Control of Movement, Flexibility, and Health*. Cambridge, MA: Da Capo Press.

Hariri, Sanaz, Edgar T. Savidge, Michael M. Reinold, James Zachazewski y Thomas J. Gill. 2009. «Treatment of Recalcitrant Iliotibial Band Friction Syndrome with Open Iliotibial Band Bursectomy Indications, Technique, and Clinical Outcomes». *American Journal of Sports Medicine* 37 (7): 1417-1424.

Harvey, Paul. 2015. «What Is the Yoga of Viniyoga?». www.yogastudies.org/art-personal-sadhana-overview/personal-lessons/viniyoga/.

Hately, Susi Aldous. 2004. *Anatomy and Asana: Preventing Yoga Injuries*. Calgary, Canada: Functional Synergy.

Hatze, Herbert. 1974. «The Meaning of the Term "Biomechanics"». *Journal of Biomechanics* 7 (2): 189-190.

Haumont, T., G. C. Gauchard, P. Lascombes y P. P. Perrin. 2011. «Postural Instability in Early-Stage Idiopathic Scoliosis in Adolescent Girls». *Spine* 36: 847-854.

«Health». *Wiktionary: The Free Dictionary*. 2017. https://en.wiktionary.org/wiki/health. Wiktorsson-Moller, Margareta, Birgitta Öberg, Jan Ekstrand y Jan Gillquist. 1983.

Heckman, James D. y Walter D. Greene, eds. 1994. *The Clinical Measurement of Joint Motion*. Resonant, IL: American Academy of Orthopaedic Surgeons.

Heller, M. 2006. «Sacroiliac Instability: An Overview». *Dynamic Chiropractic* 24 (21).

Herquelot, E., A. Guéguen, Y. Roquelaure, J. Bodin, C. Sérazin, C. Ha, A. Leclrec, M. Goldberg, M. Zins y A. Descatha. 2013. «Work-Related Risk Factors for Incidence of Lateral Epicondylitis in a Large Working Population». *Scandinavian Journal of Work, Environment & Health*. 39 (6): 578-588.

Hirschi, Gertrud. 2000. *Mudras: Yoga in Your Hands*. Newburyport, MA: Weiser Books.

Hirshkowitz, M. I. Karacan, J. W. Howell, M. O. Arcasoy y R. L. Williams. 1992. «Nocturnal Penile Tumescence in Cigarette Smokers with Erectile Dysfunction». *Urology* 34: 101-107.

Hoernle, A. F. Rudolf. 1987. *The Bower Manuscript. Facsimile leaves, Nagari transcript, Romanized transliteration and English translation with notes* (Calcutta: Supt., Govt. Print., India, 1908-1912). Reimpresión, Nueva Delhi: Aditya Prakashan.

Höfle, Dipl-Psych Marion, Michael Hauck, Andreas K. Engel y Daniel Senkowski. 2010. «Pain Processing in Multisensory Environments». *e-Neuroforum* 1 (2): 23-28.

Hofmann, S. G., A. T. Sawyer, A. A. Witt y D. Oh. 2010. «The Effect of Mindfulness-Based Therapy on Anxiety and Depression: A Meta-analytic Review». *Journal of Consulting and Clinical Psychology* 78 (2): 169-183.

Høglend, Randi, Svein Amlo, Anne Grete Hersoug, Hanne-Sofia Johnsen Dahl y Per Høglend. 2014. «The Effects of the Therapist's Disengaged Feelings on the In-Session Process in Psychodynamic Psychotherapy». *Journal of Clinical Psychology* 70 (5): 440-451.

Holleman, Dona y Orit Sen-Gupta. 1999. *Dancing the Body Light: The Future of Yoga*. Nueva York: Pegasus.

Hong, Quan Nha, Marie-José Durand y Patrick Loisel. 2004. «Treatment of Lateral Epicondylitis: Where Is the Evidence?». *Joint Bone Spine* 71 (5): 369-373.

Howell, Jonathan R., Bassam A. Masri y Clive P. Duncan. 2004. «Minimally Invasive Versus Standard Incision Anterolateral Hip Replacement: A Comparative Study». *Orthopedic Clinics of North America* 35 (2): 153-162.

Hrysomallis, Con. 2009. «Hip Adductors' Strength, Flexibility, and Injury Risk». *Journal of Strength and Conditioning Research* 23 (5): 1514-1517.

Huang, Jason H. y Eric L. Zager. 2004. «Thoracic Outlet Syndrome». *Neurosurgery* 55 (4): 897-903.

Hulette, C., K. Welsh-Bohmer, M. Murray, A. Saunders, D. Mash y L. Mcintyre. 1998. «Neuropathological and Neuropsychological Changes in "Normal" Aging: Evidence for Preclinical Alzheimer Disease in Cognitively Normal Individuals». *Journal of Neuropathology Experimental Neurology* 57: 1168-1174.

Hurley, Dan. 2006. *Natural Causes: Death, Lies, and Politics in America's Vitamin and Herbal Supplement Industry*. Nueva York: Broadway Books.

Husarik, D.B., Nadja Saupe, Christian W. A. Pfirrmann, Bernhard Jost, Juerg Hodler y Marco Zanetti. 2009. «Elbow Nerves: MR Findings in 60 Asymptomatic Subjects—Normal Anatomy, Variants, and Pitfalls». *Radiology* 252 (1): 148-156.

IAYT. 2012. «Educational Standards for the Training of Yoga Therapists». *Journal of the International Association of Yoga Therapists*, 1 de julio, 4.

———. 2016. «Educational Standards for the Training of Yoga Therapists». *Journal of the International Association of Yoga Therapists*, 1 de agosto, 7.

Iio, Wataru, Haruyoshi Takagi, Yasuki Ogawa, Takamitsu Tsukahara, Shigeru Chohnan y Atsushi Toyoda. 2014. «Effects of Chronic Social Defeat Stress on Peripheral Leptin and Its Hypothalamic Actions». *BMC Neuroscience* 15: 72.

Infusino, M. H., D. Win y Y. V. O'Neill. 1965. «Mondino's Book and the Human Body». *Vesalius* 1 (2): 71-76.

Ingari, J. V. 2009. «The Adult Wrist». En *DeLee and Drez's Orthopaedic Sports Medicine*, editado por J. C. DeLee, D. Drez y M. D. Miller. 3.ª ed. Filadelfia: Saunders.

Institute of Medicine (U. S.) Committee on Quality Health Care in America. 2001. *Crossing the Quality Chasm: A New Health System for the 21st Century*. Washington, D. C.: National Academies Press.

Irwin, T. A. 2014. «Tendon Injuries of the Foot and Ankle». En *DeLee and Drez's Orthopaedic Sports Medicine*, editado por M. D. Miller y S. R. Thompson. 4.ª ed. Filadelfia: Elsevier Saunders.
Itoi, E. y M. Sinaki. 1994. «Effect of Back-Strengthening Exercise on Posture in Healthy Women 49 to 65 Years of Age». *Mayo Clinic Proceedings* 69: 1054-1059.
Iyengar, B. K. S. 1966. *Light on Yoga*. Nueva York: Schockten.
———. 1985. *Light on Pranayama: The Yogic Art of Breathing*. Nueva York: Crossroad.
———. 2001. *Yoga: The Path to Holistic Health*. Londres: Dorling Kindersley.
———. 2009. *Yoga Wisdom and Practice*. Londres: Dorling Kindersley.
Iyengar, Geeta S. 2002. *Yoga: A Gem for Women*. Kootenay, BC: Timeless Books.
International Yoga Sports Federation. 2014. www.iysf.org.
Jackson J. S., M. Torres, C. H. Caldwell, H. W. Neighbors, R. M. Nesse, R. J. Taylor, S. J. Trierweiler y D. R. Williams. 2004. «The National Survey of American Life: A Study of Racial, Ethnic and Cultural Influences on Mental Disorders and Mental Health». *International Journal of Methods in Psychiatric Research* 13: 196-207.
Jacobi F., H. U. Wittchen, C. Holting, M. Hofler, H. Pfister, N. Muller y R. Lieb. 2004. «Prevalence, Comorbidity and Correlates of Mental Disorders in the General Population: Results from the German Health Interview and Examination Survey (GHS)». *Psychological Medicine* 34: 597-611.
Jacobson, I. G., M. R. White y T. C. Smith. 2009. «Self-Reported Health Symptoms and Conditions Among Complementary and Alternative Medicine Users in a Large Military Cohort». *Annals of Epidemiology* 19: 613-622.
Jain, T. et al. 2002. «Insurance Coverage and Outcomes of in vitro Fertilization». *New England Journal of Medicine* 347: 661-666.
Jalabert-Malbos, M. L., A. Mishellany-Dutour, A. Woda y M. A. Peyton. 2007. «Particle Size Distribution in the Food Bolus After Mastication of Natural Foods». *Food Quality Preferences* 18: 803-812.
James, William. *The Principles of Psychology*. (1890) 1952. Nueva York: Dover Publications.
Jansson, M. y S. J. Linton. 2006. «The Role of Anxiety and Depression in the Development of Insomnia: Cross-Sectional and Prospective Analyses». *Psychological Health* 21: 383-397.
Jao T., C. W. Li, P. E. Vértes, C. W. Wu, S. Achard, C. H. Hsieh, C. H. Liou, J. H. Chen y E. T. Bullmore. 2016. «Large-Scale Functional Brain Network Reorganization During Taoist Meditation». *Brain Connectivity* 6 (1): 9-24.
Järvinen, T. A., T. L. Järvinen, M. Kääriänen, H. Kalimo y M. Järvinen. 2005. «Muscle Injuries Biology and Treatment». *The American Journal of Sports Medicine* 33 (5): 745-764.
Jenkins, Philip. 1999. *Synthetic Panics: The Symbolic Politics of Designer Drugs*. Nueva York: NYU Press.
Jensen, T. K., R. Jacobsen, K. Christensen, N. C. Nielsen y E. Bostofte. 2009. «Good Semen Quality and Life Expectancy: A Cohort Study of 43,277 Men». *American Journal of Epidemiology* 170: 559-565.
Jepsen, J., L. Laursen, A. Larsen y C. G. Hagert. 2004. «Manual Strength Testing in 14 Upper Limb Muscles: A Study of Inter-rater Reliability». *Acta Orthopaedica Scandinavica* 75 (4).
Jiffry, M. T. 1981. «Analysis of Particles Produced at the End of Mastication in Subjects with Normal Dentition». *Journal of Oral Rehabilitation* 8: 113-119.
Johnson, D. K., M. Storandt, J. C. Morris y J. E. Galvin. 2009. «Longitudinal Study of the Transition from Healthy Aging to Alzheimer's Disease». *Archives of Neurology* 66 (10): 1254-1259.
Johnson, Don, ed. 1995. *Bone, Breath & Gesture: Practices of Embodiment*, vol. 1. Berkeley, CA: North Atlantic Books.
Johnson, Jeffrey G., Patricia Cohen, Stephanie Kasen y Judith S. Brook. 2007. «Extensive Television Viewing and the Development of Attention and Learning Difficulties During Adolescence». *Archives of Pediatrics and Adolescent Medicine* 161 (5): 480-486.
Johnson, Mark. 1989. *The Meaning of the Body: Aesthetics of Human Understanding*. Chicago: University of Chicago Press.

———. 1995. *The Body in the Mind: The Bodily Basis of Meaning, Imagination, and Reason*. Chicago: University of Chicago Press.
Johnson, N. P. y L. Hummelshoj. 2013. «Consensus on Current Management of Endometriosis». *Human Reproduction* 28: 1552-1568.
Joo, E. Y., H. J. Noh y J. S. Kim. 2013. «Brain Gray Matter Deficits in Patients with Chronic Primary Insomnia». *Sleep* 36 (7): 999-1007.
Jung, Carl. 1953. «Yoga and the West». En *The Collected Works of Carl Jung*, editado por Herbert Read, Michael Fordham y Gerard Adler. Vol 1. Nueva York: Bollingen.
Kabat-Zinn, Jon. 1982. «An Outpatient Program in Behavioral Medicine for Chronic Pain Patients Based on the Practice of Mindfulness Meditation: Theoretical Considerations and Preliminary Results». *General Hospital Psychiatry* 4: 33-47.
———. 1994. *Wherever You Go, There You Are*. Nueva York: Hyperion.
Kabat-Zinn, Jon, L. Lipworth, R. Burney y W. Sellers. 1987. «Four-Year Follow-Up of a Meditation-Based Program for the Self-Regulation of Chronic Pain: Treatment Outcomes and Compliance». *The Clinical Journal of Pain* 3 (1): 60.
Kaleli, Tufan, Cagatay Ozturk, Aytun Temiz y Onur Tirelioglu. 2004. «Surgical Treatment of Tennis Elbow: Percutaneous Release of the Common Extensor Origin». *Acta Orthopaedica Belgica* 70 (2): 131-133.
Kalscheur, Jean A., Patricia S. Costello y Lynnda J. Emery. 2003. «Gender Differences in Range of Motion in Older Adults». *Physical and Occupational Therapy in Geriatrics* 22 (1).
Kamen, Gary. 2004. «Electromyographic Kinesiology». En *Research Methods in Biomechanics*, editado por Gordon Robertson, Graham Caldwell, Joseph Hamill, Gary Kamen y Saunders Whittlesey. Champaign, IL: Human Kinetics Publications.
Kaminoff, Leslie y Amy Matthews. 2012. *Yoga Anatomy*. 2.ª ed. Champaign, IL: Human Kinetics.
Kamp, Carolin Friederike, Billy Sperlich y Hans Christer Holmberg. 2014. «Exercise Reduces the Symptoms of Attention Deficit/Hyperactivity Disorder and Improves Social Behaviour, Motor Skills, Strength and Neuropsychological Parameters». *Acta Paediatrica* 103 (7): 709-714.
Katz, A. M. 2010. *Physiology of the Heart*. 5.ª ed. Filadelfia: Lippincott Williams & Wilkins.
Katzman, W. B., L. Wanek, J. A. Shepherd y D. E. Sellmeyer. 2010. «Age-Related Hyperkyphosis: Its Causes, Consequences, and Management». *Journal of Orthopaedic and Sports Physical Therapy* 40 (6): 352-360.
Keedwell, Paul. 2008. *How Sadness Survived: The Evolutionary Basis of Depression*. Londres: Radcliffe Publishing.
Keleman, Stanley. 1985. *Emotional Anatomy: The Structure of Experience*. Berkeley, CA: Center Press.
Keller, Doug. 2013. «Yoga for Your Aching Feet». *Yoga International*, junio. https://yogainternational.com/article/view/yoga-for-your-aching-feet.
Keller, Timothy A. y Marcel Adam Just. 2016. «Structural and Functional Neuroplasticity in Human Learning of Spatial Routes». *NeuroImage* 125: 256-266.
Kempton, Sally. 2011. *Meditation for the Love of It: Enjoying Your Own Deepest Experience*. Boulder, CO: Sounds True.
———. 2013. *Awakening Shakti: The Transformative Power of the Goddesses of Yoga*. Louisville, CO: Sounds True.
Kendall, H. O. y F. M. P. Kendall. 1949. *Muscles: Testing and Function*. Baltimore: Williams and Wilkins.
Kennon, Robert, John Keggi, Laurine E. Zatorski y Kristaps J. Keggi. 2004. «Anterior Approach for Total Hip Arthroplasty: Beyond the Minimally Invasive Technique». *Journal of Bone and Joint Surgery* (American) 86 (2): 91-97.
Kenny, M. A. y J. M. G. Williams. 2007. «Treatment-Resistant Depressed Patients Show a Good Response to Mindfulness-Based Cognitive Therapy». *Behaviour Research and Therapy* 45: 617-625.
Kenny, R. A., G. B. Traynor, D. Withington y D. J. Keegan. 1993. «Thoracic Outlet Syndrome: A Useful Exercise Treatment Option». *American Journal of Surgery* 165 (2): 282-284.

Kessler, R. C., J. Soukup y R. B. Davi. 2001. «The Use of Complementary and Alternative Therapies to Treat Anxiety and Depression in the United States». *American Journal of Psychiatry* 158 (2): 289-294.

Khalsa, Sat Bir, Lorenzo Cohen, Timothy McCall y Shirley Telles. 2016. *Principles and Practice of Yoga in Health Care*. Escocia, Reino Unido: Handspring Publishing.

Kibler, W. Ben. 1998. «The Role of the Scapula in Athletic Shoulder Function». *American Journal of Sports Medicine* 26 (2): 325-337.

Kim, H. Mike, Sharlene A. Teefey, Ari Zelig, Leesa M. Galatz, Jay D. Keener y Ken Yamaguchi. 2009. «Shoulder Strength in Asymptomatic Individuals with Intact Compared with Torn Rotator Cuffs». *Journal of Bone and Joint Surgery* (American) 91 (2): 289-296.

King, Douglas S., David L. Costill, William J. Fink, Mark Hargreaves y Roger A. Fielding. 1985. «Muscle Metabolism During Exercise in the Heat in Unacclimatized and Acclimatized Humans». *Journal of Applied Physiology* 59 (5): 1350-1354.

Kingston T., B. Dooley, A. Bates, E. Lawlor y K. Malone. 2007. «Mindfulness-Based Cognitive Therapy for Residual Depressive Symptoms». *Psychology and Psychotherapy: Theory, Research and Practice* 80: 193-203.

Kinser, P. A., R. K. Elswick y S. Kornstein. 2014. «Potential Long-Term Effects of a Mind-Body Intervention for Women with Major Depressive Disorder: Sustained Mental Health Improvements with a Pilot Yoga Intervention». *Archives of Psychiatric Nursing* 28 (6): 377-383.

Kinser, P. A., L. Goehler y A. G. Taylor. 2012. «How Might Yoga Help Depression? A Neurobiological Perspective». *Explore* 8 (2), 118-126.

Kirk, G. S., J. E. Raven y M. Schofield. 1984. «Anaximenes of Miletus». *The Presocratic Philosophers*. Cambridge: Cambridge University Press.

Kirkaldy-Willis, H. William y Thomas N. Bernard Jr., eds. 1999. «Making a Specific Diagnosis» En *Managing Low Back Pain*, 206-226. Filadelfia: Churchill Livingstone.

Klabunde, Richard E. 2005. *Cardiovascular Physiology Concepts*. Filadelfia: Lippincott Williams and Wilkins.

Kleinman, Arthur y Joan Kleinman. 2011. «Suffering and Its Professional Transformation: Toward an Ethnography of Interpersonal Experience». *Culture, Medicine and Psychiatry* 15: 275-301.

Koester, M. C., M. S. George y J. E. Kuhn. 2005. «Shoulder Impingement Syndrome». *American Journal of Medicine* 118 (5): 452-455.

Kohn, George C. 2008. *Encyclopedia of Plague and Pestilence: From Ancient Times to the Present*. Nueva York: Facts on File.

Kolettis, P. N. y E. S. Sabanegh. 2001. «Significant Medical Pathology Discovered During a Male Infertility Evaluation». *Journal of Urology* 166: 178-180.

Kong, F. y R. P. Singh. 2008. «Disintegration of Solid Foods in Human Stomach». *Journal of Food Science* 73: R67-80.

Korkola, Michael y Annunziato Amendola. 2001. «Exercise-Induced Leg Pain: Sifting Through a Broad Differential». *The Physician and Sportsmedicine* 29 (6): 35-50.

Kornfield, Jack. 1993. *The Path with Heart: A Guide Through the Perils and Promises of Spiritual Life*. Nueva York: Bantam Books.

———. 2009. *The Wise Heart: A Guide to the Universal Teachings of Buddhist Psychology*. Nueva York: Bantam Books.

Kouwenhoven, J. W. y R. M. Castelein. 2008. «The Pathogenesis of Adolescent Idiopathic Scoliosis: Review of the Literature». *Spine* 33: 2898-2908.

Knopman, D. S., et al. «Short-Term Clinical Outcomes for Stages of NIA-AA Preclinical Alzheimer Disease». *Neurology* 78 (20): 1576-1582.

Kraftsow, Gary. 1999. *Yoga for Wellness: Healing with the Timeless Teachings of Viniyoga*. Nueva York: The Penguin Group.

———. 2002. *Yoga for Transformation: Ancient Teachings and Practices for Healing the Body, Mind, and Heart*. Nueva York: The Penguin Group.

———. 2014. «The Differences Between Yoga Teacher Training Programs and Yoga Therapist Training Programs». *International Journal of Yoga Therapy* 24 (1): 15-16.

Kramer, Joel. 1977. «A New Look at Yoga: Playing the Edge of Mind and Body». *Yoga Journal*, enero.

———. 1980. «Yoga as Self-Transformation». *Yoga Journal*, mayo/junio.

Kramer, Joel y Diana Alstad. 1993. *The Guru Papers: Masks of Authoritarian Power*. Mumbai: Frog Books.

———. 2009. *The Passionate Mind Revisited: Expanding Personal and Social Awareness*. Berkeley, CA: North Atlantic Books.

Kraushaar, Barry S. y Robert P. Nirschl. 1999. «Tendinosis of the Elbow (Tennis Elbow): Clinical Features and Findings of Histological, Immunohistochemical, and Electron Microscopy Studies». *Journal of Bone and Joint Surgery* (American) 81 (2): 259.

Krentzman, Rachel. 2016. *Scoliosis, Yoga Therapy, and the Art of Letting Go*. Filadelfia: Singing Dragon.

Krishnamurti, Jiddu. *Total Freedom: The Essential Krishnamurti*. Nueva York: HarperCollins, 1996.

———. *The Awakening of Intelligence*. Nueva York: HarperCollins, 1987.

Kucinskas, L. y Walter Just. 2004. «Human Male Sex Determination and Sexual Differentiation: Pathways, Molecular Interactions and Genetic Disorders». *Medicina* 41 (8): 633-640.

Kuhn, John E. 2009. «Exercise in the Treatment of Rotator Cuff Impingement: A Systematic Review and a Synthesized Evidence-Based Rehabilitation Protocol». *Journal of Shoulder and Elbow Surgery* 18 (1): 138-160.

Kuhn, John E., George F. Lebus y Jesse E. Bible. 2015. «Thoracic Outlet Syndrome». *Journal of the American Academy of Orthopaedic Surgeons* 23 (4): 222-232.

Kuhn, Thomas. 1996. *The Structure of Scientific Revolutions*. Chicago: University of Chicago Press.

Kutumbiah, P. 1969. *Ancient Indian Medicine*. Bombay: Orient Longmans.

Kuutmann, Klara yMark J. Hilsenroth. 2012. «Exploring In-Session Focus on the Patient-Therapist Relationship: Patient Characteristics, Process and Outcome». *Clinical Psychology & Psychotherapy* 19 (3): 187-202.

Kwak, Hyo-Sung, Kwang-Bok Lee y Young-Min Han. 2006. «Ruptures of the Medial Head of the Gastrocnemius ("Tennis Leg"): Clinical Outcome and Compression Effect». *Clinical Imaging* 30 (1): 48-53.

Lad, Vasant. 1985. *Ayurveda: The Science of Self-healing*. Twin Lakes, WI: Lotus.

———. 2001. *Textbook of Ayurveda. Volume 1: Fundamental Principles of Ayurveda*. Albuquerque, NM: The Ayurvedic Press.

Lakoff, George y Mark Johnson. 1999. *Philosophy in the Flesh: The Embodied Mind and Its Challenge to Western Thought*. Nueva York: Basic Books.

Lamb, R. I. 1985. «Manual Muscle Testing». En *Measurement in Physical Therapy*, editado por J. M. Rothstein. Nueva York: Churchill Livingstone.

Lambert, Francios M., David Malinvaud, Joan Glaunès, Catherine Bergot, Hans Straka y Pierre-Paul Vidal. 2009. «Vestibular Asymmetry as the Cause of Idiopathic Scoliosis: A Possible Answer from Xenopus». *Journal of Neuroscience* 29 (40): 12477-12483.

Lang, F., M. R. Floyd y K. L. Beine. 2000. «Clues to Patients' Explanations and Concerns About Their Illnesses: A Call for Active Listening». *Archives of Family Medicine* 9 (3): 222-227.

Lao-Tzu. *Tao Te Ching*. Nueva York: Dover Publications, 1995 (1891).

Lappe, Francis Moore. 1971. *Diet for a Small Planet*. Nueva York: Random House.

Larson, G. J. y Ram Shankar Bhattacharya, eds. 2008. «Yoga: India's Philosophy of Meditation». En *Encyclopedia of Indian Philosophy*, editado por Karl Potter, vol. 12. Delhi: Motilal Banarsidass Publishers.

Lasater, Judith. 2009. *Yoga Body: Anatomy, Kinesiology, and Asana*. Berkeley, CA: Rodmell.

———. 2012. «How to Deal with SI Joint Discomfort». *Yoga Journal*. www.yogajournal.com/article/practice-section/out-of-joint-2/.

Laurence, Scott. 2010. «The Role of Outcome-Based Standards in Yoga Therapy». *International Journal of Yoga Therapy* 20: 65-71.

Lázaro, R. 1997. «Neuropathic Symptoms and Musculoskeletal Pain in Carpal Tunnel Syndrome: Prognostic and Therapeutic Implications». *Surgical Neurology* 47 (2): 115-117.
The Leapfrog Group. 2015. «Enhanced Hospital Safety Score Helps Patients Track U.S. Hospitals' Consistency in Preventing Harm». *Leapfrog Hospital Safety Grade*. www.hospitalsafetyscore.org/about-us/newsroom/display/46972.
Lee, Na Kyung, Hideaki Sowa, Eiichi Hinoi, Mathieu Ferron, Jong Deok Ahn, Cyrille Confavreux y Romain Dacquin. 2007. «Endocrine Regulation of Energy Metabolism by the Skeleton». *Cell* 130 (3): 456-469.
Lerner, Aaron B., James D. Case y Yoshiyata Takahashi. 1960. «Isolation of Melatonin and 5-Methoxyindole-3-acetic Acid from Bovine Pineal Glands». *The Journal of Biological Chemistry* 235 (7).
Lerner, Michael. 1996. *Choices in Healing: Integrating the Best of Conventional and Complementary Approaches to Cancer*. Boston: MIT Press.
Levine, Peter. 2010. En *Unspoken Voice: How the Body Releases Trauma and Restores Goodness*. Berkeley, CA: North Atlantic Books.
Levine, Peter e Ian Macnaughton. 2004. «Breath and Consciousness: Reconsidering the Viability of Breathwork in Psychological and Spiritual Interventions in Human Development». En *Body, Breath, and Consciousness: A Somatics Anthology*, editado por Ian Macnaughton. Berkeley: North Atlantic Books.
Liedert, Astrid, Daniela Kaspar, Peter Augat, Anita Ignatius y Lutz Claes. 2005. *Mechanobiology of Bone Tissue and Bone Cells*. Moscú: Academia.
Lilienfeld, Abraham M., Miriam Jacobs y Myron Willis. 1954. «A Study of the Reproducibility of Muscle Testing and Certain Other Aspects of Muscle Scoring». *Physical Therapy Review* 34 (6): 279-289.
Linenger, J. M. y C. P. Christensen. 1992. «Is Iliotibial Band Syndrome Often Overlooked?». *Physician and Sportsmedicine* 20 (2): 98-108.
Lippitt, A. B. 1995. «Percutaneous Fixation of the Sacroiliac Joint». En *The Integrated Function of the Lumbar Spine and Sacroiliac Joint*. Vleeming, A. et al. Róterdam: European Conference Organizers: 369-390.
Lis, R., A. Rowhani-Rahba y L. E. Manhart. 2015. «Mycoplasma Genitalium Infection and Female Reproductive Tract Disease: A Meta-Analysis». *Clinical Infectious Diseases* 61: 418-426.
Livshits, A. y D. S. Seidman. 2009. «Fertility Issues in Women with Diabetes». *Womens Health* (British) 5 (6): 701-707.
Lizardi, J. Enrique, Leslie I. Wolfson y Robert H. Whipple. 1989. «Review Article: Neurological Dysfunction in the Elderly Prone to Fall». *Neurorehabilitation and Neural Repair* 3 (3): 113-116.
Lo, Charmaine B., Molly E. Waring, Sherry L. Pagoto y Stephanie C. Lemon. 2015. «A Television in the Bedroom Is Associated with Higher Weekday Screen Time Among Youth with Attention Deficit Hyperactivity Disorder (ADD/ADHD)». *Preventive Medicine Reports* 2: 1-3.
Loftice, J., G. S. Fleisig, N. Zheng y J. R. Andrews. 2004. «Biomechanics of the Elbow in Sports». *Clinics in Sports Medicine* 23 (4): 519-530.
Long, Ray. 2009. *The Key Muscles of Yoga: Scientific Keys*. Vol. I. Plattsburgh, NY: Bandha Yoga.
———. 2010. *The Key Poses of Yoga: Scientific Keys*. Vol. II. Plattsburgh, NY: Bandha Yoga.
Lorant V., D. Deliege, W. Eaton, A. Robert, P. Philippot y M. Ansseau. 2003. «Socioeconomic Inequalities in Depression: A Meta-analysis». *American Journal of Epidemiology* 157: 98-112.
Lorr, Benjamin. 2012. *Hell-Bent: Obsession, Pain, and the Search for Something Like Transcendence in Competitive Yoga*. Londres: Macmillan Publishers.
Lovett, Robert Williamson. 1917. *The Treatment of Infantile Paralysis*. Filadelfia: P. Blakiston's Son & Company.
Lowinson, Joyce H., Pedro Ruiz, Robert B. Millman y John G. Langrod, eds. 2005. *Substance Abuse: A Comprehensive Textbook*. 4.ª ed. Filadelfia: Lippincott Williams and Wilkins.
Lu, Yaogang, Lei Wang, Yongqiang Hao, Ziping Wang, Minghui Wang y Shengfang Ge. 2013. «Analysis of Trabecular Distribution of the Proximal Femur in Patients with Fragility Fractures». *BMC Musculoskeletal Disorders* 14 (1): 130.

Lucretius, Titus Carus. 2007. *On the Nature of Things*. Traducido por A. E. Stallings. Londres: Penguin.

Luders, Ellen. 2014. «Exploring Age-Related Brain Degeneration in Meditation Practitioners». *Annals of the New York Academy of Science* 1307: 82-88.

Ly, Thuan V. y Marc F. Swiontkowski. 2008. «Treatment of Femoral Neck Fractures in Young Adults». *Journal of Bone and Joint Surgery* (American) 90 (10): 2254-2266.

MacIntosh, Brian R., Phillip F. Gardiner y Alan J. McComas. 2006. *Skeletal Muscle: Form and Function*. Champaign, IL: Human Kinetics.

Mackenzie, Elizabeth R. y Birgit Rakel. 2006. *Complementary and Alternative Medicine for Older Adults: A Guide to Holistic Approaches to Healthy Aging*. Nueva York: Springer Pub.

MacLennan, A. H. y S. C. MacLenna. 1997. «Symptom-Giving Pelvic Girdle Relaxation of Pregnancy, Postnatal Pelvic Joint Syndrome and Developmental Dysplasia of Hip». *Acta Obstetrica et Gynecoligica Scandanavica* 76 (8): 760-764.

Macnaughton, Ian. 2004. *Body, Breath, and Consciousness: A Somatics Anthology*. Berkeley: North Atlantic Books.

Madan V., P. Hoban, R. C. Strange, A. A. Fryer y J. T. Lear. 2006. «Genetics and Risk Factors for Basal Cell Carcinoma». *British Journal of Dermatology* 154 (supl. 1): 5-7.

Madea B. y M. Rothschild. 2010. «The Post Mortem External Examination: Determination of the Cause and Manner of Death». *Deutsches Ärzteblatt* 107: 575-586.

Majno, Guido. 1975. *The Healing Hand: Man and Wound in the Ancient World*. Boston: Harvard University Press.

Malinar, Angelika, trad. 2008. *The Bhagavadgita: Doctrines and Contexts*. Cambridge: Cambridge University Press.

Maman, E., C. Harris, L. White, G. Tomlinson, M. Shashank y Boynton. 2009. «Outcome of Nonoperative Treatment of Symptomatic Rotator Cuff Tears Monitored by Magnetic Resonance Imaging». *Journal of Bone and Joint Surgery* (American) 91 (8): 1898-1906.

Manniche, C., K. Asmussen, B. Lauritsen y A. Jordan. 1994. «Low Back Pain Rating Scale: Validation of a Tool for Assessment of Low Back Pain». *Pain* 57 (3): 317-326.

Mannino, D. M., R. M. Klevens y W. D. Flanders. 1994. «Cigarette Smoking: An Independent Risk Factor for Impotence?». *American Journal of Epidemiology* 140: 1003-1008.

March, Lyn, Emma U. R. Smith, Damian G. Hoy, Marita J. Cross, Lidia Sánchez-Riera, Fiona Blyth, Rachelle Buchbinder, Theos Vos y Anthony D. Woolf. 2014. «Burden of Disability Due to Musculoskeletal (MSK) Disorders». *Best Practice and Research Clinical Rheumatology* 28 (3): 353-366.

Marchetti, Gregory F. y Susan L Whitney. 2006. «Construction and Validation of the 4-Item Dynamic Gait Index». *Physical Therapy* (86) 12: 1651-1659.

Maslow, Abraham. 1954. *Motivation and Personality*. Nueva York: Harper.

Mattu, Amal y Deepi G. Goyal, eds. 2007. *Emergency Medicine: Avoiding the Pitfalls and Improving the Outcomes*. Malden, MA: Blackwell Pub./BMJ Books.

Maunder, R. G. y S. Levenstein. 2008. «The Role of Stress in the Development and Clinical Course of Inflammatory Bowel Disease: Epidemiological Evidence». *Current Molecular Medicine* 8: 247-252.

Mayr, E. 1988. «The Multiple Meanings of Teleological». En *Towards a New Philosophy of Biology*, 38-66. Cambridge, MA: Harvard University Press.

McCaffrey, R., J. Park, D. Newman y D. Hagen. 2014. «The Effect of Chair Yoga in Older Adults with Moderate and Severe Alzheimer's Disease». *Research in Gerontological Nursing* 7 (4): 171-177.

McCall, Timothy. 2007. *Yoga as Medicine: A Yogic Prescription for Health and Healing*. Nueva York: Bantam Dell.

McCorry, Laurie Kelly. 2007. «Physiology of the Autonomic Nervous System». *American Journal of Pharmaceutical Education* 71 (4): 78.

McDermott, John J., ed. 1981. *The Philosophy of John Dewey*. Chicago: University of Chicago Press.

McNicol, K., J. E. Taunton y D. B. Clement. 1981. «Iliotibial Tract Friction Syndrome in Athletes». *Journal Canadien des Sciences Appliquees au Sport,* 6 (2): 76-80.

McNeill, William Hardy. 1977. *Plagues and Peoples*. Oxford: Basil Blackwell.

Mead, Margaret. 1935. *Sex and Temperament in Three Primitive Societies*. Nueva York: Harper.

Mehta, Miro. 2002. *Health Through Yoga: Simple Practice Routines and a Guide to the Ancient Teachings*. Londres: Thorsons.

Meli, A., G. Zimatore, C. Badaracco, E. de Angelis y D. Tufarelli. 2006. «Vestibular Rehabilitation and 6-Month Follow-Up Using Objective and Subjective Measures». *Acta Otolaryngologica* 126 (3): 259-266.

Meng, M. V., K. L. Greene y P. J. Turek. 2005. «Surgery or Assisted Reproduction? A Decision Analysis of Treatment Costs in Male Infertility». *Journal of Urology* 174: 1926-1931.

Merleau-Ponty, Maurice. 1958. *Phenomenology of Perception*. Londres: Routledge.

Merriam-Webster. 2017. «Vocabulary». www.merriam-webster.com/dictionary/vocabulary.

Merton, Thomas. 1997. *Learning to Love. The Journals of Thomas Merton, Volume Six 1966-1967*. San Francisco: Harper.

Michaels, Axel. 2004. *Hinduism: Past and Present*. Princeton, NJ: Princeton University Press.

Micheli, Lyle J., 1986. «12 Pediatric and Adolescent Sports Injuries: Recent Trends». *Exercise and Sport Sciences Reviews* 14 (1): 359-374.

Michigan Board of Medicine. 2016. Department of Licensing and Regulatory Affairs. State of Michigan. www.michigan.gov/lara/0,4601,7-154-72600_72603_27529_27541-58914--,00.html.

Milgrom, Charles, Victor Novack, Yoram Weil, Saleh Jaber, Denitsa R. Radeva-Petrova y Aharon Finestone. 2008. «Risk Factors for Idiopathic Frozen Shoulder». *Israel Medical Association Journal* 10 (5): 361.

Miller, Elise Browning. 2003. *Yoga for Scoliosis*. Atlanta: Shanti Productions.

Miller, Robert, Frederick Azar y Thomas Throckmorton. 2013. «Shoulder and Elbow Injuries». En *Campbell's Operative Orthopedics*, editado por S. T. Canale y J. H. Beaty. 12.ª ed. Filadelfia: Elsevier Mosby.

Mirbey, J., J. Besancenot, R. T. Chambers, A. Durey y P. Vichard. 1988. «Avulsion Fractures of the Tibial Tuberosity in the Adolescent Athlete: Risk Factors, Mechanism of Injury, and Treatment». *American Journal of Sports Medicine* 16 (4): 336-340.

Mishellany, A., A. Woda, R. Labas y M. A. Peyton. 2006. «The Challenge of Mastication: Preparing a Bolus Suitable for Deglutition». *Dysphagia* 21: 87-94.

Mishra, Gyanshankar y Jasmin Mulani. 2013. «Tuberculosis Prescription Practices in Private and Public Sector in India». *National Journal of Integrated Research in Medicine* 4, 71-78.

Mittlemark, Raul Artal, Robert A. Wiswell y Barbara L. Drinkwater, eds. 1991. *Exercise in Pregnancy*, 2.ª ed. Baltimore: Williams and Wilkins.

Mohan, A. G. 1993. *Yoga for Body, Breath, and Mind: A Guide to Personal Reintegration*. Boston: Shambhala Publications.

Mohan, A. G. e Indra Mohan. 2004. *Yoga Therapy: A Guide to the Therapeutic Use of Yoga and Ayurveda for Health and Fitness*. Boston: Shambhala Publications.

Monier Williams, Monier. 1899. *A Sanskrit-English Dictionary: Etymologically and Philologically Arranged with Special Reference to Cognate Indo-European Languages*. Oxford: Clarendon Press.

Monroe, Brian M. y Stephen J. Read. 2008. «A General Connectionist Model of Attitude Structure and Change: The ACS (Attitudes as Constraint Satisfaction) Model». *Psychological Review* 115 (3): 733.

Monroe, Marcia P. 2011. *Yoga and Scoliosis: A Journey to Health and Healing*. Nueva York: Demos Medical Publishing.

Montagu, Ashley. 1986. *Touching: The Human Significance of Skin*. Nueva York: William Morrow.

Montanaro, L., P. Parisini, T. Greggi, M. Di Silvestre, D. Campoccia, S. Rizzi y C. R. Arciola. 2006. «Evidence of a Linkage Between Matrilin-1 Gene (MATN1) and Idiopathic Scoliosis». *Scoliosis and Spinal Disorders* 1 (1): 1.

Moore, Keith L., Arthur F. Dalley y Anne M. R. Agur. 2006. *Clinically Oriented Anatomy*. 5.ª ed. Filadelfia: Lippincott Williams and Wilkins.

Moore, W. S., ed. 1993. *Vascular Surgery: A Comprehensive Review*. 4.ª ed. Filadelfia: W. B. Saunders Co.

Moosmayer, S., G. Lund, U. Seljom, I. Svege, T. Hennig, R. Tariq y H. J. Smith. 2010. «Comparison Between Surgery and Physiotherapy in the Treatment of Small and Medium-Sized Tears of the Rotator Cuff». *Journal of Bone and Joint Surgery* (British) 92 (1): 83-91.

Moriguchi, Yu, Marjan Alimi, Thamina Khair, George Manolarakis, Connnon Berlin, Lawrence J. Bonasssar y Roger Härtl. 2016. «Biological Treatment Approaches to Degenerative Disk Disease: A Literature Review of In Vivo Animal and Clinical Data». *Global Spine* 6 (5): 497-518.

Morin C. M., L. Belanger y M. LeBlanc. 2009. «The Natural History of Insomnia: A Population-Based 3-Year Longitudinal Study». *Archives of Internal Medicine* 169: 447-453.

Mow, Van C. y Rik Huiskes, eds. 2005. *Basic Orthopaedic Biomechanics and Mechano-biology*. 3.ª ed. Filadelfia: Lippincott Williams and Wilkins.

Muktibodhananda, Saraswati, trad. 1985. *Hatha Yoga Pradipika: The Light on Hatha Yoga*. Munger, India: Bihar School of Yoga.

Muldoon, M. P., D. E. Padgett, D. E. Sweet, P. A. Deuster y G. R. Mack. 2001. «Femoral Neck Stress Fractures and Metabolic Bone Disease». *Journal of Orthopedic Trauma* 15 (3): 181-185.

Mustian, K. M., M. Janelsins, L. J. Peppone y C. Kamen. 2014. «Yoga for the Treatment of Insomnia Among Cancer Patients: Evidence, Mechanisms of Action, and Clinical Recommendations». *Oncology and Hematology Review* 10 (2): 164-168.

Nadel, E. R. 1983. «Effects of Temperature on Muscle Metabolism». En *Biochemistry of Exercise*, editado por J. A. Vogel. Champaign: Human Kinetics Publishers.

Nájera et al. 2015. «Cervical Sprain or Strain». Capítulo 6 de *Essentials of Physical Medicine and Rehabilitation*. 3.ª ed. Filadelfia: Elsevier Saunders.

National Academies of Sciences, Engineering, and Medicine. 2017. *The Health Effects of Cannabis and Cannabinoids: The Current State of Evidence and Recommendations for Research*. Washington D. C.: National Academies Press.

National Center for Complementary and Integrative Health. 2017. «NCCIH Facts-at-a-Glance and Mission». NCCIH. https://nccih.nih.gov/about/ataglance.

Netter, Frank H. 1997. *Atlas of Human Anatomy*. 2.ª ed. East Hanover, NJ: Novartis.

Nichter, Mark. 2008. *Global Health: Why Cultural Perceptions, Social Representations, and Biopolitics Matter*. Tucson: The University of Arizona Press.

Nicolosi, A. 2004. «A Population Study of the Association Between Sexual Function, Sexual Satisfaction and Depressive Symptoms in Men». *Journal of Affective Disorders* 82 (2): 235-243.

Niemuth, P. E., R. J. Johnson, M. J. Myers y T. J. Thieman. 2005. «Hip Muscle Weakness and Overuse Injuries in Recreational Runners». *Clinical Journal of Sport Medicine* 15 (1): 14-21.

Nirschl, R. P. 1992. «Elbow Tendonosis/Tennis Elbow». *Clinical Sports Medicine* 11: 851-870.

Nolen-Hoeksema S. y Morrow J. A. 1991. «A Prospective Study of Depression and Posttraumatic Stress Symptoms After a Natural Disaster: The 1989 Loma Prieta Earthquake». *Journal of Personality and Social Psychology* 61: 115-121.

Nunn, John. 1996. *Ancient Egyptian Medicine*. Norman, OK: Oklahoma University Press.

Nurkovic, Jasmine, Ljubisa Jovasevic, Admira Konicanin, Zoran Bajin, Katarina Parezanovic Ilic, Vesna Grbovic, Aleksandra Jurisic Skevin y Zana Dolicanin. 2016. «Treatment of Trochanteric Bursitis: Our Experience». *Journal of Physical Therapy Science* 28 (7): 2078-2081.

Nussey, Stephen S. y Saffron A. Whitehead. 2013. *Endocrinology: An Integrated Approach*. Boca Raton: CRC Press.

Ochs, Mathias, Jens R. Nyengaard, Anja Jung, Lars Knudsen, Marion Voigt, Thorsten Wahlers, Joachin Richter y Jørgen G. Gundersen. 2004. «The Number of Alveoli in the Human Lung». *American Journal of Respiratory and Critical Care Medicine* 169 (1): 120-124.

O'Connell, Thomas, J. y Ché. B. Bou-Matar. 2007. «Long Term Marijuana Users Seeking Medical Cannabis in California (2001–2007): Demographics, Social Characteristics, Patterns of Cannabis and Other Drug Use of 4117 Applicants». *Harm Reduction Journal* 4: 16.

Odier, Daniel. 2004. *Yoga Spandakarika: The Sacred Texts at the Origins of Tantra*. Rochester, Vermont: Inner Traditions.

Ogilvie, James W., John Braun, VeeAnn Argyle, Lesa Nelson, Mary Meade y Kenneth Ward. 2012. «The Search for Idiopathic Scoliosis Genes». *Spine* 31 (6): 679-681.

Olive, David. L. y Elizabeth A. Pritts. 2006. «Estimating Infertility: The Devil Is in the Details». *Fertility and Sterility* 86 (3): 529-530.

Olmi, Giuseppe. 2006. *Representing the Body: Art and Anatomy from Leonardo to the Enlightenment*. Bolonia: Bologna University Press.

Opar, D. A., M. D. Williams y A. J. Shield. 2012. «Hamstring Strain Injuries: Factors That Lead to Injury and Reinjury». *Sports Medicine* 42 (3): 209-226.

Orava, S. 1978. «Iliotibial Tract Friction Syndrome in Athletes —An Uncommon Exertion Syndrome on the Lateral Side of the Knee». *British Journal of Sports Medicine* 12 (2): 69-73.

Orlando, M. S., K. C. Likes, S. Mizra, Y. Cao, Y. W. Lum, T. Reifsnyder y J. A. Freischlag. 2015. «A Decade of Excellent Outcomes After Surgical Intervention in 538 Patients with Thoracic Outlet Syndrome». *Journal of the American College of Surgeons* 220 (5): 934-939.

Orme-Johnson, David. 2006. «Evidence That the Transcendental Meditation Program Prevents or Decreases Diseases of the Nervous System and Is Specifically Beneficial for Epilepsy». *Medical Hypotheses* 67 (2): 240-246.

Ornish, Dean. 1990. *Dr. Dean Ornish's Program for Reversing Heart Disease: The Only System Scientifically Proven to Reverse Heart Disease*. Nueva York: Ballentine Books.

Osterberg, Lars y Terrence Blaschke. 2005. «Adherence to Medication». *New England Journal of Medicine* 353 (5): 487-497.

Pan American Health Organization. 2017. PAHO.org. www.paho.org/hq/.

Pascual-Leone, A., A. Amedi, F. Fregni y L. B. Merabet. 2005. «The Plastic Human Brain Cortex». *Annual Review of Neuroscience* 28: 377-401.

Patwardhan, Kishor. 2012. «The History of the Discovery of Blood Circulation: Unrecognized Contributions of Ayurveda Masters». *Advances in Physiology Education* 36 (2): 77-82.

Payne, Larry y Richard Usatine. 2002. *Yoga Rx: A Step-by-Step Program to Promote Health, Wellness, and Healing for Common Ailments*. Nueva York: Broadway Books.

Payne, Larry, Terra Gold y Eden Goldman. 2016. *Yoga Therapy and Integrative Medicine: Where Ancient Science Meets Modern Medicine*. Laguna Beach, CA: Basic Health Publications.

Payne, Peter y Mardi A. Crane-Godreau. 2015. «Meditative Movement for Depression and Anxiety». *Frontiers in Psychiatry* 4: 71.

Pearce, C. L., C. Templeman y M. A. Rossing. 2012. «Association Between Endometriosis and Risk of Histological Subtypes of Ovarian Cancer: A Pooled Analysis of Case-Control Studies». *Lancet Oncology* 133 (4): 385-394.

Pehrsson, K., S. Larsson, A. Oden y A. Nachemson. 1992. «Long-Term Follow-Up of Patients with Untreated Scoliosis: A Study of Mortality, Causes of Death, and Symptoms». *Spine* 17 (9): 1091-1096.

Pereira, R. F. 2011. «Quality of Life, Behavioral Problems, and Marital Adjustment in the First Year After Radical Prostatectomy». *Clinical Genitourinary Cancer* 9 (1): 53-58.

Perelman, M. A. 2011. «Erectile Dysfunction and Depression: Screening and Treatment». *Urologic Clinics of North America* 38 (2): 125-139.

Pertwee, R. G. 2006. «Cannabinoid Pharmacology: The First 66 Years». *British Journal of Pharmacology* 147: S163-171.

Peterson, Donald R. y Joseph D. Bronzino, eds. 2008. *Biomechanics: Principles and Applications*. 2.ª ed. rev. Boca Raton: CRC Press.

Pette, Dirk y Robert S. Staron. 2000. «Myosin Isoforms, Muscle Fiber Types, and Transitions». *Microscopy Research and Technique* 50 (6): 500-509.

Peyron M. A., A. Mishellany y A. Woda. 2004. «Particle Size Distribution of Food Boluses After Mastication of Six Natural Foods». *Journal of Dental Research* 83: 578-582.

Pillai, V. y C. L. Drake. 2014. «Sleep and Repetitive Thought: The Role of Rumination and Worry in Sleep Disturbance». En *Sleep and Affect: Assessment, Theory, and Clinical Implications*, editado por K. A. Babson y M. T. Feldner. Ámsterdam: Elsevier.

Pitzer, Michael E., Peter H. Seidenberg y Dov A. Bader. 2014. «Elbow Tendinopathy». *Medical Clinics of North America* 98 (4): 833-849.

Podichetty, Vinod K. 2006. «The Aging Spine: The Role of Inflammatory Mediators in Intervertebral Disc Degeneration». *Cellular and Molecular Biology* (Noisy-le-Grand, Francia) 53 (5): 4-18.

Pole, Sebastian. 2013. *Ayurvedic Medicine: The Principles of Traditional Practice*. Londres: Singing Dragon.

Pollan, Michael. 2006. *The Omnivore's Dilemma: The Search for a Perfect Meal in a Fast-Food World*. Londres: Penguin Press.

Polsky D. y S. Q. Wang. 2011. *Skin Cancer Facts*. Nueva York: The Skin Cancer Foundation. www.skincancer.org.

Popa, T., M. Bonifazi, R. Della Volpe, A. Rossi y R. Mazzocchio. 2006. «Adaptive Changes in Postural Strategy Selection in Chronic Low Back Pain». *Experimental Brain Research* 177 (3): 411-418.

Porter J. L. y A. Wilkinson. 1997. «Lumbar-Hip Flexion Motion. A Comparative Study Between Asymptomatic and Chronic Low Back Pain in 18-to 36-Year-Old Men». *Spine* 22 (13): 1508-1513.

Porth, Carol Mattson y Genn Martin. 2008. *Pathophysiology: Concepts of Altered Health States*. 8.ª ed. Filadelfia: Lippincott Williams and Wilkins.

Potter, D. S. y D. J. Mattingly. 2010. *Life, Death, and Entertainment in the Roman Empire*. Ann Arbor, MI: University of Michigan Press.

Povlsen, Bo, Thomas Hansson y Sebastian D. Povlsen. 2014. «Treatment for Thoracic Outlet Syndrome». *Cochrane Database System Review* 11.

Powell, Barbara. 1996. *Windows into the Infinite: A Guide to Hindu Scriptures*. Fremont, CA: Jain Publishing.

Prabhavananda, S. y C. Isherwood, trads. 1944. *Bhagavad Gita: The Song of God*. Hollywood: The Marcel Rodd Co.

Qaseem, A., D. Kansagara, M. A. Forcica, M. Cooke y T. D. Denberg. 2016 «Management of Chronic Insomnia Disorder in Adults: A Clinical Practice Guideline from the American College of Physicians». *Annals of Internal Medicine* 165 (2): 125-133.

Qin, J., S. Kimel, S. Kitayama, X. Wang, X. Yang y S. Han. 2011. «How Choice Modifies Preference: Neural Correlates of Choice Justification». *NeuroImage* 55 (1): 240-246.

Qualter P., S. L. Brown, P. Munn y K. J. Rotenberg. 2010. «Childhood Loneliness as a Predictor of Adolescent Depressive Symptoms: An 8-Year Longitudinal Study». *European Child Adolescent Psychiatry* 19: 493-501.

Rak, S., R. Day y A. Wang. 2004. «The Role of the Supinator in the Pathogenesis of Chronic Lateral Elbow Pain: A Biomechanical Study». *Journal of Hand Surgery* (British) 29 (5): 461-464.

Rama, Swami, Swami Ajaya y Rudolpy Ballentine. 1976. *Yoga and Psychotherapy: The Evolution of Consciousness*. Honesdale, PA: The Himalayan Institute.

Ramaswami, Srivatsu. 2005. *The Complete Book of Vinyasa Yoga*. Cambridge: Da Capo Press.

Raphael, B., S. Wooding, G. Stevens y J. Connor. 2005. «Comorbidity: Cannabis and Complexity». *Journal of Psychiatric Practice* 11: 161-176.

Ray, U. S., A. Pathak y O. S.Tomer. 2011. «Hatha Yoga Practices: Energy Expenditure, Respiratory Changes and Intensity of Exercise». *Evidence-based Complementary and Alternative Medicine: eCAM*. doi:10.1093/ecam/neq046.

Reddi, B. A. J. y R. H. S. Carpenter. 2005. «Venous Excess: A New Approach to Cardiovascular Control and Its Teaching». *Journal of Applied Physiology* 98 (1): 356-364.

Reddy S., A. M. Dick y K. Mitchell. 2014. «The Effect of a Yoga Intervention on Alcohol and Drug Abuse Risk in Veteran and Civilian Women with Posttraumatic Stress Disorder». *Journal of Alternative Complementary Medicine* 20 (10): 750-756.

Regan, W., L. E. Wold, R. Coonrad y B. F. Morrey. 1992. «Microscopic Histopathology of Chronic Refractory Lateral Epicondylitis». *American Journal of Sports Medicine* 20 (6): 746-749.

Reiman, A. 2009. «Cannabis as a Substitute for Alcohol and Other Drugs». *Harm Reduction Journal* 6: 35-39.

Remski, Matthew. 2012. *Threads of Yoga: A Remix of Patanjali's Sutras, with Commentary and Reverie*. CreateSpace Independent Publishing Platform.

Renno, A., R. Granito, P. Driusso, D. Costa y J. Oishi. 2005. «Effects of an Exercise Program on Respiratory Function, Posture, and on Quality of Life in Osteoporotic Women: A Pilot Study». *Physiotherapy* 91 (1): 113-118.

Respiratory Care Board of California. 2017. «Scope of Practice Defined: Business and Professions Code Section 3702». www.rcb.ca.gov/licensees/forms/scope_of_practice.pdf.

Riemann D., C. Kloepfer y M. Berger. 2009. «Functional and Structural Brain Alterations in Insomnia: Implications for Pathophysiology». *European Journal of Neuroscience* 29 (9): 1754-1760.

Riemann D., K. Spiegelhalder, B. Feige, U. Voderholzer, M. Berger, M. Perlis y C. Nissen. 2010. «The Hyperarousal Model of Insomnia: A Review of the Concept and Its Evidence». *Sleep Medicine Review* 14 (1): 19-31.

Roebuck, Valerie J. 2000. *The Upanisahads*. Nueva Delhi: Penguin Books.

Roetert, E. P., H. Brody, C. J. Dillman, J. L. Groppel y J. M. Schultheis. 1995. «The Biomechanics of Tennis Elbow. An Integrated Approach». *Clinics in Sports Medicine* 14 (1): 47-57.

Roewert-Huber, J., B. Lange-Asschenfeldt, E. Stockfleth y H. Kerl. 2007. «Epidemiology and Aetiology of Basal Cell Carcinoma». *British Journal of Dermatology* 157 (supl. 2): 47-51.

Rogers, Carl R. 1951. *Client-Centered Therapy: Its Current Practice, Implications, and Theory*. Cambridge, MA: The Riverside Press.

———. 1961. *On Becoming a Person: A Therapist's View of Psychotherapy*. Boston: Houghton Mifflin.

———. 1980. *A Way of Being*. Boston: Houghton Mifflin.

Rogers, C. R. y R. E. Farson. 1987. «Active Listening». En *Communicating in Business Today*, editado por R. G. Newman, M. A. Danzinger y M. Cohen. Washington, D. C.: Heath and Company.

Romano, M., S. Minozzi, F. Zaina, J. B. Saltikov, N. Chockalingam, T. Kotwicki, A. M. Hennes y S. Negrini. 2012. «Exercises for Adolescent Idiopathic Scoliosis». *The Cochrane Library* 38 (14): 883-893.

Roos, David B. 1976. «Congenital Anomalies Associated with Thoracic Outlet Syndrome: Anatomy, Symptoms, Diagnosis, and Treatment». *American Journal of Surgery* 132 (6): 771-778.

———. 1999. «Thoracic Outlet Syndrome Is Underdiagnosed». *Muscle and Nerve* 22 (1): 126-129.

Rosa, R. R. y M. H. Bonnet. 2000. «Reported Chronic Insomnia Is Independent of Poor Sleep as Measured by Electroencephalography». *Psychosomatic Medicine* 62 (4): 474-482.

Rosen, Richard. 2002. *The Yoga of Breath: A Step-by-Step Guide to Pranayama*. Boulder: Shambhala Publications.

———. 2006. *Pranayama Beyond the Fundamentals: An In-Depth Guide to Yogic Breathing*. Boulder: Shambhala Publications.

———. 2012. *Original Yoga: Rediscovering Traditional Practices of Hatha Yoga*. Boulder: Shambhala Publications.

Rosenzweig, S., J. M. Greeson, D. K. Reibel, J. S. Green, S. A. Jasser y D. Beasley. 2010. «Mindfulness-based Stress Reduction for Chronic Pain Conditions: Variation in Treatment Outcomes and Role of Home Meditation Practice». *Journal of Psychosomatic Research* 68 (1): 29-36.

Roser, Max. 2017. «Life Expectancy». OurWorldInData.org. https://ourworldindata.org/life-expectancy/.

Roter, D. L., M. Stewart, S. M. Putnam, M. Lipkin Jr., W. Stiles y T. S. Inui. 1997. «Communication Patterns of Primary Care Physicians». *Journal of the American Medical Association* 277 (4).

Roth, T. 2007. «Insomnia: Definition, Prevalence, Etiology, and Consequences». *Journal of Clinical Sleep Medicine* 3 (supl. 5): 7-10.

Rowland, Andrew S., Catherine A. Lesesne y Ann J. Abramowitz. 2002. «The Epidemiology of Attention Deficit/Hyperactivity Disorder (ADHD): A Public Health View». *Mental Retardation and Developmental Disabilities Research Reviews* 8 (3): 162-170.

Rubio-Aurioles, E., E. D. Kim, R. C. Rosen, H. Porst y P. Burns. 2009. «Impact on Erectile Function and Sexual Quality of Life of Couples: A Double-Blind, Randomized, Placebo-Controlled Trial of Tadalafil Taken Once Daily». *Journal of Sex Medicine* 6: 1314-1323.

Rudzki, J. R. y Benjamin Shaffer. 2008. «New Approaches to Diagnosis and Arthroscopic Management of Partial-Thickness Cuff Tears». *Clinics in Sports Medicine* 27 (4): 691-717.

Ryan, James R. y Gino G. Salciccioli. 1976. «Fractures of the Distal Radial Epiphysis in Adolescent Weight Lifters». *American Journal of Sports Medicine* 4 (1): 26-42.

Sabat, Steven. 2001. *The Experience of Alzheimer's Disease: Life Through a Tangled Veil*. Hoboken, NJ: Wiley-Blackwell.

Sadat, Umar, Ruwan Weerakkody y Kevin Varty. 2008. «Thoracic Outlet Syndrome: An Overview». *British Journal of Hospital Medicine* 69 (5): 260-263.

Samuel, Goeffrey. 2008. *The Origins of Yoga and Tantra: Indic Religions to the Thirteenth Century*. Cambridge: Cambridge University Press.

Sanders, R. J. y C. E. Haug. 1991. *Thoracic Outlet Syndrome: A Common Sequela of Neck Injuries*. Filadelfia: Lipppincott.

Sandman, David, Elizabeth Simantov y Christina An. 2000. *Out of Touch: American Men and the Health Care System*. Nueva York: Commonwealth Fund.

Satchidananda, Sri Swami. 1978. *Integral Yoga: The Yoga Sutras of Patanjali*. 1.ª ed. Yogaville, VA: Integral Yoga Publications.

Sawka, Michael N. «Physiological Consequences of Hypohydration: Exercise Performance and Thermoregulation». *Medicine and Science in Sports and Exercise* 24 (6): 657-670.

Satyadharma, Swami. 2003. *Yoga Chudamani Upanishad: Crown Jewel of Yoga*. Bihar, India: Yoga Publications Trust.

Scaravelli, Vanda. 1991. *Awakening the Spine: The Stress Free Yoga That Works with the Body to Restore Health, Vitality, and Energy*. Nueva York: Harper Collins Publishers.

Schiffmann, Erich. 1996. *Yoga: The Spirit and Practice of Moving into Stillness*. Nueva York: Pocket Books.

Schlegel, T. F., B. D. Bushnell, J. Godfrey y M. Boublik. 2009. «Success of Nonoperative Management of Adductor Longus Tendon Ruptures in National Football League Athletes». *The American Journal of Sports Medicine* 37 (7): 1394-1339.

Schwarzer, A. C., C. N. Aprill y N. Bogduk. 1995. «The Sacroiliac Joint in Chronic Low Back Pain». *Spine* 20 (1): 31-37.

Seitz, Daniel D. 2010. «An Overview of Regulatory Issues for Yoga, Yoga Therapy, and Ayurveda». *International Journal of Yoga Therapy* 20: 34-39.

Selvin, E., A. L. Burnett y E. A. Platz. 2007. «Prevalence and Risk Factors for Erectile Dysfunction in the US». *American Journal of Medicine* 120 (2): 151-157.

Shabsigh, R., I. J. Fishman, C. Schum y J. K. Dunn. 1991. «Cigarette Smoking and Other Vascular Risk Factors in Vasculogenic Impotence». *Urology* 38: 227-231.

Shaffer, H. J., T. A. LaSalvia y J. P. Stein. 1997. «Comparing Hatha Yoga with Dynamic Group Psychotherapy for Enhancing Methadone Maintenance Treatment: A Randomized Clinical Trial». *Alternative Therapies in Health and Medicine* 3: 57-66.

Sharma, Arvind. 1997. *The Philosophy of Religion and Advaita Vedaanta: A Comparative Study in Religion and Reason*. Nueva Delhi, India: Sri Satguru.

Sharma, P. V., trad. 1992. *Caraka-Sa. V., trans., 1992. and Advaita Vedaanta: A Comparative Study in Religion and Reasbala* (traducido del inglés). Varanasi, India: Chaukhambha Orientalia.

———, trad. 2001. *Suaruta-Sa01. dia: Chaukhambha Orientalia.aanta: A Comparative Study in Religion and Reasbala* (text w. Haridas Ayurveda Series 9). 3 vols. Varanasi, India: Chaukhambha Visvabharati.

Shaver, J. L. y N. F. Woods. 2015. «Sleep and Menopause: A Narrative Review». *Menopause* 22 (8): 899-915.

Sherwood, Lauralee. 2011. *Fundamentals of Human Physiology*. Boston: Cengage Learning.

Shulman, Samuel B. 1949. «Survey in China and India of Feet That Have Never Worn Shoes». *Journal of the National Association of Chiropodists* 49: 26-30.

Shumway-Cook, Anne y Marjorie H. Woollacott. 1995. *Motor Control: Translating Research into Clinical Practice*. 4.ª ed. Filadelfia: Lippincott Williams and Wilkins.

Shusterman, Richard. 2008. *Body Consciousness: A Philosophy of Mindfulness and Somaesthetics*. Cambridge, Reino Unido: Cambridge University Press.

———. 2012. *Thinking Through the Body: Essays in Somaesthetics*. Nueva York: Cambridge University Press.

Siegel, Bernie. 1986. *Love, Medicine, and Miracles: Lessons Learned about Self-Healing from a Surgeon's Experience with Exceptional Patients*. Nueva York: Harper Collins.

Siiteri, Pentii K. y Jean D. Wilson. 1974. «Testosterone Formation and Metabolism During Male Sexual Differentiation in the Human Embryo». *The Journal of Clinical Endocrinology and Metabolism* 38 (1).

Silver, David. 1923. «Measurement of the Range of Motion in Joints». *Journal of Bone and Joint Surgery* (American) 5 (3): 569-578.

Simkin, D. R. y N. B. Black. 2014. «Meditation and Mindfulness in Clinical Practice». *Child and Adolescent Psychiatric Clinics of North America*, 23 (3): 487-534.

Simons, D. G. 2008. «New Views of Myofascial Trigger Points: Etiology and Diagnosis». *Archives of Physical Medicine and Rehabilitation* 89 (1): 157-159.

Singer, Charles Joseph. 1957. *A Short History of Anatomy and Physiology from the Greeks to Harvey*. Mineola, NY: Dover Publications.

Singh, S., V. Malhotra, K. P. Singh, P. Guppta, S. B. Sharma, S. V. Madhu y O. P. Tandon. 2002. «Study of Yoga Asanas in Assessment of Pulmonary Function in NIDDM Patients». *Indian Journal of Physiology and Pharmacology* 46 (3): 313-320.

Singleton, Mark. 2010. *Yoga Body: The Origins of Modern Posture Practice*. Oxford, UK: Oxford University Press.

Siraisi, N. 1990. *Medieval and Early Renaissance Medicine: An Introduction to Knowledge and Practice*. Chicago: University of Chicago Press.

Sjoman, Norman E. 1999. *The Yoga Tradition of the Mysore Palace*. Nueva Delhi, India: Abhinav Publications.

Sköldenberg, Olaf, Anna Ekman, Mats Salemyr y Henrik Bodén. 2010. «Reduced Dislocation Rate After Hip Arthroplasty for Femoral Neck Fractures When Changing from Posterolateral to Anterolateral Approach: A Prospective Study of 372 Hips». *Acta Orthopaedica* 81 (5): 583-587.

Sledzik, Paul S. y Nicholas Bellantoni. 1994. «Bioarcheological and Biocultural Evidence for the New England Vampire Folk Belief». *American Journal of Physical Anthropology* 94 (2): 269-274.

Smidt, N., W. J. Assendelft, D. A. van der Windt, E. M. Hay, R. Buchbinder y L. M. Bouter. 2002. «Corticosteroid Injections for Lateral Epicondylitis: A Systematic Review». *Pain* 96 (1): 23-40.

Smith, M. T., M. L. Perlis, A. Park, M. S. Smith, J. Pennington y D. E. Giles. 2002. «Comparative Meta-analysis of Pharmacotherapy and Behavior Therapy for Persistent Insomnia». *American Journal of Psychiatry* 159: 5-11.

Smith, T. C., M. A. Ryan y B. Smith. 2007. «Complementary and Alternative Medicine Use Among US Navy and Marine Corps Personnel». *BMC Complementary and Alternative Medicine* 7: 16.

Snyderman, Ralph y Andrew Weil. 2002. «Integrative Medicine: Bringing Medicine Back to Its Roots». *Archives of Internal Medicine* 162 (4): 395-397.

Sperling, R. A. et al. 2011. «Toward Defining the Preclinical Stages of Alzheimer's Disease: Recommendations from the National Institute on Aging and the Alzheimer's Association Workgroup». *Alzheimer's and Dementia* 7 (3): 280-292.
Spiegel, K., R. Leproult y E. Van Cauter. 1999. «Impact of Sleep Debt on Metabolic and Endocrine Function». *Lancet* 354 (9188): 1435-1439.
Stahre, M., R. Brewer, T. Naimi y J. Miller. 2004. «Alcohol-Attributable Deaths and Years of Potential Life Lost Due to Excessive Alcohol Use in the U.S». *Morbidity and Mortality Weekly Report* 53: 866-870.
Standring, Susan. 2008. «Azygos Vein». *Gray's Anatomy: The Anatomical Basis of Clinical Practice*. 40.ª ed. Londres: Churchill Livingstone Elsevier.
Staner L. 2010. «Comorbidity of Insomnia and Depression». *Sleep Medicine Review* 14: 35-46.
Stang, A. y K. H. Jöckel. 2003. «Changing Patterns of Skin Melanoma Mortality in West Germany from 1968 through 1999». *Annals of Epidemiology* 13: 436-442.
Starr, Paul. 1982. *The Social Transformation of American Medicine*. Nueva York: Basic Books.
Steinbeck, John (1937). 1994. *Of Mice and Men*. 6.ª ed. Nueva York: Penguin Books.
Stephens, Mark. 2010. *Teaching Yoga: Essential Foundations and Techniques*. Berkeley: North Atlantic Books. (Publicado en castellano por editorial Sirio con el título: *La enseñanza del yoga: fundamentos y técnicas esenciales*).
———. 2012a. *Yoga Sequencing: Designing Transformative Yoga Classes*. Berkeley: North Atlantic Books. (Publicado en castellano por Editorial Sirio con el título *Secuencias de yoga. Cómo crear clases de yoga*).
———. 2012b. «How Yoga Will Not Wreck Your Body». *Elephant Journal*. www.elephantjournal.com/2012/01/how-yoga-will-not-wreck-your-body-mark-stephens.
———. 2014. *Yoga Adjustments: Philosophy, Principles, and Techniques*. Berkeley: North Atlantic Books. (Publicado en castellano por editorial Sirio con el título *Ajustes de yoga: filosofía, principios y técnicas*).
———. 2015. «Tricky Transitions». *Yoga Journal*, octubre del 2015.
———. 2017. «Der Lehrer im Inneren». *Yoga Journal Deutschland*, febrero del 2017.
Stewart, Harry Eaton. 1929. *Physiotherapy: Theory and Clinical Application*. Nueva York: Paul B. Hoeber.
Stewart, T. K. 1995. «Encountering the Smallpox Goddess: The Auspicious Song of Sitala». En *Religions of India in Practice*, editado por D. S. López, Jr., Princeton, NJ: Princeton University Press.
Stiles, Tara. 2012. *Yoga Cures: Simple Routines to Conquer More Than 50 Ailments and Live Pain Free*. Nueva York: Random House. (Publicado en castellano por editorial Sirio con el título *El yoga cura*).
Storandt, Matha, Elizabeth A. Grant, J. Phillip Miller y John C. Morris. 2006. «Longitudinal Course and Neuropathologic Outcomes in Original vs. Revised MCI and in Pre-MCI». *Neurology* 67 (3): 467-473.
Struijs, P. A., G. M. Kerkhoffs, W. J. Assendelft y C. N. van Dijk. 2004. «Conservative Treatment of Lateral Epicondylitis Brace Versus Physical Therapy or a Combination of Both: A Randomized Clinical Trial». *American Journal of Sports Medicine* 32 (2): 462-469.
Struijs, P. A., N. Schmidt, H. Arola, C. N. van Dijk y W. J. Assendelft. 2001. «Orthotic Devices for Tennis Elbow: A Systematic Review». *British Journal of General Practice* 51 (472): 924-929.
St. Suaver, J. L., D. O. Warner, B. P. Yawn, D. J. Jacobson, M. E. McGree, J. J. Pankratz, L. J. Meton III, V. L. Roger, J. O. Ebbert y W. A. Rocca. 2013. «Why Patients Visit Their Doctors: Assessing the Most Prevalent Conditions in a Defined American Population». *Mayo Clinic Proceedings* 88 (1): 56-67.
Svoboda, Robert. 1988. *Prakriti: Your Ayurvedic Constitution*. Bellingham, WA: Sadhanaa, 1988.
Svoboda, Robert y Arnie Lade. 1995. *Tao and Dharma: Chinese Medicine and Ayurveda*. Twin Lakes, WI: Lotus.
Swenson, David. 2007. *Ashtanga Yoga: The Practice Manual*. Houston: Ashtanga Yoga Productions.
Tahirian, M. A., M. Motififard, M. N. Tahmasebi y B. Siavashi. 2012. «Plantar Fasciitis». *Journal of Research in Medical Sciences* 17 (8): 799-804.
Taylor, F. Sherwood. 1949. *A Short History of Science and Scientific Thought*. Nueva York: Norton.
Telles, S., S. Pathak, A. Kumar, P. Mishra y A. Balkrishna. 2015. «Influence of Intensity and Duration of Yoga on Anxiety and Depression Scores Associated with Chronic Illness». *Annals of Medical and Health Sciences Research* 5 (4): 260-265.

Tempelhof, S., S. Rupp y R. Seil. 1999. «Age-Related Prevalence of Rotator Cuff Tears in Asymptomatic Shoulders». *Journal of Shoulder and Elbow Surgery* 8 (4): 296-299.

Tersigni, C., R. Castellani, C. de Waure, A. Fattorossi, M. De Spirito, A. Gasbarrini, G. Scambia y N. Di Simone. 2014. «Celiac Disease and Reproductive Disorders: Meta-analysis of Epidemiologic Associations and Potential Pathogenic Mechanisms». *Human Reproduction Update* 20 (4): 582-593.

Thapar, Anita, Miriam Cooper, Olga Eyre y Kate Langley. 2013. «Practitioner Review: What Have We Learnt About the Causes of ADHD?». *Journal of Child Psychology and Psychiatry* 54 (1): 3-16.

Thase M. E., J. B. Greenhouse y E. Frank. 1997. «Treatment of Major Depression with Psychotherapy or Psychotherapy-Pharmacotherapy Combinations». *Archives of General Psychiatry* 54 (11): 1009-1015.

Thiara, Gurkaran y Ran D. Goldman. 2012. «Milk Consumption and Mucus Production in Children with Asthma». *Canadian Family Physician* 58 (2): 165-166.

Thorne, Frederick C. 1948. «Further Critique of Nondirective Methods of Psychotherapy». *Journal of Clinical Psychology* 4 (3): 256-263.

Tigunait, Rajmani. 1999. *Tantra Unveiled: Seducing the Forces of Matter and Spirit*. Honesdale, PA: Himalayan Institute Press.

Tindle, Hilary A., Roger B. Davis, Russell S. Phillips y David M. Eisenberg. 2005. «Trends in Use of Complementary and Alternative Medicine by US Adults: 1997-2002». *Alternative Therapies in Health and Medicine* 11 (1): 42.

Tiwari, Maya. 1995. *Ayurveda: Secrets of Healing*. Twin Lakes, WI: Lotus.

Todd, Mabel. 1937. *The Thinking Body: Study of the Balancing Forces of Dynamic Man*. Princeton, NJ: Princeton Book Company.

Todd, Mabel y E. G. Brackett. 1920. «Principles of Posture». *Boston Medical and Surgical Journal* 182 (26): 645-649.

Tolle, Eckhart. 1999. *The Power of Now: A Guide to Spiritual Enlightenment*. Novato, CA: New World Library. (Publicado en castellano por Gaia con el título *El poder del ahora: una guía para la iluminación espiritual*).

Tongue, John R., Howard R. Epps y Laura L. Foresee. 2005. «Communication Skills for Patient-Centered Care». *Journal of Bone and Joint Surgery* 87 (3): 652-658.

Trinh, K. V., S. D. Phillips, E. Ho y K. Damsma. 2004. «Acupuncture for the Alleviation of Lateral Epicondyle Pain: A Systematic Review». *Rheumatology* 43 (9): 1085-1090.

Tuchman, Barbara. 1978. *The Distant Mirror: The Calamitous 14th Century*. Nueva York: Random House.

United Nations. 2016. «World Drug Report 2016». *United Nations Office on Drugs and Crime*. www.unodc.org/wdr2016.

Upton, A. R. y A. J. McComas. 1973. «The Double Crush in Nerve-Entrapment Syndromes». *Lancet* 302 (7825): 359-362.

Urban, J. P. G., S. Roberts y J. R. Ralphs. 2000. «The Nucleus of the Intervertebral Disc from Development to Degeneration». *American Zoology* 40 (1): 53-61.

Vagbhata. 1999. *Vagbhata's Astanga Samgraha: The Compendium of Eight Branches of Ayurveda*. Textos y traducción al inglés con ilustraciones. Nueva Delhi: Sri Satguru Publications.

Valle, Xavier, L. Tol Johannes, Bruce Hamilton, Gil Rodas, Peter Milliaras, Nikos Malliaropoulos, Vicenc Rizo, Marcel Moreno y Jaume Jardi. 2015. «Hamstring Muscle Injuries: A Rehabilitation Protocol Purpose». *Asian Journal of Sports Medicine* 6 (4): E25411.

van der Linden, Paul. J. Q. 1996. «Theories on the Pathogenesis of Endometriosis». *Human Reproduction* (British) 11 (supl. 3): 53-65.

van der Windt, D. A., Bart W. Koes, Bareld A. de Jong y Lex M. Bouter. 1995. «Shoulder Disorders in General Practice: Incidence, Patient Characteristics, and Management». *Annals of the Rheumatic Diseases* 54 (12): 959-964.

Van Harreveld, F., B. Rutjens, M. Rotteveel, L. Nordgren y J. van der Plight. 2009. «Ambivalence and Decisional Conflict as a Cause of Psychological Discomfort: Feeling Tense Before Jumping Off the Fence». *Journal of Experimental Social Psychology* 45 (1): 167-173.

Vaughan, Kathleen. 1951. *Exercise Before Childbirth*. Londres: Faber.

Vedamurthachar, A., N. Janakiramaiah y J. M. Hegde. 2006. «Antidepressant Efficacy and Hormonal Effects of Sudarshana Kriya Yoga (SKY) in Alcohol Dependent Individuals». *Journal of Affective Disorders* 94: 249-253.

Vedhara, Kavita y Michael Irwin. 2005. *Human Psychoneuroimmunology*. Oxford University Press on Demand.

Vinters. 2015. «Emerging Concepts in Alzheimer's Disease». *Annual Review of Pathology*, 10: 291-319.

Vivekananda, Swami. 1956. *Raja Yoga*. Nueva York: Ramakrishna-Vivekananda Center.

Vollrath M., W. Wicki y J. Angst. 1989. «The Zurich Study. VIII. Insomnia: Association with Depression, Anxiety, Somatic Syndromes, and Course of Insomnia». *European Archives of Psychiatry and Neurological Science* 239: 113-124.

Voth, E. A. 2001. «Guidelines for Prescribing Medical Marijuana». *The Western Journal of Medicine* 175: 305-306.

Vouriot A., G. C. Gauchard, N. Chau, L. Benamghar, M. L. Lepori, J. M. Mur y P. P. Perrin. 2004. «Sensorial Organization Favouring Higher Visual Contribution Is a Risk Factor of Falls in an Occupational Setting». *Neuroscience Research* 48: 239-247.

Wadley, V. G., O. Okonkwo y M. Crowe. 2009. «Mild Cognitive Impairment and Everyday Function: An Investigation of Driving Performance». *Journal of Geriatric Psychiatry and Neurology* 22: 87-94.

Wadsworth, Carolyn T. 1986. «Frozen Shoulder». *Physical Therapy* 66 (12): 1878-1883.

Waelde, L. C., L. Thompson y D. Gallagher-Thompson. 2004. «A Pilot Study of a Yoga and Meditation Intervention for Dementia Caregiver Stress».*Journal of Clinical Psychology* 60 (6): 677-687.

Wagner, G., K. S. Fugl-Meyer y A. R. Fugl-Meyer. 2000. «Impact of Erectile Dysfunction on Quality of Life: Patient and Partner Perspectives». *International Journal of Impotence Research* 12 (supl. 4): S144-146.

Walitza, S., R. Drechsle y J. Ball. 2012. «Das Schulkind Mit ADHS». *Therapeitiche Umschau Journal* 69 (8): 467-473.

Walker Bone, K., K. T. Palmer, I. Reading, D. Coggon y C. Cooper. 2004. «Prevalence and Impact of Musculoskeletal Disorders of the Upper Limb in the General Population». *Arthritis Care and Research* 51 (4): 642-651.

Walsh R. y S. L. Shapiro. 2006. «The Meeting of Meditative Disciplines and Western Psychology: A Mutually Enriching Dialogue». *American Psychologist* 61 (3): 227-239.

Walsh, T. J., M. Schembri, P. J. Turek, J. M. Chan y P. R. Carroll. 2010. «Increased Risk of High-Grade Prostate Cancer Among Infertile Men». *Cancer* 116: 2140-2147.

Wang, J., D. C. Strauss y C. Messiou. 2016. «Endometriosis of Extraabdominal Soft Tissues: A Tertiary Center Experience». *International Journal of Surgery and Pathology* 24 (6): 497-503.

Warren, M. P. y N. E. Perlroth. 2001. «The Effects of Intense Exercise on the Female Reproductive System». *Journal of Endocrinology* 170: 3-11.

Waters, P. M. y M. B. Millis. 1988. «Hip and Pelvic Injuries in the Young Athlete». *Clinics in Sports Medicine* 7 (3): 513-526.

Watts, Alan. 1980. *Om: Creative Meditations*. Berkeley, CA: Crystal Arts.

Webster's Third New International Dictionary of the English Language, íntegro. 1993. Springfield, MA: Merriam-Webster.

Weeden, Steven, Wayne Paprosky y Jack Bowling. 2003. «The Early Dislocation Rate in Primary Total Hip Arthroplasty Following the Posterior Approach with Posterior Soft-Tissue Repair». *The Journal of Arthroplasty* 18 (6): 709-713.

Weil, Andrew T. 1995. *Spontaneous Healing: How to Discover and Enhance Your Body's Natural Ability to Maintain and Heal Itself*. Boston: Houghton Mifflin.

———. 1998. *The Marriage of the Sun and the Moon*. Boston: Houghton Mifflin Harcourt.

———. 2004. *Natural Health, Natural Medicine: The Complete Guide to Wellness and Self-Care for Optimum Health*. Boston: Houghton Mifflin.

———. 2007. *Healthy Aging: A Lifelong Guide to Your Well-being*. Nueva York: Random House.
Weintraub, Amy. 2004. *Yoga for Depression: A Compassionate Guide to Relieve Suffering Through Yoga*. Nueva York: Broadway.
———. 2012. *Yoga Skills for Therapists: Effective Practices for Mood Management*. Nueva York: W. W. Norton and Company.
Weinstein, S. L., L. A. Dolan, J. C. Cheng, A. Danielsson y J. A. Morcuende. 2008. «Adolescent Idiopathic Scoliosis». *Lancet* 371: 1527-1537.
Weir, A., J. Jansen, J. van Keulen, J. Mens, F. Backx y H. Stam. 2010. «Short and Mid-term Results of a Comprehensive Treatment Program for Longstanding Adductor-Related Groin Pain in Athletes: A Case Series». *Physical Therapy in Sport* 11 (3): 99-103.
Weiss, H. R. y D. Goodall. 2008. «The Treatment of Adolescent Idiopathic Scoliosis (AIS) According to Present Evidence. A Systematic Review». *European Journal of Physical and Rehabilitation Medicine* 44 (2): 177-193.
Weissman, S. y R. Weissman. 1996. *Meditation, Compassion and Loving Kindness. An Approach to Vipassana Practice*. York Beach, ME: Weiser.
West, John B. 2000. *Respiratory Physiology: The Essentials*. Filadelfia: Lippincott Williams and Wilkins.
Whipple, R. y L. I. Wolfson. 1989. «Abnormalities of Balance, Gait and Sensorimotor Function in the Elderly Population». *Proceedings of the APTA Forum, American Physical Therapy Association*, Alexandria, VA, 61-86.
White, David Gordon. 1996. *The Alchemical Body: Siddha Traditions in Medieval India*. Chicago: University of Chicago Press.
———, ed. 2000. *Tantra in Practice*. Princeton, NJ: Princeton University Press.
———. 2003. *Kiss of the Yogini: «Tantric Sex» in its South Asian Contexts*. Chicago: University of Chicago Press.
———. 2009. *Sinister Yogis*. Chicago: University of Chicago Press.
———, ed. 2012. *Yoga in Practice*. Princeton, NJ: Princeton University Press.
———. 2014. *The Yoga Sutra of Patanjali: A Biography*. Princeton, NJ: Princeton University Press.
White, Ganga. 2007. *Yoga Beyond Belief: Insights to Awaken and Deepen Your Practice*. Berkeley: North Atlantic Books.
White, Martin R., Isabel G. Jacobson, Besa Smith, Timothy S. Wells, Gary D. Gackstetter, Edward J. Boyko, Tyler C, Smith, et al. 2011. «Health Care Utilization Among Complementary and Alternative Medicine Users in a Large Military Cohort». *BMC Complementary and Alternative Medicine* 11: 27.
Word Health Organization. 2017. «Infertility Is a Global Public Health Issue». *WHO*. www.who.int/reproductivehealth/topics/infertility/perspective/en.
———. 2003. «International Classification of Primary Care (ICPC)». *WHO*. www.who.int/classifications/icd/adaptations/icpc2/en.
———. 2016. *World Health Statistics 2016: Monitoring the SDGs, Sustainable Development Goals*. Ginebra: WHO Press.
«Effects of Warming Up, Massage, and Stretching on Range of Motion and Muscle Strength in the Lower Extremity». *American Journal of Sports Medicine* 11 (4): 249-252.
Wilber, Ken. 2007. *Integral Spirituality*. Boston: Shambhala Publications.
Wilbourn, A. J. 1999. «The Thoracic Outlet Syndrome Is Overdiagnosed». *Muscle Nerve* 22 (1): 130-137.
Wilder, Robert P. y Shikha Sethi. 2004. «Overuse Injuries: Tendinopathies, Stress Fractures, Compartment Syndrome, and Shin Splints». *Clinics in Sports Medicine* 23 (1): 55-81.
Wilkins, M. R. 2006. «Cannabis and Cannabis-based Medicines: Potential Benefits and Risks to Health». *Clinical Medicine* 6: 16-18.
Williams D. R., H. M. Gonzalez, H. Neighbors, R. Nesse, J. M. Abelson, J. Sweetman y J. S. Jackson. 2007. «Prevalence and Distribution of Major Depressive Disorder in African Americans, Caribbean

Blacks, and Non-Hispanic Whites: Results from the National Survey of American Life». *Archives of General Psychiatry* 64: 305-315.

Wilson, Bruce E. y William G. Reiner. 1998. «Management of Intersex: A Shifting Paradigm». *Journal of Clinical Ethics* 9 (4): 360.

Wimsatt, W. C. 1972. «Teleology and the Logical Structure of Function Statements». *Studies in the History and Philosophy of Science* 3 (1): 1-80.

Windisch, Gunther, Eva Maria Braun y Friedrich Anderhuber. 2007. «Piriformis Muscle: Clinical Anatomy and Consideration of the Piriformis Syndrome». *Surgical and Radiologic Anatomy* 29 (1): 37-45.

Witek-Janusek, L., K. Albuquerque, K. Chroniak, C. Chroniak, R. Durazo y H. Mathews. 2008. «Effect of Mindfulness Based Stress Reduction on Immune Function, Quality of Life and Coping in Women Newly Diagnosed with Early Stage Breast Cancer». *Brain, Behavior, and Immunity* 22 (6): 969-981.

Witzel, Michael. 1997. «The Development of the Vedic Canon and Its Schools: The Social and Political Milieu» (materials on Vedic Sakhas 8). En *Inside the Texts, Beyond the Texts. New Approaches to the Study of the Vedas*. Harvard Oriental Series. Opera Minora. Vol. 2. Cambridge, MA. http://michaelwitzel.org/wp-content/uploads/2014/06/canon.pdf.

Wolf, J. M., R. X. Sturdivant y B. D. Owens. 2009. «Incidence of de Quervain's Tenosynovitis in a Young, Active Population». *Journal of Hand Surgery* (American) 34 (1): 112-115.

Wolff, Julius. 1986. *The Law of Bone Remodelling*. Heidelberg/Berlín, Alemania: Springer-Verlag.

Woo, Ronald Y. y Bernard F. Morrey. 1982. «Dislocations After Total Hip Arthroplasty». *Journal of Bone and Joint Surgery* (American) 64 (9): 1295-1306.

Wright, Wilhelmine G. 1912. «Muscle Training in the Treatment of Infantile Paralysis». *Boston Medical and Surgical Journal* 167 (17).

Wujastyk, D. 2003. *The Roots of Ayurveda: Selections from Sankskrit Medical Writings*. Londres: Penguin Books.

———. 2012. «The Path to Mindfulness Through Yoga Mindfulness in Early Ayurveda». En *Yoga in Practice*, editado por D. G. White. Princeton, NJ: Princeton University Press.

Yamamoto, A., K. Takagishi, T. Kobayashi, H. Shitara, T. Ichonose, E. Takasawa, D. Shimoyama y T. Osawa. 2015. «The Impact of Faulty Posture on Rotator Cuff Tears with and Without Symptoms». *Journal of Shoulder and Elbow Surgery* 24 (3): 446-452.

Yamamoto, A., K. Takagishi, T. Osawa, T. Yanagawa, D. Nakajima, H. Shitara y T. Kobayashi. 2010. «Prevalence and Risk Factors of a Rotator Cuff Tear in the General Population». *Journal of Shoulder and Elbow Surgery* 19 (1): 116-120.

Yates, Ben y Shaun White. 2004. «The Incidence and Risk Factors in the Development of Medial Tibial Stress Syndrome Among Naval Recruits». *American Journal of Sports Medicine* 32 (3): 772-780.

Yeoman, W. 1928. «The Relation of Arthritis of the Sacroiliac Joint to Sciatica». *Lancet* 2: 1119-1122.

Yin, M., J. Ye, M. Yao, X. Cui, Y. Xia, Q. Shen, Z. Tong, X. Wu, J. Ma y W. Mo. 2014. «Is Extracorporeal Shock Wave Therapy Clinical Efficacy for Relief of Chronic, Recalcitrant Plantar Fasciitis?». *Archives of Physical Medicine and Rehabilitation* 95 (8): 1585-1593.

Yoga Journal. 2015. «Annual Survey». Boulder, CO: Active Interest Media.

———. 2017. «Poses for Your Prostate». www.yogajournal.com/category/poses/anatomy/prostate/.

Young, Andrew J. 1990. «Energy Substrate Utilization During Exercise in Extreme Environments». *Exercise and Sport Sciences Reviews* 18 (1): 65-118.

Young, James A. y Margarita Tolentino. 2011. «Neuroplasticity and Its Applications for Rehabilitation». *American Journal of Therapeutics* 18 (1): 70-80.

Zander, T., P. Krishnakanth, G. Bergmann y A. Rohlman. 2010. «Diurnal Variations in Intervertebral Disk Height Affect Spine Flexibility, Intradiscal Pressure and Contact Compressive Forces in the Facet Joints». *Computer Methods in Biomechanics and Biomedical Engineering* 13 (5): 551-557.

Zeni, Anne I., Carole C. Street, Rania L. Dempsey y Megan Staton. 2000. «Stress Injury to the Bone Among Women Athletes». *Physical Medicine and Rehabilitation Clinics of North America* 11 (4): 929-947.

Zenzes, M. T. 2000. «Smoking and Reproduction: Gene Damage to Human Gametes and Embryos». *Human Reproduction Update* 6 (2): 122-131.

Zhang X. L., H. Shen, X. L. Qin y Q. Wang. 2008. «Anterolateral Muscle Sparing Approach to Total Hip Arthroplasty: An Anatomic and Clinical Study». *Chinese Medicine Journal* 121 (15): 1358-1363.

Ziltener, J. L., Sandra Leal y P. E. Fournier. 2010. «Non-steroidal Anti-inflammatory Drugs for Athletes: An Update». *Annals of Physical and Rehabilitation Medicine* 53 (4): 278-288.

Zimmer, H. R. 1948. *Hindu Medicine*. Baltimore: Johns Hopkins Press.

———. 1951. *Philosophies of India*, editado por Joseph Campbell. Nueva York: Pantheon Books.

Zimny, N. y Kirk C. 1987. «A Comparison of Methods of Manual Muscle Testing». *Clinical Management* 7: 6-11.

Zingg, P. O., B. Jost, A. Sukthankar, M. Buhler, C. W. A. Pfirrmann y C. Gerber. 2007. «Clinical and Structural Outcomes of Nonoperative Management of Massive Rotator Cuff Tears». *Journal of Bone and Joint Surgery* (American) 89 (9): 1928-1934.

Ziprin, P., P. Williams y M. E. Foster. 1999. «External Oblique Aponeurosis Nerve Entrapment as a Cause of Groin Pain in the Athlete». *British Journal of Surgery* 86 (4): 566-568.

Zorrilla, E. P., L. Luborsky, J. R. Mckay, R. Rosenthal, A. Houdlin, A. Tax, R. McCorkle, D. A. Seligman y K. Schmidt. 2001. «The Relationship of Depression and Stressors to Immunological Assays: A Meta-analytic Review». *Brain, Behavior, and Immunity* 15 (3): 199-226.

Zrenner, C. 1985. «Theories of Pineal Function from Classical Antiquity to 1900: A History». *Pineal Research Reviews* 3: 1-40.

Zuardi, A. W. 2006. «History of Cannabis as a Medicine: A Review». *Revista Brasiliera Psiquiatria* (RBP) 28: 153-157.

Zysk, Kenneth G. 1991. *Asceticism and Healing in Ancient India: Medicine in the Buddhist Monastery*. Nueva York: Oxford University Press.

———. 1998. *Medicine in the Veda: Religious Healing in the Veda: With Translations and Annotations of Medical Hymns from the Rigveda and the Atharvaveda and Renderings from the Corresponding Ritual Texts*. Delhi: Motilal Banarsidass.

Índice temático

A

Abdominal transverso 136, 149, 150, 178
Abducción 120, 122, 125, 127, 128, 129, 149, 160, 286, 447, 454, 456, 459, 462, 465, 469, 472, 475, 480, 511, 522, 555, 565, 569, 576, 584
Abductores de la cadera 475
Abhyasa 331, 332, 333, 336
Abuso del alcohol 228
Academia Estadounidense de Cirujanos Ortopédicos 271, 664, 665
Acciones energéticas 146, 250, 294, 331, 334, 335, 633
Acetábulo 120, 122, 146, 147, 286, 464, 475
Acné 110, 111, 112
Adinath 43
Adrenalina 213, 218
Aducción 120, 122, 125, 127, 128, 129, 147, 148, 160, 433, 448, 456, 459, 462, 464, 465, 472, 557, 574, 578
Ahamkara 55, 56
Ahimsa 12, 181, 280, 393, 663
Alexander, Frederick 76, 89, 327, 506, 629
Alochaka Pitta 64
Alumbramiento 631, 641, 674
Alzhéimer 612, 613
AMA (Asociación Médica de Estados Unidos) 87, 88
Amplitud de movimiento 120, 121, 122, 136, 157, 158, 283, 284, 285, 286, 295, 296, 298, 299, 300, 316, 332, 382, 391, 392, 394, 400, 412, 414, 415, 417, 418, 419, 420, 421, 422, 423, 425, 426, 428, 438, 439, 441, 448, 449, 457, 459, 460, 465, 472, 527, 551, 555, 556, 562, 568, 571, 574, 577, 583, 598, 601, 660, 661, 664
Ampollas 111, 112, 168, 228
Anaxímenes de Mileto 199
Aneurisma aórtico 189
Anillo fibroso 154, 504
Ansiedad 25, 54, 62, 65, 94, 111, 124, 208, 213, 244, 270, 272, 274, 305, 306, 309, 310, 342, 360, 528, 609, 610, 612, 617, 619, 620, 621, 622, 623, 643, 648, 664
Antahkarana 56
Antara kumbhaka 307, 350, 351, 352, 353, 354, 355, 356, 357, 358, 360
Antaranga 365
Antígenos 193, 195
Anuloma pranayama 355
Apana-vayu 627
Aparigraha 12, 16, 181, 268, 280, 393
Apreciaciones 263
Aptitudes de comunicación 260, 266, 269, 270, 271
Árbol bronquial 203, 204
Arcos colapsados 387, 388
Arcos colapsados e hipertónicos 386
Aristóteles 71, 77, 183, 659
Arjuna, príncipe 34, 326
Arritmia cardíaca 83, 189
Artava dhatu 67
Articulación acromioclavicular 121, 158, 546
Articulaciones
    biaxiales de esfera encajada en un hueco 120
    cartilaginosas 119
    condiloides 120
    en bisagra 120
    en forma de esfera encajada en un hueco 120
    en pivote 120
    en silla de montar 122
    fibrosas 119
    planas 121
    sinoviales 119, 120, 121

Yogaterapia

Articulación esternoclavicular 158
Articulación sacroilíaca 147, 148, 457, 476, 484, 485, 486, 487, 636, 639, 670
Artritis 65, 94, 122, 124, 130, 131, 132, 300, 380, 465, 485, 486, 519, 527, 576, 623, 652, 659
Artrología 115
Asbestosis 208
Ashtanga yoga 35, 39, 288
Ashti dhatu 67
Asma 94, 209, 652
Asociación de terapeutas de yoga 249
Asociación Estadounidense de Psiquiatría 93, 609, 671, 672
Asociación Internacional de Terapeutas de Yoga 20, 30, 282, 652, 717
Asociación Médica de Estados Unidos (AMA) 87
Asteya 267
Atención primaria 93, 94, 95, 271, 659
Ateroesclerosis 188, 190
Atharvaveda 48, 49, 58, 706
Atman 38
Atrofia 161, 162, 465
Autorrealización 38, 39, 40, 277
Autotransformación 15, 173, 250, 251, 323, 328, 329, 331, 341, 364
Avalambaka Kapha 65
Avicena 73, 75, 211
Avidya 35, 254, 326, 607, 653
Axonotmesis 167
Ayurveda 17, 18, 23, 24, 28, 32, 38, 47, 48, 49, 50, 51, 52, 53, 56, 57, 61, 62, 63, 64, 72, 86, 101, 112, 113, 132, 162, 169, 254, 255, 287, 289, 306, 328, 655, 656, 657, 665

B

Bahiranga 365
Bahya kumbhaka 308, 350, 351, 353, 355, 358
Bandhas 45, 46, 151, 356, 359, 360, 361
Basti 43
Bataille, Georges 214, 215
Bazo 63, 64, 116, 149, 193, 196, 217, 222, 227
Benagh, Barbara 627, 673, 677
Berg, Paul 88
Bhagavad Gita 35, 39, 326
Bhakti yoga 35, 39, 266
Bhrajaka Pitta 64
Bilis 49, 58, 60, 62, 67, 71, 193, 194, 226, 227, 229, 657
Blavatsky, Madame 214, 677
Bodhaka Kapha 65
Brahmacharya 267
Brahman 35, 38
Brahmanas 49
Bravewell Collaborative 89
Bronquitis 207
Buda 49
Burns, Robert 318, 665, 679, 699
Bursitis 124, 130, 447, 457, 475, 575

C

Caja torácica 116, 125, 151, 158, 204, 205, 206, 295, 345, 352
Calais-Germain 648, 661, 662, 679
Calambres 161, 162, 190, 438, 628, 647, 650, 673
Calcitonina 213, 216
Calmette, Albert 83
Cambios de humor 643, 645
Cáncer
  del sistema reproductor 244
  de mama 12, 110, 244, 284
  de piel 107, 110, 111, 660
Capsulitis adhesiva 555, 556
Caraka Samhit 49, 50
Cardiomiopatía 189
Carr, Emily 211
Cassileth, Barrie 88
CDC (Centros para el Control y Prevención de las Enfermedades) 463, 616, 669
Células B 193, 195, 662
Células NK 193, 195
Células T 193, 195, 217, 662
Centro Kripalu para el Yoga y la Salud 89, 619
Centro Nacional de Salud Complementaria e Integradora 88
Centro Nacional para la Medicina Alternativa y Complementaria 88
Cero neutral, método del 300
Chakras 43, 45, 48, 51, 79, 341, 656
Chandogya Upanishad 282
Chandrabheda pranayama 356
Chödrön, Pema 364
Choudhury, Bikram 654, 666, 680
Cifosis 131, 151, 152, 293, 508, 518, 519, 528, 535, 542
Cifosis postural 518, 519
Cizallamiento 174
Clavícula 121, 157, 158, 295, 345, 532, 544, 549, 604
Clennell, Bobby 626, 673, 680
Clítoris 166, 242
Codo de tenista 588, 589
Comisión Nacional de Agencias Certificadoras 261
Compresión empática 277
Consorcio de Centros Académicos Sanitarios para la Medicina Integradora 89
Contracción concéntrica 124, 137, 145, 410, 456
Contracción excéntrica 124, 138, 145, 405, 410, 438, 443, 456, 462, 500
Contracción isométrica 137, 139, 140, 176, 436, 440, 441, 461, 466
Contranutación 130, 153
Cope, Stephen 281, 313, 665, 668, 680
Cortisol 218, 623
Cowper, glándulas de 240
Coxis 130, 152, 153, 484
Cuadrado lumbar 150, 155, 495, 498
Cuerpomente 11, 12, 15, 18, 19, 27, 29, 66, 68, 69, 70, 86, 91, 100, 103, 104, 105, 107, 172, 192, 211, 250, 275, 277, 282, 283, 295, 610, 611, 618, 619, 622, 647, 653, 666

Índice temático

D

Darshana Upanishad 39
Darwin, Charles 76, 684
Depresión 19, 25, 94, 172, 274, 285, 305, 306, 310, 341, 342, 528, 610, 611, 614, 619, 620, 621, 622, 623, 643, 649
Dermis 107, 108, 109, 111, 112, 379
Derrame cerebral 82
Derrame pleural 208
Desarrollo humano 174, 243, 244, 625
Descartes, René 214, 215
Desgarro del manguito rotador 568
Desgarros 143, 408, 410, 411, 412, 418, 419, 420, 431, 437, 439, 456, 567, 568, 595, 597, 631, 635, 669
Desikachar, Kausthab 654
Desikachar, T. K. V. 324
Devi, Indra 33, 263, 666
Devi, Nichala 264
Dewey, John 327, 328, 666, 693
Dharana 39, 364, 366, 367, 368, 608
Dhatus 57, 59, 60, 61, 66, 67, 68
Dhauti 43
Dhyana 39, 43, 265, 364, 367, 368, 608
Diabetes 63, 82, 89, 94, 130, 167, 168, 189, 211, 219, 228, 234, 244, 300, 388, 556, 623, 646, 649
Diafragma 61, 149, 172, 176, 188, 192, 193, 201, 204, 205, 206, 227, 234, 342, 344, 349, 351, 352, 544, 662
Diafragmática, respiración 204
Diálogo
  directivo 270, 271, 275, 276, 281
  no directivo 277, 281
Dientes 67, 116, 119, 223, 224, 228
Disfunción de la articulación sacroilíaca 457, 484, 485, 486, 487, 670
Disfunción eréctil 244, 649
Disminorrea 244
Distensiones del aductor de la cadera 455
Dolor de espinillas 403
Dolores de cabeza 169, 609, 643
Dorsal ancho 571
Dorsiflexión 128, 142, 380, 381, 390, 394, 396, 398, 399, 401, 406, 445, 458, 471, 476, 491, 493, 513
Doshas 48, 50, 53, 56, 57, 59, 60, 61, 65, 66, 68, 113, 315, 656
Dossey, Barbara 95, 96, 659, 682
DSM-V (Manual de diagnóstico y estadística para los trastornos mentales) 609, 620, 623
Duodeno 62, 63, 217, 226, 227

E

Edema pulmonar 208
Ehrlich, Paul 77
Electromiografía 295, 475, 661
Elevador de la escápula 129, 156, 528, 552, 576
Embarazo 17, 26, 119, 124, 216, 218, 244, 331, 475, 485, 486, 495, 616, 625, 629, 630, 631, 632, 633, 635, 636, 637, 639, 640, 641, 642, 646, 661
Embolismo pulmonar 208
Endocarditis infecciosa 189
Endometriosis 244, 647, 648, 673
Enfermedad
  cardíaca coronaria 189
  cardíaca hipertensiva 189
  degenerativa del disco 505, 506
  hepática 228
  pancreática 228
  por reflujo gastroesofágico 228
Enfermedad arterial periférica 190
Enfermedad cardíaca congénita 189
Enfermedad coronaria 658
Enfermedades
  esofágicas 228
Enfermedades digestivas 62
Enfisema 207
Epidermis 107, 108, 109, 110, 111
Epidídimo 239
Epinefrina 213
Equilibrio dóshico 304
Eréctil, disfunción 244, 649
Erectores de la columna, músculos 150, 156
Esalen, Instituto 619
Escalenos 176, 345, 545
Escápula 118, 121, 129, 156, 157, 158, 205, 528, 535, 552, 566, 575, 576, 586, 587, 588, 592, 593
Escoliosis 131, 317, 508, 528, 535, 541, 542, 543, 544, 670
Escoliosis idiopática estructural 541
Escucha activa 273, 664
Escucha atenta 273, 274, 275, 276, 277, 281
Esguinces y desgarros 410, 418
Esguince tibial anterior 403, 404
Esperanza de vida 25, 26, 82, 655, 658
Esplenio de la cabeza 156, 528
Esternocleidomastoideo 156, 206, 527, 528
Estómago 61, 62, 63, 64, 65, 149, 193, 205, 217, 225, 226, 227, 228, 305, 626
Estrés 19, 25, 28, 49, 85, 112, 132, 142, 152, 173, 174, 175, 187, 189, 190, 212, 215, 217, 220, 229, 267, 269, 311, 328, 403, 528, 529, 545, 609, 610, 619, 623, 648, 659
Evaluación del cliente 279
Evaluación espiritual 287
Eversión 388, 398, 399, 400
Explorar el límite 138, 172, 173, 175
Extracelular, líquido 192, 233

F

Facilitación neuromuscular propioceptiva 180
Fagocitos 194
Falanges 142, 160, 161
Falopio, trompas de 242, 626
Farhi, Donna 342, 667, 668, 683
Faringe 201, 202, 223, 224, 225
Fascia 107, 109, 110, 144, 150, 160, 178, 217, 232,

299, 379, 404, 409, 432, 433, 527
Fascitis plantar 379, 380, 381, 385
Femorotibial, articulación 143
Fertilización 238, 242, 243, 646
Feuerstein, Georg 38, 41, 654, 655, 666, 683
Fibras musculares 134, 135, 136, 138, 161, 178, 180, 205, 296, 439
Fiebre 111, 194, 195, 196, 207, 208, 305, 630
Fishman, Loren 544, 670, 671, 684, 699
Fleming, Alexander 76
Flexión 120, 122, 126, 127, 128, 137, 138, 139, 142, 144, 145, 148, 149, 154, 155, 156, 159, 160, 161, 174, 187, 284, 285, 286, 294, 296, 297, 334, 346, 381, 385, 390, 394, 396, 398, 399, 400, 402, 406, 407, 408, 409, 410, 412, 413, 414, 418, 419, 420, 421, 423, 430, 438, 440, 441, 443, 444, 445, 456, 459, 465, 468, 472, 475, 479, 492, 499, 500, 504, 505, 511, 515, 519, 521, 531, 532, 533, 538, 540, 546, 548, 549, 550, 558, 578, 603, 604, 605, 624, 629, 630, 635
Flexner, informe 83
Folículo, hormona estimuladora del 216
Formación de la sangre 116
Frank-Starling, ley de 662
Frontal, plano 125
FSH (hormona estimuladora del folículo) 216, 218

G

Galeno 70, 72, 78, 166, 191, 201, 211, 214, 237, 657
Garganta 61, 201, 202, 203, 208, 222, 223, 224, 347, 351, 353, 354, 369, 371, 626
Gastritis 228
Gastrointestinal, tracto 188, 194, 222
Gates, Janice 20, 626, 666, 673, 685
Gheranda Samhita 42, 43, 44, 45, 353
GH (hormona del crecimiento) 215
Glándula pineal 211, 214, 215
Glándula pituitaria 211, 213, 214, 215
Glándula prostática 213, 239, 240, 648, 649
Glándulas de Bartolino 242
Glándulas mamarias 110, 213, 216
Glándulas salivares 223, 224
Glándulas sebáceas 109, 243
Glándulas suprarrenales 166, 213, 214, 215, 217, 218
Glándula tiroides 214, 215, 216, 217, 219
Glenohumeral, articulación 119, 122, 157, 158, 159, 293, 555, 556, 565, 566, 567, 568, 574
Glenoidea, cavidad 120
Glúteo
  mayor 149, 153, 439
  medio 149, 432, 433
  mínimo 149
Golgi, tendón de 179, 180
Goniometría 295
Guérin, Camille 83
Gunas 54, 55, 56, 57, 60, 657

H

Hamilton, Alexander 629
Harkin, Tom 88
Harvey, William 74
Hately, Susi Aldous 152, 660, 686
Hatha yoga 40, 42, 43, 44, 45, 46, 149, 158, 322, 327, 331, 333, 339, 340, 341, 347, 356, 375
Hatha Yoga Pradipika 42, 43, 46, 181, 252, 324, 326, 330, 331, 340, 353, 356, 667, 668, 695
Hematopoyesis 116
Henle, Friedrich 77, 233
Herpes 111, 168, 228
Hesse, Herman 231, 607
Hígado 63, 64, 73, 116, 149, 166, 188, 193, 196, 205, 222, 226, 227, 228, 232, 618
Hioides 116, 176, 202, 527, 660
Hipercifosis 131, 518, 519
Hiperlordosis 494, 495, 670
Hipermovilidad 120, 123, 124, 130, 131, 138, 294, 300, 485, 486
Hipertensión pulmonar 209
Hipertiroidismo 219
Hipertonia 161
Hipócrates 70, 71, 72, 191, 655
Hipodermis 107, 108, 109
Hipomovilidad 123, 300, 485, 486
Hipotálamo 166, 213, 214, 215, 216
Hipotiroidismo 219
Holística, medicina 85, 95
Holleman, Dona 340, 667, 687
Hormona
  adrenocorticotropa 215
Hormona antidiurética 213, 216
Hormona del crecimiento 215
Hormona estimuladora de la tiroides 215, 216
Hormona inhibidora 213
Hormona liberadora 213
Hormona paratiroides 217
Hormonas 18, 63, 104, 175, 211, 212, 213, 215, 216, 217, 218, 219, 220, 226, 227, 238, 239, 240, 241, 242
Huesos
  sesamoideos 118
Hughes, Langston 191
Húmero 121, 157, 158, 159, 565, 566
Husos musculares 138, 161, 180

I

IAYT (asociación de terapeutas de yoga) 20, 29, 249, 250, 251, 254, 257, 270, 653, 663, 664, 665, 687
Íleon 226
Imhotep 70
Impotencia 190, 244
Incontinencia 235, 612, 631, 635, 643
Indriyas 56, 57, 58
Infecciones del tracto urinario 234, 235
Infertilidad 219, 646, 647
Inflamación 27, 105, 111, 130, 131, 148, 180, 188,

190, 194, 195, 196, 207, 228, 229, 234, 235, 300, 305, 380, 381, 382, 383, 384, 388, 391, 392, 393, 394, 395, 396, 399, 405, 432, 465, 484, 555, 576, 588, 589, 596, 597
Infraespinoso 157, 158, 566, 569
Inhibidora, hormona 213
Insomnio 305, 617, 622, 623, 624, 643
Instituto Bayer para la Comunicación en la Asistencia Sanitaria 271
Instituto Kripalu para una Vida Extraordinaria 89
Institutos Nacionales de Salud 87
Insuficiencia renal 234, 649
Interferón 194
Intestino delgado 61, 62, 63, 149, 217, 225, 226, 228
Intestino grueso 149, 166, 225, 226, 228
Intracelular, líquido 233
Ishvara-pranidhana 663
Islotes de Langerhans 217
Isvarakrisha 53
Iyengar, B. K. S. 171, 324, 356, 626, 663, 666, 667
Iyengar, Geeta 626, 673

J

James, William 327, 328
Janssen, Zacharias 74
Jnana mudra 372, 608
Jnana yoga 35, 39, 264
Jnanendriya 58
Johnson, Mark 328, 665, 666, 672, 674, 688, 689, 691, 695, 696
Jois, K. Pattabhi 324, 654, 665
Joroba 518
Joroba de viuda 518
Juana de Arco 628
Juramento de Maimónides 84
Juramento hipocrático 84

K

Kabat-Zinn, Jon 621, 665, 689
Kaivalya 53, 656
Kalanithi, Paul 69
Kankamalinitantra 45
Kapalabhati pranayama 150, 353, 358, 632, 635, 641
Kapha 56, 58, 60, 61, 64, 65, 66, 67, 113, 169, 304
Karma yoga 35, 39, 248
Karmendriya 58
Kathaka Upanishad 35, 38
Kaushitaki Upanishad 38
Keegan, Lynn 95, 659, 682, 689
Kempton, Sally 366, 666, 668, 689
Kinesiología 18, 115, 165, 171, 172, 182, 251, 260, 661
Kinestesia 661
Kledaka kapha 65, 67
Kledaka Kapha 65
Kleshas 35
Koch, Heinrich 77
Koch, Robert 76

Koop, Everett 319
Koshas 38, 258, 282
Kramer, Joel 172, 173, 181, 274, 332, 334, 664, 666, 667, 668, 691
Krentzman, Rachel 544, 671, 691
Krishna 34, 35
Krishnamacharya, Tirumalai 37, 40, 324, 654, 665
Krishnamurti, Jiddu 163, 274, 664, 691
Kriya Yoga 703
Kumbhaka 307, 308, 341, 348, 350, 351, 352, 353, 354, 355, 356, 357, 358, 359, 360
Kundalini 613

L

Labios
    mayores 242, 243
    menores 242
Landsteiner, Karl 78
Lao Tzu 607
Largo del cuello, músculo 156, 528
Laringe 203, 224, 225, 347
Lasater, Judith 661, 670, 691
Lavoisier, Antoine 200
LCA 144, 407, 408, 409, 410, 411, 412, 419, 420, 431.
LCM (ligamento colateral medial) 144, 407, 408, 410, 418, 419, 420, 431, 432
LCP (ligamento cruzado posterior) 144, 409
LCT (Lesión cerebral traumática) 168
LEC (líquido extracelular) 233, 234
Leonardo da Vinci 76, 149, 201
Lerner, Michael 20, 91, 97, 659, 692
Lesión cerebral traumática 168
Lesión de la médula espinal 167
Ligamento
    acromioclavicular 158
    coracoacromial 158
    coracoclavicular 158
    cruzado anterior 407, 408
Ligamento colateral medial 418
Ligamento crucial anterior 144
Ligamento cruzado anterior 407, 408
Ligamento cruzado posterior 144, 409
Ligamentos 44, 110, 117, 118, 119, 120, 122, 123, 124, 131, 135, 138, 140, 142, 143, 144, 146, 147, 149, 154, 155, 157, 158, 159, 160, 161, 171, 175, 180, 224, 242, 259, 299, 300, 334, 379, 386, 387, 388, 396, 398, 399, 400, 403, 407, 408, 409, 410, 418, 439, 485, 486, 518, 566, 576, 630, 638, 661
Linfadenitis 196
Linfangitis 196
Linfático, sistema 183, 191, 192, 194, 196, 197, 217, 226, 662
Linfáticos, nódulos 74, 191, 193, 196, 208
Linfedema 196
Linfocitos 192, 193, 196, 217, 662
Linfocitosis 196
Linfoma 196
Linfoma de Hodgkin 196

Líquido extracelular 192, 233
Líquido intracelular 233
Lister, Joseph 76
Lordosis 147, 148, 152, 494, 528, 630, 670
Lucrecio 657
Luteinizante, hormona 216

M

Mahabharata 34, 326, 656
Mahabhutas 56, 57, 65
Mahat 55, 56
Maitri Upanishad 608
Majja dhatu 67
Mamarias, glándulas 110, 213, 216
Mamsa dhatu 67, 162
Manas 56
Mandukya Upanishad 55
Mantras 35, 86, 377
Manual de diagnóstico y estadística para los trastornos mentales 93
Maslow, Abraham 277, 664, 693
Maya 34, 326, 653
Mecanotransducción 173
Medas dhatu 67
Medial de la tibia 403
Medicina científica 24, 28, 32, 47, 71, 78, 82, 83, 87, 91, 201, 655, 658
Medicina holística 85, 95
Medicina integradora 92, 97
Meditación 14, 16, 18, 19, 23, 27, 33, 35, 36, 38, 41, 50, 88, 89, 90, 140, 162, 169, 190, 210, 250, 251, 252, 257, 258, 261, 265, 270, 273, 274, 275, 276, 287, 289, 309, 310, 311, 312, 313, 322, 326, 331, 342, 344, 359, 363, 364, 365, 367, 368, 369, 370, 371, 372, 373, 374, 375, 377, 529, 609, 611, 613, 616, 621, 622, 624, 631, 634, 637, 638, 640, 642, 646, 647, 665, 668
Meditación centrada en la respiración 370, 371
Melatonina 215, 624
Menisco lateral 408, 431
Menisco medial 143, 408, 410, 418, 431
Menopausia 130, 175, 219, 447, 625, 642, 643, 674
Menstruación 63, 242, 243, 625, 626, 627, 628, 643, 647, 673
Metacarpianos 160
Microfacturas del cuello femoral 446
Miller, Elise Browning 544, 671, 678, 683, 687, 688, 694, 701
Miología 115
Miositis 161
Mohan, A. G. 97, 654, 659, 663, 694
Mondino de Liuzzi 76
Monte de Venus 242, 243
MTSS (síndrome de estrés medial de la tibia) 403, 404
Mudras 43, 45, 46, 329, 608
Mula bandha 141, 149, 207, 236, 346, 350, 351, 352, 353, 354, 355, 357, 358, 387, 631, 633, 634, 636, 637, 638, 647, 649

Músculo cardíaco 104, 133, 189
Músculo esquelético 133, 134, 135, 166
Músculo liso 104, 133, 225
Músculos
 agonistas 139, 176
 antagonistas 139, 176, 296, 298, 299
Músculos abdominales anterolaterales 495, 501
Músculos del abdomen 150

N

Nadis 42, 43, 45, 51, 79, 341
Nadi shodhana 308, 353, 355, 356, 357, 358, 646
Nadi Sveda 132
Nathamuni 37
Nauli 43
Navana nasya 169
Nefrones 233
NEM (neoplasia endocrina múltiple) 219
Neoplasia endocrina múltiple 219
Neti pot 209
Neumonía 11, 82, 207
Neurología 72, 83, 115, 172, 296, 665
Neuronas 138, 161, 163, 165, 166, 169, 212, 213, 218
Neuropatía periférica 168
Neuropraxia 167
Neurotmesis 167
Newton, Isaac 181
Nidanas 68
Nightingale, Florecen 95, 682
Nin, Anaïs 13, 323
Niyamas 264, 291, 365
Nódulos linfáticos 74, 191, 193, 196, 208
Noradrenalina 213, 218
Norepinefrina 213
Nosológicos, sistemas 93
Núcleo pulposo 154, 504
Nutación 153

O

OAM (Oficina de Medicina Alternativa) 87, 88
Obesidad 82, 89, 167, 187, 189, 220, 380, 388, 399, 464, 495, 505
Oblicuos internos 136, 178
Oficina de Medicina Alternativa 87
Oliver, Mary 115
Ombligo 61, 62, 125, 149, 150, 151, 346
Ornish, Dean 190, 249, 665, 696
Ortopraxia 653
Osteología 115
Osteoporosis 28, 63, 130, 131, 175, 273, 284, 285, 447, 495, 518, 519, 643, 644, 660
Ovarios 214, 218, 220, 240, 241, 643, 647
Oxitocina 110, 213, 216

P

Pachaka Pitta 63

Índice temático

Pada bandha 141, 142, 294, 335, 387, 390, 400, 403, 406, 412, 421, 484, 507, 525, 534
Panca kosha 257, 258
Páncreas 63, 149, 214, 217, 219, 222, 226, 227, 228, 662
Parasimpático, sistema nervioso 79, 166, 224, 329
Paratenonitis 392, 393
Parinamavada 55, 314
Partículas contaminantes 208
Pasteur, Louis 76
Pasteur, Marie 77
Patanjali 35, 36, 39, 42, 46, 53, 101, 252, 264, 265, 326, 329, 330, 331, 332, 341, 365, 366, 367, 368, 607, 608, 611, 621, 653, 656, 661, 663, 666, 667, 678, 698, 699, 704
Patelofemoral, articulación 143
Patologías del tendón de Aquiles 391
Pelvis 63, 116, 117, 118, 124, 125, 130, 144, 145, 146, 147, 148, 149, 151, 155, 178, 192, 205, 208, 225, 232, 233, 236, 286, 293, 295, 335, 368, 371, 372, 383, 405, 409, 410, 411, 432, 436, 442, 443, 445, 452, 459, 468, 470, 473, 475, 478, 479, 480, 482, 485, 487, 488, 490, 492, 494, 495, 496, 500, 506, 507, 508, 509, 511, 513, 521, 524, 525, 528, 534, 535, 536, 539, 541, 542, 543, 544, 554, 629, 631, 632, 633, 634, 635, 638, 641, 642, 646, 647, 648, 674
Pene 166, 233, 237, 239, 240, 242, 244, 649
Pie de atleta 111
Pielonefritis 234
Pineal, glándula 211, 214, 215
Piriforme 147, 148, 150, 178, 473, 474, 475
Pitta 52, 56, 58, 60, 63, 64, 66, 67, 113, 304
Pituitaria, glándula 211, 213, 214, 215
Plasticidad 169, 175
Platón 326, 659
Pleural, derrame 208
Plexo braquial 177, 527, 544, 545, 546, 597, 602
Plexo cervical 176, 177
Plexo lumbar 177
Plexo sacro 177, 178, 474
Plexos nerviosos 176, 177, 178
Prácticas de asana 15, 19, 23, 33, 289, 324, 333, 337, 347, 438, 447, 456, 568, 577, 615, 619, 624, 664
Pradipika 42, 43, 44, 45, 46, 181, 252, 324, 326, 330, 331, 340, 353, 356, 667, 668, 695
Prakriti 53, 54, 56, 57, 60, 65, 66, 655, 656
Prana 36, 38, 39, 42, 44, 45, 50, 61, 62, 67, 306, 324, 328, 329, 340, 341, 355, 365, 656, 667, 673
Pranayama 13, 16, 18, 19, 23, 33, 36, 39, 42, 43, 44, 45, 88, 150, 162, 190, 199, 201, 203, 209, 250, 251, 252, 257, 258, 261, 265, 268, 270, 287, 289, 291, 306, 307, 308, 312, 322, 324, 326, 333, 339, 340, 341, 342, 346, 347, 348, 349, 350, 351, 352, 353, 354, 355, 356, 358, 359, 360, 363, 364, 365, 368, 369, 373, 377, 529, 540, 609, 611, 615, 619, 622, 626, 632, 635, 641, 646, 662, 667, 668
Pranidhana 265, 663
Prasna Upanishad 341
Pratiloma pranayama 355
Pratyahara 39, 43, 326, 364, 365, 366, 368, 607

Prayatna 341
Presencia plena 274, 275, 276, 277, 281
Principios de alineamiento 294, 333, 334
Prolactina 216
Pronación 120, 128, 159, 160, 392, 398, 475, 590, 591
Prono 125
Propiocepción 124, 169, 401, 438, 661
Prostatitis 235, 648, 649, 676
Protracción 129
Prueba de equilibrio 301
Prueba de fuerza 296
Prueba de resistencia activa 296
Prueba de rotura 296, 297
Pseudociática 475
Pseudociencia 52
Psicosis 607, 620
Psoas 148, 150, 154, 155, 178
PTH (hormona paratiroides) 217
Puja 41, 364
Pulmones 51, 65, 73, 104, 105, 116, 166, 172, 183, 184, 185, 186, 188, 192, 194, 199, 200, 201, 203, 204, 205, 206, 207, 208, 342, 345, 347, 350, 352, 353, 369, 542, 544, 647, 662
Punya mandala 266, 268, 270, 274, 275, 277
Puraka 307, 343, 344, 346, 348, 350, 351, 352
Purusha 53, 54, 55, 56, 57, 266, 656

Q

Queratina 108

R

Rajas 54, 55, 56, 58, 59, 60, 61
Raja yoga 35, 39, 43, 44, 367
Rakta dhatu 67
Ramaswami, Srivatsa 341, 667, 697
Ramayana 34
Ranjaka pitta 63, 67
Rasa dhatu 66, 67
Receptores cutáneos 661
Rechaka 307, 343, 346, 348, 350, 351, 352, 356
Recto abdominal 207
Recto de la cabeza 156
Recuperación posparto 641
Redondo menor 129, 157, 158, 566, 569
Reflejo de estiramiento 138, 438
Reich, Wilhelm 328
Respiración
    diafragmática 204
    profunda 520, 554
Retención de la orina 236
RICE, método 399, 420, 439
Rigveda 34, 37, 48, 53, 163, 183, 341, 656, 661, 706
Riñones 104, 166, 213, 216, 217, 219, 232, 233, 234, 647
Robbins, Tom 171
Rogers, Carl 13, 277, 664, 698
Romboide 129, 156

713

Röntgen, Wilhelm 76
Roosevelt, Eleanor 279
Rosen, Richard 342, 666, 667, 668, 698, 699
Ruptura de tendón 392

S

Sabat, Steven 613, 672, 699
Sacro 130, 146, 147, 148, 152, 153, 155, 177, 178, 293, 473, 474, 484, 485, 540, 637, 643
Sacroilíaca, articulación 147, 148, 457, 476, 484, 485, 486, 487, 636, 639, 670
Sadhaka Pitta 64
Sagital, plano 125, 126, 128
Saint-Exupery, Antoine de 183
Salud mental 253, 254, 270, 608, 609, 611, 618, 621, 623
Samadhi 39, 42, 43, 44, 288, 326, 328, 364, 365, 367, 608
Samasthihi 331, 373
Samaveda 48
Sama Vritti Pranayama 349, 350
Samhitas 49
Samkhya 35, 46, 50, 53, 66, 656, 657, 666
Samskaras 25, 35, 327, 328
Sangría 77
Sankalpa 268, 313
Santosa 268, 332, 608
Sarcoidosis 208
Sarcómeros 134, 456
Sarngadhara 50, 51, 56, 60, 61, 66
Satipatthana 50
Sattva 54, 55, 56, 58, 60
Satya 12, 266, 280
SBIT (síndrome de la banda iliotibial) 432, 433, 669
Schiffmann, Erich 14, 171, 172, 660, 668, 699
Schwann, Theodor 77
Servet, Miguel 74
Shakti 146, 367
Shatkarma 42, 44
Shirobhyanga 169
Shiva 14, 42, 44, 56, 157
Shiva Samhita 42
Síndrome de estrés medial de la tibia 403
Síndrome de la banda iliotibial 432, 669
Síndrome de la salida torácica 544, 545
Síndrome del túnel carpiano 595
Síndrome de pinzamiento 575, 576, 577
Síndrome piriforme 473, 474, 475
Síndrome y microfacturas del cuello femoral 446
Sinoviales, articulaciones 119, 120, 121
Sistema cardiovascular 62, 133, 183, 184, 192, 232, 544
Sistema digestivo 105, 134, 193, 202, 221, 222, 229, 232, 544
Sistema endocrino 79, 104, 116, 208, 211, 212, 213, 214, 218, 220, 233, 647
Sistema esquelético 104, 115, 116, 118, 131, 152, 162
Sistema inmunológico 27, 104, 105, 112, 168, 169, 172, 190, 193, 194, 195, 196, 212, 217, 659
Sistema integumentario 107, 112, 163, 168
Sistema linfático 183, 191, 192, 194, 196, 197, 217, 226, 662
Sistema nervioso autónomo 133, 165, 186, 187, 203, 213, 240
Sistema nervioso central 164, 169, 192, 216, 225, 300
Sistema nervioso parasimpático 79, 166, 224, 329
Sistema nervioso periférico 164, 167
Sistema nervioso somático 165
Sistema reproductor saludable 244, 625
Sistema respiratorio 104, 185, 188, 199, 200, 201, 209, 232, 306, 307, 342, 544
Sistemas orgánicos 163, 272
Sitala Mata 77
Slesaka kapha 65
Slesaka Kapha 65
SNA (sistema nervioso autónomo) 133, 165, 166, 203, 204
Snehana 132
SNP (sistema nervioso periférico) 164, 165, 167, 168, 176, 179
Sócrates 326
Sodio 186, 218, 223, 233, 234, 235
Sofocos 643
Somática 72, 164, 199, 325, 328, 329, 342, 622, 659, 666
Spanda Karika 42
Steinbeck, John 318, 665, 701
Stiles, Tara 112, 660, 699, 701
Subescapular 157, 158, 566, 571
Sudoríparas, glándulas 107, 109, 113
Sueño 24, 25, 55, 70, 71, 73, 74, 86, 172, 190, 212, 214, 215, 220, 283, 311, 614, 620, 622, 623, 624
Supino 125
Supraespinoso 155, 157, 159, 566, 568, 575
Suryabheda pranayama 355, 356
Susruta Samhits 655
Svadyaya 265
Svetasvatara Upanishad 40
Swatmarama, Swami 42, 43, 44, 324, 326, 331
Swenson, David 666, 701

T

Taittiriya Upanishad 38
Tamas 55, 56, 59, 60
Tamásico, estado 610, 611
Tanmatras 56, 59
Tantra 39, 40, 41, 42, 48, 214, 215, 287, 329, 374, 375, 608, 655
Tao Te Ching 607, 691
Tapas 264, 265, 332, 608
Tarpaka Kapha 65
Tattvas 53, 54, 55, 56, 57, 66
TDAH (trastorno de déficit de atención con hiperactividad) 614, 615, 623
Técnica Alexander 89, 327
Tendinopatía (codo de tenista) 589, 597

Índice temático

Tendón de Aquiles 391, 392, 393, 403, 406, 669
Tendones de la corva 138, 139, 145, 148, 284, 410, 411, 412, 418, 421, 426, 436, 437, 438, 439, 440, 441, 442, 443, 444, 445, 487, 495, 499, 500, 509, 513, 539
Tendonosis 392
Tenista, codo de 588, 589
Tensión 17, 96, 110, 123, 136, 137, 139, 140, 142, 143, 147, 152, 156, 161, 162, 169, 173, 174, 176, 178, 179, 204, 266, 275, 282, 291, 293, 298, 299, 300, 328, 329, 330, 336, 342, 349, 350, 352, 374, 379, 381, 385, 386, 387, 390, 392, 393, 397, 407, 408, 410, 418, 420, 433, 438, 439, 443, 446, 466, 476, 487, 493, 496, 500, 513, 518, 519, 520, 524, 526, 527, 528, 529, 538, 539, 540, 542, 577, 589, 597, 601, 620, 623, 626, 628, 636, 643, 646, 649, 661
Terciaria, atención 95
Testículos 214, 218, 239, 245
Timo 116, 193, 211, 217, 662
Tiroides, glándula 214, 215, 216, 217, 219
Tirotropina 215
Tobillo
  esguince de 397, 398, 611
  Esguince de 396
Tobillos 124, 125, 140, 141, 293, 294, 380, 385, 386, 388, 389, 390, 394, 407, 466
Todd, Mabel 148, 660, 666, 702
Tolle, Eckhart 274, 664, 667, 702
Torsión 142, 174, 407, 419, 430, 431, 432, 433, 434, 438, 447, 477, 478, 486, 490, 494, 498, 499, 503, 514, 515, 517, 520, 524, 632, 633, 636, 637
Toxicomanía 616, 617, 618, 619, 652
Tracto gastrointestinal 188, 194, 222
Trapecio 136, 148, 156, 177, 528
Tráquea 201, 203, 544
Trastorno por déficit de atención con hiperactividad 614
Trastornos
  de las hormonas sexuales 219
Trastornos suprarrenales 218
Trataka 43
Tridosha, doctrina de 58, 656
TSH (hormona estimuladora de la tiroides) 215, 216
Tuberculosis 26, 82, 83, 197, 207, 658
Tuchman, Barbara 74, 657, 702
Tumores cerebrales 167
Twain, Mark 107

U

Uddiyana bandha 149, 151, 207, 350, 351, 352, 355, 358
Ujjayi pranayama 203, 291, 333, 339, 346, 347, 348, 350, 352, 353, 354, 355, 356, 359, 615, 632
Uñas 67, 110
Upanishads 38, 39, 40, 49, 53, 326, 654, 667, 675
Uretra 232, 233, 234, 235, 240, 242, 648
Urinaria, incontinencia 612, 631, 635, 643
Urinario, sistema 231, 232, 235, 236, 240
Útero 213, 218, 221, 237, 240, 241, 242, 243, 626, 627, 628, 632, 635, 647

V

Vagbhata 50, 61, 63, 64, 655, 702
Vagina 240, 242, 243, 627, 631, 643, 660
Vairagya 331, 332, 333, 336
Van Leeuwenhoek, Antoine 74
Vasopresina 213
Vata 50, 56, 58, 60, 61, 62, 66, 113, 132, 304
Vaughan, Kathleen 630, 673, 679, 703
Vedanta 34, 38, 654, 656
Vejiga 61, 166, 231, 232, 233, 234, 235, 236, 240, 242, 631, 648
Vértebras 116, 118, 150, 152, 153, 154, 155, 156, 205, 345, 504, 519, 527
Vesalius, Andreas 74, 76, 78, 687
Vesícula biliar 62, 63, 222, 226, 227, 229
Viloma pranayama 308, 352, 353, 354, 355
Vinyasa krama 314, 336
Vipassana 50, 274, 621, 704
Virus del papiloma humano 112
Visama Vritti Pranayama 349
Vivekananda, Swami 35, 39, 654, 703
Voltaire 81, 237
Vritti pranayama 348, 349, 350, 351, 352
Vulva 237, 240, 242, 243

W

Watts, Alan 13, 364, 366, 370, 668, 703
Weil, Andrew 25, 85, 700

Y

Yajuveda 48
Yamas 181, 266, 291, 365
Yantra 41
Yeoman, William 475, 670, 705
Yeyuno 226
Yoga Chudamani Upanishad 356, 699
Yoga Journal 619, 649, 653, 674, 677, 681, 691, 701, 705, 717
Yoga Sutra of Patanjali 704

Sobre el autor

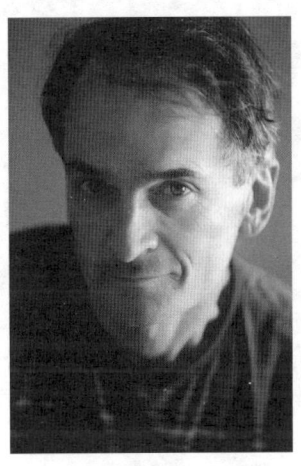

Mark Stephens es un estudiante aplicado de yoga que, al experimentar personalmente la esperanza de una vida mejor que transmite esta disciplina, se ha sentido impulsado a compartir su práctica a través de la enseñanza y de las obras académicas.

Descrito por *Yoga Journal* como «el maestro de maestros», Stephen, terapeuta certificado de yoga y miembro de la Asociación Internacional de Terapeutas de Yoga, es autor de los *bestsellers* internacionales *La enseñanza del Yoga*, *Secuencias de Yoga* y *Ajustes de Yoga*, que han sido publicados en nueve lenguas.

Partiendo de un análisis profundo de la historia y la filosofía del yoga, la anatomía y la fisiología humanas, la dinámica social e interpersonal y las teorías occidentales y orientales sobre el ser y la consciencia, nos brinda una perspectiva no dogmática, accesible e integrada de la yogaterapia que convierte el yoga en un recurso más refinado para una vida saludable.

Stephens, que practica yoga diariamente desde hace más de veinticinco años y lleva más de veinte enseñándolo, se basa en su experiencia previa en el ámbito académico, como asesor educativo y como activista del cambio social progresivo, para crear recursos prácticos para profesores y terapeutas de yoga. En 1997 creó la fundación Yoga Inside (que establece programas de yoga terapéutico en más de trescientas escuelas, centros de tratamiento y prisiones a lo largo de toda Norteamérica), por la cual recibió el primer premio anual de Karma Yoga patrocinado por la publicación *Yoga Journal*.

Stephens vive en Santa Cruz (California) y enseña a nivel global. Para obtener más recursos e información, visita www.markstephensyoga.com.